Graumann ■ Sasse

CompactLehrbuch Anatomie

Band **1**

Allgemeine Anatomie

CompactLehrbuch Anatomie
in 4 Bänden

Band 1 Allgemeine Anatomie
Band 2 Bewegungsapparat
Band 3 Innere Organsysteme
Band 4 Sinnessysteme ▪ Haut ▪ ZNS
         Periphere Leitungsbahnen

Herausgegeben von:
Walther Graumann, Tübingen
Dieter Sasse, Basel

Mit Beiträgen von:
Rolf Baur, Basel
Walther Graumann, Tübingen
Adolf-Friedrich Holstein, Hamburg
Lukas Landmann, Basel
Magdalena Müller-Gerbl, München
Cordula Nitsch, Basel
Dieter Sasse, Basel
Ulrich Welsch, München
Eugen van der Zypen, Bern

Band 1

Allgemeine Anatomie

Herausgegeben von:
Walther Graumann, Tübingen
Dieter Sasse, Basel

Mit Beiträgen von:
Rolf Baur, Basel
Walther Graumann, Tübingen
Cordula Nitsch, Basel
Dieter Sasse, Basel

Mit 200 Abbildungen
und 16 Tabellen

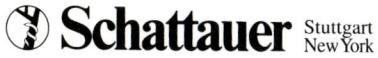

Anschriften der Herausgeber

Prof. Dr. med. Walther Graumann
Anatomisches Institut
Eberhard-Karls-Universität
Österbergstr. 3
D-72074 Tübingen

Prof. Dr. med. Dieter Sasse
Anatomisches Institut
Universität Basel
Pestalozzistr. 20
CH-4056 Basel

Anschriften der Mitautoren

Priv.-Doz. Dr. phil. Rolf Baur
Anatomisches Institut
Universität Basel
Pestalozzistr. 20
CH-4056 Basel

Prof. Dr. med. Cordula Nitsch
Anatomisches Institut
Universität Basel
Pestalozzistr. 20
CH-4056 Basel

Bibliographische Information der Deutschen Bibliothek

Die Deutsche Bibliothek verzeichnet diese Publikation in der Deutschen Nationalbibliographie; detaillierte bibliographische Daten sind im Internet über <http://dnb.ddb.de> abrufbar.

Besonderer Hinweis:
Die Medizin unterliegt einem fortwährenden Entwicklungsprozeß, so daß alle Angaben, insbesondere zu diagnostischen und therapeutischen Verfahren, immer nur dem Wissensstand zum Zeitpunkt der Drucklegung des Buches entsprechen können.
In diesem Buch sind eingetragene Warenzeichen (geschützte Warennamen) nicht besonders kenntlich gemacht. Es kann also aus dem Fehlen eines entsprechenden Hinweises nicht geschlossen werden, daß es sich um einen freien Warennamen handelt.
Das Werk mit allen seinen Teilen ist urheberrechtlich geschützt. Jede Verwertung außerhalb der Bestimmungen des Urheberrechtsgesetzes ist ohne schriftliche Zustimmung des Verlages unzulässig und strafbar. Kein Teil des Werkes darf in irgendeiner Form ohne schriftliche Genehmigung des Verlages reproduziert werden. Das gilt insbesondere für Vervielfältigungen, Übersetzungen, Mikroverfilmungen und die Einspeicherung, Nutzung und Verwertung in elektronischen Systemen, dem Intranet und dem Internet.

© 2004 by Schattauer GmbH,
Hölderlinstraße 3, 70174 Stuttgart, Germany
E-Mail: info@schattauer.de
Internet: http://www.schattauer.de
Printed in Germany

Lektorat: Dipl.-Biol. Eva Wallstein, Stuttgart
Umschlagabbildung: Dr. Katja Dalkowski, Buckenhof (Zeichnung);
Gerald Lachmann, Hannover (Photo)
Umschlaggestaltung: Eva Hahnel, Miesbach
Satz: Satzpunkt Bayreuth GmbH, Bayreuth
Druck und Einband: Mayr Miesbach, Druckerei und Verlag GmbH, Miesbach
Gedruckt auf chlor- und säurefrei gebleichtem Papier.

ISBN für Band 1: 3-7945-2061-0
ISBN für Band 1 bis 4: 3-7945-1944-2

Vorwort zum vierbändigen Gesamtwerk

Aus repräsentativen Umfragen bei jungen Ärztinnen und Ärzten ergibt sich, daß diese die Vermittlung anatomischer Kenntnisse während des Medizinstudiums als besonders wichtig und nützlich für ihren Einstieg in die praktische Berufstätigkeit einschätzen. Nicht zuletzt auf der Grundlage dieser Aussagen haben die Herausgeber die Idee verfolgt, für das gesamte Stoffgebiet der Anatomie ein Werk zu entwickeln, das bereits durch die typographische Gestaltung – Gliederung, Strukturierung und insbesondere durch die wertende Stufung des vermittelten Wissens – eine betonte Nutzerfreundlichkeit aufweist.

Wir danken der Verlagsleitung des Schattauer Verlags, Herrn Dieter Bergemann und Herrn Dipl.-Psych. Dr. med. Wulf Bertram, für die spontan bekundete Aufgeschlossenheit für unser Projekt, dessen stetige und ermutigende Begleitung, insbesondere aber auch für das Ermöglichen der von uns gewünschten aufwendigen Bildausstattung. Den Lektorinnen Frau Dr. med. dent. Petra Mülker sowie Frau Dipl.-Biol. Eva Wallstein gilt unser Dank für kenntnisreiche und konstruktive Zusammenarbeit. Insbesondere ist das akribische Engagement von Frau Wallstein während der Herstellungsphase für das vorliegende Werk von unschätzbarem Wert gewesen. Für das ansprechende Erscheinungsbild des fertigen Produkts ist den zuständigen Herstellern Herrn Burkart und Frau Gnädig zu danken.

Das vierbändige Werk behandelt in Wort und Bild das Gesamtgebiet der Makroskopischen und Mikroskopischen Anatomie sowie der Entwicklungsgeschichte in integrierter Form, so wie es überwiegend auch in Vorlesungen angeboten wird. Zielgruppen sind in erster Linie Studierende der Medizin und Zahnmedizin in den vorklinischen und klinischen Semestern, darüber hinaus auch Biologen und Angehörige medizinischer Assistenzberufe. Ärztinnen und Ärzte werden dieses Werk als Informationsquelle bei anatomischen Fragestellungen auch während Weiterbildung und berufsbegleitender Fortbildung nutzen können. Das CompactLehrbuch ist somit Lehrbuch und Nachschlagewerk zugleich.

Die Herausgeber sind bei ihren didaktischen Überlegungen davon ausgegangen, daß der Informationsbedarf der Leserinnen und Leser sehr unterschiedlich ist. Als Konsequenz aus einem so weit gestreuten Nachfragespektrum ergibt sich die Notwendigkeit, das Stoffgebiet relativ breit darzustellen – dies führt zu einem nicht unbeträchtlichen Gesamtumfang des Werks. Daneben muß der Text so transparent gehalten werden, daß sich das aktuelle Informationsbedürfnis rasch und anforderungsgemäß bedienen läßt. Hierzu wird auch auf die „Lesehinweise" verwiesen.

Die Darstellung der in diesem Lehrbuch behandelten Themenbereiche ist hauptsächlich **funktionell ausgerichtet**. Dies bedeutet, daß sich die Beschreibung vorzugsweise an „Systemen" bzw. „Apparaten" (z. B. Verdauungssystem, Harnsystem, Endokrines System, Zentralnervensystem, Visuelles System, Bewegungsapparat) orientiert. Dabei werden **topographisch-anatomische, histo- und zytochemische, physiologische, biochemische, zell- und molekularbiologische Zusammenhänge** in angemessenem Umfang berücksichtigt. Auch die Zytologie, heute vor allem ein Teilgebiet der Biologie, findet insoweit Berücksichtigung wie dies als Grundlage der Histologie und Mikroskopischen Anatomie erforderlich ist. Die **Entwicklungsgeschichte** im Kapitel „Allgemeine Embryologie" und als „Organentwicklung" bei den jeweiligen Kapiteln ist ebenfalls in einem Umfang dargestellt, der sich an den ärztlichen Belangen orientiert und vor allem die Entstehung von Fehlbildungen verständlich macht. Um die **Leitungsbahnen** für den Leser möglichst optimal abzuhandeln, ist zusätzlich zu der systematischen Beschreibung (in Band 4) auch den einzelnen Organen die spezielle Leitungsbahnversorgung in Kurzform zugeordnet.

Das didaktische Ziel, den Leserinnen und Lesern trotz der notwendigen Stofffülle treffsichere Auswahlmöglichkeiten innerhalb der behandelten Thematik zu bieten, wird durch die **typographische Gestaltung** erreicht. Diese weist Besonderheiten auf, die in den „Lesehinweisen" genauer erläutert werden.

Die anatomischen Fachbenennungen folgen weitestgehend der Terminologia Anatomica. In der Terminologia nicht enthaltene, aber weit verbreitete Benennungen sind in Anführungsstriche gesetzt. Die anatomischen Namen werden durch Kursivschrift hervorgehoben. Kursivschrift findet auch gelegentlich Verwendung für weitere Hervorhebungen unterhalb der Bedeutungsstufe der Halbfetthervorhebungen.

Eine deutschsprachige Benennung anatomischer Strukturen erfolgt nur, wenn diese allgemein gebräuchlich ist. Handelt es sich dabei um Bezeichnungen, die aus Substantiv und Adjektiv gebildet sind (z. B. Obere Extremität, Hintere Schädelgrube, „Linkes Herz"), wird vielfach von der Möglichkeit Gebrauch gemacht, das Adjektiv mit großem Anfangsbuchstaben zu schreiben, wie dies beispielsweise bei „Stiller Ozean", „Vereinte Nationen" geläufig ist. Hierdurch soll dem Leser verdeutlicht werden, daß in solchen Fällen Substantiv und Adjektiv zu einem feststehenden Begriff verknüpft sind. In **Trivialbezeichnungen** (z. B. Faszie von fascia) wird die übliche z-/k-Schreibung angewendet.

Die in der Klinik nach wie vor häufig verwendeten **Eigennamen** (Eponyme) für anatomische Strukturen werden im Text zusätzlich zu den Terminologiebezeichnungen genannt und in Kapitälchen gesetzt. Ergänzend enthält jeder Band eine Liste der verwendeten Eponyme mit biographischen Daten und zugehörigen Terminologienamen.

Die vier Bände werden durch zahlreiche **Querverweise** auf andere Kapitel im selben Band bzw. auf andere Bände des Compact-Lehrbuchs zu einem Gesamtwerk integriert. Durch „s. o." und „s. u." wird auf Textstellen in unmittelbar vorangehenden bzw. nachfolgenden Abschnitten verwiesen.

Den in den Bänden 2 bis 4 in funktionellen Zusammenhängen beschriebenen Organsystemen („**Spezielle Anatomie**") sind in Band 1 als deren Voraussetzung Kapitel der „**Allgemeinen Anatomie**" vorangestellt: „Allgemeine Grundlagen", „Allgemeine Mikroanatomie", „Allgemeine Embryologie", „Allgemeine Anatomie des Bewegungsapparats", „Allgemeine Anatomie der Eingeweide", „Allgemeine Anatomie des Kreislaufs" und „Allgemeine Anatomie des Nervensystems".

Die Bände dieses Lehrbuchs bieten eine reiche **Bildausstattung**. Bei der Auswahl und Gestaltung der einzelnen Abbildungen wurde davon ausgegangen, daß den Studierenden neben dem Lehrbuch auch ein Anatomischer Atlas zur Verfügung steht. Daher war es unser Anliegen, im Lehrbuch selbst den Akzent auf schematische und interpretierende Abbildungen zu legen. Die meisten Abbildungen enthalten eine Rotkomponente, um die wesentlichen Bildinhalte hervorzuheben.

Im Interesse einer Verknüpfung vorklinischer und klinischer Ausbildung wurden in erheblichem Umfang „**Klinische Hinweise**" in den Text eingefügt und deutlich hervorgehoben. Hierdurch soll den Lernenden die enge Praxisbezogenheit anatomischer Wissensinhalte exemplarisch verdeutlicht werden. Demselben Ziel dienen ergänzende Abbildungen, die durch klinisch-bildgebende Verfahren (Röntgenverfahren, Computertomographie, Kernspintomographie, Sonographie, Szintigraphie) gewonnen wurden.

Um Begriffe rasch auffinden zu können, enthält jeder Band ein ausführliches **Sachregister** mit Hervorhebung der jeweiligen Hauptfundstelle. Diese Register erfüllen auch die Funktion eines Schlüssels zum Gegenstandskatalog für den ersten Abschnitt der Ärztlichen Prüfung. Ein ausführliches **Glossar** bietet weitergehende Information über die anatomische Terminologie und verdeutlicht auch deren Bedeutung für andere medizinische Fachnomenklaturen sowie Zusammenhänge mit Begriffen der gehobenen Umgangssprache.

Herbst 2003

W. Graumann, Tübingen
D. Sasse, Basel

Vorwort zu Band 1

In Band 1 des COMPACTLEHRBUCHS ANATOMIE werden die **allgemeinen Voraussetzungen** für die in den nachfolgenden Bänden 2 bis 4 behandelten speziellen Themen dargestellt.

Das Kapitel **Allgemeine Grundlagen der Anatomie** behandelt vor allem grundsätzliche Begriffe, die für die Orientierung am Körper und für die Beschreibung der normalen Strukturen sowie der krankhaften Abweichungen vorauszusetzen sind. Diese Begriffe sind international verbindlich und durch die Terminologia Anatomica vorgeschrieben.

Das Kapitel **Allgemeine Mikroanatomie** stellt die zytologischen und histologischen Grundlagen vor, um die in den weiteren Bänden behandelte Mikroskopische Anatomie der Organe verständlich zu machen. Ergänzt wird dieses Kapitel durch eine knappe Einführung in die Methodologie der feingeweblichen Untersuchung von Gewebeproben.

Im Kapitel **Allgemeine Embryologie** werden die entwicklungsgeschichtlichen Voraussetzungen dargestellt, die die Grundlage der speziellen Organogenesen einschließlich häufigerer Fehlbildungen in den nachfolgenden Bänden sind. Daneben werden auch die Kapitel Frühentwicklung, Plazentation und der Geburtsvorgang beschrieben. Ein eigener Abschnitt befaßt sich mit der Teratologie, d. h. mit den Grundlagen der Entstehung von Fehlbildungen.

Das Kapitel **Allgemeine Anatomie des Bewegungsapparats** behandelt die Grundlagen für die in Band 2 beschriebene Spezielle Anatomie des Bewegungs-, Halte- und Stützapparats. An den Idealtypen Knochen, Gelenk und Muskel werden jeweils die entsprechenden Form-, Struktur- und Funktionscharakteristika erläutert.

Im Kapitel **Allgemeine Anatomie der Eingeweide** werden die Gewebebildungen besprochen, die in den in Band 3 beschriebenen Systemen der Inneren Organe wiederkehren. Besonders betont werden die Begriffe „Schleimhaut", „Seröse Höhlen", „Eingeweidemotorik" und „Eingeweidebindegewebe".

Das Kapitel **Allgemeine Anatomie des Kreislaufs** bietet die Grundlage für die in den Bänden 3 und 4 behandelte „Spezielle Anatomie des Kreislaufsystems". Neben dem Wandbau der Blut- und Lymphgefäße wird insbesondere auch die funktionelle Gliederung des Kreislaufsystems angesprochen.

Im abschließenden Kapitel **Allgemeine Anatomie des Nervensystems** werden Grundlagen erläutert, die bei der späteren Darstellung des Zentralen und Peripheren Nervensystems sowie der Sinnessysteme vorausgesetzt werden. Vor allem werden der Bauplan des Nervensystems, die Prinzipien der Informationsübertragung, die Gewährleistung der Homöostase sowie die Grundlinien der phylo- und ontogenetischen Entwicklung des Nervensystems thematisiert.

Für die Arbeit mit dem CompactLehrbuch empfiehlt es sich, die im 1. Band behandelten Kapitel der Allgemeinen Anatomie zu nutzen, bevor die in Band 2 bis 4 besprochenen Themen der Speziellen Anatomie angegangen werden. Hinweise für ein möglichst effizientes Lernen sind im „Vorwort zum Gesamtwerk" und in den „Lesehinweisen" enthalten.

Die zahlreichen **Abbildungen** wurden überwiegend nach Entwürfen der Autoren von Frau Dr. Katja Dalkowski (Buckenhof) kenntnisreich und mit viel Einfühlungsvermögen gestaltet. Abbildungen in den Kapiteln 5 und 6 wurden nach Entwürfen eines Autors (WG) von Herrn Mihnea Nicolescu (Tübingen) gezeichnet. Die Herkunft der aus anderen Quellen stammenden Abbildungen, insbesondere die der bildgebenden radiologischen Darstellungen, ist in der jeweiligen Abbildungslegende angegeben. Den Kolleginnen und Kollegen sei an dieser Stelle für ihren Beitrag herzlich gedankt.

Herbst 2003

R. Baur, Basel
W. Graumann, Tübingen
C. Nitsch, Basel
D. Sasse, Basel

Lesehinweise

Die nachstehenden Hinweise sollen Ihnen bei Ihrer Arbeit mit den vier Bänden helfen, die auf den ersten Blick vielleicht erschreckende, jedoch durch die Komplexität des menschlichen Körpers nun einmal vorgegebene Stoff- und Datenfülle zielgerichtet anzugehen und zu bewältigen. Wenn Sie erst einmal mit der konkreten Arbeit begonnen haben, werden Sie bald zur Überzeugung gelangen, daß das Erlernen anatomischer Sachverhalte auch ohne Beklemmungen zu schaffen ist. Allerdings ist eine ernsthafte und regelmäßige Bemühung notwendig. Halten Sie sich stets vor Augen, daß es ein übergeordnetes Lernziel gibt: Das, was Sie für Testate, Klausuren oder das Examen lernen, dient letztlich dem Erlangen einer Kompetenz, die Ihre späteren Patienten hinsichtlich anatomischer Kenntnisse von Ihnen als selbstverständlich erwarten; der Patient geht zu Recht davon aus, daß sein Körper für seine Ärztin oder seinen Arzt transparent ist wie ein „gläserner Mensch".

Wie und nach welchen Stoffgebieten ist das vierbändige Werk organisiert?

☐ **Band 1 enthält die Allgemeine Anatomie.**
Die Kapitel 1 bis 3 dienen als Voraussetzung für sämtliche Aspekte der Speziellen Anatomie:
Kap. 1: Allgemeine Grundlagen
Kap. 2: Allgemeine Mikroanatomie (Zytologie, Histologie, Histotechnik)
Kap. 3: Allgemeine Embryologie
Die Kapitel 4 bis 7 behandeln dagegen die Voraussetzungen zum Verständnis für spezielle Bereiche der Anatomie:
Kap. 4: Allgemeine Anatomie des Bewegungsapparats
Kap. 5: Allgemeine Anatomie der Eingeweide
Kap. 6: Allgemeine Anatomie des Kreislaufs
Kap. 7: Allgemeine Anatomie des Nervensystems

Hieraus ergibt sich, welche Kapitel der Allgemeinen Anatomie Sie sinnvollerweise zuerst lesen sollten, bevor Sie mit dem Studium eines der Organsysteme beginnen.

☐ **Die Bände 2 bis 4 enthalten die Spezielle Anatomie.**
Bd. 2: Bewegungsapparat
Bd. 3: Innere Organsysteme (Eingeweide)
Bd. 4: Sinnessysteme, Haut, ZNS und Periphere Leitungsbahnen

Weshalb Sie vor den vielen anatomischen Fachbezeichnungen nicht resignieren müssen.

Nein, an diesen Aspekt der Anatomie muß man wirklich nicht entmutigt herangehen. Es gibt im Gegenteil Anlaß, diesen für Ihr ganzes späteres Berufsleben wichtigen Bereich von vornherein positiv zu sehen.
Zwar kann die große Anzahl von Fachbezeichnungen mit ihren griechischen und lateinischen Wortstämmen dem Anfänger zuerst befremdlich und wie eine unüberwindbare Barriere vorkommen; die Zahl der tatsächlich vorkommenden Wortstämme ist aber viel kleiner als es scheint, da diese zu immer wieder anderen synthetischen Begriffen rekombiniert werden und sich somit laufend wiederholen und schließlich einprägen. Die anatomischen Namen lassen sich daher leicht durch sich von selbst ergebende Wiederholungen erlernen. Eine Vorbildung in alten Sprachen ist nicht erforderlich und, wenn vorhanden, auch oft kaum hilfreich.
Wichtig für die Lernmotivation im Hinblick auf die Nomenklatur ist, daß Sie sich klarmachen, daß die Aneignung der anatomischen Begriffe und deren Beherrschung keineswegs einem fachegoistischen Selbstzweck dienen – Sie legen hiermit das Fundament für das Verständnis aller anderen medizinischen Fachnomenklaturen! Dies ist letztlich auch der Grund dafür, daß die „Nomina Anatomi-

ca" bereits seit über hundert Jahren – gewissermaßen als „Muttersprache" – international kodifiziert und laufend modernen Anforderungen angepaßt werden, zur Zeit als „**Terminologia Anatomica**" von 1998.
Für den Fall, daß Sie sich für die oft überraschende Semantik des einen oder anderen anatomischen Namens interessieren, können Sie dem jedem Band angefügten **Glossar** entsprechende Angaben entnehmen. Dort werden auch die sprachlichen Zusammenhänge mit klinischen Begriffen und Ausdrücken der gehobenen Umgangssprache aufgezeigt.

Was kann man eigentlich mit den Eigennamen heute noch anfangen?

Benennungen unter Verwendung von Eigennamen (Eponyme) von Entdeckern oder ersten Beschreibern sind weit verbreitet: zum Beispiel Ohmsches Gesetz, Dieselmotor, Freudscher Versprecher. Auch in der Anatomie war dies ursprünglich der Fall. Mit der Kodifizierung der internationalen „Nomina Anatomica" mußten diese Eponyme jedoch eliminiert werden, da es zu viele nationalsprachliche Besonderheiten gab, die der Internationalisierung im Wege standen. Es blieben dennoch eine ganze Reihe solcher Bezeichnungen inoffiziell in Gebrauch, zum Beispiel LANGERHANSsche Inseln, DESCEMETsche Membran, ASCHOFF-TAWARA-Knoten, GOLLscher Strang.
Vor allem bei Klinikern ist die Verwendung von **Eponymen** für anatomische Strukturen auch heute noch weit verbreitet. In diesem Werk sind daher viele Eponyme wieder aufgenommen worden und auch in den Sachregistern aufgeführt (u. a. WIRSUNG-Gang, HIGHMORE-Höhle, GIBSON-Faszie, GUYON-Loge), um so die Studierenden auf den klinischen Sprachgebrauch vorzubereiten. Die im Text genannten Eponyme sind außerdem in jedem Band gesondert zusammengestellt, mit kurzen biographischen Daten sowie mit Angabe ihrer Verwendung für bestimmte anatomische Strukturen.

Wie ist in diesem Werk der eigentliche Lernstoff kenntlich gemacht?

Lernstoff im engeren Sinne ist das unabdingbare Wissen, das jederzeit präsent und abrufbar sein und hierzu im Langzeitgedächtnis verankert werden muß.
Es ist ein didaktisches Hauptanliegen dieses Werks, den Leserinnen und Lesern diesen Lernstoff eindeutig gegenüber anderen Textteilen kenntlich zu machen und somit zu begrenzen. Dies geschieht durch innerhalb des Satzspiegels angebrachte „**Randbalken**". Der eigentliche Lernstoff wird auf diese Weise auf kaum mehr als ein Drittel des gesamten Textes begrenzt. Dies bedeutet, daß etwa für Examenszwecke lediglich die durch Randbalken gekennzeichneten Wissensinhalte als unerläßlich anzusehen sind. Es empfiehlt sich daher, zunächst lediglich diese Abschnitte, einschließlich der zugehörigen Abbildungen, konzentriert zu lesen.

Wie ist der Lernstoff zu verankern und der erreichte Wissensstand zu kontrollieren?

Für die meisten Menschen setzt das Erwerben von bleibendem Wissen **systematische Wiederholungen** voraus. Bei der Benutzung dieses Werks werden für die Rekapitulation bestimme Hilfsmittel angeboten:
Vielen Abschnitten ist ein halbfett gesetzter „**Vorspann**" vorangestellt. Dieser beinhaltet außer einem knappen zusammenfassenden Text eine Liste der wichtigsten Begriffe. Anhand dieser „**Leitbegriffe**" können die Studierenden bei der Wiederholung überprüfen, inwieweit sie mit ihnen bereits konkrete Vorstellungen verbinden können.
Im laufenden Text sind wichtige Begriffe und Aussagen durch **halbfette Hervorhebung** markiert. Diese Markierung ermöglicht es, den Inhalt des Abschnitts „auf einen Blick" zu erfassen und somit zu rekapitulieren.
Auch die Abbildungen sind geeignete Mittel zur Lernkontrolle.

Stufenweises Erwerben von Wissen.

Ziel des Wissenserwerbs auf dem Gebiet der Anatomie ist für die angehende Ärztin und den angehenden Arzt, aber auch für die medizinischen Assistenzberufe, die Erlangung von **Kompetenz**. Diese erlaubt es nicht nur, Prüfungen sicher zu bestehen, sondern ermöglicht es auch, den vielfältigen Anforderungen der beruflichen Fort- und Weiterbildung sowie der beruflichen Praxis zu entsprechen. Das Erwerben von Kompetenz kann immer nur in Stufen erfolgen; sie ist ein Ziel, wird aber niemals völlig erreicht.

Bei der Lektüre der vier Bände kann und sollte als weitere Stufe des Wissenserwerbs der schon angeeignete „Lernstoff" (durch Randbalken markiert) durch das Befassen mit den Abschnitten **in Normaldruck** (ohne Randbalken) ergänzt werden. Bei diesen handelt es sich um weitere wesentliche Wissensinhalte („Assoziatives Wissen"), von denen ein großer Anteil mehr oder weniger lange im Gedächtnis bleiben sollte, aber nicht unbedingt muß. Ebenso sind auch die Tabellen aufzufassen. Schließlich sollten die umfangreichen Textpassagen in **Kleindruck** mit ihren ergänzenden Wissensinhalten – auch diese kein Lernstoff – zur Kenntnis genommen werden.

Zum Wiederholen ist der gesamte Text durch **Halbfetthervorhebungen**, auch zum „Überfliegen", strukturiert und aufgeschlossen.

Nutzung als Nachschlagewerk.

Neben dem auf Prüfungen hin ausgerichteten systematischen Lernbedarf entsteht auch immer wieder ein Informationsbedürfnis nach **punktuellen anatomischen Wissensinhalten**. Dieses zu befriedigen ist – neben seiner Bedeutung als Lehrbuch – die zweite Hauptzielsetzung dieses Anatomiewerks.

Wenn man sich über **einzelne Begriffe** (z. B. Schultereckgelenk, ROSENMÜLLER-Lymphknoten, GUYON-Loge, Ganglion oticum, Apoptose) informieren möchte, so können die entsprechenden Textstellen am besten über das sehr ausführlich gehaltene **Sachregister** des „zuständigen" Bandes gefunden werden. Dort ist gegebenenfalls die **Hauptfundstelle** hervorgehoben, ebenso die zugehörigen Abbildungen und Tabellen.

Bezieht sich der Informations- oder Rekapitulationsbedarf jedoch auf **größere Themengebiete** (z. B. Mittelohr, Kniegelenk, Ventrikelsystem), so läßt sich der betreffende Textabschnitt oft am schnellsten über das hierarchisch strukturierte **Inhaltsverzeichnis** des jeweiligen Bandes ermitteln. **Querverweise** auf andere Seiten (im selben Kapitel), auf andere Kapitel (im selben Band) oder auf andere Bände erleichtern das Auffinden ergänzender Textstellen.

Welcher Stellenwert kommt den Abbildungen zu?

Das CompactLehrbuch ist reich mit Abbildungen ausgestattet. Diese sind ein wesentlicher Teil des Instrumentariums zur Vermittlung von Information – mit den Abbildungen sollte also gearbeitet werden.

Da vorausgesetzt werden kann, daß alle Studierenden, die sich mit Anatomie befassen, über einen **Anatomischen Atlas** verfügen, brauchen die Abbildungen in diesem Lehrbuch nicht dem Typus dieser Atlasabbildungen zu folgen – sie können stattdessen anatomische Gegebenheiten **graphisch isolieren**, dabei weitgehend **schematisieren** und somit mehr **interpretierend anstatt deskriptiv** angelegt sein.

Im Text wird jeweils auf die zugehörigen Abbildungen verwiesen. Diese sollen die Aussagen des Textes anschaulich ergänzen. Auf diese Weise wird eine Verankerung im Gedächtnis oft erleichtert. Die Abbildungen sind daher beim stufenweisen Erwerben von Wissen von vornherein mit heranzuziehen.

Die Abbildungen lassen sich aber auch separat zur **Lernkontrolle** einsetzen – gerade im Hinblick auf die visuelle Komponente des Gedächtnisses. Bei abgedeckter Abbildungslegende läßt sich beispielsweise fragen, was das Thema der Abbildung (gegebenenfalls auch der Teilbilder) ist; es kann aber vor allem überprüft werden, ob die bisher erworbene Kompetenz ausreicht, die Ziffern in der Abbildung aufzulösen und hierfür die anatomischen Bezeichnungen zu finden.

Zeichen und Abkürzungen

[.........]	alternativer Ausdruck der Terminologia Anatomica	kD	Kilodalton
		kPa	Kilopascal
„.........“	Kennzeichnung nicht in der internationalen anatomischen Nomenklatur (Terminologia Anatomica) enthaltener, aber gebräuchlicher Bezeichnungen	L	Lumbal-
		Lam.	Lamina
		lat.	lateralis, -le; lateinisch
		Lig.	Ligamentum
←	Kennzeichnung der Herkunft aus ...	Ligg.	Ligamenta (Plural)
→	Kennzeichnung der Fortsetzung durch ...		
→←	Kennzeichnung der Anastomose zwischen ...	M.	Musculus
←|→	Kennzeichnung des Abflusses nach beiden Richtungen	m.	musculi (Genitiv Singular)
		m. d. B.	mit der Bedeutung
⇒	gemeinsam mit ...	med.	medialis, -le
		mhd.	mittelhochdeutsch
A.	Arteria	Mm.	Musculi (Plural)
a.	arteriae (Genitiv Singular)	mM	millimolar
Aa.	Arteriae (Plural)	mm Hg	Millimeter Quecksilber
ahd.	althochdeutsch	mod.	modifiziert
ant.	anterior, -ius	mot.	motorisch
Art.	Articulatio	MPS	Mononukleäres Phagozytierendes System
Artt.	Articulationes (Plural)	MTOC	Mikrotubulus-Organisationszentrum
asc.	ascendens		
ATP	Adenosintriphosphat	N	Newton
Azan	Azokarmin-Anilin	N.	Nervus
(Bd. 1)	siehe Band 1 des Gesamtwerks	n.	nervi (Genitiv Singular); nach (Autor)
		Nc.	Nucleus
C	Zervikal-	Ncc.	Nuclei (Plural)
CAM	Zelladhäsionsmolekül	Nl.	Nodus lymphaticus
Co	Kokzygeal-	Nll.	Nodi lymphatici (Plural)
comm.	communis, -ne	Nn.	Nervi (Plural)
		NOR	Nukleolus-Organisatorregion
desc.	descendens		
dext.	dexter, -tra, -trum	Pap.	Papilla
Dim.	Diminutiv (Verkleinerungsform)	para.	parasympathisch
DNA	Desoxyribonukleinsäure	PAS	Perjodsäure-Schiff
Duct.	Ductus	path.	pathologischer Begriff
Ductt.	Ductus (Plural)	physiol.	physiologischer Begriff
		Plex.	Plexus
ECM	extrazelluläres Matrixprotein	Plexx.	Plexus (Plural)
EM	Elektronenmikroskopie	PNS	Peripheres Nervensystem
engl.	englisch	post.	posterior, -ius
ext.	externus, -na, -num	Proc.	Processus
		Procc.	Processus (Plural)
Flex.	Flexura	prof.	profundus, -da, -dum
For.	Foramen		
Forr.	Foramina (Plural)	R.	Ramus
		Rec.	Recessus
GAG	Glykosaminoglykan	Recc.	Recessus (Plural)
Ggl.	Ganglion	RER	Rauhes Endoplasmatisches Retikulum
Ggll.	Ganglia (Plural)	RES	Retikulo-Endotheliales System
Gl.	Glandula	RHS	Retikulo-Histiozytäres System
Gll.	Glandulae (Plural)	RNA	Ribonukleinsäure
gr.	griechisch	Rr.	Rami (Plural)
HE	Hämatoxylin-Eosin	S	Sakral-
ICR	Interkostalraum	Segm.	Segmentum
Ig	Immunglobulin	SEM	Rasterelektronenmikroskopie
i. m.	intramuskulär	sens.	sensibel
inf.	inferior, -ius	SER	Glattes Endoplasmatisches Retikulum
int.	internus, -na, -num	sin.	sinister, -tra, -trum
(Kap. 1)	siehe Kapitel 1 dieses Bandes	Spat.	Spatium

Strat.	Stratum	ZNS	Zentralnervensystem
sup.	superior, -ius		
superf.	superficialis, -e		
symp.	sympathisch		**Abkürzungen innerhalb der tabellarisch**
techn.	technologischer Begriff		**aufgelisteten Muskulatur**
TEM	Transmissionselektronenmikroskopie	a	arterielle Versorgung
Th	Thorakal-	f	Funktion
Tr.	Truncus	i	insertio (= Ansatz)
		n	Innervation
V.	Vena	o	origo (= Ursprung)
v.	venae (Genitiv Singular)		
Vv.	Venae (Plural)		

Bildquellennachweis

Bargmann W. Histologie und Mikroskopische Anatomie. 7. Aufl. Springer Verlag 1977.

Benninghoff A. Anatomie 1. 14. Aufl. Urban & Schwarzenberg Verlag 1985.

Benninghoff A/Goerttler K. Lehrbuch der Anatomie des Menschen. Bd. 1. 13. Aufl. Urban & Schwarzenberg Verlag 1980.

Bucher O/Wartenberg H. Cytologie, Histologie und mikroskopische Anatomie des Menschen. 12. Aufl. Verlag Hans Huber 1997.

Burleigh MC/Poole AR. Dynamics of Connective Tissue Macromolecules. Amer. Elsevier 1975.

Corning HK. Lehrbuch der Entwicklungsgeschichte des Menschen. 2. Aufl. J.F. Bergmann Verlag 1925.

Fawcett DW. A Textbook of Histology. 11. ed. W.B. Saunders Company 1986.

Frick H/Leonhardt H/Starck D. Taschenlehrbuch der gesamten Anatomie. Bd. 1. 4. Aufl. Thieme Verlag 1992.

Gray's Anatomy. 37. Aufl. Churchill. Livingstone 1989.

Kretschmer E. Körperbau und Charakter. 1. Aufl. J. Springer 1921.

Langman J. Medizinische Embryologie. 8. Aufl. Thieme Verlag 1989.

Martius H. Lehrbuch der Geburtshilfe. 3. Aufl. Georg Thieme Verlag 1952.

Mörike K/Betz E/Mergenthaler W. Biologie des Menschen. 14. Aufl. Quelle u. Meyer Verlag 1997.

O'Rahilly R/Müller F. Human Embryologie & Teratology. Wiley-Liss John Wiley & Sons Inc. 1992.

Pauwels F. Gesammelte Abhandlungen zur funktionellen Anatomie des Bewegungsapparats. Springer Verlag 1965.

Rauber A/Kopsch F. Anatomie des Menschen. Bd. 1 Bewegungsapparat. Thieme Verlag 1987.

Schiebler TH (Hrsg). Lehrbuch der gesamten Anatomie. Springer Verlag 1977.

Schiebler TH/Schmidt W (Hrsg). Anatomie. 5. Aufl. Springer Verlag 1991.

Schiebler TH/Schmidt W/Zilles K (Hrsg). Anatomie. 6. Aufl. Springer Verlag 1995.

Sinowatz F/Plendl J/Kolle S. Protein-carbohydrate interactions during fertilization. Acta Anat 1998; 161: 196–205.

Spalteholz W. Handatlas der Anatomie des Menschen. Bd. 1. 13. Aufl. S. Hirzel Verlag 1932.

Stevens A/Lowe JS. Human Histology. 2. ed. Mosby-Year Book Inc. St. Louis 1997.

Stoeckel W. Lehrbuch der Geburtshilfe. 2. Aufl. Gustav Fischer 1923.

Teschner M/Küsswetter W. Gentechnisch induziertes Knochenwachstum. Dtsch Ärztebl 1999; 96: A 1891.

Zimmermann KW. Speicheldrüsen der Mundhöhle und die Bauchspeicheldrüse. In: Handbuch der Mikroskopischen Anatomie des Menschen. Bd. V/1. Springer Verlag 1927.

Inhalt der vier Bände

Band 1
Allgemeine Anatomie

1. Allgemeine Grundlagen
2. Allgemeine Mikroanatomie
3. Allgemeine Embryologie
4. Allgemeine Anatomie des Bewegungsapparats
5. Allgemeine Anatomie der Eingeweide
6. Allgemeine Anatomie des Kreislaufs
7. Allgemeine Anatomie des Nervensystems

Eponyme
Glossar
Sachverzeichnis

Band 2
Bewegungsapparat

1. Leibeswand
2. Untere Extremität
3. Obere Extremität
4. Schädel und Bewegungsapparat des Kopfes
5. Bewegungsapparat des Halses

Eponyme
Glossar
Sachverzeichnis

Band 3
Innere Organsysteme

1. Verdauungssystem
2. Atmungssystem
3. Ontogenese der Urogenitalorgane
4. Harnsystem
5. Männliches Geschlechtssystem
6. Weibliches Geschlechtssystem
7. Kreislaufsystem
8. Abwehrsystem
9. Endokrines System

Eponyme
Glossar
Sachverzeichnis

Band 4
Sinnessysteme ▪ Haut ▪ ZNS Periphere Leitungsbahnen

1. Sinnessysteme
2. Integument
3. Zentrales Nervensystem
4. Peripheres Nervensystem
5. Peripheres Kreislaufsystem

Eponyme
Glossar
Sachverzeichnis

Inhaltsverzeichnis Band 1

1 Allgemeine Grundlagen _____ 1

1.1 Begriff „Anatomie" _____ 2

1.2 Teilgebiete der Anatomie ___ 2
1.2.1 Makroskopische Anatomie _____ 4

1.3 Grundzüge der Geschichte der Anatomie _____ 5

1.4 Anatomische Terminologie _____ 7

1.5 Grundplan des Körperbaus _____ 11

1.6 Strukturebenen des Körpers _____ 12
1.6.1 Organsysteme _____ 13

1.7 Norm und Variationen ___ 14
1.7.1 Körperbautypen _____ 14
1.7.2 Geschlechtsunterschiede _____ 15
1.7.3 Altersunterschiede _____ 17
1.7.4 Unterschiede zwischen Lehrbuchabbildung und Anatomie des lebenden Menschen _____ 20

2 Allgemeine Mikroanatomie _____ 21

2.1 Begriff „Mikroanatomie" ___ 22

2.2 Zytologie _____ 22
2.2.1 Zellkern, *Nucleus* _____ 23
2.2.2 Zellmembran, *Plasmalemma* ___ 26
2.2.3 Endoplasmatisches Retikulum (ER), *Reticulum endoplasmicum* _____ 29
2.2.4 Mitochondrien, *Mitochondriae* ___ 30
2.2.5 GOLGI-Apparat, *Complexus golgiensis* _____ 32
2.2.6 Lysosomen, *Lysosomata* _____ 33
2.2.7 Peroxisomen, *Peroxisomata* _____ 34
2.2.8 Ribosomen, Ribosomata _____ 34
2.2.9 Zentrosom, *Centriolum* _____ 35
2.2.10 Zytoskelett, *Cytoskeleton* _____ 36
Mikrofilamente, *Microfilamenta* ___ 36
Mikrotubuli, *Microtubuli* _____ 38
Intermediärfilamente _____ 39
2.2.11 Zelleinschlüsse, *Inclusiones cytoplasmicae* _____ 40
2.2.12 Zelloberflächendifferenzierungen _____ 41
Apikale Zelloberflächendifferenzierungen _____ 41
Laterale Zelloberflächendifferenzierungen _____ 43

Basale Zelloberflächendifferenzierungen ___ 46

2.2.13 Extrazelluläre Matrix ___ 47

2.3 Histologie ___ 48

2.3.1 Epithelgewebe,
Textus epithelialis ___ 48
Oberflächenepithel,
Epithelium superficiale ___ 49
Drüsenepithel,
Epithelium glandulare ___ 52

2.3.2 Bindegewebe,
Textus connectivus ___ 55
Bindegewebszellen,
Cellulae textus connectivi ___ 56
Interzellularsubstanz,
Substantia intercellularis ___ 59
Formen des Bindegewebes ___ 62

2.3.3 Knorpelgewebe,
Textus cartilagineus ___ 64

2.3.4 Knochengewebe,
Textus osseus ___ 66
Lamellenknochen ___ 67

2.3.5 Muskelgewebe,
Textus muscularis ___ 69
Glattes Eingeweidemuskelgewebe, *Textus muscularis nonstriatus* ___ 69
Quergestreiftes Skelettmuskelgewebe, *Textus muscularis striatus skeletalis* ___ 71
Quergestreiftes Herzmuskelgewebe, *Textus muscularis striatus cardiacus* ___ 74

2.3.6 Nervengewebe,
Textus nervosus ___ 75
Neuron, *Neuronum* ___ 75
Neuroglia, *Neuroglia* ___ 78
Nervenfasern, *Neurofibrae* ___ 80
Synapsen, *Synapses* ___ 82

2.4 Histologische Techniken ___ 83

2.4.1 Allgemeine Mikroskopie ___ 83
Spezielle mikroskopische Verfahren ___ 84

2.4.2 Fixierung und Einbettung ___ 86

2.4.3 Färbungen ___ 87

2.4.4 Histochemie ___ 89
Bausteinhistochemie ___ 89
Enzymaktivitätshistochemie ___ 93
Mikroquantitative Methoden ___ 94

3 Allgemeine Embryologie ___ 97

3.1 Begriff „Embryologie" ___ 98

3.2 Herausbildung von Größe und Gestalt ___ 98

3.2.1 Wachstumsparameter ___ 99

3.2.2 Wachstumskontrolle ___ 100

3.3 Einteilungen von Entwicklungsvorgängen ___ 101

3.4 Gametenbildung, *Gametogenesis* ___ 104

3.5 Befruchtung, *Fertilisatio* ___ 106

3.5.1 Ovozytentransport ___ 106

3.5.2 Spermatozoentransport ___ 108

3.5.3 Kapazitation ___ 108

3.5.4	Akrosomreaktion	109	
3.5.5	Polyspermieblock	110	
3.5.6	Zygotenbildung	111	

3.6	Frühe Embryonalentwicklung	112
3.6.1	Erste Woche	112
3.6.2	Zweite Woche	114
3.6.3	Dritte Woche	116
3.6.4	Vierte Woche	119
	Neurulation	119
	Abfaltung und Beginn der embryonalen Körperbildung	121
	Mesodermbildungen	121

3.7	Versorgung des Embryos	124
3.7.1	Plazenta, *Placenta*	125
	Entwicklung der Plazenta (Plazentation)	125
	Makroanatomie	130
	Mikroanatomie	132

3.8	Mehrlingsbildungen	134

3.9	Fehlbildungen	136
3.9.1	Angeborene Fehlbildungen	137
3.9.2	Entwicklungsstörungen	138
3.9.3	Teratogenetische Determinationsperioden	139
3.9.4	Pränatale Diagnostik	139

3.10	Geburt, *Partus*	140

4 Allgemeine Anatomie des Bewegungsapparats ___ 145

4.1	Begriff „Bewegungsapparat"	146

4.2	Allgemeine Knochenlehre, *Osteologia*	148
4.2.1	Knochentypen	148
4.2.2	Knochenarchitektur	150
4.2.3	Knochenhaut, *Periosteum, Endosteum*	152
4.2.4	Knochen als Organ	154
4.2.5	Knochenbildung, *Osteogenesis*	159
	Desmale Osteogenese	161
	Chondrale Osteogenese	162

4.3	Allgemeine Gelenklehre, *Arthrologia*	170
4.3.1	Synarthrosen	170
	Bandhafte, *Juncturae fibrosae*	170
	Knorpelhafte, *Juncturae cartilagineae*	172
4.3.2	Diarthrosen, *Juncturae synoviales, Articulationes*	173
	Gelenkknorpel, *Cartilago articularis*	175
	Synovialmembran, *Membrana synovialis, Stratum synoviale*	176
	Gelenkhöhle, *Cavitas articularis*	179
	Kapsel-Band-Apparat, *Membrana fibrosa capsulae articularis*	180

4.3.3	Gelenktypen	182	
4.3.4	Gelenkmechanik	186	
4.3.5	Entwicklung der Gelenke	187	

4.4 Allgemeine Muskellehre, Myologia ___ 189

4.4.1	Muskelbindegewebe	190
4.4.2	Sehne, *Tendo*	193
	Mikroanatomie	193
	Sehnenmechanik	196
	Sehnenverbindungen	198
4.4.3	Muskeltypen	200
	Nichtgefiederte Muskeln	200
	Gefiederte Muskeln	201
4.4.4	Muskelmechanik	202
4.4.5	Funktionelle Muskelgruppen	205
4.4.6	Innervation des Skelettmuskels	207
4.4.7	Gefäßversorgung der Skelettmuskulatur	210
4.4.8	Entwicklung der Skelettmuskulatur	210

5 Allgemeine Anatomie der Eingeweide ___ 213

5.1	Begriff „Eingeweide"	214
5.2	Schleimhaut, *Tunica mucosa*	215
5.3	Eingeweidemotorik	218
5.4	Seröse Höhlen	220
5.5	Eingeweidebindegewebe	223
5.5.1	Organbindegewebe	223
	Interzellularsubstanz des Organbindegewebes	225
	Basalmembran, *Membrana basalis*	226

6 Allgemeine Anatomie des Kreislaufs ___ 229

6.1	Begriff „Kreislauf"	230
6.2	Organisation der Strombahn	230
6.2.1	Funktionelle Gliederung	231
6.2.2	Kreislaufpumpe	231
6.2.3	Großer und Kleiner Kreislauf	232
6.2.4	Periphere Strombahn	234
6.3	Wandbau der Blutgefäße	236
6.3.1	Blutkapillaren („Haargefäße"), *Vasa capillaria*	236
	Mikroanatomie	237
6.3.2	Arterien („Schlagadern"), *Arteriae*	240
	Mikroanatomie	241
6.3.3	Venen („Blutadern"), *Venae*	244
	Mikroanatomie	245

6.3.4	Gefäß- und Nervenversorgung der Blutgefäßwand _____ 246	7.2.4	Somatisches (Willkürliches) Nervensystem _____ 271	

- Unbedingter Reflex _____ 271
- Bedingter Reflex _____ 273

6.4 Bildung der Blutgefäße, *Angiogenesis* _____ 247

- Willkürhandlung _____ 273

7.2.5 Vegetatives (Unwillkürliches) Nervensystem, *Divisio autonomica* _____ 274

6.5 Lymphsystem, *Systema lymphoideum* _____ 248

Mikroanatomie der Lymphgefäße _____ 249

- Sympathisches Nervensystem, *Pars sympathica* _____ 277
- Parasympathisches Nervensystem, *Pars parasympathica* _____ 279
- Intramurales Nervensystem _____ 280
- Zentrale Kontrolle _____ 281

7 Allgemeine Anatomie des Nervensystems _____ 251

7.3 Informationsübertragung im Nervensystem _____ 283

7.3.1 Elektrische Synapsen, *Synapses nonvesiculares, Synapses electricales* _____ 283

7.1 Begriff „Nervensystem" _____ 252

7.3.2 Chemische Synapsen, *Synapses vesiculares* _____ 285

7.2 Bauplan des Nervensystems _____ 253

- Neuromuskuläre Synapse, *Terminatio neuromuscularis* _____ 285
- Synapsen zwischen Nervenzellen _____ 287
- Axonaler Transport _____ 291

7.2.1 Prinzipien der Gliederung _____ 253
- Nervenzelle (Neuron) _____ 255
- Nervenzellverbände _____ 256

7.3.3 Botenstoffe _____ 292
- Klassische Transmitter _____ 293
- Neuropeptide _____ 294
- Unkonventionelle Transmitter _____ 294
- Hormone _____ 295

7.2.2 Peripheres Nervensystem (PNS), *Systema nervosum periphericum* _____ 257
- Nerven, *Nervi* _____ 258
- Ganglien, *Ganglia* _____ 259

7.3.4 Rezeptoren _____ 296
- Ionotrope Rezeptoren _____ 296
- Metabotrope Rezeptoren _____ 297

7.2.3 Zentrales Nervensystem (ZNS), *Systema nervosum centrale* _____ 262
- Graue Substanz, *Substantia grisea* _____ 264
- Weiße Substanz, *Substantia alba* _____ 266
- Repräsentation _____ 267

7.3.5 Neuronale Netzwerke _____ 298

7.4 Homöostase im Nervensystem _____ 301

7.4.1 Hirngefäße _____ 301

7.4.2 Schranken des Nervensystems _ 303
Blut-Hirn-Schranke _____ 303
Blut-Liquor-Schranke _____ 305
Blut-Nerven-Schranke _____ 306

7.4.3 Gliazellen _____ 306
Astrozyten, *Astrocyti* _____ 307
Mikroglia, *Microglia* _____ 308

7.5 Allgemeine Aspekte der Entwicklung von Nervensystemen _____ 309

7.5.1 Phylogenese _____ 309

7.5.2 Ontogenese _____ 313
Neuralleiste _____ 314
Neuralrohr _____ 314
Neurogenese _____ 315
Gliogenese _____ 316
Synaptogenese _____ 317

Eponyme _____ 320

Glossar _____ 322

Sachverzeichnis _____ 346

Allgemeine Grundlagen

1

1.1 Begriff „Anatomie"

Anatomie ist die Wissenschaft von Bau und Struktur eines Körpers.
- Phytoanatomie
- Zooanatomie
- Humananatomie

Im Unterschied zur Anatomie von Pflanzen (**Phytoanatomie**) bilden die Anatomie von Tieren (**Zooanatomie**) und die Anatomie des Menschen (**Humananatomie**) eine wichtige **Grundlage des ärztlichen Handelns**. Die genaue räumliche Vorstellung von der Form der Skeletteile und der Organe, ihrer Lage zueinander sowie vom Verlauf der Nerven und Gefäße sind in der Humanmedizin wichtige Voraussetzungen für die Untersuchung von Patienten mit unterschiedlichen Methoden: **Inspektion** (Betrachten), **Palpation** (Tasten) und **Auskultation** (Abhören mit dem Stethoskop).

Chirurgische Eingriffe sind ohne genaue anatomische Kenntnisse kaum denkbar. Auch die Interpretation von Röntgenbildern und computererzeugten Schnittbildern des Körpers setzt solide Kenntnisse der Anatomie voraus.

1.2 Teilgebiete der Anatomie

In der Anatomie lassen sich verschiedene Betrachtungsweisen unterscheiden. Diese Unterschiede kommen auch in der Benennung von verschiedenen Teilgebieten zum Ausdruck.
- Normale/Pathologische Anatomie
- Makroskopische/Mikroskopische Anatomie
- Systematische/Topographische Anatomie
- Deskriptive/Funktionelle Anatomie
- Morphologische Anthropologie
- Embryologie

Die **Normale Anatomie** untersucht den Bau des gesunden Körpers, während sich die **Pathologische Anatomie** mit dem kranken Körper befaßt.
In der **Makroskopischen Anatomie** werden die mit bloßem Auge erkennbaren Strukturen des Körpers untersucht, in der **Mikroskopischen Anatomie**[1] lassen sich hingegen die erst mit optischen Hilfsmitteln (Lichtmikroskop oder Elektronenmikroskop[2]) sichtbaren Strukturen erfassen.

Die **Systematische Anatomie** befaßt sich mit jeweils einem bestimmten Organsystem (z. B. dem Kreislaufsystem) und verfolgt dessen Verbreitung im gesamten Körper, die **Topographische**[3] **Anatomie** dagegen konzentriert sich auf einen bestimmten Ort im Körper und untersucht die räumlichen Beziehungen der dort vorhandenen Strukturen (Abb. 1-1). Dieser Aspekt ist vor allem bei operativen Eingriffen wichtig – so steht z. B. die Kieferhöhle einerseits mit der Augenhöhle, andererseits mit den Zahnwurzeln des Oberkiefers in Beziehung –, daneben aber auch für die Beurteilung der verschiedenen Möglichkeiten einer Ausbreitung von krankhaften Prozessen.

In der **Deskriptiven Anatomie** geht es um eine reine Beschreibung des Körperbaus, während die **Funktionelle Anatomie** die Zusammenhänge zwischen dem Bau und der Funktion untersucht. Oft stellt man die Be-

---

[1] Der Begriff „Mikroskopische Anatomie" wird hier zusammenfassend für Zytologie, Histologie und die mikroskopische Anatomie im engeren Sinne gebraucht.

[2] Die elektronenmikroskopische Technik wird für die Untersuchung spezieller Fragestellungen mit histochemischen, zellbiologischen und molekularbiologischen Methoden kombiniert.

[3] Von *topos* (gr.) = der Ort.

griffe Anatomie und Physiologie einander auch gegenüber und grenzt damit die Anatomie, die den Bau des Körpers untersucht, von der Physiologie[1] ab, die sich den Funktionen zuwendet. In der **Funktionellen Anatomie** jedoch ergänzen sich die beiden Betrachtungsweisen zu einer Einheit.

In der **Morphologischen Anthropologie** untersucht man die Entwicklung des Menschen und der verschiedenen Rassen im Verlauf der Stammesgeschichte (**Phylogenese**), in der **Embryologie** hingegen wird die Entwicklung des Individuums und einzelner Körperteile von der befruchteten Eizelle bis zur Geburtsreife (**Ontogenese**) verfolgt.

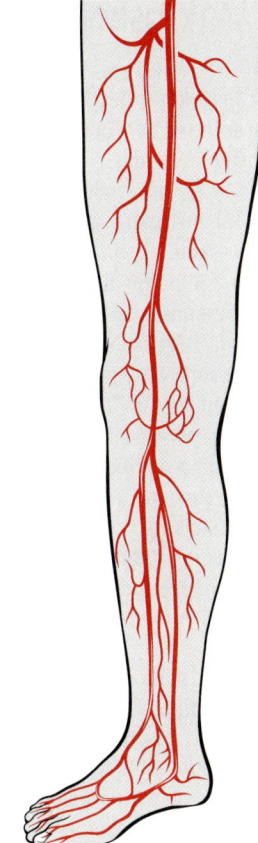

---

[1] Als Gegenüberstellung zum Begriff Physiologie gebraucht man anstelle des Ausdrucks Anatomie in diesem Zusammenhang auch den Begriff Morphologie (Gestaltlehre).

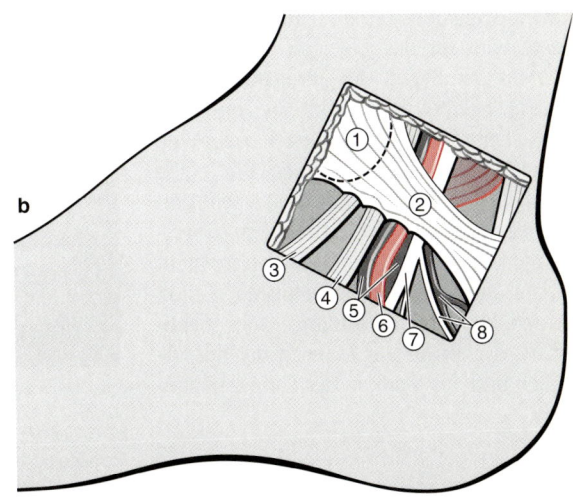

Abb. 1-1 Systematische und Topographische Anatomie.
a: Beispiel für „Systematische Anatomie": Arterien des Beins
b: Beispiel für „Topographische Anatomie": Strukturen im medialen Malleolenkanal
1 Malleolus med.
2 Retinaculum mm. flexorum
3 Sehne des M. tibialis post.
4 Sehne des M. flexor digitorum longus
5 Begleitvenen zur Arterie
6 A. tibialis post.
7 N. tibialis
8 R. calcaneus med. mit Begleitvene

1.2.1 Makroskopische Anatomie

Neben der Inspektion des Körpers und der Palpation waren seit der Antike bis zum Ende des 19. Jahrhunderts das Eröffnen und Zerlegen einer Leiche die wichtigsten Möglichkeiten, die Innenstruktur des Körpers kennenzulernen (Abb. 1-2). Der griechische Name dieser Methode, nämlich Anatomé[1] (Zergliederungskunst, lateinisch = Dissectio), wurde als Begriff „Anatomie" auf die Wissenschaft vom Bau des Körpers insgesamt übertragen. Erst im 20. Jahrhundert kamen weitere Techniken auf, die es erlaubten, die innere Struktur auch des lebenden Menschen zu untersuchen.
- Röntgendarstellung
- Computertomographie
- Magnetresonanztomographie
- Sonographie
- Endoskopie
- Präparation
- Autopsie (Sektion)

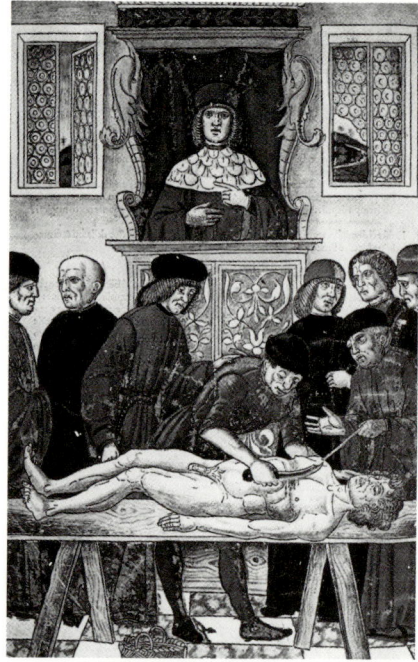

Abb. 1-2 Darstellung einer Sektion. MONDINO DEI LUZZI (1316). Der Professor doziert von der Lehrkanzel aus; unten am Tisch steht der Prosektor, der die Schnitte ausführt. Aus Wolf-Heidegger und Cetto „Die anatomische Sektion in bildlicher Darstellung"; Basel, New York: S. Karger 1967.

Zu den „neuen" Techniken gehören vor allem die Durchleuchtung mittels **Röntgenstrahlen** und die davon abgeleiteten Verfahren der **Computer- und Magnetresonanztomographie** (Abb. 1-3), die bilderzeugenden Verfahren mittels Ultraschall (**Sonographie**) sowie mithilfe optischer Systeme, die innerhalb eines dünnen Schlauchs in die Körperhöhlen eingeführt werden (**Endoskopie**).

Heute wird für das Zerlegen einer Leiche meistens der Begriff der **„Präparation"** gebraucht. Hierbei werden, in einer bestimmten Reihenfolge von außen nach innen, die Strukturen wie Muskeln, Nerven, Blutgefäße etc. mit Skalpell und Pinzette aus dem umgebenden Bindegewebe befreit. Erst so werden sie klar erkennbar und können in ihrem Verlauf und ihren Lagebeziehungen studiert werden. Der Begriff **„Autopsie"** oder **„Sektion"** wird eher für das Eröffnen der Körperhöhlen und das Studium der darin enthalte-

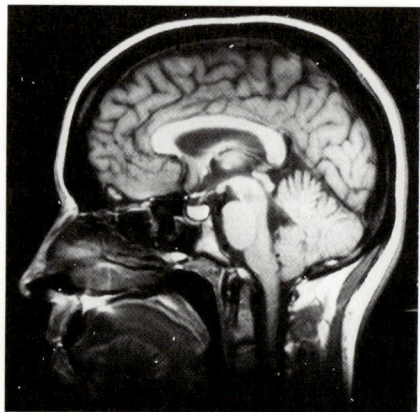

Abb. 1-3 Magnetresonanztomographie (Kernspintomographie, NMR, MRI), Medianschnitt des Kopfes. Im Gegensatz zum Röntgenbild lassen sich mit dieser Methode auch wasserhaltige Weichteile, wie z. B. das Gehirn, abbilden.

---

[1] Von *anatémnein* (gr.) = aufschneiden.

nen Organe verwendet, wie dies in der Rechtsmedizin und in den Instituten für Pathologie praktiziert wird.

Mit den Methoden der **Mikroskopischen Anatomie** befaßt sich das Kapitel 2.

1.3 Grundzüge der Geschichte der Anatomie

Kenntnisse über den Körperbau von Tieren, aber auch den des Menschen, waren sicher bereits in prähistorischer Zeit vorhanden. Systematisch erforscht und schulmäßig weitergegeben wurde anatomisches Wissen jedoch erst seit der griechischen Antike. Dieses Wissen wurde ab der Renaissance weiterentwickelt und gewann in der Barockzeit durch die Erfindung des Mikroskops eine neue Dimension. Ab der Mitte des 19. Jahrhunderts führte die Verfügbarkeit neuer Untersuchungstechniken zu weiteren großen Fortschritten und mündete in die Entwicklung der modernen wissenschaftlichen Anatomie, Histologie und Embryologie.

- **HIPPOKRATES von Kos**
- **GALENOS von Pergamon**
- **VESAL**
- **Entdeckung der Zellen/des Blutkreislaufs/ der Säugetiereizelle**

In der folgenden sehr kurz gefaßten Darstellung der Geschichte der Anatomie soll versucht werden, mit möglichst wenig Jahreszahlen die allgemeinen Tendenzen in den verschiedenen Epochen der Geschichte anzusprechen.

- **Bis 3000 v. Chr.:** Die urzeitlichen Jägervölker hatten sehr wahrscheinlich schon gewisse Kenntnisse der Tieranatomie, die sie durch das Schlachten und Zerlegen von Beutetieren erworben hatten.
- **Ab 3000 v. Chr.:** Kenntnisse über die Anatomie des Menschen sind bei den Ägyptern im Zusammenhang mit der Einbalsamierung ihrer Verstorbenen zu erwarten, da dabei Organe wie Herz, Leber und Lunge aus dem Körper entnommen wurden.
- **500–400 v. Chr.:** Untersuchungen und Beschreibungen zur Anatomie im naturwissenschaftlichen Sinne wurden erstmals von den Naturforschern der griechischen Antike überliefert. Die frühesten Berichte beziehen sich auf **ALKMAION aus Kroton**, der um 500 v. Chr. Tiersektionen durchführte. **DIOGENES von Apollonia** beschrieb Arterien und Venen. **ANAXAGORAS von Klazomenai** sezierte Gehirne von Tieren und beschrieb die Seitenventrikel des Gehirns. Im 5. und 4. Jahrhundert v. Chr. entstanden die Hippokratischen Schriften (*Corpus hippocraticum*, dem antiken Arzt **HIPPOKRATES von Kos** zugeschrieben), die einen maßgebenden Einfluß auf die Medizin der Antike und der nachfolgenden Jahrhunderte ausübten.
- **300–200 v. Chr.:** An der berühmten Universität von Alexandria wurde Anatomie an menschlichen Leichen studiert und beschrieben. Vor allem maßgebend waren die beiden Gelehrten **HEROPHILOS** und **ERASISTRATOS**.
- **200 v. Chr.–100 n. Chr.:** Das römische Reich erlangte die Oberherrschaft im Mittelmeerraum. Die Römer übernahmen damit auch die Kenntnisse der Griechen in Medizin und Anatomie.
- **100–200 n. Chr.: GALENOS von Pergamon** lebte während der späten Kaiserzeit als Arzt in Rom. Die rund zweihundert medizinischen Schriften, die unter seinem Namen überliefert sind, enthalten zahlreiche Kapitel über die Anatomie, wobei GALEN allerdings Befunde aus Sektionen an Menschen und Tieren nicht deutlich getrennt hat. Die Galenischen Schriften blieben (zusammen mit dem Corpus hippocraticum) bis in das 17. Jahrhundert maßgebend für die europäische Medizin.
- **200–1300:** Über einen Zeitraum von mehr als tausend Jahren (elf Jahrhunderte), nämlich seit der Spätantike und dem Zerfall der antiken Kulturwelt im Laufe der Völkerwanderungen sowie während des gesamten Mittelalters hindurch bis zur Renaissance, sind im europäischen Raum keine wesentlichen neuen Erkenntnisse der Anatomie des Menschen überliefert worden. Dabei spielten Faktoren wie kirchliche Bedenken gegen Sektionen an menschlichen Leichen, ein religiös bedingtes Desinteresse am Körper und die Büchergläubigkeit des Mittelalters eine Rolle[1].

Die mittelalterliche Medizin basierte auf den Hippokratischen Schriften sowie den Werken Galens und der von

---

[1] Kaiser Friedrich II von Hohenstaufen soll zwar im 13. Jahrhundert veranlaßt haben, daß an der Hohen Schule von Salerno Sektionen (wahrscheinlich an Tieren) durchgeführt wurden, die Gültigkeit der Aussagen Galens wurde aber dadurch nicht in Frage gestellt.

OREIBASIOS aus Pergamon im 4. Jahrhundert n. Chr. aufgezeichneten Zusammenfassung verschiedener antiker medizinischer Schriften. Eine wichtige Rolle für die Weitergabe – und zum Teil auch Weiterentwicklung – der anatomischen und medizinischen Kenntnisse der Antike spielten auch Gelehrte aus dem arabisch-persischen Raum, vor allem der Arzt und Gelehrte AVICENNA (Ibn Sina).

- **1300–1400:** In Italien zur Zeit der Renaissance wurden erstmals wieder Sektionen an menschlichen Leichen durchgeführt. Die früheste Erwähnung von Sektionen findet sich in Bologna um 1300. MONDINO DEI LUZZI (Abb. 1-2) schrieb das erste Lehrbuch der Anatomie seit der Antike, das – wenigstens zum großen Teil – auf eigenen Untersuchungen an menschlichen Leichen beruht. Eine zunehmende Zahl von Universitäten führte jährlich stattfindende Sektionen ein, die oft in einem besonders dafür gebauten Raum mit ringsumlaufenden Zuschauertribünen, einem „Theatrum Anatomicum", stattfanden.
- **1400–1500:** Künstler der Renaissance, wie LEONARDO DA VINCI (später auch MICHELANGELO und andere), studierten Anatomie, nicht nur aus naturwissenschaftlichem Interesse, sondern auch, um den menschlichen Körper möglichst naturgetreu abbilden zu können.
- **1500–1600:** Verschiedene Forscher bereicherten die Kenntnisse der Anatomie von Mensch und Tieren durch genaue Beobachtungen und detailgetreue Beschreibungen. Berühmte Namen sind hier z. B. GABRIELE FALLOPIO, BARTOLOMEO EUSTACHI und HIERONYMUS FABRICIUS AB AQUAPENDENTE. ANDREAS VESALIUS (Abb. 1-4) korrigierte durch eigene Sektionen an menschlichen Leichen einige der Aussagen in den Galenischen Schriften, die auf Tiersektionen beruhten und nicht für den Menschen gelten. Sein Buch „De humani corporis fabrica" („Über die Struktur des Menschlichen Körpers", 1543 in Basel gedruckt) gab wesentliche Impulse für eine moderne Anatomie[1].
- **1600–1700:** Die ersten Mikroskopiker der Barockzeit erschlossen durch die Verwendung von Lupen und zusammengesetzten Mikroskopen die Dimension der Mikroskopischen Anatomie. In diese Zeit gehören Namen wie ROBERT HOOKE (von dem der Begriff „Zellen" geprägt wurde), ANTONY VAN LEEUWENHOEK und MARCELLO MALPIGHI. Mit seiner Entdeckung des Blutkreislaufs begründete WILLIAM HARVEY die moderne, quantitativ denkende Physiologie.
- **1700–1800:** Das 18. Jahrhundert brachte einen zunehmenden Aufschwung der Naturwissenschaften. Forscher wie ALBRECHT VON HALLER, LUDOVICO GALVANI und ALESSANDRO VOLTA begründeten die experimentelle Physiologie mit Untersuchungen über die elektrischen Vorgänge bei der Nervenleitung und der Muskelkontraktion.
- **1800–1900:** Ein wichtiges Thema der Forschung im 19. Jahrhundert waren die Untersuchungen zur Bedeutung des Zellkerns (MATTHIAS SCHLEIDEN, THEODOR SCHWANN) und zu den in der Zelle ablaufenden Vorgängen bei der Befruchtung und Zellteilung (OSKAR HERTWIG). Einen wesentlichen Fortschritt stellte auch die Entdeckung der Säugetiereizelle durch KARL ERNST VON BAER dar.

In der Mikroskopischen Anatomie brachte die Entwicklung von Methoden zur Herstellung und Färbung[2] mikroskopischer Schnittpräparate neue Erkenntnisse und führte zur modernen Gewebelehre, der Histologie (verbunden mit dem Namen von z. B. RUDOLF ALBERT KÖLLIKER). Im weiteren ermöglichte die mikroskopische Technik die Erforschung der Organentwicklung an Schnittserien von Embryonen und führte zur Ausbildung der modernen Embryologie (z. B. durch WILHELM HIS).

Die Anwendung von Kenntnissen aus Physik und Technik (z. B. durch HERRMANN VON MEYER) bildete in der Anatomie die Basis für ein vertieftes Verständnis der Statik des Skeletts und der Gelenkmechanik.

Die Entdeckung der Nukleinsäuren durch FRIEDRICH MIESCHER und die weitere Erforschung dieser Zellbestandteile auf der Ebene molekularer Strukturen führte im darauffolgenden Jahrhundert zur Entwicklung der Molekularbiologie mit ihren Eingriffsmöglichkeiten in die Erbsubstanz.

- **1900–2000:** Das 20. Jahrhundert brachte eine kaum mehr überschaubare Fülle von Einzeluntersuchungen zu den verschiedenen Gebieten der Anatomie

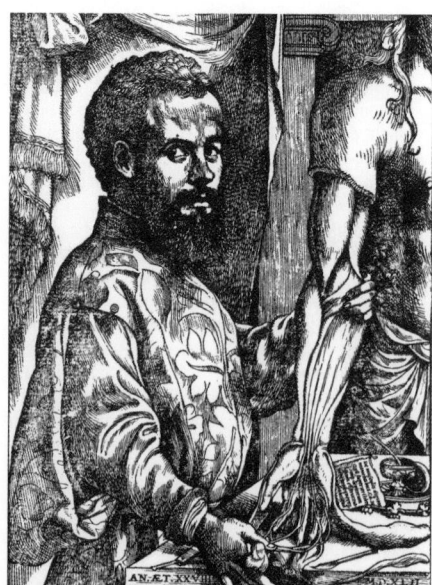

Abb. 1-4 Portrait von ANDREAS VESALIUS.
Aus seinem Lehrbuch „De humani corporis fabrica libri septem"; Basel: Ioannis Oporinus 1543.

[1] Die Abbildungen in VESALS Buch werden Johann Stephan von Calcar zugeschrieben.
[2] Entscheidende Fortschritte brachte hier z. B. die Einführung der Färbung mit Eisenhämatoxylin und später mit Azokarmin-Anilinblau (Azan) durch Martin Heidenhain.

und Physiologie mit sich. Im folgenden werden nur einige der größeren Fortschritte genannt, die vor allem die Entwicklung von neuen Untersuchungsmethoden betrafen.

Mit der Entdeckung der Röntgenstrahlen durch WILHELM CONRAD RÖNTGEN und der darauffolgenden Entwicklung der Röntgengeräte wurde es für die Medizin und die Anatomie möglich, Einblicke in den inneren Bau des lebenden Menschen zu gewinnen. Durch das Aufkommen der computergesteuerten Aufnahme von Röntgenschichtbildern (Tomographie) und durch das Bildverfahren der Magnetresonanz (Abb. 1-3) gewann die Möglichkeit, sich an anatomischen Schnittbildern zu orientieren, eine erhöhte Bedeutung.

Die Entwicklung des Elektronenmikroskops in der ersten Hälfte des 20. Jahrhunderts machte es möglich, Zellstrukturen unterhalb des Auflösungsvermögens von Lichtmikroskopen (Ultrastruktur von Zellen) darzustellen. Dies führte zur Ausbildung der modernen Zytologie[1].

Die Möglichkeiten einer funktionellen Betrachtungsweise in der mikroskopischen Anatomie wurden erweitert durch die Kombination von chemischen Verfahren mit histologischen Techniken (Histochemie).

Wichtige Themen des 20. Jahrhunderts waren und sind insbesondere die genauere Erforschung von Struktur und Funktion des Gehirns, der endokrinen Drüsen und des Immunsystems.

Die Anwendung von elektrischen und elektronischen Meßgeräten am lebenden Menschen gab neue Impulse für die Erforschung der Funktionen von Herz, Gehirn und Muskeln (Elektrokardiographie, Elektroenzephalographie und Elektromyographie).

1.4 Anatomische Terminologie

Bis gegen Ende des 19. Jahrhunderts gab es keine allgemein verbindliche Benennung der verschiedenen anatomischen Strukturen im Körper. Erst 1895 wurde von der Anatomischen Gesellschaft auf dem Kongreß in Basel die Liste der sogenannten Basler Nomina Anatomica (BNA) verbindlich beschlossen. Damit wurde die anatomische Nomenklatur zur unverzichtbaren Grundlage der medizinischen Fachsprache.
- Terminologia Anatomica
- Nomina generalia
- Partes corporis humani
- Regiones corporis humani

Die Liste der **Basler Nomina Anatomica** hatte zum Ziel, eine international gültige, einheitliche Nomenklatur der Makroskopischen Anatomie zu erstellen, in der es für jede anatomische Struktur nur einen eindeutig definierten Namen geben sollte. In den Jahrzehnten nach 1895 wurde die ursprüngliche Nomenklaturliste der BNA durch international zusammengesetzte Nomenklaturkommissionen den sich wandelnden Bedürfnissen angepaßt. 1955 wurden auf einem Internationalen Anatomenkongreß in Paris die revidierten Nomina Anatomica als **PNA** beschlossen. Die zur Zeit gültige, aktualisierte Liste ist 1998 unter der Bezeichnung **Terminologia Anatomica** (International Anatomical Terminology) vom Federative Committee on Anatomical Terminology publiziert worden. Diese Nomenklaturliste umfaßt etwa 5 500 Begriffe.

Die **anatomische Nomenklatur** ist nicht nur Selbstzweck für die Anatomen, sondern bildet die **Grundlage der gesamten medizinischen Fachsprache**. In der Klinik werden viele Bezeichnungen von Krankheiten vom anatomischen Namen des betroffenen Organs abgeleitet, z. B. Meningitis (Hirnhautentzündung) von *Meninges* (Hirnhäute), Coronarinsuffizienz bzw. eingedeutscht Koronarinsuffizienz von *Arteriae coronariae* (Herzkranzgefäße).

Aus der Tradition heraus, daß bis in das 18. Jahrhundert Latein die internationale Gelehrtensprache war, ist auch die **anatomische Terminologie in Lateinisch** abgefaßt (z. T. unter Verwendung von **griechischen Wortstämmen**[2]). Entsprechend folgt die Deklination der Nomenklaturbegriffe den Regeln der lateinischen Grammatik.

Wenn in der Nomenklatur griechische Wortstämme verwendet werden, so sind diese mit lateinischen Wortendigungen latinisiert, so z. B. in den Begriffen Regio hypochondriaca, Arteria gastrica, Musculus peroneus (früher peronaeus).

Für einige der anatomischen Strukturen existieren neben den lateinischen Bezeichnungen auch griechische Namen, die in abgelei-

---

[1] Das erste Elektronenmikroskop mit magnetischen Linsen wurde 1931 von E. Ruska und M. Knoll gebaut.
[2] In einigen wenigen Fällen kommen auch arabische Wortstämme vor. So gehen nach Hyrtl (1879) die Namen der V. cephalica, V. basilica und V. saphena auf arabische Wortstämme zurück.

teten Begriffen Verwendung finden. So wird z. B. der Magen mit dem lateinischen Begriff „*ventriculus*" bezeichnet; der griechische Begriff für den Magen („*gaster*") wird jedoch für die linke Magenarterie („*Arteria gastrica sinistra*") verwendet.

Erläuterungen der Terminologiebezeichnungen und Hinweise auf deren Anwendung in klinischen Begriffen sowie gegebenenfalls in der Umgangssprache sind für jeden Band dieses Lehrbuchs in einem **Glossar** zusammengestellt.

In zahlreichen Fällen werden – insbesondere von Klinikern – neben oder an Stelle der lateinischen Nomenklatur auch **Eigennamen** (Eponyme) von Ärzten oder Forschern verwendet, die sich mit einer bestimmten anatomischen Struktur besonders befaßt haben (z. B. Foramen MONROI für das *Foramen interventriculare* oder Ductus BOTALLI für den *Ductus arteriosus*).

Eine **Liste der erwähnten Eponyme** mit Lebensdaten und Angabe der bezeichneten anatomischen Struktur findet sich ebenfalls in jedem Band dieses Lehrbuchs.

Nomina generalia

Die **allgemeinen Grundbegriffe** der Nomenklatur (*Nomina generalia*) sind zum großen Teil Lage- und Orientierungsbegriffe, die Richtungen im Körper eindeutig beschreiben, und zwar unabhängig von der Lage des Körpers im Raum.
Die wichtigsten Nomina generalia sind in Tabelle 1-1 bis 1-3 aufgeführt. Zu einigen dieser Begriffe ist ein Kommentar notwendig.

- Die Begriffe für die **Körperebenen** (Tab. 1-1) sind vor allem bei Schnittbildern durch den Körper (Tomogrammen) wichtig – wie sie z. B. bei Verfahren mittels Magnetresonanz erzeugt werden (Abb. 1-3) –, um die Richtung der Schnittebenen im Körper zu definieren.

Tab. 1-1 Ebenen des Körpers.

Medianebene	Symmetrieebene, teilt den Körper in zwei spiegelbildliche Hälften
Sagittalebenen	Ebenen parallel zur Medianebene (parallel zur Sutura sagittalis)
Frontalebenen	Ebenen parallel zur Stirn (Frons)
Transversalebenen	Ebenen quer zur Längsachse des Körpers (beim aufrechten Stand horizontal)

Tab. 1-2 Allgemeine Richtungs- und Lagebegriffe.

Nur beim aufrecht stehenden Menschen eindeutig	
superior, -ius	oberer, -e, -es
inferior, -ius	unterer, -e, -es
anterior, -ius	vorderer, -e, -es
posterior, -ius	hinterer, -e, -es
Lageunabhängige Begriffe	
cranialis, -e	schädelwärts
caudalis, -e	steißbeinwärts („schwanzwärts")
ventralis, -e	bauchwärts
dorsalis, -e	rückenwärts
Weitere Begriffe	
dexter, -tra, -trum	rechts
sinister, -tra, -trum	links
internus, -a, -um	innen
externus, -a, -um	außen
centralis, -e	gegen das Körperinnere zu
periphericus	gegen das Körperäußere zu
superficialis, -e	oberflächlich gelegen
profundus, -a	in der Tiefe gelegen
lateralis, -e	seitlich, von der Medianebene weg
medialis, -e	gegen die Medianebene zu
medianus, -a, -um	genau in der Medianebene gelegen
longitudinalis, -e	längsverlaufend
transversalis, -e	querverlaufend

Tab. 1-3 Spezielle Begriffe für bestimmte Körperteile.

Arm und Bein	
proximalis, -e	rumpfnäher
distalis, -e	rumpfferner
Hand	
ulnaris, -e	kleinfingerwärts (ellenseitig)
radialis, -e	daumenwärts (speichenseitig)
palmaris, -e; volaris, -e	in Richtung der Handfläche
dorsalis, -e	in Richtung des Handrückens
Fuß	
plantaris, -e	in Richtung der Fußsohle
dorsalis, -e	in Richtung des Fußrückens
Kopf	
nasalis, -e	gegen die Nase zu
occipitalis, -e	gegen den Hinterkopf zu
temporalis, -e	gegen die Schläfen zu

1.4 ANATOMISCHE TERMINOLOGIE

Die **Sagittalebenen** werden nach der **Pfeilnaht** (*Sutura sagittalis*) am Schädeldach benannt (Abb. 1-5). Anstelle des Begriffs „Frontalebene" (von *frons* [lat.] = die Stirn) wird im Englischen auch der Begriff „coronal plane" verwendet. Dieser Name leitet sich von der **Kranznaht** (*Sutura coronalis*) ab (Abb. 1-5).

- Die **Richtungs- und Lagebezeichnungen** (Tab. 1-2, 1-3) werden zum Teil als Adjektive verwendet und passen sich dann in ihren Endungen nach den Regeln der lateinischen Grammatik dem Wort an, zu dem sie gehören (z. B. Arteria tibialis **anterior**, aber: Ligamentum longitudinale **anterius**). In Tabelle 1-2 und 1-3 werden dementsprechend die Endungen für masculinum, femininum und neutrum angegeben und der Begriff wird z. B. übersetzt als „oberer, -e, -es". Oft jedoch werden die Begriffe auch nichtadjektivisch – als Präpositionen – verwendet und dann meist in eingedeutschter Form ohne lateinische Endung gebraucht; so z. B. wenn es heißt „das Organ A liegt **kranial** vom Organ B". Entsprechend werden in den Tabellen die meisten Begriffe vereinfachend nur als Präpositionen übersetzt, z. B. „schädelwärts", anstelle von „schädelwärts gelegener, -e, -es".
- Die **allgemeinen Richtungsbezeichnungen** „anterior" (= vorn) etc. kommen zwar in der Nomenklatur häufig vor (z. B. in *Arteria tibialis anterior*), sind aber nur beim aufrecht stehenden Menschen eindeutig. Bei einer anderen Lage des Körpers im Raum werden diese Begriffe unklar. Wo ist bei einem liegenden Patienten „vorne"? Am Kopfende des Bettes oder bei den Füßen? In solchen Fällen ist es sinnvoller, Begriffe wie „ventral" (bauchwärts), „kranial" (kopfwärts) etc. zu verwenden, die unabhängig von der Lage des Körpers im Raum eindeutig bleiben.
- Besondere **Probleme** ergeben sich **bei der Hand**. Wenn es z. B. in einem Unfallbericht heißt, eine Verletzung liege „oberhalb des Handgelenks", so kann dies, je nachdem wie der Arm und die Hand gehalten wird, „gegen die Finger zu" oder „am Unterarm" bedeuten. Hier sind die Begriffe „proximal" oder „distal" eindeutiger.
- Auch die Begriffe „lateral" und „medial" sind an der Hand problematisch. In der sogenannten anatomischen **Neutral-0-Stellung** (Arme hängend und Handflächen nach vorne gedreht) zeigen die Daumen seitlich vom Körper weg, also nach „lateral"; werden die Handflächen jedoch nach hinten gedreht, so kommen die Daumen nach „medial" zu liegen. Hier schaffen die Orientierungsbegriffe „radial" und „ulnar" Abhilfe, die an der Hand eindeutig bleiben, unabhängig von den Umwendbewegungen der Hand.
- Weitere spezielle Richtungsbezeichnungen, die bei bestimmten Organen verwendet werden, sind in den entsprechenden Kapiteln dieses Lehrbuchs erwähnt (z. B. beim Gebiß, beim Gehirn und beim Auge).
- Viele der häufig vorkommenden allgemeinen Orientierungsbegriffe werden meist in abgekürzter Form geschrieben, z. B. „ant." anstelle von „anterior", „sup." anstelle von „superior"[1].

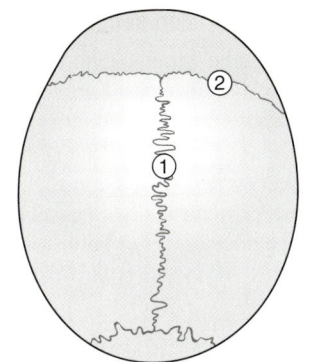

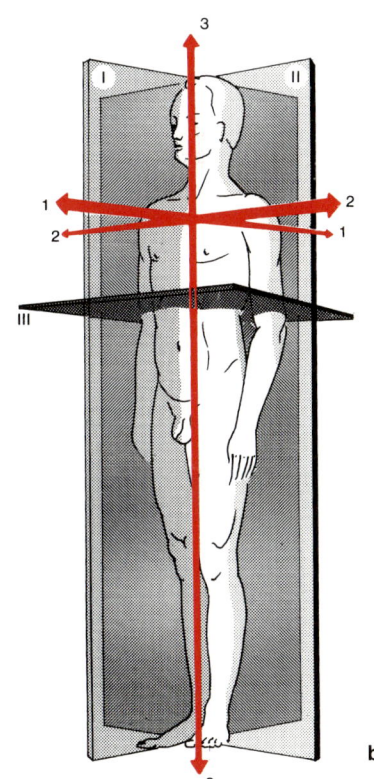

Abb. 1-5 Hauptebenen und -achsen des Körpers.
a: Schädeldach von kranial
1 Sutura sagittalis
2 Sutura coronalis
b: Schrägansicht des aufrechten menschlichen Körpers
rot: Körperachsen
I Mediane Sagittalebene
II Frontalebene
III Transversal-(Horizontal-)ebene
1 Sagittalachse
2 Transversalachse
3 Longitudinalachse

---
[1] Weitere in der Anatomie gebräuchliche Abkürzungen sind im gemeinsamen Abkürzungsverzeichnis, das in jedem Band mitgeführt wird, zu finden.

Körperabschnitte und Regionengliederung

Die anatomische Terminologie enthält auch Begriffe für die einzelnen **Körperabschnitte** (Partes corporis humani) und ihre Teile (Tab. 1-4, 1-5). Diese Begriffe sind in manchen Fällen Bestandteil der Namen von Blutgefäßen, Muskeln oder Nerven, allerdings oft in grammatikalisch abgewandelter Form wie z. B. in A. brachialis, M. longus colli, Nn. digitales.

Im weiteren wird die gesamte Körperoberfläche in sogenannte **Regionen** (Regiones corporis humani) unterteilt, wie z. B. die Rückseite des Oberschenkels (Regio femoralis posterior) oder die Region über dem M. deltoideus (Regio deltoidea). Die wichtigeren Regionenbegriffe sind in diesem Lehrbuch jeweils dort erwähnt, wo sie in einem bestimmten Zusammenhang sinnvoll und notwendig sind. In der neuen Nomenklaturliste wurden unter dem Begriff „*Compartimenta*" erstmals auch Namen für die einzelnen Faszienräume definiert, in denen die Muskelgruppen liegen (Osteofibröse Logen, Kap. 4).

Tab. 1-4 Körperabschnitte.

Caput	Kopf
Collum	Hals
Truncus	Rumpf
Thorax	Brust
Abdomen	Bauch
Pelvis	Becken
Membra	Gliedmaßen

Tab. 1-5 Teile der Gliedmaßen.

Arm	
Cingulum membri superioris	Schultergürtel
Brachium	Oberarm
Cubitus	Ellenbogen
Antebrachium	Vorderarm
Manus	Hand
Carpus	Handwurzel
Metacarpus	Mittelhand
Digiti manus	Finger
Pollex	Daumen
Palma, Vola	Handfläche
Dorsum manus	Handrücken
Thenar	Daumenballen
Hypothenar	Kleinfingerballen
Bein	
Cingulum membri inferioris	Beckengürtel
Coxa	Hüfte
Femur	Oberschenkel
Genu	Knie
Crus	Unterschenkel
Pes	Fuß
Tarsus	Fußwurzel
Metatarsus	Mittelfuß
Digiti pedis	Zehen
Hallux	Großzehe
Planta pedis	Fußsohle
Dorsum pedis	Fußrücken

Trivialbezeichnungen

Im medizinischen Schrifttum (z. B. in Klinischen Wörterbüchern) werden neben den offiziellen anatomischen Terminologiebezeichnungen in lateinischer bzw. neulateinischer Form auch **Trivialbezeichnungen** verwendet. Bei diesen handelt es sich um eingedeutschte Formen der betreffenden Terminologiebezeichnungen; sie sind in der Regel an ihrer Endung oder an der Pluralform zu erkennen. Um die Studierenden auch mit dieser Form der anatomischen Nomenklatur vertraut zu machen, werden Trivialbezeichnungen auch in diesem Lehrbuch verwendet, und zwar in der im Duden („Wörterbuch medizinischer Fachausdrücke") vorgesehenen Schreibweise.

Bei der Schreibung der Trivialbezeichnungen erfolgt einerseits die Transformation der **c-Schreibung** (entsprechend dem lateinischen bzw. neulateinischen c und dem latinisierten griechischen κ [Kappa]) in die eindeutschende **k-/z-Schreibung**, andererseits die Transformation der lateinischen Umlaute ae und oe in die eindeutschende Schreibform ä und ö.

Beispiele

akzessorisch – *accessorius*
apikal – *apicalis*
Faszie – *fascia*
Faszikel – *fasciculus*
kaudal – *caudalis*
Kondylen – *condyli*

kranial – *cranialis*
Leukozyten – *leucocyti*
Ösophagus – *oesophagus*
Zäkum – *caecum*
zerebral – *cerebralis*
Zytologie – *cytologia*

1.5 Grundplan des Körperbaus

Der Mensch gehört systematisch zu den Wirbeltieren (*Vertebratae*) und zeigt auch den für Wirbeltiere typischen Grundplan im Körperbau mit dessen charakteristischen Merkmalen.
- Dorsale Wirbelsäule
- Polarität
- Metamerie
- Bilaterale Symmetrie

Die im Rücken liegende **Wirbelsäule**, die den Wirbeltieren auch ihren Namen gibt, bildet eine Stütze in der Längsrichtung des Körpers (**Axialskelett**) und schützt das ebenfalls im Rücken verlaufende Rückenmark.

Das Prinzip der **Polarität** drückt sich unter anderem darin aus, daß die großen Sinnesorgane wie Augen, Riechorgan und Gehörorgan am Kopfende des Körpers konzentriert sind.

Das Prinzip der **Metamerie** bedeutet, daß der Rumpf im Grundplan aus gleichartigen, hintereinanderliegenden Abschnitten (Segmenten, **Metameren**) aufgebaut ist. Dieser metamere bzw. segmentale Bau ist im Bereich des Brustkorbs noch besonders deutlich zu sehen (Abb. 1-6). Die Wand des Brustkorbs besteht aus zwölf hintereinanderliegenden Segmenten. Zu jedem Segment gehört ein Wirbel mit Zwischenwirbelscheibe und links und rechts je einer Rippe mit den im Zwischenrippenraum verlaufenden Muskeln, Arterien, Venen und Nerven. In der unteren Rumpfhälfte ist diese Metamerie beim Er-

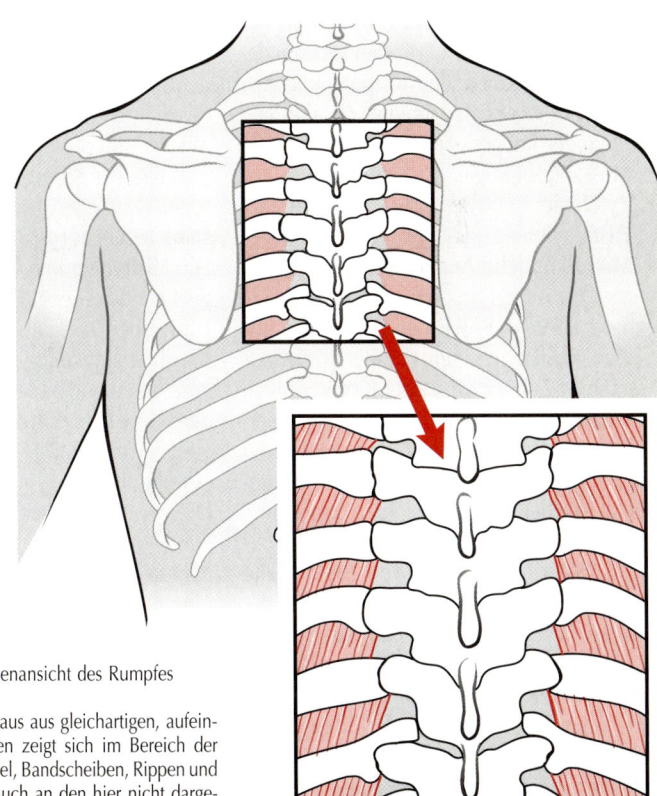

Abb. 1-6 Metamerie, Rückenansicht des Rumpfes (vereinfachtes Schema).
Das Prinzip des Körperaufbaus aus gleichartigen, aufeinander folgenden Abschnitten zeigt sich im Bereich der Brustwand anhand der Wirbel, Bandscheiben, Rippen und Interkostalmuskeln (ferner auch an den hier nicht dargestellten Interkostalarterien, -venen und -nerven).

wachsenen weniger deutlich ausgeprägt, da das Anlagematerial der Muskeln zu den großen plattenförmigen Bauchmuskeln verschmilzt. Im Kopf ist eine Metamerie nur während der frühen Entwicklungsstadien in Form der im Hinterkopf liegenden embryonalen Okzipitalwirbel zu erkennen.

Das Prinzip der **bilateralen Symmetrie** besagt, daß die linke und rechte Körperhälfte spiegelbildlich entsprechend gebaut sind. Diese Symmetrie besteht beim erwachsenen Menschen noch im Kopf, den Extremitäten und der Leibeswand, aber nicht mehr bei den meisten inneren Organen. Bei den Nieren und der Lunge ist die bilaterale Symmetrie noch weitgehend erkennbar, aber nicht mehr bei Herz, Leber, Milz, Pankreas und Darm. In frühen Stadien der Embryonalzeit liegen auch diese unpaaren Organe in der Symmetrieebene; sie werden aber im Laufe der Entwicklung durch Wachstumsvorgänge aus der symmetrischen Lage verschoben.

1.6 Strukturebenen des Körpers

Vom Kleinen zum Größeren fortschreitend, kann man die Frage nach dem strukturellen Aufbau des Körpers auf verschiedenen Ebenen beantworten: von den Atomen ausgehend über Moleküle, Zellen und Interzellularsubstanz, Geweben und Organen bis hin zu den Organsystemen. Mit den verschiedenen Strukturebenen des Körpers befassen sich jeweils eigene Teilgebiete, die aber eng miteinander kooperieren müssen.

- Molekularbiologie
- Zytologie
- Histologie
- Mikroskopische Anatomie

Von der **Ebene der kleinsten Dimension** ausgehend, kann man sagen, daß der Körper aus **Atomen** aufgebaut ist, wobei hier vor allem die Atome der chemischen Elemente Wasserstoff, Sauerstoff, Kohlenstoff und Stickstoff überwiegen. Auf der nächsten Stufe, der **molekularen Ebene**, finden sich hauptsächlich Kohlenhydrate, Proteine, Fette und fettähnliche Substanzen, die wichtige Bestandteile des Körpers darstellen. Mit den beiden genannten Ebenen befassen sich zwar hauptsächlich die Gebiete der Chemie und Biochemie, die Anatomie bedient sich jedoch in zunehmendem Maß **molekular-biologischer Fragestellungen und Methoden**, um Atome und vor allem spezifische Moleküle (z. B. Rezeptorproteine) in situ zu identifizieren. Unter den hierfür in Frage kommenden histotechnischen Verfahren hat insbesondere die **Immunzytochemie** überragende Bedeutung erlangt (Kap. 2).

Erst auf der nächsten Ebene gelangt man in einen Bereich der Anatomie, nämlich den der **Ultrastruktur**, der sich mit den im Elektronenmikroskop sichtbaren Zellbestandteilen beschäftigt. Auf der nächsthöheren Ebene – mit der sich die **Zytologie** befaßt – stellt man fest, daß der Körper aus **Zellen** und der zwischen den Zellen gelegenen **Interzellularsubstanz** aufgebaut ist.

Die **Histologie** untersucht den Bau des Körpers auf der Ebene der Gewebe. Für typische Funktionen spezialisierte Zellen lagern sich mit ihrer Interzellularsubstanz zu **Geweben** zusammen und bilden so die **vier Hauptarten** der Gewebe: Epithelgewebe, Binde- und Stützgewebe, Muskelgewebe sowie Nervengewebe (Kap. 2).

Die verschiedenen Gewebe, in unterschiedlicher Zusammensetzung, bilden auf der nächsten Stufe die verschiedenen **Organe** mit ihrer jeweils spezifischen **Mikroskopischen Anatomie**. Mehrere Organe gleicher oder zusammengehöriger Funktionen werden auf der folgenden Ebene unter dem Begriff der **Organsysteme** zusammengefaßt, die schließlich in ihrer Gesamtheit den Körper als Ganzes bilden.

1.6.1 Organsysteme

Wenn Organe morphologisch und funktionell miteinander verknüpft sind, bilden sie ein Organsystem. Organsysteme bilden das Ordnungsprinzip für die Beschreibungen in diesem Lehrbuch.
- Organbegriff
- Begriff „Organsystem"
- „Trakte"/„Wege"
- Begriff „Apparat"

Unter dem umgangssprachlichen Begriff „Organ" versteht man eine „funktionelle Einheit bestimmter Gestalt, die bestimmte Leistungen erbringt" (Wahrig, Deutsches Wörterbuch 2000).
Vom Gesichtspunkt der Anatomie aus können **Organe** definiert werden als „aus Zellen und Geweben zusammengesetzte Teile des Körpers, die eine Einheit mit bestimmten Funktionen bilden" (Pschyrembel, Klinisches Wörterbuch 2002).

Nach dieser Definition des **Organbegriffs** können wir den Magen als Organ bezeichnen, ebenso die Leber oder das Rückenmark. Die sogenannten „Sinnesorgane" sollten aber nicht als Organe bezeichnet werden, sondern als **Organsysteme**. Darunter versteht man, daß unterschiedliche Strukturen zu einer funktionellen Einheit zusammengeschlossen sind. Aus diesem Grund wird in diesem Lehrbuch beispielsweise anstelle von „Sehorgan" der Begriff „Visuelles Sinnessystem" verwendet.

Manche Organsysteme, deren Hauptkomponente Hohlorgane sind, werden auch als „**Trakte**" bezeichnet, z. B. Verdauungstrakt oder Genitaltrakt. Auch die Bezeichnung „**Wege**" wird verwendet, z. B. Atemwege, Harnwege. Für die Bestandteile des Bewegungs-, Halte- und Stützsystems ist die Benennung als „**Apparat**" üblich (Bewegungsapparat etc.).
Es gibt verschiedene Möglichkeiten, die Organe in Organsystemen zusammenzufassen. Tabelle 1-6 gibt eine der am häufigsten verwendeten Einteilungen wieder. Zu einigen dieser Begriffe ist noch ein Kommentar notwendig.

- Im Deutschen sind für manche Organsysteme mehrere Namen üblich. So werden z. B. für das *Systema respiratorium* die Begriffe „Atmungssystem", „Atmungsorgane", „Atemapparat", „Atemtrakt" oder „Atemwege" gleichwertig verwendet.
- Skelett- und Muskelsystem werden meist unter dem Begriff „**Bewegungsapparat**" zusammengefaßt. Wollte man deren Funktionen noch genauer bezeichnen, so könnte man auch vom „**Bewegungs-, Stütz- und Haltungssystem**" sprechen. Oft verwendet man für das Skelettsystem auch den Begriff „passiver Bewegungsapparat" und für das Muskelsystem die Bezeichnung „aktiver Bewegungsapparat". Die Skelettverbindungen (z. B. Gelenke) werden in der Terminologia anatomica als „Systema articulare" gesondert aufgeführt, während sie traditionellerweise meist als Teilbereich des Skelettsystems geführt werden.
- Harn- und Geschlechtsorgane werden häufig zu einem gemeinsamen Organsystem zusammengefaßt (**Urogenitalsystem**), da sie während der Embryonalentwicklung in engem Zusammenhang stehen und teilweise auch Gangsysteme gemeinsam nutzen.
- Die Geschlechtsorgane können weiter differenziert werden in **Männliche Geschlechtsorgane** (*Organa genitalia masculina*) und **Weibliche Geschlechtsorgane** (*Organa genitalia feminina*) und werden daher in der Terminologia Anatomica auch mit dem Plural „*Systemata genitalia*" bezeichnet.
- Das Nervensystem und die Endokrinen Drüsen steuern die Funktionen anderer Organe und werden deshalb oft unter dem Begriff „**Regulationsorgane**" oder „**Integrationssysteme**" zusammengefaßt.
- **Haut und Sinnessysteme** werden meistens unter einem Begriff zusammengefaßt; dies beruht auf zwei Gründen. Einerseits bedeckt die Haut nicht nur die Oberfläche des Körpers, sondern bildet mit ihren zahlreichen Sinneszellen für Tastsinn, Schmerzemp-

Tab. 1-6 Organsysteme.

Systema sceletale	Skelettsystem
Systema musculare	Muskelsystem
Systema digestorium	Verdauungssystem
Systema respiratorium	Atmungssystem
Systema urinarium	Harnsystem
Systema genitale	Geschlechtssystem
Systema cardiovasculare	Kreislaufsystem
Systema lymphoideum	Lymph- und Abwehrsystem
Glandulae endocrinae	Endokrines System
Systema nervosum	Nervensystem
Organa sensuum	Sinnessysteme
Integumentum commune	Hautsystem

findung und Temperaturwahrnehmung auch gewissermaßen unser größtes Sinnessystem. Zum anderen entstammen Teile mancher Sinnessysteme der äußeren Körperschicht des Embryos, dem Ektoderm, aus dem sich auch die Oberhaut (*Epidermis*) des Körpers entwickelt. Dies gilt z. B. für Teile des Gehör- und Gleichgewichtssystems und für die Linse des Auges.

- Zusätzlich zu den in Tabelle 1-6 erwähnten Begriffen könnte man noch gewisse Strukturen als eine Art „Organsystem" zusammenfassen, die in der offiziellen Liste der Organsysteme nicht genannt und ohne besondere Erwähnung leicht übersehen werden, nämlich die Strukturen in den **Räumen zwischen den Organen** (*Interstitien*). Dieses **Interstitielle Bindegewebe** füllt die Räume zwischen den Organen aus und verbindet diese miteinander. Über weite Strecken bildet das Interstitielle Bindegewebe eine kontinuierliche Einheit („**Bindegewebsorgan**") und kann klinisch eine Rolle als Entstehungsort und Ausbreitungsweg von Entzündungen oder Blutungen spielen.

1.7 Norm und Variationen

Der in einem Anatomiebuch beschriebene und abgebildete Bau des Körpers stellt die jeweils häufigste Ausbildung der Strukturen dar – die sogenannte Norm. Bei Untersuchungen oder Eingriffen am einzelnen Menschen muß man jedoch stets auf individuelle Abweichungen von dieser Norm gefaßt sein.
- „Quantitative/qualitative Norm"
- „Fehlbildungen"
- „Varietäten"
- „Variationen innerhalb der Norm"

Bei meßbaren Größen, die eine statistische Normalverteilung aufweisen, kann eine „**quantitative Norm**" (statistische Norm) definiert werden, bestehend aus dem Mittelwert und einer bestimmten Spannbreite der abweichenden Werte. So wird z. B. für die Körpergröße von erwachsenen Männern in den USA ein Mittelwert von 176 cm angegeben, mit einer Spannbreite von 165–187 cm, innerhalb derer 90% der untersuchten Individuen liegen. Im folgenden geht es aber um den eher vage definierten Begriff einer „**qualitativen Norm**" (Norm der Gestalt), die weniger durch Maß und Zahl bestimmt wird.

Extreme Abweichungen von der Norm der Gestalt, die auch zu funktionellen Störungen führen, bezeichnet man als „**Fehlbildungen**" (Mißbildungen, Anomalien). Beispiele für typische Fehlbildungen werden bei der Embryonalentwicklung der Organe beschrieben (z. B. bei der Herzentwicklung, Bd. 3).

Mit dem Begriff „**Varietäten**" bezeichnet man Abweichungen von der Norm, die keine auffälligen funktionellen Störungen verursachen. Beispiel einer solchen Varietät ist die Reduktion oder das gänzliche Fehlen der 12. Rippe. Allerdings wird diese Definition nicht streng eingehalten, auch das Auftreten von z. B. Halsrippen wird als Varietät bezeichnet, obwohl dabei funktionelle Störungen (Druck auf Armnerven) auftreten können.

Auf einige häufige Abweichungen von der Norm (ohne Funktionsstörungen), die man auch als „**Variationen innerhalb der Norm**" bezeichnen kann, wird in den folgenden Abschnitten unter den Stichworten der Körperbautypen, der Geschlechtsunterschiede und der Altersunterschiede genauer eingegangen.

1.7.1 Körperbautypen

Beim Bau des menschlichen Körpers können wir drei verschiedene Grundtypen (Konstitutionstypen) unterscheiden, von denen jeder für sich genommen als „normal" gelten kann.

- Asthenisch
- Athletisch
- Pyknisch

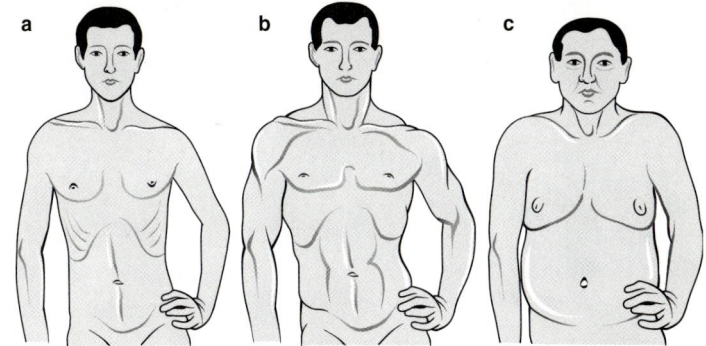

Abb. 1-7 Körperbautypen (n. Kretschmer 1921).
a: leptosom
b: athletisch
c: pyknisch

Die im deutschsprachigen Raum übliche **Einteilung der Körperbautypen** in **asthenisch** (schlankwüchsig), **athletisch** und **pyknisch** (rundwüchsig) geht auf Untersuchungen von KRETSCHMER[1] (1921) zurück (Abb. 1-7). Dieser Autor hatte für jeden Typus auch bestimmte **Charaktereigenschaften** beschrieben. Allerdings wurden diese Charakterzüge zu extrem formuliert. Im angelsächsischen und im französischen Sprachbereich werden zum Teil andere Typenbezeichnungen verwendet (z. B. die Einteilung nach SHELDON, 1954), die Körperbautypen selbst entsprechen jedoch weitgehend der Einteilung nach KRETSCHMER.

Der Körperbau eines Individuums ist **genetisch vorgegeben**, er kann aber während des Lebens modifiziert werden. So wird z. B. ein Astheniker oder ein Pykniker, der intensiv Sport betreibt, sich mit der Zeit dem athletischen Körperbautypus teilweise annähern. Die Kenntnis der Körperbautypen spielt auch in der **Sportmedizin** eine Rolle; es leuchtet ein, daß sich eine Asthenikerin oder ein Astheniker besser für eine Disziplin wie Sprint oder Hochsprung eignet, während eine Person des pyknischen Körperbaus eher z. B. Kugelstoßen oder Hammerwerfen wählen wird.

Auch beim Aufstellen von Tabellen des „Normalgewichts" müssen die Körperbautypen berücksichtigt werden. Jeder Typus sollte für sich selbst als Norm genommen werden: für Pykniker gelten andere Werte als Norm als für Astheniker. So ist es auch unsinnig, wenn Frauen des pyknischen Körperbautyps den von der Mode oft als Idealbild dargestellten Typus einer extrem schlankwüchsigen Frau zum Vorbild nehmen wollen.

1.7.2 Geschlechtsunterschiede

Die Unterschiede im Bau des weiblichen und männlichen Körpers werden mit dem Begriff des „Geschlechtsdimorphismus" bezeichnet (Abb. 1-8). Dabei unterscheidet man Primäre Geschlechtsmerkmale, nämlich die inneren und äußeren Geschlechtsorgane, und verschiedene Sekundäre Geschlechtsmerkmale, d. h. nicht unmittelbar mit den Geschlechtsorganen verbundene erkennbare Unterschiede im Bau des weiblichen und männlichen Körpers (z. B. Mamma, Bartwuchs).

- Primäre/Sekundäre Geschlechtsmerkmale
- Geschlechtsdimorphismus

Ob aus einer befruchteten Eizelle ein Mann oder eine Frau entsteht, wird von den **Geschlechtschromosomen** bestimmt, die das Individuum von den Eltern mitbekommen hat.

---

[1] KRETSCHMER, ERNST K. (1888–1964); Psychiater in Marburg und Tübingen.

16   1 Allgemeine Grundlagen

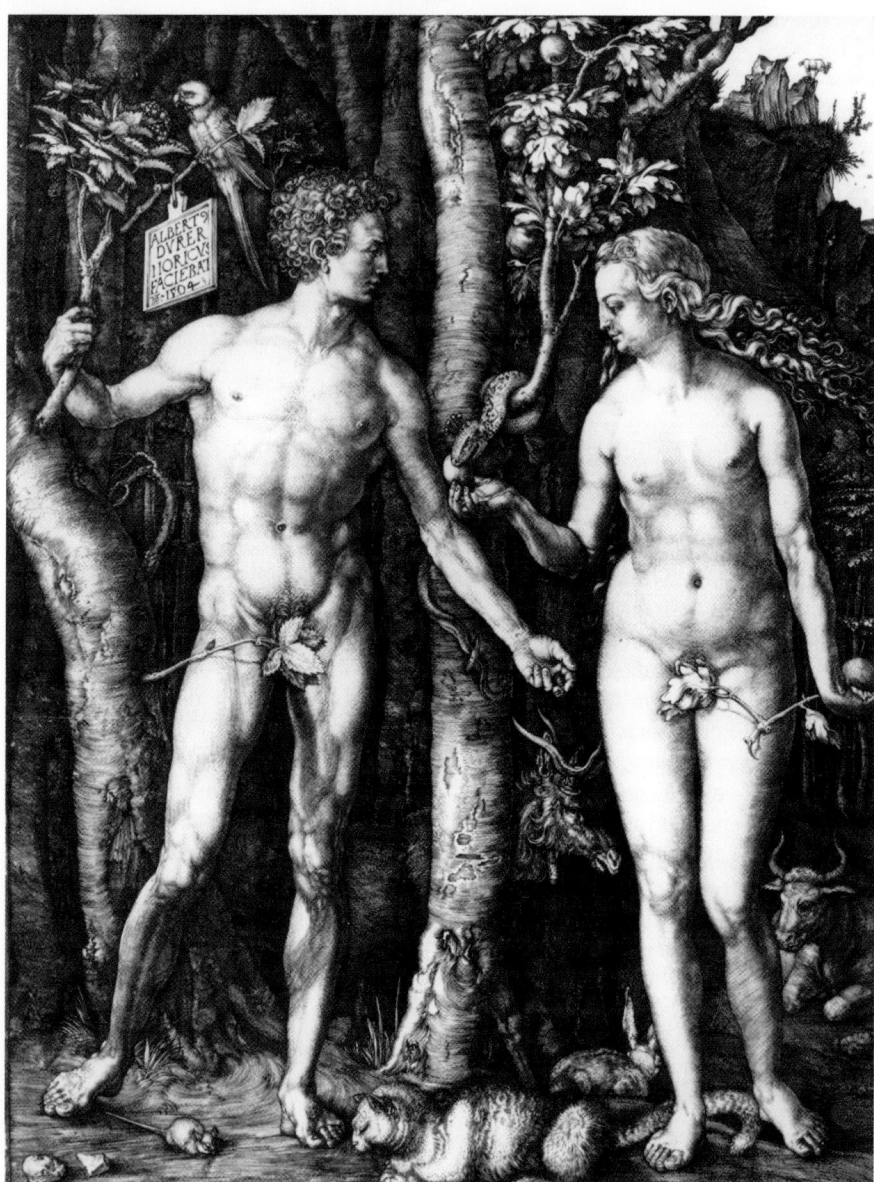

Abb. 1-8 Geschlechtsdimorphismus.
„Adam und Eva" von Albrecht Dürer (1504). Das Original befindet sich im Besitz der Staatlichen Graphischen Sammlung München.

Die **Primären Geschlechtsmerkmale**, nämlich die Inneren und Äußeren Geschlechtsorgane bei Frau und Mann, entwickeln sich zu Beginn aus **gleichartigen Anlagen** (Bd. 3), die sich erst im Laufe der Embryonalentwicklung so **unterschiedlich differenzieren**, daß dafür in den Lehrbüchern getrennte Kapitel geschrieben werden müssen. Die meisten übrigen Organsysteme des Körpers sind jedoch bei beiden Geschlechtern soweit gleich, daß bei der Darstellung kein Unterschied zwischen „weiblicher" und „männlicher" Anato-

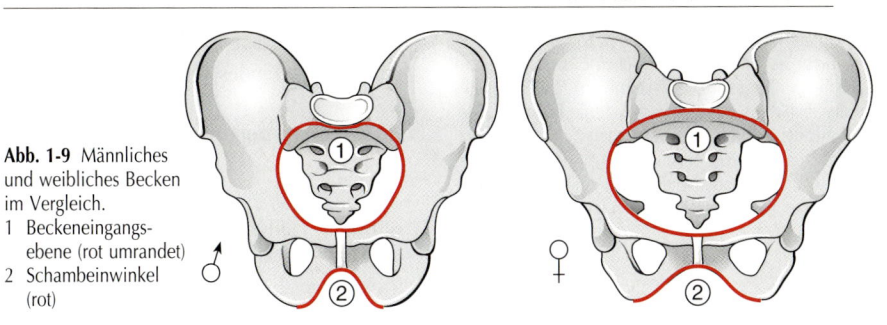

Abb. 1-9 Männliches und weibliches Becken im Vergleich.
1 Beckeneingangsebene (rot umrandet)
2 Schambeinwinkel (rot)

mie gemacht wird. Bei den **Sekundären Geschlechtsmerkmalen** können jedoch Unterschiede im Bau des Körpers auch unabhängig von den Primären Geschlechtsmerkmalen festgestellt werden.
Einige **Geschlechtsunterschiede** fallen schon bei der äußeren Betrachtung auf:
- der Bartwuchs beim Mann
- die Form der weiblichen Brust
- die unterschiedliche Verteilung des subkutanen Fettgewebes bei den beiden Geschlechtern
- die geschlechtsspezifisch unterschiedliche Form des Haaransatzes in der Stirngegend
- der stärker ausgebildete „Adamsapfel" (*Prominentia laryngea*) am Kehlkopf beim Mann

Andere Unterschiede werden erst durch Messungen und statistische Auswertungen deutlich, z. B. die im statistischen Mittel etwas geringere **Körpergröße** bei der Frau und damit zusammenhängend der etwas feinere **Bau des Skeletts** und die etwas geringere **Größe der Inneren Organe** des Körpers. Weiter fällt auf, daß die Relation zwischen Schulter- und Hüftbreite bei Mann und Frau verschieden ist: **breiteres Becken** im Vergleich zur Schulterbreite **bei der Frau** (Abb. 1-8). Auch die häufigere **Überstreckbarkeit des Ellbogengelenks** bei der Frau kann als Beispiel für den **Geschlechtsdimorphismus** genannt werden. Beim Skelett ist der **Unterschied** im Bau des männlichen und weiblichen **Beckens** biologisch bedeutsam. Dabei ist v. a. wichtig, daß bei der Frau der Innenraum des unteren Beckenteils weit genug sein muß, damit bei der Geburt der Kopf des Kindes ungehindert durchtreten kann. Daher ist beim weiblichen Becken die sogenannte **Beckeneingangsebene** weiter und die Knochenvorsprünge der beiden **Sitzbeinstacheln** (*Spinae ischiadicae*) und des **Steißbeins** ragen weniger weit ins Innere vor als beim männlichen Becken (Abb. 1-9).

Ein Merkmal am knöchernen Becken, das als Schnelldiagnose zur Unterscheidung zwischen weiblichem und männlichem Becken dienen kann, ist der sogenannte **Schambeinwinkel** (*Angulus subpubicus*, Abb. 1-9). Beim Mann ist er meistens spitzwinklig (also kleiner als 90°), bei der Frau eher stumpfwinklig (90° oder größer) und wird dann mit einem anderen Namen benannt, nämlich *Arcus pubicus*.

1.7.3 Altersunterschiede

Die in den Lehrbüchern dargestellte anatomische Struktur basiert meist auf dem Bau des erwachsenen Menschen im mittleren Lebensalter. Man muß sich aber vor Augen halten, daß die Anatomie des Erwachsenenalters, die üblicherweise als Norm dargestellt wird, nur einen Ausschnitt aus einer Entwicklung zeigt. Die Anatomie des Kindes und des höheren Lebensalters weist deutliche und wichtige Unterschiede zur Anatomie des Erwachsenen auf.

- Anatomie des Kindes
- Anatomie des höheren Lebensalters

Die Unterschiede der verschiedenen Lebensalter zeigen sich nicht nur in der anatomischen Struktur, sondern auch in den Erkrankungen; daher beschäftigt sich ein gesamter Zweig der Medizin, nämlich die **Pädiatrie**, speziell mit den typischen Erkrankungen des Kindesalters, ein anderer, die **Geriatrie**, mit denen des alternden Menschen. Einige Besonderheiten in der Anatomie des Kindes und des alten Menschen sollen im folgenden aufgezählt werden.

Als typische Beispiele für Eigenheiten der **Anatomie des Kindes** können genannt werden:

- Die **Körperproportionen** unterscheiden sich von denen des Erwachsenen. Die Kopfhöhe beträgt beim Neugeborenen etwa ein Viertel der gesamten Körperlänge (die gestreckten Beine mitgerechnet), beim Erwachsenen jedoch nur ein Achtel (Abb. 1-10). Die Mitte der Körperlänge verläuft beim Neugeborenen durch den Nabel, beim Erwachsenen ungefähr durch den Oberrand des Schambeins.
- Ober- und Unterkiefer des Säuglings sind noch zahnlos. Bei den später auftretenden **Milchzähnen** beträgt die Gesamtzahl 20, anstatt 32 beim **Erwachsenengebiß** (Abb. 1-11).
- Der obere **Eingang des Kehlkopf** (*Aditus laryngis*) ragt beim Säugling höher in den Rachen hinauf, wodurch es diesem ermöglicht wird, gleichzeitig zu atmen und zu trinken.
- Einige wichtige Nervenbahnen, z. B. die **Pyramidenbahn**, sind beim Neugeborenen noch nicht voll ausgereift; entsprechend wird die Entwicklung der gezielten Feinsteuerung von Bewegungen erst später möglich.
- Das **Skelett des Neugeborenen** besteht zu großen Teilen noch aus Knorpel, der erst später durch Knochen ersetzt wird.

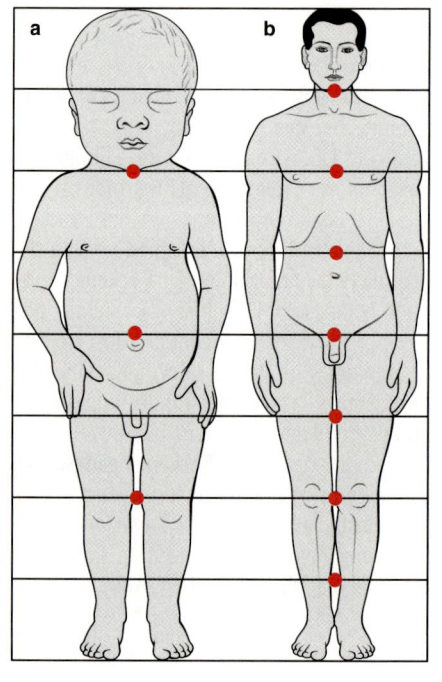

Abb. 1-10 Körperproportionen.
a: Kleinkind
b: Erwachsener

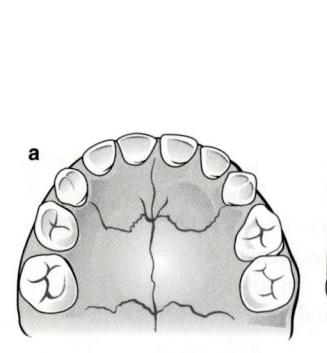

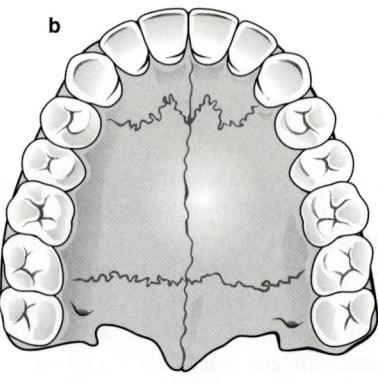

Abb. 1-11 Altersunterschiede im Gebiß (Oberkiefer).
a: Kind, Milchzähne
b: Erwachsener, bleibende Zähne

1.7 Norm und Variationen

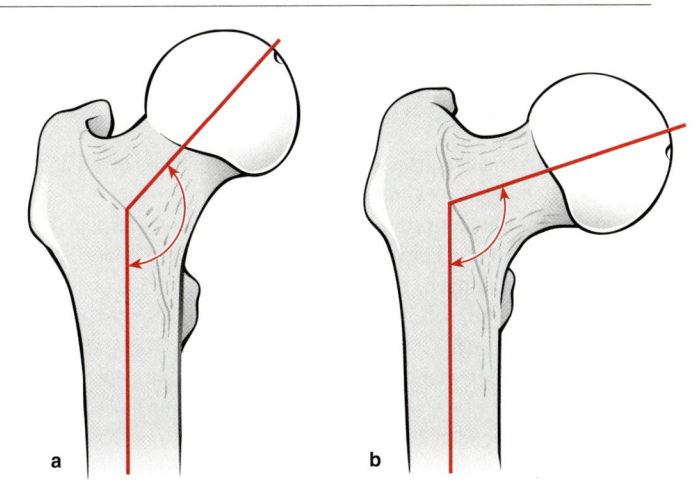

Abb. 1-12 Altersunterschiede beim Schenkelhalswinkel.
a: Kind
b: alter Mensch

Als Beispiele für Eigenheiten in der **Anatomie alter Menschen** können erwähnt werden:
- Am **Oberschenkelknochen** (*Os femoris*) verändert sich der **Schenkelhalswinkel** – fälschlich meist Collo-Diaphysen-Winkel genannt, besser: Kollum-Korpus-Winkel – so, daß der gelenktragende Femurhals mit zunehmendem Alter beim aufrechten Stand eher horizontal verläuft und so einer größeren Querbelastung ausgesetzt ist (Abb. 1-12). Zusammen mit einem häufig im Alter auftretenden Abbau der stützenden Innenstruktur des Knochens (Abbau der Spongiosatrabekel bei Osteoporose) besteht somit eine erhöhte Gefahr eines Schenkelhalsbruchs.
- Die natürlicherweise vorhandenen **Krümmungen der Wirbelsäule** verstärken sich. Ebenso nimmt die **Höhe** der einzelnen **Bandscheiben** ab. Beides führt im Alter zu einer **Abnahme der Körpergröße**.
- Nach dem Verlust der Zähne wird der die Zahnwurzeln tragende Teil des Kiefers (*Pars alveolaris*) abgebaut (Abb. 1-13). Dies führt zu einer typischen Veränderung von Wangen- und Mundform im „**Greisengesicht**".
- Im Alter zeigen sich vermehrt Abnutzungserscheinungen in den Organen, z. B. **Abnutzungsschäden in den Gelenken**.

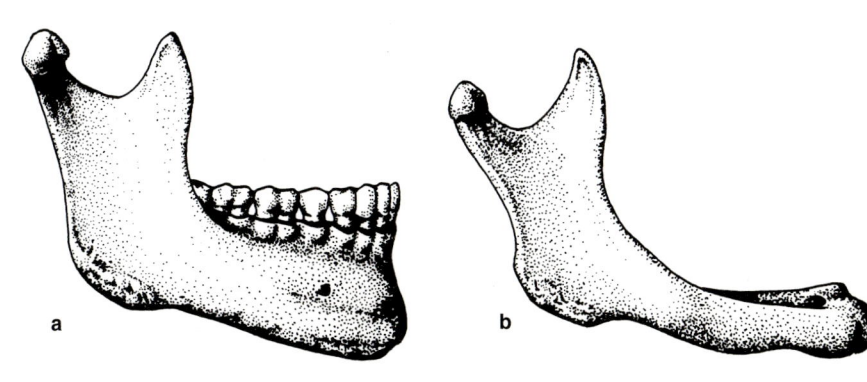

Abb. 1-13 Altersunterschiede in der Form des Unterkiefers.
a: Erwachsener mit vollständigem Gebiß
b: zahnloser alter Mensch

1.7.4 Unterschiede zwischen Lehrbuchabbildung und Anatomie des lebenden Menschen

Es darf nicht außer acht gelassen werden, daß die Darstellungen des menschlichen Körpers in den Lehrbüchern zum großen Teil auf Untersuchungen an Leichen beruhen. Besonders bei Abbildungen, die „nach der Natur" gezeichnet sind, d. h. nach Originalpräparaten, können sich Unterschiede zur Anatomie des lebenden Menschen ergeben.
- Leichenanatomie
- Anatomie am Lebenden

So hängt die **Form und Lage des Magens** beim lebenden Menschen vom Füllungszustand, vom Kontraktionszustand (Tonus) der Magenwand und von der Lage des Körpers im Raum ab. Die **Leichenanatomie** (und entsprechend manche Lehrbuchabbildungen) zeigt typischerweise die Form eines leeren und kontrahierten (hypertonischen) Magens bei einem Menschen, der auf dem Rücken liegt (Abb. 1-14). Beim **lebenden Menschen** jedoch, der aufrecht steht, dessen Magen teilweise gefüllt ist und eine normale Wandspannung aufweist, zeigt der Magen eine andere Form und hängt im Bauchraum tiefer nach unten.

Auch die **farbige Kennzeichnung** gewisser Strukturen in den anatomischen Atlanten (Arterien rot, Venen blau, Nerven gelb) darf nicht darüber hinwegtäuschen, daß an einem **ungefärbten Präparat** oder bei **chirurgischen Eingriffen** am Lebenden die Unterscheidung der Strukturen viel schwieriger ist. So können z. B. Sehnen und Nerven zum Verwechseln ähnlich aussehen. Dieses Problem zeigt sich unter anderem auch darin, daß die Anatomen der Antike das gleiche Wort „Neuron" sowohl für Nerven als auch für Sehnen verwendeten.

Bei Strukturen wie dem **Zwerchfell** und der **Lunge**, deren Lage von den Atmungsphasen abhängt, stellen die nach **Leichenpräparaten** gezeichneten Abbildungen der anatomischen Atlanten meistens den Zustand bei extremer Ausatmung dar, wie er bei der Leiche zu finden ist. Beim **lebenden Menschen** – und vor allem bei der Einatmung – liegen die entsprechenden Organe und ihre Begrenzungen jedoch weiter kaudal.

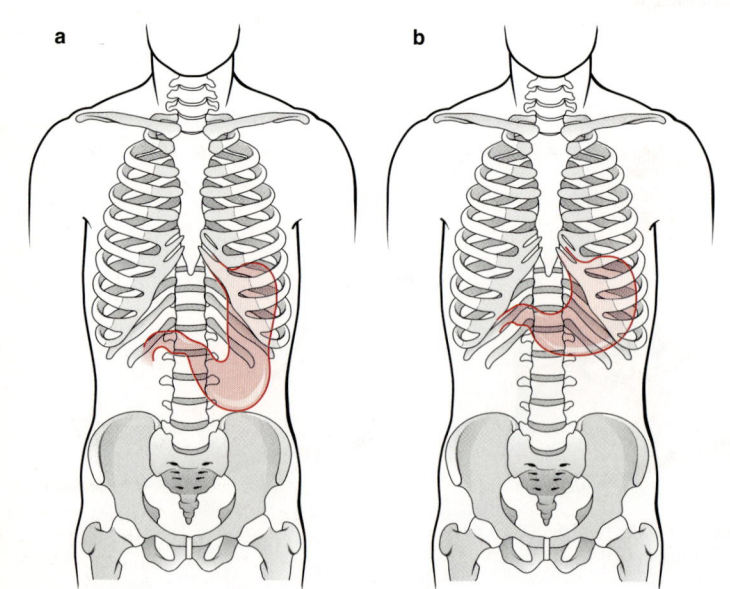

Abb. 1-14 Magenform beim lebenden Menschen und bei der Leiche.
a: beim aufrecht stehenden lebenden Menschen
b: bei der liegenden Leiche (Präpariersaal-Situation)

ALLGEMEINE MIKROANATOMIE 2

2.1 Begriff „Mikroanatomie"

Ein zunehmend umfangreicher werdender Anteil der Anatomie ist mit den Strukturen befaßt, die nur mit Hilfe vergrößernder Systeme erkannt werden können. Aber es sind nicht nur die licht- und elektronenoptischen Methoden, die der Erkennung mikroskopischer und submikroskopischer Zellbestandteile dienen, sondern darüber hinaus ist es die große Zahl von spezifischen Markierungstechniken – z. B. aus den Fachgebieten der Biochemie, der Immunologie und der Zellbiologie –, die wesentlich zu unserer Kenntnis über Aufbau und Funktion von Zellen und Geweben beiträgt.
- Zytologie
- Histologie
- Mikroskopische Anatomie
- Histologische Techniken

Üblicherweise erfolgt die Beschreibung mikroskopischer und submikroskopischer Strukturen in einer Reihenfolge, die von der kleinsten Einheit, der Zelle, ausgeht. Mit den Strukturen auf zellulärer Ebene befaßt sich die **Zytologie**. Dann werden die spezifischen Geweberverbände – im Rahmen der **Histologie** – vorgestellt und zuletzt die Komposition unterschiedlicher Gewebe zu den Organen behandelt (**Mikroskopische Anatomie**). In dieser Reihenfolge wird auch hier vorgegangen, dabei wird aber die Mikroskopische Anatomie in den betreffenden Organkapiteln abgehandelt. Die gebräuchlichsten Methoden und Techniken, die für die Erkennung feinster Strukturen angewendet werden, sind am Ende dieses Kapitels unter dem Stichwort „**Histologische Techniken**" zusammengefaßt.

2.2 Zytologie

Die Zellenlehre (Zytologie) beschreibt den Aufbau der kleinsten, noch weitgehend selbständig lebensfähigen Einheit eines biologischen Organismus. Von einigen wichtigen Ausnahmen abgesehen (s. u.) weist in der Regel eine Einzelzelle vier entscheidende Attribute des Lebens auf: Irritabilität, Reagibilität, Stoffwechselaktivität und Vermehrungsfähigkeit.
- Zelle
- Zellmembran (Plasmalemma)
- Zellkern (Nucleus)
- Zellplasma (Cytoplasma)
- Zytosol (Cytosol)
- Zellorganellen (Organellae cytoplasmicae)

Bei den nachfolgenden zytologischen Grundlagen werden in einer kurzen Zusammenfassung die Begriffe vorgestellt, die für das Verständnis der nachfolgenden Kapitel eine wichtige Voraussetzung sind. Insbesondere die Themenbereiche „Allgemeine Histologie" und „Allgemeine Embryologie" in Band 1 und die Darstellungen von Organsystemen (Bd. 3) sowie des Nervensystems (Bd. 4) kommen ohne die Verwendung zytologischer Begriffe nicht aus. Für das im vorklinischen Studienabschnitt vorgesehene Fach „Zellbiologie" kann das nachfolgende Kapitel aber nur den Charakter einer Einführung haben; zum Erwerb der notwendigen vertieften Kenntnisse wird auf die speziellen Lehrbücher verwiesen.

Zellen sind:
- **irritabel**: sie können äußere Reize wahrnehmen
- **reagibel**: sie geben eine Reizantwort in biologisch sinnvoller Weise, z. B. durch Kontraktion oder Enzymaktivierung
- **stoffwechselaktiv**: sie sind befähigt, endogen produzierte und exogen zugeführte Substanzen abzubauen, umzuwandeln und als eigene Energie- und/oder Bausubstrate zu verwenden
- **vermehrungsfähig**: sie können sich durch Teilungsvorgänge (identisch) reduplizieren

Als Folge der Spezialisierung können von bestimmten Zellen einige der allgemeinen Merkmale des Lebens wieder aufgegeben werden. So verlieren die roten Blutzellen zugunsten einer möglichst starken Akkumulierung des roten Blutfarbstoffs ihren Kern und damit auch ihre Teilungsfähigkeit, und da sie keine Mitochondrien besitzen, haben sie auch die Voraussetzung für wichtige Stoffwechselvorgänge verloren. Die Nervenzellen haben in ihrer großen Mehrzahl als Folge der Spezialisierung ebenfalls ihre Teilungsfähigkeit aufgegeben.

Seit den fünfziger Jahren des 20. Jahrhunderts wurde das **Elektronenmikroskop** in der biologischen Forschung eingesetzt. Vor allem diese Technik, aber auch andere mikroanalytische Methoden (Ultrazentrifugation, Radioisotopentechniken, weitere immunologische und molekularbiologische Techniken) haben zu einem nahezu explosionsartigen Wissenszuwachs auf einem Gebiet geführt, das unter dem Gesamtbegriff „**Zellbiologie**" zusammengefaßt wird. Die **Zytologie** ist der Teilbereich der Zellbiologie, der sich bevorzugt mit den morphologischen Aspekten dieses Wissensgebiets befaßt. Es ist aber zu betonen, daß gerade in diesen (makro-)molekularen Strukturbereichen die Formelemente einer Zelle nicht ohne Berücksichtigung der biochemischen Grundlagen und der biologischen Funktionen betrachtet werden können.

Der **Begriff „Zelle"** ist von der ersten mikroskopischen Beobachtung der Korkeichenrinde abgeleitet worden; in ihr erkannte HOOKE[1] kleine luftgefüllte Kämmerchen (*Cellulae*). Erst viel später wurden die Zellen als Bauein-

heiten, zunächst der Pflanzen (SCHLEIDEN[2]) und dann des tierischen und menschlichen Organismus (SCHWANN[3]), postuliert. VIRCHOW[4] beschrieb die Zellen als „eigentliche Herde des Lebens und demnach auch der Krankheit"; er begründete mit dieser Auffassung die **Zellularpathologie**.

Die meisten Zellen können nur unter dem Mikroskop erkannt werden; sie weisen sehr unterschiedliche Formen und Größen auf, die von 7,5 μm (Erythrozyten) bis zu 200 μm (Megakaryozyten) reichen.

Außen werden die Zellen von einer Hülle umgeben, die als **Zellmembran** (*Plasmalemma*) bezeichnet wird. Diese umschließt den Zellinhalt, in dem zwei wesentliche Komponenten unterschieden werden können. In der Mitte, manchmal aber auch randständig, liegt das bedeutendste Zellorganell, der **Zellkern** (*Nucleus*), der als genetisches Kontrollzentrum das Erbmaterial enthält. Der Zellkern wird umgeben vom **Zellplasma** (*Cytoplasma*), das aus einer amorphen Komponente, dem **Zytosol** (*Cytosol*), und verschiedenen Strukturelementen (Zytoskelett, weiteren Organellen und Einschlüssen) besteht. Unter **Zellorganellen** (*Organellae cytoplasmicae*) versteht man umschlossene Räume (Kompartimente) innerhalb einer Zelle sowie charakteristische Strukturen im Inneren oder auf der Außenseite der Zelle. Mit diesen Organellen werden **spezifische Funktionen** ausgeübt.

2.2.1 Zellkern, *Nucleus*

Der Zellkern ist das oberste Kontrollzentrum einer Zelle; von hier aus werden die Zellstrukturen und -aktivitäten geregelt. Die im Zellkern vorhandene Desoxyribonukleinsäure (DNA) stellt das Erbmaterial dar, dessen Weitergabe bei der kontrollierten Zellteilung erfolgt.
- **Kernmembran (Nucleolemma)**
- **Kernporen**
- **Histone**
- **Euchromatin/Heterochromatin**

- Kernplasma (Karyoplasma, Nucleoplasma)
- Kernkörperchen (Nucleolus)
- Pars fibrosa/granulosa

Bei lichtmikroskopischer Betrachtung erscheinen die **Zellkerne** (*Nuclei*) rundlich oder längs-oval, gelegentlich auch gelappt. In den meisten Färbungen wird das Kerninnere dunkel dargestellt; die durch die Phosphatgrup-

---
[1] HOOKE, ROBERT (1635–1703); Naturwissenschaftler in London.
[2] SCHLEIDEN, MATTHIAS JAKOB (1804–1881); Botaniker in Jena und Dorpat.
[3] SCHWANN, THEODOR (1810–1882); Anatom und Physiologe in Löwen und Lüttich.
[4] VIRCHOW, RUDOLF (1821–1902); Pathologe in Würzburg und Berlin.

pen der DNA bedingte Azidität verleiht den Kernen die Eigenschaft der **Basophilie**. In der elektronenmikroskopischen Darstellung ist bei den meisten Zellkernen eine unregelmäßige Gestalt zu erkennen. Entsprechend den vielfältigen Formen ist auch die Größe der Zellkerne variabel; der durchschnittliche Durchmesser beträgt ca. 8–10 µm.

Die überwiegende Zahl aller menschlichen Zellen besitzt wenigstens einen Zellkern und ist somit **mononukleär** (Ausnahmen: Erythrozyten, Thrombozyten, Linsenfasern des Auges). Zellen mit zwei Zellkernen werden als **binukleäre** Zellen bezeichnet (z. B. etwa 10 % der Leberzellen); höhere Kernzahlen treten in **poly-** oder **multinukleären** Zellen auf, bei sogenannten Riesenzellen, z. B. Osteoklasten, und in den Skelettmuskelfasern.

Kernmembran, *Nucleolemma*

Der Zellkern ist von einer **Doppelmembran** umgeben, jede dieser Membranen besteht aus einer **bilaminären Lipidschicht**, die ca. 8,0 nm dick ist (Abb. 2-1). Zwischen der äußeren, zytoplasmatischen und der inneren, nukleären Membran ist ein **perinukleärer Raum** von ca. 25 nm Weite vorhanden. **Intermediärfilamente** (S. 39) sind sowohl im Bereich der nukleoplasmatischen Innen- als auch im Bereich der zytoplasmatischen Außenseite der **Kernmembran** (*Nucleolemma*) lokalisiert. Die an der nukleoplasmatischen Innenseite der Kernmembran vorhandenen Filamente werden als **Lamine** bezeichnet; an ihnen ist das Netzwerk des Kerngerüsts (**Kernskelett**) befestigt, welches vor allem für die Form des Zellkerns verantwortlich ist. Auf der zytoplasmatischen Seite der Kernmembran befindet sich das Intermediärfilament **Vimentin**, das die Kernmembran an der Plasmamembran verankert und somit den Kern in seiner Position festhält.

Die **Austauschvorgänge** zwischen dem Kern und dem Zytoplasma werden durch **Poren** (40–80 nm) in der Kernmembran ermöglicht (Abb. 2-1). An den Rändern dieser Poren sind die innere und die äußere Membranschicht verschmolzen, spezielle Proteine (Nukleoporine) begrenzen die Porenöffnungen; in der Mitte der Öffnung findet sich ein zylinderförmiger Proteinkomplex, das **Zentralgranulum**. Kleine Moleküle diffundieren frei durch die Poren der Kernmembran; größere Proteine werden selektiv transportiert. So wird von außen nach innen der **Eintritt von Signalproteinen** für eine hormonal gesteuerte Genregulation nur dann zugelassen, wenn die entsprechenden Voraussetzungen dafür gegeben sind. Vom Kerninneren ausgehende Transportvorgänge betreffen hauptsächlich die im Kern synthetisierte **Ribonukleinsäure** (mRNA), die in das Zytoplasma abgegeben wird.

Im Gegensatz zu den **Prokaryonten** (z. B. Blaualgen, Bakterien), die **nicht über einen Zellkern** verfügen und somit das Erbmaterial im Zytoplasma enthalten, sind die **Eukaryonten** Organismen, welche einen membranumhüllten **Zellkern** aufweisen. Hierzu gehören die Zellen der Pflanzen und Tiere einschließlich der Zellen des Menschen.

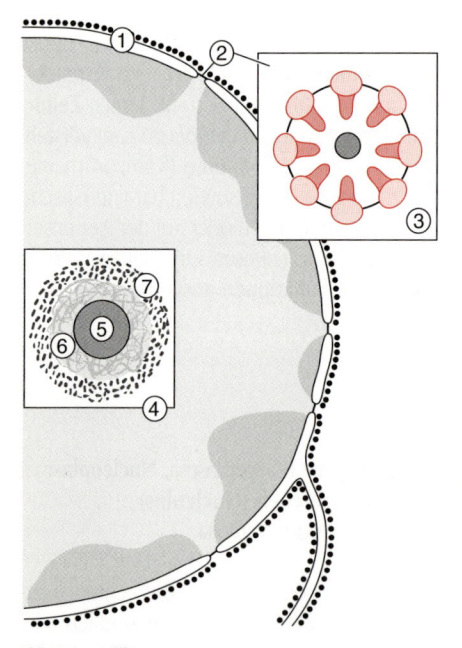

Abb. 2-1 Zellkern.
1 Kernmembran
2 Kernpore
3 Kernpore (vergrößert): 8 Proteinkomplexe umgeben ein Zentralgranulum
4 Nukleolus (herausvergrößert)
5 DNA der nukleolären Organisatorregion
6 RNA der Pars fibrosa
7 RNA der Pars granulosa

Chromatin

Zwischen den Zellteilungen wird der Zellkern als **Interphasekern** bezeichnet. Die DNA ist in **Protein-DNA-Komplexen** zusammengepackt, die man zusammenfassend als **Chromatin** bezeichnet. An dieser Komplexbildung sind verschiedene Proteine beteiligt; die für die „Packung" hauptsächlich verantwortlichen Proteine sind die **Histone**.
Chromatin kann in verschiedenen Erscheinungsformen auftreten:
- Es bildet Stränge, in denen Granula in linearer Weise arrangiert sind. Diese Zustandsform wird als **Euchromatin** bezeichnet; es ist charakteristisch für den aktiven Zustand einer Zelle.
- Es tritt in einer hochspiralisierten und verdichteten Form auf mit bevorzugter Lokalisation im Bereich der inneren Kernmembran. Dieses **Heterochromatin** findet sich vor allem in metabolisch weniger aktiven Phasen oder in älteren Zellen.

Die beiden **Zustandsformen des Chromatins** können ineinander übergehen. In weiblichen Zellen verbleibt meist auch bei metabolisch aktiven Zellen eines der beiden X-Chromosomen in einem heterochromatischen Zustand. Es tritt in ca. 60–70 % der Zellen auf und wird seines Erscheinungsbildes wegen als sogenannter „Trommelschlegel" („drumstick" oder BARR[1]**-Körperchen**) bezeichnet.

Kernplasma, *Karyoplasma, Nucleoplasma*

Die geformten Bestandteile des Zellkerns (Chromatin und Nukleolen) schwimmen in einer proteinhaltigen Flüssigkeit unterschiedlicher Konsistenz, dem **Kernplasma** (*Karyoplasma, Nucleoplasma*). Das Kernplasma besteht außer aus Wasser aus gelöstem, aber auch filamentösem Material. Der **Wassergehalt im Kern** („Grad der Hydratisierung") ist ein **Indikator für dessen Funktionszustand**. Die „funktionelle Kernschwellung" weist auf eine Aktivität hin; im Gegensatz dazu ist ein Wasserverlust ein Hinweis auf die **Kerndegeneration**. Beim Absterben von Zellen treten verschiedene **Degenerationsformen** auf:
- Bei der **Pyknose** kommt es durch Wasserentzug zu einer Schrumpfung des Kerns; dabei wird der Kerninhalt konzentriert und bei Anfärbung dunkel.
- Die **Karyorrhexis** ist ein weiter fortgeschrittener Zustand der Kerndegeneration; das Chromatin bricht innerhalb der begrenzenden Kernmembran in dichte Körperchen auseinander.
- Die **Karyolysis** bezeichnet das letzte Stadium der Kernauflösung und den Verlust der Anfärbbarkeit.

Kernkörperchen, *Nucleolus*

Häufig ist während der Interphase im Zellkern ein **Kernkörperchen** (*Nucleolus*) zu erkennen; allerdings können auch ausnahmsweise zwei oder drei auftreten. Die Nukleolen sind gewöhnlich rund; ihre Größe wechselt entsprechend ihrem Funktionszustand (Abb. 2-1). Meist liegen sie in der Mitte des Kerns. Sie können auch gelegentlich angeheftet an die Innenseite der Kernmembran erscheinen. Die Nukleolen sind nicht von einer Membran umgeben; man findet aber in der Peripherie des Nukleolus Aggregationen von Chromatin.
Die Bildung der Kernkörperchen wird von sogenannten **Nukleolus-Organisatorregionen (NOR)** auf verschiedenen Chromosomen gesteuert. Die wesentliche **Funktion des Kernkörperchens** besteht darin, den größten Teil der **ribosomalen RNA** einer Zelle zu bilden.

Die Neusynthese von RNA im Nukleolus manifestiert sich in zwei elektronenmikroskopisch unterscheidbaren Strukturen:
- Die neu transkribierte (präribosomale) prä-rRNA wird von Filamenten (5 nm) umgeben; dieses meist kreisförmige Areal wird als **Pars fibrosa** bezeichnet.
- Nach der Transkription wird die rRNA an Transportproteine (z. B. Nukleolin) gebunden; diese Ribonukleoprotein-Granula bilden dann die **Pars granulosa**. Die Granula enthalten Vorstufen der ribosomalen RNA, die schließlich durch die Poren der Kernmembran ausgeschleust werden.

Nach neueren Befunden besitzt der **Nukleolus** zahlreiche **weitere Funktionen**, die nicht

---
[1] BARR, MURRAY L. (1908); Anatom in Kanada.

mit der Präribosomen-Biogenese zusammenhängen. Danach spielt das Kernkörperchen auch eine Rolle für den **Molekülexport** aus dem Kern, indem es regulatorische Proteine aufhalten (sequestrieren) kann, kleine RNA-Moleküle modifiziert und eventuell sogar die Alterungsprozesse des Körpers beeinflußt. Die Größe der Nukleolen nimmt zu, wenn die Proteinsynthese stimuliert wird. Während der Zellteilung verschwinden die Kernkörperchen, danach bilden sie sich mittels der Nukleolus-Organisatorregionen der Chromosomen neu.

2.2.2 Zellmembran, *Plasmalemma*

Die Zelle wird von einer dünnen, unter dem Lichtmikroskop kaum erkennbaren Zellmembran (*Plasmalemma*) umschlossen. Nach Fixierung mit OsO_4 ist unter dem Elektronenmikroskop eine typische Dreischichtung dieser Membran zu erkennen. Die Zellmembran besteht aus Lipiden, Proteinen und Kohlenhydratkomponenten; sie bildet eine Barriere, die aber den selektiven Austausch von kleinen und großen Molekülen ermöglicht. An der Oberfläche des Plasmalemma sind Haftstrukturen ausgebildet, die es der Zelle erlauben, sich mit anderen Zellen zu Geweben zusammenzuschließen. Schließlich besitzt die Zellmembran Rezeptoren für spezifische Signale von außen.
- Doppellipidschicht
- Periphere/integrale Membranproteine
- Glykokalyx
- Einfache/Erleichterte Diffusion
- Aktiver Transport
- Vesikulärer Transport
- Zellsignale

Membranaufbau

Eine feine Membran von 7,5 nm Dicke umgibt den Zytoplasmaraum der Zelle. Diese **Zellmembran** (*Plasmalemma*) bildet eine **Grenzschicht** gegenüber der Umgebung; ihre hohe biologische Bedeutung geht schon daraus hervor, daß sie eine der „konserviertesten Strukturen" aller Zellen darstellt. Im Inneren der Zelle finden sich ähnliche Membranen, die z. B. viele Organellen umschließen. Die Struktur der Außenmembran und die der im Inneren liegenden Membranen ist vergleichbar; man spricht daher von dem Prinzip der Einheitsmembran („**unit membrane**", Abb. 2-2).

Die wesentlichen **Bauelemente der Zellmembranen** sind Lipide, Proteine und Kohlenhydratanteile. Der prozentuale Anteil der an der Membran beteiligten Komponenten ist aber nicht bei allen Membranen gleich; so enthält z. B. die Außenmembran einer Zelle etwa 50 % Protein, die Myelinscheide der Nervenfasern aber nur 18 % Protein.

Die **Lipide** in der Membran bilden die eigentliche Grenzscheide zu den wässrigen Milieus

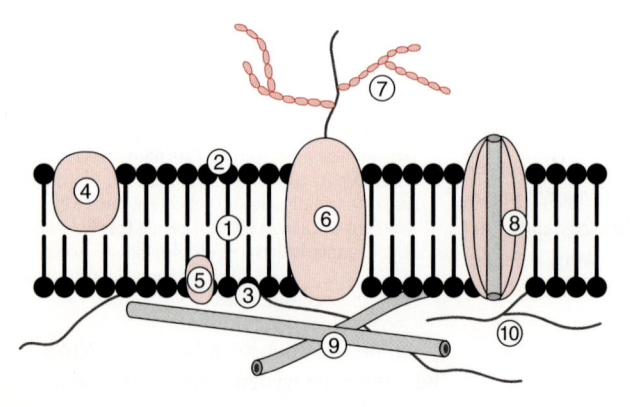

Abb. 2-2 Zellmembran.
1 Lipiddoppelschicht
2 Außenseite
3 Innenseite
4/5 Peripheres Protein
6 Glykoprotein
7 Polysaccharidanteil von 6
8 Kanalprotein
9 Mikrotubuli
10 Mikrofilamente

einerseits des Zellinneren und andererseits des Extrazellulärraums. Bei diesen Lipiden handelt es sich vorwiegend um **Phospholipide**, die aus Fettsäuren, Glyzerol und Phosphat bestehen und eine weitere organische Komponente besitzen. Die Phospholipide weisen ein hydrophobes und ein hydrophiles Molekülende auf. Diese amphipathische Struktur bewirkt eine Anordnung der Lipidmoleküle in einer **bimolekularen Doppelschicht** („Bilayer"). Da nach Vorbehandlung mit OsO_4 nur die hydrophilen Lipidanteile geschwärzt erscheinen, ergibt sich eine typische dreischichtige Anordnung, wobei zwei dunkle Außenschichten eine helle Innenschicht einschließen.

Die hydrophoben Enden der Lipidmoleküle werden durch das Wasser im Zellinneren und im extrazellulären Bereich abgestoßen und zusammengedrängt, zusätzlich bewirken VAN DER WAALS[1]- und elektrostatische Kräfte einen engen Zusammenhalt der hydrophilen Lipidköpfe; hieraus resultiert die Festigkeit der Membranstruktur.

Nach dem „**Fluid-Mosaic-Model**" diffundieren in der Zellmembran **Proteine**, die rasch bewegt und ausgetauscht werden können. Diese Proteine haben verschiedene Funktionen; es kann sich bei ihnen um **Ionenpumpen**, um **Poren**, um **Rezeptoren**, um **Energieübermittler** oder auch um **Enzyme** handeln. Andere Proteine stellen spezielle Membranbereiche für die Stoffaufnahme (Endozytose) oder Einrichtungen für eine Zell-zu-Zell-Signalübertragung dar.

Man unterscheidet **extrinsische** oder **periphere Proteine** auf der zytoplasmatischen oder extrazellulären Seite der Lipiddoppelschicht von den **intrinsischen** oder **integralen Proteinen**, die mit ihrer hydrophoben Komponente in die Zellmembran eingebaut sind; diese letzteren werden auch als **intermembranöse** oder **transmembranöse** Proteine bezeichnet (Abb. 2-2).

An die extrazellulären extrinsischen Proteine sowie an die äußere Lipidschicht sind **Oligo- oder Polysaccharide** gebunden, die auf der Zellaußenseite eine **Glykokalyx** bilden.

Die **Glykokalyx** ist eine ca. 2–20 nm dicke filamentöse Schicht, die von den verzweigten Zuckerresten der Glykolipide und Glykoproteine gebildet wird. Bestimmte Kohlenhydrate in dieser Schicht können mit meist pflanzlichen Substanzen, den sogenannten Lektinen spezifisch nachgewiesen werden (S. 91). Viele als **Gewebeantigene** wirkende Strukturen sind Bestandteil dieser Glykokalyx, außerdem spezifische **Adhäsionsmoleküle**, die es den Zellen ermöglichen, sich zu erkennen, um so Zellverbände zu bilden (S. 43). Andererseits verhindert die Glykokalyx auch einen zu engen Zellkontakt – mit Ausnahme von spezifischen Bindungsstellen – aufgrund der negativen Ladung der Kohlenhydrate, so daß meist ein 20 nm weiter Abstand zwischen den Zellen eingehalten wird.

An der Innenseite der Zellmembran sind mittels der extrinsischen und intrinsischen Proteine Anheftungsstellen für weitere Strukturproteine des Zytoskeletts (z. B. Mikrofilamente, S. 36) vorhanden.

Die wesentlichen **Funktionen der Zellmembran** sind:
- Bildung einer Barriere gegen die Außenwelt der Zelle
- Träger von Erkennungsmerkmalen innerhalb der Glykokalyx für zahlreiche Reaktionen
- Regulation des Ein- und Ausstroms von Ionen und (Makro-)molekülen durch selektive Permeabilität
- Vermittlung der Signalübertragung von Zelle zu Zelle
- Träger von Rezeptoren für Hormone
- Bildung und Weiterleitung von Membranpotentialen bei der Nervenleitung und Muskelkontraktion
- Einschluß kleiner Flüssigkeitsmengen und gelöster Substanzen, die von der Zelle aufgenommen („Endozytose") oder abgegeben („Exozytose") werden

Membrantransport

Die Zellmembran ist nicht nur eine Abgrenzung der Zelle nach außen, vielmehr erlaubt sie einen **Stofftransport** auf unterschiedliche Weise:
- **Einfache Diffusion**
- **Erleichterte Diffusion**
- **Aktiver Transport**
- **Vesikulärer Transport**

---

[1] VAN DER WAALS, JOHANNES D. (1837–1923); Physiker in Amsterdam.

Die **Einfache Diffusion** ist die Bewegung einer Substanz entsprechend dem Konzentrationsgefälle von Kompartimenten mit höherer Konzentration zu solchen mit geringerer Konzentration.

Die **Erleichterte Diffusion** setzt die Anwesenheit von Transportproteinen (**Carrier**) voraus, die den Durchtritt durch die Zellmembran vermitteln. Auch dieser Transportweg folgt dem Konzentrationsgradienten, so daß keine Energie notwendig ist.

Der **Aktive Transport** benötigt Energie. Auf diese Weise können lösliche Moleküle durch die Zellmembran, auch gegen den Konzentrationsgradienten, hindurchgeschleust werden. Proteinkomplexe, die diesen Transport ermöglichen, werden auch als **Pumpen** bezeichnet; in der Regel liefert **ATP** die benötigte Energie.

Der **Vesikuläre Transport**, der vor allem für großmolekulare Substanzen erforderlich ist, läßt sich, im Gegensatz zu den Transportvorgängen auf niedermolekularer Ebene, in seinen einzelnen Phasen schon unter dem Lichtmikroskop erkennen:

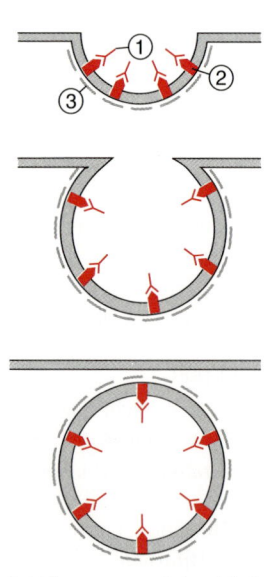

Abb. 2-3 Entstehung von „coated vesicles" aus „coated pits".
1 Ligand
2 Rezeptor
3 Hüllprotein (z.B. Clathrin)

- Die **Stoffaufnahme** mit Hilfe von membranbegrenzten kleinen „Bläschen" (Vesikeln) wird als **Endozytose** bezeichnet. Entsprechend der Größe der Teilchen, die von den Zellen „internalisiert" werden, kann man die **Phagozytose** (Partikelgröße (>200 nm) von der **Pinozytose** bzw. **Mikropinozytose** unterscheiden. Die Phagozytose betrifft zumeist geformtes Material (Zelltrümmer, Bakterien): die Zelle „ißt"; bei der Pinozytose transportieren die Vesikel gelöste Substanzen: die Zelle „trinkt". In beiden Fällen verschmelzen die Vesikel („Heterophagische Vakuolen") mit einem Lysosom, das die katabolen Enzyme enthält, zu einem **Heterophagolysosom** (S. 33).
- Die **Exozytose** beschreibt die vesikuläre **Stoffabgabe** einer Zelle. Hierbei werden die zumeist vom GOLGI-Apparat abgeschnürten Vesikel zur Plasmamembran transportiert. Die Membran, welche das auszuschleusende Material umgibt, fusioniert mit der Zellmembran und der Vesikelinhalt wird an den Interzellularraum abgegeben.
- In bestimmten Fällen werden die Vesikel auch von einer Zellseite zur anderen befördert, dieser transzelluläre Transport, eine **Kombination aus Endo- und Exozytose**, wird dann als **Transzytose** bezeichnet.
- Von den Prozessen der Phagozytose und der Pinozytose ist die **rezeptorvermittelte Endozytose** zu unterscheiden. Hierbei werden Proteine oder andere **Liganden**, die an spezifische Rezeptoren der Plasmamembran binden, in das Zellinnere eingebracht (Abb. 2-3).

Zu den Liganden gehören beispielsweise Serumtransportproteine (z. B. Transferrin), Antikörper, Toxine (z. B. Diphtherie- oder Choleratoxin), Viren und Proteohormone (z. B. Insulin).

Die Liganden bilden unter Mitwirkung spezifischer Proteine, den **Adaptinen**, mit den Rezeptoren sogenannte **Ligand-Rezeptor-Komplexe**, die sich in kleinen Vertiefungen (Invaginationen) der Zelloberfläche akkumulieren.

Bei diesen Membraneinstülpungen unterscheidet man die **Stachelsaumgrübchen** („coated pits"), an denen das Protein **Clathrin** assoziiert ist, von den **Caveolae**, die mit **Caveolin** als Membranprotein assoziiert sind.

Clathrin ist ein Proteinkomplex aus drei großen und drei kleinen Polypeptidketten, die eine dreibeinige Struktur (**Triskelion**) ergeben. Diese Triskelien bilden ein Maschenwerk mit pentagonalen und hexagonalen Vertiefungen, in welche sich die Liganden einpassen.

Caveolin ist ein weiteres integrales Membranprotein, das aus Oligomerkomplexen zusammengesetzt ist und entsprechende Ligandenbindungsstellen aufweist. Die caveolinbesetzten invaginierten Membranbereiche sind reich an Glykosphingolipiden, Cholesterol und Sphingomyelin und detergenzresistent. Vor allem Cholesterol scheint für die Funktion der Caveolae von besonderer Bedeutung zu sein, da eine Verminderung des Cholesterolgehalts zu einem Funktionsverlust der Caveolae führt.

Nach der Abschnürung und Internalisierung werden die Vesikel als **Endosomen** bezeichnet. Diese Endosomen sind somit ein nichtlysosomales Kompartiment. Da ihr internes Milieu einen sauren pH-Wert aufweist, können die Ligand-Rezeptor-Komplexe dissoziieren. Nach der Dissoziation werden die Rezeptorproteine, wieder über einen Vesikulären Transport, zur Zellmembran zurückgeführt und dort integriert.

Zellsignale

Eine wichtige Rolle spielt die Zellmembran auch für die **Signalerkennung**. In einem Organismus ist es nötig, daß Zellen im Sinne einer „sozialen Kontrolle" ihr Verhalten aufeinander abstimmen; hierzu dient eine spezifische Signalübermittlung. Als **Signalsubstanzen** dienen Proteine, Peptide, Nukleotide, Steroide, Fettsäuren und gelöste Gase (NO und CO).

Zellen können Signale durch direkten Kontakt „**parakrin**" übermitteln, dabei sezernieren sie Botenstoffe, die dann über Diffusion an eng benachbarten Zellen Reaktionsabläufe auslösen. „**Endokrine**" Zellen verbreiten ihre Signalsubstanzen (**Hormone**) über den **Blutweg**, während **Neurotransmitter** von einer Nervenzelle zur anderen über spezialisierte chemische Kontaktstellen („**Synapsen**") gelangen.

Zum Empfang solcher Signale besitzen die Zielzellen spezifische **Rezeptoren**. Meist löst die Bindung einer Signalsubstanz an den Rezeptor eine **intrazelluläre Kaskade von Reaktionen** aus, als deren Ergebnis ein „second messenger" entsteht. Diese innerzellulären Signale können vielfach zu einer spezifischen Genexpression und anschließender Proteinsynthese führen.

2.2.3 Endoplasmatisches Retikulum (ER), *Reticulum endoplasmicum*

Das Endoplasmatische Retikulum (ER) besteht aus einem intrazellulären Membransystem, das in Form von Platten oder Tubuli einen kontinuierlichen Spaltraum von ca. 40–70 nm umgrenzt. Umschriebene Erweiterungen dieses Spaltraums werden als Zisternen bezeichnet. Das Endoplasmatische Retikulum geht in die äußere Kernmembran über, so daß das Lumen des ER mit dem perinukleären Spalt in Verbindung steht. Man unterscheidet das mit Ribosomen besetzte **Granuläre** („rough" = RER) vom **Agranulären** („smooth" = SER) **Endoplasmatischen Retikulum**.

- Rauhes Endoplasmatisches Retikulum, Ergastoplasma (Reticulum endoplasmicum granulosum)
- Glattes Endoplasmatisches Retikulum (Reticulum endoplasmicum nongranulosum)

Rauhes Endoplasmatisches Retikulum (RER), *Reticulum endoplasmicum granulosum*

Lichtmikroskopisch sind Einzelheiten dieses Systems nicht erkennbar, jedoch verleiht ein **hoher Gehalt an Ribosomen** dem Zytoplasma die färberische Eigenschaft der **Basophilie**

(vgl. S. 88). Im Elektronenmikroskop ist zu erkennen, daß die dichten Partikel, die Ribosomen, den Außenseiten der Membranen aufsitzen, also dem Zytosol zugewandt sind (Abb. 2-4).
Das **RER** oder **Ergastoplasma**, d. h. das „arbeitende" Plasma, ist der Ort der **Proteinsynthese**. Hier werden von den membrangebundenen Ribosomen vor allem **Membranproteine** und **Proteine für die Sekretion** synthetisiert. Während der Synthese können die Proteine durch die Membran hindurch in das Innere der ER-Tubuli gelangen, wo sie modifiziert, zum Teil auch glykosyliert werden. Durch Membranabschnürungen entstehen **Transportvesikel**, welche die Syntheseprodukte z. B. zum GOLGI-Apparat überführen.
Die Zahl freier und membrangebundener Ribosomen ist nicht konstant; sie ändert sich in Abhängigkeit vom jeweiligen Funktionszustand der Zelle. In Geweben, in denen die Zellen eine **hohe Proteinsyntheseleistung** erbringen, ist das **RER sehr stark entwickelt** (z. B. Zellen des Pankreas, des Hypophysenvorderlappens, der Leber, Plasmazellen).

Glattes Endoplasmatisches Retikulum (SER), *Reticulum endoplasmicum nongranulosum*

Diese nicht mit Ribosomen besetzten Anteile des Endoplasmatischen Retikulums sind **Träger zahlreicher Enzyme**. Im Lumen der ER-Tubuli und der davon abgeschnürten Vesikel werden verschiedene Substanzen gespeichert und transportiert (Abb. 2-4).
Das SER mit seinen zahlreichen Enzymen ist vor allem bei **steroidbildenden Zellen** ausgeprägt. Außerdem stellt es in den **Leberzellen** die Struktur dar, an der die Prozesse der **Glukoneogenese** und der **Detoxifikation** ablaufen. In der Muskulatur wird das SER auch als **Sarkoplasmatisches Retikulum** bezeichnet, dessen wesentliche Funktion die **Speicherung von Ca^{2+}-Ionen** ist.

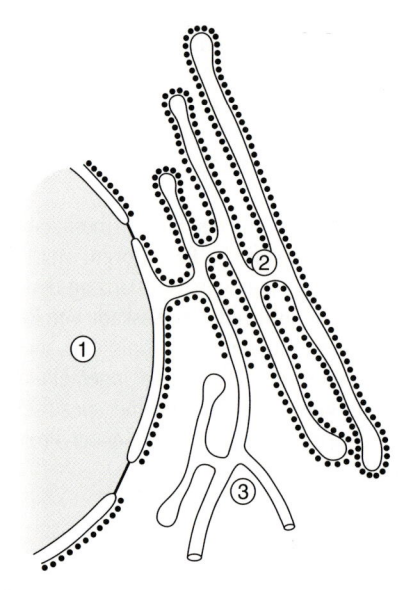

Abb. 2-4 Endoplasmatisches Retikulum.
1 Zellkern
2 Rauhes Endoplasmatisches Retikulum
3 Glattes Endoplasmatisches Retikulum

Wenn Zellen homogenisiert werden, wird das gesamte Endoplasmatische Retikulum fraktioniert; es findet sich dann in Form von Vesikeln wieder, die als **Mikrosomen** bezeichnet werden.

2.2.4 Mitochondrien, *Mitochondriae*

Mitochondrien sind Zellorganellen, die von einer Doppelmembran umschlossen sind. Die Innenmembran bildet faltenförmige Fortsätze aus, die in das Lumen hineinragen. Mitochondrien dienen zahlreichen Stoffwechselprozessen, vor allem aber der Energiegewinnung; sie werden daher als Multienzymsysteme bezeichnet.

- Doppelmembran
- Cristae mitochondriales
- Intermembranöser Raum (Spatium intermembranosum)
- Matrix, Mitoplasma
- Granula mitochondrialia

Mitochondrien (*Mitochondriae*) kommen im Zytoplasma fast aller Zellen vor (wichtige Ausnahme: Erythrozyten!). Es handelt sich bei ihnen meist um kleine, gestreckte Strukturen (0,5–2 μm), die von einer **Doppelmembran** umgeben sind. Charakteristisch sind die von der Innenmembran ausgehenden Falten (Abb. 2-5). In den Mitochondrien der meisten Zellen verlaufen diese **Cristae mitochondriales** quer zur Längsachse des Zellorganells. In einigen wenigen Geweben (z. B. der Nebennierenrinde) treten Mitochondrien auf, deren fingerförmige Innenmembranfortsätze parallel zur Längsachse des Zellorganells orientiert sind; diese Mitochondrien vom **Tubulus-Typ** werden den häufigeren vom **Crista-Typ** gegenübergestellt.
Der Spaltraum zwischen Außen- und Innenmembran wird als **Äußerer Stoffwechselraum** oder **Intermembranöser Raum** (*Spatium intermembranosum*) bezeichnet. Das von den *Cristae mitochondriales* untergliederte Lumen der Mitochondrien ist mit einer proteinreichen **Matrix**, dem **Mitoplasma**, gefüllt; dieses liegt im **Inneren Stoffwechselraum**.
Die **Cristae mitochondriales** tragen die Enzyme des Zytochromsystems und der oxidativen Phosphorylierung. Auf der der Matrix zugewandten Seite der Innenmembran treten globuläre Partikel auf, **Elementarpartikel**, deren „Köpfe" stielförmig mit der Membran verbunden sind; es handelt sich dabei um das Enzymprotein **ATP-Synthetase**.
Im homogen bis granulär erscheinenden **Mitoplasma** sind vor allem die Enzyme für die Oxidation von Fettsäuren und Pyruvat und für den Zitratzyklus vorhanden. Außerdem ist hier eine eigene **mitochondriale DNA** in filamentöser Verteilung zu erkennen sowie **Granula mitochondrialia** (Ribonukleoprotein- und Kalziumphosphatgranula).

Mitochondrien verfügen somit über ein eigenes genetisches System, das aber nicht für alle mitochondrialen Proteine kodiert; die DNA des Zellkerns bleibt für die Mitochondrienbildung weiterhin notwendig. Von den 37 Genen der mitochondrialen DNA sind allein 12 für die Kodierung von Untereinheiten der Atmungskette zuständig.

Bei der Zellteilung, aber auch unter geänderten funktionellen Bedingungen, die eine Erhöhung der Mitochondrienzahl erforderlich machen, vermehren sich die Mitochondrien durch Teilung. Mitochondrien sind **immer maternaler Herkunft**, da bei der Befruchtung die Mitochondrien des Spermatozoon nicht in die Eizelle aufgenommen werden (S. 111).

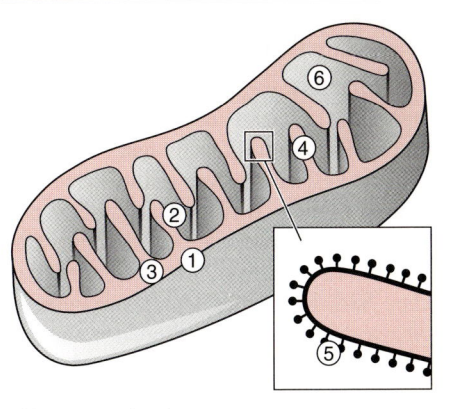

Abb. 2-5 Mitochondrium.
1 Außenmembran
2 Innenmembran
3 Intermembranöser Raum
4 Crista
5 Elementarpartikel
6 Matrix

Klinischer Hinweis. Störungen der Mitochondrienfunktionen können oft auf Deletionen der mitochondrialen DNA zurückgeführt werden. Betroffen sind dann insbesondere solche Gewebe, die zahlreiche Mitochondrien aufweisen. Bei dem seltenen KEARNS-SAYRE-Syndrom kommt es infolgedessen zur Erblindung, zu morphologischen Veränderungen in der Augenmuskulatur sowie zu Erregungsleitungsstörungen des Herzens.

2.2.5 GOLGI-Apparat, *Complexus golgiensis*

Der GOLGI-Apparat oder GOLGI-Komplex (auch Diktyosom) ist ein System von Zisternen und Vesikeln, das von glatten Zytomembranen gebildet wird und zumeist in der Nähe des Zellkerns aufzufinden ist. Die schichtweise übereinander gelagerten flachen Säckchen dieses Membrankomplexes dienen dem Umbau von Proteinen und deren Versand an spezifische Zielorte der Zelle.

- Sacculi
- Konvexe cis-Seite
- Intermediäres Stapelsystem
- Konkave trans-Seite
- Vesikel

Der GOLGI-Apparat (*Complexus golgiensis*) ist ein nach seinem Erstbeschreiber CAMILLO GOLGI (1873) benanntes Zellorganell, das sich mit einem Durchmesser von ca. 1 µm gerade an der Auflösungsgrenze des Lichtmikroskops befindet und erst nach Anwendung spezieller Färbungsmethoden (Versilberung, Fluoreszenz) erkennbar wird. Elektronenmikroskopisch stellt sich der GOLGI-Komplex als ein Stapelsystem von pfannkuchenartig geschichteten, flachen **Sacculi** dar, die an ihren äußeren Enden kolbenartige Auftreibungen (Zisternen) zeigen. Der GOLGI-Komplex wird von zahlreichen Vesikeln umgeben.

Der besonders in Drüsenzellen markante GOLGI-Apparat dient der **Synthese**, der **Konzentration** und der **Verpackung** von sekretorischem Material.

Das Stapelsystem des GOLGI-Komplexes hat eine klare Polarität mit zwei unterschiedlichen Oberflächen. In der Regel zeigt der GOLGI-Komplex eine leichte Krümmung. In Richtung auf das Endoplasmatische Retikulum besitzt er eine **konvexe** Fläche, die als **Aufnahmeoberfläche** dient und als **cis-Seite** bezeichnet wird. Der mittlere, intermediäre Anteil besteht meist aus mehreren Zisternen, die man zusammenfassend als **Intermediäres Stapelsystem** beschreiben kann. Die dem ER entgegengesetzte Fläche des GOLGI-Apparats ist **konkav** geformt; sie wird als **trans-Seite** bezeichnet und ist für die **Vesikelabgabe** verantwortlich (Abb. 2-6).

Die an den Ribosomen gebildeten Proteine werden zunächst im Endoplasmatischen Retikulum in verschiedener Weise weiter modifiziert. So werden an spezifische Aminosäuresequenzen große, verzweigte Zuckermoleküle gebunden. Die so modifizierten Glykoproteine gelangen, in **Vesikeln** verpackt, an die cis-Seite des GOLGI-Apparats. Hier verschmelzen die Vesikel mit den GOLGI-Zisternen und die Glykoproteine durchlaufen schrittweise weitere Veränderungen; so können hier beispielsweise Phosphatgruppen an die Proteine gebunden werden. Nach Weitergabe der Glykoproteine mittels **Vesikeln** an den Intermediären Anteil des GOLGI-Apparats werden dort vor allem die Glykosidketten modifiziert. Dadurch entstehen Proteine mit entweder kleinen Seitenketten, wie sie z. B. die Antikörper besitzen, oder Proteine mit extrem langen Seitenketten, wie z. B. die Proteoglykane des Knorpels. Die Proteine werden wieder in **Vesikeln** zur trans-Seite verschickt, wo letzte Modifikationen entstehen. Von der Abgabeseite werden sodann die fertigen Proteine über **Vesikulären Transport** zu den spezifischen Zielorten, den Lysosomen, sekretorischen Vesikeln bzw. der Plasmamembran, dirigiert.

Von den zahlreichen Funktionen, die bis heute im GOLGI-Apparat lokalisiert werden konnten, stehen die **Modifikation zu Glykoproteinen** und der **Zielversand** („sorting") im Vordergrund.

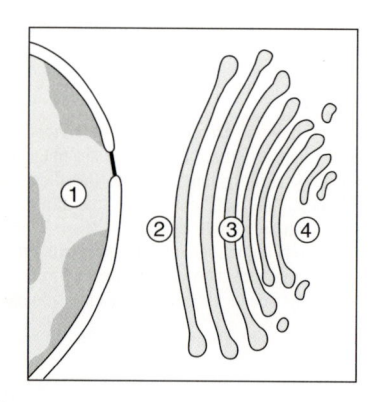

Abb. 2-6 GOLGI-Apparat.
1 Zellkern
2 Cis-Seite (Aufnahmeoberfläche)
3 Intermediärer Anteil
4 Trans-Seite (Abgabeoberfläche)

2.2.6 Lysosomen, *Lysosomata*

Lysosomen sind runde oder ovale Zellorganellen, die von einer Membran umschlossen sind und zahlreiche katabole Enzyme enthalten. Sie dienen dem Abbau von zelleigenem Material oder von Fremdstoffen.
- Primäre Lysosomen
- Sekundäre Lysosomen
- Auto-/Heterophagosom

Lysosomen (*Lysosomata*) haben einen Durchmesser von 100–800 nm. Die Zahl der Lysosomen ändert sich entsprechend den Aufgaben einer Zelle; so enthalten Zellen mit hoher Stoffwechselaktivität (Hepatozyten, Nierenzellen, Uterusmuskulaturzellen während der Involutionsphase) aber auch Zellen mit phagozytotischer Aktivität (neutrophile Granulozyten, Makrophagen) Lysosomen in großer Zahl. Der **Lysosomeninhalt** besitzt einen sauren pH-Wert (pH 5). In den Lysosomen sind zahlreiche **hydrolytische Enzyme** (u. a. Peptidasen, Nukleasen, β-Glukuronidase, saure Phosphatase) enthalten, die im sauren Bereich ihr Wirkungsoptimum besitzen. Diese Enzymproteine werden im Rauhen Endoplasmatischen Retikulum gebildet, von dort zum GOLGI-Apparat transferiert und in Primären Lysosomen verpackt.

Primäre Lysosomen zeigen im Elektronenmikroskop eine homogene Matrix; sie sind noch nicht bei Abbauprozessen tätig geworden. Im Bedarfsfall können sie aber sehr schnell aktiviert werden.

Sekundäre Lysosomen weisen einen elektronenmikroskopisch heterogen Inhalt auf, da sie Substanzen unterschiedlicher Abbaustufen enthalten. Sie dienen einmal der Degradation von zelleigenem Material (**Autophagie**); dazu werden die abzubauenden Zellstrukturen zuvor abgetrennt („segregiert") und von einer Membran umschlossen (**Autophagische Vakuolen**). Diese verschmelzen dann mit dem Primären Lysosom und bilden hierdurch den Komplex des **Autophagosoms**. Wenn das abzubauende Material von der Zelle durch Pino- oder Phagozytose aufgenommen (internalisiert) und hierbei von einer Membran umgeben wurde, entstehen sogenannte **Heterophagische Vakuolen**. Die Verschmelzung dieser Vakuolen mit dem Primären Lysosom führt dann entsprechend zur Bildung eines **Heterophagosoms** (Abb. 2-7).

Nicht immer kann das in den Sekundären Lysosomen aufgenommene Material vollständig abgebaut werden, so daß es zur Ablagerung von **Residualkörpern** kommt. Im Laufe des Lebens sammelt sich so auch **Lipofuszin** an, das als **Alterspigment** (S. 41) in den sogenannten Altersflecken auftritt.

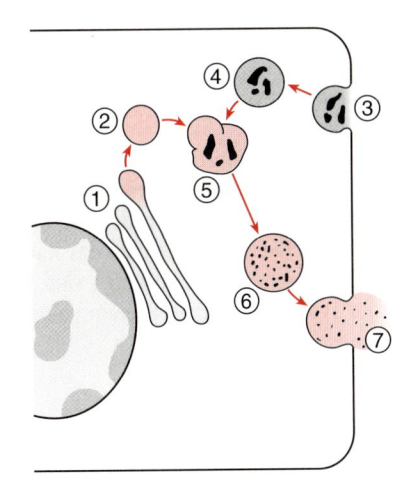

Abb. 2-7 Primäre und Sekundäre Lysosomen.
1 GOLGI-Apparat
2 Primäres Lysosom
3 Heterophagie
4 Heterophagische Vakuole
5 Heterophagosom
6 Sekundäres Lysosom
7 Exozytose

2.2.7 Peroxisomen, *Peroxisomata*

Peroxisomen sind Zellorganellen, die in vielen Körperzellen nachgewiesen werden können. Es handelt sich um membranumhüllte Vesikel, die meistens rund sind, aber auch unregelmäßige Formen aufweisen können. Das Hauptmerkmal ist ihr Gehalt an Katalase.
- Katalase

Die Herkunft der Umhüllungsmembran ist noch nicht sicher geklärt; die Enzyme der Matrix werden an freien Ribosomen gebildet und posttranslational in das Innere der Peroxisomen transportiert. Die früher auch **Microbodies** genannten **Peroxisomen** (*Peroxisomata*) sind etwa 30–150 nm groß und durch ihren Gehalt an **Katalase** gekennzeichnet.

Während dieses Enzym ein **konstanter Marker** dieser Organellen ist, sind ca. 50 weitere Enzyme beschrieben worden, die in den Peroxisomen ebenfalls vorkommen können (v. a. verschiedene Oxidasen). Peroxisomen werden bevorzugt in Leber- und Nierenzellen gefunden.

Die wesentliche Funktion der Peroxisomen ist der **Abbau von H_2O_2**. Aber auch andere **toxische Moleküle** werden von peroxisomalen Enzymen **degradiert** (Äthanol, Arzneistoffe). Weiterhin spielen Peroxisomen eine wichtige Rolle im Lipidstoffwechsel, bei der Biogenese von Cholesterin und Gallensäuren und bei der Synthese von Plasmalogenen, speziellen Phospholipiden.

2.2.8 Ribosomen, *Ribosomata*

Ribosomen sind rundliche Granula von 20–30 nm Durchmesser. Sie können einzeln als Mono(ribo)som auftreten oder in Komplexen als Poly(ribo)som zusammenliegen. Assoziiert mit den Membranen des Endoplasmatischen Retikulums bilden sie das Rauhe ER (= Ergastoplasma). Ribosomen sind der Ort der zytoplasmatischen Proteinsynthese.
- Monosom
- Polysom
- Proteinsynthese

Ribosomen (*Ribosomata*) bestehen aus **Ribonukleinsäure** und **Proteinen** („Ribonukleoprotein"). Lichtmikroskopisch kann man die RNA, deren Gehalt in einer Zelle ganz überwiegend von der Zahl der Ribosomen bestimmt wird, durch das färberische Phänomen der **Basophilie** nachweisen. Die sauren Phosphatgruppen der RNA sind auch bei einem pH-Wert zwischen 5 und 6 noch dissoziiert und vermögen so basische Farbstoffe zu binden. Zellen mit **hohem RNA-Gehalt** zeigen dann eine **schollige Innenstruktur**. In Ganglienzellen wird diese so nachweisbare RNA als **Nissl-Substanz** bezeichnet.

Die im Elektronenmikroskop erkennbaren Ribosomen bestehen aus zwei ungleich großen Untereinheiten, die im Kernkörperchen einzeln gebildet werden. Diese Untereinheiten passieren getrennt spezielle Poren der Kernmembran und vereinigen sich erst im Zytoplasma. Auf diese Weise wird verhindert, daß eine Proteinsynthese bereits im Kern beginnt.

Einzelne **Monosomen** sind durch Stränge von mRNA miteinander verbunden; hierdurch werden die **Polysomen** gebildet. Im Verlauf der Proteinsynthese wandert ein Ribosom relativ zu dem mRNA-Strang, dessen Basenabfolge die Information für die Aminosäurenabfolge des Polypeptids enthält. Verschiedene tRNA-Moleküle bringen diese Aminosäuren zu der wachsenden Polypeptidkette, die von der Basis der großen Untereinheit ausgeht (Abb. 2-8).

Für die **ribosomale Proteinsynthese** sind **zwei verschiedene Abläufe** beschrieben worden:
- Die eine Form der Proteinsynthese findet an den **freien**, im Zytosol liegenden **Ribo-**

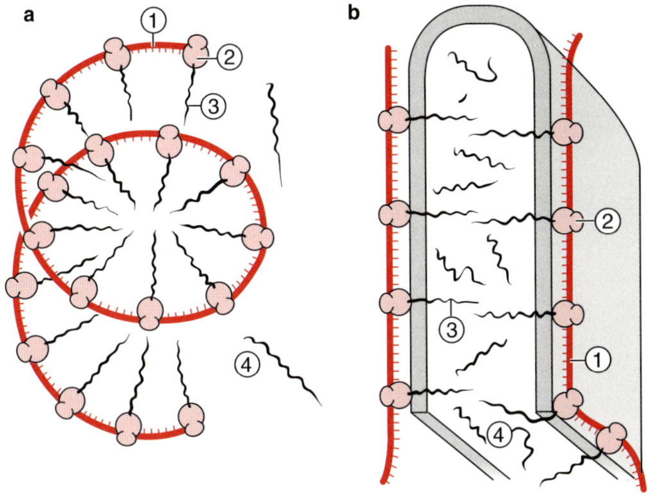

Abb. 2-8 Ribosomale Proteinsynthese.
a: Poly(ribo)som
b: Rauhes Endoplasmatisches Retikulum
1 mRNA
2 Ribosom
3 Peptid
4 Freies Protein

somen bzw. Polysomen statt. Hier werden hauptsächlich solche Proteine gebildet, die für die Funktion der Zelle selbst benötigt werden (z. B. Enzyme).
- Die andere Form der Proteinsynthese läuft im **Ergastoplasma** ab. Die dem Zytosol zugewandten Außenflächen der ER-Membranen besitzen spezifische Rezeptoren, an welche die größeren Untereinheiten des Ribosoms binden. In unmittelbarer Nähe zu diesem Bindungsort existieren vermutlich Porenöffnungen in der Membran, die es den neugebildeten Proteinen erlauben, in die Zisternen des ER zu gelangen. Diese in das Lumen des ER hinein gebildeten Proteine sind vorwiegend solche, die z. B. bei der Sekretion exportiert werden.

2.2.9 Zentrosom, *Centriolum*

Das Zentrosom (*Centriolum*) ist ein Zellorganell, das meist in der Nähe des Zellkerns liegt und nicht von einer Membran umhüllt ist. Es besteht aus einem Paar von Zentriolen und dem perizentriolären Material, aus dem die Mikrotubuli hervorgehen.
- Zentriolen
- Perizentrioläre Region
- Mikrotubulus-Organisationszentrum (MTOC)
- Basalkörperchen

Die **Zentriolen** sind zwei kurze zylinderförmige Bildungen, die im rechten Winkel zueinander stehen (Abb. 2-9). Die Zylinder werden peripher durch neun Gruppen parallel angeordneter Mikrotubuli begrenzt; in der Zylindermitte existieren jedoch keine Mikrotubuli, so daß insgesamt eine **(9+0)-Struktur** besteht. Jede der neun Tubuligruppen besteht wiederum aus drei Mikrotubuli, von denen nur ein Mikrotubulus eine komplette Rundung zeigt, die anderen beiden Tubuli sind inkomplett.
Die **perizentrioläre Region** enthält ein amorphes Protein, aus dem durch Polymerisation der Untereinheiten die Mikrotubuli hervorgehen; diese Region ist das **Mikrotubulus-Organisationszentrum** („microtubule organizing centre", MTOC).
Bei Flimmerepithelzellen liegen unter der Plasmamembran Zellorganellen, die mit den Zentriolen identisch sind. Sie werden als **Basalkörperchen** bezeichnet; aus ihnen geht das Zilium hervor.

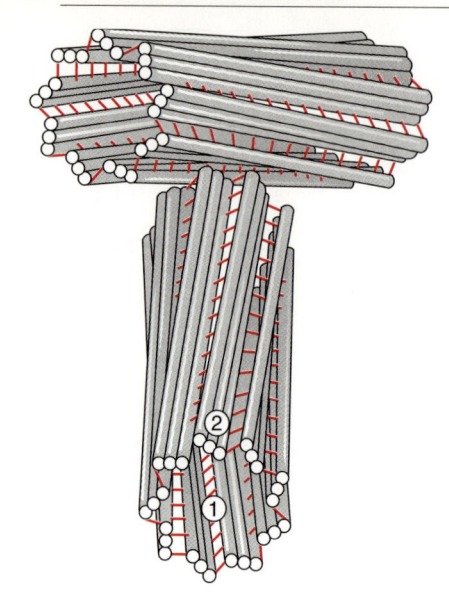

Abb. 2-9 Zentrosom aus zwei senkrecht zueinander stehenden Zentriolen.
1 Zentriolzylinder mit der typischen (9+0)-Konfiguration
2 Triplett aus drei Mikrotubuli

Während der **Zellteilung** verdoppelt sich das Zentrosom (= **Diplosom**) und je zwei Zentriolen wandern zu gegenüberliegenden Polen der Zelle. Zwischen ihnen bildet sich die aus Mikrotubuli bestehende Teilungsspindel aus, die für die Verteilung der replizierten Chromosomen verantwortlich ist.

2.2.10 Zytoskelett, *Cytoskeleton*

Der Zytoplasmaraum einer Zelle wird von einem dreidimensionalen Netzwerk aus Strukturproteinen durchzogen. Dieses Zytoskelett ist einerseits für die Form einer Zelle, andererseits für zelluläre Bewegungen verantwortlich.
- Mikrofilamente (Microfilamenta)
- Mikrotubuli (Microtubuli)
- Intermediärfilamente

Neben der zellulären Stabilisierung und Formgebung wirkt das **Zytoskelett** (*Cytoskeleton*) auch als „**Zytomuskulatur**". Es bildet die Voraussetzung für die Kontraktilität und ermöglicht die Fortbewegung von Zellen. Schließlich steuert es die intrazellulären Transportvorgänge, so z. B. die Verschiebung von Zellorganellen. Diesen Funktionen dienen die drei verschiedenen Grundtypen von Strukturproteinen, die **Mikrofilamente** (*Microfilamenta*), die **Mikrotubuli** (*Microtubuli*) und die **Intermediärfilamente**.

Mikrofilamente, *Microfilamenta*

Da sie hauptsächlich aus Aktin bestehen, werden die Mikrofilamente auch als Aktinfilamente bezeichnet. Dieses Protein kann bis zu 10 % des Gesamtproteins einer Zelle ausmachen. Aktin tritt in Form von feinen, ca. 7–8 nm im Querschnitt messenden Fasern auf, die einzeln oder gebündelt im Zytoplasma der Zelle verlaufen.
- F-Aktin/G-Aktin
- Verbindung Aktin/Myosin
- Zellbewegungen

2.2 Zytologie

Das filamentöse **F-Aktin** entsteht durch Polymerisation von globulären **G-Aktinmolekülen**, die eine polare Struktur aufweisen (Abb. 2-10). Jedes G-Aktinmonomer besitzt ein Plus- und ein Minus-Ende, wodurch die Bildung einer linearen Struktur ermöglicht wird. Da alle Monomere innerhalb des Filaments eine gleichsinnige Orientierung aufweisen, sind auch die **Aktinfilamente** insgesamt **polare Strukturen**.

Beide Enden der Aktinfilamente erlauben eine weitere Polymerisation, allerdings ist die Längenzunahme am Plus-Ende fünf- bis zehnmal schneller als am Minus-Ende. Aktinfilamente können im Sinne einer „Tretmühle" einem Umbau unterworfen sein, wobei Aktinmonomere laufend an das Plus-Ende angefügt werden und am Minus-Ende wieder verloren gehen. **Aktinbindungsproteine** stabilisieren die Filamente und ermöglichen eine Quervernetzung, so daß ein Maschenwerk entstehen kann.

Die **Verbindung** von **Aktin** und **Myosin** bildet die Grundlage für verschiedene **Zellbewegungen**, z. B. für die Kontraktion von Muskelzellen. **Myosin** ist ein **Motorprotein**, das die chemische Energie, die in Form von ATP gespeichert ist, in mechanische Energie umsetzt. Die Myosinfilamente bestehen aus Myosinmolekülen mit jeweils zwei beweglichen Köpfen, in denen das **Enzym ATPase** lokalisiert ist. Die Myosinköpfe binden an die Aktinfilamente; dabei wird ATP hydrolysiert, das die Energie für die Abknickung des aktinassoziierten Kopfteils liefert. Durch eine Folge von Binde- und Ablösungsvorgängen gleiten die Aktinfilamente an den Myosinfilamenten entlang. Im nicht aktivierten Zustand werden die Bindungsstellen für Myosin am Aktinfilament durch Tropomyosinfilamente blockiert (Abb. 2-10).

In **Muskelzellen** ist der **Myosinanteil besonders hoch**. Weniger Myosin ist dagegen mit solchen Aktinfilamenten assoziiert, die für die intrazellulären Bewegungen oder für die Verschiebung von Organellen im Zytoplasma verantwortlich sind. Bei der Zytokinese (Zellteilung) bewirken die Aktinfilamente die Durchschnürung der Mutterzelle.
Eine besonders wichtige Rolle spielt Aktin bei den Bewegungen der Plasmamembran, durch deren Formveränderungen eine Fortbewegung von Zellen ermöglicht wird.

Zellbewegungen

Die meisten Zellen sind zu einer **amöboiden Fortbewegung** befähigt. Diese Eigenschaft ist die Voraussetzung für verschiedene biologische Prozesse, so z. B. für die Zell- und Gewebeverschiebungen während der pränatalen Entwicklungsvorgänge, für die Zellmigration bei Immun- und Entzündungreaktionen und bei der Wundheilung.

Die Zellbewegungen werden im wesentlichen von der Außenzone einer Zelle bewirkt, die als **Rindenschicht** bezeichnet wird. Sie besteht aus der Plasmamembran und einer darunter gelegenen dünnen Lage von Aktinfilamenten. Diese Rindenschicht erlaubt es der Zelle, Kriechbewegungen auszuführen, indem mobile Fortsätze ausgebildet werden, die sich ausstrecken, Kontakt aufnehmen und wieder zusammenziehen können.

Freie Zellen (z. B. Leukozyten) sind fähig, ähnlich wie Amöben, relativ dicke Scheinfüßchen, sogenannte **Pseudopodien**, auszubilden. Es konnte vor allem in Fibroblastenkulturen gezeigt werden, daß zumeist sehr dünne, blattähnliche Ausläufer – **Lamellipo-**

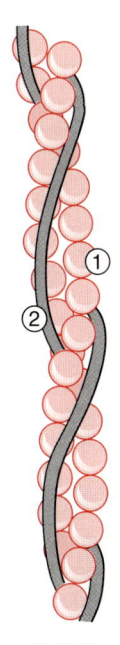

Abb. 2-10 Aktinfilament (F-Aktin).
1 Globuläres Aktinmonomer (G-Aktin)
2 Tropomyosin (Konformationsänderung bewirkt Blockade bzw. Freigabe der Bindungsstellen für Myosin)

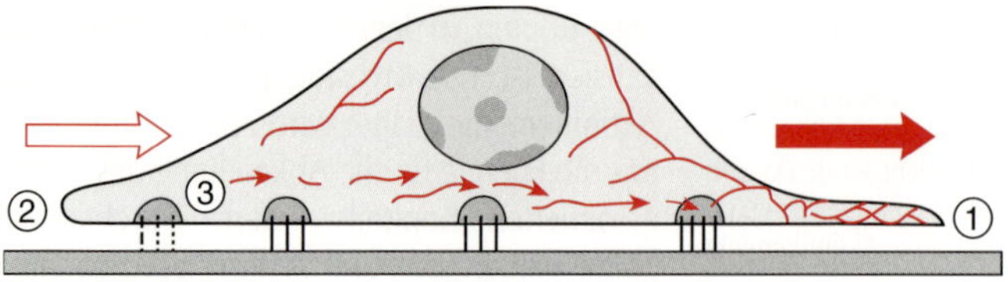

Abb. 2-11 Zellwanderung.
dicke Pfeile: Bewegungsrichtung der Zelle
1 Lamellipodium mit intensiver Aktinfilamentsynthese: Protrusion
2 Uropodium
3 Aktinfilamentablösung: Retraktion

dien – entstehen, wobei an der „Frontseite" ein einzelnes **Führungslamellipodium** ausgebildet wird, welches die Richtung der Fortbewegung anzeigt. Demgegenüber wird der Fortsatz auf der „Heckseite" einer Zelle **Uropodium** genannt (Abb. 2-11).
Auf den Zellausläufern fallen kleine fingerförmige „Mikrospikes" auf, die durch Bündel von Aktinfilamenten hervorgerufen werden. An den Stellen, an denen die Zellen Kontakte mit dem Substrat bilden, erscheinen kleine Gangplatten, die **Adhäsionsplaques**.
Die Zellbewegungen lassen sich somit darauf zurückführen, daß an der „Frontseite" der Zelle, also in Bewegungsrichtung, eine Aktinpolymerisation stattfindet und von den neugebildeten Zellausläufern neue Kontaktstellen ausgebildet werden, während auf der „Heckseite" gleichzeitig Aktin depolymerisiert wird und Kontaktstellen aufgelöst werden. Die für diese Bewegungen verantwortlichen Motorproteine sind **Myosin I und II**. Nicht alle Bewegungen der Zellmembran sind richtungsorientiert; neben der eigentlichen Fortbewegung mit Hilfe der Scheinfüßchen führt die Zellmembran Wellenbewegungen („ruffle") durch.

Mikrotubuli, *Microtubuli*

Diese Elemente des Zytoskeletts stellen zylindrische Röhrchen dar, deren Gesamtdurchmesser ca. 25 nm beträgt mit einem Lumendurchmesser von ca. 14 nm. Im Zytoplasma wirken die Mikrotubuli wie ein Schienennetz, auf dem Organellen und Vesikel bewegt werden. Die Mikrotubuli sind daneben auch für die Formerhaltung der Zelle verantwortlich.
- Tubulin
- Mikrotubulus-Organisationszentrum
- Kinesin
- Dynein

Mikrotubuli (*Microtubuli*) bestehen aus Untereinheiten des globulären Proteins **Tubulin**, das in einer α- und einer β-Form auftritt (eine weitere γ-Form befindet sich im Zentrosom, S. 35). Die Tubulinmonomere polymerisieren zunächst zu Protofilamenten, die durch Zusammenlagerung den eigentlichen Mikrotubulus ergeben (Abb. 2-12). Mikrotubuli sind polare Strukturen; die fortschreitende Polymerisation (Elongation) erfolgt am Plus-Ende rasch, am Minus-Ende überwiegt die Dissoziation.

Die Neubildung von Mikrotubuli („Nukleation") geschieht in einem **Mikrotubulus-Organisationszentrum**, einem elektronendichten Bereich, der die Zentriolen (S. 35) umgibt und in der Nähe des Zellkerns und des GOLGI-Apparats liegt. Das amorphe perizentrioläre Material enthält das γ-Tubulin, welches die entscheidende Rolle für die De-novo-Synthese der Mikrotubuli spielt.

Der sehr rasche Umbau von Mikrotubuli – die Tubulinmoleküle haben eine Halblebenszeit von 20 Stunden, die Tubuli selbst nur eine Halblebenszeit von wenigen Minuten – erlaubt rasche Anpassungsvorgänge, wenn dies durch veränderte funktionelle Bedingungen erforderlich ist. Mikrotubulus-assoziierte Proteine (MAPs) verhindern die Dissoziation von Tubulinuntereinheiten, außerdem verbinden sie die Mikrotubuli mit anderen Zellkomponenten.

Die Mikrotubuli stellen ein **zytoplasmatisches Schienennetz** dar, entlang dessen Organellen und Vesikel bewegt werden; daneben ist es für die Formerhaltung der Zelle verantwortlich. Die **Motorproteine Kinesin** und **Dynein** vermögen mittels Energiegewinnung durch ATP-Spaltung, die ihnen anhaftenden Lasten (z. B. Vesikel) entlang eines

Mikrotubulus zu bewegen. Dabei bewirkt Kinesin Transportvorgänge vom Minus- zum Plus-Ende (Abb. 2-13) – in Nervenzellen vom Perikaryon zum Axon –; Dynein dagegen bewirkt den Transport in entgegengesetzter Richtung.

Intrazelluläre Bewegungen sind für zahlreiche Zellfunktionen erforderlich. Bei der mitotischen Zellteilung bestehen die **Spindelfasern**, die die Trennung der Chromomeren bewirken, aus Mikrotubuli. Der intrazelluläre Sekrettransport und dessen Ausschleusung erfolgt ebenfalls entlang von Mikrotubuli.

Schließlich ist der axoplasmatische Transport in den Neuronen eine Funktion von Mikrotubuli, die hier als **Neurotubuli** bezeichnet werden.

Intermediärfilamente

Der Durchmesser dieser Filamente beträgt etwa 8–12 nm. Da diese Größe zwischen der von Mikrofilamenten und Mikrotubuli liegt, wurde die Bezeichnung „intermediär" gewählt. Ihre hauptsächliche Funktion liegt in der mechanischen Stabilisierung und Kompartimentierung der Zelle.

- Intermediärfilamente, Typ I–V

Intermediärfilamente sind seilförmig gewundene Strukturen, die aus Proteinuntereinheiten bestehen, welche selbst wieder aus linearen α-Helices gebildet werden. Zwischen den gewundenen Strukturen treten stabförmige, nicht helikale Abschnitte auf; diese erlauben Querverbindungen zwischen den Filamenten und ermöglichen die besondere Stabilität bei den aus Intermediärfilamenten gebildeten Netzwerken.

Intermediärfilamente sind vor allem für die Reißfestigkeit, Formgebung und für die Kompartimentbildung bei Zellen verantwortlich. Bisher sind beim Menschen über 40 verschiedene Intermediärfilamentproteine beschrieben worden, die in **fünf verschiedene Klassen** eingeteilt werden.

Man unterscheidet:
- **Typ I: saure Keratine und Typ II: basische Keratine.** Dabei handelt es sich um Heterodimere aus sauren und basischen Untereinheiten. In menschlichen Epithelzellen sind mindestens 30 verschiedene Keratine exprimiert. Etwa zehn „harte" Keratine kommen in den Haaren und Nägeln vor; quervernetzte Keratine finden sich in den äußersten Epidermisschichten; „weiche" Keratine sind in den Epithelzellen vorhanden, die die inneren Körperhöhlen begrenzen. Aufgrund der Unterschiedlichkeit von Keratinen können epitheliale Tumorzellen entsprechend ihrer Herkunft exakt diagnostiziert werden.
- **Typ III: Vimentin (und ähnliche Filamente).** Diese Klasse umfaßt Homopolymere einheitlicher Filamentproteine. Vimentin tritt auf in Fibroblasten, Endothelzellen, weißen Blutzellen und embryonalen Zellen. Desmin wird in den Z-Streifen der Quergestreiften Muskulatur nachgewiesen. „Glial fibrillar acidic protein" (GFAP) kommt in Gliazellen vor, welche die Neurone umgeben.

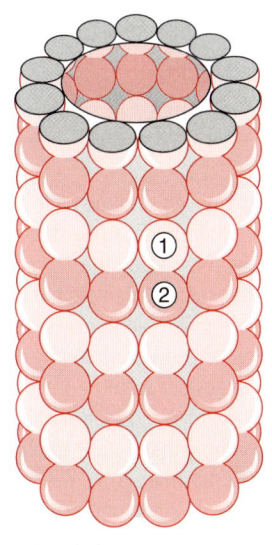

Abb. 2-12 Mikrotubulus.
1 α-Tubulin
2 β-Tubulin

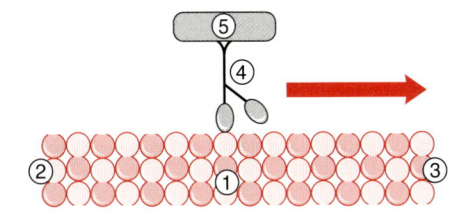

Abb. 2-13 Motorprotein (Kinesin).
1 Mikrotubulus (Stator)
2 Minus-Ende
3 Plus-Ende
4 Kinesin (Läufer)
5 Last

- **Typ IV: Neurofilamente.** Dies sind Heteropolymere aus Strukturabschnitten mit leichtem (NF-L), mittlerem (NF-M) und hohem (NF-H) Molekulargewicht. Man findet die Neurofilamente in Axonen, wo sie vor allem für deren Durchmesser und damit für deren Leitfähigkeit verantwortlich sind. Auch die α- und β-Internexine haben ähnliche Funktionen. Nestin hingegen ist ein Neurofilament, das nur früh in Neuronalen Stammzellen auftritt (nach einigen Autoren gehört Nestin in eine eigene Klasse).
- **Typ V: Lamin.** Dieses ist ein Heterodimer aus den Laminen A, B und C. Lamin bildet ein intranukleäres Netzwerk (S. 24). Während der Mitose werden die Laminfilamente durch Phosphorylierung zerlegt.

Noch nicht klassifiziert sind weitere Intermediärfilamente. Dazu gehört das **Septin**, das eine wichtige Rolle bei der Zytokinese spielt, aber auch für intrazelluläre Bewegungen von Membranvesikeln verantwortlich ist.

2.2.11 Zelleinschlüsse, *Inclusiones cytoplasmicae*

Innerhalb des amorphen Zytosols sind Zelleinschlüsse (*Inclusiones cytoplasmicae*) erkennbar, die entweder Speicherformen von Kohlenhydraten und Lipiden darstellen oder aber Pigmentablagerungen sind, die oft das Resultat verschiedener Stoffwechselprozesse darstellen.
- **Glykogen (Granula glycogeni)**
- **Lipide (Gutta adipis)**
- **Exogene/Endogene Pigmente (Granula pigmenti externi/interni)**

Glykogen, *Granula glycogeni*
Glykogen ist ein **Polymer der Glukose**, das von vielen Körperzellen, zumeist als Energiereserve, dauernd oder zeitweise eingelagert wird.
Lichtmikroskopisch erscheinen die glykogenhaltigen Zytoplasmaareale nach Routinefärbungen (z. B. mit Hämatoxylin-Eosin) optisch leer; mit **spezifischen Nachweistechniken** (Karminfärbung nach Best, PAS-Reaktion) kann dieses Polysaccharid aber färberisch nachgewiesen werden.
Elektronenmikroskopisch erscheint Glykogen in zwei Modifikationen. Als α-**Granula** werden große, rosettenförmige Komplexe bezeichnet, die meist von Membranen des Glatten Endoplasmatischen Retikulums umgeben sind und die die Enzyme der Glykogensynthese und der Glykogenolyse enthalten. Diese größeren α-Komplexe werden von den Untereinheiten der β-**Granula** (15–30 nm Durchmesser) gebildet, die aber auch einzeln liegen können. Glykogeneinschlüsse finden sich hauptsächlich in der Leber und in der Skelettmuskulatur. Sie sind aber auch in anderen Geweben, vor allem während der pränatalen Entwicklung, zeitweilig vorhanden.

Lipide, *Gutta adipis*
Lipidvakuolen enthalten unterschiedliche Mischungen aus Triglyzeriden und Fettsäuren.
Lichtmikroskopisch sind die Fette nach einer Routinevorbehandlung zumeist durch Alkohol herausgelöst, so daß nur leere Vakuolen zu erkennen sind. Werden die Lipide aber im Gewebe konserviert, so können Fettvorkommen mit lipophilen Farbstoffen (z. B. Sudanschwarz) dargestellt werden. Im **Elektronenmikroskop** werden Lipideinschlüsse oft in engem Zusammenhang mit Membranen des Glatten Endoplasmatischen Retikulums, ihrem Syntheseort, aufgefunden. Die Fetttropfen erscheinen als freie Vesikel, die durch OsO_4 intensiv schwarz dargestellt werden. Fetteinschlüsse im Zytoplasma kommen normalerweise im Fettgewebe selbst vor; sie werden aber auch in steroidbildenden Organen, wie den Hoden, den Ovarien und der Nebennierenrinde gefunden.
Zellschädigungen können zu einer „fettigen Degeneration" führen, so ist z. B. eine „Fettleber" häufig das Resultat eines Alkoholabusus.

Exogene Pigmente, *Granula pigmenti externi*
Pigmentpartikel werden zumeist endozytotisch von den Zellen aufgenommen. Manche Farbstoffablagerungen treten dabei als

Landschaftsbilder des bekanntesten Malers der Welt

Gerhard Richter. Landschaft. Hg. von Lisa Ortner-Kreil, Hubertus Butin, Cathérine Hug. Mit Texten von Hubertus Butin, T. J. Demos, Matias Faldbakken u. a. Katalog, Bank Austria Kunstforum Wien 2020. Gerhard Richter ist der bekannteste Maler der Gegenwart. Und das weltweit. Seine faszinierenden Bildwelten sind geprägt von einer einzigartigen Originalität und Qualität, bei der Abstraktion und Gegenständlichkeit ineinander übergehen und sich wechselseitig durchdringen. Dieser umfassende Bildband konzentriert sich ganz auf das Thema Landschaft in Gerhard Richters Œuvre. Anhand dieser Gattung, der Richter über 60 Jahre lang treu geblieben ist, lässt sich nicht nur eine Entwicklung in Richters Malstil nachvollziehen. In den zahlreichen Werken wird auch eine genuine Eigenständigkeit erkennbar, die ihn zu einem der bemerkenswertesten Künstler unserer Zeit macht. Das Buch stellt eine ebenso wichtige wie bildreiche Ergänzung zum Verständnis der Kunst Richters dar und eröffnet hochaktuelle Einblicke zum Thema Natur und Landschaft im 21. Jahrhundert. 26 × 21 cm, 240 S., 200 Abb., geb. **44,00 € Nr. 1214217**

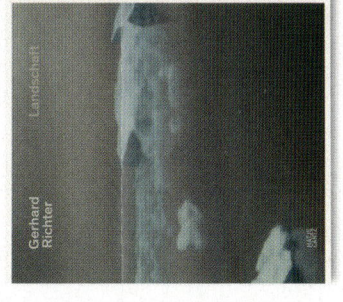

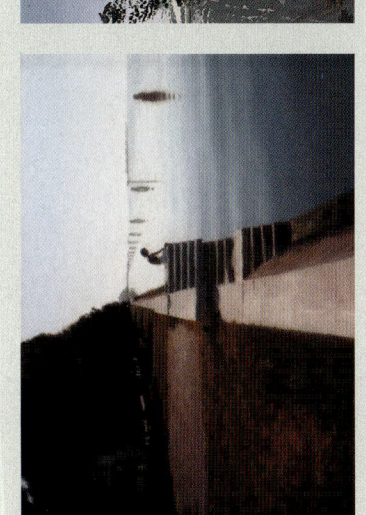

© Gerhard Richter

© Gerhard Richter

© Gerhard Richter, bpk/The Art Institute of Chicago/Art Resource, NY

* aufgehobener gebundener Ladenpreis ** Ausstattung einfacher als verglichene Originalausgabe

In aller Munde. Das Orale in Kunst und Kultur. Von Mario Lombardo. Hg. Uta Ruhkamp. Katalog, Kunstmuseum Wolfsburg, 2020. Hier wird der Mund mit seinen Fähigkeiten auch im Bereich der Filmgeschichte, Ethnologie, Literaturwissenschaften und Architektur unter die Lupe genommen. Seit 1994 sammelt das Kunstmuseum Wolfsburg internationale zeitgenössische Kunst. Mit dem Erwerb von Schlüsselwerken der Spätmoderne sowie wichtigen Positionen der Gegenwartskunst wurde eine hochkarätige Sammlung aufgebaut. 24 × 31 cm, 352 S., 350 Abb., geb. 48,00€ Nr. 1248383

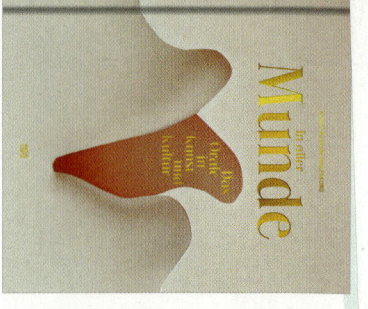

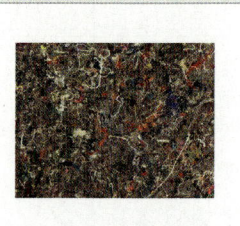

Die späten Werke von Ernst Ludwig Kirchner und Jens Ferdinand Willumsen. Natur und Leben in Szene gesetzt. Mit Texten von Anders Ehlers Dam, Uwe Fleckner, Anne Gregersen, u.a. Katalog Willumsens Museum Frederikssund 2020. In seinem Exil in Davos gelang es Kirchner noch einmal vor seinem mit 58 Jahren begangenem Selbstmord einen außergewöhnlichen Bilderzyklus zu schaffen. Im Duktus unverkennbar, erfindet er sich zugleich vollkommen neu. Komplettiert wird der Ausstellungskatalog mit der Vorstellung der Werke eines weiteren Expressionisten: des dänische Maler J.F. Willumsen. 24 × 27 cm, 208 S., 130 Abb., pb. 44,00€ Nr. 1212567

Lars Eidinger. Autistic Disco. Von Karsten Heller. Mit Texten von Simon Strauß. Berlin 2020. Man findet ihn auf der Theaterbühne oder vor der Filmkamera, im Regiestuhl oder am Mischpult – Lars Eidinger hat nicht nur als Schauspieler viele Gesichter. Nicht weniger ist auch von seinen fotografischen Arbeiten zu erwarten, die hier erstmals in einer Publikation zusammengestellt werden. So unterschiedlich die Sujets der einzelnen Bilder sind, so klar lassen sie doch die Signatur Eidingers erkennen: Filmische und theatrale Elemente fügen sich zu einem eigenwilligen Rhythmus zusammen, der den Alltag in ein paradoxes Weltsein verwandelt. Für die Fülle dieser Bildwelten passt eigentlich nur ein Begriff. (Text dt., engl.) 17 × 24 cm, 128 S., 80 Abb., geb. 30,00€ Nr. 1250752

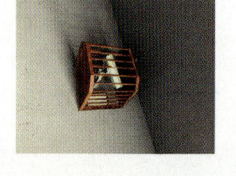

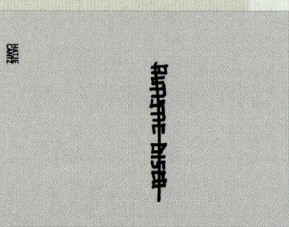

* aufgehobener gebundener Ladenpreis ** Ausstattung einfacher als vergleichbare Originalausgabe

Folge einer spezieller Ernährungsweise auf. So führt die weit verbreitete Sitte, Kleinkindern reichlich Karotten zu verabreichen, zu **Karotinablagerungen** in der Haut. Die mit der Atemluft in die Lunge transportierten **Rußpartikel** werden von den Alveolarmakrophagen aufgenommen und gespeichert. Dies führt zu einer Schwarzfärbung des Lungengewebes (**Anthrakose**).

Endogene Pigmente,
Granula pigmenti interni
Melanin ist ein bräunlich-schwarzes Polymer verschiedener Verbindungen, die auf die Katalyse der Aminosäure Tyrosin zurückzuführen sind. Dieses Pigment wird von **Melanoblasten** synthetisiert; er kommt in der Choroidea, der Retina und auch in verschiedenen Nervenzellen und nicht zuletzt in der Haut und den Haaren vor.

Lipofuszin tritt als Pigment in verschiedenen Zellen auf. Vielfach sind diese Einlagerungen auf die unverdaulichen Reste von Lysosomen, die **Residualkörper** (S. 33), zurückzuführen. Es handelt sich hierbei um ein Phospholipidgemisch, das aus dem Abbau von Membranbausteinen entstanden ist. Als sogenanntes **Alterspigment** wird es in Herzmuskelzellen und in Neuronen abgelagert.

Hämosiderin ist eine Speicherform des Eisens. Dieses gelbbraune Pigment ist uneinheitlich zusammengesetzt und enthält außer Eisen(III)-hydroxid, Proteine, Kohlenhydrate, Lipide, Kupfer und Kalzium. Hämosiderin kommt in Makrophagen vor, aber auch in der Leber, in den Lymphknoten und in der Milz.

Klinischer Hinweis. Bei Störungen des Eisenstoffwechsels kommt es zu vermehrten Eisenablagerungen in Form von Hämosiderin vor allem in den Zellen des Retikulo-Endothelialen Systems. Diese Stoffwechselstörung wird als **Hämosiderose** bezeichnet.

Auch der rote Blutfarbstoff **Hämoglobin** in den Erythrozyten gehört zu den endogenen Pigmenten. Er besteht aus dem eisenhaltigen Häm, das als prosthetische Gruppe an Globin gebunden ist.

2.2.12 Zelloberflächendifferenzierungen

Die Zellmembran stellt einerseits eine Grenze zur Außenwelt dar, andererseits bildet sie zahlreiche Spezialisierungen aus, welche die Zelle befähigen, mit einem Gesamtverband (Gewebe, Organ) in einen Dialog zu treten.
- Apikale/laterale/basale Zelloberflächendifferenzierungen

Die Abgrenzung zur Außenwelt sowie die interzellulären Verbindungen werden durch **Differenzierungen der Zellmembran** ermöglicht, die – vor allem bei den polarisierten Epithelzellen – auf den verschiedenen Zelloberflächen (apikal, lateral, basal) unterschiedlich ausgeprägt sind.

Apikale Zelloberflächendifferenzierungen

Die Inneren und Äußeren Oberflächen des Körpers werden von Epithelzellen bedeckt. Ihre freien Oberflächen weisen spezialisierte Strukturen auf, die meist im Dienst der Stoffaufnahme und -abgabe stehen. Diese Differenzierungen können aber auch der Bewegung dienen, indem sie Einzelzellen eine eigene Motilität verleihen.
- Mikrovilli (Microvilli)
- Stereozilien
- Kinozilien
- Flagellen (Flagellae)

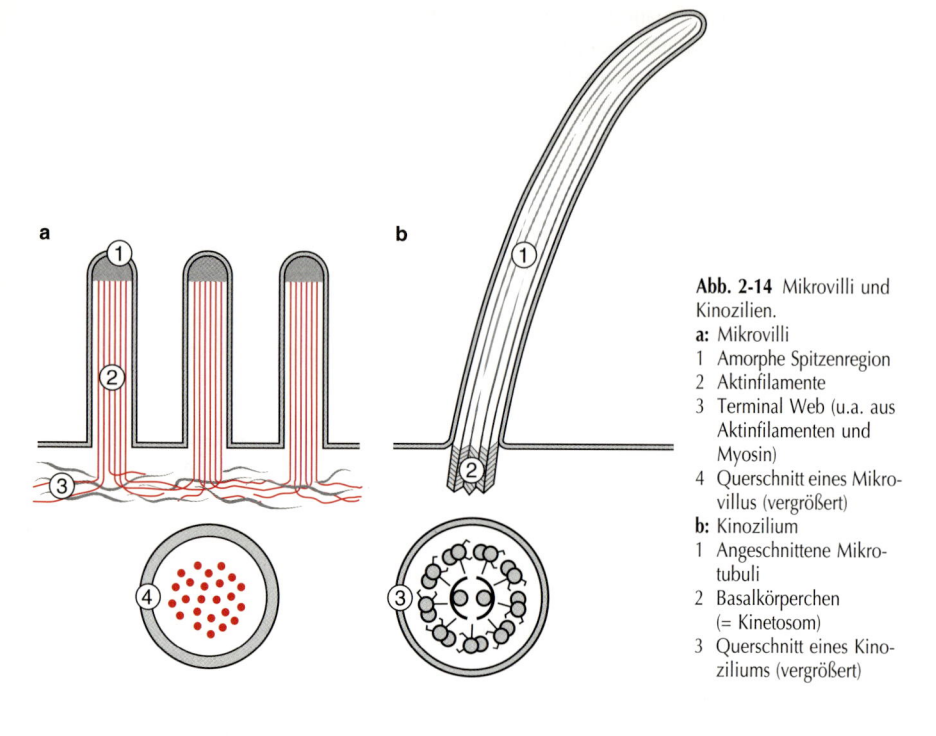

Abb. 2-14 Mikrovilli und Kinozilien.
a: Mikrovilli
1 Amorphe Spitzenregion
2 Aktinfilamente
3 Terminal Web (u.a. aus Aktinfilamenten und Myosin)
4 Querschnitt eines Mikrovillus (vergrößert)
b: Kinozilium
1 Angeschnittene Mikrotubuli
2 Basalkörperchen (= Kinetosom)
3 Querschnitt eines Kinoziliums (vergrößert)

Mikrovilli, *Microvilli*

Mikrovilli (*Microvilli*) sind fingerförmige Ausstülpungen der Zelloberfläche, die entweder nur vereinzelt auftreten oder, wie z. B. bei resorbierenden Epithelzellen, zu mehreren Tausend die Oberfläche bedecken. Bei einer Länge von ca. 1 µm und 0,08 µm Dicke sind sie lichtmikroskopisch nicht einzeln erkennbar, sondern erscheinen zusammen als unscharfes Band, als **Bürstensaum**. Elektronenmikroskopisch ist zu erkennen, daß Aktinfilamente die Länge eines Mikrovillus durchziehen; basal interdigitieren diese Mikrofilamente mit dem „**Terminal Web**", einer oberflächenparallelen Zone von Aktinfilamenten und Myosin (Abb. 2-14a). Die Filamente stabilisieren die Struktur des Mikrovillus, darüber hinaus ermöglichen sie auch eine gewisse Beweglichkeit. Ein Besatz mit Mikrovilli bedeutet für die Zellen eine **beträchtliche Oberflächenvergrößerung**; die besonders dichte Packung auf den resorbierenden Epithelzellen zeigt eine hexagonale Anordnung, wobei jeder Mikrovillus von sechs unmittelbaren Nachbarn umgeben ist.

Zilien und Flagellen, *Cilia et Flagellae*

Die **Zilien** (*Cilia*) sind Zellfortsätze, die länger als Mikrovilli sind. Sie treten entweder als unbewegliche **Stereozilien** oder als bewegliche **Kinozilien** auf.
Besonders lange Stereozilien besitzen die Inneren und Äußeren Haarzellen im Innenohr. Sie sind zwischen 5 und 15 µm lang und enthalten in ihrem Inneren Aktinfilamente. Sie ähneln damit den Mikrovilli. Im Epithel des Nebenhodens werden Stereozilien von fusionierten 3–6 µm langen Zellfortsätzen gebildet, die bei Querschnitten eine bizarre Struktur zeigen.
Kinozilien sind bewegliche Oberflächendifferenzierungen von Epithelzellen. Sie treten in großer Zahl auf und sind etwa 5–10 µm lang. Von ihnen sind die **Flagellen** (*Flagellae*) zu unterscheiden, die als Einzelfortsatz z. B. bei den Spermatozoen auftreten.
Kinozilien oder Flimmerhärchen können synchron schlagen, so daß sie einer Einzelzelle (z. B. einem Pantoffeltierchen) eine Fortbewegung erlauben. Wenn die Kinozilien die

Oberfläche von festsitzenden Zellen bedecken, können sie Flüssigkeiten oder kleine Partikel befördern (Abb. 2-14b). Beispiele hierfür sind die Flimmerepithelzellen im Respirationstrakt und in der *Tuba uterina*.
Flagellen sind peitschenförmige Zellfortsätze, die undulierende Bewegungen ausführen und damit eine Zelle vorantreiben. Sie sind länger als Zilien, weisen aber eine mit diesen vergleichbare Innenstruktur auf (Abb. 2-14b).

Zilien und Flagellen besitzen in ihrem Inneren ein typisches geometrisches Muster, das als **Axonema** bezeichnet wird und durch das **(9+2)-Arrangement von Mikrotubuli** charakterisiert ist. Neun fusionierte **Mikrotubulipaare** liegen an der Außenseite des zylinderförmigen Zellfortsatzes. Diese bestehen aus je einem vollständigen **A-Tubulus** und einem unvollständigen **B-Tubulus**. Die Zusammenlagerung der beiden Tubuli ergibt demnach im Querschnitt die Form einer Acht. In der Mitte des Zellfortsatzes verlaufen **zwei parallele Mikrotubuli**, die nicht fusioniert, aber von einer zentralen Scheide umgeben sind. Die Beweglichkeit der Zilien und Flagellen ist Folge eines Gleitprozesses, wobei ATP als Energiespender dient. Als molekularer Motor wirken die „Arme" des Proteins **Dynein**, das den Mikrotubuli anhaftet.

Unter der Zelloberfläche, von der die Zilien oder Flagellen ausgehen, liegt ein **Basalkörperchen** (*Kinetosom*), das der Verankerung des *Axonema* dient.

Laterale Zelloberflächendifferenzierungen

Zellen besitzen vor allem an ihren seitlichen Oberflächen spezielle Kontaktzonen, der die Bildung von Zell-Zell- oder Zell-Matrix-Verbindungen dienen. Solche Kontakte ermöglichen die Bildung von Geweben; sie sind zwar ubiquitär vorhanden, aber besonders deutlich im Epithelgewebe.
- **Zelladhäsionssysteme**
- **Haftverbindungen (Junctiones intercellulares)**
- **Undurchlässige Verbindungen, Tight[1] junctions**
- **Kommunizierende Verbindungen, Gap[2] junctions**

Die Zellverbindungen beruhen auf zwei verschiedenen Grundlagen. In der Zellmembran sind zum einen spezielle Proteine vorhanden, die als **Zelladhäsionssysteme** wirken, zum anderen bilden bestimmte Regionen der Zellmembran **Kontaktzonen** aus, die elektronenmikroskopisch erkannt werden können.

Zelladhäsionssysteme

Die funktionellen Bausteine von Zelladhäsionssystemen sind Multiproteinkomplexe. Es werden drei Proteinklassen unterschieden.
- **Zelladhäsionsmoleküle (CAMs)**
- **Extrazelluläre Matrixproteine (ECMs)**
- **Zytoplasmatische Bindungsproteine**

Zelladhäsionsmoleküle (CAMs)

Diese Glykoproteine der Zellmembran erkennen entsprechende Moleküle anderer Zellen oder Proteine der Extrazellulären Matrix (**Adhäsions-Rezeptor-Moleküle**) und interagieren mit diesen.

Die Nomenklatur ist zum Teil widersprüchlich; so wurde z. B. das E-Cadherin so benannt, weil es zuerst in Epithelzellen nachgewiesen wurde. Inzwischen konnte es aber auch in nichtepithelialen Geweben aufgefunden werden. Entsprechendes gilt für N-Cadherin, das ebenfalls nicht nur in Nervengewebe vorkommt.

Eine neuere Klassifikation unterscheidet innerhalb der CAMs verschiedene **Superfamilien**.
Immunglobuline können Zellverbindungen herstellen; sie spielen vor allem aber bei Entzündungs- und Immunreaktionen eine wichtige Rolle. Sie werden hauptsächlich von Leukozyten und Endothelzellen exprimiert. Die große Variabilität der Polypeptidgruppen erlaubt ihnen sehr unterschiedliche Funktionen: so können sie Toxine binden und neutralisieren, die Anheftung von Viren blockieren, Bakterien auflösen und Killerzellen aktivieren.
Cadherine bilden eine Familie von kalziumabhängigen Zelladhäsionsmolekülen, die zu den transmembranösen Glykoproteinen gehören (Abb. 2-15).

Cadherinmoleküle weisen **drei Hauptdomänen** auf:
- Die **extrazelluläre Domäne** stellt die eigentliche Zellverbindung her; dabei bildet dieser Anteil parallele Dimere, die reißverschlußartig angeordnet sind.

---
[1] *tight* (engl.) = dicht, eng.
[2] *gap* (engl.) = Lücke.

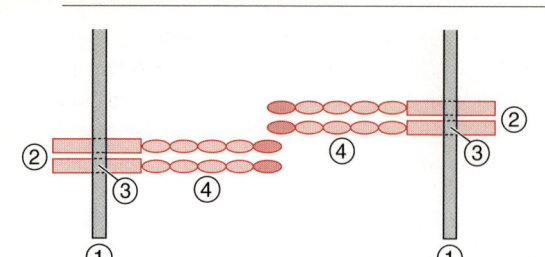

Abb. 2-15 Cadherine.
1 Zellmembran
2 Intrazelluläres Segment
3 Transzelluläres Segment
4 Extrazelluläres Segment

- Die **transzelluläre Domäne** verankert das Cadherin in der Zellmembran.
- Die **zytoplasmatische Domäne** ragt in den Zellinnenraum hinein, wo sie sich über **Catenine** mit den Aktinfilamenten des Zytoskeletts verbindet (Abb. 2-17).

Cadherine binden insbesondere an andere Rezeptoren der gleichen Subklasse; dies wird als **homotypische Bindung** bezeichnet.

Integrine sind ebenfalls transmembranöse Glykoproteine; sie stellen vor allem die Verbindung zwischen dem Zytoskelett der Zelle und den extrazellulären Matrixproteinen her. Sie spielen eine wichtige Rolle bei der Blutstillung sowie bei der Wundheilung.

Proteoglykane, z. B. **Syndekane**, sind integrale Membranproteine, die Heparan und Chondroitinsulfat enthalten und eine hohe Affinität zu Heparin aufweisen. Es liegen Beschreibungen vor, nach denen Syndekane die Ansprechbarkeit einer Zelle modulieren können, so daß diese gegenüber ihrer Umgebung mehr oder weniger reaktiv ist. Außerdem spielen Syndekane eine Rolle bei der Aufrechterhaltung der Zellform.

Extrazelluläre Matrixproteine (ECMs)

Es handelt sich hierbei um **große Glykoproteine**, die komplexe makromolekulare Strukturen bilden können. Zu dieser Gruppe zählen die Kollagene, Fibronektin, Laminin und Tenaszin. Aufgrund ihrer Bindung an membranständige Adhäsionsrezeptoren können sie an Zelloberflächen fest andocken.

Die ECMs sind wichtig bei Zellbewegungen und für die Zelldifferenzierung während verschiedener Stadien der Embryogenese. Sie spielen außerdem eine Rolle bei der Wundheilung, indem sie die Einwanderung von Makrophagen und anderen Zellen des Immunsystems in das betroffene Gewebe ermöglichen.

Zytoplasmatische Bindungsproteine

Diese treten an der inneren Oberfläche der Plasmamembran auf. Die zytoplasmatischen Plaqueproteine dienen vor allem dazu, die Aktin- oder Intermediärfilamente des Zytoskeletts an der Plasmamembran zu verankern. Sie stellen die intrazelluläre Komponente aller Zellverbindungen dar (s. u.).

Haftverbindungen, *Junctiones intercellulares*

Haftverbindungen durch Desmosomen sind weit verbreitet. Sie können an allen Zelloberflächen auftreten, die in Kontakt mit anderen Strukturen stehen.
- **Gürteldesmosom (Zonula adhaerens)**
- **Fleckdesmosom (Macula adhaerens)**

Gürteldesmosom, *Zonula adhaerens*

Diese Haftstruktur ist besonders **bei mechanisch stark beanspruchten Geweben** zu finden. Bei den Epithelien zeigt sich diese gürtelförmige Zone an den lumennahen Zellaußenseiten, wo sie mit der gleichen Struktur an den Nachbarzellen in Kontakt tritt. Auch in der Glatten Muskulatur sind vergleichbare Haftstrukturen ausgebildet; bei der Herzmuskulatur wird dieser Kontakt als *Fascia adhaerens* in den Glanzstreifen angetroffen.

Fleckdesmosom, *Macula adhaerens*

Man unterscheidet bei den punktförmigen Desmosomen:
- Punktdesmosomen
- Hemidesmosomen

2.2 Zytologie 45

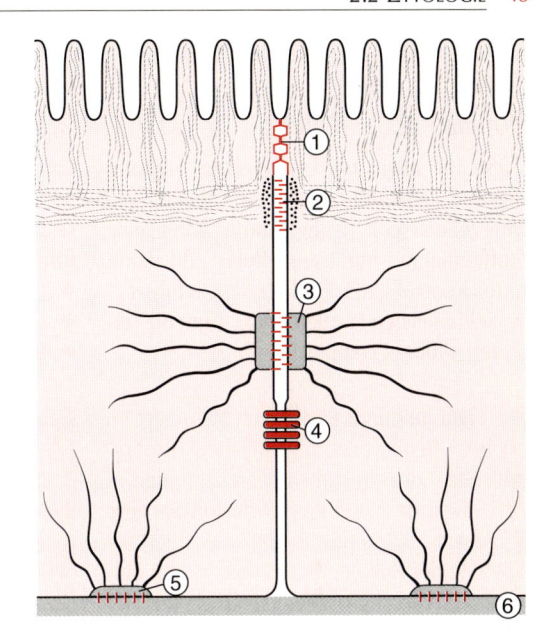

Abb. 2-16 Zellverbindungen am Beispiel der Epithelzellen des Darms.
1 Zonula occludens
2 Zonula adhaerens mit Aktinfilamenten
3 Macula adhaerens (Punktdesmosom) mit Tonofibrillen (Keratinfilamenten)
4 Nexus
5 Hemidesmosom
6 Basalmembran

Bei den **Punktdesmosomen**, die wie Nieten benachbarte Zellen zusammenhalten, ist an der scheibenförmigen Kontaktstelle der Interzellularspalt ca. 25 nm breit und von elektronendichtem, filamentösem Material ausgefüllt (Abb. 2-16, 2-17). An den Zellinnenseiten dieser Kontaktzone sind Verdichtungen erkennbar – **Plaques** –, in denen die zytoplasmatischen Anteile der Zelladhäsionsmoleküle (Desmocollin und Desmoglein) liegen. Diese sind mit Intermediärfilamenten des Zytoskeletts (Tonofibrillen) verbunden.
Hemidesmosomen treten in dem Bereich der Plasmamembran auf, der der Basalmembran zugewandt ist. Nur **auf der zytoplasmatischen Seite** wird dann ein Halbdesmosom ausgebildet (Abb. 2-16). In den Plaques verbinden sich die Intermediärfilamente über spezielle Bindungsproteine, die **Integrine**, mit einer Proteinkomponente der Extrazellulären Matrix.

Klinischer Hinweis. Wenn bei einer Autoimmunkrankheit Antikörper gegen epidermales Cadherin gebildet werden, kommt es in der Epidermis zur Auflösung des Zellverbandes mit Blasenbildung und damit zur Ausbildung des lebensbedrohlichen **Pemphigus vulgaris**.

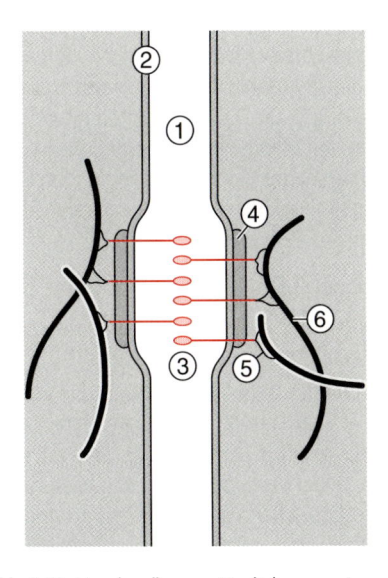

Abb. 2-17 Macula adhaerens (Punktdesmosom).
1 Interzellularraum
2 Zellmembran
3 Cadherine
4 Plaque
5 Catenine
6 Aktinfilamente

Undurchlässige Verbindungen (Tight junctions), Zonulae occludentes

Diese vor allem bei Epithelzellen vorkommenden Zellverbindungen verschließen den Interzellularspalt völlig; somit kann eine Stoffaufnahme nur transzellulär und damit unter Kontrolle der Epithelzellen erfolgen.
- Schlußleisten-Haftkomplex (Junctio intercellularis complex)

Die **Tight junctions** finden sich bevorzugt im obersten Bereich der Seitenflächen von Epithelzellen, die ein Lumen begrenzen, und in Bereichen, in denen eine **Diffusionsbarriere** aufgebaut sein muß (Abb. 2-16). Auf der Außenseite der Zellmembran erheben sich Leisten, die von den Proteinen **Occludin** und **Claudin** gebildet werden und die mit den entsprechenden Bildungen der Nachbarzellen in Kontakt stehen. Zahl und Länge der Leisten sind variabel. Durch diese Zellverbindungen wird der Interzellularspalt vollständig gegen den Lumeninhalt abgeschlossen. Interzelluläre Transportvorgänge werden so unterbunden. Ein **Transport** kann daher **nur transzellulär** durch die Epithelzellen hindurch erfolgen. Unterhalb der Tight junctions ist aber die basolaterale Zellmembran in der Lage, spezielle Funktionen wie Ionen- oder Molekültransporte wahrzunehmen.

Schlußleisten-Haftkomplex (Junctional complex), Junctio intercellularis complex

Im Lichtmikroskop ist erkennbar, daß Epithelien, die an ein Lumen angrenzen, durch dichter gefärbte gürtelförmige Schlußleisten miteinander verbunden sind. Bei elektronenmikroskopischer Vergrößerung wird erkennbar, daß – von apikal nach basal – die *Zonula occludens* und darunter die *Zonula adhaerens* sowie ein Desmosom für diese Schlußleistenbildung verantwortlich sind. Dieses gemeinsame Auftreten wird als **Schlußleisten-Haftkomplex** (Junctional complex) bezeichnet.

Kommunizierende Verbindungen (Gap junctions), Nexus

Die Gap junctions erlauben den Austausch von Ionen und kleinen Molekülen. Viele dieser Substanzen sind Signalstoffe, so daß diese Zellverbindungen vor allem auch dem Informationsaustausch dienen.
- Connexone
- Connexine
- Elektrische Synapsen

Gap junctions (Abb. 2-16) sind klar umschriebene Bereiche der Zellmembranen, die in den meisten Geweben vorkommen. Bei diesen Zellverbindungen ist der Interzellularspalt auf 2–4 nm verengt; er wird von einem System kleiner Kanälchen überbrückt. Innerhalb eines Areals können nur wenige Kanälchen vorhanden sein, es können aber auch viele Tausend vorkommen.

Die Kanälchen eines Nexus (**Connexone**) werden von transmembranösen Proteinen gebildet. Ein Connexon setzt sich aus einem Ring aus sechs identischen Proteinuntereinheiten zusammen, die als **Connexine** bezeichnet werden. Benachbarte Zellen bilden zusammen je ein Kanälchen mit zwei gleichlangen Teilstücken. Über das Lumen von 1–1,5 nm Durchmesser werden die Zytoplasmaräume der Zellen miteinander verbunden. Durch eine schraubenartige Verwindung der Connexine kann die Lumenweite reguliert werden; so führt ein niedriger pH-Wert zu einer Verengung, ein niedriger Kalziumwert zu einer Erweiterung des Kanallumens.

Zu den kommunizierenden Verbindungen gehören auch die **elektrischen Synapsen** (S. 82; Bd. 4).

Basale Zelloberflächendifferenzierungen

Die basale Zellseite grenzt bei einschichtigen Epithelien an die Basalmembran, durch die der Stoffaustausch stattfindet. Entsprechend stehen die hier vorkommenden Oberflächendifferenzierungen im Dienste von Transportfunktionen.
- „Basale Streifung"

Basale Einfaltungen

In verschiedenen polarisierten Epithelzellen (z. B. in den Proximalen und Distalen Nierentubuli oder in den Sekretrohren von Speicheldrüsen) sind die länglichen, parallelen Mitochondrien zur infranukleären, basalen Zellseite hin orientiert. Das lichtmikroskopisch als **„basale Streifung"** bezeichnete Phänomen wird durch tiefe Invaginationen der Zellmembran hervorgerufen, so daß die Mitochondrien in gesonderten, membranumhüllten Zellabteilungen liegen, die sie wie Taschen umgeben. Diese Einfaltungen finden sich vor allem in Epithelien mit ausgeprägten Resorptionsfunktionen; durch die Vergrößerung der Plasmamembran werden die Austauschprozesse begünstigt.

2.2.13 Extrazelluläre Matrix

Zellen werden von einer Matrix umgeben, die in vielfacher Weise mit den Zellen selbst interagiert. Sie ist einmal ein mechanischer Halteapparat für die Zellen und bildet einen Diffusionsraum für den An- und Abtransport unterschiedlichster Stoffe. Darüber hinaus beeinflußt die Matrix aber auch Wachstums- und Differenzierungsprozesse, die Zelladhäsion und die Zellwanderung sowie die Genexpression.

- Interstitielles Kompartiment
- Grundsubstanz
- Basalmembran (Membrana basalis)
- Lamina rara externa (Lamina lucida)
- Basallamina (Lamina basalis, Lamina densa)
- Lamina rara interna (Lamina [fibro-]reticularis)
- Kollagen Typ IV
- Laminin

Die Extrazelluläre Matrix besteht aus hochpolymeren Makromolekülen; deren Zusammensetzung ist **organtypisch** (Kap. 5) und bei Entwicklungsprozessen auch **stadienabhängig**.
Die Extrazelluläre Matrix füllt das **Interstitielle Kompartiment** aus. Die lichtmikroskopisch als amorphe **Grundsubstanz** bezeichnete Matrix enthält verschiedene Kollagene, Fibronektine sowie Vitronektin, Tenaszin, Elastine, Fibrilline und Proteoglykane (s. „Zelladhäsionssysteme" S. 43 sowie „Bindegewebe" S. 55).

Auch die **Basalmembran** (*Membrana basalis*, Kap. 5) gehört als geformtes Element zur Interstitiellen Matrix. Sie ist eine zellfreie Matrixschicht, die insbesondere die Epithelzellen von dem daruntergelegenen Bindegewebe trennt. Aber auch das Endothel, verschiedene Muskelzellen, Fettzellen und SCHWANN-Zellen werden von einer Basalmembran umgeben. Schon lichtmikroskopisch ist sie erkennbar und aufgrund ihres Gehalts an Kohlenhydratkomponenten durch die PAS-Reaktion deutlich darstellbar.
Elektronenmikroskopisch wird deutlich, daß eine den Epithelzellen direkt anliegende dünne **Lamina rara externa** (*Lamina lucida*) von der eigentlichen, 50–150 nm dicken **Basallamina** (*Lamina basalis, Lamina densa*) unterschieden werden kann. An der dem Bindegewebe zugewandten Unterseite findet sich eine weitere, retikuläre Schicht, die **Lamina rara interna** (*Lamina [fibro-]reticularis*). Die Basalmembran wird von den ihr anliegenden Zellen gebildet. Sie enthält hauptsächlich zwei Komponenten.

Das nicht fibrilläre, aus helikalen Molekülen aufgebaute **Kollagen Typ IV** in der *Lamina basalis* ist vor allem für die Flexibilität der Struktur verantwortlich. Das nichtlagene Glykoprotein **Laminin**, von dem zur Zeit 12 Isoformen bekannt sind, ist hauptsächlich in der *Lamina rara externa* vorhanden. Diese trimeren Makromoleküle steuern insbesondere Wachstums- und Differenzierungsprozesse in den angrenzenden Zellen. Sie spielen eine Schlüsselrolle für die Polarisierung der Epithelzellen und für die Myo- und Neurogenese.

Die Funktionen der Laminine werden über zelluläre Oberflächenrezeptoren an die Zelle vermittelt. Hierfür sind die die Zellmembran durchziehenden **Integrinmoleküle** wichtig; diese treten vor allem in den Hemidesmosomen auf (S. 45), welche die Plasmamembran an die Basalmembran anheften. Weiterhin können die Glykoproteine **Fibronektin** und **Entactin**, beides Zelladhäsionsmoleküle, nachgewiesen werden sowie das Heparansulfat-Proteoglykan **Perlecan**.

Die Basalmembran verleiht den Zellen und Geweben eine **mechanische Stabilität**. Da die Basalmembranen nicht überall, wo sie vorkommen, gleichartig zusammengesetzt sind, haben sie auch unterschiedliche Funktionen. In den Nierenglomeruli ist die Basalmembran ein **semipermeabler Filter**, beim Oberflächenepithel stellt sie eine **selektive Zellbarriere** dar. Auch für **Proliferations- und Regenerationsprozesse** ist die Basalmembran von Bedeutung; so wandern die sich stetig regenerierenden Enterozyten des Dünndarms auf der Basalmembran von den Krypten zur Zottenspitze. Nach Verletzungen wirkt die Basalmembran wie ein **Gerüst**, über das die neugebildeten Zellen einwandern.

2.3 Histologie

Als Gewebe werden Verbände gleichartig differenzierter Zellen – einschließlich der von ihnen abstammenden zwischenzelligen Substanzen – bezeichnet. Die Gewebelehre (Histologie) ist somit die Lehre von den Baumaterialien unseres Körpers.
- Epithelgewebe
- Binde- und Stützgewebe
- Muskelgewebe
- Nervengewebe

ARISTOTELES (322 v. Chr.) kann als geistiger Begründer der Histologie bezeichnet werden, da er zum ersten Mal klar und grundsätzlich die „gleichartigen" Teile, nämlich die Gewebe, von den „ungleichartigen", den Organen, unterschied. Später hat es zahlreiche Versuche gegeben, die unterschiedlichen Gewebearten zu charakterisieren. MARIE FRANÇOIS XAVIER BICHAT (1771–1802) beschrieb noch 21 Gewebe, die nicht weiter unterteilbar seien, und die über eine spezielle Art der Sensibilität und Kontraktilität verfügten. Auf RUDOLF A. VON KOELLIKER (1817–1905) geht dann die Einteilung in die **vier verschiedenen Gewebe** zurück, die bis heute beibehalten wurde.

Die **Mikroskopische Anatomie** beschreibt, in welchem Umfang und in welcher Anordnung die genannten Gewebe am Aufbau der verschiedenen Körperorgane beteiligt sind. Auf der Grundlage einer solchen Analyse beruht dann die mikroskopische Organdiagnose.

2.3.1 Epithelgewebe, *Textus epithelialis*

Epithelien bedecken die inneren und äußeren Grenzflächen des Körpers. Gemeinsame Merkmale von Epithelien sind das Vorkommen geringer Mengen an Interzellularsubstanz, das Fehlen von Gefäßen und die Ausbildung einer Basalmembran.
- Oberflächenepithel (Epithelium superficiale)
- Drüsenepithel (Epithelium glandulare)
- Sinnesepithel

Epithelien begrenzen Innere und Äußere **Körperoberflächen**. Entsprechend der jeweils notwendigen Funktion kann nur eine Zellschicht vorhanden sein, oder die Epithelzellen sind in mehreren Schichten angeordnet. Typisch ist, daß nur sehr **wenig Interzellularsubstanz** vorhanden ist und die Epithelschichten selbst **gefäßfrei** sind. Die Oberflächenbedeckung zeigt bereits die erste wichtige Funktion dieses **Oberflächenepithels** (*Epithelium superficiale*) an: es schützt die darunter gelegenen Schichten (**Protektion**). Dieser Schutz ist nicht nur gegenüber mechanischen Einflüssen wichtig, auch thermische, aktinische (Strahlen), chemische und nicht zuletzt

osmotische Einwirkungen werden von den epithelialen Bedeckungen abgeschirmt. Da sich der Körper durch seine Grenzflächen aber auch mit dem externen oder internen Milieu auseinanderzusetzen hat, sind in den Epithelzellen stets auch spezielle Einrichtungen für Transportvorgänge vorhanden, so für die Stoffaufnahme (**Resorption**) und für die Stoffabgabe (**Sekretion, Exkretion**).
Der Zusammenschluß stoffabgebender Zellen wird **Drüsenepithel** (*Epithelium glandulare*) genannt. Einige Epithelzellen üben spezifische Rezeptorfunktionen aus und haben Kontakte mit afferenten Nervenfasern; ihr Zusammenschluß ergibt das **Sinnesepithel**.
Obwohl Epithelien aus allen drei Keimblättern hervorgehen können, sind grundsätzliche morphologische Gemeinsamkeiten vorhanden. So liegen im allgemeinen die Zellen so eng zusammen, daß der ca. 20 nm breite **Interzellularspalt** lichtmikroskopisch nicht erkennbar ist. Dennoch dienen diese, hauptsächlich mit Glykoproteinen ausgefüllten Zellzwischenräume, dem **Stofftransport**. Überbrückt werden die Interzellularspalten durch die verschiedenen **Zellhaften** (*Zonulae occludentes*; *Zonulae adhaerentes*; *Maculae adhaerentes*) und die **kommunikativen Verbindungen** (*Nexus*, S. 46).
Ein weiteres gemeinsames Merkmal epithelialer Verbände ist die Ausbildung einer **Basalmembran** (*Membrana basalis*, S. 47), die das Epithel vom darunter gelegenen Bindegewebe abgrenzt. Sie dient der Anheftung der Epithelzellen, wirkt aber auch als Schranke im Stofftransport, da Blutgefäße nur auf der epithelabgewandten Seite der Basalmembran verlaufen.

Oberflächenepithel, *Epithelium superficiale*

Die Oberflächenepithelien werden nach den Kriterien der Zellform und der Schichtenbildung klassifiziert.
- Formen von Epithelzellen: platt, kubisch, zylindrisch
- Schichten von Epithelzellen: einschichtig, mehrreihig, mehrschichtig

Einschichtige Epithelien, *Epithelium simplex*
- **Einschichtiges Plattenepithel**: Die **polygonalen** oder auch **unregelmäßig geformten** Zellen sind niedrig, wobei sie sich häufig mit dem Bereich, der den Kern enthält, an der Oberfläche vorwölben. Diese Epithelform begünstigt einen intensiven transzellulären Stoffaustausch; so sind die Lungenalveolen von einschichtigem Plattenepithel ausgekleidet, ebenso die Blut- und Lymphgefäße (**Endothel**). Die serösen Häute – *Pleura, Pericard* und *Peritoneum* – werden ebenfalls von dieser Epithelform überzogen; diese wird dort „**Mesothel**" genannt, da diese Epithelzellen mesodermaler Herkunft sind (S. 56) (Abb. 2-18).
- **Einschichtiges kubisches (isoprismatisches) Epithel**: Diese Epithelzellen erscheinen in senkrecht zur Oberfläche geführten Schnitten **kubisch**, in Flachschnitten kann aber eine **polygonale** Zellform erkannt werden. Der kugelige Kern liegt meist in der Mitte der Zelle. Isoprismatisches Epithel tritt vor allem in Nierenkanälchen und in den Ausführungsgängen von Drüsen auf (Abb. 2-18).
- **Einschichtiges hochprismatisches Epithel** („**Zylinderepithel**"): Die Höhe der Zellen übertrifft deren Breite erheblich. Auch diese Zellen erscheinen nur im Längsschnitt **zylinderförmig**, während sie in Wirklichkeit **polygonal** sind. Die apikalen (freien) Zelloberflächen sind – je nach Funktion – mit verschiedenen **Oberflächendifferenzierungen** versehen (S. 41 ff). So tragen sie in der *Tuba uterina* z. T. Kinozilien (Flimmerhärchen), im Darmtrakt besitzen sie zahlreiche dichtstehende Mikrovilli (Bürstensaum). Die vorwiegend basal gelegenen Kerne sind ovoid, wobei die Längsachse der Kerne parallel zur Längsachse der Zellen verläuft (Abb. 2-18).

Mehrreihige Epithelien, *Epithelium pseudostratificatum*
- **Mehrreihiges prismatisches Epithel**: Im Gegensatz zum einschichtigen Epithel

Abb. 2-18 Formen und Schichten des Epithels.
a: einschichtiges Plattenepithel
b: einschichtiges kubisches (isoprismatisches) Epithel
c: einschichtiges hochprismatisches Epithel („Zylinderepithel") mit Bürstensaum
d: mehrreihiges prismatisches Epithel mit Flimmerhärchen und Becherzellen
e: mehrschichtiges unverhorntes Plattenepithel
f: mehrschichtiges verhorntes Plattenepithel
g: Übergangsepithel mit Crusta

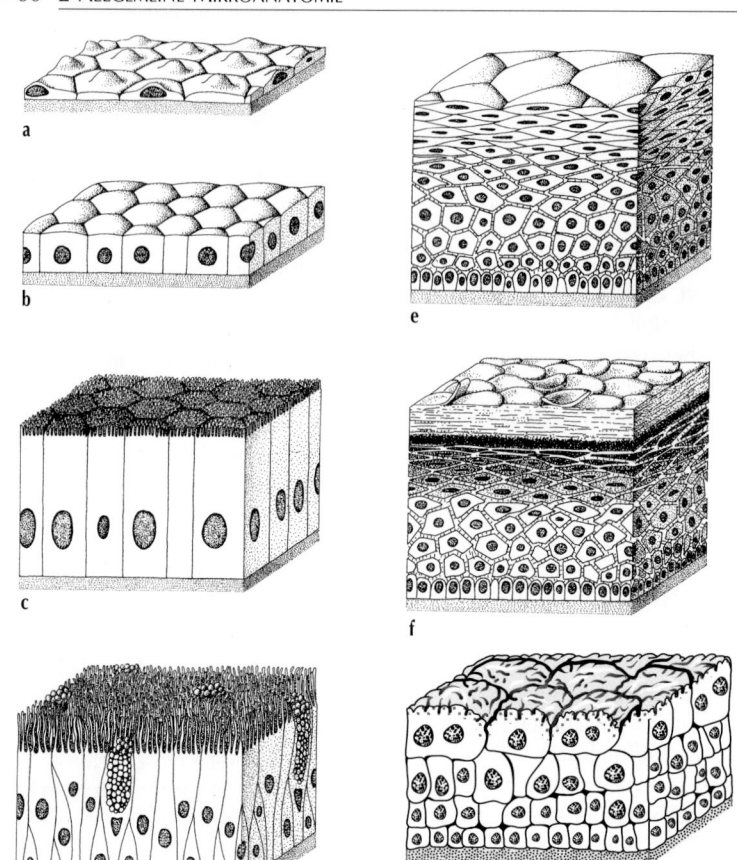

liegen beim mehrreihigen Epithel die **Zellkerne ungleich hoch**. Auf der Basalmembran finden sich kleine Ersatzzellen mit runden Kernen, zwischen diese schieben sich die hochprismatischen Zellen. Somit haben alle Epithelzellen Kontakt mit der Basalmembran, auch wenn diese manchmal nur mit einem dünnen Zellausläufer erreicht wird. Die Oberfläche hingegen wird nur von einem Teil der Zellen gebildet. Diese Epithelform, mit Kinozilien an der Oberfläche und von Becherzellen durchsetzt, ist vor allem als **Respiratorisches Epithel** von der Nasenhöhle bis in die Bronchien verbreitet (Abb. 2-18).

Mehrschichtige Epithelien, *Epithelium stratificatum*

- **Mehrschichtiges unverhorntes Plattenepithel**: Beim mehrschichtigen Epithel haben nur die untersten Zellen (*Stratum basale*), die **kubisch** bis **zylindrisch** sind, Kontakt mit der Basalmembran. Darüber folgen Zellen von meist **unregelmäßiger Gestalt**, deren Desmosomenkontakte wie Stacheln in die Interzellularräume hineinragen (*Stratum spinosum*). Da im *Stratum* *basale* und *Stratum spinosum* häufig Mitosen zu beobachten sind, werden beide Schichten zusammen auch als *Stratum germinativum* bezeichnet. Erst in der oberflächlichen Schicht (*Stratum superficiale*) nehmen die Zellen die **platte Gestalt** an, die für die Benennung der ganzen Epithelform maßgeblich ist. Ösophagus und Vagina werden von dieser Epithelart ausgekleidet (Abb. 2-18).

- **Mehrschichtiges verhorntes Plattenepithel**: Da das Differenzierungsziel dieser Epithelform die Verhornung (Keratinisierung) ist, werden die daran beteiligten Zellen insgesamt als **Keratinozyten** bezeichnet. Auch hier sind die unteren Epithelschichten als *Stratum basale* und *Stratum spinosum* ausgebildet. Im darauf folgenden *Stratum granulosum* sind die Zellen dicht mit basophilen Keratohyalingranula vollgepackt, die den Beginn der Verhornung anzeigen. Elektronenmikroskopisch ist erkennbar, daß beim Verhornungsvorgang diese Granula sich auflösen und mit Tonofilamenten verbacken (**Keratin**). Zusätzlich treten **Keratinosomen** auf („lamellar bodies", „membrane coating granules") mit typischen Lipidkonfigurationen, die mit der Zellmembran verschmelzen und ihren Inhalt in den Interzellularraum ergießen. Lichtmikroskopisch folgt auf das *Stratum granulosum* ein *Stratum lucidum*, das strukturlos erscheint. Im oberflächlichen *Stratum corneum* sind die Zellkerne verschwunden, und die Hornsubstanzen sind zu Platten umgeformt, die an der freien Oberfläche als Schuppen abgeschilfert werden. Durch den Verhornungsprozeß wird eine Schutzschicht aufgebaut, deren Wirkung nicht allein mechanisch interpretierbar ist. Vor allem durch den hohen Lipidanteil entsteht eine Permeabilitätsbarriere mit selektiver Wirksamkeit. So wird z. B. Wasser nahezu völlig abgehalten, während Fette tausendmal schneller penetrieren. Die **Epidermis** (Bd. 4) wird von einem solchen mehrschichtigen verhornten Plattenepithel gebildet (Abb. 2-18).

- **Mehrschichtiges prismatisches Epithel**: Die basalen Zellen sind klein und **polygonal**; sie erreichen aber nicht die freie Oberfläche. Dagegen sind die oberen Zellschichten **prismatisch**, berühren aber nicht mehr die Basalmembran. Dieses Epithel findet sich z. B. in den Umschlagsfalten der Augenbindehaut.

- **Übergangsepithel**: Diese Epithelform, die in den ableitenden Harnwegen von Ureter und Harnblase vorkommt und daher auch als „**Urothel**" bezeichnet wird, ist für den Menschen als mehrschichtiges Epithel beschrieben worden. Auf ein *Stratum basale* folgt eine intermediäre und eine oberflächliche Schicht. Diese wird von Deckzellen gebildet, die pilzförmig über den tieferen Schichten liegen. Die **Polyploidisierung** in diesen Zellen wird gelegentlich durch das Vorkommen von zwei Kernen angezeigt. Vor allem in den Deckzellen treten für die Zelldehnung notwendige Reservevesikel sowie glykolipidhaltige protektive Substanzen auf, die, wenn sie unter dem Einfluß von Fixierungsmitteln unter der apikalen Zellmembran kondensiert sind, als „**Crusta**" bezeichnet werden. Die Besonderheit dieser Epithelform ist ihre hohe **Anpassungsfähigkeit** an unterschiedliche **Dehnungszustände** (Abb. 2-18).

Befunde an Ureteren anderer Spezies haben aber auch ein mehrreihiges Epithel erkennen lassen. In diesen Fällen haben alle Zellen, zum Teil über lang ausgezogene Fortsätze, Kontakt mit der Basalmembran.

Regeneration

Schon wegen ihrer exponierten Lage auf den Oberflächen sind diese Epithelien ständigen mechanischen Beanspruchungen ausgesetzt, die zu Zelluntergängen und Abschilferungen führen. Dieser Zellverlust wird durch eine **physiologische Regeneration** ausgeglichen. Die auch als „Zellmauserung" bezeichnete Ergänzung der verlorengegangenen Zellen läuft häufig in typischen Regenerationszonen ab. So wird das Oberflächenepithel im Darmtrakt von den Krypten aus erneuert, beim mehrschichtigen Plattenepithel wird die Abschilferung (Desquamation) an der Oberfläche durch eine entsprechende regeneratorische Aktivität im Stratum germinativum ausgeglichen.

Drüsenepithel, Epithelium glandulare

Die meisten Zellen des Körpers sind fähig, in ihrem Zytoplasma Stoffe zu bilden, die dann in die Umgebung abgegeben (sezerniert) werden. Bei vielen Epithelzellen und den von ihnen gebildeten Epithelzellverbänden steht diese Fähigkeit so im Vordergrund, daß diese als Drüsen bezeichnet werden.
- Ingestion
- Synthese
- Extrusion

Die Bildung und Abgabe von Drüsenprodukten erfolgen in drei Phasen. Während der Phase der **Ingestion** nehmen die Drüsenzellen aus der Blutbahn vor allem niedermolekulare Verbindungen auf. Diese Stoffe durchdringen zunächst die Basalmembran, dann werden sie durch die basolateralen Zellmembranen aufgenommen.

Die **Synthesephase** proteinhaltiger Drüsenprodukte beginnt zunächst am Rauhen Endoplasmatischen Retikulum. Danach finden sich die noch unfertigen Produkte in den Zisternen des Endoplasmatischen Retikulums. Von dort gelangen sie zum GOLGI-Apparat. Hier kommt es in den Prosekretgranula zur Sekretausreifung, wobei die Proteinkomponenten mit Lipiden oder Kohlenhydraten kombiniert werden. Außerdem ist in den Sekretgranula eine Konzentration des Sekretionsprodukts erkennbar. Bei Drüsenzellen, die kein proteinhaltiges Produkt bilden (z. B. den Belegzellen des Magens), werden keine Prosekretgranula gebildet. In diesen Zellen finden sich zahlreiche Mitochondrien und vermehrt Glattes Endoplasmatisches Retikulum, an dem die Synthesevorgänge ablaufen.

In der Phase der **Extrusion** wird das Produkt aus der Zelle ausgeschleust (Abb. 2-19).

Unterscheidungsmerkmale von Drüsen

Drüsen unterscheiden sich einmal durch ihre unterschiedlichen Produkte, dann auch durch die Art der Produktabgabe, weiterhin durch ihre Lagebeziehungen und ihre Bauformen und schließlich durch ihre Sekretbeschaffenheit. Mit Hilfe dieser fünf Merkmale ist eine eindeutige Definition der einzelnen Drüsen möglich.
- Produkte: Sekret, Exkret, Inkret
- Produktabgabe: holokrin, apokrin, ekkrin/merokrin
- Lagebeziehung: endoepithelial, exoepithelial
- Bauformen: tubulös, azinös, alveolär
- Sekretbeschaffenheit: serös, mukös

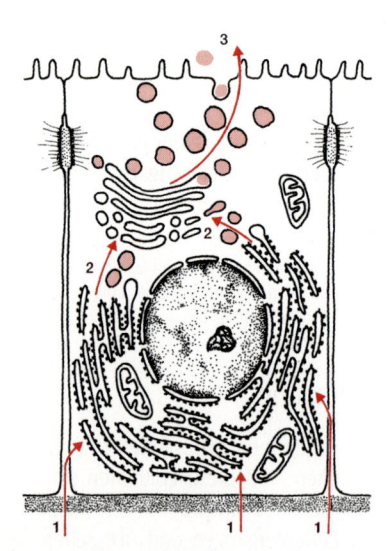

Abb. 2-19 Bildung und Abgabe proteinhaltiger Drüsenprodukte.
1 Ingestion niedermolekularer Verbindungen durch die basolaterale Zellmembran
2 Synthese der Proteine am Rauhen Endoplasmatischen Retikulum und Weitergabe der Syntheseprodukte über Transportvesikel (rot) an den GOLGI-Apparat
3 Sekretausreifung in (Pro-)Sekretgranula und Extrusion aus der apikalen Zellmembran

Produkte

Die Art der Produkte erlaubt eine Unterscheidung in Sekrete, Exkrete und Inkrete. Bei den

Sekreten handelt es sich um Drüsenprodukte, die für den Körper notwendig sind und die auf eine Äußere oder Innere freie Oberfläche abgegeben werden (z. B. Speichel). **Exkrete** hingegen sind für den Körper nicht mehr notwendig, sogar ausscheidungspflichtig. Auch sie werden an eine freie Oberfläche abgegeben (z. B. Harn). Als **Inkrete** werden die Drüsenprodukte bezeichnet, die für den Organismus notwendig sind, aber nicht an eine freie Oberfläche, sondern an die Blutbahn abgegeben werden (z. B. Hormone). Drüsen, die Sekrete und Exkrete bilden, werden als **exokrine Drüsen** bezeichnet, während inkretbildende (Hormon-)Drüsen als **endokrine Drüsen** bezeichnet werden (Inkretorische Drüsen; Bd. 3).

Produktabgabe

Bei der Produktabgabe kann sich die ganze Zelle zugunsten ihres Produktes umwandeln; die Zelle degeneriert, der Zellkern löst sich auf und der gesamte Zellinhalt wird, zusammen mit dem gebildeten Sekret, ausgestoßen. Diese Sekretionsweise wird als **holokrine Sekretion** (Abb. 2-20c) bezeichnet. Die Regeneration der Zellen erfolgt, z. B. bei den Talgdrüsen, von den noch verbliebenen basalen Zellsträngen aus.

Bei den anderen Sekretionsweisen bleiben die Drüsenzellen erhalten. Während der **apokrinen Sekretion** (Abb. 2-20b) wölben die intrazellulär gebildeten Produkte die apikale Zellmembran vor; durch Abschnürungen werden dann von Proteinen umhüllte Sekretgranula abgestoßen (Beispiel: apokrine Duftdrüsen). Die häufigste Produktabgabe erfolgt in Form der **ekkrinen**, meist gleichgesetzt mit der **merokrinen Sekretion** (Abb. 2-20a). Die mit der apikalen Zellmembran verschmolzenen Sekretvesikel öffnen sich und entlassen das Produkt an die Oberfläche. Dadurch bleibt die Drüsenzelle bei der Sekretion intakt (Beispiel: ekkrine Schweißdrüsen).

Lagebeziehung

Aufgrund ihrer Lagebeziehung zur Oberfläche können **endoepitheliale** und **exoepitheliale Drüsen** unterschieden werden (Abb. 2-21). Die Becherzelle ist das typische Beispiel einer einzelligen endoepithelialen Drüse (Abb. 2-21a). An manchen Stellen (z. B. der Nasenschleimhaut) lagern sich Becherzellen zu kleinen Komplexen zusammen; diese bilden dann gemeinsam mehrzellige **endoepitheliale Drüsen** (Abb. 2-21b).

Bei den **exoepithelialen Drüsen** (Abb. 2-21c) liegen die produktbildenden Zellen entweder direkt im subepithelialen Bindegewebe oder aber auch in weiter entfernten Bindegewebsräumen. Mit der Oberfläche sind sie durch Ausführungsgänge verbunden; somit kommt

Abb. 2-20 Sekretabgabe aus Drüsenzellen. Teilbild: Degeneration der Drüsenzellen bei der Sekretbildung
a: merokrine (ekkrine) Sekretion
b: apokrine Sekretion
c: holokrine Sekretion

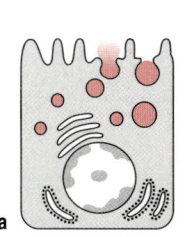

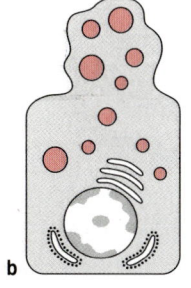

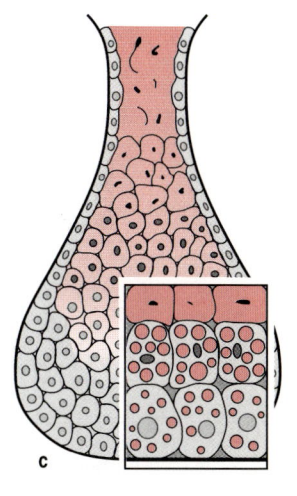

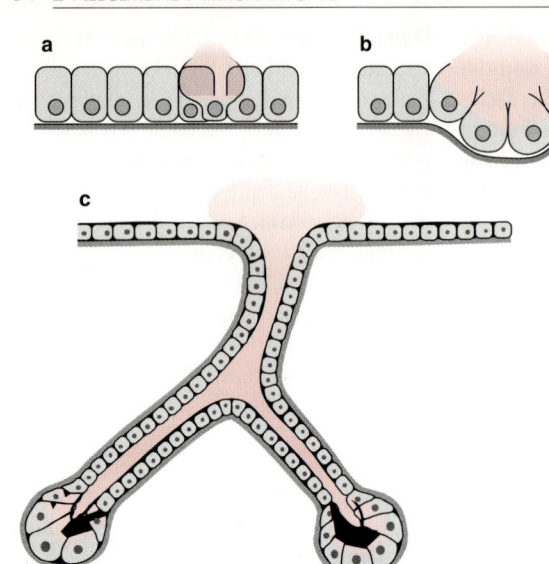

Abb. 2-21 Lagebeziehungen von Drüsen zur Oberfläche.
a: endoepitheliale einzellige Drüse
b: endoepitheliale mehrzellige Drüse
c: exoepitheliale Drüse

es zu einer Arbeitsteilung in die eigentlichen sezernierenden Zellen der **Drüsenendstücke** und in die Wandzellen der **Gangabschnitte**.

Bauformen

Die Bauformen der sezernierenden Abschnitte erlauben eine Unterscheidung in **tubulöse**, **azinöse** und **alveoläre Drüsen**. Häufig finden sich nicht nur diese Grundformen, sondern Kombinationen aus zwei Formen wie die tubuloazinösen (Abb. 2-22d) oder tubuloalveolären Drüsen (Abb. 2-22e). Bei den **tubulösen Drüsen** (Abb. 2-22a, 2-22b, 2-22c) handelt es sich um schlauchförmige Gebilde, in denen alle Zellen eine sekretorische Funktion haben können. Die Tubuli sind einfach wie bei den LIEBERKÜHN-Krypten (*Gll. intestinales*, Bd. 3), gewunden wie bei den Schweißdrüsen (*Gll. sudoriferae*, Bd. 4) oder verzweigt wie bei den BRUNNER-Drüsen (*Gll. duodenales*, Bd. 3). Eine besondere Anpassung der sezernierenden Drüsenendabschnitte, u. a. an die unterschiedliche Viskosität des zu sezernierenden Produkts, stellen die säckchenartigen Ausweitungen der Drüsenendstücke dar. Dabei ist bei einer **azinösen Drüse** das kugelige Endstück mit einem sehr kleinen Lumen ausgestattet. Solche End-

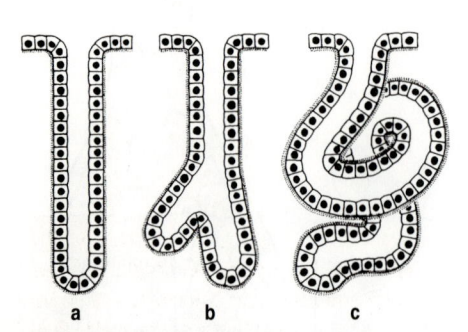

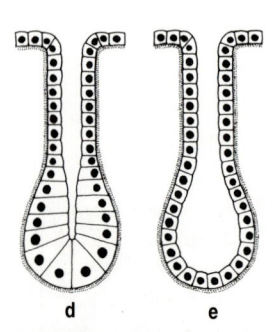

Abb. 2-22 Bauformen verschiedener Drüsen.
a: tubulöse Drüse (einfach)
b: tubulöse Drüse (verzweigt)
c: tubulöse Drüse (gewunden), sog. Knäueldrüse
d: tubuloazinöse Drüse
e: tubuloalveoläre Drüse

stücke sind u. a. im Pankreas zu finden. Bei den **alveolären Drüsen** sind die Endstücke ballonartig ausgeweitet und daher mit einem großen Lumen versehen. Tubuloalveoläre Drüsen sind z. B. die Talgdrüsen (*Gll. sebaceae*, Bd. 4).

Sekretbeschaffenheit

Eine weitere Unterscheidung verschiedener Drüsen erfolgt über deren Sekretbeschaffenheit. In azinösen Endstücken wird ein serumähnliches, wässriges Produkt gebildet; diese Endstücke werden daher als **seröse Drüsenendstücke** bezeichnet. Außer Wasser und Elektrolyten sind vor allem **Enzymproteine** ein wesentlicher Bestandteil dieser Sekrete. Die geringe Viskosität des Sekrets erlaubt in den Endstücken hohe pyramidenförmige Zellen, die ein **enges Lumen** begrenzen. Die etwas nach basal orientierten Kerne sind rund (Beispiel: *Gl. parotidea*, Bd. 3).

Muköse Drüsenendstücke besitzen dagegen ein **weites Lumen**. Die Kerne der produktbildenden Zellen liegen an der Basis und sind platt. Nach üblicher Fixierung und Färbung erscheint der Zellinhalt schaumig. Die eher viskösen Sekrete gehören zur Stoffgruppe der **Glykoproteine** (Beispiel: *Gl. sublingualis*, Bd. 3).

Früher hat man für Schleime, die mit einer Säurebehandlung aufgrund ihrer eigenen Azidität schlecht fixiert und daher bei üblichen histologischen Färbungen nur ungenügend dargestellt werden konnten, den Begriff „mukoid" verwendet. Diese Bezeichnungsweise ist überholt, da aufgrund histochemischer Kriterien eine genaue Charakterisierung der Schleimstoffe möglich ist.

Gemischte Drüsenendstücke enthalten sowohl seröse als auch muköse Drüsenzellen.

Hilfseinrichtungen

In vielen Drüsen sind die Parenchym- und Gangzellen von kontraktilen Epithelien umgeben, die innerhalb der Basalmembran liegen. Diese langgestreckten **Myoepithelien** erleichtern die Sekretion durch das Auspressen der Drüsenendstücke und durch die Regulierung des Lumendurchmessers der Gangabschnitte.

Große Drüsen haben außer ihrer epithelialen **Parenchymstruktur** auch typische Organisationsformen des bindegewebigen **Stroma**. So sind die Drüsen meist von einer straffen Kapsel aus kollagenem Bindegewebe umgeben. Von der **Kapsel** strahlen in das Innere der Drüse **Septen** ein, die das Parenchym in **Läppchen** gliedern (Lobulierung, Abb. 2-23). Dieses Bindegewebe umgibt die Ausführungsgänge und leitet Gefäße und Nerven. Bei Entzündungsprozessen kommt es vor allem in diesem Bindegewebe zu den entsprechenden Abwehrreaktionen, die zu Schwellungen und Kapselspannungen führen und dadurch Schmerzen verursachen können.

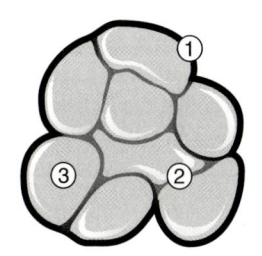

Abb. 2-23 Allgemeiner Drüsenaufbau.
1 Kapsel }
2 Septen } Stroma
3 Läppchen aus Parenchym

2.3.2 Bindegewebe, *Textus connectivus*

Das Bindegewebe hat, entsprechend seiner unterschiedlichen Lokalisation im Körper, verschiedene Funktionen. In den Räumen zwischen den Organen dient es als Füllgewebe; als Hüllgewebe (Kapsel) umgibt es die Organe. Das Bindegewebe ist das Leitgewebe für den Verlauf von Gefäßen und Nerven, es strukturiert und stützt als Gerüst die Inneren Organe. Ferner kann es als Speichergewebe für Fett dienen und bildet als Stützgewebe Knorpel und Knochen. Das Bindegewebe ist mesenchymaler (mesodermaler) Herkunft. Im Gegensatz zum Epithelgewebe zeichnet es sich dadurch aus, daß zwischen

- Bindegewebszellen (Cellulae textus connectivi)
- Interzellularsubstanz (Substantia intercellularis)

Das **Bindegewebe** liegt nicht nur im Inneren des Körpers, wo es den Organen **Halt** gibt und diese in ihrer **Umgebung verankert**, sondern es **bestimmt** auch das **innere Milieu**, da es den Stoffaustausch zwischen der Blutbahn und den Organen vermittelt. Schließlich ist es in die **Abwehrvorgänge** gegen schädigende Einflüsse einbezogen („**Interstitialsystem**").

Bindegewebszellen, Cellulae textus connectivi

Die meisten Bindegewebszellen haben nur noch eine entfernte, oft sogar überhaupt keine morphologische Ähnlichkeit mehr mit dem Herkunftsgewebe, dem embryonalen Mesenchym. Die Zellen des Bindegewebes werden daher zunächst nicht nach den Kriterien ihrer Form unterschieden, sondern entsprechend ihrer Lage zueinander. Man unterscheidet die Zellen also danach, ob sie einen Zellverband bilden oder aber, ob sie sich frei in ihrer Umgebung bewegen.

- Ortsfeste Bindegewebszellen
- Übergangsformen
- Freie Bindegewebszellen

Ortsfeste Bindegewebszellen

Fibrozyten, *Fibrocyti*

Es handelt sich bei den **Fibrozyten** (*Fibrocyti*) um zytoplasmaarme Zellen mit großen Zellkernen, in denen das Chromatin oft nur schwach angefärbt ist. In frühen Differenzierungsstadien läßt sich eine auf den hohen RNA-Gehalt zurückzuführende Basophilie nachweisen. In diesem Stadium der gesteigerten Grundsubstanz- und Fasersynthese werden diese Zellen auch speziell als **Fibroblasten** (*Fibroblasti*) angesprochen. Entsprechend der Form und Dichte der von ihnen gebildeten Interzellularsubstanz können die ausdifferenzierten Fibrozyten verschiedene Formen annehmen. Zwischen gerichteten kollagenen Fasern liegend, wird ihr **Zelleib** (*Perikaryon*) zusammengedrückt und die Zytoplasmafortsätze bilden Ausläufer zwischen den Faserbündeln (Flügelzellen). In anderen Fällen bilden die Zellen einen lockeren Verband, wobei sie mit langen Fortsätzen untereinander Kontakt halten (Abb. 2-25). Andere Differenzierungsformen von Ortsständigen Bindegewebszellen sind die **Fibroblastischen Retikulumzellen**, die versilberbare Retikulinfasern bilden, sowie die **Fettzellen** (*Adipocyti, Lipocyti*), die sich bei zunehmender Fetteinlagerung abrunden.

Ein spezielles epithelähnliches Aussehen nehmen die Bindegewebezellen an, welche die Oberflächen der „serösen Häute" bedecken. Diese auch als „**Mesothel**" bezeichneten Zellen erlauben den Durchtritt von seröser Flüssigkeit („Transsudat"); sie sind in den Pleuren, dem Perikard, den Peritonealschichten sowie in der Synovia der Gelenkkapseln vorhanden.

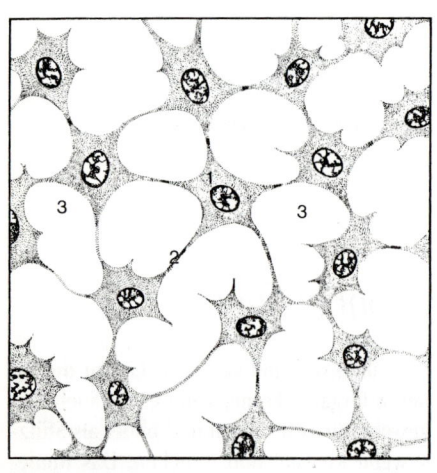

Abb. 2-24 Mesenchym.
1 Mesenchymzelle
2 Zellkontakt
3 Interzellularraum (Grundsubstanz nicht dargestellt)

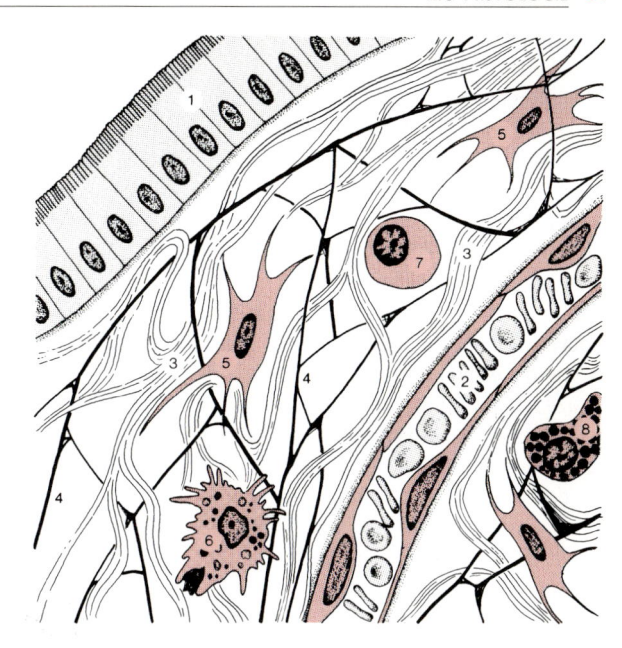

Abb. 2-25 Lockeres Faseriges Bindegewebe.
1 Epitheliale Begrenzung
2 Kapillare mit Endothelzellen (rot) und Erythrozyten
3 Kollagenfasern
4 Elastische Fasern
5 Fibrozyten (rot)
6 Makrophage (rot)
7 Plasmazelle (rot)
8 Mastzelle (rot)

Übergangsformen

Im Bindegewebe finden sich zahlreiche Zellen mit unterschiedlichen Formen und Färbungseigenschaften, die zur Phagozytose fähig sind (Abb. 2-25). Diese Zellen können partikuläres Material in sich aufnehmen und mit Hilfe eines speziellen intrazellulären Verdauungssystems abbauen (Phagolysosomen, S. 33). Diese Makrophagen stellen Übergangsformen zwischen den Ortsfesten und den Freien Bindegewebszellen dar.
- Makrophagen (Macrophagocyti)
- Monozyten (Monocyti)
- Mononukleäres Phagozytierendes System (MPS)

Früher hat man bei den **Makrophagen** (*Macrophagocyti*) deutlich zwischen den sessilen und den mobilen Formen unterschieden. Inzwischen konnte mit verschiedenen Methoden gezeigt werden, daß **alle Phagozyten von den Monozyten** (*Monocyti*) **abstammen** und daß die unterschiedlichen Formen lediglich Ausdruck verschiedener Funktionszustände sind. Somit bilden die **Bindegewebsmakrophagen**, zusammen mit allen anderen **phagozytierenden Zellen** des Körpers (z. B. KUPFFER-Zellen der Leber, Alveolarmakrophagen der Lunge, phagozytierende Zellen der Lymphatischen Organe u. a.), das **Mononukleäre Phagozytierende System** (**MPS**, Bd. 3). Unter diesem Überbegriff werden die früheren Auffassungen eines **Retikulo-Endothelialen Systems** (**RES**) oder eines **Retikulo-Histiozytären Systems** (**RHS**) durch die Einbeziehung der Zellen monozytärer Herkunft zusammengefaßt.

Monozyten, *Monocyti*

Die aus dem Knochenmark stammenden und im Blut kreisenden **Monozyten** (*Monocyti*) sind rundliche, 9–12 µm große Zellen mit einem exzentrischen nierenförmigen Kern und feinen azurophilen Einschlüssen im Zytoplasma (Bd. 3). Nach ca. ein bis zwei Tagen verlassen sie die Blutbahn, indem sie die intakte Gefäßwand durchdringen (**Diapedese**) und in das Bindegewebe einwandern, wo sie sich zu den **Gewebsmakrophagen** differenzieren. Dort können sie sich über Monate weitgehend inaktiv verhalten. Sie stellen dann die ortsfesten **Histiozyten** (*Histiocyti*) dar. Lichtmikroskopisch sind sie polymorph und zeigen einen dunkel gefärbten Kern und ein granuliertes Zytoplasma. Bei einer Entzündung werden diese Zellen durch besondere Wirkstoffe, die **Chemotaxine**, aktiviert. Die Oberfläche dieser Zellen bildet dann zahlreiche Mikrovilli und Pseudopodien; im Zytoplasma treten Vakuolen und Lysosomen auf. Somit zeigen die Zellen jetzt alle Kennzeichen einer **amöboiden Beweglichkeit** in Richtung **auf den Entzündungsort hin** (**Chemotaxis**). Dabei vergrößert sich der Durchmesser der Zellen auf 15–20 µm. Nach der intrazellulären Aufnahme von Bakterien und Zelltrümmern bzw. nach Abklingen der Entzündung gehen die Zellen zugrunde, oder aus den beweglichen Makrophagen werden wieder sessile Formen, deren Zahl stetig durch die einwandernden Monozyten ergänzt wird.

Freie Bindegewebszellen

Mastzellen, *Mastocyti*

Die Vorstufen der reifen **Mastzellen** (*Mastocyti*) gelangen als noch undifferenzierte Stammzellen aus der Blutbahn in das Bindegewebe. Aber auch reife Mastzellen können sich noch durch mitotische Teilungen vermehren. Die Mastzellen sind durch zahlreiche **Granula** im Zytoplasma ausgezeichnet (Abb. 2-25), die sich bei entsprechenden Färbungen als basophil und metachromatisch erweisen. Ursache hierfür ist das in den Granula vorhandene N-sulfatierte Polysaccharid **Heparin**, das an **Histamin** gebunden ist. Weiterhin wurde in den Mastzellen **Serotonin** nachgewiesen. Alle diese Substanzen sind Entzündungsmediatoren. Bei einem Entzündungsreiz kommt es zur Degranulierung der Mastzellen, wobei das Heparin eine die Blutgerinnung hemmende Wirkung entfaltet, Histamin die Durchlässigkeit der Gefäßwand steigert und Serotonin eine Kontraktion der Glatten Muskulatur bewirkt.

Lymphozyten, *Lymphocyti*

Ebenfalls aus der Blutbahn kommend finden sich im Bindegewebe vereinzelte eingewanderte **Lymphozyten** (*Lymphocyti*). An Orten, an denen eine Entzündung abläuft, kann ihre Anzahl deutlich erhöht sein. Sie besitzen einen großen Kern, der von einem zumeist sehr schmalen basophilen Zytoplasmasaum umgeben ist. Die Größe der Lymphozyten unterliegt starken Schwankungen. Meist sind sie mit ca. 8 µm Durchmesser kaum größer als Erythrozyten, doch können sie bis zu 15 µm groß werden. Diese Schwankungen sind Ausdruck verschiedener Funktionszustände. Insgesamt sind die Lymphozyten wesentlich an der **Immunabwehr** des Körpers gegen unterschiedliche Antigene beteiligt (Bd. 3).

Plasmazellen, *Plasmocyti*

Die Kerne dieser 10–20 µm großen Zellen fallen durch ihr **markantes Heterochromatin** auf, das ihnen die charakterisierende Bezeichnung des „Radspeichenkerns" eingetragen hat. Das Zytoplasma ist stark basophil. Die **Plasmazellen** (*Plasmocyti*, Abb. 2-25) sind aus der Blutbahn eingewanderte Differenzierungsstufen von B-Lymphozyten, die Kontakt mit Antigenen hatten. Plasmazellen produzieren gegen diese Antigene spezifisch gerichtete Antikörper, die in der Fraktion der γ-Globuline zu finden sind (Bd. 3).

Neutrophile Granulozyten, *Granulocyti neutrophilici*

Diese ebenfalls aus dem Blut stammenden Zellen werden als **Mikrophagen** bezeichnet. In ihren Granula enthalten sie proteolytische Enzyme, mit deren Hilfe sie Bakterien und Zellbestandteile abbauen können. Meist sterben diese Zellen nach der phagozytotischen Tätigkeit ab; sie sammeln sich dann als „Eiterkörperchen" in den eingeschmolzenen Entzündungsbereichen (z. B. im Inneren von Abszeßhöhlen) (Bd. 3).

Eosinophile Granulozyten, *Granulocyti acidophilici*

Oft sind die Eosinophilen zusammen mit den Mastzellen zu finden. Diese zu den Weißen Blutkörperchen gehörenden Zellen gelangen durch die Gefäßwände hindurch in das lockere Bindegewebe und sollen dort bei der Phagozytose von Immunkomplexen sowie bei der Inaktivierung von Histamin und anderen Mediatoren von Entzündungsvorgängen beteiligt sein (Bd. 3).

Interzellularsubstanz, Substantia intercellularis

Die Interzellularsubstanz oder Matrix besteht immer aus einer ungeformten Komponente, der Grundsubstanz, und in den meisten Fällen aus weiteren, geformten Bestandteilen, den Bindegewebsfasern.
- Grundsubstanz (Substantia fundamentalis)
- Bindegewebsfasern (Fibrae textus connectivi)

Bei den **Bindegewebsfasern** (*Fibrae textus connectivi*), die in die **Grundsubstanz** (*Substantia fundamentalis*) eingebettet sind, unterscheidet man Kollagen-, Retikulin- und Elastische Fasern mit jeweils unterschiedlichen Eigenschaften.

Grundsubstanz, Substantia fundamentalis

Die Grundsubstanz ist die amorphe, lichtmikroskopisch nicht weiter auflösbare Komponente der Interzellularsubstanz. Sie wird von den Bindegewebszellen gebildet und besteht aus sauren, d. h. negativ geladenen Proteoglykanen (Abb. 2-26).
- Proteoglykane

Die **Proteoglykane** sind Makromoleküle, die ein **hohes Wasserbindungsvermögen** besitzen, so daß hier ein Großteil des extrazellulären Wassers sowie Mineralien (wie Ca^{2+}, Na^+ und K^+) gebunden werden. Entsprechend dem pH-Wert der Grundsubstanz ist diese mehr oder weniger basophil und metachromatisch (S. 88).

Die Proteoglykane sind **Proteinverbindungen** mit einem weit **überwiegenden Kohlenhydratanteil** (80–90%). Die Polysaccharidkomponente besteht aus Polymeren identischer Disaccharideinheiten, nämlich aus einer Glukuronsäure (seltener auch Iduronsäure) und einem Glukosamin, das sulfatiert sein kann. Typische Glykosaminoglykane der Grundsubstanz sind: Hyaluronsäure, Chondroitinsulfat, Dermatansulfat, Keratansulfat und Heparansulfat.

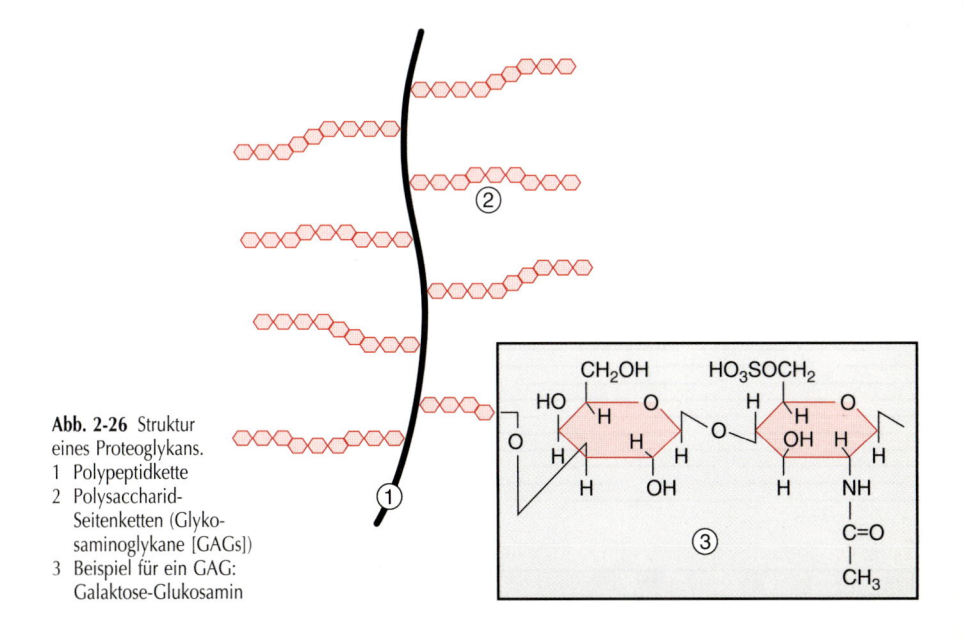

Abb. 2-26 Struktur eines Proteoglykans.
1 Polypeptidkette
2 Polysaccharid-Seitenketten (Glykosaminoglykane [GAGs])
3 Beispiel für ein GAG: Galaktose-Glukosamin

Bindegewebsfasern, *Fibrae textus connectivi*

Die am häufigsten vorkommenden Typen der Faserproteine treten im Bindegewebe auf; sie bilden die Kollagenfasern, die Retikulinfasern und die Elastischen Fasern.
- Kollagenfasern (Fibrae collagenosae)
- Retikulinfasern (Fibrae reticulosae)
- Elastische Fasern (Fibrae elasticae)

In den Geweben und Organen treten wechselnde Anteile der verschiedenen Fasern auf. Der **vorherrschende Fasertyp** bestimmt die spezifischen **Eigenschaften eines Gewebes**. Welche Fasern gebildet werden, wird durch die Bindegewebszellen selbst bestimmt. Zusätzlich werden die Fasern aber auch von der äußeren Umgebung und nicht zuletzt durch das Alter modifiziert.

Kollagenfasern, *Fibrae collagenosae*

Die selbst farblosen, aber durch verschiedene Färbemethoden (Hämatoxylin-Eosin-Färbung: rot, Azanfärbung: blau) darstellbaren **Kollagenfasern** (*Fibrae collagenosae*) besitzen einen Durchmesser von ca. 1–15 µm. Sie verlaufen im Interzellularraum leicht wellenförmig, entweder in verschiedenen Richtungen oder parallel zueinander.

Bei der Faserbildung, der **Fibrillogenese**, werden intrazellulär in den Fibroblasten Polypeptidketten mit einem hohen Anteil von Glycin, Prolin, Hydroxyprolin und Hydroxylysin synthetisiert. Diese Kettenmoleküle zeigen eine Schraubenform (α-Helix), besitzen an einem Ende aber nichthelikale „Registerpeptide", die für die Löslichkeit verantwortlich sind. Die Verdrillung von jeweils drei Helices führt zur Bildung einer Tripelhelix, dem **Prokollagen**, das aus der Zelle ausgeschleust wird (Abb. 2-27, 2-28).

Extrazellulär spalten spezifische Peptidasen die endständigen „Registerpeptide" ab, wodurch die eigentlichen Kollagenmoleküle entstehen, das **Tropokollagen**, das jetzt weiter aggregieren kann. Durch die Aneinanderlagerung von wenigstens fünf, in der Länge versetzten Tropokollageneinheiten entstehen **primäre Filamente**. Wenn nach fortschreitender Aggregation eine Fibrillendicke von mehr als 20 nm entstanden ist, werden die Aggregate als **Mikrofibrillen** bezeichnet. Elektronenmikroskopisch kann eine Querstreifung erkannt werden, die eine Periodizität von 67 nm aufweist.

Durch eine amorphe Kittsubstanz (Glykosaminoglykane) werden die Mikrofibrillen zu höheren Einheiten verfestigt, zunächst zu den **kollagenen Fibrillen** (> 0,5 µm), dann zu den lichtmikroskopisch erkennbaren **kollagenen Fasern** (1–15 µm) und schließlich zu den **Faserbündeln**.

Abweichungen in der Aminosäuresequenz und in der Länge der α-Ketten ergeben bei der Kollagensynthese verschiedene Kombi-

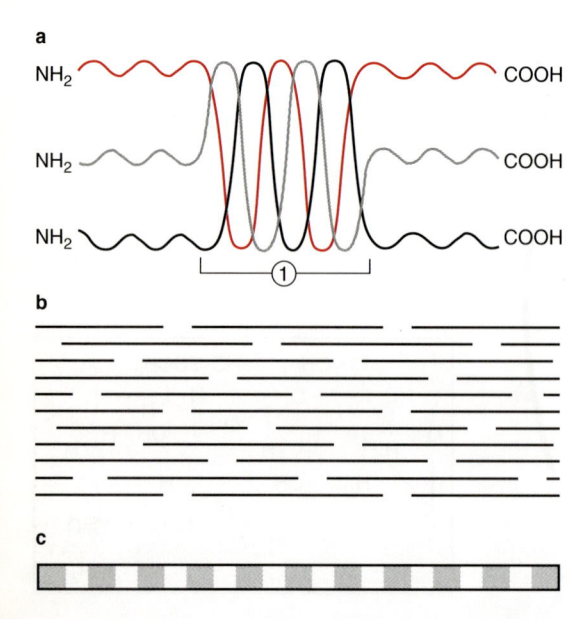

Abb. 2-27 Kollagenbildung (n. Stevens/Lowe, mod.).
- **a:** drei Polypeptidketten bilden eine Tripelhelix (= Prokollagen)
- **b:** longitudinale Anordnung der Tropokollagenmoleküle (300 nm) mit Überlappungen von 67nm
- **c:** kollagene Fibrille mit einer Periodizität von 67nm
- 1 Extrazellulär bilden die verdrillten Anteile das Tropokollagen

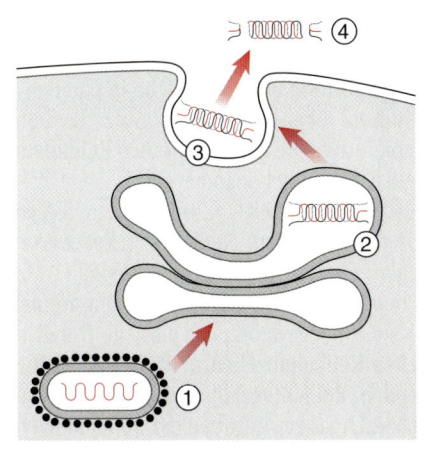

Abb. 2-28 Kollagenbildung.
1 Synthese von Pro-α-Polypeptidketten in den Zisternen des RER
2 Bildung von Prokollagen im GOLGI-Apparat
3 Abgabe des Vesikelinhalts in den extrazellulären Raum
4 Abtrennung der „Registerpeptide" als Voraussetzung für die Fibrillenbildung

nationsmöglichkeiten. Dadurch entstehen die morphologisch und funktionell unterschiedlichen **Kollagentypen**. Die **Kollagentypen I, II und III** bestehen aus Mikrofibrillen; sie treten im **Lockeren** und **Straffen Bindegewebe** auf sowie im **Knorpel** und **Knochen**. Die **Kollagentypen IV und V** zeigen keine Fibrillenbildung; sie sind wesentliche Baubestandteile verschiedener **Basalmembranen**. Kollagenfasern sind **zugfest**. In **Muskelfaszien** beispielsweise bilden sie ein **Scherengitter**, wodurch der Muskel bei Verdickungen und Verkürzungen einen anpassungsfähigen und dennoch festen „Strumpf" erhält. In **Sehnen** verlaufen die kollagenen Fasern **parallel** und verleihen diesen damit eine Reißfestigkeit bis zu 10 kg pro cm^2 oder mehr.

Retikulinfasern, *Fibrae reticulosae*

Retikulinfasern (*Fibrae reticulosae*), auch als retikuläre Fasern bezeichnet, sind durch Versilberung darstellbar („argyrophile Fasern"); sie sind darüber hinaus PAS-positiv. Die zumeist einzeln verlaufenden Fasern haben einen Durchmesser von 0,2–1,0 μm und sind bevorzugt am Aufbau dreidimensionaler Netze beteiligt, wobei sie die inneren Strukturen epithelialer Organe (z. B. Nierentubuli), Kapillaren, aber auch Muskel- und Nervenfasern umspinnen.

Retikulinfasern werden von **Fibroblastischen Retikulumzellen** gebildet. In diesen laufen die Schritte für die Synthese von Kollagen **Typ III** ab. Die dann im extrazellulären Raum gebildeten Mikrofibrillen sind vorwiegend mit Heparansulfat vernetzt. Elektronenmikroskopisch kann in den Retikulinfasern eine dem Kollagen entsprechende Periodizität von 67 nm gefunden werden.

Die räumliche Anordnung der Retikulinfasern gewährt den parenchymatösen Organen, z. B. der Leber, der Milz und der Niere, eine ausgeprägte **Formkonstanz**. Man hat daher dem gesamten Fasergerüst auch die Eigenschaft der „**Biegungselastizität**" zugeschrieben.

Elastische Fasern, *Fibrae elasticae*

Wenn **Elastische Fasern** (*Fibrae elasticae*) in großer Zahl auftreten, fällt eine **Gelbfärbung** des Gewebes auf (z. B. bei den Ligg. flava; Bd. 2, Kap. 1). Im übrigen können sie aber nur durch Spezialanfärbungen (Resorcinfuchsin-Färbung: dunkelviolett) erkannt werden. Elastisches Material kann auch in Form von „flächenhaften Membranen" auftreten (z. B. in der Wand der elastischen Arterien, Bd. 3).

In Fibroblasten wird die Vorstufe des Elastins, das **Proelastin**, synthetisiert. Dieses enthält die auch im Kollagen vorkommenden Aminosäuren Glycin, Prolin und Hydroxyprolin, jedoch **kein Hydroxylysin**. Charakteristisch für Proelastin ist das Peptid **Desmosin**. Proelastin wird in den extrazellulären Raum abgegeben, wo es – im Gegensatz zur Kollagenfaserbildung – jedoch nicht zu linearen Filamenten aggregiert; **Elastin** nimmt eher unregelmäßige oder kugelige Formen an. Nur unter Zug werden die dann gestreckten Ketten deutlich. Im Elektronenmikroskop kann in elastischen Fasern eine zweite Komponente erkannt werden. Diese besteht aus Mikrofibrillen von 5–15 nm Durchmesser.

Elastische Fasern verlaufen in **parallelen Bündeln**, die untereinander in Verbindung stehen; diese sind bis auf das Doppelte ihrer Ausgangslänge **dehnungselastisch**. Sie verleihen den von ihnen durchsetzten Strukturen, wie den Wänden der Lungenalveolen, der Aorta, den elastischen Bändern und Membranen sowie dem Elastischen Knorpel die entsprechende **reversible Verformbarkeit**.

Formen des Bindegewebes

Die verschiedenen Bindegewebszellen und die unterschiedliche Zusammensetzung der einzelnen Anteile der Interzellularsubstanz führen zu charakteristischen Formen des Bindegewebes.
- Embryonales Bindegewebe (Mesenchyma)
- Gallertiges Bindegewebe
- Retikuläres Bindegewebe (Textus connectivus reticularis)
- Fettgewebe (Textus adiposus)
- Lockeres/straffes Faseriges Bindegewebe (Textus connectivus laxus/compactus)

Embryonales Bindegewebe, *Mesenchyma*

Das **Embryonale Bindegewebe** oder **Mesenchym** (*Mesenchyma*) ist das zumeist mesodermale (gelegentlich auch neuroektodermale) **Ausgangsmaterial für alle weiteren Differenzierungsstufen des Bindegewebes**. Die sternförmigen, zytoplasmaarmen Mesenchymzellen halten mit langen Ausläufern untereinander Kontakt. Innerhalb des weiten Maschenwerks ist anfänglich nur Grundsubstanz vorhanden, Fasern fehlen zunächst noch (Abb. 2-24). Auch im postnatalen Leben bleiben immer Mesenchymzellen erhalten; meist liegen sie in der Umgebung kleinerer Gefäße. Man nimmt an, daß sie die Fähigkeit zu weiterer Differenzierung – vor allem in Richtung Fettgewebe – behalten.

Gallertiges Bindegewebe

Eine andere Differenzierung des Mesenchyms führt an einigen Stellen zu einer Bindegewebesart, deren Grundsubstanz eine höhere Viskosität besitzt; auch einzelne Retikulin- und Kollagenfasern sind bereits nachweisbar. Diese Bindegewebsform umgibt in der Nabelschnur prall-elastisch die darin verlaufenden Blutgefäße, außerdem bildet es die Zahnpulpa.

Retikuläres Bindegewebe, *Textus connectivus reticularis*

Diese Form des Bindegewebes ist dadurch gekennzeichnet, daß sie fähig ist, die bereits beschriebenen typischen argyrophilen **Retikulinfasern** auszubilden. Meist tritt diese Bindegewebsform als Stützgewebe in parenchymatösen Organen (Leber, Milz, Lymphknoten) auf. Die **Fibroblastischen Retikulumzellen** sind untereinander durch lange Zellausläufer verbunden. Zusätzlich zu diesem zytoplasmatischen Netzwerk („*Reticulum*") bilden die Fasern ein dreidimensionales Maschenwerk. Andere Differenzierungsformen dieser Bindegewebszellen sind die **Dendritischen Retikulumzellen** und die **Interdigitierenden Retikulumzellen**, die in Lymphatischen Organen Aufgaben der Immunabwehr übernehmen (Bd. 3). Die **Phagozytierenden Retikulumzellen** gehören nach heutiger Auffassung zum **Mononukleären Phagozytierenden System** (MPS) und sind demnach Monozytenderivate.

Fettgewebe, *Textus adiposus*

Alle **Fettzellen stammen aus dem Mesenchym**, allerdings werden zwei Entwicklungslinien beschrieben. Danach wandeln sich in der Fetalperiode einige Mesenchymzellen zu Lipoblasten um, die in ihrem Zytoplasma das Fett in vielen kleinen Tröpfchen speichern und somit die **Plurivakuolären Fettzellen** (Abb. 2-29) bilden, die oft in kleinen Paketen zusammenliegen. Diese Form des Fettgewebes wird auch als „**Braunes Fettgewebe**" bezeichnet, die typische Farbe soll aus dem Zytochromgehalt der zahlreichen Mitochondrien resultieren.

Die andere Entwicklungsreihe läuft über Lipoblasten, die das Fett in großen Vakuolen speichern, die rasch konfluieren. Diese **Univakuolären Fettzellen** bilden das „**Weiße Fettgewebe**". Im späteren, postnatalen Leben sollen sich auch die Plurivakuolären Fettzellen zu Univakuolären umwandeln, so daß dann das Fettgewebe weitgehend einheitlich aussieht. In diesem liegen die ca. 100 µm großen **Fettzellen** (*Lipocyti*, *Adipocyti*) als sogenannte „Siegelringzellen" vor. Die Benennung resultiert aus dem Bild, daß ein schmaler Zytoplasmasaum mit einem flachen exzentrisch liegenden Kern eine große intrazelluläre Fettvakuole umgibt; diese ist nach

2.3 Histologie

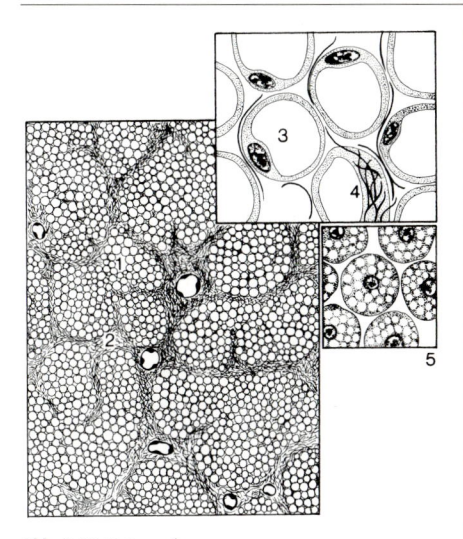

Abb. 2-29 Fettgewebe.
1 Lipozytenhäufchen
2 Bindegewebiges Wabenwerk
Ausschnittsvergrößerungen:
3 Lipozyt des Univakuolären Fettgewebes (Zytoplasma getüpfelt, Lipide der Vakuole extrahiert)
4 Lipozyt im Tangentialschnitt mit einem der Zelloberfläche aufliegenden Netz von Retikulinfasern
5 Lipozyten des Plurivakuolären Fettgewebes (Zytoplasma getüpfelt, Lipide der Vakuole extrahiert)

bes zusammengefaßt, nämlich das **lockere Faserige Bindegewebe** (*Textus connectivus laxus*) und das **straffe Faserige Bindegewebe** (*Textus connectivus compactus*). Beiden gemeinsam ist das Vorkommen von Fibrozyten und von reichlich kollagenen, aber auch Elastischen Fasern.

Das **lockere Faserige Bindegewebe**, bei dem die **Grundsubstanz** noch quantitativ **dominiert**, füllt vor allem die Räume zwischen den Organen aus (z.B. *Spatium lateropharyngeum*, *Mediastinum*, *Fossa axillaris*, *Parametrium*). Histologisch sind im Gewebe die Fibrozyten erkennbar. Die von ihnen gebildeten Fasern verlaufen zumeist ungerichtet und formen somit ein dreidimensionales Geflecht, in das sich die Grundsubstanz einfügt. Zahlreich vorhanden sind die **Freien Bindegewebszellen** sowie ortsfeste und bewegliche **Makrophagen** (Abb. 2-25).

Das lockere Faserige Bindegewebe dient der **Fixierung** der Organe sowie der darin verlaufenden Leitungsbahnen, die über das „adventitielle" Bindegewebe verankert sind. Diese Bindegewebsform ist vor allem aber auch ein **Mediator des Stoffaustauschs**, mit deren Hilfe der Transport von gelösten Substanzen zwischen der Blutbahn und den Organen erfolgt. Schließlich bildet dieses Bindegewebe

der üblichen histologischen Vorbehandlung oft leer und wird dann auch als „Lochzelle" angesprochen. Die Zellen sind von einer Basalmembran umgeben und werden von Retikulinfasern umsponnen (Abb. 2-29).

Während das **Braune Fettgewebe**, vor allem bei winterschlafenden Tieren, der Wärmeerzeugung dienen soll, können dem **Weißen Fettgewebe** zwei verschiedene Funktionen zugeordnet werden. Den größeren Anteil des Weißen Fettgewebes bildet das sogenannte **Depotfett**, das in der Subkutis, aber auch im Inneren des Körpers (Omentum, Perikard) auftritt und eine Energiereserve darstellt. Den anderen Teil bildet das sogenannte **Baufett**, das normalerweise beim Fasten nicht reduziert wird. Es dient der Unterpolsterung z. B. der Handfläche und der Fußsohle, füllt die Orbita aus und formt die Schläfengruben. Nur bei extremer Auszehrung (Kachexie) werden auch diese Fettpolster angegriffen und verleihen damit dem Hungernden das typische Aussehen.

Faseriges Bindegewebe,
Textus connectivus collagenosus

Unter diesem Begriff werden die beiden häufigsten Erscheinungsformen des Bindegewe-

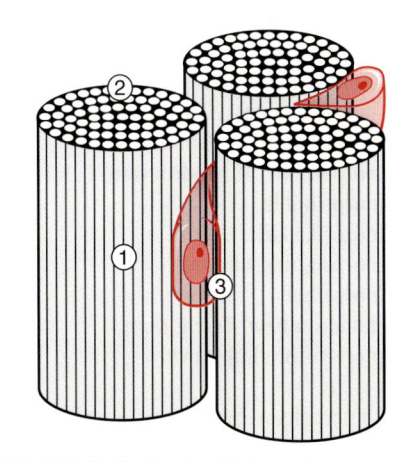

Abb. 2-30 Straffes Faseriges Bindegewebe.
1 Sehnenfaser
2 Kollagenfasern
3 Flügelzelle

auch das **Milieu**, in dem **Entzündungen** auftreten, d. h. in dem die **Abwehr** von Fremdstoffen erfolgt. Aufgrund dieser vielfältigen Funktionen wird das lockere Faserige Bindegewebe auch als „**Interstitialsystem**" bezeichnet.

Beim **straffen Faserigen Bindegewebe** stehen die **Fasern** mengenmäßig **im Vordergrund**. Ihre Verlaufsrichtung erlaubt die Unterscheidung in ein **straffes Ungeordnetes Bindegewebe**, in dem sich die dicht gepackten Bündel kollagener Fasern wie in einem Geflecht durchkreuzen. Eine solche Anordnung wird vor allem bei den **Organkapseln**, bei den **Muskelfaszien**, aber auch in der **Sklera** des Auges gefunden.

Wenn die angreifenden Kräfte bevorzugt in eine Richtung wirken, dann richten sich die Fasern parallel aus und es zeigt sich das **straffe Geordnete Bindegewebe**. Dieses ist typisch für die **Sehne** (Kap. 4), in der die Fasern in Bündeln verlaufen. Zwischen ihnen liegen wie eingeklemmt die Fibrozyten (Flügelzellen, Abb. 2-30). Vergleichbar sind auch die elastischen Bänder aufgebaut, in denen die makroskopisch gelb erscheinenden Elastischen Fasern im Vordergrund stehen.

2.3.3 Knorpelgewebe, *Textus cartilagineus*

Knorpel ist eine spezialisierte Bindegewebsform, die aufgrund ihrer Festigkeit bereits zu den Stützgeweben zu zählen ist. Im vorgeburtlichen Leben wird ein großer Teil des Skeletts durch Knorpel gebildet und erst später durch Knochen ersetzt. Als typische Bestandteile dieses Bindegewebes unterscheidet man im Knorpel die spezifischen Zellen (Chondrozyten) von der Interzellularsubstanz, in der die extrazellulären Fasern in eine Matrix, die Knorpelgrundsubstanz, eingebettet sind.

- **Hyaliner Knorpel (Cartilago hyalina)**
- **Elastischer Knorpel (Cartilago elastica)**
- **Faserknorpel (Cartilago fibrosa)**
- **Knorpelbildungszellen (Chondroblasten)**
- **Knorpelhaut (Perichondrium)**
- **Knorpelzellen (Chondrocyten)**
- **Knorpelhöhle**
- **Knorpelkapsel**
- **Knorpelgrundsubstanz**
- **Knorpelhof**
- **Chondron bzw. Territorium**
- **Interterritorialsubstanz**

Das **Knorpelgewebe** (*Textus cartilagineus*) wird wegen seines langsamen Stoffumsatzes als ein **bradytrophes Gewebe** angesehen. Im Knorpel selbst verlaufen **keine Leitungsbahnen**, daher muß er von der außen gelegenen Knorpelhaut versorgt werden. Es werden **drei Knorpelarten** unterschieden:
- **Hyaliner Knorpel** (*Cartilago hyalina*)
- **Elastischer Knorpel** (*Cartilago elastica*)
- **Faserknorpel** (*Cartilago fibrosa*)

Pränatal entwickelt sich Knorpel direkt aus dem Mesenchym. Die **Knorpelbildungszellen** (*Chondroblasten*) runden sich ab, scheiden Grundsubstanz und Tropokollagen aus und umhüllen sich dadurch mit einem Mantel von Interzellularsubstanz. Das den Knorpel außen umgebende Mesenchym verdichtet sich zur **Knorpelhaut** (*Perichondrium*). Im Inneren des Knorpels finden noch mitotische Teilungen statt, so daß die Tochterzellen in (isogenen) Gruppen zusammenliegen. Dieses **interstitielle Wachstum** wird jedoch zunehmend abgelöst durch das **appositionelle Wachstum**. Dabei wandeln sich die inneren Zellen des Perichondriums nach und nach in **Chondroblasten**, danach in **Chondrozyten** um und führen zu einem Dickenwachstum des Knorpels.

Die **Knorpelzellen** (*Chondrocyti*) sind glykogenreich; mit Hilfe ihres ausgeprägten Endoplasmatischen Retikulums und des GOLGI-Apparats werden sowohl filamentöses als auch Grundsubstanzmaterial intrazellulär synthetisiert und gemeinsam durch Exozytose abgegeben. Die Chondrozyten liegen in **Knorpelhöhlen**. Diese entstehen aber erst durch den fixierungsbedingten Wasserentzug; dadurch schrumpfen zum einen die Knorpelzellen, zum anderen verdichtet sich die die Höhlen begrenzende Matrix, so daß die **Knorpelkapsel** sichtbar wird. Um diese Kapsel herum liegt ein Bereich von **Knorpelgrundsubstanz**, der sich stärker anfärbt als die übrigen Anteile der Matrix, dieser wird als **Knorpelhof** bezeichnet. Knorpelzellen, Knorpelhöhle, Knorpelkapsel und Knorpelhof werden zusammen **Chondron** genannt. Die Chondrone, synonym mit **Territorien**, werden von der **Interterritorialsubstanz** umgeben (Abb. 2-31).

Knorpelgewebe ist prinzipiell zur **Regeneration** befähigt, allerdings spielen das Ausmaß der Verletzung und das Alter eine wesentliche Rolle. Bei Jugendlichen wachsen aus der Knorpelhaut Zellen in den Defekt ein und differenzieren sich zu Chondroblasten. Diese umgeben sich dann mit Matrix, so daß später die ehemalige Verletzungsstelle nicht mehr vom erhaltenen Gewebe unterschieden werden kann. Bei größeren Defekten und im fortgeschritteneren Alter bilden die einwachsenden Zellen vorwiegend Kollagen, das dann als **Narbenbindegewebe** verbleibt.

Der bradytrophe Stoffwechsel könnte eine Ursache dafür sein, daß es im Knorpel häufig zu degenerativen Veränderungen kommt. So wird das Knorpelgewebe nur durch die **Permeation** entweder vom *Perichondrium* aus oder, bei Gelenkknorpeln, von der *Synovia* her ernährt. Entsprechend zeigen sich – vor allem beim Hyalinen Knorpel – **Alterserscheinungen** in Form sogenannter „**Asbestfasern**". Dieser Erscheinung liegt eine Demaskierung kollagener Fasern zugrunde.

Hyaliner Knorpel, *Cartilago hyalina*

Der Name „hyalin" bezieht sich auf die **milchig-glasartige Transparenz** dieses Gewebes. Die **Matrix**, also die Knorpelgrundsubstanz, ist PAS-positiv, ein Hinweis auf den hohen Kohlenhydratgehalt; darüber hinaus ist sie basophil und metachromatisch, demnach also durch den Besitz saurer Gruppen – hier Sulfatgruppen – ausgezeichnet. Beim **Hyalinen Knorpel** (*Cartilago hyalina*) treten **Kollagenfasern vom Typ II** auf; sie bilden ein lockeres Netzwerk. Es ist ein Chrakteristikum des Hyalinen Knorpels (Abb. 2-31), daß diese Fasern von der Grundsubstanz „**maskiert**" werden, d. h. lichtmikroskopisch nicht zu erkennen sind.

Die kollagenen Fasern sind mit den molekularen Bausteinen der Grundsubstanz eng verbunden (Abb. 2-32). Zwischen den Fasern treten nämlich Proteoglykanketten auf, die an einem Ende eine spezifische Region besitzen, mit der sie an langkettige Hyaluronsäuremoleküle binden. Diese Verbindungsproteine weisen – nach dem

Abb. 2-31 Hyaliner Knorpel.
1 Perichondrium
2 Territorium mit Knorpelzellen, Knorpelhöhle, Knorpelkapsel und Knorpelhof
3 Interterritorialsubstanz
4 Knorpelzelle
5 Knorpelhöhle
6 Knorpelkapsel
7 Knorpelhof

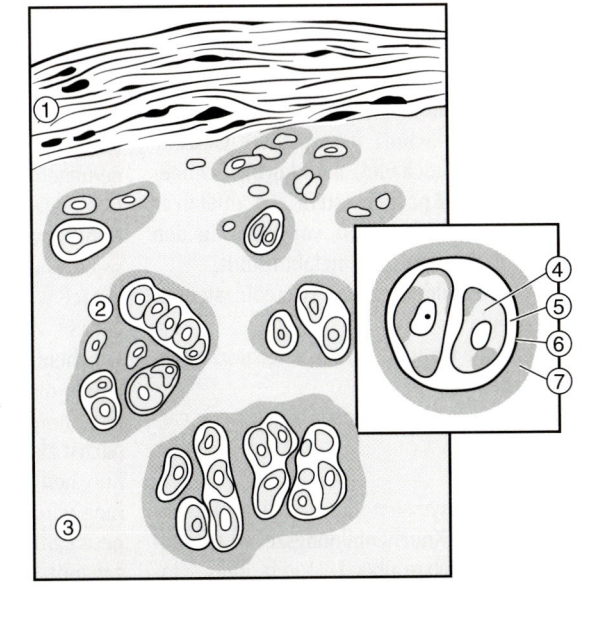

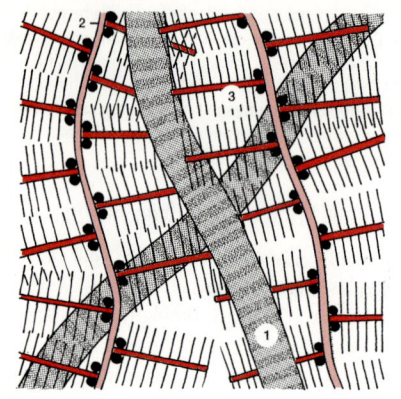

Abb. 2-32 Schematische Darstellung der Knorpelmatrix.
1 Kollagene Fasern (Bildung eines dreidimensionalen Netzwerks)
2 Hyaluronsäure (hellrot)
3 Proteoglykane mit Polypeptidkette (dunkelrot) und Polysaccharidseitenketten („Flaschenbürsten", schwarz)

Prinzip einer Flaschenbürste – Seitenketten aus Chondroitinsulfat bzw. Keratansulfat auf. Die Proteoglykane, vor allem aber die Hyaluronsäure, haben ein **sehr hohes Wasserbindungsvermögen**, wodurch sich – zusammen mit den Kollagenfasern – die **plastischen Eigenschaften** des Hyalinen Knorpels ergeben, der vor allem durch seine **Druckfestigkeit** ausgezeichnet ist. Bei starker und dauernder Belastung tritt Wasser aus der Grundsubstanz aus, nach eingetretener Entlastung wird Wasser erneut eingelagert.

Elastischer Knorpel, *Cartilago elastica*

Beim **Elastischen Knorpel** (*Cartilago elastica*) sind zwar auch die maskierten kollagenen Fasern vorhanden, jedoch tritt nach geeigneter Elastika-Färbung zusätzlich das dichte **elastische Fasernetz** hervor. Diese Knorpelart bildet das Skelett der Ohrmuscheln und der *Epiglottis* (Bd. 3).

Faserknorpel, *Cartilago fibrosa*

Auffällig an dieser Knorpelart sind einmal die verhältnismäßig wenigen Chondrozyten, umgeben von einer nur schmalen perizellulären Matrix und die kollagen-faserigen Bündel, die nicht maskiert sind, sondern nach entsprechender Färbung deutlich hervortreten. Diese Knorpelart ist vor allem auf Zug beansprucht, z. B. im *Discus interpubicus* und in der Außenzone der Zwischenwirbelscheiben (*Anulus fibrosus*, Bd. 2).

2.3.4 Knochengewebe, *Textus osseus*

Das Knochengewebe bildet den Hauptteil des passiven Bewegungsapparats. Knochen sind Befestigungsorte der Muskulatur und bilden die Gelenke. Zusätzlich bietet diese Hartsubstanz Schutz für weichere Gewebe und Organe (Schädel, Brustkorb). Schließlich ist das Knochensystem ein effektiver Speicher von Mineralien, vor allem für den Kalzium- und Phosphatmetabolismus.
- **Knochenbildungszellen (Osteoblasten)**
- **Osteoid**
- **Desmale Ossifikation (Osteogenesis membranacea)**
- **Chondrale Ossifikation (Osteogenesis cartilaginea)**

Aus Mesenchymalen Stammzellen entwickeln sich die **Knochenbildungszellen** (*Osteoblasten*). Die basophilen, durch ihre Zytoplasmaausläufer in Verbindung stehenden Osteoblasten sezernieren **kollagene Fibrillen** und die noch unreife Grundsubstanz, das **Osteoid**. Die endgültige Härte der ausgereiften Knochengrundsubstanz wird durch Einlagerungen von Kalziumphosphaten erreicht (Mineralisation).

Knochengewebe kann **direkt** am Ort des osteogenen Mesenchyms entstehen, dieser Prozeß wird als **Desmale Ossifikation** (*Osteogenesis membranacea*) oder **Bindegewebsknochenbildung** bezeichnet. Häufiger jedoch erfolgt die Knochenbildung im Anschluß an die Knorpelbildung; der **Knorpel wirkt zunächst als Matrize** und wird später durch den Knochen ersetzt. Diese **indirekte** Verknöcherung wird **Chondrale Ossifikation** (*Osteogenesis cartilaginea*) oder **Ersatzknochenbildung** genannt.

Eine detaillierte Darstellung der **Knochenbildung** (*Osteogenesis*) findet sich in Kap. 4.

Lamellenknochen

Der zunächst entstandene primitive Geflechtknochen wird bereits in den ersten Lebensjahren zu einer höher differenzierten funktionellen Struktur, dem Lamellenknochen, umgebaut.
- Spongiosa
- Kompakta
- Äußere/Innere Generallamellen
- VOLKMANN-Kanäle
- HAVERS-Kanäle
- Speziallamellen
- Osteon
- Knochenhaut (Periost)
- HOWSHIP-Lakunen

In den gelenknahen Knochenanteilen bildet sich eine netzartige Struktur, die **Spongiosa**, aus, in der die Knochenbälkchen den Kraftlinien folgen. Die Wandung der Röhrenknochen wird dagegen zur **Kompakta** umgebaut. Bei näherer Betrachtung ist diese Schicht allerdings keineswegs völlig kompakt, sondern besteht aus einem komplizierten Lamellensystem (Abb. 2-33). In der Außenzone des Knochens liegen die **Äußeren Generallamellen**, in welche die bindegewebigen Fasern der Sehnen inserieren. Auch die Markhöhle ist von ähnlichen Lamellen, den **Inneren Generallamellen**, umfaßt. Der Hauptanteil des Kompaktaknochens hingegen wird von einer Struktur bestimmt, die am Gefäßsystem orientiert ist. Von der Knochenhaut her dringen Blutgefäße durch entsprechende Kanäle in die Knochensubstanz ein, die VOLKMANN-Kanäle. Von den eingetretenen Blutgefäßen zweigen Äste ab, die nun vorwiegend parallel zur Längsachse des Knochens verlaufen. Sie liegen in Hohlräumen, den sogenannten HAVERS-Kanälen, die von 5 bis 20 konzentrisch gelagerten **Speziallamellen** umgeben sind. Zwischen den Lamellen sitzen die Osteozyten, deren Zytoplasmaausläufer in mikroskopisch engen Knochenkanälchen liegen. Von den Zellen und ihren Ausläufern aus wird die Interzellularsubstanz stetig erneuert. Kollagenfasern durchziehen die Lamellen in gegenläufigen Schraubentouren, hierdurch wird die **Biegungselastizität** des gesamten Systems weiter erhöht.

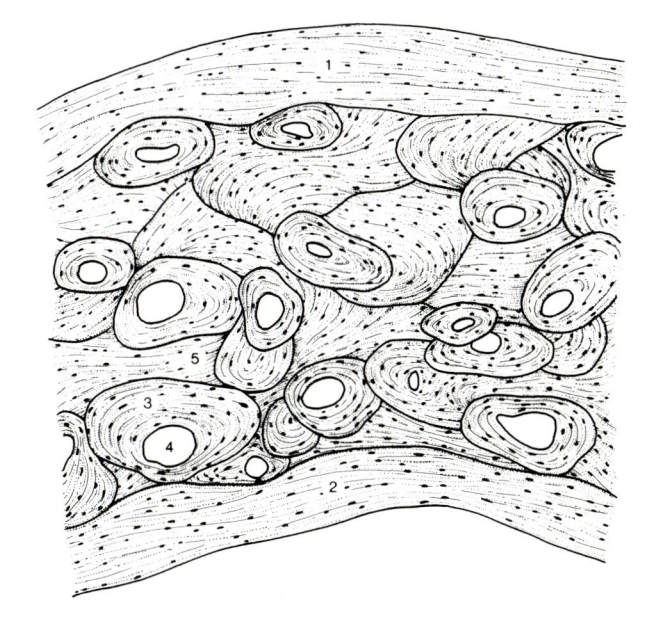

Abb. 2-33 Lamellenknochen.
1 Äußere Generallamellen
2 Innere Generallamellen
3 Speziallamellen umgeben den HAVERS-Kanal
4 HAVERS-Kanal
5 Schaltlamellen

Knochen ist **kurzfristig druckfest** und dennoch **elastisch**, vor allem ist er auf **Biegungs- und Spannungskräfte** spezialisiert. Auf Dauerdruck jedoch kommt es zum Knochenabbau (z. B. führt bei einer Aortenstenose die oberhalb der Verengung verstärkte Pulswelle in den Interkostalarterien zu knöchernen Defekten – sogenannten Usuren – an den Rippenunterseiten, die radiologisch erfaßt werden können).

Der **HAVERS-Kanal** und die umgebenden **Speziallamellen** bilden die Baueinheit des endgültigen Lamellenknochens, das **Osteon** (Abb. 2-34). Diese Osteone unterliegen selbst einem **ständigen Umbau**, bedingt durch das Wechselspiel von Osteoklasten und Osteoblasten, so daß in einem mikroskopischen Schnitt nicht nur die intakten kreisrunden Speziallamellen angetroffen werden, sondern auch die unvollständigen Reste alter Osteone, die dann als **Schaltlamellen** bezeichnet werden.

Die **Knochenhaut** (*Periost*, Kap. 4) scheidet den Knochen ein. Sie führt die Blutgefäße, die in den Knochen hineinziehen und aus ihm hervortreten. Außerdem ist das Periost durch den reichen Besitz von sensiblen Nervenfasern **sehr schmerzempfindlich** (Schienbeinkante!). Es besteht aus einer kollagenfaserigen Trägerschicht, dem *Stratum fibrosum*, und einem weiter innen gelegenen *Stratum osteogenicum* oder *Cambium*. Auch nach Abschluß des Dickenwachstums verbleiben hier undifferenzierte Osteogenetische Stammzellen, die bei einem entsprechenden Reiz, z. B. einer Fraktur, zu Osteoblasten werden können. Zur Heilung eines Knochenbruchs wird von diesen Zellen zunächst wieder Osteoid gebildet (Kallusbildung), das dann zunehmend mineralisiert wird.

An der Ausbildung der endgültigen Lamellenstruktur sind alle Elemente des Knochengewebes beteiligt. Die **Osteozyten**, die ihre langen Zytoplasmafortsätze in feinen Knochenkanälchen radiär aussenden und so untereinander in Verbindung stehen, liegen am Rande der Lamellen. Die **Kollagenfasern** ordnen sich in den Lamellen zu einem typischen schraubenförmigen Verlauf an. Die **Knochengrundsubstanz** wird durch die zunehmende Einlagerung von Kalziumsalzen fester.

Der frühe Beginn des eigentlichen Kalzifizierungsprozesses ist noch hypothetisch. Nach der einen Auffassung sind sogenannte Matrixvesikel, entstanden aus kleinen Abschnürungen der Zellmembran von Osteoblasten, mit ihren Enzymausstattungen die Initiatoren der Kalzifizierung. Nach einer anderen Anschauung sollen die Osteoblasten durch einen energieverbrauchenden Schritt Aminogruppen an den Lysinresten von Kollagenfasern aktivieren, an die dann Kalzium gebunden wird. Diese Kalziumanlagerung wirkt als Kristallisationskeim für das Wachstum größerer Kalziumphosphatkristalle, die schließlich in **Hydroxylapatit** $Ca_5(PO_4)_3(OH)$ umgewandelt werden.

Die **Interzellularsubstanz** des Knochens besteht aus:
25% organischen Verbindungen
25% Hydratationswasser
50% Mineralien

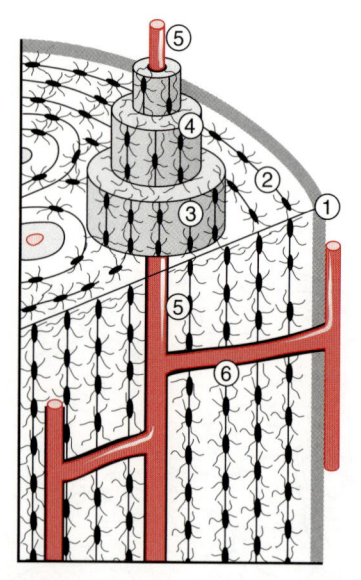

Abb. 2-34 Kompakta eines Röhrenknochens (Ausschnitt; n. Benninghoff, mod.).
1 Periost
2 Äußere Generallamellen
3 Speziallamellen
4 Osteon
5 HAVERS-Kanal mit Gefäß
6 VOLKMANN-Kanal mit Gefäß

Verschiedene Prozesse führen zu markanten **Umbauvorgängen** im Knochengewebe: die Ausbildung der **funktionellen Struktur** mit ihren Lamellen und Trabekeln, ausgehend vom primitiveren Geflechtknochen, dann die Prozesse des Längen- und Dickenwachstums

und schließlich die Heilung einer Knochenfraktur. Weiterhin ist zu beachten, daß das Knochengewebe eine **vitale Struktur** darstellt, die einem **stetigen Stoffaustausch** unterworfen ist. Die dauernde Anpassung des Knochengewebes an wechselnde Belastungsbedingungen macht die Plastizität dieses Stützgewebes erforderlich.
Die osteoblastischen Osteozyten unterhalten die organische Grundsubstanz und ermöglichen die Mineralisationsprozesse. Im Gegensatz dazu können große Riesenzellen, die **vielkernigen Osteoklasten**, mit ihrer Enzymausstattung das Knochengewebe äußerst effektiv auflösen. Die von ihnen verursachten Aushöhlungen der Knochensubstanz werden als **HOWSHIP-Lakunen** bezeichnet. Die Vorgänge der Osteogenese und Osteolyse stehen unter hormonaler Kontrolle (Kap. 4; Bd. 3).

2.3.5 Muskelgewebe, *Textus muscularis*

Muskelgewebe entsteht aus Mesenchymzellen des Mesoderms, die sich zu Myoblasten differenzieren. Ausnahmen sind die Musculi sphincter und dilatator pupillae sowie die Musculi arrectores pilorum, die ektodermaler Herkunft sind. Das gemeinsame Charakteristikum der verschiedenen Muskelgewebe (Glatte Eingeweidemuskulatur, Quergestreifte Skelett- und Herzmuskulatur) ist die Fähigkeit zur Kontraktion.
- Glattes Eingeweidemuskelgewebe (Textus muscularis nonstriatus)
- Quergestreiftes Skelettmuskelgewebe (Textus muscularis striatus skeletalis)
- Quergestreiftes Herzmuskelgewebe (Textus muscularis striatus cardiacus)
- Muskelzellen (Myocyti)
- Kontraktile Filamente

Grundsätzlich können in allen Körperzellen kontraktile Filamente nachgewiesen werden, welche z. B. die Veränderungen der Zelloberfläche und damit der Zellgestalt ermöglichen und die auch im Zellinneren für die Bewegungen der Organellen verantwortlich sind. Diese Filamente stellen Polymere dar. Das globuläre Protein **Aktin** (G-Aktin) ist die wesentliche Untereinheit der dünnen Aktinfilamente (F-Aktin). Diese sind eng assoziiert mit den dicken Filamenten, die von **Myosinmolekülen** gebildet werden. Das einzelne Myosinmolekül ist ein **Motorprotein**, das aus einem längeren Stielteil und einem Kopfteil besteht, der enzymatisch ATP spalten kann (S. 37).

Muskelzellen (*Myocyti*) zeichnen sich im Vergleich zu anderen Zellen durch einen besonders **hohen Gehalt an kontraktilen Filamenten** aus; sie sind daher bevorzugt an den Stellen des Körpers vertreten, an denen besondere Anforderungen an eine ausgeprägte Motilität bestehen.

Glattes Eingeweidemuskelgewebe, *Textus muscularis nonstriatus*

Die Eingeweidemuskulatur wird von individuellen, zumeist spindelförmigen Glatten Muskelzellen gebildet, die sehr klein sein können und z. B. in der Tunica media kleiner Blutgefäße nur 20 μm lang sind. Sie können aber im Uterus schwangerer Frauen Längen bis 0,5 mm erreichen. Charakteristisch ist der zentral liegende Zellkern.
- Mittelständige Kerne
- Areae densae
- Kontraktile Filamente mit ungeklärter Zuordnung
- Gap junctions

Die **Glatten Muskelzellen** enthalten in der **Mitte des Zelleibs** in der Regel nur **einen länglichen Kern** (Abb. 2-35a, 2-36). Vor allem in dessen Umgebung findet man im Sarkoplasma zahlreiche Mitochondrien, wenig Endoplasmatisches Retikulum und den GOLGI-Apparat. Das übrige Sarkoplasma enthält die lichtmikroskopisch nur schwer erkennbaren **Myofibrillen**. Elektronenmikroskopisch lassen sich diese Fibrillen als Bündel von Aktinfilamenten auflösen, welche die Zelle zumeist in ihrer ganzen Länge durchziehen. Inmitten dieser kontraktilen Elemente fallen

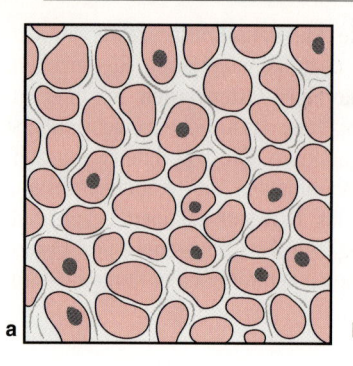

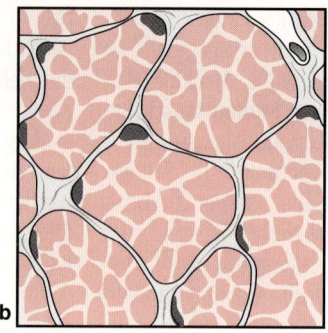

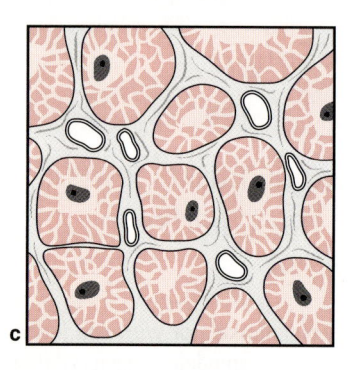

Abb. 2-35 Muskelquerschnitte (modifiziert).
a: Glatte Eingeweidemuskulatur: zentral liegender Kern
b: Quergestreifte Skelettmuskulatur: randständige Kerne, COHN-HEIM-Felderung
c: Quergestreifte Herzmuskulatur: zentral liegender Kern mit einem Sarkoplasmahof

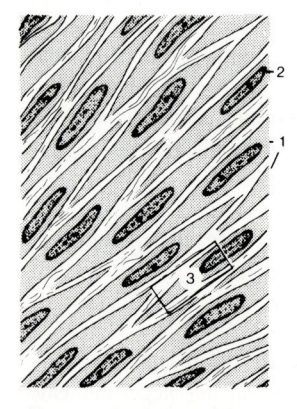

Abb. 2-36 Glatte Eingeweidemuskulatur (modifiziert).
1 Glatte Muskelzellen
2 Mittelständige, spindelförmige Kerne
3 Ausschnitt; in Abb. 2-37 vergrößert dargestellt

eingestreute dichte Bereiche, die **Areae densae**, auf, die von den Filamenten durchzogen werden, selbst aber aus einer amorphen Matrix bestehen. Ähnliche Bildungen sind an der Innenseite der Zellmembran zu finden. Man nimmt an, daß es sich um Anheftungsstrukturen handelt, die in ihrem Aufbau sowohl an Desmosomen als auch an das Material der Z-Streifen in der Quergestreiften Muskulatur erinnern (S. 72). **Aktin- und Myosinfilamente** (in einem Verhältnis von ca. 12:1) konnten nachgewiesen werden, doch sind ihre genaue **Zuordnung** zueinander und der **mögliche Gleitmechanismus** noch **ungeklärt** (Abb. 2-37).
Die Oberfläche der Glatten Muskelzelle ist von einer **Basalmembran** bedeckt. Zwischen den einzelnen Zellen verbleibt ein ziemlich breiter Spalt von etwa 40–80 nm, der mit Glykoproteinen ausgefüllt ist. Oft finden sich die verdichteten Bereiche auf den Innenseiten der Membranen benachbarter Zellen direkt gegenüber, so daß hier Zellkontakte zu vermuten sind. An einigen Stellen der Zelloberfläche wird auch der Interzellularraum deutlich schmaler (2 nm), dort sind in der Zellmembran hexagonale Anordnungen zu sehen, die für **Gap junctions** typisch sind. Es wird vermutet, daß hier eine direkte Erregungsübertragung durch eine freie Ionenbewegung möglich ist.

2.3 HISTOLOGIE 71

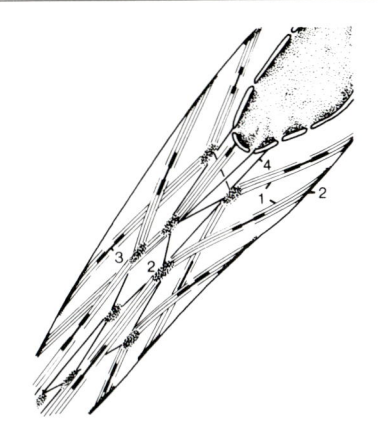

Abb. 2-37 Schematische Darstellung einer Glatten Muskelzelle (n. Bucher/Wartenberg, mod.).
1 Aktinfilamente
2 Dichte Bereiche zur Verankerung der Aktinfilamente im Zellinneren oder an der Innenseite des Sarkolemmas
3 Myosinfilamente
4 Intermediärfilamente

Quergestreiftes Skelettmuskelgewebe, *Textus muscularis striatus skeletalis*

Die Quergestreifte Skelettmuskulatur besteht aus Fasern unterschiedlicher Längen, die bis zu mehreren cm reichen, und verschiedener Dicken, die von ca. 10–100 µm variieren. Da die Muskelfasern durch eine Fusion von Myoblasten gebildet werden, deren Identität nach der Verschmelzung aufgehoben ist, stellt jede Faser ein Synzytium dar. Entsprechend sind in jeder Faser zahlreiche Kerne zu sehen, die randständig, direkt unter der Zellmembran liegen (Abb. 2-35b, 2-38).
- **Randständige Kerne**
- **Epimysium**
- **Perimysium**
- **Endomysium**
- **Sarkolemma**
- **Myofibrillen**
- **Querstreifung**
- **Sarkomer**
- **Myofilamente**

- Triade
- Zytoplasma (Sarcoplasma)
- Typisierung von Muskelfasern

Skelettmuskeln werden in der Regel von einer bindegewebigen Manschette umschlossen, dem **Epimysium**. Von hier dringen Septen in das Muskelinnere ein und umgeben die Faserbündel als **Perimysium**. Schließlich wird jede einzelne Muskelfaser noch von einem feinen Geflecht vor allem retikulärer Fasern umsponnen, dem **Endomysium**. Dieser Bindegewebsapparat faßt die einzelnen Muskelfasern zu einem kontraktilen System zusammen, außerdem verlaufen mit dem Bindegewebe die zu- und abführenden Blutgefäße und die Nervenfasern (Kap. 4).
Bei elektronenmikroskopischer Vergrößerung zeigt sich, daß die im Lichtmikroskop als **Sarkolemma** bezeichnete Umhüllung der Muskelfaser aus zwei Anteilen besteht, nämlich aus einer inneren Schicht, welche die typischen Merkmale der **Plasmamembran** besitzt, und aus einer äußeren Schicht, die einer **Basalmembran** entspricht. Ebenfalls eingeschlossen von einer Basalmembran finden sich gelegentlich einzelne langgestreckte Zellen, die sich in entsprechende Mulden der Muskelfasern einschmiegen. Sie werden als

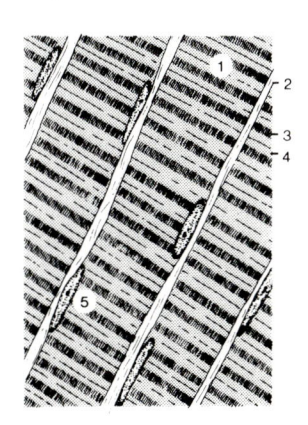

Abb. 2-38 Quergestreifte Skelettmuskulatur (modifiziert).
1 Muskelfaser
2 Sarkolemma
3 Dunkle A-Streifen
4 Helle I-Streifen
5 Randständige Kerne

Satellitenzellen bezeichnet. Man ist der Auffassung, daß es sich bei ihnen um **persistierende Myoblasten** handelt, die in begrenztem Ausmaß bei der Reparation von geschädigtem Muskelgewebe tätig werden.
Den Hauptanteil innerhalb der Muskelfaser bilden die **Myofibrillen**, die auf Querschnitten eine fixierungsbedingte, ungleichmäßige Verteilung aufweisen, die als **COHNHEIM-Felderung** bezeichnet wird (Abb. 2-35b).
Die typische **Querstreifung** der Fasern ist sowohl in gefärbten Präparaten (Hämatoxylin-Eosin-Färbung, Azanfärbung) als auch im polarisierten Licht deutlich. Bei schwächerer Vergrößerung lassen sich zunächst die dunkleren und anisotropen **A-Streifen** von den helleren und isotropen **I-Streifen** unterscheiden. Eine stärkere Vergrößerung zeigt, daß die I-Streifen durch eine dunkle schmale Bande, den **Z-Streifen**, unterteilt sind und daß sich auch in der Mitte des A-Streifens ein heller Bereich (**H-Streifen**) findet, der selbst wieder durch eine schmale dunkle Linie, den **M-Streifen**, halbiert wird. Somit ergibt sich die regelmäßige Reihenfolge: **Z I A H M H A I Z**.
Der von den Z-Streifen begrenzte Fibrillenabschnitt wird als Funktions- und Baueinheit der Skelettmuskelfaser definiert und als **Sarkomer** (Abb. 2-39) bezeichnet. Entsprechend wird der Anfang und das Ende dieser Einheit, also der Z-Streifen, auch *Telophragma*, die Mitte dieser Einheit, also der M-Streifen, auch *Mesophragma* genannt.

Ultrastrukturelle Untersuchungen haben erwiesen, daß die **Querstreifung der Fibrillen** durch die **ungleiche Anordnung von Myofilamenten** (Aktin- und Myosinfilamenten) im Sarkomer hervorgerufen wird. An den Z-Streifen sind die Aktinfilamente befestigt, die sich von hier aus nach beiden Seiten hin ca. 1 μm erstrecken. Die Aktinfilamente bilden zunächst den I-Streifen, dringen dann aber zwischen die dickeren Myosinfilamente ein, die zusammen den A-Streifen bilden. In der Mitte des A-Streifens sind die Aktinfilamente beider Enden eines Sarkomers entsprechend dem Kontraktionszustand stets mehr oder weniger weit getrennt. Hierdurch erscheint der aktinfreie Zwischenraum innerhalb des A-Streifens, der H-Streifen, heller.

Die Myosinfilamente sind in ihrer Mitte etwas dünner; hier, im Zentrum des H-Streifens, sind zahlreiche Querbrücken vorhanden, wodurch auch der exakte Abstand der einzelnen Filamente zueinander gewährleistet wird. Diese Querverbindungen zeigen sich als schmaler dunkler M-Streifen inmitten des hellen H-Streifens.

Bei einer **Kontraktion** werden die das Sarkomer begrenzenden **Z-Streifen** einander **angenähert**: dies ist Folge eines Aneinander-Vorbeigleitens von dünnen Aktin- und dicken Myosinfilamenten. Bewirkt wird dieses Gleiten durch eine **reversible Anheftung der Myosinköpfe an das Aktinfilament** und durch die Abwinkelung dieser Köpfe, wodurch das dünne Filament in Richtung Sarkomermitte gezogen wird. Dieser Vorgang wiederholt sich so oft, bis eine ausreichende Kontraktion erfolgt ist. So wird verständlich, daß bei einer kontrahierten Muskelfaser der H-Streifen nicht mehr erkennbar ist, während bei einer nicht kontrahierten oder sogar gedehnten Faser der H-Streifen mit zunehmender Breite hervortritt.

Wesentlich für das Verständnis der Kontraktion ist die **Organisation des Sarkoplasmatischen Retikulums**. Dieses dem Endoplasmatischen Retikulum analoge System der Muskelfaser bildet entlang den A-Streifen längs verlaufende Schläuche, die im Bereich der H-Region vielfach miteinander querverbunden sind. In konstanten Abständen finden sich größere, ebenfalls quer verlaufende Schläuche, die paarweise auftreten und terminale Zisternen darstellen. Zwischen diesen Zisternenpaaren verläuft jeweils ein schmaler Tubulus, der aber nicht zum Sarkoplasmatischen Retikulum gehört, sondern eine röhrenförmige Einstülpung des Plasmalemma darstellt und dadurch mit dem extrazellulären Bereich der Muskelfaser in offener Verbindung steht. Dieser transversal zur Muskelfaser verlaufende **T-Tubulus** bildet mit dem vorerwähnten **Zisternenpaar** die sogenannte **Triade** (Abb. 2-39). Das **T-Tubuläre-System** dient der raschen **Weiterleitung des Aktionspotentials** vom Plasmalemma **in das Innere der Muskelfaser**. Darüber hinaus ermöglicht es den raschen **Kalziumtransport**: Während der Erschlaffung wird Kalzium aus dem extrazellulären Raum aufgenommen und in der Kontraktionsphase freigesetzt.

Der nicht von Myofibrillen eingenommene Anteil des Muskelfaserinhalts wird vom **Zytoplasma der Muskelzelle** (*Sarcoplasma*) ausgefüllt; dieses besteht aus der zytoplasmatischen Matrix, die das typische sauerstoffbindende Protein **Myoglobin** enthält. Weiterhin sind Lipid- und Glykogengranula nachweisbar sowie die üblichen Zellorganellen, vor allem zahlreiche Mitochondrien, die bevorzugt in Kernnähe und unterhalb des Sarkolemmas zu finden sind (Abb. 2-39).

Abb. 2-39 Schematische Darstellung der Muskelfibrillen (n. Fawcett, mod.).
1 Längsverlaufende Muskelfibrillen (im Querschnitt)
2 Z-Streifen (begrenzen das Sarkomer)
3 I-Streifen
4 A-Streifen
5 H-Streifen
6 M-Streifen
7 Sarkolemma
8 T-Tubulus
9 Terminale Zisterne
10 Triade
11 Mitochondrium

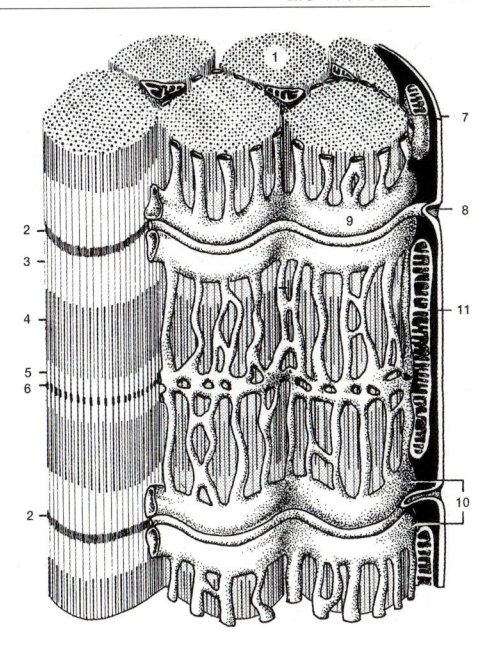

Wenn Muskelfasern sich kontrahieren, benötigen sie ATP als Energiequelle. Die im Ruhezustand vorhandene ATP-Menge würde bei starker Aktivität nur für etwa eine halbe Sekunde ausreichen, daher muß während der Muskelarbeit ATP neu gebildet werden. Unterschiede in der Energiegewinnung, im zytologischen Aufbau und der spezifischen Tätigkeit ermöglichen eine **Typisierung verschiedener Muskelfasern.**

☐ **Rote Muskelfasern**
Rote Muskelfasern oder Typ-I-Fasern haben zahlreiche Mitochondrien und viel Myoglobin. Sie **kontrahieren sich langsam und ermüden spät**. Sie sind vor allem dort vertreten, wo Dauerleistungen erbracht werden müssen (Herz- und Atmungsmuskulatur). Rote Fasern beziehen ihre Energie aus dem aeroben Abbau von Glukose und Fett.

☐ **Weiße Muskelfasern**
Weiße Muskelfasern oder Typ-II-Fasern (mit histochemischen Methoden können weitere Untergruppen unterschieden werden) können sich **rasch kontrahieren**, sie **ermüden aber schneller**. Man findet sie vor allem in Skelettmuskeln, die für schnelle Bewegungen in Anspruch genommen werden. Weiße Muskelfasern gewinnen die benötigte Energie bevorzugt aus der anaeroben Glykolyse von Glukose aus dem Glykogenabbau.

☐ **Intermediäre Muskelfasern**
Intermediäre Muskelfasern sind funktionell und metabolisch als Fasertypen zwischen Roten und Weißen Muskelfasern charakterisiert worden.

Makroskopisch Weiße oder Rote Muskeln werden nur in Ausnahmefällen von einem einzigen Fasertyp gebildet; die meisten Muskeln setzen sich aus Fasern verschiedener Typen zusammen. Quergestreifte Muskeln sind willkürlich beweglich, ihre Kontraktion ist plötzlich und führt zu schnellen Bewegungen.
Die Skelettmuskulatur verbindet die Knochen in den Armen, in den Beinen und im Rumpf; sie erlaubt komplexe, koordinierte Bewegungen wie das Gehen oder die verschiedenen Kopfhaltungen.

Neuere Untersuchungen haben ergeben, daß der sogenannte „Muskelkater" nicht auf eine Übersäuerung durch Laktat zurückzuführen ist. Vielmehr kommt es zu der bekannten Druckempfindlichkeit und Muskelsteife

Quergestreiftes Herzmuskelgewebe, *Textus muscularis striatus cardiacus*

vorwiegend in solchen Muskeln, die (z. B. beim Bergabsteigen) eine starke Bremsfunktion („negative" Arbeit) leisten mußten. Dabei werden bei bereits ineinander geschobenen Aktin- und Myosinfilamenten die Muskelfasern durch äußere Kräfte gegen den Widerstand gedehnt. Dies führt zu einer auch elektronenmikroskopisch erkennbaren Desintegration der Myofibrillen. Nach etwa drei Tagen beginnt die Regeneration der Muskelfasern, die möglicherweise von den Satellitenzellen ausgeht.

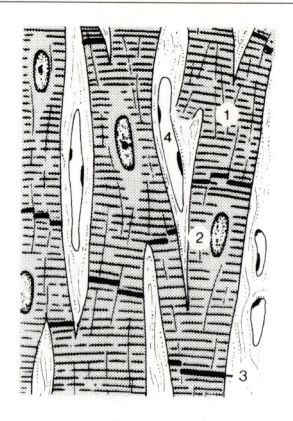

Abb. 2-40 Quergestreifte Herzmuskulatur (modifiziert).
1 Verzweigte Herzmuskelfaser
2 Mittelständiger Zellkern mit Sarkoplasmahof
3 Glanzstreifen
4 Kapillare

Morphologisch nimmt die Herzmuskulatur eine Zwischenstellung zwischen der Glatten Muskulatur und der Quergestreiften Skelettmuskulatur ein. Übereinstimmungen mit der Glatten Muskulatur sind die Individualität der Zelleinheiten und die Mittelständigkeit des Zellkerns (Abb. 2-35c). Die wichtigste Gemeinsamkeit mit der Skelettmuskulatur ist die Querstreifung. Als typisch lediglich für die Herzmuskulatur sind hingegen zum einen die Verzweigungen der Muskelfasern zu nennen, wodurch ein dreidimensionales Netz gebildet wird, zum anderen das Auftreten von Glanzstreifen, die Äquivalente von Zellgrenzen darstellen.

- Zentralgelegene Kerne
- Querstreifung
- Glanzstreifen (Disci intercalares)
- Fascia adhaerens
- Gap junctions
- Erregungsleitungssystem (Myofibrae conducentes cardiacae)

Lichtmikroskopisch zeigt sich, daß die **Herzmuskulatur** reicher an Sarkoplasma ist als die Skelettmuskulatur; auch finden sich vergleichsweise mehr Mitochondrien und Glykogengranula. Die **Querstreifung** der kontraktilen Fibrillen ist gleich wie in der Skelettmuskulatur – allerdings weichen in der Mitte der Zelle die Fibrillen auseinander, wodurch ein spindelförmiger Kernhof entsteht (Abb. 2-40), in dem sich fibrillenfreies Zytoplasma mit zahlreichen Organellen befindet. Im Alter sind perinukleär liegende **Lipofuszinablagerungen** typisch.

Bei elektronenmikroskopischer Betrachtung erweist sich, daß die Aktin- und Myosinfilamente wie im Sarkomer der Skelettmuskulatur angeordnet sind. Allerdings sind die gesamten, die Kontraktion bewirkenden Komponenten nicht so exakt zu Fibrillenbündeln zusammengefaßt, sondern es zeigt sich eine eher ungleichförmige Verteilung im Zellinneren, die als „**Feldstruktur**" bezeichnet wird.

Die ultrastrukturelle Untersuchung der **Glanzstreifen** (*Disci intercalares*) ergibt, daß hier die Zellen eine stark profilierte Oberfläche besitzen, die einen eng verzahnten Kontakt mit der Nachbarzelle ermöglicht (**Haftkomplex**, Abb. 2-41). Hier finden sich Desmosomenkontakte und spezielle Bildungen, die breiter als die *Zonulae adhaerentes* sind und daher als **Fascia adhaerens** angesprochen werden. Der etwa 20 nm breite Interzellularspalt verengt sich in den umschriebenen Gebieten dieser Glanzstreifen auf 2 nm, hier ermöglichen **Gap junctions** (Nexus) den Ionentransport.

Das Sarkoplasmatische Retikulum ist einfacher organisiert als bei der Skelettmuskulatur; es bildet ein unregelmäßiges Röhrensystem. Auf der Höhe der Z-Streifen zeigt das Sarko-

lemma die röhrenförmigen Einstülpungen der T-Tubuli.
Die Herzmuskulatur ist spezialisiert für die andauernden, unwillkürlichen Bewegungen, die für den Pumpmechanismus des Herzens charakteristisch sind.

Erregungsleitungssystem, *Myofibrae conducentes cardiacae*

Eine besonders schnelle Weiterleitung von Erregungen erlauben spezialisierte Herzmuskelzellen, die **Myofibrae conducentes cardiacae**, die arm an kontraktilen Filamenten, aber reich an Sarkoplasma sind. Die typische positive PAS-Reaktion dieser Muskelzellen ist auf den sehr hohen Glykogengehalt der Zellen zurückzuführen (Bd. 3).

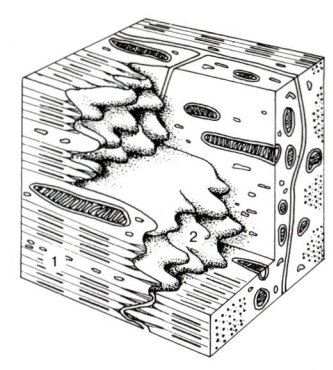

Abb. 2-41 Schematische Darstellung eines Glanzstreifens (n. Bucher/Wartenberg, mod.).
1 Muskelfaser
2 Stark profilierte Oberfläche an der Kontaktstelle zwischen zwei längs aneinandergrenzenden Muskelfasern (die angrenzende Muskelfaser wurde hier weggelassen)

2.3.6 Nervengewebe, *Textus nervosus*

Das Nervengewebe[1] dient der Verarbeitung von Signalen und der Fortleitung der dadurch ausgelösten Erregungen. In den Integrationszentren, Gehirn und Rückenmark, werden in den hier vorhandenen Nervenzellen aufgrund der einlaufenden Impulse erneut Signale gebildet, die zu entsprechenden Antworten – z. B. zur Auslösung von Empfindungen oder von Bewegungsabläufen – führen. Somit übt das Nervengewebe hauptsächlich sensible[2], integrierende und motorische Funktionen aus, die auf den Eigenschaften der Erregbarkeit und der Leitfähigkeit beruhen.
- Nervenzelle, Ganglienzelle, Neurozyt (Neurocytus)
- Gliazelle (Gliocytus)
- Neuron (Neuronum)

Das Nervengewebe ist **ektodermaler Herkunft**. Aus dem **Neuroektoderm** stammen sowohl die eigentlichen **Nerven- oder Ganglienzellen**, auch als **Neurozyten** (*Neurocyti*) bezeichnet, als auch das nervale Stützgewebe, die **Gliazellen** (*Gliocyti*). Lediglich die **Mikroglia** ist **mesodermalen Ursprungs**. Die morphologische und funktionelle Einheit des Nervengewebes ist das **Neuron** (*Neuronum*).

Neuron, *Neuronum*

Das Neuron umfaßt den Nervenzelleib und die Nervenzellfortsätze. Bei letzteren unterscheidet man wieder die eher kurzen, in der Nähe des Zellkörpers sich verzweigenden, afferenten Dendriten von dem zumeist wesentlich längeren Einzelfortsatz, dem efferenten Neuriten oder Axon, der mit einer speziellen knopfförmigen Terminalstruktur (Bouton[3]) unter Bildung einer Synapse endet.

---
[1] Das Nervengewebe wird in diesem Kapitel analog zu den drei anderen Gewebearten behandelt. Für weitergehende und für das Verständnis des Zentralen und Peripheren Nervensystems notwendige Informationen wird auf Kapitel 7 in diesem Band verwiesen.
[2] Der Unterschied sensibel/sensorisch wird in Band 4 genauer erklärt: Der Begriff „sensorisch" wird meist für die „höheren" Sinne gebraucht, die Unterscheidung ist aber unscharf.

[3] *bouton* (franz.) = Knopf.

- **Nervenzelleib (Perikaryon, Soma)**
- **Zytoskelett: Neurofilamente, Neurotubuli, Neurofibrillen**
- **Ergastoplasma: NISSL-Substanz (Substantia chromatophilica)**
- **Ursprungskegel**
- **Dendrit**
- **Synapsen**
- **„Spines"**
- **Neurit, Axon**
- **Plasmamembran (Axolemma)**
- **Boutons**

Nervenzelleib, *Perikaryon*

Der **Nervenzelleib** (*Perikaryon, Soma*) ist häufig polygonal und zeigt einen meist mittelständigen großen, hellen Zellkern mit deutlichem Nukleolus. Oftmals scheinen die zytoplasmatischen Strukturen wie Zytoskelett, Ergastoplasma, GOLGI-Apparat und Mitochondrien um den Kern schalenförmig arrangiert zu sein. Das Perikaryon stellt die **trophische Zentrale** des Neurons dar.

Das **Zytoskelett** der Nervenzelle besteht aus **Neurofilamenten** und **Neurotubuli**. Die **Neurofilamente** sind 10 nm dick und lassen im Elektronenmikroskop einen hellen Zentralbereich von einer dunkleren Hülle unterscheiden. Die **Neurotubuli** sind Röhrchensysteme mit einem Außendurchmesser von 25 nm und einem Lumendurchmesser von 10 nm. Lichtmikroskopisch können nur höhere Strukturen, die zu **Neurofibrillen** verbackenen Filamente und Tubuli, durch Silberimprägnation dargestellt werden; diese entstehen als ein Fixierungsartefakt aus den verschiedenen Elementen des Zytoskeletts. Sie sind auch in den Nervenzellfortsätzen bis in deren äußerste Peripherie zu verfolgen.

Die schollige Innenstruktur des *Perikaryon* wird als **NISSL-Substanz** bezeichnet. Sie kann am besten durch basische Farbstoffe (z. B. Toluidinblau oder Kresylviolett) dargestellt werden. Durch die „Basophilie" ist die NISSL-Substanz als Struktur mit sauren Gruppen charakterisiert.

Die chemische Grundlage der Basophilie bilden die Phosphatgruppen der RNA; letztere kommt sowohl in den membrangebundenen Ribosomen des Rauhen Endoplasmatischen Retikulums (**Ergastoplasma**) als auch in Form zahlreicher freier Ribosomen im Zytoplasma vor. Die NISSL-Substanz (*Substantia chromatophilica*) erlaubt eine färberische Unterscheidung der verschiedenen Nervenzellfortsätze: Während die NISSL-Schollen in das Innere der Dendriten vordringen, sind der Neurit und auch seine Abgangsstelle vom Perikaryon frei von RNA. Diese ungefärbte Abgangsstelle des Axons wird **Ursprungskegel** (Abb. 2-42) genannt.

Außer dem schon erwähnten deutlich ausgeprägten GOLGI-Apparat und den Mitochondrien lassen sich im Zytoplasma der Nervenzellen zahlreiche unterschiedliche Einschlüsse erkennen, so z. B. Vesikel mit Katecholaminen oder Neuropeptiden, Stoffen also, die als **Neurotransmitter** bezeichnet werden. Nicht selten sind **Pigmente** nachweisbar: **Melanin**, das in Form schwarzer Granula vorkommt, oder **Lipofuszin**, das als Alterspigment aufgefaßt wird. Manche Nervenzellen sind durch einen hohen Gehalt an Schwermetallen (Eisen, Zink) ausgezeichnet, deren funktionelle Bedeutung noch unklar ist.

Nervenzellfortsätze, *Processus neuroni*

Die meist in Mehrzahl vorhandenen **Dendriten** sind zytoplasmatische Ausläufer des Perikaryon und vergrößern damit die Oberfläche des Neurons (Abb. 2-42). Dies ist schon daher notwendig, weil z. B. im Gehirn mehrere zehn- bis hunderttausend **auf die Erregungsübertragung spezialisierte Nervenzellbereiche**, die **Synapsen**, die Informationsübermittlung der Nervenzellen sichern. Vielfach sind auf der Oberfläche der Dendriten an den Kontaktstellen zu anderen Nervenzellfortsätzen kleine „Dornen" („**spines**") ausgebildet. Über die Dendriten erhält die Nervenzelle erregende (exzitatorische) oder hemmende (inhibitorische) Impulse, die im Neuron integriert werden und dann entscheidend dafür sind, ob und wann die Nervenzelle ein Aktionspotential generiert und über ihr eigenes Axon „feuert".

Der **Neurit**, das **Axon**, der Nervenzelle zeigt in seinem Axoplasma dicht gepackte Neurotubuli und Neurofilamente, dazu auch Mitochondrien und Glattes Endoplasmatisches Retikulum, aber charakteristischerweise keine ribosomale NISSL-Substanz. Eingeschlossen ist das Axoplasma von der **Plasmamembran** (*Axolemma*). In seinem Verlauf kann das Axon **Kollateralen** abgeben; an seinem Ende ist es fast immer verzweigt und bildet hier das **Telodendron** aus, wobei es gelegentlich sogar mit seinen Endverästelungen die Erfolgszelle korbförmig umschließen kann. Häufig weisen die Axone an ihren Endigungen kleine Verdickungen auf, die **Boutons**. Diese axoplasmatischen Endknöpfchen entsprechen dem **Präsynaptischen Teil einer Synapse** (S. 82), der die Erregung auf die Oberfläche eines postsynaptischen Neurons überträgt.

Das Axon dient der **Erregungsleitung**, indem die Nervenimpulse, vom unmyelinisierten Initialsegment (S. 80) ausgehend, als Aktionspotentiale weitergeleitet werden (Bd. 4). Darüber hinaus stellt das Axon auch eine **Transportstrecke** dar für unterschiedliche Substanzen, die von Motorproteinen bewegt und entweder vom Perikaryon aus in die Peripherie (**anterograder Transport**) oder in umgekehrter Richtung (**retrograder Transport**) transportiert werden.

Beim anterograden Transport konnten unterschiedliche Geschwindigkeiten gemessen werden. Membranumhüllte Vesikel, aber auch niedermolekulare Verbindungen wie Zucker und Aminosäuren, werden schnell (20–400 mm pro Tag) weitergeleitet. Besonders wichtig ist der anterograde Transport von synaptischen Vesikeln und Enzymen, die für den Stoffwechsel von Neurotransmittern in den Nervenendigungen benötigt werden. Schließlich wird dieser Transportweg auch bei den neuroendokrinen Funktionen des Hypothalamus beschritten (Bd. 3). Andere Transportvorgänge sind hundertmal langsamer (0,2–4 mm pro Tag); auf diese Weise werden vor allem Strukturproteine wie Neurotubuli und Neurofilamente transportiert.

Neuronformen

Die Nervenzellkörper (*Perikaryen*) haben sehr unterschiedliche Größen (7–100 μm) und Formen. Zur Klassifizierung der unterschiedlichen Neurone werden verschiedene Merkmale herangezogen. Am gebräuchlichsten sind die Einteilungen nach der Länge des Neuriten und nach der Zahl der Nervenzellfortsätze.
- Klassifikation nach der Neuritenlänge
- Klassifikation nach der Zahl der Nervenzellfortsätze

Nach der **Neuritenlänge** unterscheidet man:
- GOLGI-I-Nervenzellen

Sie entsenden ihre **langen Neuriten** weit aus der Umgebung des Perikaryon hinaus. Die Neuriten verlassen z. B. in der Großhirnrinde ihre ursprüngliche Schicht; sie können aber auch wesentlich größere Distanzen überwinden. Diese Nervenzellen bilden den Hauptanteil der sogenannten **Projektionsneurone**.
- GOLGI-II-Nervenzellen

Diese haben **kurze Neuriten**, die in der Nähe des Zelleibs und seiner Dendriten verbleiben; es handelt sich bei ihnen um Zwischenneurone (**Interneurone**). Da sie vor allem der Kommunikation innerhalb des ZNS dienen, werden sie auch als „**Intrinsische Neurone**" bezeichnet.

Wenn für die Klassifizierung die **Zahl der Nervenzellfortsätze** zu Grunde gelegt wird, ist folgende Einteilung üblich:
- **Unipolare Nervenzellen**

Dies sind solche, die nur einen Fortsatz, nämlich den Neuriten besitzen (Abb. 2-42a). Diese Art von Nervenzellen ist selten; beim Menschen kommt sie nicht vor.
- **Bipolare Nervenzellen**

Sie besitzen zwei, einander gegenüberliegende Zellausläufer (Abb. 2-42b). Bipolare Nervenzellen sind in der *Retina* und in den Ganglien des *N. vestibulocochlearis* zu finden.
- **Pseudounipolare Ganglienzellen**

Sie entstehen pränatal aus den Bipolaren Zellen: Dabei rücken die beiden Zellausläufer immer näher zusammen, bis sie zu einem einheitlichen Abgang mit einem gemeinsamen Initialsegment und Ursprungskegel fusionieren (Abb. 2-42c). Damit liegt die Nervenzelle scheinbar neben dem Axon, mit dessem peripherem und zentralem Anteil sie durch einen kurzen, sich T-förmig aufteilenden axonalen Abschnitt verbunden ist. Pseudounipolare

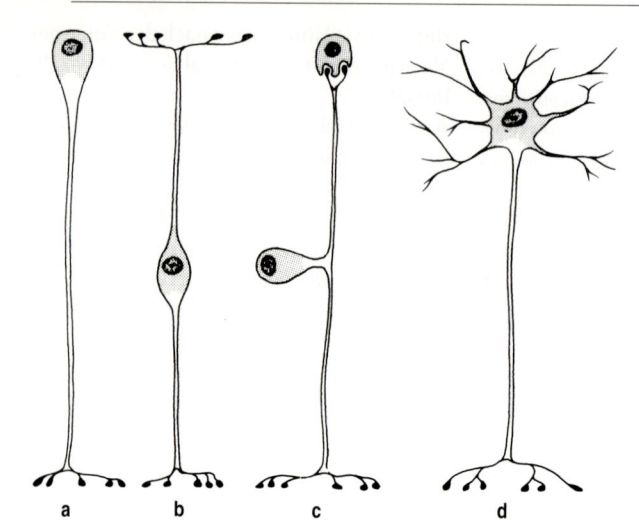

Abb. 2-42 Formen von Nervenzellen.
a: Unipolare Nervenzelle
b: Bipolare Nervenzelle
c: Pseudounipolare Nervenzelle
d: Multipolare Nervenzelle

Nervenzellen treten in allen Sensiblen Ganglien (z. B. in den Spinalganglien) auf.
- **Multipolare Ganglienzellen**
Diese bilden den am **weitesten verbreiteten Nervenzelltyp** (Abb. 2-42d). Art und Umfang ihrer dendritischen Verzweigungen können sehr vielfältig sein, jedoch besitzen diese Nervenzellen immer mehrere Dendriten und einen Neuriten. Multipolare Ganglienzellen stellen die Mehrheit der Ganglienzellen im ZNS dar. Sie sind besonders dicht gelagert in den Rindengebieten des Groß- und Kleinhirns sowie in der Grauen Substanz des Rückenmarks.

Neuroglia, *Neuroglia*

Die Gliazellen des Zentralen und Peripheren Nervensystems übertreffen an Zahl weit die Zahl der Nervenzellen. Die Zellen der Neuroglia haben vielfältige und unterschiedliche Funktionen: sie stellen nicht nur das Stroma dar, also ein mechanisches Stützgerüst für die Nervenzellen, sie bilden auch die Myelinscheiden für die Axone, haben trophische Funktionen für die Nervenzellen und sind schließlich an der Phagozytose beteiligt.
- Zentrale Glia (Gliocyti centrales)
- Periphere Glia (Gliocyti peripherici)

Die Gliazellen werden zusammenfassend auch als Supportzellen des Nervensystems bezeichnet. Die Zellen der **Zentralen Glia** gehen ebenso wie die Nervenzellen aus dem **Neuralrohr** hervor, während die **Periphere Glia** aus der **Neuralleiste** abstammt. Auch nach der Geburt behalten Gliazellen ihre Teilungsfähigkeit bei, daher sind sie es, die nach Defekten im ZNS das Narbengewebe bilden. Auch Tumoren im ZNS gehen in den meisten Fällen von den Gliazellen aus (Gliome).

Zentrale Glia, *Gliocyti centrales*

Unter diesem Begriff werden die Gliazellen zusammengefaßt, die im Zentralen Nervensystem (ZNS) vorkommen.
- Astrozyten (Astrocyti)
- Oligodendrozyten (Oligodendrocyti)
- Makroglia (Macroglia)
- Ependym (Ependymocyti)
- Mikroglia (Microglia)

Dazu zählen einmal die **Astrozyten** und die **Oligodendrozyten**, die als **Makroglia** bezeichnet werden. Die **Makroglia** ebenso wie das **Ependym** sind ektodermaler Herkunft. Demgegenüber stammt die **Mikroglia** aus dem Mesoderm. Der Gliaanteil macht im **ZNS** etwa die **Hälfte des Gesamtvolumens** aus.

Astrozyten, *Astrocyti*

Bei den sternförmigen **Astrozyten** (*Astrocyti*) unterscheidet man die **protoplasmatischen** von den **fibrillären Astrozyten**. Die **protoplasmatischen Astrozyten** finden sich bevorzugt in der **Grauen Substanz**, wo sie mit den Ganglienzellen in engem Kontakt stehen. Sie besitzen lange perivaskuläre Fortsätze, die an die Blutgefäße heranziehen. Die **fibrillären Astrozyten** kommen bevorzugt in der **Weißen Substanz** vor. Sie haben wenige, aber längere und dünnere Fortsätze, von denen ebenfalls einige an die Blutgefäße heranziehen. Die Astrozyten sind zunächst einmal Stützzellen des ZNS (Abb. 2-43); bei Verlust von Gewebe bilden sie das Narbengewebe. Darüber hinaus führen die Astrozyten den Nervenzellen Nährstoffe zu (z. B. Laktat) und speichern die chemischen Vorläufer von Transmittersubstanzen. Sie bilden außerdem Nervenwachstumsfaktoren und kontrollieren das extrazelluläre Ionenmilieu.

Oligodendrozyten, *Oligodendrocyti*

Die **Oligodendrozyten** (*Oligodendrocyti*) sind kleiner und besitzen weniger Fortsätze als die Astrozyten. Oligodendrozyten umgeben die Perikaryen der Nervenzellen als Satellitenzellen. Vor allem aber sind sie **im Zentralen Nervensystem** die eigentlichen **Myelinbildner** (Abb. 2-43).

Mikroglia, *Microglia*

Die Zellen der **Mikroglia** (*Microglia* oder HORTEGA-Zellen) sind klein und wenig verzweigt; man findet sie verstreut in allen Abschnitten des ZNS. Die Mikroglia gehört zum **System der phagozytierenden Zellen** (MPS). Somit wird angenommen, daß die Zellen der Mikroglia mesodermalen Ursprungs sind; hiervon rührt ihre Bezeichnung „*Mesogliocyti*" (Abb. 2-43).

Ependym, *Ependymocyti*

Die innere Auskleidung der Ventrikel und des Zentralkanals im Rückenmark hat den epithelialen Charakter des ursprünglichen Neuralrohrs beibehalten. Die **Ependymzellen** (*Ependymocyti*) sind isoprismatisch und tragen auf der freien Oberfläche Kinozilien, die den Fluß des *Liquor cerebrospinalis* befördern sollen. Zwischen den Ependymzellen kann der *Liquor cerebrospinalis* kontrolliert in das interzelluläre Spaltensystem des Hirngewebes diffundieren.

Abb. 2-43 Gliazellen im Zentralen Nervensystem.
1. Pia mater
2. Basalmembran
3. Kapillare (quer)
4. Perikaryon einer Nervenzelle
5. Axon
6. Ependymzellen
7. Ventrikel
8. Astrozyten (rot) bilden an der Basalmembran der Hirnoberfläche die Membrana limitans gliae superf., umschließen die Kapillaren („Blut-Hirn-Schranke") und haben Kontakte zu den Neuronen
9. Oligodendrozyten (dunkelgrau) myelinisieren die Axone
10. Mikrogliazellen (= Phagozyten, weiß)

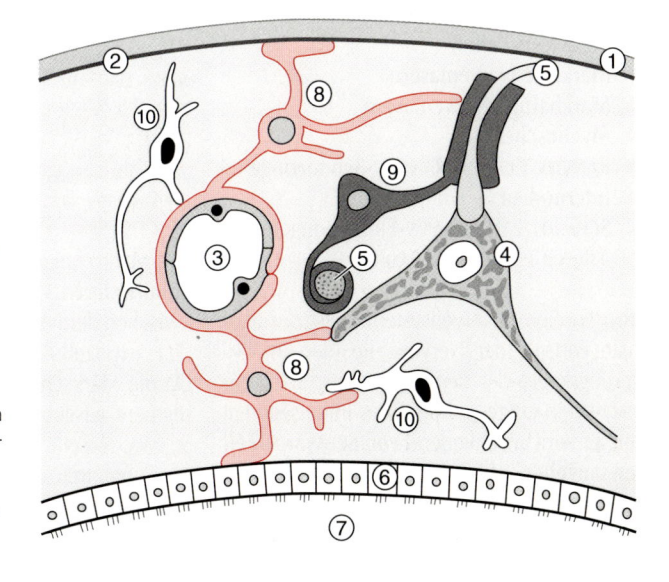

Periphere Glia, *Gliocyti peripherici*

Die Zellen der Peripheren Glia umhüllen die peripheren Nerven.
- Satellitenzellen
- SCHWANN-Zellen

Satellitenzellen, auch Mantelzellen genannt, treten in größeren Komplexen von Nervenzellen auf, die außerhalb des Zentralen Nervensystems vorkommen, z. B. in den Vegetativen Ganglien und dem *Ggl. spinale*. Im **Peripheren Nervensystem** (PNS) tritt die Neuroglia in Form von Satellitenzellen auf, die sich flach den Nervenzellen anschmiegen. Diese **SCHWANN-Zellen** sind die Begleitzellen der peripheren Nervenfasern. Sie lagern sich in bestimmten Abständen an das Axon an und bilden die **Myelinscheide** (s. u.).

Nervenfasern, *Neurofibrae*

Der axonale Fortsatz der Nervenzelle mit seiner Nervenscheide bildet die Nervenfaser. Während im Zentralen Nervensystem die Oligodendrozyten die Umhüllung der Axone übernehmen (s. o.), haben im Peripheren Nervensystem die SCHWANN-Zellen diese Aufgabe. Die peripheren Nerven bestehen aus Gruppen von Axonen mit ihren Markscheiden und den Hüllzellen.
- SCHWANN-Zellen
- Marklose Nervenfasern
- Markhaltige Nervenfasern
- Myelinscheide
- RANVIER-Knoten, RANVIER-Schnürringe
- Internodien
- SCHMIDT-LANTERMANN-Einkerbungen
- Afferente/efferente Axone

Im Peripheren Nervensystem weist der axonale Fortsatz der Nervenzelle, der am Ursprungskegel des Perikaryon entspringt, zunächst ein kurzes, hüllenloses Initialsegment auf. Er wird anschließend **von SCHWANN-Zellen umgeben** (Abb. 2-44). Bei marklosen kleinen Axonen sowie bei den postganglionären Neuriten des Vegetativen Nervensystems erscheinen die Axone in das Innere der SCHWANN-Zellen eingelagert; dabei liegen das Axolemma und die invaginierte Zellmembran der SCHWANN-Zelle eng aneinander. Man bezeichnet Axone mit solchen Formen der Umhüllung als **marklose Nervenfasern** (C-Fasern); sie besitzen eine geringe Leitungsgeschwindigkeit von nur 0,2–2 m pro Sekunde.

Die meisten peripheren Nervenfasern liegen jedoch als **markhaltige Nervenfasern** vor, deren Charakteristikum der Besitz einer **Myelinscheide** (Markscheide) ist. Diese wird von den SCHWANN-Zellen gebildet.

Die Ausbildung der Markscheide beginnt mit der Einsenkung des Axonzylinders in eine entsprechende Eindellung der SCHWANN-Zelle, wodurch das Axon zunächst von dieser bis auf einen schmalen Streifen ummantelt wird. Diese Ummantelung besteht somit aus einer Duplikatur des Plasmalemma der SCHWANN-Zelle. (Dieser Vorgang erfolgt analog zur Umhüllung von Bauchraumorganen durch das *Peritoneum viscerale*, wodurch ebenfalls eine Bauchfellduplikatur als Übergang [„Meso"] zum *Peritoneum parietale* gebildet wird). Man bezeichnet die so entstandene Plasmalemmaduplikatur als „**Mesaxon**". Die im folgenden einsetzende Verlängerung des „Mesaxons" führt zu zahlreichen (50–300) Umwickelungen des Axons; dabei folgt stets auf eine dunkle Phospholipidschicht eine hellere Proteinschicht (Abb. 2-44).

Es ist bis heute nicht sicher geklärt, wie die Wicklung erfolgt. Einige Autoren favorisieren die Ansicht, daß die SCHWANN-Zelle das Axon umkreist. Andere nehmen an, daß das Axon selbst rotiert. Beide Vorstellungen, die den Vorzug der Anschaulichkeit haben, führen aber zu noch ungelösten weiteren Fragen. Auch die hier beschriebene „Verlängerung des Mesaxons" ist ein noch hypothetischer Prozeß.

Die Markscheide bildet eine **elektrische Isolationsschicht**, die den Austausch von Ionen zwischen dem Axoplasma und der umgebenden extrazellulären Flüssigkeit verhindert. Da die Markscheide aber nur in dem Axonsegment ausgebildet wird, das jeweils einer SCHWANN-Zelle zugeordnet ist (ca. 0,5–1,5 mm lang), treten regelmäßige Unterbrechungen zwischen den myelinisierten Segmenten auf, die man als **RANVIER-Knoten** oder **RAN-**

2.3 HISTOLOGIE 81

Abb. 2-44 Schematische Darstellung der Myelinisierung.
a: Das Axon (1) ist an eine SCHWANN-Zelle (2) angelagert.
b: Das Axon wird von der SCHWANN-Zelle umschlossen, dabei bildet sich ein „Mesaxon" aus (3).
c: Das „Mesaxon" wird verlängert.
d: Durch vielfache Rotation bildet sich eine Myelinscheide (4).

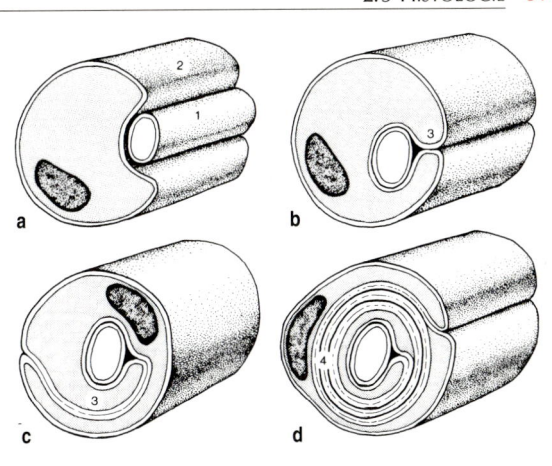

VIER-Schnürringe bezeichnet (Abb. 2-45); entsprechend werden die myelinisierten Abschnitte **Internodien** genannt.
Im Bereich der RANVIER-Knoten tritt das Axolemma durch den Interzellularspalt zwischen den angrenzenden SCHWANN-Zellen mit der extrazellulären Flüssigkeit in direkten Kontakt. Daher „springt" das Aktionspotential bei der Erregungsleitung von Knoten zu Knoten („**Saltatorische Erregungsleitung**"), wodurch hohe Leitungsgeschwindigkeiten ermöglicht werden. Die dick myelinisierten **A-Fasern** (z. B. motorische Fasern) erlauben Leitungsgeschwindigkeiten von 15–100 m pro Sekunde; die etwas weniger stark umhüllten **B-Fasern** (z. B. vegetative efferente Fasern) leiten den Impuls mit einer Geschwindigkeit von 3–14 m pro Sekunde.
Im histologischen Präparat läßt sich die myelinhaltige Markscheide besonders gut nach OsO_4-Behandlung erkennen. Dabei sind nicht nur die RANVIER-Schnürringe als Aussparungen in der geschwärzten Myelinschicht auffällig, sondern es werden auch schräge Spaltenbildungen sichtbar, die **SCHMIDT-LANTERMANN-Einkerbungen**. Es wird diskutiert, ob durch diese Inzisuren ein Stofftransport zwischen dem Interzellularraum und dem Axoninneren erfolgt.
Die **peripheren Nerven** bestehen aus den **Axonen** und ihren **Nervenscheiden**. Wenn von diesen Nerven Empfindungen aus peripheren Körpergebieten oder dem Körperinneren in Richtung Zentrales Nervensystem geleitet werden, so handelt es sich um **sensible** (somatosensible oder viszerosensible) **afferente Axone**. Die **efferenten Axone** in den peripheren Nerven leiten dagegen **motorische** (somatomotorische oder viszeromotorische) bzw. **sekretorische** Impulse vom

Abb. 2-45 RANVIER-Schnürring.
1 Lippenförmige Auftreibungen der Marklamellen mit geringen Zytoplasmaeinschlüssen
2 SCHWANN-Zellen
3 Fortsetzung des Extrazellularraums
4 Achsenzylinder
5 Axolemma
6 Basalmembran

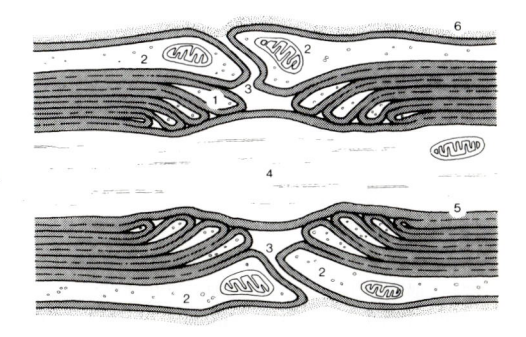

Zentralen Nervensystem zu den Erfolgsorganen. In der überwiegenden Zahl leiten die peripheren Nerven zugleich afferente und efferente Erregungen; es handelt sich dann um **Gemischte Nerven**.
Die **afferenten Axone** gehen von Pseudounipolaren Ganglienzellen aus. Die Reizaufnahme erfolgt in der Peripherie über freie Nervenendigungen oder über spezialisierte rezeptorische Endigungen.
Die **efferenten Axone** sind die Neuriten der Multipolaren Ganglienzellen, die im ZNS liegen. Im ZNS sowie im Autonomen Nervensystem dienen die Axone vor allem der Signalübertragung auf weitere Neurone.

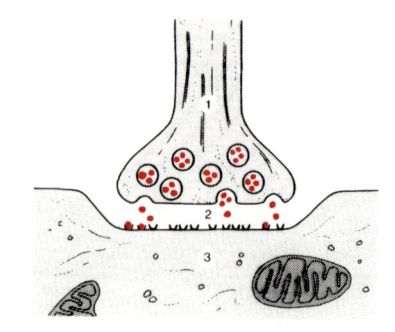

Abb. 2-46 Schematische Darstellung einer chemischen Synapse.
1 Präsynaptisches Axonende mit synaptischen Vesikeln und darin enthaltenen Transmittern
2 Synaptischer Spalt, in den die Transmitter freigesetzt werden
3 Postsynaptische Membran mit Rezeptoren

Synapsen, *Synapses*

Die Axone der Nervenzellen kommunizieren mit den Zielzellen über Synapsen. Die am weitesten differenzierte Übertragungsstelle für die „unidirektionale" Signalübermittlung ist die chemische Synapse. In ihr übernehmen chemische Übertragersubstanzen (Transmitter) die Signalübertragungen (Abb. 2-46; Bd. 4).
- Präsynaptischer Teil (Pars presynaptica)
- Synaptischer Spalt
- Postsynaptischer Teil (Pars postsynaptica)
- Axodendritische/axosomatische/axoaxonale/dendrodendritische Synapsen
- Synaptische Vesikel, Transmitterorganellen

Synapsen dienen der **Erregungsübertragung**
- von einer Rezeptorzelle auf ein Neuron,
- von einem Neuron auf ein anderes Neuron,
- von einem Neuron auf einen Effektor (z. B. Muskel oder Drüsenzelle).

Eine **Synapse** (*Synapsis*) besteht immer aus einem **Präsynaptischen Teil** (*Pars presynaptica*), dem **Synaptischen Spalt** und einem **Postsynaptischen Teil** (*Pars postsynaptica*). Präsynaptisch finden sich entweder knopfförmige Anschwellungen am axonalen Ende (**Endboutons** oder **Terminalboutons**) oder aber umschriebene Erweiterungen am Verlauf des Axons, die als **En-passant-Boutons** bezeichnet werden.
Üblicherweise bezeichnet man die Synapsen zwischen verschiedenen Neuronen nach den Neuronenabschnitten, die an der Reizübermittlung beteiligt sind. Wenn der Neurit an einem Dendriten endet, so handelt es sich um eine **axodendritische Synapse**; zieht der Neurit an den Zelleib, so wird dieser „Kontakt" als **axosomatische Synapse** bezeichnet. Kommt es zum „Kontakt" zweier Neuriten, wird eine **axoaxonale Synapse** ausgebildet; bei „Kontakten" zwischen Dendriten treten **dendrodendritische Synapsen** auf (vgl. Kap. 7).
Nach Besonderheiten im Membranaufbau, vor allem aber aufgrund funktioneller Kriterien, können bei den **chemischen Synapsen** die erregenden (exzitatorischen) Typ-I-Synapsen von den hemmenden (inhibitorischen) Typ-II-Synapsen unterschieden werden.
Sehr selten treten beim Menschen **elektrische Synapsen** zwischen den Nervenzellen auf. In ihnen ermöglichen Gap junctions einen direkten Ionentransport.

Präsynaptischer Teil, *Pars presynaptica*

Im Zytoplasma des **präsynaptischen Axonendes** fallen außer Mitochondrien, Filamenten und Endoplasmatischem Retikulum vor allem die membranumhüllten **synaptischen Vesikel** auf, in denen nach histochemischen Untersuchungen die **Neurotransmitter** lokalisiert werden konnten. Diese **synaptischen Vesikel** stellen also **Transmitterorganellen** dar. Wenn ein Aktionspotential das axonale Ende erreicht, kommt es zu einem intrazellulären Anstieg der Kalziumkonzentration. Diese Kalziumerhöhung bewirkt die Exozytose der synaptischen Vesikel und die Freisetzung des Transmitters. Die zur Zeit sehr intensiv betriebene Forschung auf dem Gebiet der chemischen Signalübertragung hat zu einem umfangreichen Katalog von Neurotransmittern geführt. Außer Azetylcholin handelt es sich bei diesen entweder um Aminosäuren (z. B. Glutamat), um Abkömmlinge von Aminosäuren (z. B. Dopamin, Adrenalin, γ-Aminobuttersäure) oder um kleine Peptide (z. B. Endorphin, Somatostatin, Angiotensin).

Der **unterschiedliche Inhalt** der synaptischen Vesikel zeigt sich auch elektronenmikroskopisch. Leer erscheinende Vesikel („light core vesicles") treten als häufigste Strukturen am präsynaptischen Axonende auf; sie enthalten meist Azetylcholin oder Glutamat. Vesikel mit granuliertem Inhalt („dense core vesicles") finden sich in den Synapsen mit Noradrenalin und Dopamin als Neurotransmittern. Das Axolemma an der Synapse zeigt Verdichtungen, die wahrscheinlich von Andockungsproteinen herrühren, die hier für die gerichtete Freisetzung des Vesikelinhalts durch die Zellmembran sorgen.

Synaptischer Spalt und Postsynaptischer Teil, *Pars postsynaptica*

Nach Abgabe einer bestimmten Menge eines Neurotransmitters in den **Synaptischen Spalt**, der eine Breite von ca. 30 nm aufweist, gelangt dieser an spezifische **Rezeptoren der Postsynaptischen Membran**. Auch hier, am Plasmalemma der Empfängerzelle, sind charakteristische Verdichtungen im Elektronenmikroskop erkennbar; man bezeichnet den Abschnitt der Postsynaptischen Membran, der dem Präsynaptischen Abschnitt direkt gegenüberliegt, als **Subsynaptischen Abschnitt** (s. auch Kap. 7).

2.4 Histologische Techniken

2.4.1 Allgemeine Mikroskopie

Strukturen, die nicht mehr mit dem bloßen Auge erkannt werden können, machen den Einsatz vergrößernder Systeme notwendig. Mit Hilfe einer Lupe können Einzelheiten zwischen 0,1–1 mm erkannt werden, für höhere Vergrößerungen werden sogenannte zusammengesetzte Systeme, also Mikroskope, verwendet, die im lichtmikroskopischen Bereich eine Auflösung von 0,2–0,5 μm erlauben.

- Auflösungsvermögen
- Apertur
- Mikroskop
- Okular
- Objektiv
- Kondensor

Das **Auflösungsvermögen**, als Maß für die Fähigkeit, zwei Objektpunkte noch getrennt voneinander wahrnehmen zu können, ist abhängig von der **Wellenlänge** des verwendeten Lichts (λ) sowie von der **Apertur** (**A**) des Objektivs. Das Auflösungsvermögen ist umso größer, je kleiner der noch erkennbare Abstand (d) zwischen diesen beiden Objektpunkten ist. Die Apertur errechnet sich aus der Brechungszahl (n) des Stoffes, der sich zwischen dem Deckglas und der untersten Linse im Mikroskop, der sogenannten Frontlinse, befindet (Luft: n = 1), und aus dem halben Öffnungswinkel (α) des Objektivs. Die Größe dieses Winkels wird nicht in Grad, sondern als Sinuswert bzw. „Numerischer Wert" angegeben (Abb. 2-47). Für die Apertur ergibt sich die Beziehung **A = n × sin α**. Für den Abstand (d) zwischen zwei Objektpunkten, die gerade noch getrennt wahrgenommen werden können, gilt **d = λ/A**.

Beim **Mikroskop** wird das vom Objektiv entworfene Zwischenbild durch das **Okular** betrachtet. Das durch das **Objektiv** definierte Auflösungsvermögen kann auch durch ein noch so stark vergrößerndes Okular nicht mehr verbessert werden. Als Regel gilt, daß die Gesamtvergrößerung (Objektivvergrößerung × Okularvergrößerung) nicht höher liegen sollte als zwischen dem 500- bis 1000fachen der Apertur des Objektivs („**Förderliche Vergrößerung**"). Beispiel: Bei einem Objektiv mit der Vergrößerung 40:1 und der auf der Fassung angegebenen Apertur von 0,65 liegt die „Förderliche Vergrößerung" zwischen dem 325- bis 650fachen; d. h. ein 10fach nachvergrößerndes Okular wäre optimal, Okulare mit dem Faktor 5× oder 20× dagegen nicht.

Die mikroskopische Erkennbarkeit einer Struktur hängt nicht allein von den vergrößernden Systemen ab, sondern auch von der Qualität der Beleuchtung und deren Strahlenbündelung. Diese wird durch den **Kondensor** erreicht, der bei optimaler Einstellung das Licht in die Ebene des histologischen Objekts fokussiert.

Da das Auflösungsvermögen direkt von der Wellenlänge abhängig ist, erlauben die von der Kathode im **Elektronenmikroskop** abgegebenen Elektronenstrahlen (λ = 0,005 nm) **sehr viel höhere Auflösungen**. Bei biologischen Objekten ist nur eine Auflösung von 0,5–1,5 nm zu erreichen, damit wird die Leistungsfähigkeit des Lichtmikroskops um etwa das 1000fache übertroffen.

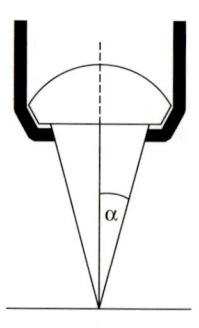

Abb. 2-47 Öffnungswinkel des Mikroskopobjektivs.

Spezielle mikroskopische Verfahren

Die mikroskopische Untersuchung lebender Objekte (Vitalmikroskopie) ist nur bei wenigen Fragestellungen direkt möglich. Zumeist müssen die in den Zellen bzw. Gewebeschnitten vorhandenen transparenten Strukturen entweder durch spezielle optische Verfahren oder aber durch Färbungen erkennbar gemacht werden.

- Vitalmikroskopie
- Phasenkontrastmikroskopie
- Interferenzmikroskopie
- Fluoreszenzmikroskopie
- Konfokale Lasermikroskopie
- Transmissionselektronenmikroskopie, TEM
- Raster-(Scanning-)Elektronenmikroskopie, SEM

Phasenkontrastmikroskopie

Einen besonderen Fortschritt in der **Vitalmikroskopie** ungefärbter Objekte erbrachte die Einführung des Phasenkontrastmikroskops. Beim Durchtritt des Lichts durch ein inhomogenes Objekt, z. B. eine Zelle, kommt es zu einer Phasenverschiebung an den einzelnen Partikeln mit unterschiedlichen Brechungsindizes. Diese für das Auge nicht direkt sichtbaren **Phasenunterschiede** werden im Phasenkontrastmikroskop in **Amplitudenunterschiede** umgewandelt und somit als **unterschiedliche Helligkeitswerte** wahrgenommen.

Interferenzmikroskopie

Im Interferenzmikroskop wird das Licht geteilt, indem es zum einen durch das Objekt geführt, zum anderen am Objekt vorbeigeführt wird. Bildlicht und Umweglicht sind so aufeinander abgestimmt, daß sie an **objektfreien leeren Stellen** exakt **gegenphasig** sind und damit **Dunkelheit** ergeben. Die **phasenverschiebenden Objekte** treten dann **hell** auf dem dunklen Untergrund hervor.

Polarisationsmikroskopie

Nur noch in besonderen Fällen wird heute das Polarisationsmikroskop bei medizinisch-biologischen Fragestellungen eingesetzt. Mit dieser Technik können geordnete Molekülverbände, z. B. kollagene Fasern in ihrem Verlauf, aufgrund ihrer **Doppelbrechung** (Anisotropie) erkannt werden. Solche Fasern leuchten dann hell auf, wenn sie diagonal zu den senkrecht aufeinanderstehenden Schwingungsebenen der beiden Polarisationsfilter (Polarisator und Analysator) gedreht werden.

Fluoreszenzmikroskopie

Eine sehr hohe Empfindlichkeit beim Nachweis von örtlich sehr geringen Substanzmengen (10^{-6}g) ermöglicht die Fluoreszenzmikroskopie. Dazu wird bei den meisten Anwendungen das durch eine Quecksilberlampe im Mikroskop erzeugte **ultraviolette Licht** im Objekt entweder an dort bereits vorhandenen fluoreszierenden Substanzen oder an mit Fluoreszenzfarbstoffen (Fluorochromen) markierten Strukturen **in sichtbares Licht umgewandelt**. Ein Sperrfilter im Mikroskop hält das für die Augen schädliche UV-Licht zurück und läßt nur die angefärbten Stellen im Gewebe im sichtbaren Wellenlängenbereich erkennen.
Es ist ein Nachteil der Lichtmikroskopie, auch der Fluoreszenzmikroskopie, daß viele Strukturen in der Tiefe eines Gewebeschnitts nicht klar erkennbar sind, weil sie nicht in der Brennpunktebene liegen und somit das von ihnen ausgehende Licht gestreut wird.

Konfokale Lasermikroskopie

Bei dieser Mikroskopietechnik wird die Lichtquelle, ein Laserstrahl, auf einen sehr kleinen Punkt im Gewebe fokussiert. Das von der mit einem Fluoreszenzfarbstoff markierten Struktur wieder ausgehende (emittierte) längerwellige Licht wird auf einen Schirm mit einer sehr kleinen Blende projiziert. Der Brennpunkt im Gewebe und die Blendenöffnung werden optisch konjugiert, d. h. auf einen Punkt („konfokal") zentriert.
Auf diese Weise werden alle Fluoreszenzmerkmale ausgeschaltet, die außerhalb des Fokus liegen. Wenn man den Laserstrahl in den x- und y-Achsen wandern läßt, kann ein Gewebe rasch durchgemustert („gescannt") werden. Wenn dieses „Scanning" dann noch in verschiedenen Höhen (z-Achse) durchgeführt wird („Optische Schnitte"), kann im Gewebe der Verlauf dreidimensionaler Strukturen verfolgt werden. Die große Menge an Daten macht die Verwendung einer computergesteuerten Bildverarbeitung notwendig.

Transmissionselektronenmikroskopie (TEM)

Wegen des **hohen Auflösungsvermögens** erlaubt diese Technik – im Vergleich zur Lichtmikroskopie – eine sehr hohe Vergrößerung (S. 84). Dazu wird im Hochvakuum ein durch Hochspannung beschleunigter Elektronenstrahl durch ein Objekt geleitet; anstatt durch optische Linsen wird der Strahlengang mittels elektromagnetischer Linsen gebündelt. Die im Objekt entstehende Streuung der Elektronen wird zur Abbildung auf einen fluoreszierenden Schirm projiziert bzw. photographisch dargestellt.

Raster-(Scanning-)Elektronenmikroskopie (SEM)

Das Verfahren dient der **hochauflösenden Abbildung von Oberflächen**. Dazu tastet ein Elektronenstrahl das Objekt zeilenförmig ab. Die von der Oberfläche emittierten Sekundärelektronen werden für die Abbildung auf einem Monitor ausgenutzt.

2.4.2 Fixierung und Einbettung

Die licht- oder elektronenmikroskopischen Untersuchungen von Zellen und Geweben machen es in den meisten Fällen erforderlich, daß zuvor die Objekte fixiert, danach in Paraffin oder Kunststoff eingebettet und geschnitten werden.

- Physikalische Fixierung
- Chemische Fixierung
- Entwässerung der Objekte
- Einbettung
- Mikrotome

Ziel der **Fixierung** ist es, ein **Dauerpräparat** herzustellen, dessen Struktur dem intravitalen Zustand weitgehend entspricht. Dazu müssen die Autolyseprozesse unterbunden und dem Gewebe das Wasser entzogen werden. Dies kann bei der **physikalischen Fixierung** dadurch erreicht werden, daß eine Gefriertrocknung durchgeführt wird; das schockartig tiefgefrorene Gewebe wird im Vakuum dehydratisiert. Es muß während dieses Vorgangs darauf geachtet werden, daß das gelartig gefrorene Wasser im Gewebe unterhalb des eutektischen Punkts (ca. −57 °C) sublimiert und eine Kristallbildung vermieden wird.

In der Regel wird jedoch eine **chemische Fixierung** durchgeführt, bei der die Proteine im Gewebe denaturiert werden. Aldehyde (Formaldehyd, Glutaraldehyd) reagieren mit Aminosäuren, woraus Brückenbildungen zwischen den Proteinen resultieren. Alkohole, Essigsäure und Pikrinsäure aggregieren oder präzipitieren die zellulären Proteine. Auch Schwermetalle in Verbindungen sind häufig eingesetzte Fixative (Quecksilber: Sublimat $HgCl_2$, Osmium: Osmiumtetroxid OsO_4 und Uran: Uranylazetat $UO_2(OCOCH_3)_2$).

Die einzelnen Fixantien oder die Gemische unterschiedlicher Fixantien werden danach ausgewählt, welchen Erhaltungszustand bestimmte Zellkomponenten haben sollen und welche Färbung anschließend durchgeführt werden soll. Dabei ist immer zu beachten, daß durch Schrumpfungs- oder Quellungsprozesse morphologische Veränderungen entstehen, die eine Interpretation als „In-vivo"-Abbild nur mit großer Vorsicht empfehlen lassen. Insofern ist das unter dem Mikroskop sichtbare Gewebe bestenfalls ein **Äquivalentbild**, in dem aber zahlreiche **Artefakte** (bedingt durch Extraktion, Verlagerung oder chemische Reaktionen, wie z. B. Oxidationen) berücksichtigt werden müssen.

Die meisten Gewebe werden erst nach dem Tode des Individuums für die histotechnische Aufarbeitung zugänglich. Es ist daher immer anzustreben, die alsbald nach der Unterbrechung der Blutversorgung einsetzenden Autolyseprozesse so weit wie möglich zu minimieren. Das bedeutet, daß nicht nur die Fixierung schnellstens zu erfolgen hat, sondern, daß auch z. B. die Temperatur des Fixierungsmittels niedrig sein sollte. Selbstverständlich hängt die Güte der Fixierung auch von der Eindringgeschwindigkeit ab, ein Prozeß, der nicht nur von der chemischen Zusammensetzung des Fixierungsmittels beeinflußt wird, sondern auch von der Größe des Objekts.

Nach der Fixierung müssen die **Objekte entwässert** werden – falls dies nicht schon durch das Fixierungsmittel selbst erfolgte. Dazu werden die Gewebe einem stufenweisen Dehydratisierungsvorgang unterzogen, z. B. in einer „**Aufsteigenden Alkoholreihe**" (Abb. 2-48). Dann werden die Objekte in ein Lösungsmittel überführt, das sowohl mit Alkohol als auch mit dem endgültigen Einbettungsmedium mischbar ist. Bei der **Einbettung** werden die Gewebe mit flüssigem Paraffin oder flüssigem Kunststoff durchtränkt. Nach dem Abkühlen des Paraffins bzw. nach der Polymerisation des Kunststoffs ist das fixierte Gewebe mit **Mikrotomen** schneidbar. Die Schnitte müssen so dünn sein, daß eine Transmission mit den gewünschten Wellenlängen möglich ist. Für die Lichtmikroskopie liegen die Schnittdicken bei 5–20 µm, für die Elektronenmikroskopie dürfen die Schnitte nicht dicker als einige 10 nm sein.

Abb. 2-48 Herstellung eines mikroskopischen Präparats.
1 Gewebestückchen
2 Fixationslösung
3 Aufsteigende Alkoholreihe (z.B. 30%, 50%, 70%, 96%, abs. Alkohol, flüssiges Paraffin/Lösungsmittel)
4 Einschluß im Paraffinblöckchen
5 Herstellung von Mikrotomschnitten
6 Aufziehen des Schnittes auf einen Objektträger
7 Entparaffinieren in einem Lösungsmittel
8 Absteigende Alkoholreihe (z.B. 96%, 70%, 50%, Wasser)
9 Färbung in einem wässrigen Medium
10 Aufsteigende Alkoholreihe (z.B. 30%, 50%, 70%, 96%, abs. Alkohol, Xylol)
11 Montieren des Schnitts in einem Klebemedium und Bedecken mit einem Deckglas
12 Mikroskopisches Präparat

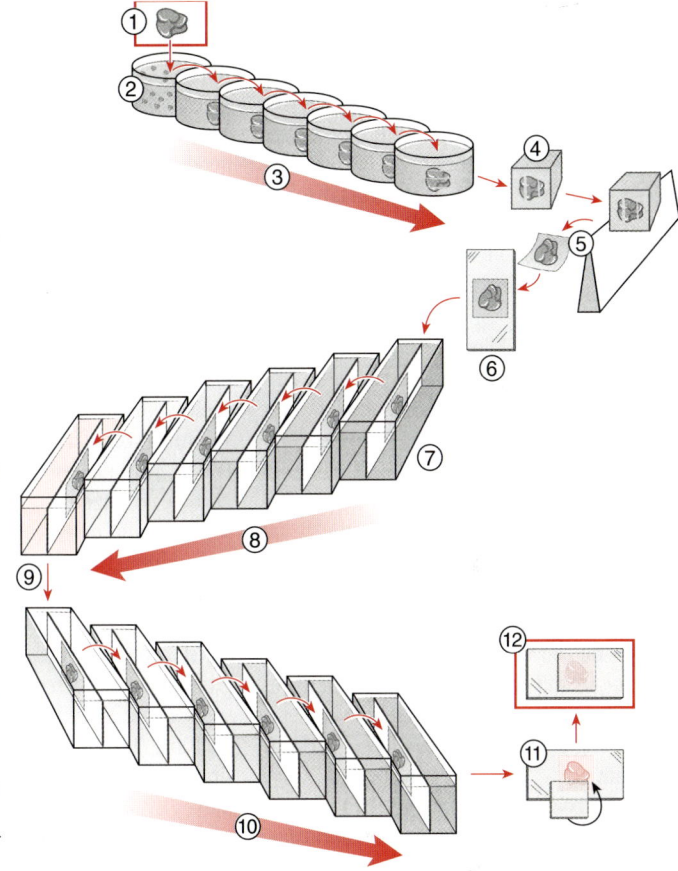

2.4.3 Färbungen

Da in den sehr dünnen Schnitten die geringen Brechungsunterschiede der verschiedenen Gewebekomponenten nur schwache Kontraste ergeben, die nicht ausreichen, um Strukturen deutlich zu erkennen, werden die Schnitte gefärbt bzw. für die Elektronenmikroskopie kontrastiert.
Für die histologischen Färbungen kommen prinzipiell fast alle Substanzen zur Anwendung, die im durchfallenden Licht einen Teil des sichtbaren Spektrums (400–800 nm) absorbieren und damit farbig erscheinen.
- „Färbungstheorien"
- **Routinefärbungen** (Hämatoxylin-Eosin, Azan, N<small>ISSL</small>)
- Fluoreszenzfärbung
- Färbung aufgrund azidophiler/basophiler/metachromatischer Eigenschaften
- „Färbung" von TEM-Schnitten

Trotz zahlreicher Bemühungen ist es bis heute nicht gelungen, die Art und die Bedingungen histologischer Färbeprozesse im einzelnen völlig zu durchschauen. Viele Färbetechniken beruhen daher auf den Erfahrungen, daß bestimmte Strukturen in den Zellen und Geweben gewisse Farben mit größerer Intensität aufnehmen als andere und sich somit unterscheiden lassen.

Das Phänomen der **Farbigkeit** beruht auf dem Vorkommen farbgebender Atomgruppen (**Chromophore**) im Molekül; von besonderer Bedeutung sind dabei die Zahl und Anordnung der Doppelbindungen. Aromatische Verbindungen, die **chromphore Gruppen** besitzen, werden als **Chromogene** bezeichnet. Die Einführung von auxochromen Gruppen verleiht dem Farbstoffmolekül eine elektrische Ladung. Damit entstehen positiv oder negativ geladene Farbstoffe.

Die Anfärbung der unterschiedlichen Gewebekomponenten erklärt man sich mittels verschiedener „**Färbungstheorien**". Einige Färbungen beruhen auf der **elektrostatischen Adsorption**. Diese ist auf die Tatsache zurückzuführen, daß viele der zellulären Strukturen aus amphoteren Eiweißkörpern bestehen (Proteine, Glykoproteine, Lipoproteine, Nukleoproteine). Diese Proteine besitzen selbst positive und negative Ladungen in Abhängigkeit vom **isoelektrischen Punkt** ihrer sauren und basischen Gruppen und dem pH-Wert des umgebenden Mediums („Färbebad") und können dann mit den gegensätzlich geladenen Farbstoffen reagieren.
Nicht alle histologischen Färbungen beruhen aber auf solchen **direkten elektrostatischen Bindungen**. Bei den **indirekten Färbungen** werden **Beizen** verwendet, **Komplexbildner**, die sowohl mit dem Farbstoff als auch mit dem Substrat reagieren.
Häufig angewendete **histologische Färbungen** sind:

- **Hämatoxylin-Eosin-Färbung (HE)**

Die „HE"-Färbung ist eine Kombinationsfärbung. Hämatoxylin verhält sich wie ein basischer Farbstoff (obwohl er anionisch ist). Er bindet vor allem an die „basophilen", d. h. negativ geladenen, Komponenten des Kerns, also an DNA und RNA. Hämatoxylin färbt diese blau. Eosin ist ein saurer Farbstoff; er bindet an positiv geladene, also azidophile Komponenten. Eosin färbt das Zytoplasma rötlich an.

- **Azanfärbung**

Auch hierbei handelt es sich um eine Kombinationsfärbung. **Az**okarmin, der rote Farbstoff, und **Ani**linblau binden an Gewebsstrukturen, nachdem diese nach vorangegangener Beizung (z. B. mit Schwermetallsalzen) die notwendige Bindungsfähigkeit erhalten haben. Die Azanfärbung stellt die kollagenen und retikulären Bindegewebsfasern blau dar, das Muskelgewebe erscheint rötlich bis orange. In den Zellkernen ist das Chromatin intensiv rot gefärbt, Schleim erscheint blau.

- **NISSL-Färbung**

Sie beruht auf einer anfänglichen Überfärbung von meist alkoholfixierten Schnitten mit einer basischen Anilinfarbe (Methylenblau, Toluidinblau, Kresylviolett) und dem nachfolgenden Auswaschen des Farbstoffüberschusses („Differenzierung"). Dabei halten zellige Bestandteile (RNA = „NISSL-Substanz" in Nervenzellen) den Farbstoff stärker zurück als z. B. Fasern. Die NISSL-Färbung eignet sich im besonderen für die Darstellung der Perikarya von Ganglienzellen, deren Zytoplasma und Dendriten purpurfarben bzw. bläulich dargestellt werden.

- **Fluoreszenzfärbung**

Die hierbei eingesetzten Farbstoffe, **Fluorochrome**, besitzen die Eigenschaft, durch Bestrahlung mit einer bestimmten Wellenlänge (z. B. UV-Licht) angeregt zu werden (Exzitation) und das Licht im sichtbaren Bereich abzugeben (Emission). Die fluoreszierenden Substanzen leuchten auf dunklem Hintergrund und erlauben eine hohe Auflösung und sogar eine Quantifizierung durch Photonenzählung. Häufig eingesetzte Fluorochrome sind Fluoreszeinisothiocyanat und Rhodamin.

- **Färbung aufgrund azidophiler Eigenschaften**

Azidophile Substanzen im Gewebe sind **positiv geladen**. Viele Proteine verhalten sich bereits bei einem physiologischen pH-Wert azidophil. Wenn diese proteinhaltigen Substanzen eines Gewebes in ein Färbebad eingestellt werden, das einen höheren, also stärker basischen Wert aufweist als ihr isoelektrischer Punkt, so verhält sich nahezu jedes Protein azidophil.

- **Färbung aufgrund basophiler Eigenschaften**

Basophile Substanzen sind **negativ geladen**. Viele Proteine erweisen sich schon bei einem physiologischen pH-Wert aufgrund ihrer Karboxylgruppen als basophil. **Anionische Gruppen** (Sulfat- und Phosphatgruppen) im Gewebe können aber aufgrund der unterschiedlichen Stärke ihrer sauren Eigenschaften durch basische Farbstoffe markiert werden. Durch die entsprechende Wahl eines mehr oder minder niedrigen pH-Werts des Färbebads sind die ubiquitären Karboxylgruppen nicht mehr dissoziiert; die stärker sauren Phosphat- und Sulfatgruppen liegen hingegen in dissoziierter und damit reagibler Form vor. So können z. B. die Granula in den Mastzellen durch ihren Gehalt an Heparin, einem sulfatierten Polysaccharid, erkannt werden. Als Farbstoff wird zumeist Methylenblau verwendet.

- **Färbung aufgrund metachromatischer Eigenschaften**

Gewebekomponenten mit hoher elektronegativer Ladungsdichte werden durch ein weiteres färberisches Phänomen erfaßt: so reagieren z. B. die **Sulfatgruppen** der Knorpelgrundsubstanz mit Toluidinblau nicht blau (orthochromatisch), sondern es entsteht ein roter Farbton (metachromatisch). Dieser Farbumschlag ist bedingt durch die Dichte der reaktiven Gruppen; dadurch kommt es zu einer Aggregation der Farbstoffmoleküle, die zu einer Verschiebung der Wellenlänge des Lichts führt.

- **„Färbung" ultradünner Schnitte**

Für die **Transmissionselektronenmikroskopie** erfolgt die „Färbung" vielfach durch **Osmiumtetroxid** (OsO_4), das bevorzugt an die Doppelbindungsstellen in lipidhaltigen Strukturen (Membranen) bindet. Aber auch andere Schwermetalle, wie Blei- oder Uranverbindungen, werden eingesetzt, um Gewebestrukturen zu kontrastieren.

2.4.4 Histochemie

Die mit den vorgenannten Methoden erkannten Strukturen sind Gegenstand der Histologie und der Mikroskopischen Anatomie. Strukturen sind andererseits nicht etwa statische Gebilde, sondern Ergebnis und Auslöser von Stoffwechselprozessen. Daher wurden Methoden entwickelt, die es erlauben, Substanzen und Enzymaktivitäten in situ zu lokalisieren. Für topochemische Verfahren an Geweben wird der Ausdruck histochemische Verfahren verwendet, für Verfahren an (einzelnen) Zellen benutzt man den Begriff zytochemische Verfahren.

- **Bausteinhistochemie**
- **Enzymaktivitätshistochemie**
- **Ultrahistochemie**
- **Mikroquantitative Methoden**

Die histochemischen Techniken entsprechen prinzipiell biochemischen Nachweisverfahren, wobei aber die Integrität von Zellen und Geweben gewahrt bleiben muß. Am Ende des spezifischen und durch Kontrollreaktionen abzusichernden Nachweises muß bei den histochemischen Methoden jedoch ein mikroskopisch erkennbares Produkt, in der Regel eine **farbige Verbindung**, entstehen, durch welche die gesuchte Substanz oder der Ort einer Enzymaktivität markiert wird.

Die histochemischen Methoden zum Nachweis von Bausteinen (**Bausteinhistochemie**) und Enzymaktivitäten (**Enzymaktivitätshistochemie**) sind nicht nur auf den lichtmikroskopischen Bereich beschränkt, in modifizierter Form können sie auch bei elektronenmikroskopischen Präparaten angewendet werden. Die subzellulären Nachweisverfahren werden als **Ultrahistochemie** bezeichnet. In den meisten Fällen werden histochemische Techniken zur spezifischen Erkennung von Gewebekomponenten angewandt; es handelt sich damit um „qualitative" Nachweisverfahren. Die **mikroquantitativen Methoden** sollen darüber hinaus die Frage beantworten, wie groß eine Substanzmenge bzw. wie hoch eine Enzymaktivität pro Gewichtseinheit ist.

Bausteinhistochemie

Zur Erkennung von Bausteinen des Gewebes oder deren Komponenten sind verschiedene Nachweisverfahren entwickelt worden. In

den meisten Fällen werden dazu bestimmte Molekülgruppen erfaßt, die entweder als reagible Gruppen im Gewebe bereits vorliegen oder durch eine entsprechende Vorbehandlung erzeugt werden.
- PAS-Reaktion
- Lektinhistochemie
- In-situ-Hybridisierung
- Autoradiographie
- Immunhistochemie

PAS-(Periodic-Acid-Schiff-)Reaktion

Als Beispiel für eine häufig angewandte Methode der Bausteinhistochemie soll hier die PAS-Reaktion zum **Nachweis zuckerhaltiger Verbindungen** (**Glykane**, **Glukosamine**, **Glykoproteine**, **Proteoglykane**) vorgestellt werden (Abb. 2-49). Das Verfahren beruht auf der Tatsache, daß praktisch alle Kohlenhydrate benachbarte alkoholische Gruppen besitzen. In einem ersten Reaktionsschritt lassen sich diese sogenannten vizinalen Alkoholgruppen (oder 1,2-Glykole) durch das spezifische Oxidationsmittel Perjodsäure unter Aufspaltung der C-C-Bindung zu Aldehydgruppen oxidieren. Diese Aldehydgruppen werden dann in einem zweiten Schritt mit dem Aldehyd-Nachweisreagens

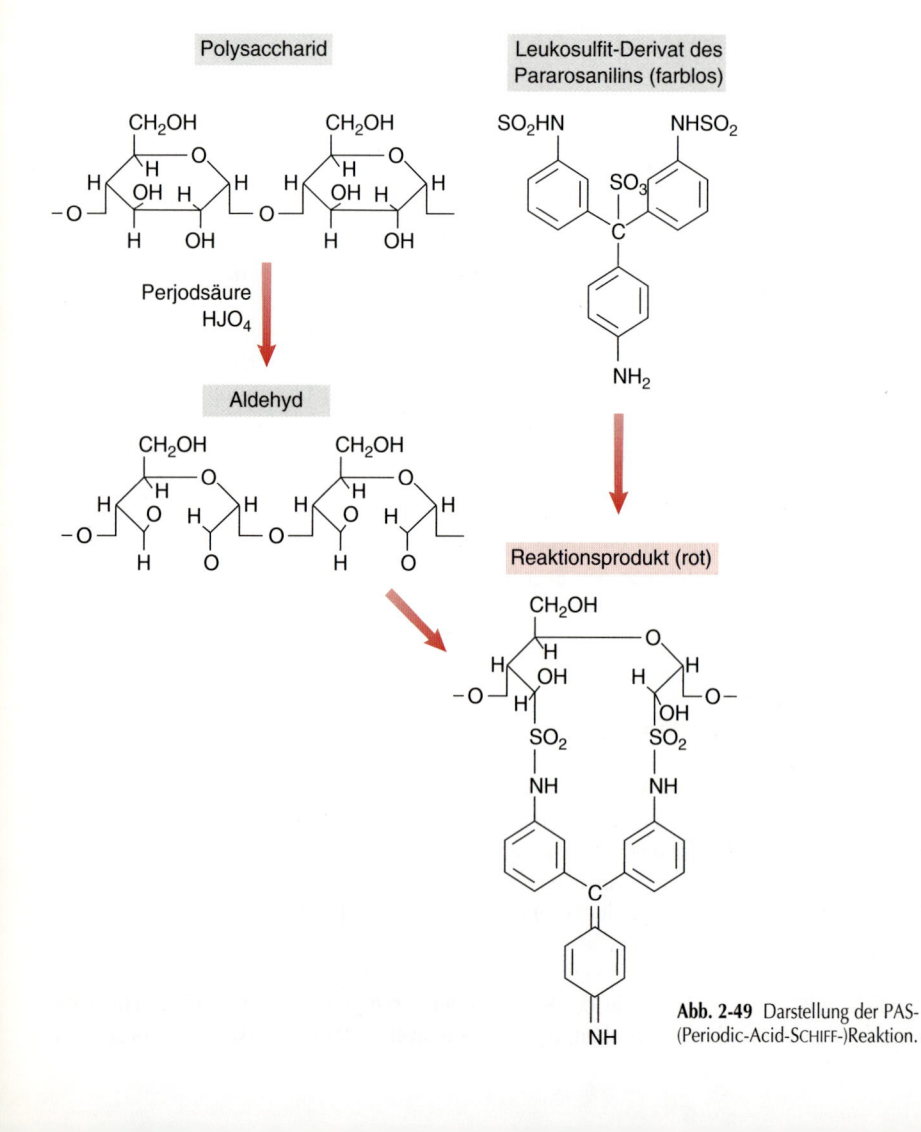

Abb. 2-49 Darstellung der PAS-(Periodic-Acid-Schiff-)Reaktion.

(SCHIFF[1]-Reagens) unter Bildung eines rot gefärbten Reaktionsprodukts nachgewiesen. Welche Kohlenhydratverbindungen im Schnitt durch die PAS-Reaktion erfaßt wurden, muß durch zusätzliche Kontrollen abgesichert werden (z. B. wird in einem Parallelschnitt durch eine Amylasevorbehandlung Glykogen spezifisch eliminiert).

Lektinhistochemie

Lektine sind Proteine, die eine hochselektive, nicht enzymatische **Bindungsfähigkeit an Glykokonjugate** (**Glykoproteine, Glykolipide, Proteoglykane**) besitzen. Sie funktionieren demnach als Zuckerrezeptoren. Für histochemische Zwecke werden meist pflanzliche Lektine oder künstliche hergestellte Neoglykoproteine verwendet, die an spezielle Marker, z. B. Isotope oder Farbstoffe, gebunden werden. Solcherart detektierbare Lektine dienen als Sonden, um zelluläre Zuckerverbindungen, die für Zelladhäsion, Wachstumskontrolle und Rezeptorfunktionen wichtig sind, mit hoher Spezifität zu erfassen (Abb. 2-50).

---

[1] SCHIFF, HUGO JOSEF (1834–1915); Chemiker in Florenz.

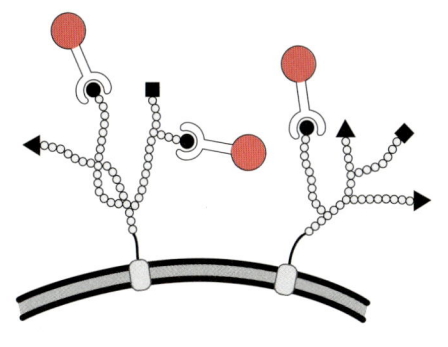

Abb. 2-50 Lektinhistochemie.
Glykokonjugate auf der Zelloberfläche weisen mit ihren Oligosaccharid-Seitenketten eine hohe Diversität auf. Zuvor markierte Lektine (rot) binden spezifisch an definierte Seitenketten.

In-situ-Hybridisierung

Diese Technik (Abb. 2-51) wird eingesetzt, um in Zellen bestimmte **Gene oder Gentranskripte** zu erkennen. Die Analyse wird mit einer markierten DNA- oder RNA-Sequenz, die als Sonde dient, durchgeführt. Dazu werden, nach einer denaturierenden Gewebevorbehandlung, in den Zellkernen die zwei Stränge einer DNA-Doppelhelix oder einer DNA-RNA-Duplex voneinander getrennt. Die Zielsequenz wird dann mit einem markierten komplementären Strang gekoppelt. So ist es

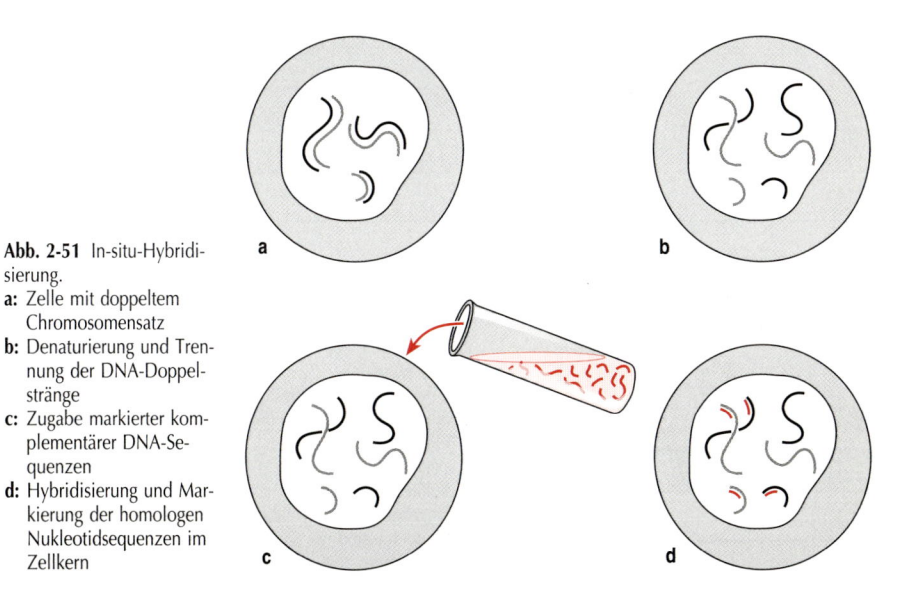

Abb. 2-51 In-situ-Hybridisierung.
a: Zelle mit doppeltem Chromosomensatz
b: Denaturierung und Trennung der DNA-Doppelstränge
c: Zugabe markierter komplementärer DNA-Sequenzen
d: Hybridisierung und Markierung der homologen Nukleotidsequenzen im Zellkern

möglich, einzelne Gene (z. B. Onkogene) und Chromosomenanomalien zu erfassen.

Autoradiographie

Hierzu wird einem Versuchstier eine **radioaktiv markierte Substanz** appliziert, die in zell- und gewebetypische Strukturen eingebaut wird. So findet sich z. B. ^{3}**H-Thymidin** in der **neusynthetisierten DNA** der Zellkerne wieder. Der Nachweis der radioaktiv markierten Substanzen erfolgt meist durch Überschichten des Gewebeschnitts („Histoautoradiographie") mit einer Photoemulsion. Nach einer gewissen Expositionszeit finden sich Silbergranula über den Zellstrukturen, die mikroskopisch identifiziert werden können. Mit dieser Methode sind nicht nur Aussagen zur Lokalisation, sondern auch über den Stoffumsatz pro Zeiteinheit möglich (Abb. 2-52).

Immunhistochemie

Zum **Nachweis von Proteinen** (v. a. von bioaktiven Peptiden, Transmittern, Wachstumsfaktoren, Rezeptor- und Transportproteinen) sind immunologische Techniken heute die am **häufigsten angewandten Methoden**. Die Grundvoraussetzung dieser Methoden ist die Eigenschaft von Antikörpern, mit einem spezifischen Antigen eine Bindung einzugehen. **Polyklonale Antikörper** gegen definierte Zellmoleküle können aus dem Serum eines Versuchstiers nach dessen Immunisierung mit dem gereinigten Protein gewonnen werden. Exakter ist der Nachweis mit **monoklonalen Antikörpern**. Diese werden erhalten, indem man nach der Immunisierung des Versuchstiers die immunkompetenten B-Lymphozyten mit entarteten Lymphozyten (Myelomzellen) fusioniert. Die hierbei entstehenden, in der Zellkultur unbegrenzt teilungsfähigen **Hybridom-Zellen** ermöglichen durch ihre Isolierung die Etablierung einer Zellinie, die den gewünschten monoklonalen Antikörper produziert (Abb. 2-53).

Die gewonnen Antikörper werden mit Hilfe von Farbstoffen oder Enzymproteinen markiert. Die immunhistochemische Reaktion erfolgt direkt, indem der das Antigen enthaltende Gewebeschnitt mit dem markierten Antiserum überschichtet wird. Daneben kann aber auch die empfindlichere indirekte Me-

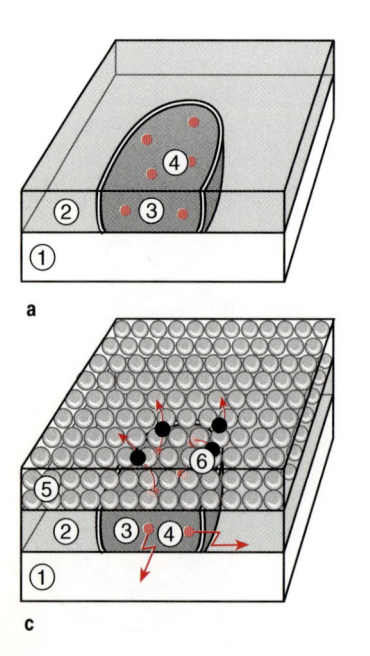

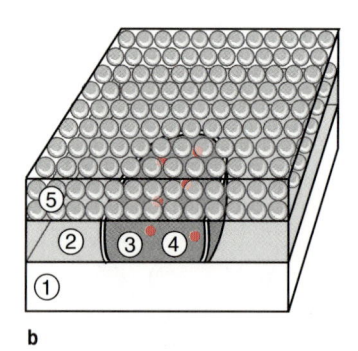

Abb. 2-52 Prinzip der Autoradiographie.
a: Aufbringen von radioaktiv markiertem Gewebe auf einen Objektträger
b: Überschichten mit photosensibler Emulsion
c: Silberkornbildung über den radioaktiv markierten Strukturen
1 Objektträger
2 Zelle
3 Zellkern
4 Eingebautes ^{3}H-Thymidin (in **c**: Abgabe von β-Strahlen)
5 Photoemulsion mit Silberhalogenid-Kristallen
6 Silberkörner

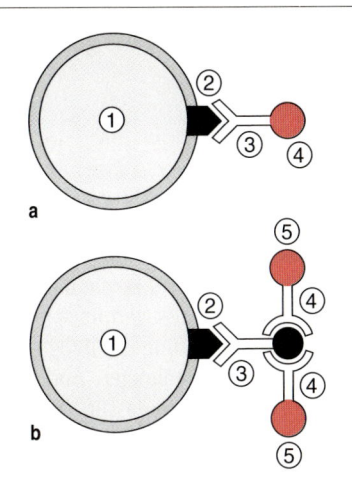

2.4 HISTOLOGISCHE TECHNIKEN

Abb. 2-53 Immunhistochemische Methoden.
a: direkte Methode
1 Zelle
2 Antigen
3 Antikörper
4 Signal (z.B. Fluorochrom)
b: indirekte Methode
Die indirekte Methode besitzt eine höhere Spezifität und führt zu einer Signalverstärkung
1 Zelle
2 Antigen
3 Primärer Antikörper
4 Sekundärer Antikörper (Anti-Antikörper)
5 Signal (z.B. Fluorochrom)

thode angewendet werden, wobei hier das Gewebeantigen zunächst mit einem unmarkierten spezifischen Immunglobulin verbunden wird. Der Nachweis erfolgt dann durch eine anschließende Behandlung des Gewebes mit einem markierten Anti-Immunglobulin.

Enzymaktivitätshistochemie

Außer den Substanznachweisen ist ein weiterer Schwerpunkt der Histochemie, spezifische Enzymaktivitäten im Gewebe zu erfassen. Hierfür stehen im wesentlichen drei unterschiedliche Techniken zur Verfügung.
- Produktnachweis
- Nachweis durch Bildung von Metallsalzen
- Nachweis durch Farbreaktionen

Bei allen Nachweisverfahren ist die Erhaltung der Enzymaktivität Voraussetzung; daher werden meistens **unfixierte Gefrierschnitte** verwendet.

- **Nachweis des Produkts**

Der Gewebeschnitt wird in einem Medium inkubiert, welches das Substrat für eine spezifische Produktbildung enthält. Nach der Inkubation wird dann dieses durch die Enzymaktivität gebildete Produkt nachgewiesen (Beispiel: Substrat: UDP-Glukose; Enzymaktivität: Glykogensynthetase; nachweisbares Produkt: Glykogen; Tab. 2-1a).

Tab. 2-1 Histochemische Methoden zum Nachweis von Enzymaktivitäten.

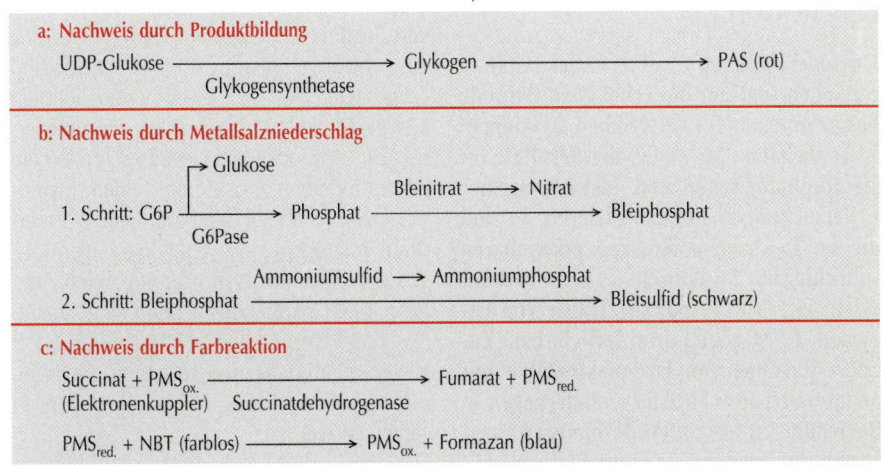

a: Nachweis durch Produktbildung

UDP-Glukose —— Glykogensynthetase ——→ Glykogen ——————→ PAS (rot)

b: Nachweis durch Metallsalzniederschlag

1. Schritt: G6P —G6Pase→ Glukose + Phosphat —Bleinitrat → Nitrat—→ Bleiphosphat

2. Schritt: Bleiphosphat ——— Ammoniumsulfid → Ammoniumphosphat ——→ Bleisulfid (schwarz)

c: Nachweis durch Farbreaktion

Succinat + $PMS_{ox.}$ (Elektronenkuppler) —Succinatdehydrogenase→ Fumarat + $PMS_{red.}$

$PMS_{red.}$ + NBT (farblos) ——→ $PMS_{ox.}$ + Formazan (blau)

G6P = Glukose-6-Phosphat; NBT = Nitroblautetrazolium; PAS = Perjodsäure/SCHIFF-(Periodic-Acid-SCHIFF-)Reagenz; PMS = Phenazinmethosulfat; UDP = Uridindiphosphat.

- **Nachweis durch Bildung von Metallsalzen**
Hierbei wird die Fällbarkeit des durch die enzymatische Wirkung freigesetzten Spaltprodukts durch schwerlösliche Metallsalze ausgenutzt (Beispiel: Substrat: Glukose-6-Phosphat; Enzymaktivität: Glukose-6-phosphatase; Spaltprodukt: Phosphatgruppen). Diese Phosphatgruppen werden durch die im Inkubationsmedium vorhandenen Bleiionen am Ort der Enzymaktivität als Bleiphosphat präzipitiert. In einem anschließenden Schritt wird das farblose Bleiphosphat in das schwarze Bleisulfid umgewandelt, das nun den Ort der Enzymaktivität markiert (Tab. 2-1b).
- **Nachweis durch Farbreaktionen**
Dazu wird dem im Gewebeschnitt vorhandenen Enzym im Inkubationsmedium zusammen mit dem Substrat eine Leukoverbindung (Farbstoffvorstufe) angeboten. Dabei kann entweder das durch die enzymatische Wirkung veränderte Substrat oder aber das gebildete Reaktionsprodukt an der Farbstoffbildung beteiligt sein (Beispiel: Substrat: Na_2-Succinat; Leukoverbindung: oxidiertes farbloses Tetrazoliumsalz; Enzymaktivität: Succinatdehydrogenase; Reaktionsprodukt: reduziertes Tetrazoliumsalz = farbiges Formazan; Tab. 2-1c).

Mikroquantitative Methoden

Um einen höheren Grad an Objektivität zu erreichen und um die erhobenen Befunde besser miteinander vergleichen zu können, ist es vielfach notwendig, die Resultate histomorphologischer und histochemischer Untersuchungen zu quantifizieren. So sind die im Elektronenmikroskop erkennbaren subzellulären Strukturen (z. B. Mitochondrien, ER, GOLGI-Apparat) Träger von Enzymen. Es ist häufig erforderlich, eine Zu- oder Abnahme von Enzymaktivitäten mit quantifizierbaren Strukturveränderungen in Beziehung zu setzen. Weiterhin wird angestrebt, die Ergebnisse der qualitativen Histochemie zu objektivieren und z. B. Enzymaktivitäten in (mol/min × g) auszudrücken.

- **Morphometrie**
- **Zytophotometrie**
- **LOWRY-Technik**

Zahlreiche Verfahren sind entwickelt worden, Größen und Verteilungsmuster von Strukturen zu erfassen (**Morphometrie**). So gelingen objektive Aussagen über Flächengrößen durch Umfahrung der fotografierten Areale mit einem Planimeter. Andere methodische Ansätze zur Erfassung von Häufigkeiten sind die **Punktzählmethode**, wobei die Testpunkte eines Gitters über das zu messende Areal gelegt werden. Die Summen der „Treffer" auf Anteilen des Gesamtkollektivs und der Einzelkomponenten werden ins Verhältnis gesetzt und daraus der prozentuale Anteil der Einzelkomponenten errechnet. Diese Techniken sind heute weitgehend automatisiert; so kann mit einer Fernsehkamera das mikroskopische Gesichtsfeld abgefahren werden, wobei die Auszählung und statistische Auswertung der Trefferpunkte durch einen angeschlossenen Computer erfolgen.

Besonders schwierig ist die Quantifizierung histochemischer Nachweise. Hier können durch Einsatz von **Mikroskopzytophotometern** die Absorption des Reaktionsprodukts im Gewebe gemessen und Relativwerte ermittelt werden, die den Vergleich zwischen verschiedenen Arealen erlauben.

Eine objektive Messung von Substanzen und Enzymaktivitäten im Gewebe ermöglicht die **LOWRY-Technik**. Dazu werden aus unfixierten gefriergetrockneten Gewebeschnitten die interessierenden Areale unter einem Stereomikroskop manuell oder mit einem Laserstrahl mikrodisseziert, auf Quarzfadenwaagen gewogen (im Nanogrammbereich) und dann in ein Inkubationsmedium eingebracht. Das Reaktionsprodukt kann schließlich durch geeignete Amplifikationsverfahren photometrisch, fluorometrisch oder luminometrisch gemessen werden.

Die elektronenmikroskopischen und die verschiedenen lichtmikroskopisch-histochemischen Techniken sowie die mikroquantitative Analyse von Zellen und Zellverbänden stellen zur Zeit die letzten Entwicklungsstufen der feingeweblichen Untersuchungstechniken dar. Sie sind nicht mehr allein Methoden des Faches Anatomie; sie werden ebenfalls in den biologischen, physikalisch-chemischen, biochemischen und klinischen Nachbardisziplinen angewandt.

3

ALLGEMEINE EMBRYOLOGIE

3.1 Begriff „Embryologie"

Für die Abfolge biologischer Entwicklungsvorgänge werden unterschiedliche Bezeichnungen verwendet. Haeckel führte 1866 die Begriffe „Phylogenese" und „Ontogenese" bzw. „Ontogenie" ein. Dabei wird mit Phylogenese die Stammesentwicklung bezeichnet, also die Entwicklung erdgeschichtlich neuer Formen aus den älteren. Demgegenüber beschreibt die Ontogenese die typischen Entwicklungsvorgänge eines Organismus. Die Embryologie befaßt sich mit einem Abschnitt aus der Ontogenese.
- „Humane Ontogenese" versus „Embryologie"

Es ist üblich geworden, die Lehre von den vorgeburtlichen Entwicklungsvorgängen insgesamt als **„Embryologie"** zu bezeichnen. Die Embryologie untersucht jedoch lediglich einen Ausschnitt innerhalb der „humanen Ontogenese" oder der „Entwicklungsgeschichte des einzelnen Menschen". Die **„humane Ontogenese"** beschreibt die schrittweisen Entwicklungsphasen, ausgehend von der **befruchteten Eizelle** über die **pränatalen** und **postnatalen Phasen** bis zum **Tod** des Individuums.

3.2 Herausbildung von Größe und Gestalt

Die Aufeinanderfolge der vorgeburtlichen Entwicklungsvorgänge wird durch drei sogenannte morphogenetische Prozesse geprägt, die teils gleichzeitig, teils nacheinander auftreten.
- Wachstum
- Differenzierung
- Apoptose

Das **Wachstum** wird zum geringeren Teil durch eine **Volumenzunahme der Einzelzellen** (**Hypertrophie**), im wesentlichen aber durch eine **mitotische Zellvermehrung** (**Hyperplasie**) erreicht. Für gezielte Aussprossungen wird häufig auch der Begriff der **Proliferation** benutzt (z. B. Aussprossung und Zellvermehrung bei der Drüsenentwicklung). Das Ergebnis des Wachstums ist eine Größen- bzw. Volumenzunahme.
Mit dem Begriff **Differenzierung** wird die **Spezialisierung** von ursprünglich polyvalenten oder pluripotenten Zellen und Geweben bezeichnet. Das Ziel der Differenzierung ist die spätere Funktionsaufnahme (z. B. Beginn der Hormonproduktion durch die Zellen der Schilddrüse). Differenzierungsprozesse, wie z. B. Gestaltungsbewegungen, führen zu morphologischen und funktionellen Veränderungen.
Apoptose wird der **genetisch programmierte Zelltod** genannt. Dieses „Selbstmordprogramm" wird durch die Expression spezifischer Gene gesteuert, deren Expressionsprodukte zu einer Fragmentierung der DNA und damit zum Absterben der Zellen führen. Auf solche Weise können diejenigen Zellen eliminiert werden, deren Existenz nur für eine bestimmte Entwicklungsphase wichtig war, die aber später überflüssig werden (z. B. Rückbildung des Zwischengewebes zwischen den Fingerstrahlen). Man schätzt, daß während der vorgeburtlichen Entwicklung etwa 50 % aller Zellen, vorwiegend im Sinne der Formgebung, wieder eliminiert werden.
Die **Geburt** ist zwar das Ende der pränatalen Entwicklungsphasen, keineswegs aber stellt sie auch das Ende der morphogenetischen Prozesse dar. Es ist wichtig festzuhalten, daß die Geburt durch die **Umstellung auf die extrauterine Lebensweise** zwar einen wichti-

3.2 Herausbildung von Grösse und Gestalt

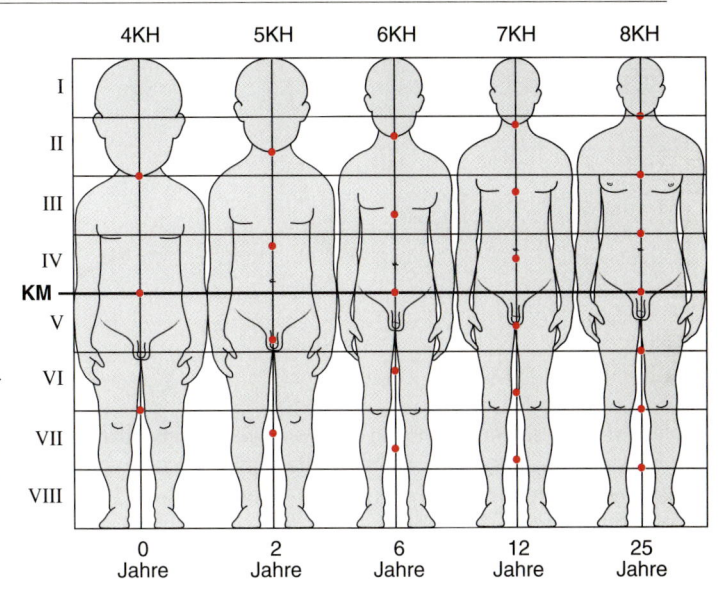

Abb. 3-1 Veränderungen der Körperproportionen. Beim Neugeborenen ist die Kopfhöhe ein Viertel, beim Erwachsenen ein Achtel der Gesamtlänge; die Körpermitte verlagert sich vom Nabel zum Genitalbereich.
KM: Körpermitte
I–VIII: Kopfhöhen (KH)

gen Einschnitt im Laufe der Entwicklung darstellt, aber keineswegs die durch Wachstum, Differenzierung und Apoptose gekennzeichneten morphogenetischen Prozesse beendet. Dies wird besonders deutlich, wenn man die **Veränderungen der Körperproportionen** im Laufe der Adoleszenz betrachtet (Abb. 3-1). Entsprechend kann die gesamte Lebenszeit des Menschen als eine **Abfolge von Entwicklungsperioden** beschrieben werden, die durch charakteristische morphologische und funktionelle Merkmale gekennzeichnet sind:
- **Embryonale Periode**: Fertilisation – 8. Woche (unterteilt in 23 Stadien, S. 102)
- **Frühe Fetalperiode**: 8. Woche – 28. Woche
- **Späte Fetalperiode**: 28. Woche – Geburt
- **Frühe Kindheit**: Geburt – 2 Jahre
- **Kindheit**: 2 Jahre – Pubertät
- **Erwachsenenalter**: Pubertät – Senium (Tod)

3.2.1 Wachstumsparameter

Die Zunahme der Größe und des Volumens ist neben den Formveränderungen das augenfälligste Merkmal der vorgeburtlichen Entwicklung.
- Scheitel-Steiß-Länge (SSL)
- Sitzhöhe
- Standhöhe

Die befruchtete Eizelle wächst von ursprünglich ca. 0,1 mm im Laufe der Schwangerschaft zu einem reifen Fetus mit einer Geburtsgröße von ca. 50 cm. In der Regel werden die vorgeburtlichen Längenangaben für die ersten acht Wochen in **Scheitel-Steiß-Längen (SSL)** angegeben, danach wird entweder die **Sitzhöhe** (entsprechend SSL) oder die **Standhöhe** (Scheitel-Fersen-Höhe) als Maß benutzt.

Das **Wachstum** (w) als Zunahme der Größe bzw. des Gewichts wird graphisch meist gegen die Zeit aufgetragen (Abb. 3-2); dabei zeigt sich eine typische sigmoidale Kurve. Ein anderer Kurvenverlauf ergibt sich, wenn man die **Wachstumsrate** (dw/dt) gegen die Zeit (t) aufträgt. Hier wird ein charakteristisches Verhalten deutlich, das für viele biologische Systeme gilt: zu Beginn zeigt sich ein steiler Anstieg, der später nach Überschreitung des Maximums (z. B. durch die Limitierung der Ernährung) in einen allmählichen Abfall der Kurve übergeht. Darüber hinaus gibt es zahlreiche weitere Möglichkeiten, Wachstumsprozesse im Verhältnis zur Zeit graphisch zu demonstrieren (z. B. log Gewicht/Zeit oder d log Gewicht/d Zeit).

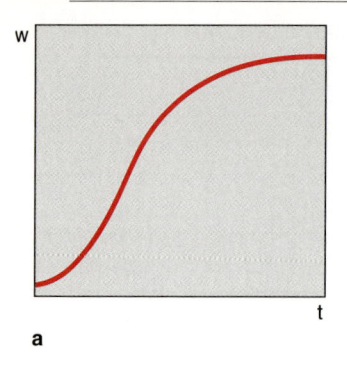

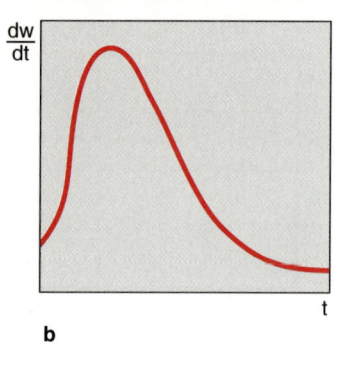

Abb. 3-2 Graphische Darstellung des Wachstums.
a: einfache Wachstumskurve
b: Kurve der Wachstumsrate

Wichtig ist die Feststellung, daß das Wachstum bzw. die Wachstumsrate nicht für alle Strukturen eines Embryos oder Fetus gleichermaßen gilt. So ist es z. B. für Säuger und insbesondere für den Menschen typisch, daß das **Gehirn vor dem allgemeinen Körperwachstum einen Wachstumsspurt** durchführt. Erst wenn das Maximum des Gehirnwachstums überschritten ist, setzt das Körperwachstum voll ein. Diese wichtige Reihenfolge wird bei einer Störung des Gehirnwachstums deutlich: So entwickeln Feten bei einem Schilddrüsenhormonmangel eine Mikrozephalie, und als Folge davon ist ein allgemeiner Minderwuchs zu beobachten (Bd. 3).

3.2.2 Wachstumskontrolle

Die **Wachstums-, Formgebungs- und Differenzierungsvorgänge** einzelner Strukturen sowie des gesamten Organismus stehen unter genetischer Kontrolle. Die sogenannten Entwicklungskontrollgene veranlassen verschiedene Zellen und Gewebe dazu, Wachstumsfaktoren zu bilden. Diese Faktoren bilden dann wieder die Voraussetzung dafür, daß Zellen auf weitere wachstumsfördernde Einflüsse (Hormone, Ernährung) reagieren können (permissiver Effekt). Wesentliche Prozesse der normalen Entwicklung werden auf der molekularen Ebene von sogenannten Homöoboxgenen gesteuert.
- Homöoboxgene
- Musterbildungen
- Signalproteine
- Wachstumsfaktoren
- Nutritive Faktoren

Molekulargenetische Untersuchungen wurden zunächst am **Erbmaterial von Fruchtfliegen** (*Drosophila melanogaster*) durchgeführt. Bald aber zeigte sich, daß diese Homöoboxgene[1] ähnliche Funktionen (z. B. Augenentwicklung) auch bei Säugetieren steuern, daß es sich also um höchst „konservierte" Strukturen handelt, die im Laufe der Evolution weitergegeben werden. Die **Homöoboxgene** (Abkürzung beim Menschen: **HOX**) finden sich auf verschiedenen Chromosomen; sie besitzen 183 Basenpaare, die für einen Proteinabschnitt von 61 Aminosäuren kodieren. Diese Aminosäuresequenz hat die Eigenschaft, spezifisch an DNA zu binden und damit die Expression weiterer Gene zu steuern.

Somit erfolgt die **Kontrolle** der embryonalen Wachstums- und Formgebungsprozesse **in einer hierarchischen Weise**. Im Sinne einer Kaskade steuern die Gene der höheren Regulationsebene die Genexpression auf einer niederen Ebene; es kommt zur **Ausbildung von Mustern**. So wird der frühe Embryo entlang seiner longitudinalen Achse in Felder gegliedert, welche Zellen mit unterschiedlichen Entwicklungspotentialen aufweisen. Diese frühe Unterteilung geht der Bildung von

---
[1] *homöo-* (gr.) = gleich, gleichartig.

spezifischen Strukturen (z. B. der Extremitätenbildung oder der Organogenese) voraus.
Die Differenzierung unterschiedlicher Zellen und Gewebe beruht also darauf, daß **Signalproteine** zunächst eine ganz bestimmte **Genexpression steuern** und damit von der Vielzahl der genetischen Möglichkeiten nur ganz spezifische Leistungen abgerufen werden.
Die **Signalmoleküle** selbst sind nicht spezifisch, aber sie **wirken spezifisch**, da sie nur gegenüber ihren Zielzellen einen Effekt zeigen. Zielzellen sind innerhalb der sonst genetisch zunächst gleichen Zellen diejenigen, die bestimmte **Oberflächenrezeptoren** exprimiert haben und damit in die Lage versetzt worden sind, die Botschaft zu „verstehen", um daraufhin mit einer spezifischen Genexpression zu antworten.
Insbesondere während der vorgeburtlichen Entwicklung sind spezifische wachstumsfördernde Signalmoleküle, die als **Wachstumsfaktoren** bezeichnet werden, von besonderer Wichtigkeit. Diese Wachstumsfaktoren sind das Resultat einer spezifischen Genexpression. Die Wachstumsfaktoren wirken entweder auf die Bildungszelle selbst („autokrin") oder auf Nachbarzellen („parakrin").

Man kann verschiedene Gruppen („Familien") von Wachstumsfaktoren („growth factors") unterscheiden. Besonders eingehend untersucht wurden Herkunft und Wirkungen von Fibroblasten-Wachstumsfaktoren („fibroblast growth factors", FGFs), epidermalen Wachstumsfaktoren („epidermal growth factors", EGFs), blutplättchenabstammenden Wachstumsfaktoren („platelet-derived growth factors", PDGFs) und insulinähnlichen Wachstumsfaktoren („insulin-like growth factors", IGFs) (Bd. 3).

Nutritive Faktoren bestimmen ebenfalls und auch entscheidend das Wachstum und die Differenzierung. Der sich entwickelnde Organismus ist auf die kontinuierliche Versorgung mit Energie- und Bausubstraten (z. B. Glukose, Aminosäuren, O_2) angewiesen.

Klinischer Hinweis. Eine mangelhafte Ernährung, z. B. hervorgerufen durch eine allgemeine Hungersituation der Mutter oder auch durch extreme Mangelernährungen (Eiweiß- bzw. Vitaminmangel), führt zu Entwicklungsstörungen. Auch intrauterine Versorgungsstörungen z. B. durch Blutverlust aus der Plazenta können schwerwiegende Konsequenzen für das Kind haben. „Falsche" Ernährung, wie z. B. ein hoher Konsum von Alkohol während der Schwangerschaft, kann ebenfalls zu Schäden am Fetus führen.

3.3 Einteilungen von Entwicklungsvorgängen

Aus wissenschaftlichen und klinischen Gründen ist es zweckmäßig, die kontinuierlichen pränatalen Entwicklungsvorgänge in bestimmte Phasen einzuteilen. Als Parameter werden dazu meist das Entwicklungsalter, die Körpergröße oder morphologisch definierte Stadien herangezogen.
- Altersbestimmung
- Angabe der Größe
- CARNEGIE-Stadien

Die **Einteilung der Entwicklungsstadien** erfolgt mittels:
- **Altersbestimmungen**: Nach der Vereinigung der Geschlechtszellen stellt die **Bildung der Zygote** (S. 111) den **Beginn der Embryonalentwicklung** dar; die nachfolgenden Entwicklungsschritte werden in Tagen, später in Wochen angegeben. Der **Befruchtungstermin** ist „in vivo" nicht exakt bestimmbar (im Gegensatz zu dem der „In-vitro"-Fertilisation), daher wird er mit dem **Ovulationstermin** gleichgesetzt. Der Termin des Follikelsprungs bezeichnet den Zeitpunkt 0. Nach der in der Klinik gebräuchlichen Zählweise errechnet sich dieser Zeitpunkt als der 14. Tag nach dem 1. Tag der letzten Menstruation. Eine maximale Spanne von 48 Stunden um den

Tab. 3-1 Einteilung der Embryonalperiode in 23 CARNEGIE-Stadien.

1. Woche	**Stadium 1**, ca. 1. Tag (0,1–0,15 mm) Befruchtung **Stadium 2**, ca. 2. bis 3. Tag (0,1–0,2 mm) 2 bis 16 Zellen **Stadium 3**, ca. 4. bis 5. Tag (0,1–0,2 mm) freie Blastozyste **Stadium 4**, ca. 6. Tag (0,1–0,2 mm) Anlagerung der Blastozyste an das Uterusepithel
2. Woche	**Stadium 5a**, ca. 7. bis 8. Tag (0,1 mm) Implantation, Amnionhöhle **Stadium 5b**, ca. 9. Tag (0,1 mm) Implantation, Lakunenbildungen im Trophoblasten **Stadium 5c**, ca. 11. bis 12. Tag (0,15–0,2 mm) Implantation, Eröffnung der mütterlichen Blutgefäße durch den Trophoblasten
3. Woche	**Stadium 6**, ca. 13. bis 15. Tag (0,2 mm) Primitivstreifen, „Gastrulation", 2-Höhlen-Stadium **Stadium 7**, ca. 16. Tag (0,4 mm) Chordafortsatz, „Individuation" **Stadium 8**, ca. 18. Tag (1,0–1,5 mm) beginnende Neurulation **Stadium 9**, ca. 20. Tag (1,5–2,0 mm) Neuralrinne, 1 bis 3 Somiten
4. Woche	**Stadium 10,** ca. 22. Tag (2–3,5 mm SSL) beginnende Fusion der Neuralwülste, 4 bis 12 Somiten **Stadium 11**, ca. 24. Tag (2,5–4,5 mm SSL) Verschluß des Neuroporus anterior, Längskrümmung des Embryos, Bildung der Kopf- und Schwanzfalte, 13 bis 20 Somiten **Stadium 12**, ca. 26. Tag (3–5 mm SSL) Verschluß des Neuroporus posterior, Bildung der Armknospen und Ohrgrübchen, 21 bis 29 Somiten **Stadium 13**, ca. 28. Tag (4–6 mm SSL) Bildung der Linsen- und Nasenplakode, 4 Extremitätenknospen, ca. 30 Somiten
5. Woche	**Stadium 14**, ca. 32. Tag (5–7 mm SSL) Linsenplakode, Augenbecher, Ohrbläschen mit endolymphatischem Divertikel **Stadium 15**, ca. 33. Tag (7–9 mm SSL) Linsenbläschen, Handplatte, Herzschleife, zirkulierender Kreislauf, Großhirnhemisphären
6. Woche	**Stadium 16**, ca. 37. Tag (8–11 mm SSL) Auftreten von Pigment in der Retina, Ausbildung der Oberlippe und der Ohrhöcker, Fußplatte **Stadium 17**, ca. 41. Tag (11–14 mm SSL) Bildung der Fingerstrahlen, deutliche Ohrmuschelhöcker
7. Woche	**Stadium 18**, ca. 44. Tag (13–17 mm SSL) Bildung der Augenlider und Brustwarzen, Beginn der Ossifikation, Auftreten der Zehenstrahlen **Stadium 19**, ca. 47. bis 48. Tag (17–20 mm SSL) Flexion und Pronation von Hand und Arm, Streckung und Verlängerung des Rumpfs
8. Woche	**Stadium 20**, ca. 50. bis 51. Tag (21–23 mm SSL) Obere Extremitäten sind länger, Finger getrennt, Physiologischer Nabelbruch **Stadium 21**, ca. 52. Tag (22–24 mm SSL) beginnende Kopfaufrichtung, Hände und Füße nähern sich der Mittellinie **Stadium 22**, ca. 54. Tag (25–27 mm SSL) Augenlider beginnen den Bulbus zu bedecken, Zehen sind getrennt **Stadium 23**, ca. 57. Tag (27–31 mm SSL) Kopf- und Körperformen ausgebildet, äußeres Genitale noch indifferent, Knochenkern in der Diaphyse des Femur (erstes Merkmal der frühen Fetalperiode)

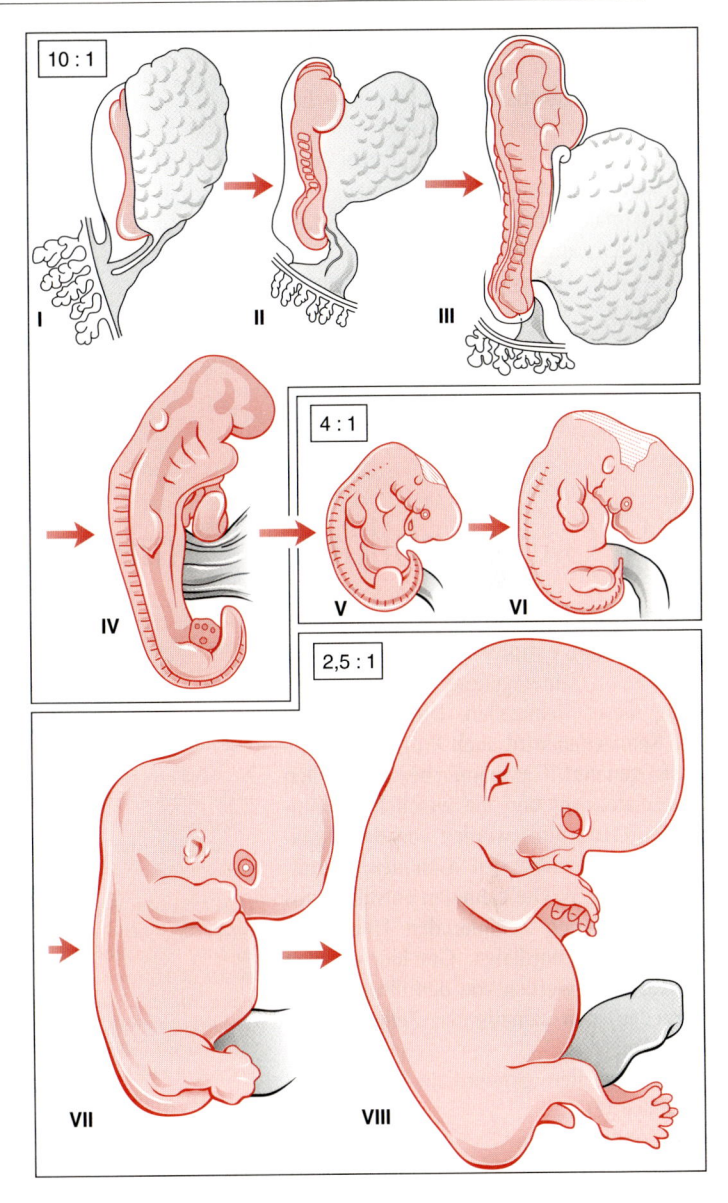

Abb. 3-3 Veränderung der äußeren Form in der Embryonalperiode.
I: 18. Tag, Stadium 8 (1,3 mm)
Beginnende Neurulation, breiter Übergang zum Dottersack, nach dorsal konkave Körperkrümmung
II: 22. Tag, Stadium 10 (2,1 mm)
7 Somiten
III: 24. Tag, Stadium 11 (2,5 mm)
14 Somiten, Längskrümmung des Embryos
IV: 26. Tag, Stadium 12 (4 mm)
25 Somiten, 3 Pharyngealbögen, Armknospen, Beginn der nach dorsal konvexen C-förmigen Körperkrümmung
V: 28. Tag, Stadium 13 (6 mm)
30 Somiten, Nasen- und Linsenplakode, 4 Pharyngealbögen, Armfalten, Beinknospen, Herzschleife
VI: 32. Tag, Stadium 14 (7 mm)
Linsenbläschen, Frontalisation der Nasengruben, zirkulierender Kreislauf
VII: 48. Tag, Stadium 19 (18 mm)
Pronation von Hand und Arm
VIII: 56. Tag, Stadium 23 (30 mm)
Beginnende Kopfaufrichtung, Finger getrennt, Zehenknospen

Ovulationstermin kommt als Befruchtungstermin in Frage.
- **Größenangaben**: Fortgeschrittenere Entwicklungsstadien werden auch mit Längenangaben beschrieben. Dabei wird nach Ausbildung der Scheitelbeuge die maximale Größe als „**Scheitel-Steiß-Länge**" (SSL) angegeben (S. 102).
- **CARNEGIE-Stadien**: Für weitere Stadieneinteilungen werden definierte morphologische Kriterien als Parameter benutzt, die in sogenannten **Normentafeln** beschrieben werden.

Nach ersten Vorschlägen von KEIBEL und ELZE (1908) sowie STREETER (1942/45) ist heute die Einteilung nach O'RAHILLY (1972) mit 23 definierten Stadien weit akzeptiert; diese Stadien wurden auf der Basis der umfangreichen CARNEGIE-Sammlung (Washington, USA) menschlicher Embryonen erarbeitet.

In Tabelle 3-1 werden die **CARNEGIE-Stadien** mit den entsprechenden Zeitangaben aufgeführt (vgl. Abb. 3-3).

3.4 Gametenbildung, *Gametogenesis*

Die Keimzellen der beiden Geschlechter heißen Gameten, entsprechend bezeichnet der Ausdruck „Gametogenese" die Herausbildung dieser Keimzellen. Die Entwicklung der Keimzellen wird auch Progenie (*Progenesis*) genannt. Die männlichen Keimzellen (Spermatozoen) und die weiblichen Keimzellen (Ovozyten[1]) werden von den jeweiligen Keimdrüsen, den Gonaden, bereitgestellt (Bd. 3). Die Gameten entstehen aus einer speziellen Zellinie, den Urkeimzellen oder primordialen Geschlechtszellen (PGC); diese werden von den übrigen Körperzellen, den somatischen Zellen, unterschieden.

- Urkeimzellen, primordiale Geschlechtszellen (PGC)
- Gonadenanlagen
- Keimbahn
- Differenzierung der Gonadenanlage
- Spermatogonien
- Ovogonien

Die Herkunft der Urkeimzellen und ihre Wanderung im Embryo haben seit den ersten Beschreibungen im vorigen Jahrhundert[2,3] bis heute das besondere Interesse der Entwicklungsbiologen gefunden. Trotz zahlreicher Befunde sind aber immer noch viele Aspekte eher spekulativ, und da auch zahlreiche Beobachtungen nur an Tieren durchgeführt wurden, können nicht alle vorliegenden Anschauungen direkt auf den Menschen übertragen werden.

Nach Auffassung einiger früher Autoren läßt sich schon in der unbefruchteten Eizelle ein bestimmter Sektor im Zytoplasma ausmachen, den man als **Keimbahndeterminante** bezeichnete. Diese Beobachtungen sind aber wahrscheinlich auf den Menschen nicht übertragbar.

Es ist mit großer Wahrscheinlichkeit anzunehmen, daß noch in der Blastozyste (S. 113) alle embryonalen Zellen zunächst pluripotent sind, daß sich dann aber im Epiblasten (S. 114), nahe des Extraembryonalen Ektoderms, einige Vorläuferzellen differenzieren, welche die erste definierte embryonale Zellinie darstellen; es handelt sich dabei um die **Urkeimzellen**. Im Gegensatz zu den zeitlich begrenzten somatischen Zellen stehen die Urkeimzellen im Dienst der direkten Weitergabe des Keimplasmas („**Keimbahn**"). Der positive histochemische Nachweis des Enzyms **Alkalische Phosphatase** ist ein charakteristisches Merkmal der groß und rund aussehenden Urkeimzellen. Mit dieser Markierung kann später eine kleine Ansammlung von ca. 50 bis 100 Zellen im Extraembryonalen Mesoderm (S. 114), hinter dem Primitivstreifen (S. 116) erkannt werden. Aus dieser Dottersack- und Allantoisregion gelangen die Zellen dann in die Wand des sich bildenden Enddarms. Etwa in der 4. Woche wandern die Urkeimzellen aktiv mit amöboiden Bewegungen über das dorsale Mesenterium in Richtung auf die sich ausbildenden Urogenitalfalten aus. Diese bestehen zu dieser Zeit lediglich aus einer erhöhten Schicht von Zölomepithelzellen, die einen verdichteten Mesenchymkomplex bedecken. Die Urkeimzellen dringen in diese **Gonadenanlagen**, ihr eigentliches Ziel, ein (Abb. 3-4; Bd. 3).

---

[1] Anstelle des aus dem Griechischen abgeleiteten Wortstamms „*oon*" wird durchgehend der lateinische Wortstamm „*ovo*" verwendet; also Ovozyte statt Oozyte, Ovogenese statt Oogenese usw.
[2] NUSSBAUM, MORITZ (1850–1915); Biologe und Anatom in Bonn.
[3] BOVERI, THEODOR (1862–1915); Anatom in Würzburg.

3.4 Gametenbildung, Gametogenesis

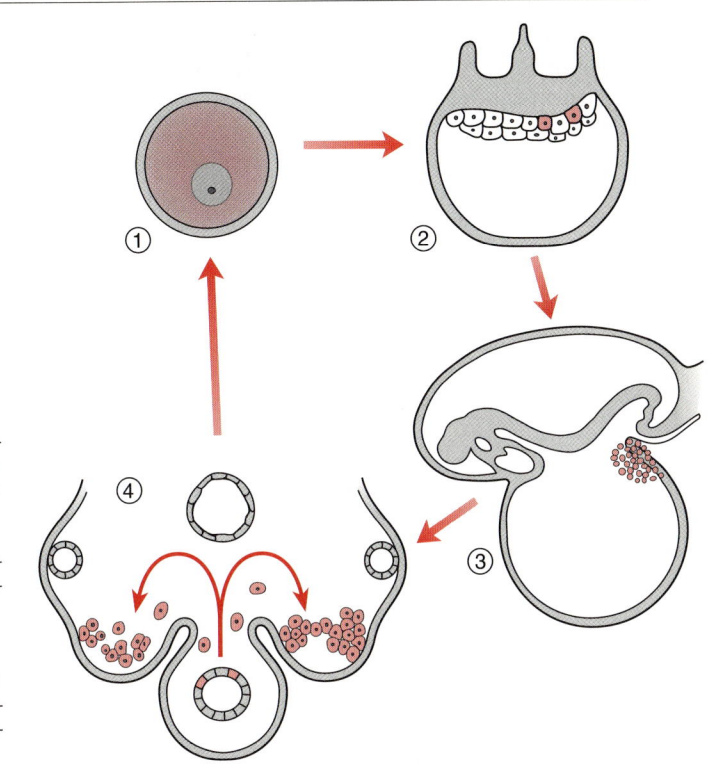

Abb. 3-4 Entwicklung der Gameten.
1 Eizelle mit Zona pellucida
2 Blastozyste mit Urkeimzellen (rot) im Epiblasten (7. Tag)
3 Embryo (25. Tag), Urkeimzellen im Bereich des Hinterdarms und des Dottersacks
4 Embryo (40. Tag), Wanderung der Urkeimzellen über das dorsale Mesenterium in die Gonadenanlage

Während der Wanderung vermehren sich die Urkeimzellen, bis schließlich aus der kleinen Anfangszahl mehrere tausend Zellen geworden sind. In dieser Migrationsphase werden die Urkeimzellen von zahlreichen Wachstumsfaktoren beeinflußt, die ihre Proliferation, Lebensdauer, Wanderungsrichtung und Differenzierung bestimmen. Auch Faktoren der Extrazellulären Matrix, vor allem Fibronektin und Laminin, spielen eine wichtige Rolle bei der Migration. Nach dem Eintritt in die Gonadenanlage bewirken Zelladhäsionsmoleküle die Zusammenlagerung der Keimzellen. Auch nach ihrer Ankunft in den Gonadenanlagen vermehren sich die Keimzellen weiter.

Die **Geschlechtsdifferenzierung der späteren Gonaden** (Bd. 3) erfolgt nicht durch die Keimzellen, sondern **durch die somatischen Zellen**. Diese somatischen Zellen bilden in den Gonaden drei Arten von Zellen, nämlich **Hilfszellen** (Sertoli[1]-Zellen im Hoden bzw. Follikelepithelzellen im Ovar), **steroideproduzierende Zellen** (Leydig[2]-Zellen im Hoden bzw. Theca-interna-Zellen im Ovar) und **Bindegewebszellen**.

Besitzen diese **somatischen Zellen** ein **Y-Chromosom**, so entwickelt sich die zuvor indifferente Gonadenanlage zu einem **Hoden**, da auf dem Y-Chromosom ein Gen lokalisiert ist, das für **TDF** („testis determing factor") codiert. Die späteren vermännlichenden Einflüsse gehen von weiteren Hodenhormonen aus, dem Anti-Müller[3]-Hormon (MIS = „Müllerian inhibiting substance") und dem Testosteron. **Ohne Y-Chromosom** entwickelt sich die indifferente Gonadenanlage dagegen zu einem **Ovar**.

Die eingewanderten Keimzellen entwickeln sich im Hoden zu den **Spermatogonien** (Bd. 3), im Ovar zu den **Ovogonien** (Bd. 3).

---
[1] Sertoli, Enrico (1842–1910); Physiologe in Mailand.
[2] Leydig, Franz von (1821–1908); Anatom in Würzburg, Tübingen und Bonn.
[3] Müller, Johannes (1801–1858); Anatom und Physiologie in Berlin.

Beim männlichen Geschlecht setzen die **Spermatogonien** (unreifen Spermatozoen) erst mit Beginn der Pubertät ihre Proliferation fort, ein Prozeß, der bis in das hohe Alter andauern kann.

Im weiblichen Organismus erreicht die Vermehrung der **Ovogonien** im Ovar bereits im 5. vorgeburtlichen Entwicklungsmonat mit ca. vier Millionen Zellen ihr Maximum; anschließend an diese Vermehrungsphase treten die Ovogonien in die **Prophase der 1. Reifeteilung** ein. Die Zellen werden im **Diktyotänstadium arretiert**, wobei sich Follikelepithelzellen an diese **primären Ovozyten** anlagern, so daß sie zu den eigentlichen **Primordialfollikeln** werden. Die Ovozyten, die nicht von Epithelzellen umhüllt werden, gehen zugrunde. Bis zur Pubertät bleiben schließlich nur noch ca. 40000 Eizellen übrig, von denen eine kleine Zahl pro Zyklus in die weiteren Differenzierungsvorgänge eintritt (Bd. 3).

3.5 Befruchtung, *Fertilisatio*

Die Entwicklungsgeschichte des Menschen, wie die der meisten mehrzelligen Lebewesen, beginnt mit der Vereinigung der Geschlechtszellen. Dieser Befruchtungsvorgang wird Fertilisation genannt. Die weibliche sowie die männliche Geschlechtszelle werden als Gameten bezeichnet, wenn sie nach Ablauf der vorangegangenen Reifeteilungen einen haploiden Chromosomensatz besitzen. Die Vereinigung der Gameten und die Verschmelzung der beiden Kerne führen zur Bildung der Zygote. Die erste Zelle des neuen Individuums ist somit durch eine Neukombination des Erbguts ausgezeichnet.

- Sexuelle Vereinigung (Cohabitatio, Coitus)
- Bildung einer Zygote
- Fusionsort Eileiter
- Reifungsprozesse der Keimzellen

Die **Geschlechtszellen** stammen aus den **Keimdrüsen** (*Gonaden*). Die **männlichen Keimzellen** (*Spermatozoa*) werden durch die **sexuelle Vereinigung** (*Cohabitatio, Coitus*) in den weiblichen Genitaltrakt, meist in das hintere Scheidengewölbe, eingebracht (Bd. 3).

Voraussetzung für die Fertilisation, d. h. die **Bildung einer Zygote**, ist, daß die **beiden Keimzellen** zum eigentlichen **Fusionsort** – meist innerhalb des **Eileiters** (*Tuba uterina*) – transportiert werden und während des Transports bestimmte **Reifungsprozesse** durchlaufen.

3.5.1 Ovozytentransport

Die durch den Follikelsprung freigesetzte Eizelle wird am abdominalen Ende der Tube in das Lumen des Eileiters aufgenommen. Die stark gefaltete Schleimhaut, der Flüssigkeitsstrom, der Zilienschlag und die muskulären Kontraktionen sorgen für eine langsame Passage, so daß die Ovozyte erst nach drei bis vier Tagen in das Uteruslumen eintritt.

- Follikelsprung
- Fimbrien (Fimbriae tubae)
- Tubenflüssigkeit
- Peristaltik
- Uteruswärts gerichteter Zilienschlag

Im Ovar ist die Endstufe der Follikelreifung erreicht, wenn sich innerhalb des Tertiärfollikels (GRAAF-Follikel) der *Cumulus oophorus* von den übrigen Granulosazellen ablöst. Für eine kurze Zeit schwimmt die Eizelle mit den an ihrer Außenfläche anhaftenden restlichen Granulosazellen, der *Corona radiata*, frei in

3.5 Befruchtung, Fertilisatio

der Follikelflüssigkeit (*Liquor folliculi*). Die sich über die freie Oberfläche des Ovars vorwölbende Follikelwand wird zunehmend dünner, dabei kommt es zu einer enzymatischen Auflösung der interzellulären Matrix und schließlich durch die tonische Kontraktion von Glatten Muskelzellen im Stroma zur Ausschwemmung der Eizelle, zum sogenannten **Follikelsprung** (Bd. 3).

Schon vor der Freisetzung der Eizelle haben am abdominalen Ende der Tube **verstärkte Bewegungen** eingesetzt, die durch **Glatte Muskelzellen** in der *Mesosalpinx* hervorgerufen werden. Dadurch wischen die **Fimbrien** (*Fimbriae tubae*), also die fingerartigen Fortsätze am abdominalen Tubenende, vor allem die besonders lange *Fimbria ovarica*, über die Oberfläche des Ovars. Die **klebrige Beschaffenheit der Tubenschleimhaut** und die **elastische Verformbarkeit der Zilien** bilden die Voraussetzung für eine sehr effektive **Aufnahme der freigesetzten Eizelle** in das Lumen der Tube; diese kann bereits wenige Minuten nach der Ovulation erfolgen, sie ist aber auch noch nach mehreren Stunden möglich.

Klinischer Hinweis. Schwangerschaften können auch bei Frauen auftreten, die nur **ein funktionstüchtiges Ovar** besitzen und nur eine, **auf der anderen Körperseite vorhandene, funktionsfähige Tuba uterina**. Aus diesen Beobachtungen kann abgeleitet werden, daß eine „**Überwanderung**" der Eizelle von der einen zur anderen Körperseite möglich ist.

Die in die *Tuba uterina* aufgenommene Eizelle wird rasch durch das *Infundibulum* (Bd. 3) hindurchgeschleust. In der *Ampulle* hingegen ist der Transport deutlich verlangsamt, so daß die Eizelle hier bis zu 72 Stunden verbleibt. Dieser lange Zeitraum begünstigt die Befruchtung in diesem Tubenabschnitt. Schließlich, etwa 80 Stunden nach der Ovulation, erreicht die Eizelle das Lumen des Uterus.

Die genannten Transportmechanismen wirken auf die befruchtete Eizelle und ihre Teilungsstadien ebenso wie auf die unbefruchtete Eizelle, jedoch zeigt letztere bereits deutliche Degenerationszeichen oder sogar Auflösungsmerkmale, wenn sie in den Uterus gelangt.

Das **Transportmedium** für die Eizelle im Lumen der Tube ist die **Tubenflüssigkeit**. Sie besteht teils aus einem **Transsudat**, das interzellulär aus den Gefäßen der Tubenwand stammt, teils aus einem **Sekret**, das von speziellen Epithelzellen gebildet wird. Die Zusammensetzung der Flüssigkeit und die abgegebene Menge verändern sich im Laufe des Zyklus; zum Zeitpunkt der Ovulation ist das Volumen deutlich erhöht. Die Tubenflüssigkeit dient nicht nur der **Beförderung der Eizelle**, sondern auch ihrer **Ernährung**, da die geringen zytoplasmatischen Energiesubstrate der Ovozyte (v. a. Glykogen) bereits im Laufe der ersten Tage verbraucht sind.

Für den eigentlichen Transport durch die Tube werden zwei Mechanismen diskutiert: zum einen die Kontraktion der Glatten Muskulatur (**Peristaltik**), zum anderen auch der **uteruswärts gerichtete Zilienschlag** des Flimmerepithels, dem aber wahrscheinlich nur eine unterstützende Bedeutung zukommt.

Die **muskulären Bewegungen** der Tube werden durch verschiedene Hormone und Neurotransmitter gesteuert. Während **Progesteron** die Kontraktilität hemmt, wirkt **Östrogen** fördernd. Außerdem werden die Eileiter auch von postganglionären sympathischen Nerven versorgt, die über freigesetzte Katecholamine und Neuropeptide Einfluß auf die Motilität nehmen. Insbesondere **Prostaglandine** fördern die Kontraktion der Tubenmuskulatur. Die Prostaglandinwirkung selbst wird durch die steroidalen Hormone des Ovars moduliert.

Die Dichte der Flimmerepithelzellen in der Tube variiert im Laufe des Zyklus. Östrogen verstärkt den **Flimmertransport**. Der Rhythmus des uteruswärts gerichteten Zilienschlags wird ebenso wie die Muskelkontraktion durch Prostaglandine gesteuert.

Nach der **Tubenpassage** gelangt die Eizelle in den **Uterus**. In der *Cavitas uteri* kommt es zu einer Retention der Eizelle; hierdurch wird – nach einer Befruchtung – die erfolgreiche Implantation begünstigt.

3.5.2 Spermatozoentransport

Nach dem Samenerguß gelangen die Spermatozoen vor allem durch ihre Eigenbeweglichkeit, möglicherweise auch durch ansaugende Uteruskontraktionen in das Lumen des Zervixkanals, danach über das Uteruslumen in die Eileiter.
- Energiesubstrat Fruktose
- Hyaluronidase
- Prostaglandine
- Positiv rheotaktische Wanderung

Die **Ejakulation** fördert durchschnittlich 3,5 ml Sperma, das ca. 50 bis 100 Millionen Spermatozoen pro Milliliter enthält. Nach dem Erguß koaguliert das Ejakulat zu einer gallertartigen Konsistenz; nach ca. 20 Minuten verflüssigt es sich aber wieder. **Sperma** ist das **Gesamtprodukt aus den Sekreten** der verschiedenen Anteile der männlichen Geschlechtsorgane. Abgesehen von den Spermatozoen, die auch als „Spermien" bezeichnet werden, liefern die Hoden, aber auch die Nebenhoden, eine kleine Menge Flüssigkeit. Erheblich größere Volumenanteile stammen aus den **Gll. vesiculosae**, der **Prostata** und den **Gll. bulbourethrales**. Die **Samenbläschen** (*Glandulae vesiculosae*) produzieren vor allem **Fruktose**, die als **Energiesubstrat für die Beweglichkeit der Spermatozoen** unabdingbare Voraussetzung ist. Daneben enthält das Sperma **Zitronensäure** und das Enzym **Hyaluronidase**, dessen Aktivität eine wesentliche **Voraussetzung** für die **Penetration und Durchdringung des Zervixschleimpfropfs** bildet (Bd. 3).

Der **Zervixschleimpfropf** ist in der Phase des hohen Östrogenspiegels vor der Ovulation in seiner Konsistenz verändert: Er weist mikroskopische Lücken zwischen den Schleimfäden auf. Die Glykoproteinmoleküle des Pfropfes ordnen sich in Form paralleler Mizellen an („**Spinnbarkeit des Zervixschleims**"). Sie sollen als Leitstrukturen für die Spermatozoen dienen.

Die im Sperma vorhandenen **Prostaglandine** fördern die Kontraktionen der Glatten Muskulatur im weiblichen Genitale und dienen somit der **Transportbeschleunigung**.

Entgegen dem uteruswärts gerichteten Zilienschlag wandern die Spermatozoen **positiv rheotaktisch** durch das Lumen der *Tuba uterina*. Sie können vorübergehend an der apikalen Zellmembran der Epithelzellen haften bleiben. Dadurch verlängert sich ihre Lebensdauer, und die Kapazitationsvorgänge (s.u.) schreiten langsamer voran. Der **biologische Sinn dieser Anhaftung** liegt darin, die **Zeitspanne der Befruchtungsfähigkeit zu verlängern** und damit die Chance für eine Konzeption zu erhöhen. Dies ist vor allem von Bedeutung, wenn die Zeitpunkte der Ejakulation und der Ovulation nicht exakt übereinstimmen. Dieses „Verweilen" wird durch eine Erniedrigung des Kalziumgehalts in den Spermatozoen erreicht.

3.5.3 Kapazitation

Im weiblichen Genitaltrakt werden die Spermatozoen durch einen Reifungsprozeß wesentlichen physiologischen Veränderungen unterworfen, die die Voraussetzung für eine Interaktion des Spermatozoon mit der Außenhülle der Eizelle bilden.
- Modifikation der Außenseite der Spermatozoonmembran

Die **Kapazitation** ist definiert als eine Abfolge von Veränderungen an der Plasmamembran des Spermatozoon. Sie stellt die **Voraussetzung für** die nachfolgende **Akrosomreaktion** dar. Diese chemischen Umwandlungsprozesse werden durch das Milieu im weiblichen Genitaltrakt hervorgerufen. Bei einer In-vitro-Fertilisation müssen die Modifikationen der Spermatozoonmembran in einem geeigneten künstlichen Medium nachvollzogen werden.

3.5 BEFRUCHTUNG, FERTILISATIO

Die genaue Abfolge der Veränderungen bei der Kapazitation ist noch nicht bekannt. Wichtig ist, daß die **Außenseite der Plasmamembran des Spermatozoonkopfes verändert** wird.

Verschiedene Beobachtungen konnten hierbei gemacht werden:

- Es kommt zu Veränderungen in der Lipidzusammensetzung der Plasmamembran, wobei der Cholesterolanteil abnimmt.
- Bei den Membranproteinen werden einzelne Proteine umverteilt, modifiziert und eliminiert.
- Es kommt zu einer Tyrosinphosphorylierung verschiedener Spermatozoonproteine.
- Der oxidative Stoffwechsel wird gesteigert.
- Die Spermatozoonmotilität wird in Richtung einer Hyperaktivierung verändert.

3.5.4 Akrosomreaktion

Der Kopf eines Spermatozoon ist von einem kappenartigen Aufsatz bedeckt, der als Akrosom bezeichnet wird. Das Akrosom besitzt eine Außenmembran und gegenüber dem Kern eine Innenmembran. Zwischen den Membranen befindet sich eine Matrix. Alle diese Bestandteile nehmen an der Akrosomreaktion teil (Abb. 3-5).
- Erste feste Bindung
- Exozytose von Hydrolasen
- Zweite feste Bindung

Nach der Kapazitation ist das Spermatozoon in der Lage, die verschiedenen Epithelschichten der *Corona radiata* und die azelluläre *Zona pellucida* zu durchdringen. Dieser Vorgang kann als eine Abfolge einzelner, definierbarer Schritte beschrieben werden (Abb. 3-6).

Die **Fusion der Geschlechtszellen** beginnt mit einem **lockeren Kontakt** zwischen dem Spermatozoon und der Außenhülle der Eizelle. Danach erfolgt die **erste feste Bindung**, die durch komplementäre Rezeptoren vermittelt wird, die sich auf der Außenseite der *Zona pellucida* und des *Akrosoms* befinden.

Die *Zona pellucida* wird im wesentlichen von drei verschiedenen sauren Glykoproteinen aufgebaut, die entsprechend ihrem Molekulargewicht als ZP1, ZP2 und ZP3 bezeichnet werden. Es ist vor allem das kleinste ZP3, das als Spermatozoonbindungsprotein angesehen wird und die Akrosomreaktion induziert.

Das Spermatozoon ist mit verschiedenen Proteinen der akrosomalen Außenmembran an dieser ersten Bindung beteiligt. Als wichtige Kandidaten für diese Bindungsre-

Abb. 3-5 Schematische Darstellung des Spermatozoonkopfs bei der akrosomalen Reaktion.
a: vor der Reaktion
b: während der Reaktion
1 Kern
2 Äußere Akrosomenmembran
3 Akrosomenmatrix
4 Innere Akrosomenmembran
5 Plasmamembran
6 Mittelstück

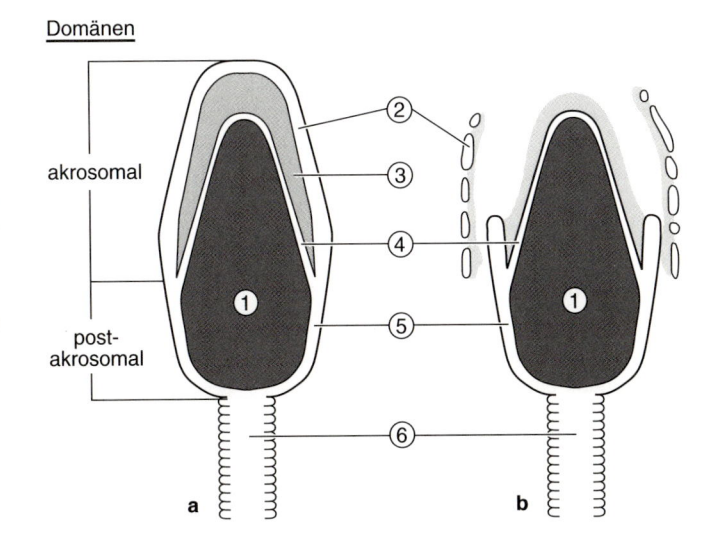

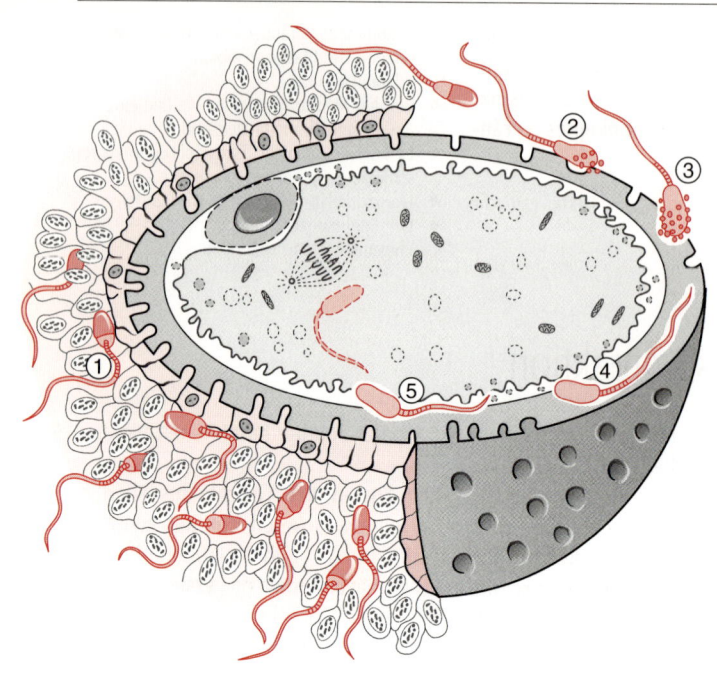

Abb. 3-6 Fertilisation der Eizelle durch kapazitierte Spermatozoen. Es sind verschiedene Stadien gleichzeitig dargestellt (n. Sinowatz et al., mod.).
1 Kontakt und Durchdringung der epithelialen Corona radiata
2 Bindung an die Zona pellucida
3 Akrosomale Reaktion
4 Durchdringung der Zona pellucida
5 Fusion der Plasmamembranen von Spermatozoon und Eizelle und Aufnahme des Spermatozoonkopfes in das Ovoplasma

aktion gelten die Galactosyltransferase, ein Protein mit 56 kDa (sp 56), eine Zona-Rezeptor-Kinase (ZRK) sowie eine Familie kleiner Proteine, die als Spermadhäsine bezeichnet werden.

Nach der ersten Bindung setzt die eigentliche **Akrosomreaktion** ein, die in der **exozytotischen Freisetzung hydrolytischer Enzyme** aus der Akrosommatrix besteht. Wesentliche Enzyme für die Degradation der *Zona pellucida* sind **Hyaluronidase** und **Proteasen**, die zunächst in Vesikeln vorliegen und durch Aktinfilamente in das Innere der ca. 20–25 µm dicken *Zona pellucida* vorgetrieben werden.

Im Verlauf der enzymatischen Degradation der *Zona pellucida* kommt es zu einer **zweiten festen Bindung** zwischen den Geschlechtszellen. Das Spermatozoon ist dabei mit verschiedenen Proteinen der Akrosommatrix beteiligt (z. B. Akrosin); bei der Eizelle nimmt hauptsächlich das Zona-pellucida-Glykoprotein ZP2 an der Bindung teil.
Schließlich ist der Kopf des Spermatozoon, der nur noch mit der inneren Akrosommembran bedeckt ist, so tief eingedrungen, daß es zum **Kontakt der Plasmamembranen beider Partnerzellen** kommt.

3.5.5 Polyspermieblock

Um eine Polyspermie zu verhindern, die zu Entwicklungsfehlern führen würde, durchläuft die Eizelle nach dem ersten Spermatozoonkontakt eine Reihe von Reaktionen.
- Erste schnelle Reaktion
- Aktivierung der Eizelle
- Zweite langsame Reaktion

Nachdem das erste Spermatozoon die *Zona pellucida* und den schmalen *perivitellinen*[1] *Raum* durchdrungen und die Plasmamembran der Ovozyte erreicht hat, **fusionieren die**

---

[1] Perivitelliner Raum = Spalt zwischen Zona pellucida und Ovozytenplasmamembran; von *vitellinus* (lat.) = zum Dotter gehörend und *peri-* (gr.) = Präfix m.d.B. um-, herum.

Plasmamembranen beider Gameten. Hierdurch wird eine **erste schnelle Sofortreaktion** ausgelöst, die auf eine **Depolarisierung der Ovozytenmembran** zurückgeführt wird. Diese Veränderung verhindert das Eindringen weiterer Spermatozoen, die fast gleichzeitig mit dem ersten Spermatozoon die *Zona pellucida* erreicht hatten. Das Eindringen des „erfolgreichen" Spermatozoon bewirkt eine weitere **Aktivierung der Eizelle**. Durch das Ausschütten der intrazellulären Kalziumspeicher und den dadurch erzielten drastischen Anstieg des freien Kalziums im Zytoplasma kommt es bei den zahlreichen kleinen Vesikeln, die in der Peripherie des Ovozytenzytoplasmas vorhanden sind (*Cortexgranula*), zur Exozytose. Der Granulainhalt, der neben proteolytischen Enzymen auch aus Bausubstraten für extrazelluläre Matrixproteine besteht, bewirkt nach der ersten schnellen nun eine **zweite langsamere**, **dauerhafte Abschirmung der Eizelle**.

3.5.6 Zygotenbildung

Die Zygote ist die aus der Vereinigung zweier Gameten entstandene diploide Zelle, aus der ein neues Individuum hervorgeht.
- 1. Polkörperchen
- Imprägnation
- 2. Polkörperchen
- Vorkerne (Pronuclei)
- Endpunkt der Fertilisation

Anfangs finden sich, eingeschlossen von der *Zona pellucida*, mehrere Zellen: Randständig – aber außerhalb der Ovozytenmembran – liegt das **1. Polkörperchen**, eine kleine haploide Zelle ohne Kernmembran, die bei der 1. Reifeteilung, bereits vor der Ovulation entsteht (Bd. 3). Dieses Polkörperchen besitzt nur eine vergleichsweise geringe Zytoplasmamenge; es kann sich ebenfalls noch einmal teilen.

Befunde am Menschen lassen vermuten, daß das 1. Polkörperchen von der eigentlichen Eizelle phagozytiert wird.

Das Eindringen des Spermatozoon in die Eizelle wird als **Imprägnation** bezeichnet. Der Reiz der Penetration bewirkt die 2. Reifeteilung, bei der eine weitere rudimentäre Zelle, das **2. Polkörperchen**, und die große **haploide Ovozyte** entsteht, die den sogenannten **weiblichen Vorkern** enthält.
Der Zellkern im Kopf des eingedrungenen Spermatozoon schwillt an und wird jetzt als **männlicher Vorkern** bezeichnet. Innerhalb von ca. sechs Stunden werden die haploiden Chromosomensätze in jedem Vorkern identisch redupliziert, so daß jedes Chromosom als Chromatidenpaar vorliegt. Nachdem die beiden **Vorkerne** (*Pronuclei*) miteinander in Kontakt getreten sind, werden die Kernmembranen aufgelöst. Danach ordnen sich – wie bei der Mitose – die Chromosomen in einer einheitlichen Äquatorialebene an. Dieser Augenblick, in dem in der noch **ungeteilten Zelle die 46 reduplizierten Chromosomen eines rekombinierten Genoms vorliegen**, ist der eigentliche Zeitpunkt, an dem die **diploide Zygote** vorliegt; diese stellt den **Endpunkt der Fertilisation** dar.

Entgegen früheren Anschauungen, wonach nur der Kopf des Spermatozoon in die Eizelle eindringen würde, haben neuere Beobachtungen ergeben, daß ein Spermatozoon mit allen Bestandteilen in das Ovoplasma gelangen kann. Allerdings kommt es rasch zu einer Desintegration des Spermatozoonschwanzes, so daß z. B. die Mitochondrien des männlichen Gameten nicht für Funktionen der Zygote benutzt werden. **Alle Mitochondrien eines Individuums** werden immer **nur über die Mutter** vererbt. Diese Besonderheit ist für das Verständnis einiger Erbkrankheiten wichtig (z. B. für spezielle Formen des Diabetes mellitus). Die maternale Mitochondriogenese erlaubt auch die anthropologische Rückverfolgung zu wenigen Stammüttern, eventuell zu einer „Ur-Eva".

Prinzipiell sind sowohl das väterliche als auch das mütterliche Genom Voraussetzung für die weitere Entwicklung. Trotzdem kann es gelegentlich zur Weiterentwicklung einer haploiden Zelle kommen; dieser Vorgang wird als **Parthenogenese** bezeichnet. Entwicklungsformen, denen das väterliche Genom fehlt, werden als **Gynogenone** bezeichnet, bei Abwesenheit des mütterlichen Anteils entsteht ein **Androgenon**. Für den Menschen wurden fortgeschrittene parthenogenetische Entwicklungsprozesse bisher nicht beobachtet.

3.6 Frühe Embryonalentwicklung

Der Beginn der Schwangerschaft ist gleichzusetzen mit der Befruchtung der Eizelle durch das Spermatozoon und der Bildung der Zygote. Am Ende der nachfolgenden Präimplantationsphase steht die einnistungsfähige Blastozyste. Nach der Implantation sind die wichtigen Phasen der frühen Embryonalentwicklung markiert durch die Ausbildung der Plazenta und durch die Gastrulation, die zur Bildung der dreiblättrigen Keimscheibe führt. Nach der 2. Woche deuten der Primitivstreifen und die Neuralleiste eine bilaterale Symmetrie an, die auch die eindeutige Unterscheidung eines kranialen und kaudalen Körperendes, also einer anterioren-posterioren Polarität, erlaubt.

- Befruchtung
- Präimplantationsphase
- Implantation
- Bilaterale Symmetrie

In diesem Abschnitt werden die **Frühstadien der menschlichen Entwicklung bis zur 4. Schwangerschaftswoche** dargestellt. Wichtige Organe (ZNS, Darm, Herz) werden schon in dieser Phase angelegt (**Organogenese**); die Entwicklung der Organsysteme wird in den entsprechenden Organkapiteln der Bände 3 und 4 behandelt.

3.6.1 Erste Woche

Die im folgenden beschriebenen frühen Entwicklungsprozesse der Zygote laufen während des Transports durch das weibliche Genitale ab. Sie bewirken, daß aus der befruchteten Eizelle eine implantationsfähige Blastozyste wird (Abb. 3-7).
- Zygote
- 2-Zellen-Stadium
- Mehrzellenstadium
- Morula
- Kompaktion
- Kavitation
- Blastozyste
- Embryoblast
- Trophoblast
- Zweiblättrige Keimscheibe

Etwa 30 Stunden nach der Befruchtung beginnen die Teilungsprozesse; dabei schnürt sich die **Zygote** nach allgemeiner Auffassung in meridionaler und äquatorialer Richtung durch. Zunächst entsteht das **2-Zellen-Stadium**. Die weiteren Teilungen sind nicht mehr synchron, da die Teilungsvorgänge in einem zwei- oder dreistündigen Intervall auftreten können. So kann z. B. der nächste Schritt durchaus zu einem 3-Zellen-Stadium führen, wenn sich anfangs nur eine der beiden ersten Tochterzellen teilt. Dennoch unterscheidet man prinzipiell weitere **Mehrzellenstadien**, die 4-, 8- und 16-Zellen-Stadien. Dabei werden die **neugebildeten Tochterzellen stetig kleiner**, da sie im wesentlichen – abgesehen von den aufgenommenen Substraten aus der Tubenflüssigkeit – mit der zwischen ihnen aufgeteilten Zytoplasmamenge der ursprünglichen Zygote auskommen müssen. Bis zum **4- bis 8-Zellen-Stadium** werden die zu synthetisierenden **Proteine nur über den mütterlichen RNA-Vorrat gesteuert**. Erst später wird dann das neue Genom aktiv, ab dann haben alle Proteine den „Fingerprint" des neuen Individuums.

Die aufeinanderfolgenden Teilungsvorgänge lassen einen von der *Zona pellucida* umschlossenen kompakten Zellhaufen entstehen, den man wegen seiner Ähnlichkeit mit einer Maulbeere als **Morula** (Abb. 3-7) bezeichnet.

In der *Morula* sind alle Zellen noch totipotent, allerdings können schon im 16-Zellen-Stadium Unterschiede festgestellt werden:

3.6 Frühe Embryonalentwicklung

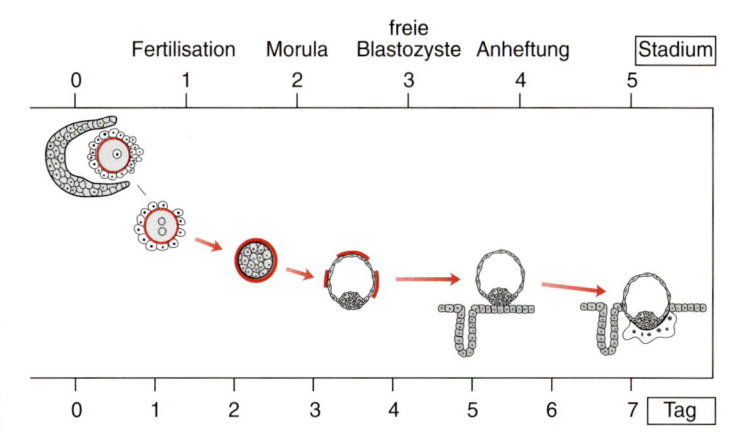

Abb. 3-7 Die Frühentwicklung vom Follikelsprung bis zur Implantation (in Tagen und Stadien).

Die äußeren Zellen, die an die *Zona pellucida* angrenzen, bilden untereinander zahlreiche Zellkontakte aus, während dieser Vorgang bei der „Inneren Zellmasse" deutlich geringer ausgeprägt ist. Dieses Arrangement wird als **Kompaktion** bezeichnet; es handelt sich dabei um die frühe Ausbildung von wichtigen Voraussetzungen für die spätere Implantation.

Als Ursache dieser sehr frühen Differenzierung sind unterschiedliche Theorien entwickelt worden:
- **Segregationstheorie**: Die embryonalen Zellen sind nach den Teilungen nicht gleichmäßig mit RNA ausgestattet, wodurch sich unterschiedliche „Determinationsfaktoren" ergeben.
- **Inside-outside-Theorie**: Die Position der Zellen ist ausschlaggebend. Es ergeben sich für die von außen durch Diffusion eindringenden Energie- und Bausubstrate Gradienten im embryonalen Zellhaufen, die der Anlaß für eine unterschiedliche Differenzierung der einzelnen Zellen sind.
- **Polarisationstheorie**: Die äußeren Zellen haben eine definierte Oberfläche, die zur Zona pellucida hin orientiert ist. Die übrigen Zellen weisen keine polare Ausrichtung auf.

Am 4. Tag sind im Inneren der *Morula* sich allmählich erweiternde Zellzwischenräume zu beobachten, die danach zu einer einheitlichen Höhle zusammenfließen. Am Ende dieses Vorgangs, der als **Kavitation** bezeichnet wird, ist dann die **Blastozyste**, früher auch als „Blastula" bezeichnet (Abb. 3-7, 3-8), entstanden. Bei der Höhlenbildung gelangt eine „Innere Zellmasse", der **Embryoblast**, in eine exzentrische Position, dabei haben einige

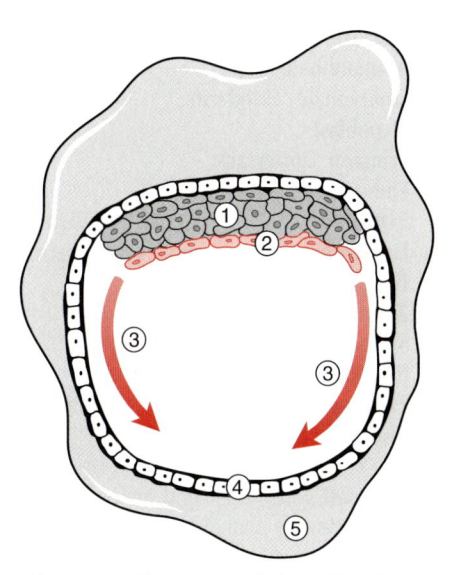

Abb. 3-8 Zweiblättrige Keimscheibe; Bildung des Dottersacks (ca. 5. Tag).
1 Epiblast
2 Hypoblast
3 Wachstumsrichtung des Hypoblasten
4 Zytotrophoblast
5 Synzytiotrophoblast

Embryoblastzellen Kontakt mit der Außenschicht, dem **Trophoblasten**. Andere Zellen grenzen an den Flüssigkeitsraum, so daß eine Zweischichtung im Embryoblasten erkennbar ist. Man spricht von der **zweiblättrigen Keimscheibe** (Abb. 3-8). Die zum Trophoblasten hin orientierte Schicht des Embryoblasten wird als **Epiblast** (früher: primäres Ektoderm), die der Höhle zugewandte Seite als **Hypoblast** (früher: primäres Entoderm) bezeichnet. Am Ende der 1. Woche (5. bis 6. Tag) beginnt die **Implantation** (S. 126).

3.6.2 Zweite Woche

Die weiteren Entwicklungsprozesse gehen von der zunächst noch kompakten zweischichtigen Keimscheibe aus. Der Epiblast, der die spätere Dorsalseite, und der Hypoblast, der die spätere Ventralseite des Embryos markiert, sind die Zellschichten, von denen das sogenannte Zwei-Höhlen-Stadium seinen Ausgang nimmt.

- Epiblast
- Amnionhöhle
- Embryonales Ektoderm
- Hypoblast
- Primärer Dottersack
- Embryonales Entoderm
- Extraembryonales Parietales Mesoderm
- Extraembryonales Viszerales Mesoderm
- Haftstiel
- Zytotrophoblast
- Synzytiotrophoblast
- Chorion
- Extraembryonales Zölom, Exozölom, Chorionhöhle

Der **Epiblast** wird höher und mehrschichtig; dabei können die oberen, an die Innenwand des Trophoblasten angrenzenden flachen Zellen als „**amniogene Zellen**" von den übrigen Schichten unterschieden werden. Durch die Vergrößerung von Interzellularräumen und durch Flüssigkeitseinlagerung bildet sich zunächst ein Spaltraum, der sich rasch zur immer größer werdenden **Amnionhöhle** ausweitet. Das Dach dieser Amnionhöhle entsteht aus den sogenannten „amniogenen Zellen" des Epiblasten, ihren Boden bildet das spätere **Embryonale Ektoderm** (Abb. 3-9).
Vom **Hypoblasten** ausgehend umwachsen flache epitheliale Zellen die Innenwand der Blastozyste (Abb. 3-8). Sie arrangieren sich zu einer dünnen, mit einer Basalmembran versehenen Schicht (HEUSER-Membran), die einen großen Hohlraum umfaßt. Dieser Raum ist der **Primäre Dottersack**, der wahrscheinlich vom Trophoblasten her mit Flüssigkeit gefüllt wird. Der Primäre Dottersack enthält beim Menschen keine eigentlichen Reservesubstanzen. Man nimmt an, daß er trotzdem eine resorptive Funktion besitzt und auch der Aufnahme von Exkreten dient. Das Dach des Dottersacks, das von einem einschichtigen Epithel gebildet wird, das dem Ektoderm anliegt, ist das **Embryonale Entoderm**.
Die **bilaminäre Keimscheibe** liegt **zwischen den beiden Höhlen**, der ektodermalen Amnionhöhle und der entodermalen Dottersackhöhle (Abb. 3-9).

Damit sind die **ersten beiden Keimblätter** gebildet. Unter Keimblättern versteht man in Analogie zu den Hohltieren epitheliale Zellverbände. Das **Ektoderm** ist nach außen gerichtet und somit eine Grenzscheide gegen die Umgebung, das **Entoderm** (auch Endoderm) dient vor allem der Ernährung. Bei niederen Tieren erfolgt die Keimblattbildung über den Prozeß der Gastrulation.

Beide Höhlen werden bald gemeinsam von einer Grundsubstanz umgeben, in der sich eine zunehmende Zahl von Zellen nachweisen läßt. Diese den Zwischenraum zwischen den Höhlen und der Trophoblastenwand ausfüllende Mesenchymschicht wird als **Extraembryonales Mesoderm** bezeichnet.

Die Herkunft der an dieser Mesodermbildung beteiligten Mesenchymzellen ist umstritten; einige Autoren haben Hinweise gefunden, daß das Mesoderm aus den Zellen des Embryoblasten stammen soll. Andere Befunde sprechen hingegen dafür, daß die Trophoblastenschicht selbst diese Zellen liefert. Diese Vorstellung ist in der Abbildung 3-9 dargestellt.

Das lockere Mesenchym trennt schließlich sowohl den Primären Dottersack als auch die Amnionhöhle von der Trophoblastenschicht. Im Maschenwerk des Mesenchyms erweitern

Abb. 3-9 Zwei-Höhlen-Stadium und Bildung des Extraembryonalen Mesoderms (ca. 7. Tag). Die Pfeile zeigen die Wachstumsrichtung und Herkunft der mesodermalen Zellen an.
1 Ektodermales Amnionepithel
2 Embryonales Ektoderm
3 Amnionhöhle
4 Embryonales Entoderm
5 Extraembryonales Entoderm
6 Dottersack
7 Extraembryonales Mesoderm aus dem Trophoblasten
8 Lakunenbildungen
9 Zytotrophoblast
10 Synzytiotrophoblast

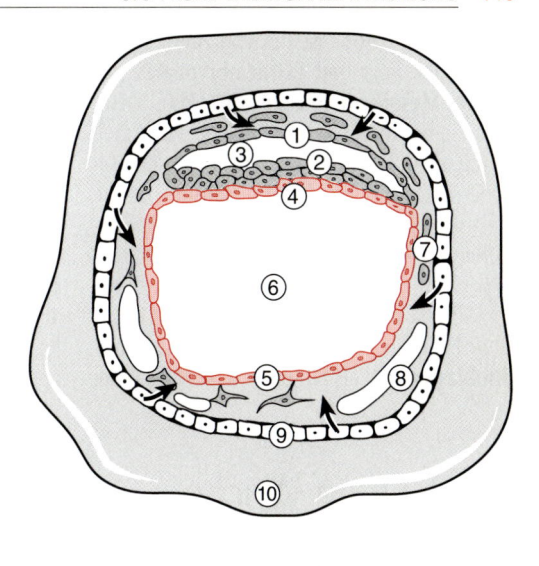

sich die Spalträume zu Lakunen, die konfluieren, so daß am Ende ein weiter Raum entsteht, der als **Extraembryonales Zölom, Exozölom** oder **Chorionhöhle** bezeichnet wird. Diese Höhle ist mit einer flüssigen Grundsubstanz und wenigen Mesenchymzellen ausgefüllt ist, dem *Magma reticulare*. Das **Exozölom teilt das zuvor einheitliche Mesoderm** in zwei Blätter. Das äußere Blatt haftet nach wie vor an der Innenseite des Trophoblasten und wird jetzt als **Extraembryonales Parietales Mesoderm** bezeichnet, während das innere

Abb. 3-10 Bildung des Sekundären Dottersacks und der Chorionhöhle (ca. 11. Tag).
1 Amnionhöhle, darunter Embryonales Ektoderm (grau)
2 Sekundärer Dottersack, darüber Embryonales Entoderm (rot)
3 Exozölzyste
4 Viszerales Extraembryonales Mesoderm
5 Exozölom (Chorionhöhle)
6 Haftstiel
7 Parietales Extraembryonales Mesoderm
8 Zytotrophoblast
9 Synzytiotrophoblast
} Chorion

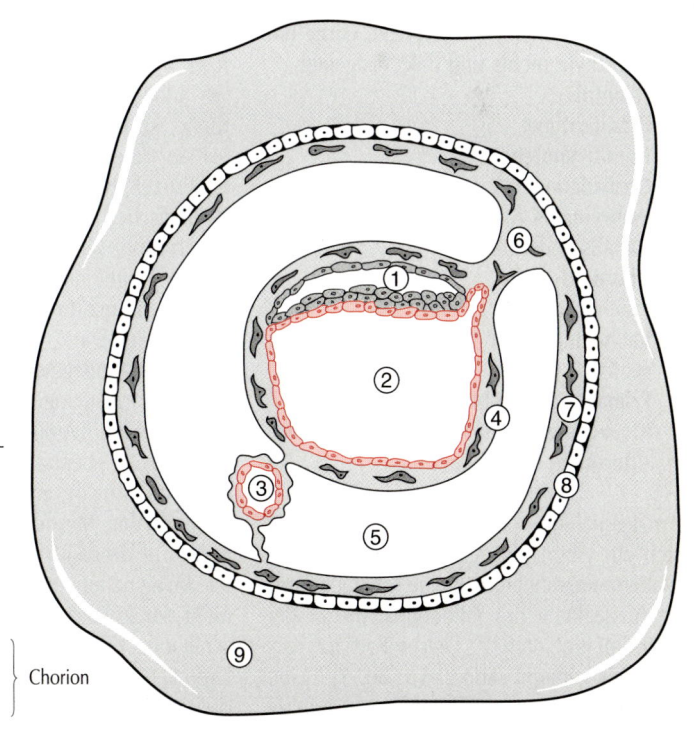

Blatt auf den Außenseiten von Amnion und Dottersack liegt und **Extraembryonales Viszerales Mesoderm** genannt wird (Abb. 3-10). Der embryonale Keimschild ist nur noch durch einen **Haftstiel** mit dem Parietalen Mesoderm verbunden. Dieser Haftstiel ist die Versorgungsbrücke zur ernährenden Außenhülle. Diese besteht jetzt aus dem Extraembryonalen Parietalen Mesoderm, dem späteren Stroma der Plazentarzotten (S. 128), darüber liegt die zelluläre Schicht des **Zytotrophoblasten** und als äußerste Schicht folgt der **Synzytiotrophoblast**. Alle drei Schichten bilden zusammen das **Chorion**, den kindlichen Teil der Plazenta (S. 128).

Mit fortschreitender Entwicklung der Chorionhöhle desintegriert die Wand des Primären Dottersacks. Dieser bleibt danach aber immer noch in verkleinerter Form als **Sekundärer Dottersack** erhalten. Die abgestoßenen Bestandteile finden sich noch für einige Zeit als Exozölzysten im Inneren der Chorionhöhle; sie werden später aber vollständig abgebaut (Abb. 3-10).

3.6.3 Dritte Woche

Die zweiblättrige Keimscheibe erlaubt die Unterscheidung einer Dorsalseite (durch das Embryonale Ektoderm aus dem Epiblasten) und einer Ventralseite (durch das Embryonale Entoderm aus dem Hypoblasten). Die weiteren Entwicklungsprozesse führen zur Bildung des Embryonalen Mesoderms aus dem Primitivstreifen und zur axialen Differenzierung der Chorda dorsalis. Damit werden die Orientierungsrichtungen vorne und hinten sowie rechts und links festgelegt.

- **Allantois**
- **Primitivrinne**
- **Primitivknoten**
- **Gastrulation**
- **Embryonales Mesoderm**
- **Canalis neurentericus**
- **Chorda dorsalis**
- **Prächordalplatte**
- **Rachenmembran (Membrana oropharyngealis)**
- **Primäre Mundhöhle (Stomodeum)**
- **Kloakenmembran (Membrana cloacalis)**
- **Afterbucht (Proctodeum)**

Am kaudalen Ende der Keimscheibe findet sich am Übergang des Hypoblasten in das Dottersackepithel eine kleine schlauchförmige Aussackung des Entoderms, die in den Haftstiel hineinreicht. Dieser Fortsatz wird **Allantois** genannt (Abb. 3-10; Bd. 3). Dabei handelt es sich um ein Organ, das in anderen Spezies eine Speicherfunktion für harnpflichtige Substanzen hat. Beim Menschen ist eine funktionelle Bedeutung nicht bekannt.

Etwas weiter rostral vom Abgang des Haftstiels entsteht im Epiblasten am 12. bis 17. Tag eine längliche Proliferationszone, der **Primitivstreifen**, in dessen Mitte eine rinnenförmige Einkrempelung der Epithelschicht zu beobachten ist. Diese **Primitivrinne** besitzt an ihrem vorderen Ende eine kleine Erweiterung, den sogenannten **Primitivknoten** (HENSEN-Knoten). Beide Strukturen, Knoten und Rinne, kommen dadurch zustande, daß die ektodermalen Zellen in die Tiefe eindringen, ein Prozeß, der zu den **entscheidenden morphologischen Schritten der Embryogenese** gehört (Abb. 3-11). Zwischen den Zellen entstehen weite interzelluläre Räume, in die Grundsubstanz (Extrazelluläre Matrix) eingelagert wird. Dieses Gewebe wird als „**Embryonales Bindegewebe**" (Mesenchym) bezeichnet. In Analogie zu den Invaginationsvorgängen beim Amphibienei nennt man diesen Vorgang ebenfalls **Gastrulation**: Er führt zur Entstehung des **mittleren Keimblatts**, des **Embryonalen Mesoderms** (Abb. 3-12), und damit zur **dreiblättrigen Keimscheibe**.

Die Invagination des Primitivstreifens ist aber nicht nur Zeichen einer markanten Zellverschiebung, die zum Aufbau einer neuen mittleren Schicht führt, sondern es entsteht damit die erste Anlage einer axialen Struktur. In der

Mittelebene des Keims formt das Axiale Mesoderm einen Zellstrang in rostraler Richtung, den **Chordafortsatz**. In seiner Mitte weist dieser Strang ein zentrales Lumen auf, das als **Chordakanal** bezeichnet wird. In die Bildung dieses Kanalbodens wird Material aus dem darunter gelegenen Hypoblasten einbezogen, so daß für kurze Zeit die nach dorsal und kaudal offene Höhle des Chordakanals und das Lumen des Dottersacks miteinander in Verbindung stehen; damit ist der **Canalis neurentericus** entstanden (Abb. 3-13).

> **Klinischer Hinweis.** Bei einer sehr seltenen **Persistenz des Canalis neurentericus** kommt es zur Fistelbildung zwischen dem auf dem Boden der Amnionhöhle entstehenden Neuralrohr (mit dem sich daraus entwickelnden Zentralkanal des Rückenmarks) und dem Darmlumen. Nach der 3. Woche wird der Primitivstreifen zurückgebildet; verbleibende Reste können aber weiterwuchern. Sie verursachen große Tumoren in der Kreuz- und Steißbeinregion, die dann bei Neugeborenen diagnostiziert werden. Typischerweise enthalten diese Geschwülste Derivate aller drei Keimblätter.

Der Hypoblast wird nach der Ausgliederung der Zellen, die sich an der Bildung der *Chorda dorsalis* beteiligt haben, zum **Embryonalen Entoderm**, das als eine epitheliale Schicht mit einer deutlichen Basalmembran versehen ist. Andererseits erfahren die vom Primitivstreifen auswandernden Zellen, die für die Bildung des Mesoderms vorgesehen sind, eine „epitheliomesenchymale Transformation". Auf molekularer Ebene zeigt sich diese Umwandlung dadurch, daß das Zelladhäsionsmolekül E-Cadherin nicht mehr gebildet und damit die bisherige, für Epithelzellverbände typische enge Anhaftung der Zellen untereinander aufgegeben wird zugunsten eines weitmaschigen Zellverbands. In die dann vorhandenen Interzellularräume wird von den Mesenchymzellen wasserbindende Grundsubstanz produziert.

Die Bildung der Chorda dorsalis ist ein Markstein der Entwicklung, da mit ihr eine **zentrale Achse** gebildet wird, die für die Ausbildung der späteren Wirbelsäule entscheidend ist. Aus dem Primitivstreifen wird aber nicht nur die *Chorda dorsalis* gebildet, vielmehr wachsen die mesodermalen Zellen zu den Seiten sowie in kranialer und kaudaler Richtung (Abb. 3-11).

Im vorderen und hinteren Abschnitt des Keimschilds sind in umschriebenen Arealen die Zellen des Ektoderms mit denen des Entoderms fest verwachsen; hier werden die beiden Epithelschichten nicht durch das einwachsende Mesoderm voneinander getrennt. Der vordere Bereich wird als **Prächordalplatte** bezeichnet. Aus ihr entsteht die **Rachenmembran** (*Membrana oropharyngealis [buccopharyngea]*), die bis zu ihrer Auflösung

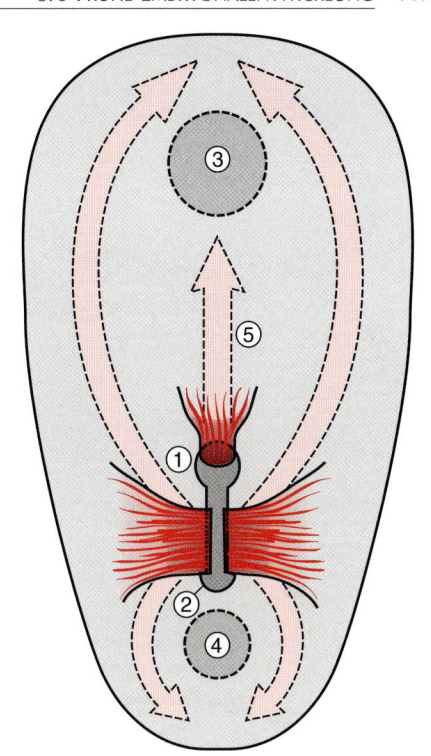

Abb. 3-11 Aufsicht auf die Keimscheibe mit Primitivstreifen (ca. 12. Tag). Die Pfeile zeigen die Wachstumsrichtung des Mesoderms an.
1 Primitivknoten
2 Primitivstreifen
3 Prächordalplatte
4 Kloakenmembran
5 Chordafortsatz

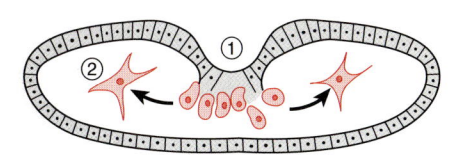

Abb. 3-12 Primitivrinne; auswachsende Zellen bilden das Mesoderm.
1 Primitivrinne im Epiblast
2 Mesodermale Zellen (rot)

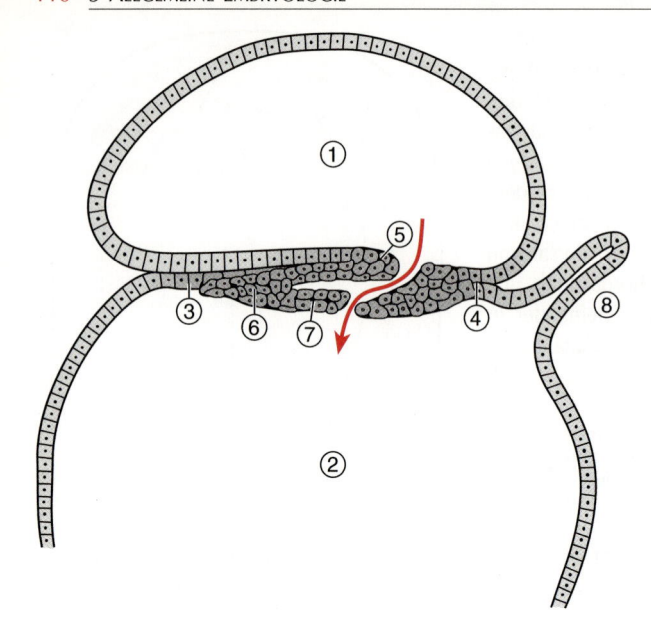

Abb. 3-13 Bildung der Chorda dorsalis und des Canalis neurentericus, Medianschnitt.
rechts: hinteres Körperende
links: vorderes Körperende
Der rote Pfeil verläuft durch den Canalis neurentericus.
1 Amnionhöhle
2 Dottersack
3 Prächordalplatte (Membrana oropharyngealis)
4 Kloakenmembran (Membrana cloacalis)
5 Primitivknoten
6 Prächordales Mesoderm
7 Chordamesoderm
8 Allantois

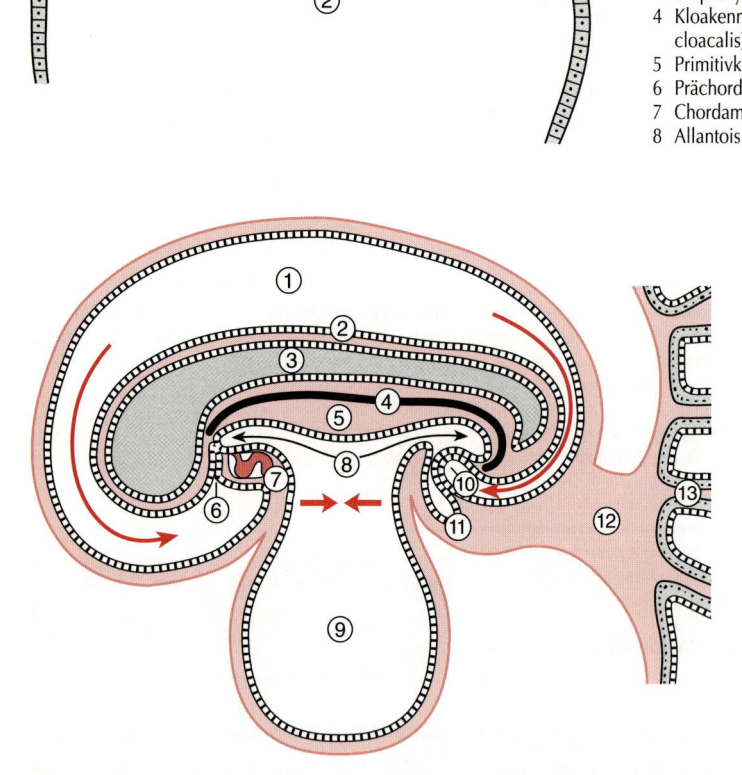

Abb. 3-14 Beginnende Abfaltung des Embryos, Medianschnitt (ca. 24. Tag).
rechts: hinteres Körperende
links: vorderes Körperende
Die roten Pfeile in der Amnionhöhle zeigen die Abfaltung des vorderen und hinteren Körperendes an; die roten Pfeile im Dottersack bezeichnen die Verengung des Übergangs zwischen dem Dottersack und dem Darm.
1 Amnionhöhle
2 Ektoderm
3 Neuralrohr
4 Chorda dorsalis
5 Mesoderm
6 Stomodeum mit Membrana oropharyngealis
7 Herzanlage (rot), darunter Septum transversum (orange)
8 Darmrohr (Vorderdarm und Hinterdarm schon geschlossen)
9 Dottersack
10 Proktodeum mit Membrana cloacalis
11 Allantois
12 Haftstiel
13 Plazenta

am 30. Tag, dem Stadium 12, die Grenze zwischen dem ektodermalen Anteil der **Primären Mundhöhle** (*Stomodeum*) und dem entodermalen **Kopfdarm** bildet (Abb. 3-11, 3-13, 3-14; Bd. 3).
Die ektodermal-entodermale Verwachsungszone am kaudalen Körperende wird zur **Kloakenmembran** (*Membrana cloacalis*). Sie verschließt bis etwa zum 3. Monat die entodermale Kloake, also den *Sinus urogenitalis* und den Enddarmabschnitt, gegenüber der **Afterbucht** (*Proctodeum*, Abb. 3-11, 3-13, 3-14).

3.6.4 Vierte Woche

Die 4. Woche und die unmittelbar daran anschließende Phase sind gekennzeichnet durch Differenzierungsprozesse in den Keimblättern. Als besonders wichtiger Vorgang ist hier die Anlage des Nervensystems (Neurulation) zu nennen, die mit der Abfaltung des Keims einhergeht. Daneben kommt es zu markanten Umbildungsvorgängen des mittleren Keimblatts, des Mesoderms.
- Neurulation
- Abfaltung und Beginn der embryonalen Körperbildung
- Mesodermbildungen

Aus dem **Ektoderm** bilden sich das Zentrale und das Periphere Nervensystem sowie die Anlagen (Plakoden) für Auge, Ohr und Nase. Ebenfalls ektodermal sind die Epidermis und ihre Derivate.
Aus dem **Mesoderm** entstehen der Stütz- und Bewegungsapparat (Knorpel, Knochen und Skelettmuskulatur) sowie das Bindegewebe zwischen den Organen. Mesodermaler Herkunft sind auch das *Corium*, die unter der Epidermis liegende *Subcutis* und die bindegewebigen Komponenten des Eingeweidetrakts (*Lamina propria*, *Tela submucosa*) sowie die verschiedenen Schichten der Glatten Eingeweidemuskulatur. Darüber hinaus sind auch das Blut- und Lymphgefäßsystem mesodermale Derivate.
Das **Entoderm** liefert die epitheliale Auskleidung des Verdauungstrakts und seiner Derivate (Leber, Pankreas), des Respirationstrakts und der Harnblase.

Neurulation

In der Aufsicht hat die Keimscheibe eine Sandalenform angenommen, wobei das kraniale Ende deutlich breiter ist. Die Chorda dorsalis induziert im darüberliegenden Ektoderm die Anlage des Nervensystems. Die epitheliale Schicht dieses Ektoderms wird zunächst mehrreihig; diese Veränderung ist der erste Hinweis darauf, daß sich rostral vom Primitivknoten eine spezielle Ektodermformation, nämlich das Neuroektoderm, herausbildet.
- Neuralplatte
- Neuralwülste
- Neuralrinne
- Neuralrohr
- Neuralleiste
- Individuation

Aus Befunden an Tieren kann abgeleitet werden, daß die **neuronale Differenzierung im Ektoderm vorprogrammiert** ist und daß es **spezieller Induktoren** bedarf, um den für die Bildung des Nervensystems **nicht benötigten Anteil des Ektoderms** zur **Epidermis** werden zu lassen.

Die Ränder der in der Achse der Keimscheibe gelegenen **Neuralplatte** erheben sich zu den **Neuralwülsten**, die zwischen sich die **Neuralrinne** einschließen. Mit zunehmender Vertiefung der Rinne nähern sich die Wulstränder, zunächst v. a. in einem mittleren Bereich, der später etwa der Halsregion entspricht. Hier, am Übergang zwischen dem späteren Hirnstamm zum Rückenmark, beginnt die **Fusion der Wulstränder**, die dann nach rostral und kaudal voranschreitet (Abb. 3-15).
Das so entstandene **Neuralrohr** besitzt zunächst noch eine **vordere Öffnung** (*Neuroporus*

anterior [rostralis]) und eine **hintere Öffnung** (*Neuroporus posterior [caudalis]*, Abb. 3-16). Durch diese Öffnungen steht das **Lumen des Neuralrohrs in offener Verbindung zur Amnionhöhle**. Beide Öffnungen werden aber bald verschlossen und das gesamte **Neuralrohr wird in die Tiefe verlagert**, so dass schließlich die epitheliale Schicht des Ektoderms die Anlage des Zentralnervensystems wieder überzieht.

Die Fusion der Ränder der Neuralrinne wird von komplizierten molekularen Mechanismen geregelt: So ist es notwendig, daß in den beteiligten ektodermalen Zellen die Voraussetzungen gegeben sind, damit sich die einander annähernden Zelloberflächen „erkennen" und Zelladhäsionsmoleküle (Cadherine) exprimiert werden können.

Im Verlauf der Neurulation werden aus den **Randzonen der Neuralrinne Zellgruppen ausgelagert**, die dann in umschriebenen Komplexen neben dem eigentlichen Neuralrohr kondensieren. In ihrer Gesamtheit werden diese Neuralzellansammlungen als **Neuralleiste** bezeichnet; sie bilden die **Voraussetzung für die Formation von nervösen Strukturen**, die außerhalb des späteren Gehirns und Rückenmarks liegen. Im Kopfbereich beispielsweise sind dies vor allem das **Riechepithel** und die **nervösen Strukturen des Innenohrs** (Bd. 4). In den weiter kaudal liegenden Abschnitten bilden sich aus den Zellen der Neuralleiste die **Spinalganglien**, die **Ganglien des Autonomen Nervensystems** (Bd. 4), aber auch **Zellen des Endokrinen Systems** (wie z.B. das Nebennierenmark, Bd. 3).

Die **Bildung des Neuralrohrs** über der *Chorda dorsalis* wird von vielen Embryologen als

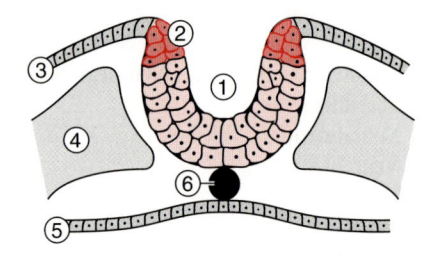

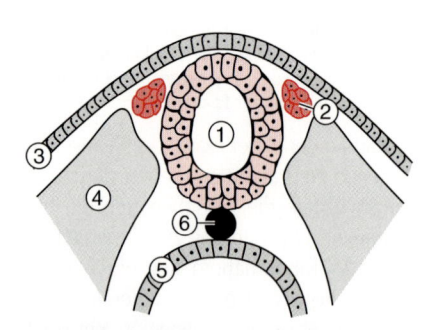

Abb. 3-15 Bildung der Neuralrinne, des Neuralrohrs und der Neuralleiste.
1 Neuralrinne/Neuralrohr
2 Neuralleiste im Neuralwulst
3 Ektoderm
4 Paraxiales Mesoderm
5 Entoderm
6 Chorda dorsalis

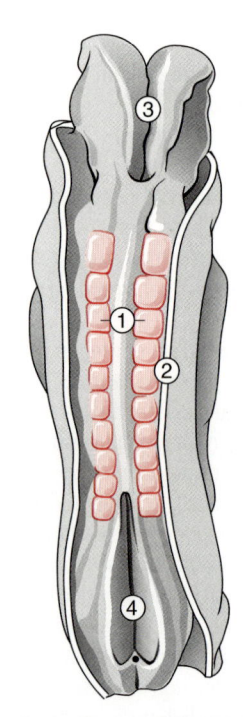

Abb. 3-16 Aufsicht auf einen Embryo mit 10 Somitenpaaren. Die Amnionhöhle ist entfernt; der vordere und hintere Neuroporus sind noch weit offen (n. Corning, mod.).
1 Somitenpaar
2 Schnittkante des Amnions
3 Neuroporus ant.
4 Neuroporus post.

ein entscheidender Vorgang angesehen, da er zu der **axial-symmetrischen Körperform** führt. Durch diesen Prozeß wird der Keim zum eigentlichen **Embryo**. Dieser Grundvorgang der Körperbildung wird als **Individuation** bezeichnet.

> **Klinischer Hinweis.** Wenn sich das Neuralrohr insgesamt oder in bestimmten Abschnitten nicht schließt, kommt es zu einer kompletten oder partiellen **Rhachischisis**. Als Folge davon werden auch die das Gehirn oder Rückenmark bedeckenden Strukturen (Wirbelkanal, Haut) nicht oder nur mangelhaft ausgebildet.
>
> Betrifft die Mißbildung das Rückenmark, so kommt es zur **Spina bifida**, die in ihrem Schweregrad variieren kann. Diese Variationen reichen von der leichtesten Form, der *Spina bifida occulta*, oft ohne funktionelle Störungen, bis zu extremen Ausprägungen, bei denen die Rückenmarkshäute offen liegen (*Meningocele*) oder sogar Anteile des Rückenmarks beteiligt sind (*Meningomyelocele*). Wenn das Neuralrohr dagegen im Kopfbereich nicht verschlossen wird, so entsteht ein **Anencephalus**.
>
> Die ausgeprägten Spaltbildungen führen zu schwerwiegenden funktionellen Störungen wie Lähmungen. Meist sind diese Kinder, ebenso wie die anenzephalen Neugeborenen, nicht lebensfähig.

Abfaltung und Beginn der embryonalen Körperbildung

Mit der Erhebung der Neuralwülste erhält die bisher flache Keimscheibe erstmals ein Relief; die weitere Ausformung der Neuralrinne und des Neuralrohrs bezeichnet somit auch den Beginn der embryonalen Körperbildung. Bei den Stadien 9 bis 11 erfolgt ein deutliches Längenwachstum: Nach dem Verschluß der beiden Neuropori ist der Embryo etwa 3,5–4 mm lang. Das vordere und hintere Körperende überwachsen den zunächst sehr breiten Übergang in den Dottersack. Die embryonale Körperform zeigt jetzt eine C-förmige Krümmung mit einer nach dorsal gerichteten Konvexität (Abb. 3-14).
- Dottergang (Ductus vitellinus/omphaloentericus)
- Haftstiel

Die Grenze zwischen dem Embryonalen Ektoderm und dem Amnionepithel wird jetzt durch die beginnende Körperbildung des Embryos deutlicher markiert. Die schon früher erkennbare **Abgrenzung zwischen embryonalem Körper** und der **Amnionhöhle** und dem **Dottersack** wird damit zu einer klaren **Abfaltung**. Dieser Vorgang wird deutlich durch den **schmaler werdenden Übergang** vom embryonalen Entoderm in den Dottersack. Das Darmrohr ist schließlich nur noch über einen schmalen Gang, den **Dottergang** (*Ductus vitellinus, Ductus omphaloentericus*), mit dem Dottersack verbunden. Auch die **Verbindung des Embryonalkörpers mit dem Chorion**, die ursprünglich breit angelegt war, wird zu einer Gewebebrücke, dem **Haftstiel**, verschmälert. Er wird später auf die Bauchseite des Embryos verlagert und dann auch als Bauchstiel bezeichnet. Dieser ist der Vorläufer des Nabelstrangs und verbindet in Form einer mesenchymalen Brücke eine nur noch schmale Region des Embryonalkörpers mit dem Chorion (Abb. 3-10, 3-14).

Mesodermbildungen

Das Mittlere Keimblatt, das aus der Invagination des Primitivstreifens hervorgegangen war, wird etwa um den 17. Tag zu beiden Seiten der Mittellinie deutlich dicker; man bezeichnet diese mesenchymalen Streifen dann als Paraxiales Mesoderm, da sie neben der durch Chorda und Neuralrohr gekennzeichneten Körperachse liegen. Das weiter lateral davon gelegene Mesenchym bleibt zunächst eher dünn, man spricht hier von einem Intermediären Mesoderm. Schließlich folgt außen das Laterale Mesoderm, das die Verbindung zum Extraembryonalen Mesoderm herstellt.
- Somiten
- Paraxiales Mesoderm
- Sklerotom
- Myotom
- Epimer
- Hypomer
- Dermatom
- Intermediäres Mesoderm
- Seitenplattenmesoderm

- Splanchnopleura
- Somatopleura

Ab dem 20. Tag, dem Stadium 9, wird eine **Segmentbildung des Mesoderms** sichtbar; es erscheinen die ersten vier Somitenpaare. Bei den **Somiten** handelt es sich um **blockförmige Zusammenlagerungen von Mesenchymzellen**, die entsprechende Vorwölbungen auf der Rückseite des Embryos beiderseits des Neuralrohrs bilden (Abb. 3-16). In diesen Komplexen nehmen die mesenchymalen Zellen wieder eine eher epithelzellähnliche Form an. Die **ersten** vier (evtl. fünf) **Somitenpaare** liegen **in der späteren Okzipitalregion**. Weiter rostral davon bleibt das **Paraxiale Mesoderm unsegmentiert**. Nachfolgend treten dann stetig weitere Paare in kraniokaudaler Richtung hinzu. Insgesamt werden so acht zervikale, zwölf thorakale, fünf lumbale, fünf sakrale und acht bis zehn kokzygeale Somiten gebildet.

Innerhalb der Somiten werden zunächst zwei, dann drei Verdichtungszonen des Mesenchyms erkennbar. Das medioventral gelegene, direkt an das Neuralrohr angrenzende Areal wird **Sklerotom** genannt; der zunächst noch einheitlich erscheinende Restanteil wird als **Dermatomyotom** bezeichnet. Sehr bald kommt es zu einer starken Zellproliferation von außen nach innen, so daß ein mittlerer Bereich, das **Myotom**, von einem Außenbereich, dem **Dermatom**, zu unterscheiden ist (Abb. 3-18).

Das **Sklerotom**[1] flankiert das Neuralrohr und bildet den **Ursprung der Wirbel und Rippen** sowie den **Anulus fibrosus** der Bandscheiben. Der *Nucleus pulposus* entsteht dagegen aus dem Chordamaterial. Bemerkenswert ist, daß es innerhalb des Sklerotoms zu einer Trennung in eine **kraniale** und eine **kaudale** Hälfte kommt. Die kaudale Hälfte jedes Sklerotoms vereint sich mit der kranialen Hälfte des folgenden Sklerotoms. Dies führt dazu, daß schließlich die **Wirbel zwischen den Segmenten** liegen und damit die **Spinalnerven** „**intervertebral**" verlaufen (Bd. 2).

Im **Myotom**[2] werden die Mesenchymzellen durch den Einfluß myogener Determinationsfaktoren zu **Myoblasten** umgewandelt, die in ihrem Zytoplasma kontraktile Myofilamente bilden. Auch in den Myotomen ist bald eine Zweiteilung zu erkennen: Aus dem dorsalen Anteil, dem **Epimer**, das von den *Rr. posteriores* der auswachsenden Spinalnerven erreicht wird, entsteht die epiaxiale **Autochthone („echte") Rückenmuskulatur**. Der darunter liegende Bereich des Myotoms wird **Hypomer** genannt und von den *Rr. anteriores* der Spinalnerven versorgt. Aus ihm entstehen die hypoaxialen **Muskeln der Lateralen und Ventralen Körperwand**. Die Myoblasten des Hypomers wandern auch in die Extremitätenanlagen ein und bilden später die **Arm- und Beinmuskulatur** (Bd. 2).

In den **Dermatomen**[3] bleibt der epitheloide Charakter der Mesenchymzellen am längsten erhalten. Die Induktion durch das Neuralrohr (Neurotrophin 3) bewirkt bei diesen Mesenchymzellen die **Umbildung in Bindegewebszellen**, die die **Dermis**, also das bindegewebige **Korium** und die **Subkutis**, bilden (Bd. 4).

Das Gewebe zwischen dem Paraxialen Mesoderm und dem Lateralen Mesoderm der Seitenplatten wird als **Intermediäres Mesoderm** bezeichnet (Abb. 3-17); es wächst nach kaudal aus. Während im zervikalen Bereich noch eine segmentale Gliederung erkennbar ist, bildet der kaudale Abschnitt ein zusammenhängendes verdichtetes Mesenchymblastem, den sogenannten **Nephrogenen Strang** (Bd. 3).

Das **Seitenplattenmesoderm** bildet zwei Blätter, die den Spaltraum des Intraembryonalen Zöloms begrenzen. Durch dieses Seitenplattenmesoderm findet an den Rändern der Keimscheibe das Intraembryonale Mesoderm Anschluß an das Extraembryonale Mesoderm (Abb. 3-17). Die **Seitenplatten** sind eine **Schicht mesenchymaler Zellen**; diese überziehen als **Splanchnopleura** das Darmrohr

---

[1] *skleros* (gr.) = hart, starr.
[2] *myos* (gr.) = Muskel.
[3] *derma* (gr.) = Haut.

Abb. 3-17 Abfaltung des Embryos und Gliederung des Mesoderms, Querschnitt I (ca. 24. Tag).
 1 Amnionmesenchym
 2 Amnionektoderm
 3 Amnionhöhle
 4 Dottersackmesenchym
 5 Dottersackentoderm
 6 Dottersack
 7 Darmrinne
 8 Neuralrohr
 9 Chorda dorsalis
10 Paraxiales Mesoderm (Somit)
11 Intermediäres Mesoderm
12 Seitenplatte
13 Übergang vom Embryonalen zum Extraembryonalen Mesoderm

Abb. 3-18 Abfaltung des Embryos und Gliederung des Mesoderms, Querschnitt II (ca. 26. Tag).
 1 Amnionmesenchym
 2 Amnionektoderm
 3 Amnionhöhle
 4 Dottersackmesenchym
 5 Dottersackentoderm
 6 Ductus vitellinus und Dottersack
 7 Darmrohr
 8 Neuralrohr
 9 Chorda dorsalis
10 Sklerotom
11 Dermatomyotom (Myotom innen, Dermatom außen)
12 Nierenanlage (Mesonephros)
13 Intraembryonales Zölom
14 Splanchnopleura
15 Somatopleura

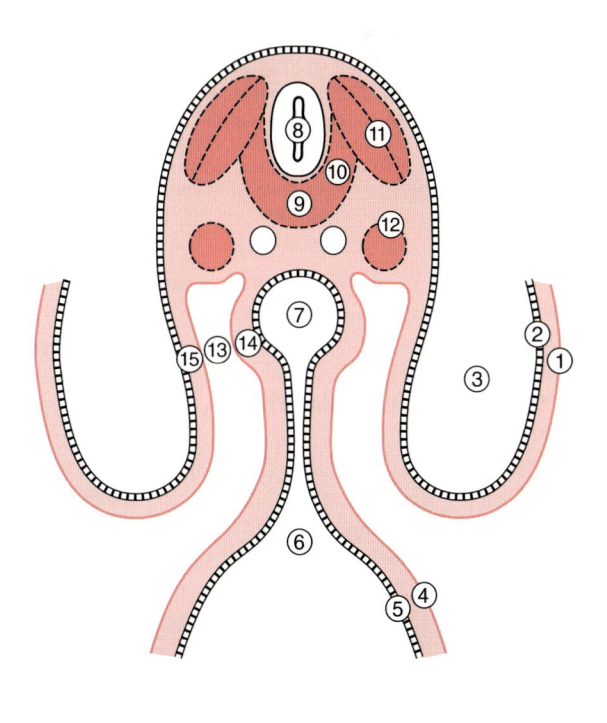

und schieben sich als **Somatopleura** unter das ektodermale Epithel der Rumpfwand (Abb. 3-18).
Aus dem unsegmentierten Mesenchym der *Splanchnopleura* des Kopfbereichs differenzieren sich das **Herz** (Bd. 3), weiter kaudal die **Mesenterien** sowie die **Glatte Muskulatur des Darmrohrs**. Aus der *Somatopleura* gehen die bindegewebigen, knöchernen und muskulären **Strukturen der Leibeswand** (Bd. 2) sowie die **Knochen und Muskulatur der Extremitäten** hervor (Bd. 2).
Die *Splanchnopleura* und die *Somatopleura* entwickeln auf ihren, dem Zölom zugewandten Seiten ein aus Mesenchymzellen gebildetes plattes Epithel, ein „**Mesothel**", das später die sogenannten serösen Häute (*Pericard, Pleura, Peritoneum*) überzieht.

3.7 Versorgung des Embryos

Voraussetzung für alle funktionellen und strukturellen Veränderungen, die im Laufe der Entwicklung von der befruchteten Eizelle bis zum geburtsreifen Fetus auftreten, ist die ausreichende Versorgung des Keims mit Energie- und Bausubstraten. Man unterscheidet verschiedene embryonale und fetale Ernährungsphasen.
- Autotrophe (lezithotrophe) Phase
- Histotrophe Phase
- Hämatotrophe Phase

Der alte Aphorismus „Der Embryo entwickelt sich nicht nur, sondern er lebt" unterstreicht die Tatsache, daß jedes Entwicklungsstadium schon allein für seine Erhaltung Energie verbraucht. Zusätzlich müssen für alle Wachstums- und Differenzierungsvorgänge, für die Synthesen von DNA, RNA sowie der zahlreichen (Enzym-) Proteine und für die Neubildung von Zellmembranen sowie intra- und interzellulären Strukturproteine die erforderlichen Energieträger und Ausgangssubstanzen bereitgestellt werden.

Es können **drei aufeinanderfolgende pränatale Ernährungsphasen** unterschieden werden, die für die Versorgung des Embryos und später des Fetus erforderlich sind:
- **Autotrophe (lezithotrophe[1]) Phase (1. Woche)**
Die menschliche Eizelle und dementsprechend auch die Zygote sind dotterarm. Es können jedoch im Zytoplasma der Ovozyte Glykogengranula und Lipidtröpfchen sowie Hinweise auf Reserveproteine gefunden werden; also Substanzen, die man üblicherweise auch als Dottermaterial vorfindet. Es ist bis heute umstritten, ob die der Eizelle mitgegebene Überlebensration ausreicht, um alle erforderlichen Energie- und Bausubstrate für die frühen Teilungsvorgänge bereitzustellen. Sehr wahrscheinlich ist die Tubenflüssigkeit die wichtigste Nahrungsquelle, da Präimplantationsstadien von Säugern in vitro in Medien gehalten werden können, die nur Salze, Albumin und Pyruvat enthalten.
- **Histotrophe[2] Phase (2. bis 3. Woche)**
Nach Auflösung der *Zona pellucida* dringt die Außenhülle der Blastozyste mit dem Trophoblasten in das Endometrium ein. Zunächst wird das Uterusepithel aufgelöst, dann erfolgt die Penetration der embryonalen Zellen in das Stroma der Uterusschleimhaut, das unter dem Einfluß von Progesteron die typischen Kennzeichen der dezidualen Reaktion aufweist: die bindegewebigen Deziduazellen sind vergrößert, prall mit Glykogen gefüllt und weisen ein epithelähnliches (epitheloides) Aussehen auf. Das mütterliche Gewebe wird unter dem Einfluß von proteolytischen Enzymen des Trophoblasten aufgelöst, die Inhaltsstoffe dieses Gewebes werden vom Trophoblasten aufgenommen und in Richtung auf den Embryoblasten weitertransportiert.

---
[1] *lecithos* (gr.) = Dotter.

[2] *histos* (gr.) = Gewebe.

- **Hämatotrophe[1] Phase (4. Woche bis zur Geburt)**

Sobald der eingedrungene Trophoblast die mütterlichen Gefäße in der Dezidua eröffnet hat, stehen die im Blut der Mutter vorhandenen Metaboliten auch dem Embryo zur Verfügung. Diese Stoffe werden vom Trophoblasten zunächst über Diffusion zum Embryo transportiert; nach der Ausbildung von Zottengefäßen und der Etablierung des fetalen Kreislaufs ist die Hämatotrophie der einzige Nahrungserwerb des Keims. Das wesentliche Organ des hämalen Stoffaustauschs ist die Plazenta.

3.7.1 Plazenta, *Placenta*

Die Plazenta, auch als „Nachgeburt" oder „Mutterkuchen" bezeichnet, ist ein Stoffwechselorgan, das für den Embryo, später den Fetus die wesentlichen Ernährungs-, Atmungs- und Ausscheidungsfunktionen übernimmt. Zusätzlich ist die Plazenta ein endokrines Organ, dessen Hormone vor allem der Aufrechterhaltung der Schwangerschaft dienen.

- Stoffwechselorgan
- Plazentahormone

Die **Plazenta** (*Placenta*) übernimmt beim Fetus wesentliche Aufgaben des **Verdauungsapparats** einschließlich der **Leber** sowie die Funktionen der **Atmungsorgane** und der **Niere** und dient somit als **Stoffwechselorgan**. Nahrungsstoffe sowie Sauerstoff werden vom mütterlichen Blut in das kindliche Blut transportiert. Im Gegenzug werden von der fetalen Seite Kohlendioxid und Stoffwechselendprodukte in das mütterliche Blut abgegeben. Trotz dieses intensiven Gas- und Substrataustauschs durch die Plazentamembran (S. 132) kommt es **nicht zu einem direkten Kontakt** zwischen mütterlichem und kindlichem Blut. Dieser Trennungsfunktion entspricht der Ausdruck **Plazentarschranke**.

Für den Stoffaustausch stehen verschiedene Transportprozesse zur Verfügung:

- Diffusion (z. B. für O_2, CO_2, Wasser und Harnstoff)
- Erleichterte Diffusion über Carrier (z. B. für Glukose und Laktat)
- Aktiver Transport (z. B. für Aminosäuren und Elektrolyte)
- Pinozytose (z. B. für Fette)

Schließlich kann auch durch Diapedese, durch den Übertritt von zellulären Bestandteilen in das benachbarte Gewebe, ein Austausch stattfinden, der, wenn er Bakterien und Viren betrifft, auch schädlich für den Fetus sein kann.

Klinischer Hinweis. Viele Drogen, Umweltgifte, chemische Verbindungen und Mikroorganismen können die Plazentarschranke durchdringen und den Embryo bzw. Fetus schädigen. So führte die Einnahme von Thalidomid durch die Mutter vor allem zu Extremitätenmißbildungen beim Embryo. Der Drogengebrauch der Mutter kann zu Suchterscheinungen beim Kind, ihr Alkoholkonsum zu Mißbildungen des Kindes führen (= „alkoholfetales Syndrom").

Die **Plazentahormone** können grundsätzlich auf die Mutter und das Kind wirken; ihre Hauptfunktion besteht aber darin, die Schwangerschaft zu sichern. Dies gilt insbesondere für die Hormone **Choriongonadotropin** und **Progesteron** (Bd. 3).

Entwicklung der Plazenta (Plazentation)

Beim Menschen wird, wie bei den meisten Säugern, eine Plazenta gebildet, die über die Gefäße der Allantois vaskularisiert wird (Allantoplazenta). Die menschliche Plazenta besteht aus mütterlichen und fetalen Anteilen und ist daher eine Placenta conjuncta. Der intensive Austausch wird durch eine sehr große Zottenoberfläche ermöglicht.

- Labyrinthplazenta
- Zottenplazenta
- Placenta hämochorialis

---
[1] *haima* (gr.) = Blut.

In der Plazenta durchströmt das Blut der Mutter weite Räume (*Lacunae*), die allseits von fetalem Gewebe umgeben sind. Diese bis zur 3. Woche ausschließlich vorhandene Form der Plazenta wird als **Labyrinthplazenta** bezeichnet. Später wachsen dann zunehmend die Chorionzotten aus, die sich stetig weiter verzweigen; man spricht bei dieser Plazentaform von einer **Zottenplazenta**. Beim Menschen besteht demnach eine Kombination aus beiden Plazentaformen.

Die **Austauschprozesse** zwischen der mütterlichen und der kindlichen Seite erfolgen **durch eine Diffusionsbarriere**, die bei den verschiedenen Säugern unterschiedlich aufgebaut ist. Wenn alle mütterlichen Schichten einschließlich des Uterusepithels erhalten sind, die Chorionzotten sich also nur an das Endometrium anlegen, spricht man von einer *Placenta epitheliochorialis*. Dringen die Zotten tiefer ein und nehmen Kontakt mit den Blutgefäßen der Mutter auf, so wird diese Plazentaform als *Placenta endotheliochorialis* bezeichnet.

Der **intensivste Austausch** wird ermöglicht, wenn – wie beim Menschen – die Chorionzotten direkt in das Blut der Mutter eintauchen; dies ist bei der **Placenta hämochorialis** der Fall.

Die Ausbildung einer Plazenta beginnt ab dem Zeitpunkt der Implantation, bei der es zu einer Interaktion der äußeren, für die Ernährung der Frucht verantwortlichen Schicht der Blastozyste mit der Dezidua des mütterlichen Endometriums kommt.

Implantation

Wenn die Blastozyste nach ihrem etwa drei bis vier Tage dauernden Transport durch den Eileiter in das Lumen des Uterus gelangt ist, bleibt sie für etwa ein bis zwei Tage in der Cavitas uteri, deren Milieu durch die Sekretion der glykogenbildenden Glandulae uterinae den trophischen Notwendigkeiten des Keims entspricht. Durch die nachfolgende Implantation wird der „embryo-maternale Dialog" eröffnet, bei dem einerseits eine möglichst enge Verbindung von mütterlichem und kindlichem Gewebe erfolgt, bei dem aber andererseits eine deutliche Abgrenzung von zwei genetisch unterschiedlichen Individuen notwendig ist.

- **Implantationsrichtung: embryonaler Pol**
- **Zytotrophoblast**
- **Synzytiotrophoblast**
- **Interstitielle Implantation**
- **Immunologische Toleranz**

Die **Implantation**, auch als **Nidation** (= Einnistung) bezeichnet, findet am 5. bis 6. Tag statt, nachdem die Blastozyste seit ca. 24 Stunden im Lumen des Uterus angelangt ist. In den meisten Fällen findet der erste Kontakt zur mütterlichen Schleimhaut an der oberen Hinterseite des Uterus statt (Abb. 3-19).

Die Blastozyste löst mit ihrer Außenschicht, dem Trophoblasten, die *Zona pellucida* auf; dieser Vorgang wird durch die Aktivität proteolytischer Enzyme der Trophoblastzellen bewirkt. Danach besitzt die Blastozyste an ihrer Außenseite eine „klebrige Schicht" über

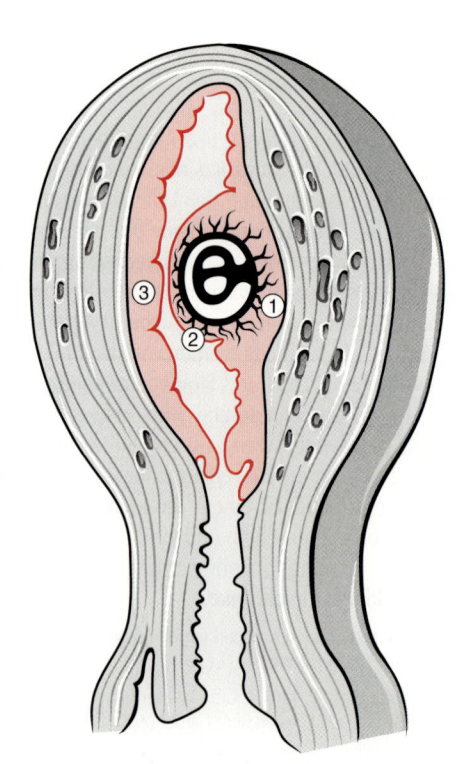

Abb. 3-19 Schnitt durch den graviden Uterus, seitliche Implantationsstelle (ca. 12. bis 14. Tag).
1 Decidua basalis
2 Decidua capsularis
3 Decidua parietalis

dem **embryonalen Pol**, mit dem sie sich, meist zwischen den Drüsenmündungen, **an das Uterusepithel anheftet**.

Aus Beobachtungen bei der Maus geht hervor, daß der Trophoblast Rezeptoren für Kollagen und Heparansulfat-Proteoglykane besitzt. Man findet am Ort der Implantation auch P- und E-Cadherine.

Nach der Anheftung wird der **Trophoblast** zunächst nur an der Kontaktstelle, danach ringsum **zweischichtig**. Die innere Schicht, in der deutliche Zellgrenzen sichtbar bleiben, wird als **Zytotrophoblast** bezeichnet; nach außen kommt es durch Kernteilungen der wachsenden Zellen ohne nachfolgende Zellteilungen zur Ausbildung eines Synzytiums, das **Synzytiotrophoblast** genannt wird.

Mit dem außen gelegenen Synzytiotrophoblasten dringt der Keim nach der Auflösung der epithelialen Oberfläche des Endometriums in die Dezidua (S. 124) ein. Nach etwa zehn Tagen ist er allseitig von Dezidua umschlossen, so daß man von einer **interstitiellen Implantation** spricht. Der Eindringungsort in das Epithel wird zunächst durch einen Fibrinpfropf, das **Schlußkoagulum**, verschlossen. Später schiebt sich das Epithel und mütterliches Bindegewebe unter den Fibrinpfropf, wodurch die ehemalige Implantationsstelle vernarbt.

Durch die günstige Versorgungssituation des Keims nach der Erschließung des glykogenhaltigen mütterlichen Gewebes (s. „Histotrophe Phase", S. 124) kommt es rasch zu einer starken Größenzunahme der Blastozyste, die zum einen durch die Vergrößerung der Blastozystenhöhle, zum anderen aber vor allem durch die schnelle Ausbreitung des Synzytiotrophoblasten bedingt ist.

Klinischer Hinweis. Falscher Implantationsort: Nicht immer findet die Implantation am „regulären" Ort, nämlich der oberen Hinterwand des Uterus, statt. Wenn sich die Blastozyste in den unteren Uterusabschnitten, d. h. zervixnah, einnistet, kann die Plazenta später, bei der Größenzunahme der Frucht, teilweise (*Placenta praevia marginalis*) oder vollständig (*Placenta praevia totalis*) vor dem Zervixkanal liegen. Diese Lokalisationen führen häufig zu Blutungen während der Schwangerschaft; der Geburtsvorgang selbst ist problematisch.

Blastozysten können sich auch außerhalb des Uterus implantieren, so daß **ektopische Schwangerschaften** resultieren. Eine **Bauchhöhlenschwangerschaft** entsteht, wenn die Zygote aus dem abdominalen Ende der Tube austritt bzw. die Fertilisation außerhalb der Tube stattfindet. Die befruchtete Eizelle kann sich dann an das *Peritoneum parietale* anheften oder an das *Peritoneum viscerale*, das z. B. die Darmschlingen überzieht. Diese ungeeigneten Implantationsorte erlauben in der Regel keine länger fortschreitende Schwangerschaft. Das Ende wird meist durch eine heftige Blutung herbeigeführt, so daß das klinische Bild eines akuten Abdomens vorliegt – einer sofortigen Operationsindikation. Nicht selten erfolgt bei einer ektopischen Schwangerschaft die Implantation in der Tube selbst; man spricht hier von **Tubargravidität**. Die relativ dünne Wandung der Tube erweist sich dann aber für das fortschreitende Wachstum der Frucht als insuffizient. Es kommt zu einer Ruptur mit meist massiver Blutung. Auch in diesen Fällen muß sofort operiert werden.

Selten kommt es zum Absterben eines relativ weit vorangeschrittenen Fetus, der allmählich verkalkt und so zu einem „Steinkind", einem **Lithopädion**, wird.

Ganz selten sind ektopische Schwangerschaften, die bis zur Lebensfähigkeit des Fetus andauern; diese Kinder müssen dann operativ entbunden werden.

Immunologische Toleranz

Nach der Verschmelzung der beiden Vorkerne ist mit der Zygote ein neues Individuum entstanden, das sich genetisch von der Mutter unterscheidet, also „fremd" ist. Die spätestens nach der Implantation der Blastozyste zu erwartende mütterliche Immunabwehr gegenüber dem „Transplantat" muß ausgeschaltet werden, um die Frucht nicht zu gefährden.

Offenbar ist bereits die **Blastozyste** in der Lage, ein **Signalprotein** („early pregnancy factor" = EPF) zu bilden, das auf der mütterlichen Seite wachstumsregulierende und immunmodulierende Wirkungen induziert. Später ist es dann der **Synzytiotrophoblast**, der nach der Implantation bis zum Ende der Schwangerschaft unmittelbaren Kontakt zum mütterlichen Gewebe hat – zunächst zur Dezidua, später auch zum mütterlichen Blut – und die wesentliche Rolle bei der Induktion der immunologischen Toleranz übernimmt.

Der Synzytiotrophoblast hat hierbei folgende Aufgaben:
- Er exprimiert das spezielle MHC-Antigen HLA-G, das für die „Orchestrierung" vieler immunologischer Funktionen einschließlich Immunsuppression und Bildung wachstumsfördernder Zytokine verantwortlich ist. Dieses Antigen bewirkt, daß die embryonale Außenschicht gegen vielfältige immunologische Aggressionen durch Lymphozyten, zytotoxische Antikörper und Antigen-Antikörper-Komplexe unempfindlich wird.

- Er stellt eine physikalisch-chemische Barriere gegenüber den meisten immunologischen Effektoren dar – mit Ausnahme der IgG-Antikörper, die schon in den frühesten Stadien der Schwangerschaft zum Embryo gelangen können.
- Er stimuliert die Einwanderung von Lymphozyten in die Dezidua. Diese Lymphozyten wirken zum einen im Sinne einer Wachstumsförderung, zum anderen werden auch solche Lymphozyten angezogen, die Hemmungsfaktoren gegenüber weiteren, zytotoxischen Lymphozyten bilden.
- Er bildet Steroid- und Proteohormone sowie Gewebehormone, die apoptoseinduzierend, entzündungshemmend und immunsuppressiv wirken und die erforderliche Genexpression in den Trophoblast- und Deziduazellen regeln.
- Er induziert eine Vielzahl von Antikörpern der Mutter, die in der Lage sind, bei der Mutter eine Reaktivität gegen Alloantigene des Vaters zu induzieren. Diese Antikörper führen zu einer Herabregulierung der Aktivität zytotoxischer Killerzellen.
- Er wirkt als Immunadsorbens, indem er Antikörper bindet, wodurch der Antigencharakter des Trophoblasten verdeckt wird („Antigencamouflage").

Klinischer Hinweis. Bei vielen Frauen, die ungewollt kinderlos bleiben, und auch bei Frauen, bei denen eine In-vitro-Fertilisation immer wieder mißlingt, sind häufig wichtige Komponenten der Immunprotektion, die durch den Trophoblasten des Keims induziert werden, nicht funktionsfähig. Damit kann die Frucht nicht in die Dezidua eingebettet werden, das mütterliche und kindliche Gewebe reagieren miteinander und weisen sich als „fremd" ab.

Bildung der Chorionzotten

Die Erschließung des mütterlichen Bluts als Versorgungsquelle für den rasch wachsenden Embryo setzt die Bildung einer Plazenta voraus, die durch die Ausbildung von Zotten eine große Austauschoberfläche besitzt (4–14 m^2).

- **Primärzotten**
- **Sekundärzotten**
- **Tertiärzotten**
- **Haftzotten**
- **Decidua basalis**
- **Chorion frondosum**
- **Chorion laeve**
- **Decidua capsularis**
- **Decidua parietalis**

Innerhalb des Synzytiotrophoblasten, der sich immer weiter in der Dezidua ausbreitet, bilden sich Lakunen, die anfangs noch Gewebeflüssigkeit bzw. uterines Drüsensekret enthalten, später aber, nach der Arrodierung der mütterlichen Gefäße, sich mit Blut füllen. Vom Zytotrophoblasten ausgehend ragen zunächst **massive epitheliale Zellsäulen** in den Synzytiotrophoblasten hinein und bilden somit die **Primärzotten** (Abb. 3-20). Die im Inneren der Zytotrophoblastsäulen liegenden Zellen wandeln sich nachfolgend in mesenchymale Zellen um und bilden ein Zottenmark, das mit dem Chorionmesenchym in Verbindung tritt. Diese Zotten mit **mesenchymalem Kern** werden als **Sekundärzotten** (Abb. 3-21) bezeichnet. Anschließend treten im Mesenchym der Sekundärzotten und des Chorions Blutinseln und kleine Gefäße auf, die sich zu einem kapillären Netz verbinden. Zotten mit einer **Gefäßausstattung** werden **Tertiärzotten** (Abb. 3-22) genannt.

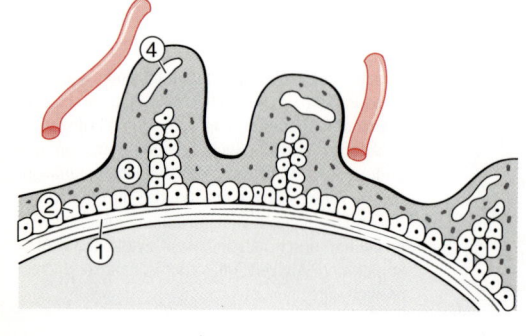

Abb. 3-20 Bildung der Plazenta: Primärzotten.
1 Chorionmesenchym
2 Zytotrophoblast
3 Synzytiotrophoblast
4 Lakunen

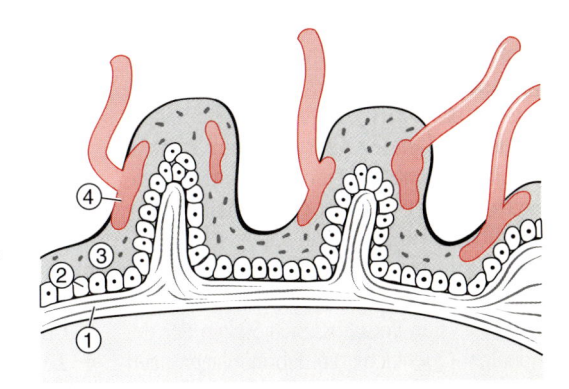

Abb. 3-21 Bildung der Plazenta: Sekundärzotten.
1 Chorionmesenchym
2 Zytotrophoblast
3 Synzytiotrophoblast
4 Lakunen mit mütterlichem Blut gefüllt

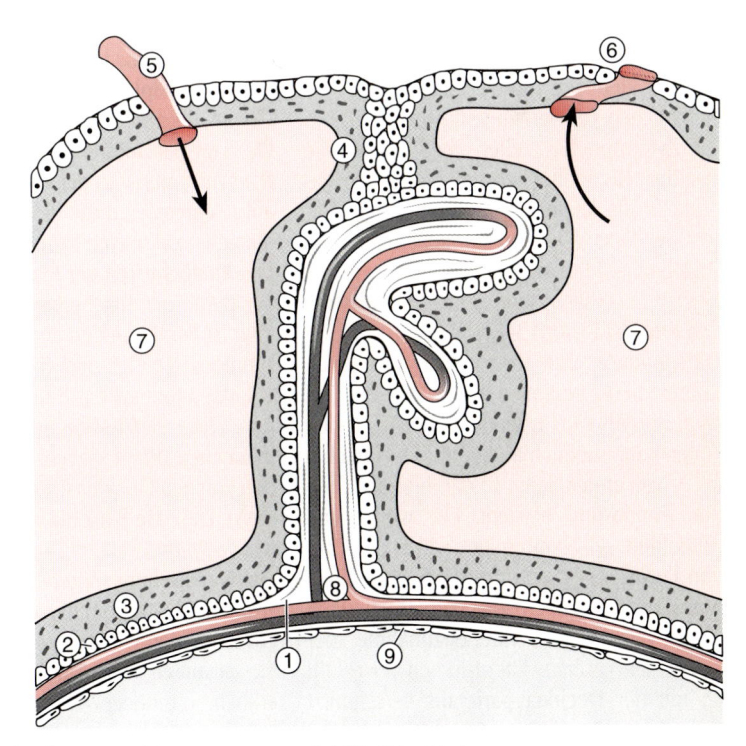

Abb. 3-22 Bildung der Plazenta: Tertiärzotten.
1 Chorionmesenchym
2 Zytotrophoblast
3 Synzytiotrophoblast
4 Haftzotte
5 Mütterliche Arterie
6 Mütterliche Vene
7 Blutgefüllter intervillöser Raum
8 Fetale Gefäße
9 Amnionepithel

In diesem Zeitraum, wenn sich das kapilläre Netz in den Zotten und auch im Embryo selbst entwickelt, treten auch die ersten embryonalen Erythrozyten auf, und die Herzanlage beginnt zu pulsieren (Bd. 3). Zunächst besteht noch kein gerichteter Kreislauf, dennoch sind auch jetzt schon die plazentaren Austauschvorgänge erleichtert. Ab dem 28. Tag kann von einem wirklichen **Kreislauf des Blutes** gesprochen werden; hierdurch wird die Versorgungssituation des Keims entscheidend verbessert, da nun – bei zunehmend länger werdenden Strecken – der Embryo nicht mehr auf die langsame Diffusion der Nahrungsstoffe angewiesen ist, sondern der **schnelle Transport** über das Blut zur Verfügung steht.

Die stetig tiefer in die Dezidua vordringenden Zotten eröffnen weitere mütterliche Gefäße, wodurch es an verschiedenen Stellen der dezidualen Oberfläche zu Fibrinablagerungen kommt. An solchen Stellen durchwandern die Zellen des Zytotrophoblasten das Synzytium, so daß diese Zytotrophoblastzellen an die Fibrinschicht heranreichen und sich in ihr verankern. Durch die so entstandenen **Haftzotten** wird der kindliche Teil der Plazenta mit dem mütterlichen Teil verbunden (Abb. 3-22).

Die Zytotrophoblastzellen überwachsen die Dezidua, bis schließlich die Zotten der Plazenta in die lakunären Bluträume hineinragen, die dann völlig von kindlichem Gewebe umgeben sind. Diese intervillösen Räume werden insgesamt vom Synzytiotrophoblasten umgeben (Abb. 3-22).

Zottenbildung und Zottenwachstum treten anfangs an der gesamten Außenhülle des Embryos auf. Ab dem 3. Monat bilden sich neue Zotten hauptsächlich an der der **Decidua basalis** zugekehrten Seite, so daß hier das **Chorion frondosum**[1] entsteht. Der weitgehend zottenfreie, „glatzenförmige" Teil ist das **Chorion laeve**[2]; er ist von der dünnen **Decidua capsularis** überzogen, die später, nachdem durch die weitere Größenzunahme der Frucht das gesamte Uteruslumen ausgefüllt ist, mit der **Decidua parietalis** verschmilzt (Abb. 3-19). Das **Chorion frondosum** und die **Decidua basalis** bilden die **Plazenta**.

Makroanatomie

Die geburtsreife Plazenta wiegt ca. 600 g. Sie ist ein scheibenförmiges und deshalb als Placenta discoidalis bezeichnetes Organ von ca. 15–25 cm Durchmesser, an dem sich die kindliche und mütterliche Seite eindeutig unterscheiden lassen (Abb. 3-23).

- **Decidua basalis**
- **Basalplatte**
- **Mütterlicher Teil der Plazenta (Pars materna)**
- **Deziduasepten**
- **Kindlicher Teil der Plazenta (Pars fetalis)**
- **Chorion**
- **Zottenbäumchen (Kotyledonen)**
- **Nabelschnur (Funiculus umbilicalis)**

Durch das vor allem zwischen dem 1. und 5. Monat starke Wachstum der Chorionzotten wird die **Decidua basalis** auf eine schmale Zone, die **Basalplatte**, reduziert. Auch nach der Geburt überzieht eine dünne Schicht dieser Dezidua den **mütterlichen Teil der Plazenta** (*Pars materna*). Von der Basalplatte gehen **Deziduasepten** aus, die in die *Placenta fetalis* hineinragen und so eine Kammerung hervorrufen. Der **kindliche Teil der Plazenta** (*Pars fetalis*), der durch die abgehende **Nabelschnur** markiert ist, wird von den dünnen Schichten des Amnions (Epithel und Bindegewebe) gebildet; darunter liegt das Bindegewebe des Chorion. Die vom **Chorion** ausgehenden **Zottenbäumchen** (*Kotyledonen*) verzweigen sich in den von den Deziduasepten gebildeten Kammern. Die reife Plazenta besitzt ca. 15 bis 20 *Kotyledonen*.

Die **Nabelschnur** (*Funiculus umbilicalis*) besitzt eine durchschnittliche Länge von 50–60 cm und einen Durchmesser von 15–20 mm. Sie ist **außen vom Amnion überzogen** und enthält, in Bindegewebe eingebettet, die Nabelschnurgefäße: zwei *Aa. umbilicales* und eine *V. umbilicalis* sowie die Reste des *Ductus vitellinus*.

Die Nabelschnur ist meist links-spiralig gedreht, diese Drehung soll durch das ungleichmäßige Wachstum der Gefäße hervorgerufen werden. Die Windungen gewährleisten eine Sicherung gegen die Unterbrechung des Blutstroms und verhindern die Kompression der Gefäße. Form und Länge der Nabelschnur sind jedoch sehr variabel (Abb. 3-23, 3-24).

---

[1] *frondosus* (lat.) = belaubt.
[2] *laevis* (lat.) = glatt, unbehaart.

3.7 Versorgung des Embryos 131

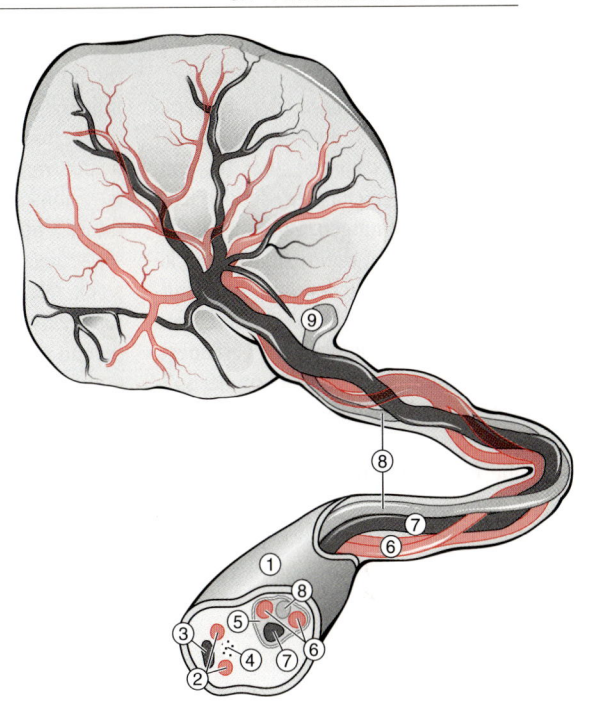

Abb. 3-23 Gefäße der Nabelschnur; primitive Nabelschnur mit Dottergang und Dottersackgefäßen (6. Woche).
1 Nabelschnur
2 Nabelarterien
3 Nabelvene
4 Allantois
5 Dottersackstiel
6 Dottersackarterien
7 Dottersackvene
8 Dottergang (Ductus vitellinus)
9 Dottersack

An der Insertionsstelle der Nabelschnur verzweigen sich die fetalen Arterien und Venen in zahlreiche Äste, die sich auf der kindlichen Plazentaoberfläche verbreiten.

Klinischer Hinweis. Die Nachgeburt muß gründlich untersucht werden. Dabei kann festgestellt werden, ob es sich um eine einheitliche Plazenta handelt oder ob Nebenplazenten vorliegen. Meist inseriert die Nabelschnur nicht in der Mitte der Plazenta, sondern eher etwas am Rand: **laterale und marginale Nabelschnurinsertion**. Gelegentlich, wenn die Blutgefäße eine gewisse Strecke im *Chorion laeve* verlaufen, ist deren Insertion von der eigentlichen plazentaren Scheibe abgehoben: **Insertio velamentosa**. Durch diese Anomalie kann es zu Gefäßzerreißungen bei der Geburt kommen, ebenso wie bei großen aberrierenden Gefäßen, die z. B. am Rand der Plazenta verlaufen. Bei der nachgeburtlichen Kontrolle der Plazenta sollte vor allem festgestellt werden, ob die Plazenta vollständig ist, da im Uterus verbliebene Reste zu schweren Nachblutungen und lebensgefährlichen „puerperalen" Infektionen führen können.

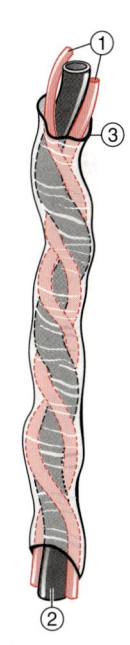

Abb. 3-24 Nabelschnur.
Paralleler, gedrehter Verlauf der beiden Nabelarterien um die Nabelvene
1 Aa. umbilicales
2 V. umbilicalis
3 Schnittkante des Amnions

Mikroanatomie

Die Hauptwachstumsphase der Plazenta liegt zwischen dem 1. und 4. Monat der Schwangerschaft. Es kommt aber bis zum Ende der Schwangerschaft zu stetigen Zottenneu- und -umbildungen. Wichtig ist, daß sich ab dem 4. Monat die Austauschstrecke zwischen dem mütterlichen und dem kindlichen Blut (Plazentarschranke) durch eine Umbildung der Zottenoberfläche verändert. Daher kann die frühe Plazenta von der späten Plazenta mikroskopisch unterschieden werden.

- Frühe Plazentarzotten mit zweischichtiger Außenschicht
- Reife Plazentarzotten mit einschichtiger Außenschicht
- Plazentarschranke
- Fibrinoidablagerungen
- WHARTON-Sulze

Die **fetale Seite der Plazenta** ist gegenüber dem Fruchtwasser durch die sehr dünne Schicht des **Amnions** abgegrenzt, das von einem platten, einschichtigen Epithel überzogen ist. Darunter folgt die kräftige **Chorionplatte**, die aus dem Extraembryonalen Mesoderm hervorgegangen ist. Sie besteht bei der frühen Plazenta aus Mesenchym, gegen Ende der Schwangerschaft sind auch Fibrozyten nachzuweisen sowie HOFBAUER-Zellen, die die Fähigkeit zur Phagozytose besitzen. Von dieser Chorionplatte gehen zahlreiche Fortsätze aus, die den **bindegewebigen Grundstock des Zottenbaums** bilden. In diesem Bindegewebe verlaufen die fetalen Blutgefäße von der Nabelschnur in das Zotteninnere und wieder zurück.

Die **Außenseite der Plazentarzotten in der frühen Plazenta** ist **zweischichtig** (Abb. 3-25). Vom inneren Chorionmesenchym durch eine Basalmembran abgegrenzt, umgibt zunächst eine einschichtige Zellschicht, der **Zytotrophoblast**, mit isoprismatischen Epithelzellen den bindegewebigen Zottenkern. An der Außenseite des Zytotrophoblasten folgt als Grenzschicht zum mütterlichen Blut der meist dunkler erscheinende **Synzytiotrophoblast**, in dem keine Zellgrenzen bzw. Grenzäquivalente aufzufinden sind. Das Synzytium besitzt an seiner dem mütterlichen Blut zugewandten Außenseite einen dichten Mikrovillibesatz. Im Inneren des Synzytiums sind viele Vakuolen nachweisbar, die auf die lebhaften Transportvorgänge durch diese Schicht hinweisen.

Mit dem Beginn des 4. Monats verschwindet die Schicht des Zytotrophoblasten bis auf wenige Reste, von denen ein weiteres Zottenwachstum ausgeht. Im wesentlichen sind dann aber die **Zotten der reifen Plazenta außen nur noch vom Synzytiotrophoblasten bedeckt**. Zusätzlich rücken die im Zottenbindegewebe liegenden **Kapillaren an die Außenseite**, wobei ihre Basalmembranen mit der Basalmembran des Synzytiotrophoblasten verschmelzen. An diesen **Kontaktstellen**

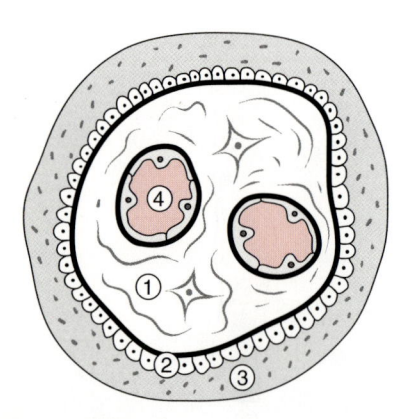

Abb. 3-25 Querschnitt durch die Zotte einer frühen Plazenta (vor dem 4. Monat).
Basalmembranen schwarz hervorgehoben
1 Chorionmesenchym
2 Zytotrophoblast
3 Synzytiotrophoblast
4 Fetale Kapillare

Tab. 3-2 Plazentarschranke von außen nach innen.

Junge Plazenta	Reife Plazenta
Synzytiotrophoblast	Synzytiotrophoblast
Zytotrophoblast	gemeinsame Basalmembran
Basalmembran	Kapillarendothel
Zottenbindegewebe	
Basalmembran	
Kapillarendothel	

verdünnt sich der **Synzytiotrophoblast** bis auf eine dünne Lamelle („Epithelplatte"), wodurch die **Plazentarschranke vier- bis fünfmal dünner wird** (Tab. 3-2, Abb. 3-26).

In jeder Phase der Schwangerschaft verhindert die Plazentarschranke einen **direkten Kontakt** zwischen dem **mütterlichen** und dem **kindlichen Blut** (Abb. 3-27).

Eine weitere morphologische Besonderheit ist in der reifen, vor allem der geburtsreifen-Plazenta zu beobachten: die sogenannten **Fibrinoidablagerungen**. Zwar entstehen solche Ablagerungen schon sehr früh (S. 130), jedoch treten sie als markante Bildungen erst später hervor. Fibrinoid ist ein extrazelluläres Material, das einerseits aus dem **Fibrin des mütterlichen Bluts** gebildet wird, andererseits **eine Bildung des Trophoblasten** ist und eine basalmembranähnliche Zusammensetzung aufweist. Beide Komponenten liegen stets zusammen vor.

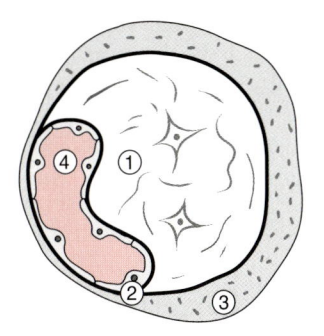

Abb. 3-26 Querschnitt durch die Zotte einer reifen Plazenta.
Basalmembranen schwarz hervorgehoben
1 Chorionmesenchym
2 Fusionierte Basalmembranen
3 Synzytiotrophoblast
4 Fetale Kapillare

Die Fibrinoidablagerungen sollen die Durchflußbedingungen für das Blut im intervillösen Raum optimieren; sie überziehen neugebildete Zottenbäumchen, um Turbulenzen des mütterlichen Bluts zu verhindern. Daneben decken die Ablagerungen aber auch Defekte des Synzytiotrophoblasten ab. Das Fibrinoid wird streifenförmig an den verschiedenen Strukturen der Plazenta abgelagert, hierbei wird unterschieden zwischen:
- subchorialem Fibrinoid = LANGHANS-Streifen
- perivillösem Fibrinoid = ROHR-Streifen
- basalem Fibrinoid = NITABUCH-Streifen

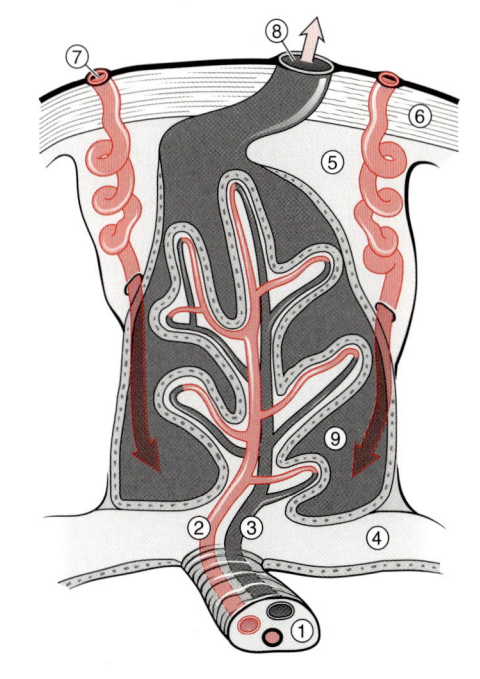

Abb. 3-27 Blutkreislauf in der Plazenta.
1 Nabelschnur
2 Ast einer A. umbilicalis
3 Ast der V. umbilicalis
4 Chorionplatte mit Amnion
5 Septum der Dezidua
6 Myometrium
7 Spiralarterie (Ast der A. uterina)
8 Ast der V. uterina
9 Intervillöser Raum

Die **Nabelschnur** wird **von Amnionepithel umhüllt**; ihr Inneres von einem Bindegewebe gebildet, das wenig differenziert erscheint. In der gallertigen Grundsubstanz (**WHARTON-Sulze**) sind wenige Bindegewebsfäserchen eingelagert. In der Nähe zum Fetus können degenerative Reste der *Allantois* sowie des *Ductus vitellinus* mit seinen Gefäßen erkannt werden. Eingebettet in das Gallertige Bindegewebe verlaufen die beiden *Aa. umbilicales* und die *V. umbilicalis*; alle Gefäße besitzen eine deutliche *Tunica muscularis*.

3.8 Mehrlingsbildungen

Beim Menschen sind – im Gegensatz zu den Verhältnissen bei vielen anderen Säugern – Mehrlingsbildungen eher selten. Auf etwa 80 Einzelgeburten kommt eine Zwillingsgeburt.
- HELLIN-Regel
- Eineiige/zweieiige Zwillinge

Nach der **HELLIN-Regel** kann für die Berechnung der Häufigkeit höherer Mehrlingsgeburten die Zahl n = 80 zu Grunde gelegt werden. Somit ergibt sich für das Verhältnis Mehrlingsgeburten zu Einzelgeburten der nachfolgende Wert:
- für Zwillinge (n^1) = 1 : 80
- für Drillinge (n^2) = 1 : 6 400
- für Vierlinge (n^3) = 1 : 512 000
- für Fünflinge (n^4) = 1 : 40 960 000

Es ist aber zu beachten, daß Mehrlingsbildungen bei einzelnen Völkern gehäuft vorkommen, und daß die Zahl der Mehrlingsgeburten deutlich gestiegen ist durch die Techniken der hormonalen Stimulation bei der Sterilitätsbehandlung (z. B. durch die „Pille" mit Östrogen/Gestagen-Kombination oder FSH).
Man unterscheidet **eineiige** (*monozygotische*) von **zweieiigen** (*dizygotischen*) Zwillingen. Die **eineiigen Zwillinge** machen etwa ein Drittel aller Zwillingsgeburten aus. Sie sind das **Ergebnis einer einzelnen befruchteten Eizelle**, dementsprechend erfolgen die ersten Teilungen noch in der gemeinsamen *Zona pellucida*.

Die **Verdopplung kann auf verschiedenen Stufen der Entwicklung erfolgen** (Abb. 3-28). Bei einer frühen kompletten Teilung im Stadium 2, also auf den Entwicklungsstufen des 2- bis 16zelligen Keims, entwickeln sich die Embryonen in zwei getrennten Chorion- und Amnionhöhlen.
Im Stadium 3 bis 4 kann es zu einer Teilung der „Inneren Zellmasse" kommen; in diesen Fällen entwickeln sich die Keime in getrennten Amnionhöhlen, aber in einer gemeinsamen Chorionhöhle.
In der späteren Phase des Stadiums 5 kann es zu einer Teilung der bereits zweiblättrigen Keimscheibe kommen, mit dem Ergebnis, daß sich die beiden Embryonen in einer gemeinsamen Amnion- und Chorionhöhle entwickeln.
Da das Chorion den fetalen Teil der Plazenta bildet, ergeben sich bei den verschiedenen Zwillingsbildungen auch **verschiedene Anlagemöglichkeiten der Plazenta**. Hier sind die Verhältnisse aber dadurch komplizierter, daß ursprünglich doppelt angelegte Plazenten später zu einer gemeinsamen Plazenta fusionieren können. Etwa zwei Drittel aller eineiigen Zwillinge haben eine gemeinsame Plazenta, aber zwei Nabelschnurinsertionsstellen.

Eineiige Zwillinge sind **genetisch identisch**, haben demnach auch immer das gleiche Geschlecht und weisen auch phänotypisch weitgehende Übereinstimmungen auf. Da aber einer der Zwillinge möglicherweise intrauterin unterschiedliche Entwicklungsvoraussetzungen haben kann (z. B. beengtere Lage des einen Zwillings oder unterschiedlich günstige Versorgungssituation durch die Plazenta), ist eine völlige Gleichheit nicht obligatorisch. Auch postnatal können im Laufe des Lebens

3.8 MEHRLINGSBILDUNGEN

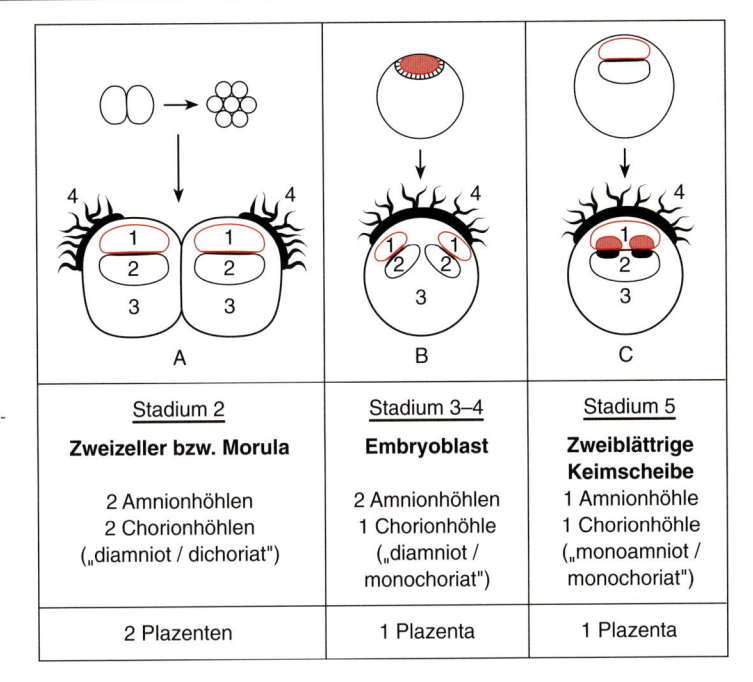

Abb. 3-28 Verhältnisse der Eihäute und der Plazentabildungen bei eineiigen Zwillingen (n. O'Rahilly/Müller, mod.).
1 Amnionhöhle
2 Dottersack
3 Chorionhöhle
4 Plazenta

	A	B	C
	Stadium 2	Stadium 3–4	Stadium 5
	Zweizeller bzw. Morula	**Embryoblast**	**Zweiblättrige Keimscheibe**
	2 Amnionhöhlen 2 Chorionhöhlen („diamniot / dichoriat")	2 Amnionhöhlen 1 Chorionhöhle („diamniot / monochoriat")	1 Amnionhöhle 1 Chorionhöhle („monoamniot / monochoriat")
	2 Plazenten	1 Plazenta	1 Plazenta

durch äußere Bedingungen starke Unterschiedlichkeiten hervorgerufen werden.

Zweieiige Zwillinge stammen stets von **zwei mütterlichen Keimzellen**, die von **zwei Spermatozoen** befruchtet werden.

Die Eizellen können entweder aus zwei verschiedenen Follikeln eines Ovars oder aus je einem Ovar stammen. Auch können zwei Eizellen aus einem Follikel hervorgehen, oder aber es handelt sich um eine Eizelle und ein Polkörperchen. In diesen Fällen wären die mütterlichen Erbanlagen identisch, die väterlichen hingegen, da von zwei Spermatozoen übertragen, verschieden (Abb. 3-29).

Zweieiige Zwillinge sind, abgesehen von ihrer gemeinsamen Entwicklung und Geburt, ebenso **unterschiedlich wie sonstige Geschwister**; entsprechend können sie auch von verschiedenem Geschlecht sein. Zweieiige Zwillinge haben stets **zwei getrennte Plazenten**, die allerdings auch wieder fusioniert sein können und dann gemeinsame Gefäße besitzen.

Drillinge und höhere Mehrlinge sind häufig Kombinationen von Einlingen mit eineiigen und mehreiigen Mehrlingskindern.

Klinischer Hinweis. Doppel- oder Mehrfachbildungen können auf inkomplette Teilungen oder auf frühe Fusionen zurückgeführt werden. Bei den Doppelbildungen wird unterschieden zwischen den **symmetrischen**, also etwa gleich weit entwickelten **Paarlingen**, die eventuell nur durch eine Hautbrücke miteinander verbunden sind („Siamesische Zwillinge"[1]), und den **asymmetrischen Paarlingen**, bei denen mit einem weiterentwickelten „Autositen" ein in seiner Entwicklung zurückgebliebener Paarling oder nur ein Teil dieses Paarlings („Parasit") verbunden ist. Das Hauptproblem vor einer operativen Trennung ist immer die Frage, ob an der Verwachsungsstelle nur eine, vielleicht lebenswichtige Struktur für beide Individuen gemeinsam ausgebildet wurde. Die Entscheidung für oder gegen eines der Individuen stellt die Ärzte vor schwierig zu lösende ethische Fragen.

---

[1] Die Bezeichnung „Siamesische Zwillinge" wird hergeleitet von den miteinander verwachsenen Brüdern Eng und Chang Bunkes (1811–1874), die von chinesischer Herkunft waren, aber in Siam (heute: Thailand) geboren wurden. Sie lebten später in den USA, waren mit zwei englischen Schwestern verheiratet und hatten fünf bzw. sechs Kinder.

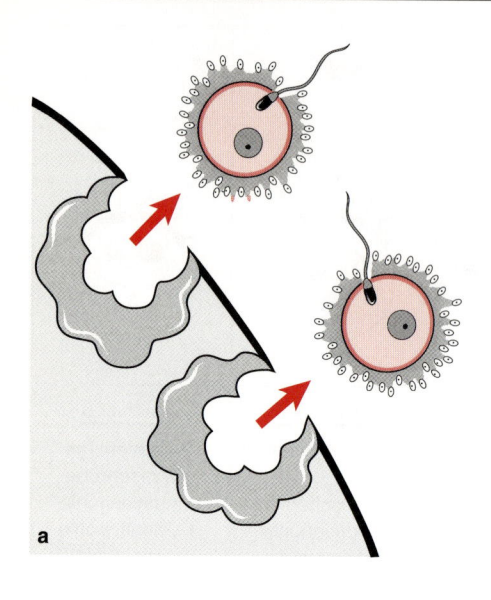

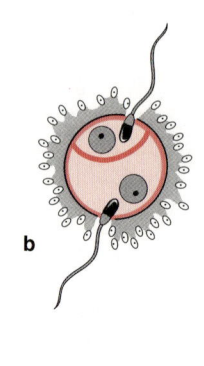

Abb. 3-29 Möglichkeiten für die Entstehung zweieiiger Zwillinge.
a: doppelter Follikelsprung: Fertilisation von zwei Ovozyten durch zwei Spermatozoen
b: Ovozyte und Polkörperchen werden durch zwei Spermatozoen befruchtet

3.9 Fehlbildungen

Unter dem Begriff „Fehlbildungen" werden zunächst solche Anomalien verstanden, die makroskopische Strukturabweichungen von der Norm darstellen und zu erheblichen Störungen der normalen Funktionen führen. Die Lehre von den Gestaltstörungen ist die Teratologie[1]. Fehlbildungen betreffen jedoch keineswegs nur die makroskopisch erkennbaren Formen; auch Anomalien im mikroskopischen Aufbau, Stoffwechselstörungen, physiologische Veränderungen, mentale Störungen sowie Abweichungen von der Norm auf zellulärer und molekularer Ebene können zu leichten bis schweren Behinderungen führen oder sogar die Lebensfähigkeit ausschließen.

- Tod des Embryos
- Angeborene Fehlbildungen
- Abort
- Totgeburt

Eine **abnorme Entwicklung** kann sich durch den **Tod des Embryos** oder verschieden schwere Ausprägungen **angeborener Fehlbildungen** äußern.

Stirbt der Embryo **vor der Implantation**, so wird er entweder resorbiert oder mit der nächsten Menstruationsblutung ausgestoßen. In diesen Fällen wird die eingetretene Befruchtung von der Frau nicht erkannt. Stirbt die Frucht **nach der Implantation** so spricht man bis zum Ende der 28. Woche, also vor dem Beginn der extrauterinen Lebensfähigkeit, von **Abort** (Fehlgeburt), ab der 29. Woche von **Totgeburt**.

Eine andere Definition bezeichnet eine tote Leibesfrucht bis 1000 g als Abort, bei einem Gewicht über 1000 g handelt es sich demnach um eine Totgeburt.

Man nimmt an, daß ca. 30% aller eingetretenen Schwangerschaften vor der Implantation, ca. 20% nach der Implantation abortiert werden. Somit wird etwa die Hälfte aller eingetretenen Schwangerschaften nicht bis zur regulären Geburt ausgetragen.

---

[1] *teras, teratos* (gr.) = Ungeheuer, Mißgeburt.

3.9.1 Angeborene Fehlbildungen

Als Ursache werden bei 25 % aller angeborenen Fehlentwicklungen genetische bzw. chromosomale Störungen vermutet, 10 % der Fehlbildungen werden auf bekannte Umweltfaktoren (inkl. Virusinfektionen) zurückgeführt, die restlichen 65 % resultieren aus einem komplexen Zusammenspiel von genetischen Störungen und äußeren Faktoren. Diese multifaktoriellen Ursachen sind alles andere als klar definiert und somit allen möglichen persönlichen und vom Zeitgeist abhängigen Deutungsversuchen unterworfen.

- Genmutation
- Chromosomale Störungen
- Umgebungseinflüsse

Genetisch bedingte Fehlentwicklungen

Diese können durch die **Mutation eines einzelnen Gens** auf einem Autosom oder einem X-Chromosom hervorgerufen werden; dabei kann ein dominanter oder rezessiver Erbgang vorliegen. Daneben können Fehlentwicklungen auch durch **Chromosomale Störungen** wie **Strukturmutation größerer Chromosomenabschnitte** oder eine **veränderte Chromosomenzahl** verursacht sein.

Klinischer Hinweis. **Autosomal-dominant** vererbt sind Störungen wie die Achondroplasie, die Neurofibromatose (RECKLINGHAUSEN[1]-Krankheit) und die Chorea major (HUNTINGTON[2]-Krankheit, „Veitstanz").

Autosomal-rezessiv vererbte Störungen sind die Sichelzellanämie und die zystische Fibrose. Als Beispiel für eine genetisch bedingte **Stoffwechselstörung** sei hier die Phenylketonurie genannt. Bei dieser autosomal-rezessiven Störung fehlt das Enzym Phenylalanin-Hydroxylase. Eine exakt einzuhaltende Diät kann die drohende mentale Retardierung verhindern.

X-chromosomal-rezessiv weitergegebene Störungen treten typischerweise nur bei den männlichen Nachkommen auf; die weiblichen Individuen fungieren hingegen als Konduktorinnen. Etwa 300 Störungen dieser Art sind bis heute beschrieben worden. Besonders bekannt sind die **Bluterkrankheit** (Hämophilie) sowie die **Muskeldystrophie** (DUCHENNE[3]-Krankheit).

Inzwischen sind auch mehrere Tausend **monogenetische** Störungen beschrieben worden. Hierbei können auch übergeordnete Gene (Mastergene) betroffen sein, so daß eine Kaskade von Folgestörungen auftritt.

Chromosomale Störungen sind für zahlreiche Aborte hauptsächlich im ersten Trimester verantwortlich. Chromosomenaberrationen können zu einer **Aneuploidie** führen mit fehlenden oder zusätzlichen Chromosomen. Eine **Monosomie** entsteht, wenn bei diploidem Chromosomensatz ein Chromosom nur in Einzahl vorliegt. Ein Beispiel hierfür ist das ULLRICH[4]-, TURNER[5]- oder XO-Syndrom mit Gonadendysgenesie und auffälliger Flügelfellbildung (Pterygium colli). Die **Trisomie** ist die am häufigsten zu beobachtende chromosomale Aberration. Hierbei kommt es zu einer Dreifachbildung eines normalerweise diploid vorliegenden Chromosoms. Die Häufigkeit der Trisomien nimmt mit steigendem Alter eines Elternteils zu. Wenn die Lebensjahre beider Elternteile zusammen mehr als 70 Jahre ergeben, ist eine Indikation für eine Amniozentese (S. 139) gegeben.

Trisomie 21 (DOWN[6]-Syndrom, früher „Mongolismus") ist eine Störung mit charakteristischen Gesichtsveränderungen, Makroglossie und mentaler Retardierung. Die Inzidenz einer Trisomie 21 steigt von zwanzigjährigen Müttern zu Müttern im Alter von 49 Jahren von 1:1 667 auf 1:5! **Trisomie 13** führt ebenfalls zu Gesichtsmißbildungen mit Defekten an Augen, Ohren und Mund sowie zu Herzfehlern und geistiger Retardierung. **Trisomie 18** ist durch zahlreiche Mißbildungen gekennzeichnet; häufig führt diese Störung zum Abort.

Umgebungsbedingte Fehlentwicklungen

Bei den **Umgebungseinflüssen** können verschiedenen Faktoren benannt werden, die eine schädigende Wirkung auf den Embryo bzw. Fetus haben. Dazu zählen die mechanischen Einwirkungen, transplazentare Einflüsse durch Teratogene (d. h. Mißbildungen hervorrufende Substanzen), Ernährungseinflüsse und physikalische Wirkungen.

Mechanische Schäden sind bei der geschützten Lage der Frucht eher selten, dennoch kann es intrauterin durch Strangbildungen des

---

[1] V. RECKLINGHAUSEN, FRIEDRICH DANIEL (1833–1910); Pathologe in Königsberg, Würzburg und Straßburg.
[2] HUNTINGTON, GEORGE S. H. (1851–1916); Neurologe in New York.
[3] DUCHENNE, GUILLAUME B. (1806–1875); Neurologe in Paris.
[4] ULLRICH, OTTO (1894–1957); Kinderarzt in Bonn.
[5] TURNER, HENRY HUBERT (1892–1970); Endokrinologe in Oklahoma.
[6] DOWN, JOHN L. H. (1828–1896); Arzt in London.

Amnions oder des Dottersacks zu Abschnürungen kommen, daneben auch zu Umschlingungen durch die Nabelschnur, die sogar zur einer „Amputatio in utero" führen können.
Arzneimittel können sich für die Frucht als teratogen erweisen, wie es die **Thalidomid-** bzw. **Contergan-Katastrophe** in den 50er Jahren gezeigt hat. Dieses Arzneimittel war wegen seiner beruhigenden Wirkung häufig auch Schwangeren in den ersten Monaten verschrieben worden. Später stellte es sich heraus, daß in der besonders kritischen Phase zwischen dem 21. und 36. Tag der Schwangerschaft schwerste Schäden an den Embryonen entstanden, die vorwiegend, aber keineswegs ausschließlich, die Extremitätenanlagen betrafen. Transplazentar gelangen auch zahlreiche andere Substanzen, die im Kreislauf der Mutter vorhanden sind, an die Frucht. Vor allem ist hier **Alkohol** zu nennen, der zum fetalen Alkoholsyndrom des Kindes führen kann mit Wachstumshemmung, Mikrozephalie, Gesichtsveränderungen und mentaler Retardierung. Auch **Steroide**, **Thyroxin** ebenso wie **Thyrostatika**, vor allem aber auch **Zytostatika** können sich auf die Frucht schädigend auswirken.
Die **Plazentarschranke schützt** die Frucht **nicht vollständig gegen Keime** oder deren Toxine. Als besonders teratogen haben sich das **Röteln-Virus**, das **Zytomegalie-Virus**, das **Herpes-simplex-Virus** sowie **Spirochaeta pallida**, der Erreger der Syphilis, und **Toxoplasma gondii** erwiesen, ein Protozoon, das häufig von Tieren auf den Menschen übertragen wird und beim Fetus schwere Hirn- und Augenschädigungen hervorruft.
Die **Ernährung** spielt ebenfalls eine wichtige Rolle; so kann ein **Vitaminmangel**, aber auch eine **Hypervitaminose**, die Frucht beeinträchtigen. Das Fehlen von **Spurenelementen** (z. B. Jod) kann schwerwiegende Folgen haben. Vor allem aber führt der Eiweißmangel, wie er bei Hungersituationen in Kriegszeiten und Dürrephasen, aber auch bei extremen Vegetariern auftritt, durch das Fehlen essentieller Aminosäuren zu später oft nicht kompensierbaren Schäden an den noch ungeborenen Kindern.
Zuletzt muß auch auf die **physikalischen Einflüsse** verwiesen werden. Vor allem sind es die ionisierenden Strahlen, die teratogen wirken können. Dementsprechend ist bei **Röntgenuntersuchungen** in der Schwangerschaft besondere Vorsicht geboten. Schließlich ist die **Radioaktivität** als schädigender Faktor zu nennen.

3.9.2 Entwicklungsstörungen

Im Unterschied zu den irreversiblen angeborenen Fehlbildungen können diese Störungen vorübergehend oder dauerhaft sein.
- Reifungsstörungen
- Untergröße/Untergewicht

Reifungsstörungen

Meist werden sie verursacht durch ein **Versorgungsdefizit** des Fetus in der späten Schwangerschaft oder sogar erst in der perinatalen Periode. Dabei sind die Organe normal angelegt und auch differenziert, jedoch fehlt die letzte funktionelle Ausreifung. Reifungsstörungen entstehen z. B. durch einen vorübergehenden, oft perinatalen Sauerstoffmangel, wodurch vor allem Hirnentwicklungsstörungen resultieren.

Kinder mit Untergröße bzw. Untergewicht
Zu der vorher genannten Kategorie gibt es fließende Übergänge. In diesem Zusammenhang sind vor allem aber solche Störungen gemeint, die meist vollständig reversibel sind. Eine **Plazentainsuffizienz** mit entsprechender Ernährungsstörung des Fetus kann ebenso Ursache für einen Minderwuchs sein wie exzessives **Rauchen der Mutter** in der Schwangerschaft.

3.9.3 Teratogenetische Determinationsperioden

Die Art einer Mißbildung hängt nicht nur von der schädigenden Ursache ab, sondern auch vom Zeitpunkt der Schädigung; demnach besteht eine wichtige Stadienspezifität.
- Vorkeimstadium
- Embryonalperiode
- Fetalperiode

Im **Vorkeimstadium**, den Stadien 1 bis 9 (1. bis 3. Woche), führt eine Schädigung entweder zum Absterben der Frucht oder aber zur Regulierung des Defekts.
Die **Embryonalperiode**, die Stadien 10 bis 23 (4. bis 8. Woche), ist die **organogenetische Phase**. Daher hängt die Art der Schädigung davon ab, welche Organanlage zum Zeitpunkt der teratogenen Wirkung am empfindlichsten war. **Nicht realisierte Anlagen** (*Aplasien*) oder **mangelhaft entwickelte Anlagen** (*Hypoplasien*) sind typische Merkmale der **Embryopathien**.
Die **Fetalperiode** (9. Woche bis zur Geburt) ist wesentlich gekennzeichnet durch die **Größenzunahme** der Frucht und ihrer Organe. Entsprechend betrifft die Schädigung vor allem das Wachstum und die Aufnahme der Funktionsfähigkeit. **Hirnreifungsstörungen** und **mentale Retardierung** sind typische Charakteristika der **Fetopathien**.

3.9.4 Pränatale Diagnostik

Die verschiedenen Methoden der vorgeburtlichen Untersuchung sollen so früh wie möglich Abweichungen der Frucht von der Norm feststellen; dabei werden anatomische, biochemische und genetische Parameter bestimmt. Die pränatale Diagnostik ist insbesondere angezeigt im höheren Lebensalter der Mutter (über 35 Jahre), bei Stoffwechselerkrankungen in der Familie sowie bei Mißbildungen früherer Kinder.
- Sonographie
- Amniozentese
- Chorionzottenbiopsie

Wenn die vorgeburtliche Diagnose eine Anomalie ergibt, stellt sich die Frage, ob unter diesen Umständen die Schwangerschaft ausgetragen werden soll. Die mit einer solchen schwerwiegenden Entscheidung verbundenen ethischen, rechtlichen und religiösen Probleme können in diesem Zusammenhang nicht behandelt werden.

Die Feststellung einer Störung muß aber keineswegs in allen Fällen zu einem dauerhaft behinderten Kind führen; so ist eine pränatale medikamentöse oder chirurgische Behandlung in manchen Fällen möglich, und es kann auf diesem Gebiet in der Zukunft mit weiteren Fortschritten gerechnet werden.

Im Gegensatz zur **Sonographie** gehören die **Amniozentese** und die **Chorionzottenbiopsie** zu den invasiven Techniken. Das Abortrisiko der invasiven Techniken beträgt 0,5 bis 1 % und muß gegenüber dem Risiko eines möglicherweise mißgebildeten Kindes abgewogen werden.

Sonographie

Für die pränatale Diagnostik ist die nicht-invasive **Sonographie**, also die morphologische Befunderhebung mit **Ultraschall**, die Untersuchungsmethode, die heute ganz im Vordergrund steht. Hierdurch können sehr genaue Daten über die normale oder fehlerhafte Entwicklung der Frucht erhoben werden. Eine Schädigung der Frucht durch diese Technik ist nicht bekannt.

Amniozentese

Die **Amniozentese** oder **Fruchtwasserpunktion** ist von der 14. bis 16. Woche möglich. Meist werden durch eine transabdominale Punktion etwa 20 ml Fruchtwasser entnommen. Die **im Fruchtwasser enthaltenen Zellen** erlauben eine **Chromosomendiagnose**. Die **Flüssigkeit** selbst ermöglicht **biochemische Untersuchungen**, z. B. die Bestimmung des α-Fetoproteins. Dieses Eiweiß wird von der fetalen Leber gebildet und tritt vermehrt bei Mißbildungen des Neuralrohrs (z. B. der *Spina bifida*) in die Amnionflüssigkeit über. Die Bestimmung von Lezithin und anderen Lipiden im Fruchtwasser sowie die Feststellung der Relation zueinander (Lezithin/Sphingomyelin-Quotient = L/S-Quotient) erlauben Rückschlüsse auf die Lungenreife.

Chorionzottenbiopsie

Die **Chorionzottenbiopsie** ist bereits in der 9. bis 12. Woche möglich. Sie erlaubt die **direkte Analyse von kindlichem Gewebe** mit der Möglichkeit anschließender genetischer und biochemischer Untersuchungen.

3.10 Geburt, *Partus*

Die Geburt eines reifen Kindes ist nur möglich, wenn der kindliche Körper eine Längslage einnimmt. Dies ist bei der weit überwiegenden Zahl der Geburten der Fall: 96 % aller Geburten erfolgen in Kopflage, 3 % in einer Beckenendlage. Nur 1 % der Kinder stellt sich in einer Quer- oder Schräglage ein; diese gehören zu den absolut ungünstigen Kindslagen und bringen für Mutter und Kind die größten Gefahren mit sich.
- Längs-/Schräg-/Querlage
- Kopf- und Beckenendlagen
- Geburtseintritt
- Östrogen
- Eröffnungsperiode
- Austreibungsperiode
- Nachgeburtsperiode
- Reifezeichen

Vor Eintritt der Geburt bestimmen **drei wichtige Parameter** die genaue Diagnose:
- **Situs** (= Lage). Dieser beschreibt die Beziehung der Längsachse der Frucht zur Hauptachse des Geburtskanals (**Längslage, Schräglage, Querlage**).
- **Positio** (= Einstellung). Hiermit wird das Verhalten der kindlichen Körperoberfläche zur Innenfläche des Geburtskanals beschrieben (Ia: Rücken links vorn; Ib: Rücken links hinten; IIa: Rücken rechts vorn; IIb: Rücken rechts hinten).
- **Habitus** (= Haltung). Die Beschreibung der Lagebeziehungen der einzelnen Körperteile des Kindes zueinander erfaßt die verschiedenen Arten von **Kopf- und Beckenendlagen** (z. B. Flexion oder Deflexion des Kopfes).

Zusätzlich zur traditionellen palpatorischen Untersuchung gehört heute der Einsatz bildgebender Verfahren zur Routine der geburtshilflichen Diagnostik (Ultraschall, S. 139).

Geburtseintritt

Gegen **Ende der Schwangerschaft** treten bei der Mutter **hormonale Veränderungen** auf; unter dem steigenden Einfluß von **Östrogen** kommt es zu einer zunehmenden Irritabilität des Uterus.

Es ist bis heute nicht genau bekannt, welche Faktoren für das Ende der Schwangerschaft und den Beginn der Geburt ausschlaggebend verantwortlich sind. Es kann aber mit Sicherheit ausgeschlossen werden, daß es ein spezifisches „Triggerhormon" allein ist, das das entscheidende Signal gibt.

Wenn man die vorliegenden zahlreichen Forschungsergebnisse zur Frage der Geburtsauslösung zusammenfaßt, so ergibt sich folgendes Szenario: es ist offenbar der **Fetus**, von dem der **entscheidende Impuls für das Ende der Schwangerschaft** ausgeht. Unter dem Einfluß von kindlichem ACTH bildet die fetale Nebennierenrinde zunehmend Androgene, vor allem Dehydroepiandrosteron (DHEAS), das die wichtigste Ausgangssubstanz für die Östrogensynthese in der Plazenta darstellt. In den **letzten zwei bis vier Wochen der Schwangerschaft** kommt es somit zu einer **allmählichen Verschiebung des Östrogen/Progesteron-Verhältnisses**, so daß sich ein betontes „Östrogen-Environment" entwickelt. Östrogen ist für eine Reihe wichtiger Prozesse verantwortlich, die zum Geburtsvorgang hinführen. In der Uterusmuskulatur kommt es zu einer deutlichen **Zunahme von Gap junctions**. Durch diese optimierte Zell-Zell-Kommunikation wandelt sich das Myometrium in ein „funktionelles Synzytium" um, das die Weiterleitung von Kontraktionswellen begünstigt. Zusätzlich wird die **Bildung von Oxytozinrezeptoren** an den uterinen Muskelzellen induziert.

Der erhöhte Östrogeneinfluß bewirkt bei der Mutter weiterhin eine **verstärkte Oxytozinsynthese** im Hypothalamus; dieses Hormon wird pulsatil durch den Hypophysenhinterlappen abgegeben. Oxytozin verursacht vorwiegend nächtliche Uteruskontraktionen, die sich zum Ende der Schwangerschaft stetig verstärken und ein Kreszendo mit der Geburt erreichen. Die vor allem während der Nacht ausgelösten Uteruskontraktionen erklären auch, warum es während dieser Stunden häufiger zu Geburten kommt als während des Tages.

Die bisher vorliegenden Befunde erlauben somit die Vermutung, daß der **Fetus** die **Dauer der Schwangerschaft** bestimmt und die **Mutter** den **Zeitpunkt des Wehen- und Geburtsbeginns**. Vorboten der beginnenden Geburt sind die „Vorwehen", die jetzt deutlicher empfunden werden, außerdem verstärkt sich der Druck auf Darm und Blase. Der Abgang von blutigem Schleim („Zeichnen der Frau") und ein eventueller frühzeitiger Blasensprung, verbunden mit dem Abgang von Fruchtwasser, sind deutliche Hinweise auf den baldigen Geburtseintritt.

Eröffnungsperiode

Diese Phase beginnt, wenn die **Wehen in regelmäßigen Rhythmen** von 10 bis 15 Minuten kommen. Sie dauert bei Erstgebärenden etwa 6 bis 12 Stunden, bei Mehrgebärenden 2 bis 6 Stunden.

Entscheidend ist, daß in dieser Phase der **Uterus**, der während der gesamten Schwangerschaft als „Fruchthalter" gedient hat, jetzt zu einem **Austreibungsorgan** wird. Dazu muß der Gebärmutterverschluß geöffnet und der Muttermund erweitert werden. Die Eröffnungsphase ist beendet, wenn der Muttermund einen Durchmesser von ca. 10 cm („handtellergroß") aufweist.

Die Wehen werden von vielen Frauen besser ertragen, wenn sie das Bett verlassen und umhergehen („kreisen"). Aus dieser Beobachtung soll das Wort „kreißen" („Kreißsaal") abgeleitet worden sein.

Austreibungsperiode

Diese Phase umfaßt den **eigentlichen Geburtsvorgang**; sie dauert bei Erstgebärenden etwa 30 bis 40 Minuten, bei Mehrgebärenden ist sie oft kürzer als 30 Minuten.

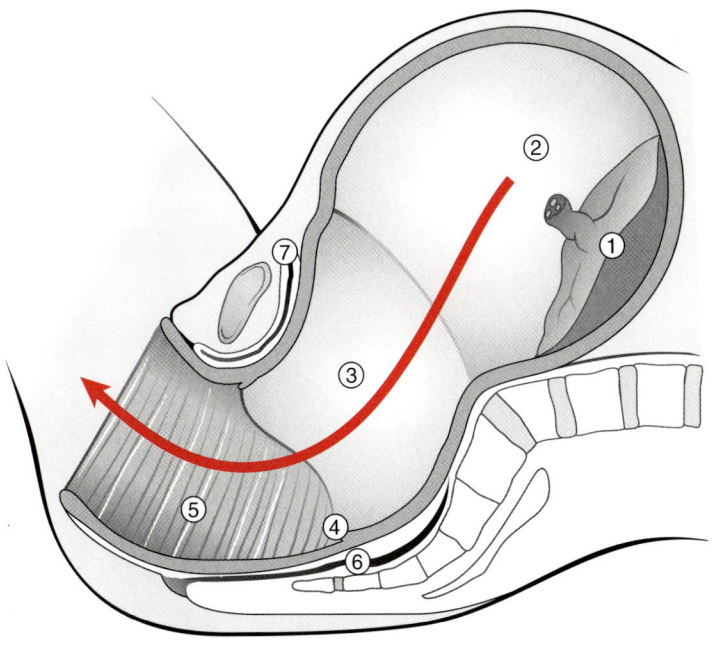

Abb. 3-30 Führungslinie (n. Stoeckel, mod.).
1 Plazenta
2 Cavitas uteri
3 Cervix uteri
4 Ostium uteri
5 Vagina
6 Rektum
7 Vesica urinaria

Falls das Fruchtwasser nicht schon früher abgegangen ist, erfolgt jetzt der „rechtzeitige" **Blasensprung**. Bei vollständig eröffnetem Muttermund setzen die Preßwehen ein, die alle 2 bis 5 Minuten erfolgen. **Uterus**, **Vagina**, **Vulva**, **Beckenboden** und **Damm** bilden zusammen ein **Weichteilrohr** (Abb. 3-30), der **kindliche Körper** wird zu einer „**Fruchtwalze**" geformt, die sich dem Geburtskanal anpaßt. Die Verschieblichkeit der Schädelknochen (Bd. 2) ist eine Voraussetzung für die Passagefähigkeit dieses umfangreichsten Körperteils des Kindes. Während der Austreibung folgt das Kind der „**Geburtslinie**", dabei dreht es sich entsprechend dem Queroval des Beckeneingangs und dem Längsoval des Beckenausgangs („**Turbinalbewegung**", Abb. 3-31; vgl. auch Bd. 2).

Die Passage durch den Geburtskanal soll am Beispiel der häufigen „**vorderen Hinterhauptslage**" dargestellt werden:

- **1. Phase**: Der kindliche Kopf stellt sich vor Beginn der eigentlichen Geburt entsprechend dem Queroval des Beckeneingangs ein. Die Kopfhaltung ist zunächst noch „indifferent", meist wird eine „Mittelscheitelhaltung" eingenommen.
- **2. Phase**: Beim Tiefertreten des Kopfs wird diesem durch die Form des Beckens die Haltung aufgezwungen. Durch eine Kopfbeugung wird die Kleine Fontanelle zur Leitstelle, indem sie in die Mitte der Führungslinie gelangt. Der Nacken des Kindes dreht sich symphysenwärts, so daß schließlich die Pfeilnaht des kindlichen Kopfs längs verläuft, wenn dieser in das Längsoval des Beckenausgangs eintritt.
- **3. Phase**: Voraussetzung für den Austrittsmechanismus, durch den das „Knie", also die Abwinkelung

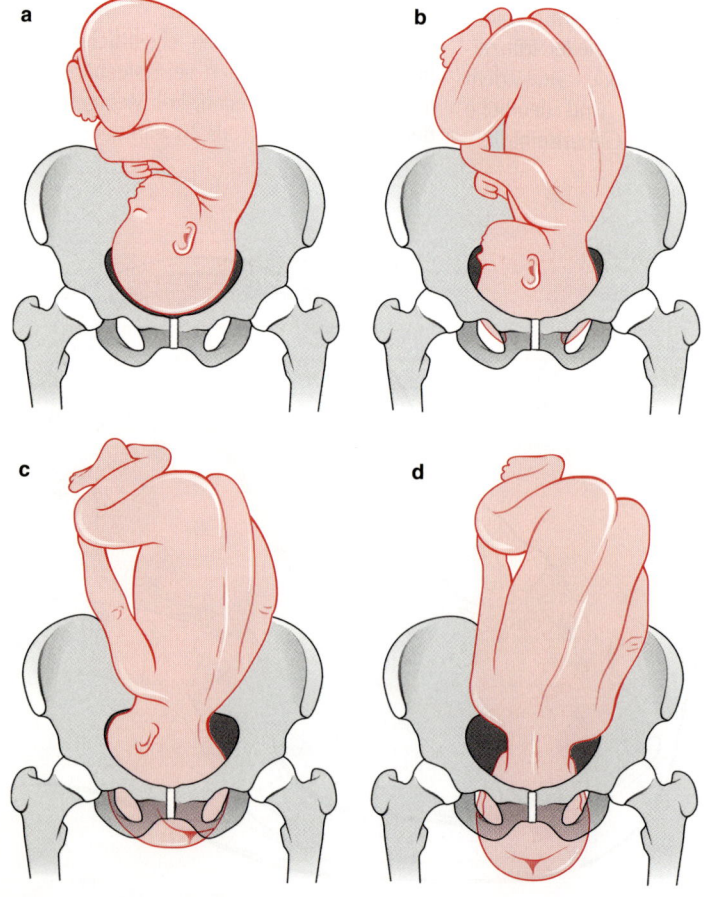

Abb. 3-31 Turbinalbewegung des Kindes während der Geburt (Ia-Lage); (n. Martius, mod.).
- **a:** zwanglose Haltung vor Wehenbeginn
- **b:** Eintritt des Kopfs in das Queroval des Beckeneingangs
- **c:** Drehung des gebeugten Kopfs; der Nacken gelangt nach ventral
- **d:** Kopf im Längsoval des Beckenausgangs; Schultern jetzt im Queroval des Beckeingangs

des Geburtskanals überwunden wird, ist der Übergang des kindlichen Kopfs in die Streckstellung. Damit legt sich der Nacken in den Schambogen und bildet so den Drehpunkt (Hypomochlion) für den Austritt des Kopfs, dessen Hinterseite nach oben gebogen wird. (Die Geburtshelferin zieht also nicht, sondern unterstützt die „Hebung", daher die Bezeichnung „Hebamme").

Nach dem Durchtritt des Kopfs folgt das nächste Queroval des Schultergürtels, der gleichermaßen durch den Geburtskanal gedreht wird. Der bereits geborene Kopf macht außen eine entsprechende Drehung, wodurch sich das Gesicht des Kindes zu einer der Oberschenkelinnenseiten der Mutter wendet.

Klinischer Hinweis. Während der Geburt muß sorgfältig auf den Damm der Frau geachtet werden; verschiedene Techniken des „Dammschutzes" helfen oft, den gefürchteten **Dammriß** zu vermeiden. Droht dennoch ein solcher Einriß, so ist ein **Dammschnitt** (Episiotomie) angezeigt. Ein solcher Schnitt ist günstiger als unkontrollierbare Risse, die vor allem den *M. sphincter ani externus* betreffen können.

Nachgeburtsperiode

Nach der Geburt wird das Kind durch die **Abnabelung** (Durchtrennung der Nabelschnur) von der noch nicht geborenen Plazenta getrennt. Etwa 5 bis 10 Minuten nach der Geburt wird durch weitere Kontraktionen des Uterus die Plazenta zuerst innen abgeschert und dann ausgestoßen (**Nachgeburt**). Damit ist ein Blutverlust von ca. 300 ml verbunden. Die Plazenta muß auf ihre Vollständigkeit untersucht werden, da im Uterus verbliebene Reste zu erheblichen Komplikationen führen können (S. 131).

Während der ersten Tage des Wochenbetts kommt es zu **Nachwehen**, kräftigen Uteruskontraktionen, wodurch Blutgerinnsel und verbliebene Dezidua ausgestoßen werden. Die **Laktation fördert** dann die weitere **Rückbildung der Gebärmutter**, da das **Oxytozin**

Tab. 3-3 Merkmale der Neugeborenenreife.

Kopfmaße (vgl. Abb. 3-32)	• Kleiner schräger Durchmesser (Diameter suboccipitobregmaticus): 9,5 cm (Circumferentia suboccipitobregmatica: 32 cm) • Gerader Durchmesser (Diameter frontooccipitalis): 12 cm (Circumferentia occipitalis: 34 cm) • Großer schräger Durchmesser (Diameter mentooccipitalis): 13,5 cm (Circumferentia mentooccipitalis: 35–38 cm)
Körperlänge (= Standhöhe)	52–54 cm
Körpergewicht	Knaben: 3400 g Mädchen: 3300 g
Lage des Nabels	in der Mitte zwischen dem Proc. xiphoideus und dem Oberrand der Symphyse
Genitale	Knaben: Hoden im Scrotum tastbar Mädchen: Labia minora durch Labia majora bedeckt
Finger und Zehennägel	Fingernägel überragen die Endphalangen; Zehennägel erreichen gerade das Zehenende
Hautbeschaffenheit	blaßrosa; bedeckt mit Vernix caseosa ("Käseschmiere") bestehend aus abgeschilferten Epidermiszellen und dem fettigen Produkt der Talgdrüsen; Lanugo-Behaarung (fetale Wollhaare) bis auf Reste im Schulterbereich zurückgebildet; Kopfbehaarung zeigt eine deutliche Stirngrenze; Augenbrauen und Wimpern vorhanden; Unterhautfettgewebe gut entwickelt; abgerundete Formen
Gesichtsknorpel	Nase und Ohrmuscheln weisen palpatorisch eine knorpelige Konsistenz auf
Skelettsystem	Knochenkern-Durchmesser in der distalen Femurepiphyse: 4–5 mm; Knochenkern der proximalen Tibiaepiphyse angedeutet; Schädelknochen sind hart; Nähte eng mit Ausnahme der Fontanellen

aus dem Hypophysenhinterlappen sowohl an den **Myoepithelien der Milchdrüse** als auch an der **Uterusmuskulatur** die **Kontraktion stimuliert**. Am Ende der 2. Woche nach der Geburt hat sich der Uterus wieder in das Kleine Becken zurückgezogen, nach etwa sechs Wochen – der Dauer des Wochenbetts – sind alle Rückbildungsprozesse der Strukturen, die an der Bildung des Geburtskanals beteiligt waren, abgeschlossen.

Reifezeichen des Neugeborenen

Die Reife des Neugeborenen läßt sich mit Hilfe meßbarer Merkmale feststellen; man muß aber beachten, daß ein Kind auch dann reif sein kann, wenn eines oder sogar einige dieser Merkmale fehlen (Tab. 3-3).

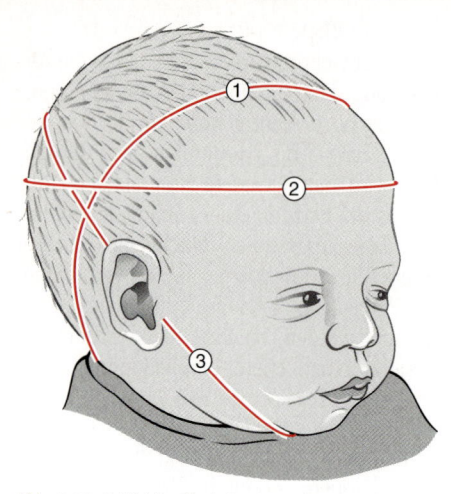

Abb. 3-32 Schädelmaße beim Neugeborenen (n. Martius, mod.).
1 Circumferentia suboccipitobregmatica
2 Circumferentia frontooccipitalis
3 Circumferentia mentooccipitalis

4

ALLGEMEINE ANATOMIE DES BEWEGUNGS-APPARATS

4.1 Begriff „Bewegungsapparat"

Die Strukturen, die traditionell „Bewegungsapparat" genannt werden, sollten zutreffender als „Bewegungs-, Halte- und Stützapparat" gekennzeichnet werden. In diesem funktionellen Verbund werden die Skelettmuskeln als aktive Komponente dem Skelett mit Knochen, Gelenken und Bändern als passiver Komponente gegenübergestellt.

- Bewegungs-, Halte- und Stützapparat
- Skelettmuskelgewebe/Muskeln
- Bindegewebe/Bänder
- Knochengewebe/Knochen
- Knorpelgewebe/knorpeliges Skelettstück

Der Begriff „Bewegungsapparat" umfaßt keineswegs sämtliche im Körper vorhandenen Bewegungseinrichtungen; dementsprechend bewirkt der Bewegungsapparat auch nicht sämtliche im und am Körper ablaufenden Bewegungsvorgänge.

Dem Bewegungsapparat nicht zugeordnet werden unter anderem die rhythmischen Kontraktionen des Herzens, die Wandbewegungen der Blutgefäße, die Motorik der Eingeweide (z. B. von Zunge, Darm und Harnblase), die Bewegungen des Augapfels, die Transportbewegungen von Flüssigkeiten (Blut, Lymphe und Liquor) und die Bewegungsvorgänge auf zytologischer Ebene (z. B. die amöboide Bewegung von Zellen und die „Zottenpumpe").

Der Bewegungsapparat im engeren und hier verwendeten Sinn umfaßt lediglich die Strukturen, die der **mechanischen Auseinandersetzung des Körpers mit der Umwelt** dienen und damit u. a. das Stehen, Laufen, Springen und Schwimmen (Lokomotion), das Ergreifen, Handhaben, Werfen und Abwehren sowie die Nahrungsaufnahme ermöglichen. Dementsprechend befinden sich die Einrichtungen des Bewegungsapparats **in der Körperoberfläche** (Leibeswand, Gliedmaßen). Dabei sollte man beachten, daß der Bewegungsapparat nicht nur für Bewegungen zuständig ist, sondern daß ihm äußerst wichtige Halte- und Stützfunktionen zuzuordnen sind – insbesondere beim aufrechten Stand und Gang. Der Bewegungsapparat sollte daher zutreffender als **„Bewegungs-, Halte- und Stützapparat"** bezeichnet werden.

Klinischer Hinweis. Der Bewegungs-, Halte- und Stützapparat wird in seiner **Bedeutung für die praktische Medizin** sowohl von Lernenden als auch von Ärzten oft fundamental unterschätzt. Tatsächlich liegt jedoch bei über der Hälfte aller Schmerzpatienten der Anlaß, einen Arzt aufzusuchen, in Störungen dieses Systems[1].

Am **Aufbau des Bewegungsapparats** sind folgende Gewebe (Kap. 2) beteiligt:

- **Skelettmuskelgewebe**
- **Bindegewebe**
- **Knochengewebe**
- **Knorpelgewebe**

Man muß jedoch berücksichtigen, daß der so zusammengesetzte Bewegungsapparat beim lebenden Menschen nur in **Kooperation mit anderen Systemen** (Kreislaufsystem, Nervensystem) funktionieren kann.

Knorpelgewebe bildet im Rahmen des Bewegungsapparats keine selbständigen Skelettelemente. Es ist jedoch als Gelenkknorpel (S. 175) und als Komponente der Bandscheiben (Bd. 2) bedeutsam. Auch die sternalen Abschnitte der Rippen (*Cartilagines costales*, Bd. 2) bestehen aus Knorpelgewebe. Hierbei handelt es sich um **Reste der fetalen Skeletogenese** des Brustkorbs (Bd. 2). Solche Reste kommen auch im Bereich des Gesichtsschädels vor (Nasenknorpel, Bd. 3). Im Rahmen der embryonalen bzw. fetalen Skeletogenese kommt dem Knorpelgewebe eine große Bedeutung zu: Chondrale Ossifikation (S. 162), Epiphysenscheiben (S. 166), Chondrokranium (Bd. 2).

Die **Komponenten des Bewegungsapparats** können in passive und aktive unterschieden werden:

- Die **passive Komponente** des Bewegungsapparats besteht aus den bewegten Anteilen. Bei diesen handelt es sich um das aus **Knochen- und Knorpelstücken**, aus verbindenden **Gelenken** und **Bindegewebe**

---

[1] Aus dem Deutschen Ärzteblatt 1996: „Degenerative Erkrankungen der Stütz- und Bewegungsorgane sind eine Volkskrankheit. Die dabei auftretenden Schmerzzustände betreffen 60% aller Schmerzpatienten ... Die volkswirtschaftliche Bedeutung von Wirbelsäulen- und Gelenkerkrankungen geht aus ihrer relativen Häufigkeit und ständigen Zunahme in den Statistiken der Kranken- und Rentenversicherungsträger hervor. Die häufigste Ursache für Arbeitsausfall und Frührente betreffen vorrangig die Stütz- und Bewegungsorgane. Krankenkassen registrieren bei den Arbeitsunfähigkeitsbescheinigungen einen enormen Anstieg der Muskel- und Skeletterkrankungen in den letzten Jahren, während vergleichsweise Atemwegs-, Kreislauf- und Verdauungskrankheiten eher stagnieren."

4.1 Begriff „Bewegungsapparat" 147

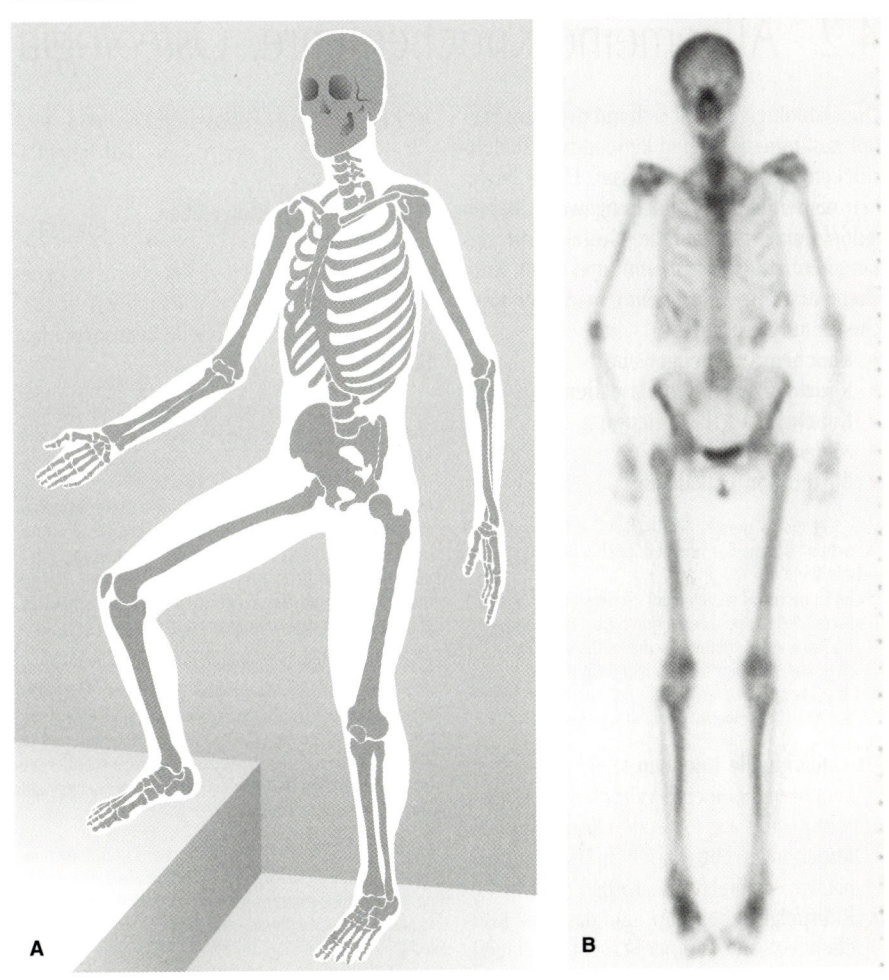

Abb. 4-1/A Skelett eines erwachsenen Mannes (Schema; Dr. med. K. Dalkowski).
Abb. 4-1/B Skelett einer erwachsenen Frau (Skelett-Szintigramm[1]; Aufnahme Prof. Dr. W. Müller-Schauenburg, Abt. Nuklearmedizin, Radiologische Universitätsklinik Tübingen, mit Genehmigung Prof. Dr. R. Bares).

bestehende **Skelett** (*Skeleton*, Abb. 4-1/A, 4-1/B).
- Die **aktive Komponente** des Bewegungsapparats besteht aus den bewegenden Anteilen. Bei diesen handelt es sich um die aus Skelettmuskelgewebe (Kap. 2) aufgebauten **Muskeln**, die **Skelettmuskulatur**.

Im folgenden werden die **wichtigsten Bauelemente** des Bewegungsapparats – nämlich **Knochen**, **Gelenke** und **Skelettmuskulatur** – mit ihren typologischen und allgemeinen Eigenschaften behandelt; die Individualformen werden in den Kapiteln der Speziellen Anatomie des Bewegungsapparats (Bd. 2) beschrieben.

---
[1] Szintigraphie = nuklearmedizinisches bildgebendes Verfahren, bei dem ein gewebespezifisches kurzlebiges Radionuklid verabreicht und dessen Verteilung anschließend mit einer Gammakamera aufgenommen wird; von *scintillare* (lat.) = funkeln. Bei der Knochen-Szintigraphie wird hierzu eine Technecium-99m-Phosphatverbindung i. v. appliziert.

4.2 Allgemeine Knochenlehre, *Osteologia*

Die Osteologie befaßt sich mit den zum Skelett zusammengefügten knöchernen Skelettstücken, den Knochen (*Ossa*). Diese bestehen einheitlich aus Knochengewebe, haben jedoch eine individuelle Gestalt. Mit der Knochenhaut (*Periosteum*) und dem Knochenmark (*Medulla ossium*) wird der Knochen zum Organ.
- Knochen/Knochengewebe
- Knochenmark (Medulla ossium)
- Knochenhaut (Periosteum)
- Mineralisation
- Mazeration/Entkalkung

Man sollte sich dessen bewußt sein, daß der Begriff „Knochen" unscharf ist und in doppelter Bedeutung verwendet wird:
- im Sinne von **Skelettelement** (Skelettstück), z. B. in der Form „dieser Knochen ist durch die Haut zu tasten";
- im Sinne von **Knochengewebe**, z. B. in der Form „besteht aus Knochen". In solchen Fällen sollte der Eindeutigkeit wegen besser die Formulierung „besteht aus Knochengewebe" gewählt werden.

Der **individuelle Knochen** (z. B. Oberschenkelknochen, Hüftbein, Wirbel, Unterkiefer) besteht jeweils aus folgenden **Komponenten**:
- **Knochengewebe** (Kap. 2) in jeweils spezifischer Architektur (S. 150);
- **Knorpelgewebe** (Kap. 2), das das Knochengewebe mit einer Schicht überlagert, dort, wo sich der Knochen an der Bildung eines Gelenks beteiligt;
- **Knochenmark** (*Medulla ossium*, Bd. 3) in den von der Knochengewebsarchitektur umschlossenen Hohlräumen;
- **Knochenhaut** (*Periost* und *Endost*, S. 152) als Umhüllung der Außen- und Innenfläche des Knochens;
- versorgenden **Blutgefäßen**.

Die **Gestalt** eines jeden Knochens ist **genetisch determiniert**. Sie wird jedoch in starkem Maß **durch funktionelle Beanspruchung beeinflußt**.

Im Gegensatz zu anderen Organen bewahren die Knochen ihre individuelle Gestalt (auch ohne chemische Konservierung) über den Tod hinaus. Dies beruht auf dem hohen Gehalt (60–70%) des Knochengewebes an **Mineralstoffen** (Kalziumphosphat). Die durch **Mineralisation** eingebaute anorganische Komponente der Knochen unterliegt keiner postmortalen Veränderung. Hierauf beruht die Bedeutung von Knochen- und Skelettfunden für kriminologische, anthropologische und archäologische Fragestellungen.

Die Lehrzwecken dienenden Skelette bzw. Einzelknochen werden durch **Mazeration**[1], d. h. durch künstliche Zerstörung der organischen Komponente (30–40%) mittels heißer Laugen, gewonnen. Solche „Knochen" haben allerdings ganz andere mechanische Eigenschaften als lebende Knochen (S. 154); sie weisen eine ausgeprägte Sprödigkeit auf.

Die Form eines individuellen Knochens bleibt auch erhalten, wenn die anorganische (mineralische) Komponente künstlich entfernt wird durch **Entkalkung** in einer Säure. Das verbleibende Knochenäquivalent besteht lediglich aus der organischen Komponente (überwiegend Kollagen) des Knochengewebes. Ein solches, biegsames Präparat muß in einer Konservierungsflüssigkeit aufbewahrt werden, um weitere Zersetzung zu verhindern.

4.2.1 Knochentypen

Die etwa 200 Knochen des menschlichen Skeletts lassen sich einer begrenzten Anzahl von Knochentypen zuordnen, die sich an der äußeren Form orientieren.
- Kurzer Knochen (Os breve)
- Langer Knochen (Os longum)
- Platter Knochen (Os planum)
- Unregelmäßiger Knochen (Os irregulare)
- Lufthaltiger Knochen (Os pneumaticum)
- Epiphyse
- Diaphyse
- Markhöhle (Cavitas medullaris)
- Metaphyse
- Apophyse (Apophysis)

---
[1] *maceratio* (lat.) = Auslaugung.

4.2 Allgemeine Knochenlehre, Osteologia

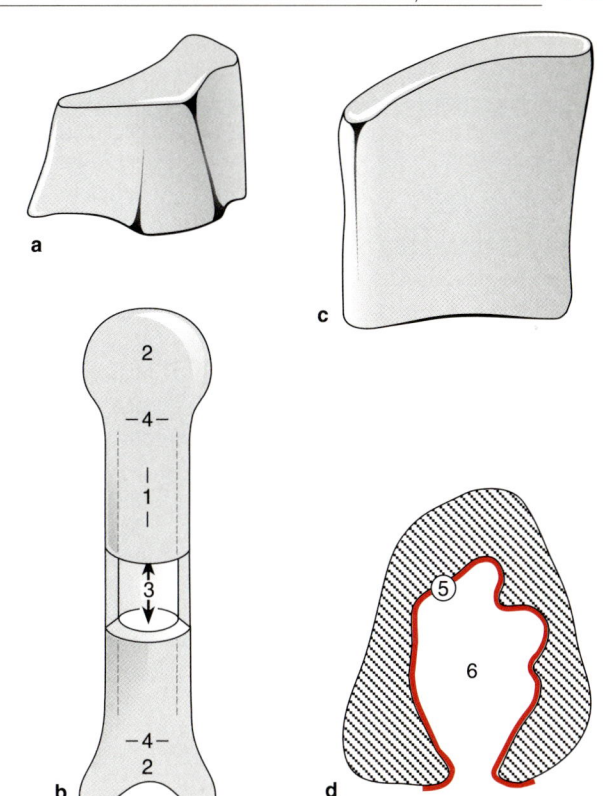

Abb. 4-2 Knochentypen.
a: Os breve
b: Os longum (aufgefräst)
c: Os planum
d: Os pneumaticum (Sägeschnitt)
1 Diaphyse
2 Epiphyse
3 Cavitas medullaris
4 Metaphyse
5 Schleimhaut
6 Luftraum

Der oben genannte Zahlenwert von 200 für die Anzahl der im Skelett (Abb. 4-1/A) verbundenen Knochen stellt einen **Mittelwert** dar. Die – allerdings relativ geringfügige – Schwankungsbreite beruht auf der **physiologischen Variabilität**, insbesondere der Wirbel- und der Rippenzahl (Bd. 2). Auch im Bereich des Schädels gibt es eine gewisse Variabilität in der Zahl der beim Erwachsenen vorhandenen Knochen (z. B. ein paariges Stirnbein anstatt eines einheitlichen Stirnbeins; vgl. Bd. 2).

Kurze Knochen, *Ossa brevia* (Abb. 4-2a)

Die sogenannten **Kurzen Knochen** sind unregelmäßig würfelförmig, d. h. sie haben in keiner Dimension eine bevorzugte Ausdehnung. Auch entsprechend gestaltete Teile von Knochen (z. B. Wirbelkörper) werden diesem Knochentypus zugerechnet.
Beispiele: *Ossa carpi, Ossa tarsi, Corpus vertebrae.*

Lange Knochen, *Ossa longa* (Abb. 4-2b)

Bei den **Langen Knochen** handelt es sich um stabförmige Skelettelemente, deren Längsausdehnung gegenüber dem Durchmesser deutlich überwiegt. Absolut kann ein Langer Knochen in seiner Längsausdehnung durchaus „kurz" sein, wie etwa bei den Zehengliedern. Die verdickten Enden der Langen Knochen sind deren **Epiphysen** (proximale bzw. distale Epiphyse); diese bilden die „Gelenkkörper" der Langen Knochen und tragen die Gelenkflächen (S. 175). Das im Vergleich mit den Epiphysen schlanke Zwischenstück wird als **Diaphyse** des Langen Knochens bezeichnet. Die Diaphyse ist ein knöcherner Zylindermantel, der die von Gelbem Knochenmark (Bd. 3) erfüllte **Markhöhle** (*Cavitas medullaris;* S. 150) umschließt (Abb. 4-2b). Die Langen Knochen werden deswegen auch als **Röhrenknochen** („Lange Röhrenknochen")

bezeichnet. Der an die Epiphyse angrenzende Abschnitt der Diaphyse wird als **Metaphyse** gesondert benannt. Bei dieser handelt es sich um den Bereich der ehemaligen Wachstumsplatte (S. 166).
Beispiele: *Humerus, Tibia, Os metacarpi.*

Platte Knochen, *Ossa plana* (Abb. 4-2c)
Diese Knochen sind abgeplattet und flach, dabei aber auch zum Teil (Schädeldach) gewölbt.
Beispiele: *Sternum, Scapula, Os parietale.*

Unregelmäßige Knochen, *Ossa irregularia*
Es gibt im Bereich des Schädels so kompliziert gestaltete Knochen, daß sie keinem der oben beschriebenen Knochentypen zugeordnet werden können.
Beispiel: *Os sphenoidale.*

Lufthaltige Knochen, *Ossa pneumatica* (Abb. 4-2d)
Bei diesem Knochentyp kam es nachträglich zu einer **Pneumatisation**. Dabei dringt Schleimhaut aus einem Nachbarraum (Nasenraum, Rachen) unter Resorption der Knochensubstanz vor, um schließlich einen von Schleimhaut ausgekleideten lufthaltigen Raum oder ein System solcher Räume zu bilden.
Beispiele: *Maxilla, Os ethmoidale.*

Apophyse, *Apophysis*
Als **Apophyse** werden Knochenvorsprünge bzw. Knochenfortsätze bezeichnet, die im Rahmen der Osteogenese (S. 159) epiphysennah-metaphysär **aus separaten Knochenkernen** entstehen. Apophysen werden meist erst im zweiten Lebensjahrzehnt voll ausgebildet. Sie verschmelzen mit dem Hauptknochen und dienen als **Ansatz von Muskeln und Bändern**.
Beispiele: *Processus spinosi, Trochanter major femoris.*

4.2.2 Knochenarchitektur

Die Knochen weisen zwar eine bemerkenswerte Festigkeit auf, dem entspricht jedoch keineswegs eine massiv-homogene Bauweise (Architektur[1]). Das Baumaterial Knochengewebe (Kap. 2) wird vielmehr in jedem Knochen in spezifischer Verteilung verwendet.
- Kompakta (Substantia compacta)
- Spongiosa (Substantia spongiosa)
- Zentrale Markhöhle (Cavitas medullaris)
- Maximum-Minimum-Prinzip
- Druck-/Zugspannung
- Trajektorielle Bauweise
- Biegungsbeanspruchung

Generell gilt, daß das **Knochengewebe** im Knochen nur in einer (unterschiedlich dicken) oberflächennahen Schicht kompakt, d. h. ohne Lücken, vorliegt. Diese aus Lamellenknochen (Kap. 2) aufgebaute Schicht wird als **Kompakta** (*Substantia compacta*) bezeichnet (Abb. 4-3). Im Gegensatz hierzu bildet das Knochengewebe im zentralen Bereich des betreffenden Skelettstücks ein Maschenwerk aus bis zu 200 µm dicken **Trabekeln**, die strukturell aus Bruchstücken von Knochenlamellen bestehen. Dieses Maschenwerk wird als **Spongiosa** (*Substantia spongiosa [trabecularis]*) bezeichnet (Abb. 4-3). In den Röhrenknochen trifft diese Bauweise allerdings nur auf die *Epiphysen* zu; im Bereich der *Diaphyse* ist an die Stelle der Spongiosa ein zentraler Hohlraum, die **Zentrale Markhöhle** (*Cavitas medullaris*, Abb. 4-2b) getreten, so daß im diaphysären Bereich eine – allerdings relativ dickwandige – Knochenröhre vorliegt. Auch in der Technik ist das **Rohr** die **optimale Kon-**

---

[1] Der Begriff „Architektur" wird hier im Gegensatz zu dem der „Struktur" verwendet. Architektur = Konstruktion in der makroskopischen Größenordnung (bei Lupenvergrößerung). Struktur = Gefüge in der mikroskopischen und submikroskopischen Größenordnung (Ultrastruktur).

4.2 ALLGEMEINE KNOCHENLEHRE, OSTEOLOGIA

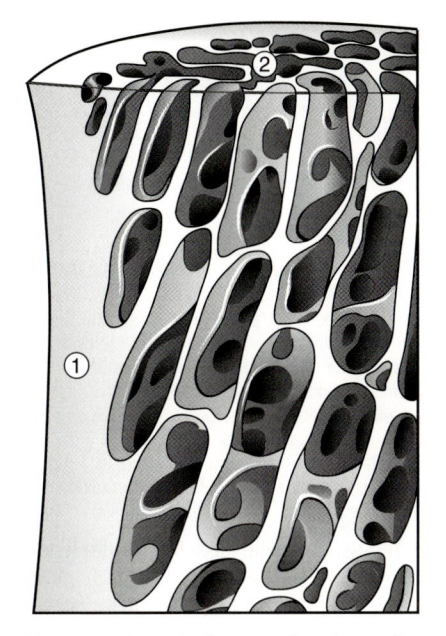

Abb. 4-3 Knochenarchitektur; Verteilung des Knochengewebes (n. Spalteholz, mod.).
1 Substantia compacta
2 Substantia spongiosa

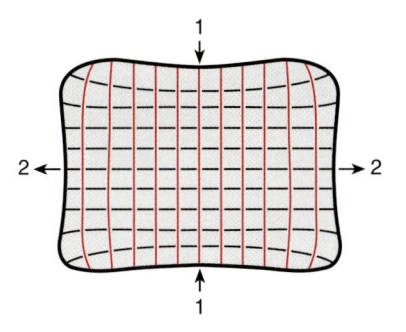

Abb. 4-4 Druck- und Zugtrajektorien im Wirbelkörper.
1 Axiale Druckbeanspruchung durch Kompression (Trajektorien rot)
2 Konsekutive Dehnungsbeanspruchung (Trajektorien schwarz)

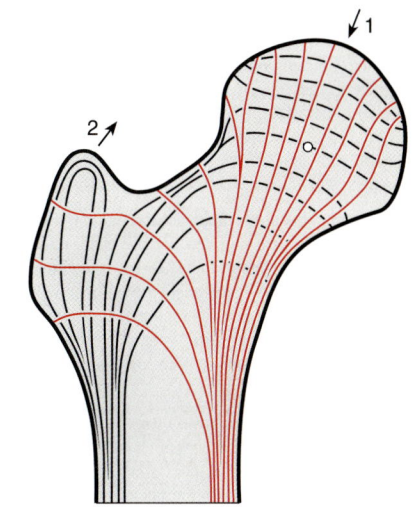

Abb. 4-5 Druck- und Zugtrajektorien im proximalen Femurende (n. Pauwels aus Benninghoff/Goerttler, mod.).
1 Richtung der axialen Druckbeanspruchung (Trajektorien rot)
2 Richtung der Zugbeanspruchung durch Abduktoren des Hüftgelenks (Trajektorien schwarz)
O Drehzentrum

struktion eines **auf Biegung beanspruchten Bauelements**.
Die Maschenlücken der Spongiosa und die Zentrale Markhöhle sind weder lufthaltig noch leer. In diesem Hohlraumsystem ist vielmehr das halbflüssige **Knochenmark** (Bd. 3) geschützt untergebracht.

Die Architektur des Knochens (mit *Substantia spongiosa* und *Cavitas medullaris*) folgt dem Prinzip der **Leichtbauweise**. Durch diese kommt es bei einer Materialersparnis zur Gewichtsminimierung. Offensichtlich genügt solch eine Konstruktion auch maximalen mechanischen Beanspruchungen. Es wird daher vom **Maximum-Minimum-Prinzip** gesprochen, das besagt, daß eine maximierte Leistung mit minimiertem Materialaufwand erreichbar ist (technisch z. B. im Brückenbau). Im Rahmen des Bewegungs- und Halteapparats bietet die Leichtbauweise der Knochen noch einen weiteren Vorteil: eine **Kraftersparnis** beim Einsatz der bewegenden oder haltenden Muskelkraft.

Das Trabekelwerk der *Substantia spongiosa* zeigt für die einzelnen Knochen eine jeweils spezifische Ausrichtung (Abb. 4-4, 4-5). Diese **Spongiosaarchitektur** ist **Ausdruck und Resultat** einer **funktionellen Anpassung**. Dies bedeutet, daß die Knochentrabekel so ausgerichtet sind, daß sie den am gegebenen Ort auftretenden **Maxima der**

Druck- und Zugspannungen[1] (keine Biegungsbeanspruchung, die dort nicht auftreten kann) entsprechen. Derart funktionell ausgerichtete Bauelemente werden als Trajektorien[2] bezeichnet, das zugrunde liegende Bauprinzip als **Trajektorielle Bauweise**.

---

[1] Als Spannungen werden die „inneren" Kräfte bezeichnet, die ein beanspruchtes Material der Verformung durch von außen einwirkende Kräfte entgegensetzt.
[2] Trajektorie = Kurve, die eine gegebene Kurvenschar unter konstantem Winkel (hier einem rechten Winkel) schneidet.

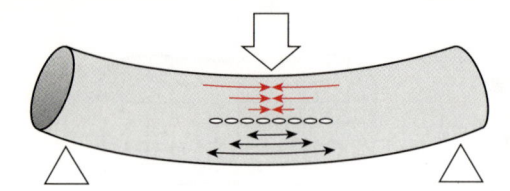

Abb. 4-6 Spannungsverteilung in einem auf Biegung beanspruchten Rundstab (n. Schiebler, mod.).
rot: Druckspannung
schwarz: Zugspannung
zentrale Ellipsoide: axialer Nullspannungsbereich

Druck- und Zugtrajektorien verlaufen senkrecht zueinander. Die Spannungen lassen sich optisch an Kunststoffmodellen der betreffenden Knochen direkt sichtbar machen. Abbildung 4-4 zeigt das Prinzip am Beispiel eines Wirbelkörpers. Im Verbund der Wirbelsäule werden die Wirbelkörper überwiegend durch axialen Druck, d. h. durch das Gewicht des Oberkörpers, beansprucht. Hierdurch kommt es zu einer Kompression in kraniokaudaler Richtung. Als Folge dieser entsteht im Trabekelwerk der Spongiosa eine radial gerichtete Dehnungs- bzw. Zugbeanspruchung. Die **Spannungstrajektorien kreuzen sich** daher **rechtwinklig**.

Abbildung 4-5 demonstriert den trajektoriellen Bau am komplizierter gestalteten proximalen Femurende. Die axiale Druckbelastung ist auf den Drehungsmittelpunkt des Femurkopfs gerichtet. Die Drucktrajektorien treffen senkrecht auf die Gelenkfläche; die Zugtrajektorien schneiden die Drucktrajektorien jeweils rechtwinklig.

Die Knochentrabekel der Spongiosa verlaufen wie die Spannungstrajektorien; dadurch wird erreicht, daß die **Spongiosabälkchen stets axial auf Druck bzw. Zug beansprucht** werden. In trajektoriellen Systemen wirken ausschließlich Druck- und Zugspannungen; sie sind biegungsfrei. Hierdurch wird ein Maximum an Stabilität verbunden mit einem Minimum an Materialeinsatz gewährleistet.

Biegungsbeanspruchungen treten im menschlichen Skelett vorzugsweise im Diaphysenbereich der Langen Knochen auf. Die *Diaphysen* können, ohne daß hierdurch die Stabilität verringert würde, anstatt massiv, auch als Röhre (**"Röhrenknochen"**) ausgebildet sein. Dies ergibt sich unmittelbar aus der folgenden Betrachtung (Abb. 4-6): In einem durch Biegung beanspruchten massiven Bauelement (Rundstab) treten in der Konkavseite Druck-, in der Konvexseite Zugspannungen auf. Diese sind an der jeweiligen Oberfläche am größten und nehmen auf die Achse zu kontinuierlich ab. In der **Achse** selbst besteht **Nullspannung**. Dies bedeutet, daß im axialen Bereich Baumaterial entbehrlich ist und trotzdem maximale Belastbarkeit gewährleistet werden kann. Nach dem Maximum-Minimum-Prinzip (S. 151) kann somit der **Stab durch das Rohr ersetzt** werden. Die „hohle" Diaphyse der Langen Knochen ist die optimale Konstruktion eines durch Biegung beanspruchten Skelettelements.

In Anpassung an die tatsächlich auftretenden Beanspruchungsmaxima weist die diaphysäre Knochenröhre **unterschiedliche Wandstärken** auf. So ist etwa die Kortikalis der Femurdiaphyse auf der medialen Seite deutlich dicker. Ein weiteres Mittel zur Verstärkung besonders beanspruchter Bereiche der Röhrenknochen ist die Ausbildung von **Knochenleisten** (z. B. *Linea aspera*). Im Sinne der Leichtbauweise ist auch die **Rahmenkonstruktion** Platter Knochen (z. B. *Scapula, Os ilium*) zu interpretieren; hier ist die Festigkeit allein durch den verstärkten Knochenrahmen gewährleistet, während der zentrale Bereich bis auf eine durchscheinend dünne Schicht reduziert sein kann. Gelegentlich kommt es hier sogar zu Knochenfenstern, sogenannten **Dehiszenzen**[1].

4.2.3 Knochenhaut, *Periosteum, Endosteum*

Die Knochen werden an ihrer gesamten Oberfläche, mit Ausnahme der Gelenkflächen und der chondral-apophysären Sehnenansätze, von einer bindegewebigen Hüllschicht, der Knochenhaut (*Periosteum*), strumpfartig umgeben. Im Bereich der Gelenke setzt sich das Periost des Knochens in die Gelenkkapsel fort; diese ihrerseits geht in das Periost des anschließenden Knochens über. Auch in das Perichondrium knorpeliger Skelettelemente (Rippenknorpel) geht die Knochenhaut über. Auf diese Weise wird das gesamte Skelett von einer kontinuierlichen bindegewebigen Hülle umschlossen.

---

[1] Dehiszenz = in der Pathologie das Auseinanderweichen von Gewebepartien; von *dehisco* (lat.) = aufklaffen.

4.2 Allgemeine Knochenlehre, Osteologia

Auch die innere Oberfläche der Knochen, sowohl im Bereich der Kompakta – einschließlich der VOLKMANN- und HAVERS-Kanäle – als auch im Bereich der Spongiosa, wird von einer lückenlosen bindegewebigen Membran überzogen; diese bildet als Endost die Grenzschicht zum Knochenmark.
- Stratum osteogenicum
- Kambium
- Osteoprogenitorzellen
- Stratum fibrosum
- SHARPEY-Fasern

Das **Periost** ist für die **Vitalität des Knochens** (Blutversorgung, Wachstum, Regeneration und Bruchheilung) unentbehrlich. Es hat auch Bedeutung für die **Kraftübertragung** von den Muskeln auf die betreffenden Skelettelemente.
Am Periost lassen sich mikroskopisch **zwei Schichten** unterscheiden (Abb. 4-7):
- *Stratum osteogenicum*
- *Stratum fibrosum*

Das **Stratum osteogenicum**, eine auch als **Kambium**[1] bezeichnete Schicht, liegt dem Knochen unmittelbar auf; es ist faserarm und zellreich. Bei den **Zellen** des *Stratum osteogenicum* handelt es sich um eine von außen nach innen angeordnete Zellinie von **Osteoprogenitorzellen**[2], die sich zu Osteoblasten differenzieren. Die **Osteoblasten** (Kap. 2) sind verantwortlich für das **appositionelle Dickenwachstum** (S. 163) des betreffenden Knochens.

Nach Abschluß des Dickenwachstums finden sich keine Osteoblasten mehr; das *Stratum osteogenicum* wird hierdurch uncharakteristisch und ist kaum noch gegen das *Stratum fibrosum* (s. u.) abzugrenzen. **Osteoprogenitorzellen** ähneln morphologisch uncharakteristischen Bindegewebszellen, bleiben jedoch **proliferationsbereit** und können sich im Bedarfsfall – etwa bei der Heilung eines Knochenbruchs – zu Osteoblasten differenzieren.

Das *Stratum osteogenicum* enthält ein dichtes Kapillarnetz und sensible Nerven mit Schmerzsensoren. Im Gegensatz zur nicht schmerzempfindlichen Knochensubstanz ist das **Periost äußerst schmerzempfindlich** (Stoß an das Schienbein!).

Das **Stratum fibrosum** der Knochenhaut besteht aus Straffem Bindegewebe (Kap. 2), in das auch Elastische Fasern (Kap. 2) eingewoben sind („Fibroelastica", S. 199). Aus der Textur von Kollagenfaserbündeln zweigen „*Fibrae perforantes*" in Richtung auf die Knochenoberfläche ab, von wo aus sie als **SHARPEY-Fasern** in der *Substantia compacta* weiter verlaufen. Durch die SHARPEY-Fasern, die bei der Osteogenese in die Knochensubstanz eingemauert werden, wird das **Periost auf dem Knochen verankert.**

Die Anzahl der SHARPEY-Fasern pro Flächeneinheit ist lokal sehr unterschiedlich; besonders zahlreich sind sie über Knochenrauhigkeiten und im Bereich der Sehnenansätze.

Das **Endost** (Abb. 4-7) besteht aus einer einfachen (seltener mehrschichtigen) Lage abgeplatteter Bindegewebszellen, sogenannten **Knochendeckzellen**. Diese sind zum Teil

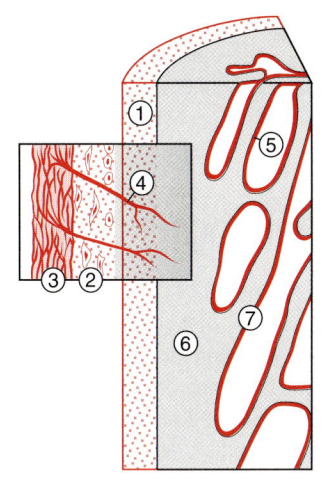

Abb. 4-7 Periost und Endost.
Teilbild: Periost, Mikroskopische Anatomie
1 Periosteum
2 Stratum osteogenicum (mit Osteoblasten und Osteoprogenitorzellen)
3 Stratum fibrosum
4 Fibra perforans (SHARPEY-Faser)
5 Endosteum
6 Substantia compacta
7 Substantia spongiosa

---
[1] Kambium = Bildungsgewebe in pflanzlichen Stengeln und Wurzeln, welches das Dickenwachstum bewirkt.
[2] *progenitor* (lat.) = Erzeuger.

Osteoprogenitorzellen (s. o.), die sich bei Bedarf zu **Osteoblasten** und **Osteoklasten** differenzieren können. Das Endost hat somit – wie das Periost – **osteogenetische Potenz** und ist am Knochenumbau (S. 155) beteiligt. Auf der Seite des Knochenmarks grenzt das Endost an ein Kapillarnetz.

4.2.4 Knochen als Organ

Die einzelnen Knochen bilden organartige Systeme. Diese stellen wegen ihrer stabilisierenden Funktion die passive Komponente des Bewegungsapparats dar. Die erforderliche Festigkeit der Knochen beruht auf der Materialeigenschaft der Extrazellulären Matrix (Mineralisation) sowie auf der kennzeichnenden trajektoriellen Architektur der Knochensubstanz.
- Textur der Kollagenfasern
- Biomineralisation
- Funktioneller Bau
- Inaktivitätsatrophie
- Aktivitätshypertrophie
- Regeneration
- Osteoprogenitorzellen
- Aa. nutrientes
- VOLKMANN-Kanäle (Canales perforantes)
- HAVERS-Gefäße
- Homöostase

Am Knochen als **organartigem System** sind folgende **Komponenten** beteiligt:
- knöchernes Skelettstück in spezifischer Form
- gegebenenfalls Gelenkknorpel (dieser ist dann gleichzeitig integrale Komponente des Systems „Gelenk" und wird daher in Kap. 4.3 behandelt)
- Periost und Endost
- Knochenmark (dieses ist selbst wieder Teil eines disseminierten Organs der Blutbildung und wird deshalb in Bd. 3 behandelt)
- versorgende Leitungsbahnen

Die **Knochen** sind im Verbund des gesamten Skeletts **passive Komponenten** des Bewegungsapparats – im Gegensatz zu den Muskeln als aktive Komponenten. Als solche haben die Knochen durch ihre Festigkeit vor allem eine stützende und stabilisierende Funktion.

Die **stützende Rolle** der Knochen ist in der Wirbelsäule und in der Unteren Extremität besonders sinnfällig. Die **stabilisierende Funktion** kommt insbesondere in der jeweils spezifischen geometrischen Form der **Gelenkkörper** (S. 182) zum Ausdruck, durch die es ermöglicht wird, daß die Knochen in definierter (und gleichzeitig begrenzter) Weise gegeneinander bewegt werden können.

Die hohe **Festigkeit des Knochens** beruht zunächst auf den **Materialeigenschaften der Extrazellulären Matrix** des Knochengewebes. Bestimmende Größen sind dabei einmal die **Textur der** (vorgespannten) **Typ-I-Kollagenfasern**, dem Hauptkollagen des Knochengewebes, und das durch **Biomineralisation** entstandene interfibrilläre Kristallitgefüge. Daneben ist jedoch die **histologische Struktur** des Knochengewebes (Lamellenknochen) und die **trajektorielle Architektur** (S. 151) von entscheidender Bedeutung.

Die **Festigkeit** des Knochens, gemessen als Bruchlast pro Flächeneinheit, ist bei Frauen etwas geringer als bei Männern; sie **nimmt** bei beiden Geschlechtern **im Alter ab**.

Als stützende und stabilisierende Elemente des Bewegungsapparats werden die Knochen in verschiedener Weise **mechanisch beansprucht**. Für die Belastung des Skelettsystems und damit auch der einzelnen Knochen sind das **Körpergewicht** (Schwerkraft), über die Sehnenansätze wirkende **Muskelkräfte** sowie **Beschleunigungskräfte** (v. a. im Sport) relevant. Je nach Richtung der einwirkenden Kräfte lassen sich **Druck-, Zug-, Biegungs-, Torsions-** und **Schub-** bzw. **Scherkräfte** unterscheiden, denen der betroffene Knochen innerhalb bestimmter Grenzwerte standhält, ohne zu brechen (Kontinuitätstrennung).

Klinischer Hinweis. Für das Auftreten von **Frakturen**[1] bei Biegungsüberlastung ist die Tatsache von Bedeutung, daß die Druckfestigkeit des Knochens deutlich

---
[1] *fractus* (lat.) = gebrochen.

höher ist als seine Zugfestigkeit. Dabei ist allerdings zu beachten, daß Knochengewebe auf **Dauerdruck** mit **Knochenabbau** reagiert, im Gegensatz zu seinem Verhalten bei alternierendem Druck. Umgekehrt stimuliert **Dauerzug** den **Knochenaufbau**. Hierauf beruht z. B. die Möglichkeit einer Verschiebung von Zähnen mitsamt ihren Alveolen im Rahmen **kieferorthopädischer Maßnahmen**.

Funktioneller Bau

Der einzelne Knochen weist einen **Funktionellen Bau** auf, d. h. seine Bauweise entspricht optimal den normalerweise vorkommenden Beanspruchungen. Dies gilt für die Gestalt des Knochens, für seine Architektur sowie für die Struktur des Knochengewebes.

Im Systemzusammenhang des Bewegungsapparats existieren zusätzliche Einrichtungen, welche die aktuelle Biegungsbeanspruchung von Knochen deutlich reduzieren können: die **Zuggurtungen**. Die Zugkräfte, die bei der Kontraktionsarbeit bestimmter Skelettmuskeln über deren Sehneneinstrahlungen bewirkt werden, wirken der Biegungsbeanspruchung der Röhrenknochen entgegen und steigern damit deren effektive Belastbarkeit. Die Biegungsbeanspruchung wird durch die Zuggurtung zwar nicht ausgeschaltet, aber doch wesentlich reduziert und in eine axiale Druckbeanspruchung transformiert. Beispiele für **Zuggurtungen** sind:
- *M. triceps surae* bei sagittaler Biegungsbeanspruchung der Tibia
- *Tractus iliotibialis* bei frontaler Biegungsbeanspruchung des Os femoris
- *M. flexor digitorum brevis* und *Plantaraponeurose* bei sagittaler Biegungsbeanspruchung der Mittelfußknochen

Es ist leicht verständlich, daß die Zuggurtungen nur dann wirksam werden können, wenn die **reflektorische Kontraktion** der beteiligten Skelettmuskeln **rechtzeitig** erfolgt. Bei überraschenden Ereignissen – etwa bei Unfällen – kann die Zuggurtung unter Umständen „überrumpelt" werden. Eine weitere Voraussetzung für das Wirksamwerden der Zuggurtung ist ein **ausreichender Trainingszustand** der betreffenden Muskeln. Bekannte Beispiele für die Bedeutung dieser Voraussetzung sind die sogenannten „**Ermüdungsfrakturen**", z. B. eines Mittelfußknochens oder des Calcaneus.

Der **Funktionelle Bau** der Knochen entsteht unter der **Einwirkung der funktionellen Beanspruchung** (Biomechanik). Über diese „Knochenreifung" hinaus bleiben die Knochen zeitlebens anpassungsfähig, d. h. sie können sich veränderten funktionellen Beanspruchungen durch Umbau der Spongiosaarchitektur und der Kompakta anpassen: **Funktionelle Anpassung**.

Man schätzt, daß etwa 10 % der gesamten Knochengewebsmasse des Erwachsenen in Umbauvorgänge einbezogen sind. Derartige durch das **Endost** bewirkte Umbauprozesse (Abb. 4-8) laufen ab:
- durch **Anbau** (Apposition[1]) von Knochengewebe mittels **Osteoblasten** (Kap. 2), die zunächst Osteoid bilden und sich einmauern,
- durch **Abbau** (Resorption[2]) von Knochengewebe mittels **Osteoklasten** (Kap. 2), die charakteristischerweise häufig in Resorptionsbuchten, den **HOWSHIP-Lakunen** (*Lacunae erosionis*) angetroffen werden.

Aktivierte Osteoklasten sondern im Bereich ihres der Knochensubstanz zugewandten **Plasmalemmas** Proteasen (Kollagenasen) ab; außerdem ist eine **Protonenpumpe** wirksam, um das zur Lösung der Mineralien erforderliche saure Milieu zu erzeugen.

Der **Funktionelle Bau** der Knochen bleibt nur erhalten, **solange die funktionelle Beanspruchung andauert**. Gewichtsbelastete körperliche Aktivitäten stellen eine wesentliche Voraussetzung für die Knochengesundheit dar. Bei verringerter Beanspruchung (z. B. bei alten Menschen) kommt es zur **Inaktivitätsatrophie**[3], d. h. zum Knochenabbau mit unter Umständen erhöhter Bruchgefährdung. Umgekehrt führt eine gesteigerte Beanspruchung (etwa durch sportliches oder berufliches Trai-

---

[1] Apposition = Anlagerung; von *apponere* (lat.) = hinzufügen.
[2] Resorption = Aufsaugung; von *resorbere* (lat.) = wieder aufsaugen.
[3] Atrophie = Verkleinerung, Rückbildung; von *a-* = Alpha privativum = gr. Präfix mit verneinender Bedeutung und *tréphein* (gr.) = ernähren.

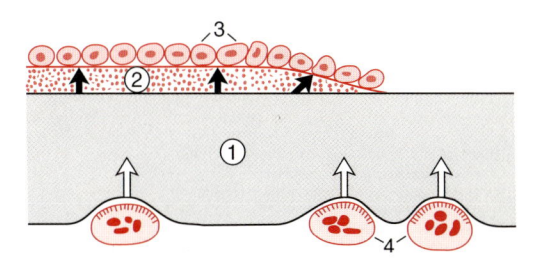

Abb. 4-8 Knochenumbau (Schema).
1 Knochengewebe
2 Osteoid (Pfeile: Zuwachsrichtung)
3 Osteoblastenfront
4 Osteoklasten in HOWSHIP-Lakunen (Pfeile: Resorptionsrichtung)

ning) zur **Aktivitätshypertrophie**[1], d. h. zum Knochenaufbau.

Klinischer Hinweis. Durch mangelnde körperliche Aktivität, verstärkt durch hormonelle Defizite, wie sie typischerweise bei Frauen nach der Menopause auftreten, kommt es zur **Osteoporose**. Diese ist eine systemische Skeletterkrankung mit niedriger Knochenmasse und Verschlechterung der Knochenstruktur, die zu einer erhöhten Knochenbrüchigkeit und Frakturanfälligkeit (Schenkelhalsfraktur!) führt. In seltenen Fällen kann es zu lokal hochgradig gesteigertem Knochenumbau kommen: **Morbus Paget**[2] (Ostitis deformans Paget). Dieser wird durch pathologische Riesenosteoklasten mit einer stark erhöhten Resorptionsaktivität ausgelöst. Kompensatorische Osteoblastentätigkeit führt in solchen Fällen zu einem Knochen mit verminderter mechanischer Stabilität.

Regeneration

Da im Periost und Endost zeitlebens **Osteoprogenitorzellen** vorhanden sind, die sich zu Osteoblasten differenzieren können, sind nicht nur funktionsbedingte Umbauvorgänge im Knochen (s. o.) möglich, sondern auch **Regenerationprozesse**[3]. Voraussetzung für die Fähigkeit des Knochens zur Regeneration ist die fortlaufende Differenzierung induzierbarer Mesenchymzellen und die Proliferation determinierter Osteoblastenvorläuferzellen.

Klinischer Hinweis. Ein Beispiel für Knochenregeneration ist die Neubildung von Rippenabschnitten nach einer chirurgischen **Rippenresektion**[4].

Ein Spezialfall der Knochenregeneration ist die **Frakturheilung**. Bei einer Fraktur handelt es sich um eine partielle oder vollständige Kontinuitätsunterbrechung in einem Knochen, verbunden mit der Bildung eines Frakturspalts. Bei der **Frakturheilung** wird der **Frakturspalt durch neugebildetes Knochengewebe überbrückt**.

Klinischer Hinweis. In der Regel erfolgt die Frakturheilung als „**Sekundäre Frakturheilung**". Bei dieser kommt es zunächst zu einer provisorischen Überbrückung des Frakturspalts durch verformbares faserknorpeliges Narbengewebe, den sogenannten **Kallus**[5]. In einem längerdauernden Prozeß wird das Kallusgewebe, vom Periost ausgehend, durch Knochengewebe ersetzt. Hierzu sind Osteoprogenitorzellen des Periosts und später auch des Endosts erforderlich, die sich zu Osteoblasten differenzieren. Bei dieser Form der Osteoneogenese wird das Knochengewebe zunächst als Geflechtknochen gebildet. Dieser wird erst allmählich in den funktionell leistungsfähigeren Lamellenknochen umgebaut, ein Vorgang, der mehrere Monate in Anspruch nimmt. Voraussetzung für die knöcherne Konsolidierung einer Fraktur ist eine Ruhigstellung, durch die erreicht wird, daß es im Kallusgebiet zu keinen Dehnungs- und Schubbeanspruchungen kommt. Lediglich Druckbeanspruchungen sind nicht nur tolerabel, sondern sogar förderlich. Anderenfalls bleibt die Frakturstelle beweglich: **Pseudarthrose** (= falsches Gelenk).

Eine „**Primäre Frakturheilung**" liegt dann vor, wenn kein faserknorpeliger Kallus gebildet wird, sondern zwischen den optimal adaptierten Frakturenden unmittelbar die Osteogenese mit der Bildung von Lamellenknochen einsetzt. Dies ist in der Regel nur möglich, wenn die Frakturenden chirurgisch absolut starr miteinander verbunden werden: **Osteosynthese** (Knochennagelung).

Aufgrund seiner guten Regenerationsfähigkeit kann das Knochengewebe als **Transplantat** verwendet werden. Knochen ist – nach Blutbestandteilen – das zweithäufigst verwendete Transplantatgewebe: allein in den USA werden jährlich mehr als 250 000 Knochentransplantationen vorgenommen.

Gefäß- und Nervenversorgung

Die Knochen weisen ein relativ dichtes Blutgefäßnetz auf (Abb. 4-9). Dieses dient der Versorgung des Knochengewebes, des Knochenmarks und des Periosts, jedoch nur partiell der Versorgung des Gelenkknorpels. Im wachsenden Knochen kommt der Versorgung der Epiphysenscheiben besondere Bedeutung zu. Die **starke Vaskularisierung** der Knochen ist **Ausdruck einer beträchtlichen Stoffwechselleistung**.

Klinischer Hinweis. Eine Unterbrechung der Blutversorgung führt zu **Nekrosen**[6] und hat erhebliche Bedeutung für die Orthopädie.

Im Diaphysenbereich der Röhrenknochen gelangen wenige relativ starke **Aa. nutrientes**

---

[1] Hypertrophie = Vergrößerung; von *hyper-* (gr.) = Präfix m.d.B. mehr, über hinaus und *tréphein* (gr.) = ernähren.
[2] Paget, Sir James P. (1814–1899); Chirurg in London.
[3] Regeneration = biologische Wiederherstellung durch den Ersatz verlorengegangenen Gewebes.
[4] *resectio* = Abschneiden, Zurückschneiden; von *secare* (lat.) = schneiden.
[5] *callum* (lat.) = Schwiele.
[6] *nekrosis* = Absterben; von *nekros* (gr.) = tot.

(bzw. *Aa. nutriciae*) – in manchen Fällen auch nur eine – jeweils durch ein an der Knochenoberfläche makroskopisch sichtbares **For. nutriens** (bzw. *For. nutricium*) und einen anschließenden **Canalis nutriens**, der die Substantia compacta schräg durchzieht, in die Markhöhle. Die *Aa. nutrientes* stammen aus Ästen benachbarter Weichteilarterien, die auf dem Periost – in der sogenannten Adventitia der Knochenhaut – verlaufen.

Die **Aa. nutrientes** (Abb. 4-9) verzweigen sich innerhalb der Markhöhle in auf- und absteigende Äste, die nahe dem Endost spiralig gewunden in Richtung auf die Epiphysen verlaufen. Im Bereich der Meta- und Epiphysen anastomosieren die Endstrecken mit den Ästchen zahlreicher kleiner Muskel- und Gelenkarterien, die nahe den Knochenenden von der Oberfläche her in die Maschenlücken der Spongiosa gelangen. Das Kapillarnetz ist im Bereich der Epiphyse und der Metaphyse wesentlich dichter als in der Diaphyse. Dies wird verständlich aus der Bedeutung, die diese Zone für den wachsenden Knochen hat. **Unter dem Gelenkknorpel** bilden die Gefäße **schleifenförmige Endarterien**, die durch die dünne subchondrale Kompakta bis in die verkalkte Zone des Gelenkknorpels reichen (Abb. 4-9).

Die *Substantia compacta* wird nach neuer Auffassung **in überwiegend zentrifugaler Richtung** – also von der Markhöhle her – **vom Blut durchströmt**. Ästchen des Arterienabschnitts in der Markhöhle treten als Arteriolen in die von Endost ausgekleideten, nur mikroskopisch sichtbaren **VOLKMANN-Kanäle** (*Canales perforantes*) ein. Die *Canales perforantes* sind insofern „perforierend" als sie nicht von Lamellen des Lamellenknochens umgeben werden, sondern quer zur Lamellenstruktur verlaufen. Die Arteriolen der VOLKMANN-Kanäle teilen sich in Kapillaren auf, die als **HAVERS-Gefäße** in der Achse der Osteone verlaufen.

An der Oberfläche der Knochen kommunizieren die Knochenkapillaren mit dem Kapillarnetz des *Stratum osteogenicum* des Periosts. Der **venöse Abfluß** aus der *Substantia compacta* erfolgt überwiegend **in zentripetaler Richtung zum axialen Sinus** (Abb. 4-9). Von diesem fließt das venöse Blut teilweise neben der Arterie durch ein *For. nutriens*, teilweise aber auch über selbständige Venenkanälchen zum Periost hin ab.

Neben den in die VOLKMANN-Kanäle eintretenden Arteriolen zur Versorgung der Knochensubstanz zweigen die Arterien der Markhöhle zahlreiche **Äste zur Versorgung des Knochenmarks** (Bd. 3) ab. Aus diesen sammelt sich das venöse Blut in einem relativ großkalibrigen axialen Sinus.

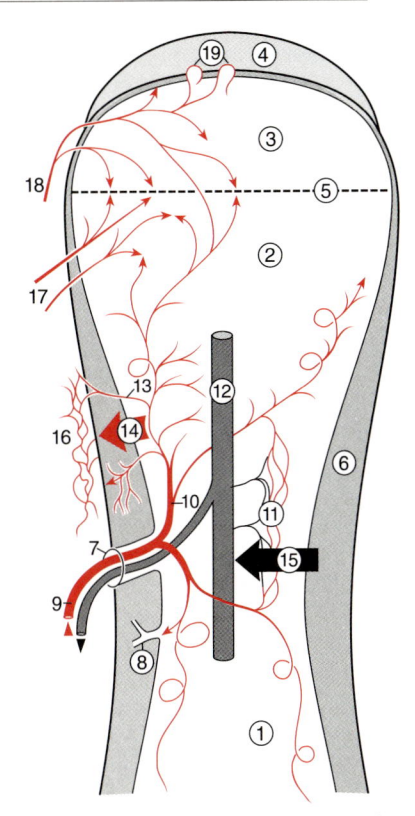

Abb. 4-9 Blutversorgung des Röhrenknochens (Schema; n. Gray, mod.).
1 Diaphyse
2 Metaphyse
3 Epiphyse
4 Gelenkknorpel
5 Epiphysenlinie
6 Substantia compacta
7 For. nutriens mit Canalis nutriens
8 Canalis perforans mit eintretender Arteriole
9 A. nutriens
10 Arterie des Markraums
11 Sinusoide des Markraums
12 Axialer Marksinus
13 Arteriole
14 Zentrifugaler arterieller Blutstrom
15 Zentrifugaler venöser Blutstrom
16 Kapillarnetz des Periosts
17 Metaphysärer Zufluß
18 Epiphysärer Zufluß
19 Endarterielle Schleifen im verkalkten Knorpel

Überall, wo eine *Substantia spongiosa* ausgebildet ist (u. a. in Kurzen Knochen sowie in Epi- und Metaphysen der Langen Knochen), ist die Blutversorgung insofern anders, als hier das **Knochengewebe der Spongiosa** selbst **gefäßlos** ist; es wird **per diffusionem vom Knochenmark** versorgt. In die Markräume gelangen die versorgenden Gefäße vom Periost her durch zahlreiche kleine Öffnungen in der gesamten extrachondralen Knochenoberfläche. Einen Spezialfall stellt die *Diploe* der Knochen des Schädeldachs (Bd. 2) dar.

Das **Knochengewebe** selbst enthält **keine Lymphgefäße**. Lymphgefäße aus den Markräumen folgen den *Aa. nutrientes*. Im Periost hingegen findet sich ein dichtes Lymphgefäßnetz.

Im Gegensatz zu dem hochsensiblen Periost ist der **Knochen** selbst **schmerzunempfindlich**. Die Blutgefäße der Knochen werden von **vegetativen Nervenfasern** bis in die perivaskulären Räume der HAVERS-Kanäle begleitet.

Bedeutung für die Homöostase[1]

Aufgrund ihrer Festigkeit erscheinen die Knochen auf den ersten Blick als besonders „dauerhaft". Dies trifft tatsächlich nur für die bemerkenswerte **Gestaltkonstanz** zu. Diese wiederum beruht darauf, daß die Gestalt des einzelnen Knochens durch das anorganische und das organische Kompartiment gewährleistet bleibt (S. 148).

Gewissermaßen unter dem Mantel der konstanten Gestalt erfahren die Knochen – in Anpassung an die funktionellen Gegebenheiten – einen **kontinuierlichen Umbau der Architektur und der Struktur** (S. 155). Für die Biologie der Knochen ist es aber ebenso wichtig, daß es bei der stofflichen (biochemischen) Zusammensetzung zu einem kontinuierlichen **intensiven Stoffaustausch** kommt.

Der aktuelle Gleichgewichtszustand wird durch zahlreiche **Regulationsmechanismen** gewährleistet. Bei einer Insuffizienz einzelner Komponenten dieser beteiligten Mechanismen kann es zur Einschränkung oder zum Verlust der funktionellen Anpassung einzelner Knochen oder des gesamten Skelettsystems kommen.

Klinischer Hinweis. Durch **Szintigraphie**[2] (s. Abb. 4-1/B) lassen sich im Knochen Zonen vermehrter Stoffwechselaktivität und Durchblutung erfassen, die beispielsweise als **Indikator für Knochenmetastasen** Bedeutung haben.

Zahlreiche physiologisch bedeutsame Zellfunktionen sind von einem **konstanten Mikroumfeld** (Ionenkonzentration, pH-Wert etc.) abhängig. Die als **Homöostase** bezeichnete Umfeldkonstanz wird durch ein System von Rückkopplungsmechanismen gewährleistet. Im Rahmen der Homöostase kommt der **konstanten Kalziumkonzentration** im Blut (2,25–2,5 mmol pro Liter) und im Extrazellulärraum große Bedeutung zu. Diese Konstanz muß aufrecht erhalten werden, trotz erheblicher Schwankungen bei der alimentären Kalziumaufnahme und trotz kalziumfreisetzender Prozesse.

Um eine **konstante zirkulierende Kalziumkonzentration** zu gewährleisten, kommt den Knochen die entscheidende Bedeutung zu, da das **Skelett der wichtigste Mineralspeicher** ist.

Das Skelett des Erwachsenen enthält etwa **1500 g Kalzium** als Kalziumphosphat (85 %) und Kalziumkarbonat (6–10%). Daneben kommen geringe Mengen von Kalziumfluorid und Kalziumchlorid vor. Das Skelett enthält außerdem 0,7 bis 1,5 % Magnesiumphosphat und geringe Mengen von Alkalisalzen.

Kalzium ist im Knochengewebe **überwiegend als Hydroxylapatit** gebunden. Diese Kristallformation ist aus Ca^{2+}-, PO_4^{3-}- und OH^--Ionen aufgebaut. Die Kristallite haben eine variable Größe zwischen 5 und 20 bis 60 nm; ihre Längsachse ist entlang der Kollagenfibrillen ausgerichtet.

Der Kalziumaustausch zwischen Blut bzw. Gewebsflüssigkeit einerseits **und Knochen** andererseits ist **äußerst intensiv**: etwa ein Viertel des Blutkalziums pro Minute. Dies wird leichter verständlich, wenn man berücksichtigt, daß die für den Austausch zur Verfügung stehende Mineraloberfläche eines Erwachsenen von 70 kg Gewicht auf **1500 bis 5000 m²** geschätzt wird. Zwischen dem zirkulierenden Blut und dem Mineralspeicher ist der perivaskuläre Raum der HAVERS-Kanäle (in Kontinuität mit den Knochenkanälchen) eingeschaltet; in diesem liegt dieselbe Kalziumkonzentration wie im Blut vor. Das Kalzium liegt in **besonders labiler Form** in den **neugebildeten Osteonen** vor und steht damit in erster Linie als **Reservoir für den Ionenaustausch** zur Verfügung. Der regulierbare Ersatz alter durch junge Osteone, der in gewissem Umfang lebenslang erfolgt, gilt als zusätzlicher Mechanismus zur Regulierung des Blutkalziumspiegels. Möglicherweise sind auch Osteozyten in der Lage, durch **Osteolyse** (periosteozytäre Osteolyse) die umgebende Matrix abzubauen und dadurch Kalzium freizusetzen.

Am wichtigsten für die Regulation des Kalziumaustauschs zwischen Knochen und Blut ist jedoch die **hormonelle Steuerung** über:

---

[1] Homöostase = in der Physiologie gebräuchlicher Begriff für die Konstanthaltung des Mikromilieus innerhalb relativ enger Grenzen.
[2] Szintigraphie = bildgebendes Verfahren, in dem die Verteilung eines γ-Strahlers nach der Inkorporation des Radionuklids dargestellt wird.

- **Parathormon**[1]: Ein Absinken des Kalziumspiegels im Blut führt zu einer gesteigerten Sekretion von Parathormon mit **Auswirkungen auf die Knochen**: Aktivierung der Osteoklastentätigkeit (Osteoklasten, Kap. 2), Steigerung der osteolytischen Aktivität der Osteozyten, Modifikation der oberflächlichen Kristallitschichten, Strukturveränderung von Proteoglykanen und Glykoproteinen der Matrix. Diese Veränderungen führen zu einer **Erhöhung der Kalziumkonzentration im Blut**.
- **Calcitonin**[2] (Thyrocalcitonin): Das Ansteigen des Kalziumspiegels im Blut löst eine gesteigerte Sekretion von Calcitonin aus mit **Auswirkungen auf die Knochen**: Hemmung der Osteoklastenaktivität, Hemmung der Kalziumfreisetzung durch die Stabilisierung von Kollagen der Matrix, Stimulation der Osteoblastentätigkeit. Diese Veränderungen führen zu einer **Absenkung der Kalziumkonzentration im Blut**.

Der Kalziumspiegel im Blut wird somit durch die **antagonistische Wirkung** von **Parathormon** und **Calcitonin** reguliert. Dieser Mechanismus wird durch **Vitamineffekte** ergänzt: **Vitamin A** koordiniert die Tätigkeit der Osteoblasten und Osteoklasten beim Knochenumbau; **Vitamin C** ist für die Kollagensynthese erforderlich; **Vitamin D** fördert die Resorption von Kalzium aus dem Darminhalt und ist zur Mineralisation des Osteoids notwendig. Daneben sind noch **weitere Faktoren** an der Regulation des Kalziumhaushalts beteiligt: eine ausgewogene Balance zwischen Somatotropin, Schilddrüsenhormon, Östrogen und Androgenen sowie möglicherweise Prostaglandine und Glukokortikoide.

> **Klinischer Hinweis.** Die Bedeutung von Östrogen und Androgenen für den Mineralhaushalt des Knochens zeigt sich auch durch das Auftreten von **Osteoporose** bei einem Östrogenmangel im Klimakterium wie auch bei Testosteronmangel nach einer Androgendeprivation bei der Behandlung des Prostatakarzinoms.

4.2.5 Knochenbildung, *Osteogenesis*

Der Begriff Osteogenese umfaßt nicht nur die Bildung und Ausdifferenzierung des Knochengewebes, sondern auch die orts- und gestaltsspezifische Entstehung der einzelnen Knochen. Osteogenese ist ein – wenn auch überwiegender – Teilaspekt der Skeletogenese.
- Osteoblasten
- Osteoidbildung
- Desmale/Endochondrale Osteogenese
- Appositionelles Wachstum
- Mineralisation
- Kristallitbildung
- Hydroxylapatit

Der entscheidende zytologische Prozeß bei der Osteogenese ist die Sekretion der einzelnen Komponenten für die **knochenspezifische Matrix** (Osteoid) durch **Osteoblasten**.

Den Makromolekülen der Extrazellulären Matrix kommt bei dem komplexen Prozeß der Skelettbildung eine Schlüsselrolle zu. Die **Osteoidbildung** kann:
- im embryonalen Bindegewebe stattfinden (**Desmale Osteogenese**, S. 161),
- durch den Ersatz eines knorpeligen Vorläufermodells erfolgen (**Endochondrale Osteogenese**, S. 164).

Stets sind es spezifisch **differenzierte Bindegewebszellen** (Mesenchymzellen), sogenannte **Osteoblasten**, von denen die osteogenetische Prozeß abhängt. Morphologisch manifestiert sich der **Beginn der Skeletogenese** im „Realisationsareal" eines prospektiven Knochens dadurch, daß im zunächst diffusen Mesenchym (Abb. 4-10/Aa) eine lokale Zellverdichtung mit Vaskularisation auftritt, die als **Blastem** (Abb. 4-10/Ac) bezeichnet wird. Der morphologisch sichtbaren Blastembildung gehen – noch ohne Zellverdichtung und somit morphologisch nicht sichtbar – nachweisbare **chemische Änderungen** (u. a. die Synthese von Glykogen und Enzymen) voraus, die mit histochemischen Methoden nachweisbar sind (Abb. 4-10/Ab). Die so gegenüber ihrer Umgebung stofflich unterscheidbaren Areale („Stoffwechselareale") sind vielfach mit der „chemomorphologischen" Methodik schärfer abzugrenzen als die erst später auftretenden Blasteme; sie nehmen die Gestalt der späteren Skelettstücke in etwa vorweg.

Als **Mediatoren der Osteogenese** werden **Osteoinduktive Faktoren** (Bone Morphogenetic Proteins, BMP) und **Mitogene** (Wachstumsfaktoren) wirksam (Abb. 4-10/B).

Es ist evident, daß die einzelnen Knochen an „bestimmten Stellen" entstehen. Fraglich ist jedoch, wodurch die Realisationsareale **determiniert** werden. Hierüber ist wenig bekannt. Bei der **Desmalen Osteogenese** zeigen Beobachtungen, daß die erste Knochenbildung jeweils in einer besonderen Gewebeformation erfolgt, nämlich in **vaskularisierten Auflockerungsarealen**. Die Auflockerung des Bindegewebes wird offenbar mechanisch durch Wachstumsbewegungen benachbarter membranöser (verdichteter) Strukturen hervorgerufen. Der dies berücksichtigende Nomenklaturbegriff *Osteogenesis membra-*

---

[1] Hormon der Epithelkörperchen (Gll. parathyroideae; Bd. 3).
[2] Hormon der C-Zellen (Parafollikuläre Zellen) der Schilddrüse (Bd. 3).

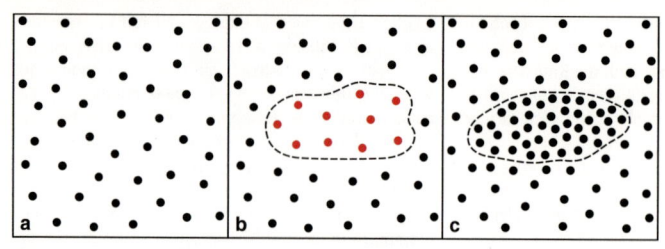

Abb. 4-10/A Blastemphase der Skeletogenese (Schema).
a: undifferenziertes Mesenchym (schwarze Punkte: Zellen ohne Berücksichtigung der Zellverbindungen)
b: chemomorphologisch scharf abgrenzbares Realisationsareal (rote Punkte: stoffwechselmodifizierte Mesenchymzellen)
c: Blastem als morphologisch unscharf abgrenzbares Realisationsareal

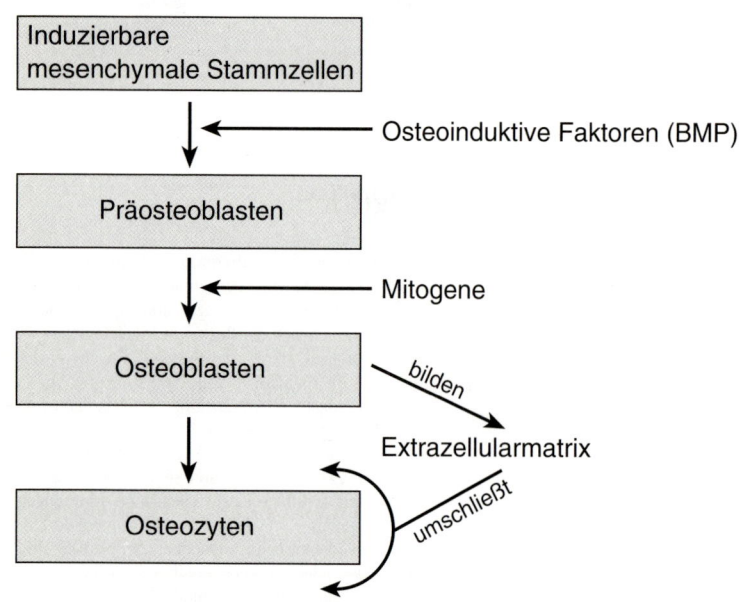

Abb. 4-10/B Osteogenese nach einer Modellvorstellung von Reddi (n. Teschner/Küsswetter, mod.).

nacea für die Desmale Knochenbildung ist daher mißverständlich.

Unabhängig vom Typus der Osteogenese (Desmale bzw. Endochondrale Osteogenese, Knochenumbau, Frakturheilung) bilden die Osteoblasten stets **primär** eine **spezifische organische Matrix**, das **Osteoid**, das erst sekundär mineralisiert wird. Die **Osteoblasten** werden durch die Matrixproduktion voneinander getrennt; sie betten sich durch diesen Vorgang selbst ein und werden dadurch zu **Osteozyten** (Kap. 2), bleiben aber über ihre Zellfortsätze in den Osteoid- und späteren Knochenkanälchen miteinander in Kontakt. Die Abscheidung der Matrix und damit der Aufbau von Knochengewebe erfolgt stets durch **appositionelles**[1] **Wachstum**.

Der einzelne Osteoblast kann pro Tag etwa 500 µm³ Osteoid bilden, das ist das Dreifache seines Zellvolumens. Für die Zusammensetzung des Osteoids ist **Kollagen Typ I** charakteristisch. Dieses bildet mit 95 % den Hauptteil des fibrillären Kollagens im Knochengewebe, kommt jedoch auch in Sehnen und Blut vor; für seine

---

[1] *appositio* (lat.) = Anlagerung neuer Schichten.

Synthese ist Vitamin C erforderlich. Ebenfalls kennzeichnend für die Osteoidzusammensetzung sind die Proteine **Osteonektin** und **Osteokalzin**. Diese Makromoleküle sind immunhistochemisch nachweisbar. Die Bildung der Matrix ist von der Anwesenheit von Matrixproteinasen abhängig; sie wird durch Kortikosteroide gehemmt.

Die **Mineralisation** folgt auf die Osteoidbildung **mit einer Verzögerung von acht bis zehn Tagen**; sie erfolgt mit einer Geschwindigkeit von **1µm pro Tag**. Die Mineralisation setzt in einem gewissen Abstand zu der Osteoblastenfront ein; auch am ausdifferenzierten Knochen bleibt ein **Osteoidsaum** von 8–10 µm Breite bestehen. Der Mineralisationsprozeß ist an die Anwesenheit von Vitamin-D-Metaboliten gebunden; er wird durch Wachstumshormone gefördert.

Die **Mineralisation** erfolgt zunächst amorph. Erst sekundär kommt es zur **Kristallitbildung**, überwiegend in Form von **Hydroxylapatit**. Die Kristallisation erfolgt strukturorientiert entlang der Kollagenfibrillen. Dabei geht die Kristallisation von „**Kristallisationskeimen**" (Epitaktische Keimbildung) aus. Die Keimbildung wird induziert durch von Osteoblasten abgeschnürte **Matrixvesikel**, mit einem Durchmesser von 50–200 nm; es sind jedoch zusätzlich kalziumbindende Matrixmoleküle beteiligt: Kollagen, Osteonektin, Osteokalzin, α-2HS-Glykoprotein. Die Kristallisationskeime **aggregieren zu größeren Komplexen**; sie wachsen durch Addition einzelner Keime aus der umgebenden gesättigten Matrixlösung. Die beteiligten Ionen lagern sich an die Oberfläche bereits gebildeter Kristallite an; sie können jedoch auch in das Kristallgitter eingebaut werden.

Umwelttoxikologisch ist von Interesse, daß Kalzium bei der Mineralisation des Osteoids durch Blei, Strontium und Radium ersetzbar ist.

Der **Mineralgehalt** des Knochengewebes ist **unterschiedlich**: jüngere Osteone sind schwächer mineralisiert; innerhalb des einzelnen Osteons sind die zentralen Lamellen zunächst am stärksten mineralisiert, am höchsten mineralisiert sind die General- und Schaltlamellen. Der Mineralgehalt erreicht im mittleren Erwachsenenalter ein Maximum bei uniformer Verteilung.

> **Klinischer Hinweis.** Bei Frauen im Klimakterium kommt es nahezu regelmäßig zu Knochenabbau und einer Demineralisierung des Skeletts (**Osteoporose**[1]), die mit einer verminderten Belastbarkeit (Frakturgefahr) einhergeht. Östrogenmangel ist zumindest mitbeteiligt an der Ausbildung einer Osteoporose.

Sowohl bei der Desmalen wie bei der Endochondralen Osteogenese entsteht das **neu gebildete Knochengewebe** stets **primär als Geflechtknochen** (Kap. 2) mit nicht-trajektoriell ausgerichteter Spongiosa (**Primäre Spongiosa**). Erst sekundär und unter funktioneller Beanspruchung erfolgt der **Umbau zu Lamellenknochen** (Kap. 2) und einer trajektoriell ausgerichteten Spongiosa (**Sekundäre Spongiosa**).

Desmale Osteogenese

Gegenüber der überwiegend Chondralen Knochenbildung kommt die Desmale Osteogenese lediglich an wenigen Stellen des Skeletts, insbesondere im Bereich des Schädels, vor.

- „Bindegewebsknochen"
- Deckknochen/„Belegknochen"

Die **Desmale Osteogenese** (Abb. 4-11) ist insofern eine „direkte Knochenbildung", als sie **ohne knorpeliges Vorläufermodell** (wie bei der endochondralen Osteogenese) unmittelbar **im embryonalen Bindegewebe** erfolgt. Die nach diesem Modus entstandenen Skelettstücke werden dementsprechend als „**Bindegewebsknochen**" bezeichnet.[2]

Als **Deckknochen** oder „**Belegknochen**" werden die Bindegewebsknochen begrifflich abgegrenzt, die zwar im Mesenchym entstehen, dabei aber Teilen des (später rückgebildeten) fetalen *Chondrocranium* (Bd. 2) unmittelbar aufliegen und diese somit gewissermaßen bedecken (z. B. *Os parietale, Mandibula*).

Lediglich ein kleiner Teil des Skeletts entsteht durch Desmale Osteogenese: die meisten Schädelknochen, das Schlüsselbein (teilweise) und die diaphysären Knochenmanschetten der Röhrenknochen. Die Desmale Osteogenese erfolgt früher als die Endochondrale Osteogenese und beginnt mit der *Mandibula* und *Clavicula* in der 6. Woche.

Der formale Ablauf der Desmalen Osteogenese wird ab S. 163 behandelt.

---

[1] Von *póros* (gr.) = Öffnung, Poröswerden.

[2] Die Benennung „Osteogenesis membranacea" für diesen Prozeß ist nicht begründet, vgl. S. 159.

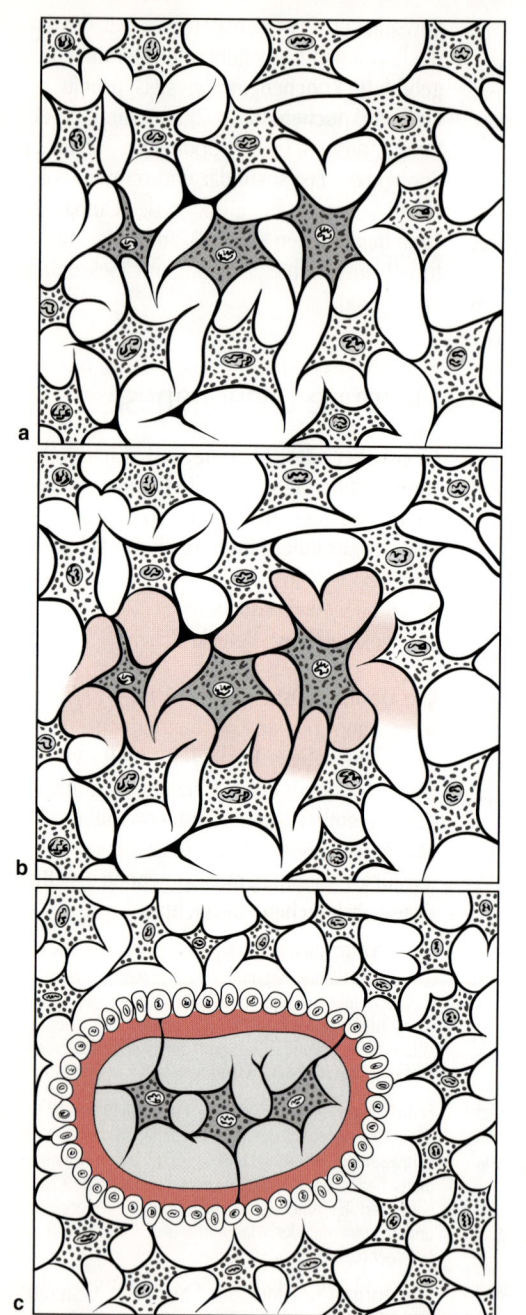

Abb. 4-11 Desmale Osteogenese.
a: mesenchymales Blastem mit Osteoprogenitorzellen (dunkelgrau)
b: Osteoprogenitorzellen werden durch die Abscheidung von Osteoid (hellrot) zu Osteoblasten
c: durch Einmauerung in die mineralisierte Matrix (hellgrau) werden die Osteoblasten zu Osteozyten; eine Osteoblastenfront scheidet appositionell neues Osteoid (rot) ab

Chondrale Osteogenese

Beim osteogenetischen Prozeß der Chondralen Osteogenese, der bei etwa 18 mm großen Embryonen einsetzt, werden hyalinknorpelige Vorläufermodelle durch Knochengewebe ersetzt („Ersatzknochen"). Eine Ersatzknochenbildung ist der Knochenbildungs-

prozeß der Leibeswand (Wirbelsäule, Rippen, Brustbein), der Extremitäten und der Schädelbasis. Primär bilden sich mesenchymale Blasteme (Abb. 4-10/A).
- Vorknorpel
- Chondroblasten
- Primordialskelett
- Perichondrale/Endochondrale Ossifikation

Die Stellen der **Chondralen Osteogenese** (auch Ossifikation) sind dadurch gekennzeichnet, daß sich Zellen **mesenchymaler Blasteme** zunächst zu **Vorknorpelzellen** und dann zu **Chondroblasten** differenzieren.

Auf der Differenzierungsstufe des Vorknorpelblastems und der Chondroblasten werden **knorpelspezifische Gene** aktiviert. Hierdurch kommt es zu einem Umschalten bei der Kollagensynthese: anstatt Kollagen Typ I und III wird **Kollagen Typ II** – mit 50% das Hauptkollagen der Knorpelmatrix – und Kollagen Typ IX[1] und X[2] gebildet. Dies geht mit einer spektakulären Volumenzunahme des Endoplasmatischen Retikulums und des GOLGI-Apparats einher. Bereits in diesem frühen Stadium ist auch der wichtige **nichtkollagene Matrixbaustein Aggrekan** nachweisbar, der mit Hyaluronsäure große Aggregate (Proteoglykane) bildet, sowie die relativ kurzkettigen Proteoglykane **Dekorin** und **Biglykan**. Durch diese immunhistochemisch nachweisbaren Makromoleküle werden die Zellen erkennbar, die spezifische Knorpelmatrix um sich abscheiden.

Die in der 6. bis 8. Woche erfolgende **Chondrogenese führt zu knorpeligen Skelettstücken**, die bereits die Form der späteren Knochen besitzen: **Primordialskelett**. Das weitere Wachstum erfolgt sowohl durch Volumenvermehrung der Extrazellulären Matrix als auch durch Apposition vom Perichondrium aus.

Die Knochenbildung auf der Grundlage eines Knorpelmodells wird als **Chondrale Osteogenese** zusammengefaßt. Dieser Begriff umfaßt jedoch zwei ganz verschiedene Vorgänge:
- **Perichondrale Osteogenese**: Diese führt bei den Langen Knochen zur Bildung der **diaphysären Knochenmanschette**. Es handelt sich dabei um eine Knochenbildung nach dem Muster der Desmalen Osteogenese.
- **Endochondrale**[3] **Osteogenese**: Nur bei dieser wird **Knorpelgewebe aufgelöst** und **durch Knochengewebe ersetzt**. Dieser Vorgang spielt sich musterhaft in den Epiphysen der Langen Knochen und in den Kurzen Knochen ab.

Perichondrale Osteogenese

Eine wichtige Komponente der Chondralen Ossifikation ist – neben der Endochondralen – die Perichondrale Osteogenese. Durch diese wird um das knorpelige Skelettstück des Primordialskeletts im Bereich der späteren Diaphyse eine diaphysäre Knochenmanschette gebildet.
- Primordialskelett
- Stratum chondrogenicum
- Osteoprogenitorzellen
- Osteoblastenfront
- Modus der Desmalen Osteogenese
- Diaphysäre Knochenmanschette
- Perichondrium/Periost

Die hyalinknorpeligen Skelettstücke des **Primordialskeletts** (s. o.) sind vom **Perichondrium** umschlossen, mit Ausnahme der Kontaktstellen zu benachbarten Skelettstücken. Das Perichondrium (Abb. 4-12) besteht aus einem **Stratum fibrosum** und einem vaskularisierten **Stratum chondrogenicum**. Im letzteren liegen **Chondroblasten**, die das **appositionelle Dickenwachstum** des knorpeligen Skelettstücks bewirken. Die Faserstruktur des Perichondriums geht in die Fasertextur des Knorpelgewebes über, so daß die Knorpelhaut nicht vom knorpeligen Skelettstück abgelöst werden kann.

Im *Stratum chondrogenicum* befinden sich auch **Osteoprogenitorzellen**, somit Zellen mit osteogenetischer Potenz. Diese formieren sich in den Anlagen der Langen Knochen innerhalb des Diaphysenbereichs zu einer **Osteoblastenfront** (Abb. 4-12), die nach dem

---
[1] Kollagen Typ IX ist erforderlich für die Fibrillenbildung des Kollagentyps II.
[2] Kollagen Typ X ist notwendig für die Endochondrale Ossifikation.
[3] Gebräuchlich ist auch der Begriff „enchondral".

lige (Längen-)Wachstumsscheibe (Epiphysenscheibe) bestehen. Deren Verknöcherung führt zur Bildung einer Epiphysenlinie und markiert das Ende der Wachstumsperiode.
- Primäres Ossifikationszentrum
- Blasenknorpel/Säulenknorpel
- Vaskularisation durch Osteogenetische Knospen
- Primärer/Sekundärer Knochenkern (Centrum ossificationis primarium/secundarium)
- Primärer/Sekundärer Markraum (Cavitas medullaris primaria/secundaria)
- Längenwachstum/Dickenwachstum von Röhrenknochen
- Diaphyse/Epiphyse/Metaphyse
- Wachstumsplatte
- Zone des Reserveknorpels (Zona reservata)
- Proliferationszone (Zona proliferativa)
- Zone des Blasenknorpels (Zona hypertrophica)
- Eröffnungszone (Zona resorbens)
- Ossifikationszone (Zona ossificationis)
- Epiphysenfuge/Epiphysenlinie

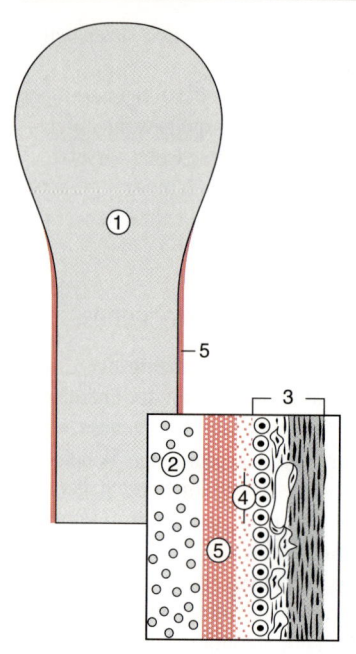

Abb. 4-12 Chondrale Osteogenese: Perichondrale Knochenbildung im Bereich der Diaphyse des Langen Knochens (Längsschnitt).
Teilbild: vergrößerter Ausschnitt
1 Primordiales Skelettstück aus Hyalinem Knorpel
2 Knorpelgewebe
3 Perichondrium mit Stratum fibrosum und Stratum chondrogenicum (mit Osteoblasten)
4 Osteoid
5 Diaphysäre Knochenmanschette

Die zur **Endochondralen Osteogenese** hinführenden Gewebsveränderungen im „**Primären Ossifikationszentrum**" werden da-

Modus der Desmalen Osteogenese (S. 161) durch Abscheidung von Osteoid und anschließende Mineralisation einen zunächst dünnen Knochenmantel um die knorpelige Diaphyse bildet, die sogenannte **diaphysäre Knochenmanschette**. Das **Perichondrium** wird damit zum **Periost**.

Endochondrale Osteogenese

Der Prozeß der Endochondralen Knochenbildung beginnt im Inneren des knorpeligen Skelettstücks, und zwar – bei den Langen Knochen – im Bereich der Diaphyse und im Zentrum der Epiphysen, bei letzteren zum Großteil erst postnatal. Zwischen den sich ausdehnenden diaphysären und epiphysären Verknöcherungsgebieten bleibt eine knorpe-

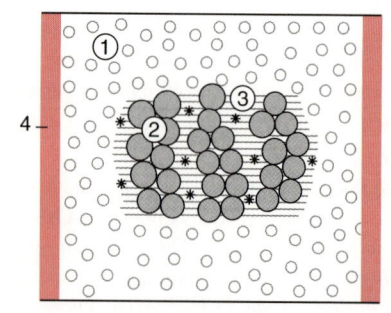

Abb. 4-13 Chondrale Osteogenese: Endochondrales Primäres Ossifikationszentrum in der Diaphyse des Knorpelmodells eines Langen Knochens (Längsschnitt).
1 Ruhendes Hyalines Knorpelgewebe
2 Hypertrophierte Knorpelzellen im Primären Ossifikationszentrum
3 Matrixseptum (schraffiert) mit beginnender Mineralisation (*)
4 Diaphysäre Knochenmanschette

4.2 Allgemeine Knochenlehre, Osteologia

durch eingeleitet, daß die Knorpelzellen im Zentrum der Diaphyse die umhüllende Matrix resorbieren, damit die Knorpelhöhlen (*Lacunae cartilagineae*) ausweiten und dabei selbst hypertrophieren: **Blasenknorpel** (Abb. 4-13).

Die hypertrophierten Zellen weisen ein vakuolär verändertes Zytoplasma und einen hohen Glykogengehalt auf. Die Zellen des Blasenknorpels degenerieren schließlich und sterben ab; sie hinterlassen dabei weite z. T. **konfluierende Lakunen**. Durch die Blasenknorpelbildung wird die Matrix auf schmale Septen reduziert. Die **Matrixsepten** werden anschließend mineralisiert: es kommt zur **provisorischen „Verkalkung" der Knorpelmatrix**. Die letztlich zum Zelltod der Chondrozyten führenden geweblichen Veränderungen im Primären Ossifikationszentrum dürften ursächlich mit der veränderten Versorgungssituation in Zusammenhang stehen, die durch die diaphysäre Knochenmanschette bewirkt wird.

Die **präparatorische Phase** führt zu einer Zone **konfluierender Lakunen**, die Reste der abgestorbenen Blasenknorpelzellen enthält und deren Wände aus mineralisierter Matrix bestehen (Abb. 4-14). Es kommt zu einem für die Endochondrale Osteogenese entscheidenden Vorgang: vom Perichondrium/Periost her kommt es zur **Vaskularisation des primär gefäßlosen Knorpels** (Abb. 4-14). An der Stelle des späteren *For. nutriens* („*nutricium*") dringt – unter Perforation der diaphysären Knochenmanschette – eine **Primäre Osteogenetische Knospe** (*Gemma osteogenica primaria*) gegen das Knorpelgewebe vor. Bei der Osteogenetischen Knospe handelt es sich um einen **fenestrierten Kapillarsproß**, der von zellreichem perivaskulärem Bindegewebe begleitet wird. In diesem Bindegewebe diffenzieren sich **Chondroblasten**, **Osteoblasten**, **Osteoklasten** und **Knochenmarkstammzellen**.

Chondroklasten, die von monozytären Zellen abstammen, bahnen dem Gefäßsproß den ka-

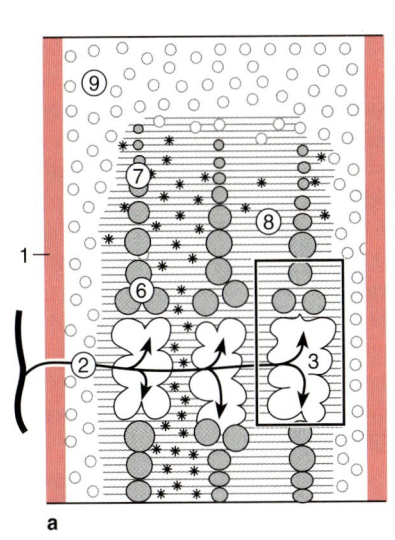

Abb. 4-14 Endochondrale Osteogenese: Vaskularisation des Primären Ossifikationszentrums der Diaphyse (Längsschnitt).
a: Übersicht
b: Vergrößerung des in **a** markierten Ausschnitts
1 Perichondrale Knochenmanschette
2 Vas nutriens
3 Eröffnete und vaskularisierte Lakune
4 Chondroklast
5 Osteoblastenfront mit Osteoid (rot punktiert) und Geflechtknochen (rot)
6 Hypertrophierte Knorpelzellen (Blasenknorpel)
7 Säulenknorpel
8 Interkolumnäre mineralisierte Knorpelmatrix
9 Ruhender Hyaliner Knorpel

nalikulären Weg durch das Knorpelgewebe und eröffnen auch die mineralisierte Wand der Lakunen: **Eröffnungszone des hypertrophen Knorpels** (Abb. 4-14). In dem eröffneten Lakunensystem bildet das Gefäß **Sekundäre Osteogenetische Knospen** (*Gemmae osteogenicae secundariae*), die nach proximal und distal in Richtung auf die Epiphysen vorwachsen (Abb. 4-14). Möglicherweise ist, neben den Chondroklasten, auch das Kapillarendothel an der Chondrolyse beteiligt.
Osteoblasten lagern sich der aus mineralisierter Knorpelmatrix bestehenden Wand der Lakunen an und scheiden auf ihr **Osteoid** ab, das sekundär mineralisiert wird (Abb. 4-14). Auf diese Weise entsteht **im Zentrum der Diaphyse** ein **Primärer Knochenkern** (*Centrum ossificationis primarium*). Dieser besteht aus:

- Knochentrabekeln
- Resten der mineralisierten Knorpelmatrix
- dem **Primären Markraum** (*Cavitas medullaris primaria*)

Osteoblasten sind auch dadurch an der **Knochenresorption** beteiligt, daß sie die Reifung und Aktivität der Osteoklasten regulieren.

Vom Primären Knochenkern schreitet die Bildung von Blasenknorpel **in Richtung auf die Epiphysen** weiter fort. Dabei formieren sich die betreffenden Chondrozyten zu auffallenden Reihen: **Säulenknorpel**. Entsprechend weitet sich die Eröffnungszone epiphysenwärts aus; die Bildung von Knochengewebstrabekeln sowie die **Formierung des Primären Markraums** setzt sich ebenfalls epiphysenwärts fort, d. h. es kommt zu einem **Längenwachstum**, bei dem die Knochenmanschette synchron verlängert wird. Der geschilderte Prozeß endet schließlich an der **Wachstumsplatte** (s. u.).
Viel später als der Primäre Knochenkern der Diaphyse entsteht – zumeist postnatal (Ausnahme: distaler Epiphysenkern des *Os femoris*) – in den Epiphysen der Langen Knochen je ein **Sekundärer Knochenkern** (*Centrum ossificationis secundarium*). Ausnahmsweise, z. B. in der proximalen Femurepiphyse, können auch mehrere Sekundäre Knochenkerne entstehen. Der osteogenetische Vorgang ist analog dem der Diaphyse: Bildung von Blasenknorpel, Mineralisation der Knorpelmatrix, Vaskularisation vom Perichondrium her, Eröffnung der Lakunen durch Chondroklasten, Bildung von Knochentrabekeln durch Osteoblasten. **Vom Sekundären Knochenkern** schreitet die Ossifikation – entsprechend der Anordnung der Zellsäulen – **in radiärer Richtung** voran. Im Endergebnis wird die gesamte knorpelige Epiphyse durch spongiösen Knochen ersetzt, mit Ausnahme des **Gelenkknorpels**, der somit ein **Rest der knorpeligen Epiphyse** ist. Gegen die Diaphyse hin sistiert die epiphysäre Ossifikation an der **Wachstumsplatte** (s. u.).
Das **endochondrale Knochenwachstum in der Diaphyse** erfolgt durch den fortschreitenden Ersatz des knorpeligen Modells. Die **Zuwachszone verlagert sich** dabei immer mehr **epiphysenwärts**. Es kommt jedoch zunächst **nicht zur Fusion** mit dem in Richtung auf die Diaphyse vorwachsenden **Knochengewebe der Epiphyse**. Zwischen den beiden Ossifikationsbereichen bleibt eine **knorpelige Wachstumsplatte** (Abb. 4-15, 4-16) bestehen, von der das weitere Längenwachstum ausgeht. Die Wachstumszone im Bereich der Diaphyse wird als **Metaphyse** gesondert bezeichnet.
Die **Wachstumsplatten**, auch als **Epiphysenscheiben** oder **Epiphysenfugen** (*Cartilagines epiphysiales*) bezeichnet, sind hochdifferenzierte „Organe", die über den Abschluß der Pubertätsphase hinaus (13. bis 25. Jahr) bestehen bleiben und für das Wachstum des Skeletts von größter Bedeutung sind. Die Wachstumsplatte weist histologisch eine **charakteristische Zonierung** auf (Abb. 4-15).

Man unterscheidet zwischen:
- **Zone des Reserveknorpels** (*Zona reservata*): Dieser Bereich, der ohne Grenze in den noch nicht verknöcherten Teil der Epiphyse übergeht, bildet den **Zellpool**, aus dem die anschließende **Proliferationszone gespeist wird**. Der Reserveknorpel bleibt durch mitotische Teilungen trotz des laufenden Verbrauchs während der gesamten Wachstumsperiode erhalten.
- **Proliferationszone** (*Zona proliferativa*): Die hier stattfindenden lebhaften mitotischen Teilungen sind dadurch gekennzeichnet, daß die Teilungsebenen streng senkrecht zur Längsachse des Skelettstücks

4.2 Allgemeine Knochenlehre, Osteologia

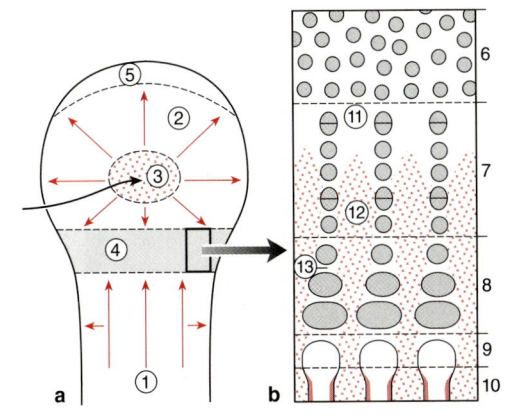

Abb. 4-15 Endochondrale Osteogenese: Wachstumsplatte.
a: proximales Ende eines noch wachsenden Langen Knochens (Schema)
b: Vergrößerung des in **a** markierten Ausschnitts: Mikroskopische Anatomie der Wachstumsplatte
1 Diaphyse mit Richtung des Knochenwachstums (rote Pfeile)
2 Epiphyse mit Richtung des Knochenwachstums (rote Pfeile)
3 Sekundäres Ossifikationszentrum (epiphysärer Knochenkern) mit Vaskularisation (symbolisiert durch den Pfeil)
4 Wachstumsplatte der Metaphyse
5 Gelenkknorpel
6 Zona reservata (Reserveknorpel)
7 Zona proliferata (Säulenknorpel)
8 Zona hypertrophica (Blasenknorpel)
9 Zona resorbens (Eröffnungszone)
10 Zona ossificationis (Ossifikationszone): Lakunen mit primären Spongiosatrabekeln
11 Matrix des Hyalinen Knorpels
12 Interkolumnäre mineralisierte Matrix
13 Nicht mineralisiertes Matrix-Diaphragma

orientiert sind. Hierdurch kommen die **Zellreihen des Säulenknorpels** zustande. Dabei werden die Tochterzellen durch nicht mineralisierte **Knorpelmatrix-Diaphragmen** getrennt. Zur Proliferationszone gehört außer den Zellsäulen, die ein Drittel dieser Zone ausmachen, auch die **interkolumnäre**[1] **Knochenmatrix**, die von der Zone des Blasenknorpels her fortschreitend mineralisiert wird. In der Matrix der Proliferationszone und in der äußeren – nicht jedoch in der inneren – Zona hypertrophica ist das Proteoglykan **Aggrekan** nachweisbar. Aggrekan hemmt die Mineralisation, die daher erst in der inneren Zona hypertrophica ihr Maximum erreicht. An der Mineralisation ist auch **Osteonektin** beteiligt, ein Glykoprotein, daß sowohl in den Knorpelzellen der inneren Zona hypertrophica als auch vor und während der Mineralisation in der Matrix nachweisbar ist (2,5 % der Gesamtmatrix).

- **Zone des Blasenknorpels** (Zona hypertrophica): In dieser Schicht verlieren die Chondrozyten ihre Teilungsfähigkeit und **hypertrophieren** auf das **zehnfache Volumen**, nachdem sie die umhüllende Matrix abgebaut und so die Knorpellakunen erweitert haben. **Kollagen Typ X** kommt ausschließlich in den Blasenknorpelzellen und in der mineralisierten Matrix der Zona hypertrophica vor. Dieser Kollagentyp ist leichter abbaubar als Typ II, wodurch die Öffnung der Lakunenwände beim Einwachsen der Gefäße erleichtert wird. Die hypertrophierten Knorpelzellen zerfallen schließlich kurz vor oder während der Öffnung der Lakunen. Neuerdings wird die terminale Degeneration der hypertrophen Knorpelzellen allerdings in Frage gestellt; sie sollen sogar ein osteogenetisches Potential besitzen und sich in Osteoblasten umdifferenzieren können. Nach dieser Vorstellung **teilen** sich hypertrophe Chondrozyten **asymmetrisch**: eine Tochterzelle wird durch **Apoptose** eliminiert, die andere differenziert sich – eventuell nach einem weiteren Teilungsschritt – zur **Osteoprogenitorzelle**. Die interkolumnäre **Knorpelmatrix** der Zona hypertrophica wird **mineralisiert** (Cartilago calcificata), analog zur Mineralisation des Osteoids (S. 161). Durch die **Mineralisation der Knorpelmatrix** wird eine mechanisch relativ stabile Grundlage für die Ablagerung von Osteoid geschaffen.

- **Eröffnungszone** (Zona resorbens) und **Ossifikationszone** (Zona ossificationis): Die nicht mineralisierten Matrixdiaphragmen werden aufgelöst, so daß relativ großräumige Lakunen entstehen. Die in diese vordringenden Kapillarschlingen führen **perivaskuläre Zellen** mit, aus denen sich **Osteoblasten differenzieren**, die das **Osteoid** der Spongiabälkchen auf die mineralisierten interkolumnären Matrixsepten abscheiden (Abb. 4-14b). Die bei Abbau der Knorpelmatrix und Umbau von Knochentrabekeln tätig

[1] columna (lat.) = Säule.

werdenden **Chondro-** und **Osteoklasten** (Abb. 4-14b) stammen aus monozytären Zellen des Bluts und gehören zum Mononukleären Phagozytierenden System (Bd. 3). Durch Markierungsexperimente wurde ermittelt, daß **pro Tag etwa acht Schichten** des Blasenknorpels **eröffnet** werden; die Geschwindigkeit der Nachschubbewegung ist also beträchtlich. Die **neu gebildeten Knochentrabekel**, die eine Achse mineralisierter Knorpelmatrix enthalten, bestehen zunächst aus **Geflechtknochen** (Kap. 2). Dieser Knochengewebstyp wird erst durch den bald einsetzenden Umbauprozeß **in Lamellenknochen transformiert**. Dabei wird ab dem 5. Monat auch der Primäre Markraum mit undifferenziertem Bindegewebe in den **Sekundären Markraum** (*Cavitas medullaris secundaria*) **mit modullärer Blutbildung** (Bd. 3) umgewandelt.

Die **Wachstumsplatte** ist das über viele Jahre bestehende und im Röntgenbild als Epiphysenfuge (Abb. 4-16) erkennbare **Organ des Längenwachstums** der Langen Knochen. Das **Knochengewebe der Diaphyse** wächst an der Grenze zur Wachstumsplatte kontinuierlich durch **Apposition**, indem modifiziertes und schließlich aufgelöstes Knorpelgewebe „verbraucht" (d. h. ersetzt) wird. Das **Knorpelgewebe der Wachstumsplatte** wird hierdurch jedoch **weder reduziert noch** allmählich **aufgebraucht**, da die Wachstumsplatte selbst – allerdings nur während der Phase andauernden Längenwachstums – auf ihrer epiphysären Seite einen entsprechend kompensierenden **Zuwachs durch interstitielles Wachstum** erfährt; dieser wird durch **Proliferation von Knorpelzellen** in der *Zona reservata* und *Zona proliferativa* gespeist. Im Ergebnis verschieben sich somit – z. B. am proximalen Ende eines Langen Knochens – die Ossifikationsfront sowie die in unveränderter Ausdehnung bestehenbleibende Wachstumsplatte und die Epiphyse synchron proximalwärts.

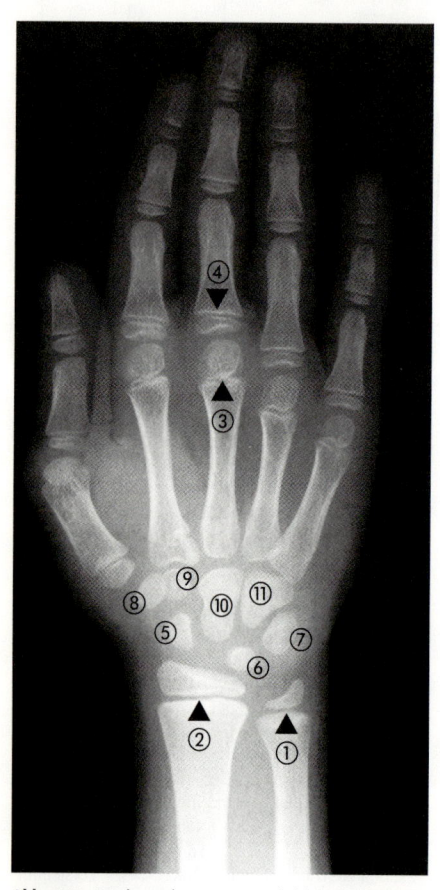

Abb. 4-16 Epiphysenfugen; Röntgenbild der linken Hand eines neunjährigen Knaben.
Die Metakarpalknochen II–V haben lediglich eine distale, die Phalangen der Finger lediglich eine proximale Epiphysenfuge. Die Knochenkerne (vgl. Abb. 4-17) des Os scaphoideum und des Os lunatum sind noch vergleichsweise klein; der Knochenkern des Os pisiforme fehlt noch ganz (vgl. Tab. 4-2).
1 Ulna mit distaler Epiphysenfuge
2 Radius mit distaler Epiphysenfuge
3 Metakarpalknochen III mit distaler Epiphysenfuge
4 Grundglied des Mittelfingers mit proximaler Epiphysenfuge
5 Os scaphoideum
6 Os lunatum
7 Os triquetrum
8 Os trapezium
9 Os trapezoideum
10 Os capitatum
11 Os hamatum

Die **proliferative Potenz** der Wachstumsplatte ist **von verschiedenen Faktoren** abhängig:
- Intermittierender (jedoch nicht übermäßiger) **Druck** fördert die Proliferation.
- **Wachstumshormone** stimulieren das Knochenwachstum.
- **Cholecalciferol**, ein Vitamin-D-Metabolit, ist von entscheidender Bedeutung für die Mineralisation in der Wachstumsplatte; ein Mangel führt zu Rachitis[1].
- **Vitamin C** ist für die Osteoidbildung erforderlich.
- **Hypervitaminose A** führt zu einer gesteigerten Chondroklastenaktivität.

---

[1] Rachitis = auf einer Störung des Kalzium-Phosphat-Stoffwechsels beruhende Knochenerweichung; von *rhachis* (gr.) = Rücken, Wirbelsäule.

4.2 Allgemeine Knochenlehre, Osteologia

Klinischer Hinweis. Traumatisch oder genetisch bedingte **Einflüsse auf die Wachstumsplatte** führen bei dem betreffenden Knochen zu einer Behinderung des Wachstums. So kann beispielsweise die Beteiligung der Wachstumsplatte bei einer Knochenfraktur zu einem **Stillstand des Wachstums** führen. Hormonelle Disharmonien können zum **Epiphysengleiten** führen, wenn die mechanische Festigkeit der Wachstumsplatte wegen einer Störung der Kollagensynthese ungenügend ist. Genetisch bedingte Störungen der Knorpelproliferation (*Chondrodystrophie*) können zum **Zwergwuchs** führen.

Nach dem Abschluß der Wachstumsperiode verschwindet die Wachstumsplatte: Die Knorpelproliferation sistiert, und die **Epiphysenfuge** wird durch die knöcherne Vereinigung von Diaphysen- und Epiphysenknochen **synostotisch überbrückt**. Der dabei gebildete Knochen ist besonders dicht und daher makroskopisch und radiologisch als **Epiphysenlinie** (vgl. Abb. 2-44/B in Bd. 2) erkennbar. Der Zeitpunkt, zu dem sich die Epiphysenfugen schließen (**Epiphysenverschluß**), ist in den einzelnen Langen Knochen und auch jeweils proximal und distal unterschiedlich; er liegt zwischen dem 13. und 15. Lebensjahr (Tab. 4-1).

In den **Apophysen der Langen Knochen** werden relativ spät (2. Dezennium) selbständige **Sekundäre Knochenkerne** gebildet. Die Fusionierung mit dem Knochen der betreffenden Epiphyse erfolgt ebenfalls spät, beim *Tuberculum majus humeri* beispielsweise erst zu Beginn des 3. Dezenniums.

Tab. 4-1 Zeitpunkte des Verschlusses proximaler und distaler Epiphysenfugen.

Humerus	
prox.	20.–25. Lebensjahr
dist.	14.–16. Lebensjahr
Radius	
prox.	14.–18. Lebensjahr
dist.	21.–25. Lebensjahr
Ulna	
prox.	13.–17. Lebensjahr
dist.	20.–24. Lebensjahr
Os femoris	
prox.	19.–20. Lebensjahr
dist.	16.–24. Lebensjahr
Tibia	
prox.	19.–21. Lebensjahr
dist.	17.–19. Lebensjahr

Tab. 4-2 Reihenfolge konstant nachweisbarer Knochenkerne (Ossifikationskerne) in den Handwurzelknochen.

Os capitatum	1.–2. Lebensjahr
Os hamatum	2. Lebensjahr
Os triquetrum	4. Lebensjahr
Os lunatum	5. Lebensjahr
Os scaphoideum	5.–6. Lebensjahr
Os trapezium	6. Lebensjahr
Os trapezoideum	6. Lebensjahr
Os lunatum	7. Lebensjahr
Os pisiforme	10. Lebensjahr

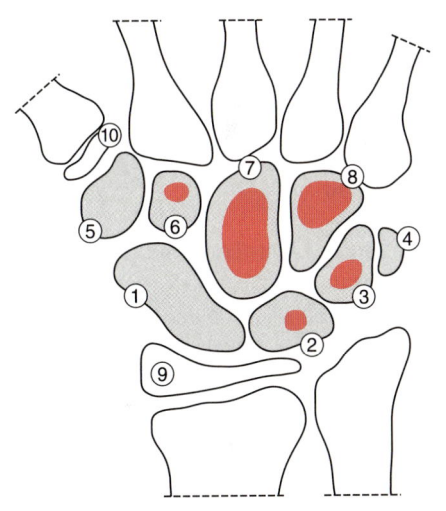

Abb. 4-17 Knochenkerne in der linken Handwurzel eines fünfeinhalbjährigen Knaben (Umzeichnung nach einer dorsopalmaren Röntgenaufnahme).
grau: knorpelige Skelettstücke
rot: Knochenkerne
1 Os scaphoideum
2 Os lunatum
3 Os triquetrum
4 Os pisiforme
5 Os trapezium
6 Os trapezoideum
7 Os capitatum
8 Os hamatum
9 Distale Epiphyse des Radius
10 Proximale Epiphyse des Metacarpale I

Die **Endochondrale Osteogenese der Kurzen Knochen** erfolgt nach dem Muster der Epiphysenossifikation. Die Zeitpunkte der radiologischen Manifestation der betreffenden

Knochenkerne (Abb. 4-17) folgen einer charakteristischen Zeitskala (Tab. 4-2). Dieser Zusammenhang – insbesondere zwischen den einzelnen Handwurzelknochen – kann pädiatrisch für die Diagnose von Wachstumsretardierungen, gelegentlich auch kriminologisch zur Altersbestimmung von Bedeutung sein.

4.3 Allgemeine Gelenklehre, *Arthrologia*

Die Arthrologie befaßt sich mit Bau und Funktion der „Bewegungsstellen" zwischen den durch Muskelkraft bewegten knöchernen Skelettstücken. Die Bewegungsstellen ermöglichen und begrenzen zugleich die Bewegung. Sie sind – abhängig von den örtlich unterschiedlichen funktionellen Erfordernissen – morphologisch und geweblich verschieden organisiert.
- Synarthrosen
- Diarthrosen

Knöcherne Skelettstücke sind praktisch als starr anzusehen. Wenn zwei derartige Skelettstücke sich so berühren, daß sie gegeneinander bewegt werden können, setzt dies voraus, daß das **zwischen ihnen liegende Gewebe** nicht starr, sondern **verformbar** ist.

Das **Ausmaß** der erforderlichen Beweglichkeit ist an den einzelnen „Bewegungsstellen" **unterschiedlich**, von minimaler Verschiebemöglichkeit (etwa zwischen den Knochen des Schädeldachs) bis zu ausgiebigen, nach Richtung und Umfang exakt definierten Bewegungsmöglichkeiten (z. B. im Kniegelenk). Dementsprechend sind die „Bewegungsstellen" ganz unterschiedlich angelegt.

Es lassen sich **zwei Hauptgruppen** unterscheiden:
- **Synarthrosen**, bei denen die knöchernen Skelettstücke durch ein Füllgewebe verbunden sind.
- **Diarthrosen**, bei denen sich zwischen den (überknorpelten) Skelettstücken ein mit Gelenkflüssigkeit gefüllter Spalt befindet.

4.3.1 Synarthrosen

Bei den Synarthrosen (Füllgelenke, Fugen, Hafte) kann das Gewebe, das die Skelettstücke verbindet, entweder Bindegewebe (Juncturae fibrosae) oder Knorpelgewebe (Juncturae cartilagineae) sein.
- Bandhafte (Juncturae fibrosae)
- Knorpelhafte (Juncturae cartilagineae)

Synarthrosen, mit Ausnahme der *Symphysis intervertebralis* (s. u.), erlauben lediglich relativ **geringfügige Bewegungen**. Ihre funktionelle Rolle liegt deshalb in erster Linie in ihrer **Bedeutung für das appositionelle Knochenwachstum**. Daher kommt es nach dem Ende des Wachstums im Bereich von Synarthrosen auch vielfach zur Synostosierung.

Bandhafte, *Juncturae fibrosae*

In den Juncturae fibrosae werden knöcherne Skelettstücke durch Straffes Bindegewebe kollagenfaserig, ausnahmsweise auch fibroelastisch, miteinander verbunden: Knochen – Bindegewebe – Knochen.
- **Syndesmose** (Syndesmosis)
- **Gomphose** (Gomphosis)
- **Inkabein als Schaltknochen**
- **Zackennaht** (Sutura serrata)
- **Glattnaht** (Sutura plana)
- **Schuppennaht** (Sutura squamosa)
- **Nutennaht** (Schindylesis)

Bandhafte (*Juncturae fibrosae*) kommen als **Syndesmosen**, **Gomphosen** und **Suturen** vor. Bei der **Syndesmose** (*Syndesmosis*, Abb. 4-18) handelt es sich um eine membran- oder bandartige Verbindung relativ weit voneinander entfernter Knochenteile. Dabei strahlt die überwiegend kollagene Fasertextur in das Periost ein.

Bei etwas willkürlicher (und kaum definierter) Abgrenzung lassen sich folgende **Syndesmosentypen** unterscheiden:
- **Membranae interosseae** (Unterarm, Unterschenkel)
- **Syndesmosis tibiofibularis**
- **Bänder der Wirbelsäule** (*Ligg. supraspinalia, interspinalia, nuchae, flava* [diese Ausnahmen sind fibroelastische Bänder], *intertransversaria*)
- **Lig. stylohyoideum**
- **Lig. pterygospinale**

Nicht zu den Syndesmosen gerechnet werden Bandeinrichtungen, die der Sicherung von Gelenken dienen, wie z. B. das *Lig. sacrotuberale* und das *Lig. sphenomandibulare*.

Als **Gomphose** oder **Einkeilung** (*Gomphosis*) wird – als Sonderform der Syndesmosen – die Einfügung der Zahnwurzel in die betreffende Alveole des Ober- bzw. Unterkiefers bezeichnet (Bd. 3).

Knochennähte (*Suturae*) werden diejenigen *Articulationes fibrosae* genannt, die sich zwischen Knochenrändern befinden und einander bis auf etwa 1–2 mm nahe kommen. Solche Knochennähte kommen **nur im Bereich des Schädels** vor. Sie erlauben lediglich minimale Bewegungen, die jedoch ausreichend sind, um dem Hirnschädel insgesamt eine wesentlich **höhere mechanische Widerstandsfähigkeit** zu verleihen, als wenn dieser als einheitliche Knochenkapsel konstruiert wäre.

Die **Mikroskopische Anatomie der Sutur** ist in Abbildung 4-19 schematisch dargestellt. Das Periost der äußeren (*Pericranium*) und inneren Oberfläche (*Dura mater cranialis*) von benachbarten Knochen des Schädeldachs geht an den Knochenkanten ineinander über und bildet dabei um die Knochenränder eine Art Kapsel. An dieser ist ein *Stratum osteogenicum* und ein *Stratum fibrosum* zu unterscheiden. Der Abstand zwischen den Knochenrändern mit ihren Periostkapseln wird oberflächlich durch eine Fortsetzung des Stratum fibrosum überbrückt. Dessen straffe kollagenfaserige Textur bedingt die **Zugfestigkeit der Knochennaht**. Das *Stratum fibrosum* ist durch SHARPEY-Fasern am Knochen fixiert.

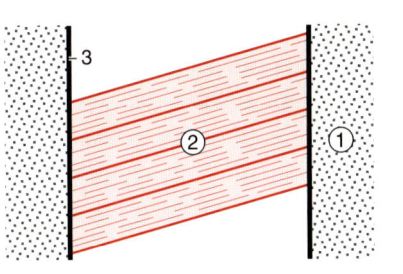

Abb. 4-18 Syndesmosis.
1 Knochen
2 Bindegewebe
3 Periost

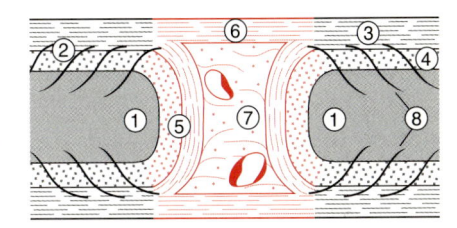

Abb. 4-19 Sutur (rot). Schematische Darstellung eines Schnitts senkrecht zur Fläche zweier benachbarter Knochen des Schädeldachs.
1 Knochenkante
2 Periost
3 Stratum fibrosum
4 Stratum osteogenicum
5 Kapselabschnitt des Periosts
6 Verbindungsabschnitt des Stratum fibrosum
7 Intermediäre Schicht der Sutur
8 SHARPEY-Fasern

Zentral in der Sutur (und damit zwischen den Kapselabschnitten des Periosts) befindet sich lockeres Bindegewebe mit dünnwandigen Gefäßen. Die Venen stehen in Verbindung mit den *Vv. diploicea* der Diploe (Bd. 2). Mechanisch wirkt diese **intermediäre Schicht** der Sutur wie ein **Puffer**.

Die **Suturen** sind **Reste des fetalen Desmocranium**. Sie sind beim Säugling noch breit und bilden die **Fontanellen** (Bd. 2). Die engen Suturen des Erwachsenen können ab dem Ende des 3. Jahrzehnts durch **appositionelles Knochenwachstum**, das von Osteoprogenitorzellen des *Stratum osteogenicum* ausgeht, weiter verengt und schließlich durch **Synostosenbildung** überbrückt werden.

Bei der Bildung der Suturen können innerhalb dieser inkonstante **Schaltknochen** (*Ossa suturalia*) entstehen. Es können auch **zusätzliche Suturen** gebildet werden, durch die ein Knochenteil abgetrennt wird; das bekannteste Beispiel ist das **Inkabein**, durch das der obere Teil der *Squama occipitalis* (Bd. 2) abgegliedert wird.

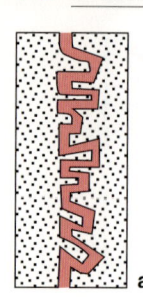

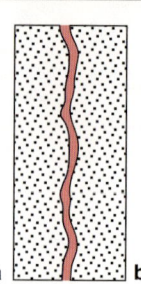

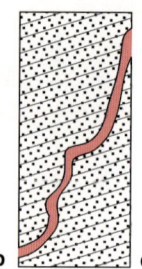

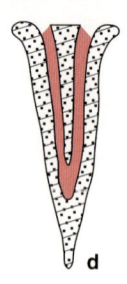

Abb. 4-20 Verschiedene Formen der Suturen.
a: Sutura serrata (Zackennaht), Aufsicht
b: Sutura plana (Glattnaht), Aufsicht
c: Sutura squamosa (Schuppennaht), Frontalschnitt
d: Schindylesis (Nutennaht), Frontalschnitt

Die **Suturen des Schädels** sind morphologisch unterschiedlich gestaltet. Folgende **Formen** werden unterschieden (Abb. 4-20):
- **Zackennaht** (*Sutura serrata*): Bei dieser häufigsten Knochennaht greifen die sägezahnartigen Knochenränder auf komplizierte Weise so ineinander, daß sie auch nach der durch Mazeration bedingten Entfernung des Bindegewebes kaum getrennt werden können. Beispiel: *Sutura lambdoidea* (Bd. 2).
- **Glattnaht** (*Sutura plana*): Diese Form der Knochennaht ist dadurch gekennzeichnet, daß die betreffenden Knochenränder, lediglich leicht gewellt, nahezu parallel verlaufen. Beispiel: *Sutura nasomaxillaris*.
- **Schuppennaht** (*Sutura squamosa*): Bei dieser nach der *Squama ossis temporalis* (Bd. 2) benannten flächenhaften Knochennaht überlappen sich abgeschrägte Knochenflächen. Beispiel: *Sutura squamosa* („Sutura temporoparietalis", Bd. 2).
- **Nutennaht** (*Schindylesis*): Mit diesem Begriff wird der Spezialfall benannt, daß ein Knochengrat des einen Knochens in eine korrespondierende spaltförmige Vertiefung eines anderen Knochens greift. Beispiel: *Sutura sphenovomeriana* (zwischen dem *Rostrum sphenoidale* und den *Alae vomeris*, Bd. 2).

Knorpelhafte, *Juncturae cartilagineae*

In den Juncturae cartilagineae werden knöcherne Skelettstücke durch Knorpelgewebe miteinander verbunden: Knochen – Knorpelgewebe – Knochen.
- Synchondrose (Synchondrosis)
- Symphyse (Symphysis)

Die **Knorpelhafte** (*Juncturae cartilagineae*) sind **Reste** knorpeliger Skelettstücke, in denen getrennte, aber aufeinanderzuwachsende Verknöcherungszentren entstehen; sie sind somit zunächst **Wachstumzonen** des Skeletts. Nach Abschluß des Wachstums bleiben die *Juncturae cartilagineae* Zonen, die in der Lage sind, beträchtliche mechanische Druck-, Scher- und Torsionskräfte aufzunehmen.

Knorpelhafte kommen, je nach Typ des Knorpelgewebes, in zwei Ausprägungsformen, als **Synchondrosen** und **Symphysen**, vor.
Synchondrosen sind Knorpelhafte aus **Hyalinknorpel**.
Dieser Typus von Knochenverbindungen ist realisiert als:
- **Synchondroses cranii**: Bei diesen handelt es sich um Reste des *Chondrocranium* (Bd. 2) zwischen Knochen der Schädelbasis; sie sind am deutlichsten am Schädel des Kleinkindes. Vielfach verknöchern sie im Lauf des Lebens. Beispiel: *Synchondrosis sphenopetrosa* (Bd. 2).
- **Synchondroses sternales**: Bei diesen handelt es sich um Reste der knorpeligen Brustbeinanlage zwischen *Manubrium* und *Corpus sterni* (*Synchondrosis* [später *Symphysis*] *manubriosternalis*) sowie zwischen *Corpus sterni* und *Proc. xiphoideus* (*Synchondrosis xiphosternalis*). Näheres hierzu siehe Band 2.
- **Synchondrosis sternocostalis costae primae**: Im Gegensatz zu den Verbindungen zwischen dem Brustbein und der 2. bis 7. Rippe (*Artt. sternocostales*) ist dessen Verbindung mit der 1. Rippe eine Knorpelhaft (Bd. 2).
- **Synchondrosis sacrococcygea**: Diese ist primär ein Echtes Gelenk (*Art. sacrococcygea*, Bd. 2).
- **Knorpelige Verbindungen zwischen den Teilen des Os coxae** (Y-förmige Knorpelfuge des Acetabulum): Diese bestehen bis zum Abschluß der Pubertät (Bd. 2).
- **Cartilago epiphysialis**: Bei diesem handelt es sich um die Wachstumsplatte der Langen Röhrenknochen (S. 166, Abb. 4-15).

Symphysen sind Knorpelhafte aus **Faserknorpel**. Dieser Typus der Knochenverbindung kann wenige Millimeter bis über 1 cm dick sein. Der faserknorpelige Diskus befindet sich jeweils zwischen den mit Hyalinknorpel beschichteten Knochenoberflächen (Abb. 2-7 in Bd. 2) und wird oberflächlich durch Ligamente ergänzt. Die **Fasertextur** der Symphysen ist örtlich unterschiedlich gestaltet und funktionsgerecht strukturiert (z. B. *Discus intervertebralis*, Abb. 1-12 in Bd. 2).

Symphysen – diese liegen stets in der Medianen – sind realisiert als:
- **Symphysis intervertebralis** (*Discus intervertebralis*, Bd. 2): Diese Knorpelhafte verbinden als verformbare „Bandscheiben" die Wirbelkörper. Sie erlauben viel stärkere Bewegungen als die übrigen Synarthrosen.
- **Symphysis manubriosternalis** (Bd. 2): Bevor diese faserknorpelige Haft verknöchert und dabei den *Angulus sterni* bildet, hat sie bereits lange Zeit als Synchondrose (s. o.) bestanden.
- **Symphysis mandibulae** (Bd. 2): Diese zwischen den beiden Hälften des Unterkiefers befindliche Knorpelhaft verknöchert bereits im ersten Lebensjahr.
- **Symphysis pubica** (Schambeinfuge, Bd. 2): Diese durch Ligamente ergänzte Knorpelhaft bildet den *Discus interpubicus* zwischen den beiden Schambeinen und weist vielfach einen medianen mit *Synovia* gefüllten Spalt auf. Hafte mit sekundär gebildeten Spalten werden auch als **Halbgelenke** (Hemiarthrosen, Schizarthrosen) bezeichnet.

4.3.2 Diarthrosen, *Juncturae synoviales*, *Articulationes*

Als Diarthrosen werden die Gelenke im engeren Sinn, also die Echten Gelenke (*Articulationes*), zusammengefaßt. Gelenke sind spezialisierte Bewegungseinrichtungen, in denen sich jeweils ein überknorpelter Gelenkkopf gegen eine ebenfalls überknorpelte Gelenkpfanne (oder umgekehrt) bewegt. Zwischen Gelenkkopf und Gelenkpfanne befindet sich als Gleitmittel Synovia. Das Gelenk wird durch eine Gelenkkapsel, die durch Gelenkbänder (*Ligamente*) verstärkt ist, gegen das Gewebe der Umgebung abgegrenzt. Aufgrund der hohen Zahl folgenreicher degenerativer Gelenkerkrankungen (z. B. Koxarthrose) ist die Biologie der Gelenke von besonders großer medizinischer Bedeutung.

- **Gelenkkopf/Gelenkpfanne**
- **Gelenkknorpel (Cartilago articularis)**
- **Gelenkkapsel (Capsula articularis)**
- **Gelenkhöhle (Cavitas articularis)**
- **Synovialmembran (Membrana synovialis)**
- **Gelenkschmiere (Synovia)**
- **Gelenkbänder (Ligamenta)**
- **Zusammengesetztes Gelenk (Art. composita)**
- **Gelenkdiskus**
- **Zweikammeriges Gelenk („Art. dithalamica")**

Diarthrosen (*Articulationes*) sind dadurch gekennzeichnet, daß sich **zwischen den Skelettstücken ein Spaltraum** befindet. Dieser Gelenkspalt enthält eine als *Synovia* bezeichnete Gleitflüssigkeit. Von dieser leitet sich die Benennung der Diarthrosen als *Juncturae synoviales* ab. Die Verbindung zwischen den knöchernen Skelettstücken besteht somit aus: Knochen – Knorpel – Synovia – Knorpel – Knochen.
In einem Gelenk werden folgende **Komponenten** unterschieden (Abb. 4-21):

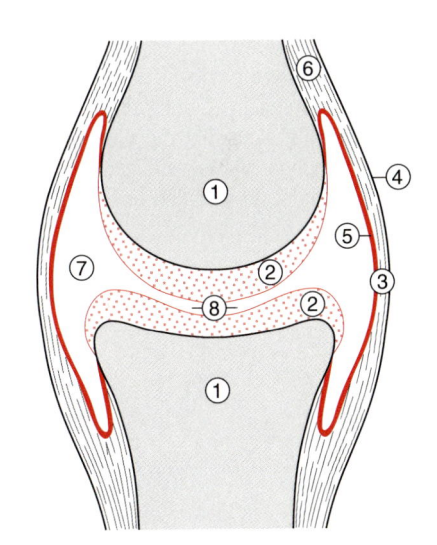

Abb. 4-21 Bau eines Gelenks (Art. simplex).
1 Knochen
2 Gelenkknorpel
3 Gelenkkapsel
4 Membrana fibrosa
5 Membrana synovialis
6 Periost
7 Gelenkhöhle (gefüllt mit Synovia)
8 Gelenkspalt (mit Synoviafilm)

- **Gelenkknorpel** (*Cartilago articularis*, S. 175): Dieser bedeckt die Enden (Gelenkkörper, Kondylen) der beteiligten Knochen. Die glatten, miteinander korrespondierenden Oberflächen aus Hyalinem Knorpel haben eine für das Gelenk spezifische Gestalt; durch den Synoviafilm verbunden, berühren sie einander nahezu und können mit minimaler Reibung aufeinander gleiten.
- **Gelenkkapsel** (*Capsula articularis*, S. 180): Durch die fibröse Außenschicht der Kapsel (*Membrana fibrosa*) werden die beteiligten Knochen miteinander verbunden und das Gelenk gegenüber der Umgebung abgegrenzt. Die Innenschicht der Kapsel (*Membrana synovialis*) grenzt an die Gelenkhöhle.
- **Gelenkhöhle** (*Cavitas articularis*, S. 179): Dieser Raum wird von der *Membrana synovialis* und den Gelenkknorpeln begrenzt. Er ist mit *Synovia* gefüllt.
- **Synovialmembran** (*Membrana synovialis*, S. 176): Diese kleidet die Gelenkhöhle – mit Ausnahme der Gelenkknorpel – aus und bildet die *Synovia*.
- **Gelenkschmiere** (*Synovia*, S. 178): Diese von der Synovialmembran abgesonderte, viskose Flüssigkeit füllt die Gelenkhöhle aus. Zwischen den knorpeligen Kontaktflächen bildet sie lediglich einen dünnen Gleitmittelfilm von 10–20 µm Dicke im Gelenkspalt[1].
- **Gelenkbänder** (*Ligamenta*): Die aus Straffem Bindegewebe bestehenden Bänder dienen der Sicherung und Führung der Gelenkverbindung sowie der Begrenzung des Bewegungsumfangs. Man unterscheidet *Ligg. capsularia* (Verstärkungszüge der Gelenkkapsel), *Ligg. intracapsularia* (Binnenbänder) und *Ligg. extracapsularia* (S. 180).

Neben dem hier beschriebenen **Grundtyp eines Gelenks** (*Articulatio simplex*), in dem **zwei Skelettstücke** miteinander artikulieren, kommen auch Gelenke vor, in denen **mehr als zwei Skelettstücke** innerhalb einer gemeinsamen Gelenkkapsel beweglich miteinander in Verbindung stehen. Ein solches Gelenk wird als **Zusammengesetztes Gelenk** (*Articulatio composita*, Abb. 4-22a) bezeichnet. Ein Beispiel hierfür ist das Ellenbogengelenk (Bd. 2), in dem Humerus, Ulna und Radius miteinander artikulieren.

Eine weitere Sonderform stellen Gelenke dar, in denen zwischen die artikulierenden Flächen eine **bindegewebige, bewegliche Zwi-**

---

[1] Der „Gelenkspalt" der Röntgenologen umfaßt dagegen auch die begrenzenden Gelenkknorpel.

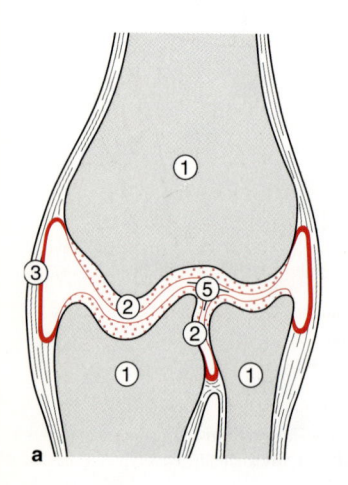

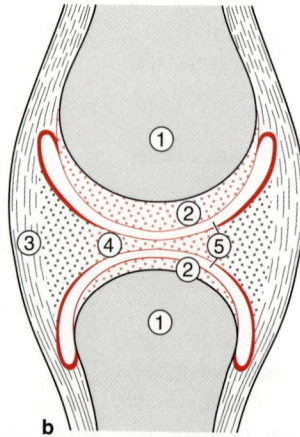

Abb. 4-22 Sonderformen von Gelenken.
a: Zusammengesetztes Gelenk (Art. composita)
b: Zweikammeriges Gelenk („Art. dithalamica")
1 Knochen
2 Gelenkknorpel
3 Gelenkkapsel
4 Gelenkdiskus (rot: knorpeliger Teil; schwarz: bindegewebiger Teil)
5 Gelenkhöhle (-kammern)

schenscheibe (**Gelenkdiskus, Meniskus**; Bd. 2) eingeschoben ist, so daß zwei Gelenkhöhlen (Gelenkkammern) vorhanden sind. Diese Gelenkform wird als **Zweikammeriges Gelenk** (*"Articulatio dithalamica"*, Abb. 4-22b) bezeichnet. Ein Beispiel hierfür ist das Kiefergelenk (Bd. 2).

Gelenkknorpel, *Cartilago articularis*

Die an den Gelenken beteiligten artikulierenden Knochenflächen sind von Hyalinem Knorpel überzogen. Dieser viskoelastische Knorpel wirkt funktionell als Stoßdämpfer. Beim Gelenkknorpel handelt es sich um Reste des knorpeligen Primordialskeletts.
- **Flächengleiten**
- **Flüssigkeitsfilmschmierung**
- **Hyaliner Knorpel**
- **Spezifische Kollagenfasertextur**
- **Mineralisierte Matrixschicht**
- **Radiärfaserzone**
- **Tangentialfaserzone**
- **Aggrekan**
- **„Abriebzone"**

Die **Dicke** des weißbläulichen Gelenkknorpels **variiert** zwischen 1–7 mm. Bei Jugendlichen sind in großen Gelenken die Knorpel zwischen 5–7 mm dick und elastisch verformbar. In kleinen und weniger belasteten Gelenken (z. B. den Fingergelenken) beträgt die Knorpeldicke dagegen lediglich 1 mm. Mit fortschreitendem Alter werden die Gelenkknorpel härter, spröde und nehmen eine mehr gelbliche Färbung an. Die **Knorpel-Knochen-Grenze** (Abb. 4-23) **ist nicht eben**, sondern weist eine Mikrozerklüftung auf, wodurch eine bessere **Haftung des Gelenkknorpels** gewährleistet ist. Die *Compacta* und angrenzende *Spongiosa* des subchondralen Knochengewebes ist funktionell eng mit dem Gelenkknorpel verbunden.

Die **geometrische Form** der korrespondierenden Knorpeloberflächen ist **maßgebend für die Bewegungsmöglichkeiten** in dem betreffenden Gelenk. Durch die *Synovia* (S. 178) wird dabei ein nahezu reibungsfreies **Flächengleiten** infolge der **Flüssigkeitsfilmschmierung** ermöglicht. Geringe Inkongruenzen der Knorpeloberflächen können dabei durch die **elastische Verformbarkeit** ausgeglichen werden. Die mechanischen Eigenschaften des Gelenkknorpels sind geeignet, auch erhebliche Kräfte zwischen den beteiligten Skelettstücken zu übertragen (z. B. im Hüft- und Kniegelenk). Die im jugendlichen Organismus vorhandene **Viskoelastizität des Gelenkknorpels** verleiht diesem funktionelle **Stoßdämpfereigenschaften**.

Lediglich in wenigen Gelenken besteht der Gelenkknorpel aus **Faserknorpelgewebe** (Kap. 2). Bei diesen handelt es sich um Gelenke, die nicht zwischen knorpelig vorgebildeten Skelettstücken, sondern zwischen Bindegewebsknochen entstehen: *Art. sternoclavicularis*, *Art. acromioclavicularis* und *Art. temporomandibularis*. In allen übrigen Gelenken – und damit in allen großen Gelenken wie dem Schulter-, Hüft- und Kniegelenk – besteht der Gelenkknorpel aus einer **speziellen Ausprägung des Hyalinen Knorpelgewebes** (Kap. 2), das damit von ungleich größerer praktischer Bedeutung ist.

Der **gefäßlose Gelenkknorpel** besitzt **kein Perichondrium**; er ist daher nur beschränkt regenerationsfähig. Damit stellt sich auch die Frage nach seiner **Versorgung**. Hierbei spielen die nachfolgende Strukturen eine Rolle:
- in erster Linie die *Synovia*
- der „*Circulus vasculosus articuli*" in der knorpelnahen Synovialmembran
- die Blutgefäße des subchondralen Knochengewebes, einschließlich der Markräume und gelegentlich der mineralisierten Knorpelzone (vgl. hierzu Abb. 4-9)

Der **intrakartilaginäre Stofftransport** wird durch **intermittierende mechanische Belastung** des Knorpels **gefördert**, durch **Inaktivität vermindert**.

Für die **mechanischen Eigenschaften** und damit für die Belastbarkeit des Gelenkknorpels ist die Knorpelmatrix entscheidend. Dabei kommt der **spezifischen Fasertextur** (Abb. 4-

4-23) eine besondere Bedeutung zu. Die Kollagenfibrillenbündel (insbesondere Kollagen Typ II) sind in der **mineralisierten Matrixschicht** (s. u.) verankert und verlaufen von der Knorpel-Knochen-Grenze zunächst radiär auf die Knorpeloberfläche zu (**Radiärfaserzone**), um hier unter Arkadenbildung in der oberflächennahen Schicht eine **Tangentialfaserzone** zu bilden (Abb. 4-23). Unter Belastung bremst die zugfeste Fasertextur die einwirkende deformierende Kraft.

Die Kollagenfibrillenbündel sind in die **amorphe Matrixkomponente** eingebettet. Von deren makromolekularen Bausteinen, insbesondere dem Proteoglykan **Aggrekan**, hängt das **Wasserbindungsvermögen** und damit der **Turgor** (Festigkeit) des Gelenkknorpels ab. Veränderungen der makromolekularen Zusammensetzung und Konzentration, die z. B. im Alter auftreten, können zu morphologischen Veränderungen und Funktionseinschränkungen des Gelenkknorpels führen.

Für die **Funktionserhaltung** des Gelenkknorpels ist dessen **intermittierende Belastung** (Druck- und Schubbeanspruchung) **unerläßlich**. Totale Inaktivität führt zum Ersatz des Knorpelgewebes durch Knochengewebe.

Der Gelenkknorpel besteht zu über 70 % aus **Wasser** und zu 5 % aus **Knorpelzellen**. Die verbleibenden 25 % werden von der überwiegend **makromolekularen Matrix** gebildet.

Kollagen Typ II (85 % des Gesamtkollagens) bildet ein dreidimensionales Netzwerk. Dessen Maschenlücken werden überwiegend von dem Proteoglykan **Aggrekan** ausgefüllt. Dieses aggregiert zu supramolekularen Strukturen und wird dadurch innerhalb der Maschenlücken zurückgehalten. Aggrekan bindet aufgrund seiner negativen Ladung Wasser. Der hierdurch erzeugte **Quellungsdruck steht im Gleichgewicht mit der Spannung des Kollagengerüsts**. Unter Belastung wird der Gelenkknorpel deformiert: Die Proteoglykanstruktur wird zusammengepreßt und gibt dabei Wasser ab. Hierdurch wird wiederum die relative negative Ladungsdichte erhöht, mit der Folge, daß der Quellungsdruck gegenläufig steigt – bis ein neuer Gleichgewichtszustand erreicht ist.

Die Struktur des Gelenkknorpels ist von der **Aktivität der Chondrozyten** abhängig. Diese wiederum hängt von den physiologischen mechanischen Einwirkungen ab. Dabei wird die **Transduktion der mechanischen Kräfte** in **Stoffwechselprozesse der Chondrozyten** (u. a. die Synthese von Matrixbausteinen) von **Integrinen** gesteuert. In die Biologie des Gelenkknorpels sind zahlreiche weitere Moleküle mit spezieller, zum Teil jedoch noch unklarer Rolle integriert: u. a. **Kollagene** Typ III, VI, IX und XI; die **Proteoglykane** Dekorin, Biglykan, Fibromodulin und Lumican; die **Glykosaminoglykane** Chondroitinsulfat, Keratansulfat und Hyaluronan; die **Glykoproteine** Fibronektin, Tenaszin und Laminin sowie **Adhäsionsmoleküle** wie die Integrine, CD44, ICAM, Anchorin und Chondroadherin.

Die mit dem subchondralen Knochengewebe verzahnte **basale Schicht des Gelenkknorpels** ist **mineralisiert** (Abb. 4-23). Diese Zone hat mechanische Bedeutung für die **Druckaufnahme** und für die **Verankerung der Kollagenfibrillenbündel**. Im Gelenk von Jugendlichen kommt es in dieser Schicht zu **Appositionellem Knochenwachstum**. Auch nach dem Abschluß des Wachstums kann dort eine weitere Ossifikation stattfinden, z. B. in funktionell nicht beanspruchten Gelenken.

Die **Tangentialfaserzone** bildet während der Wachstumsphase einen Bereich interstitiellen Knorpelwachstums („chondrogene Schicht"). Die Oberfläche des Gelenkknorpels wird oft von einer 0,03–0,1 µm dicken „Abriebzone" bedeckt. In dieser finden sich Fibrillen- und Zellreste, vermischt mit Matrix- und Synoviakomponenten.

Synovialmembran, Membrana synovialis, Stratum synoviale

Die Synovialmembran als innerste Schicht (Stratum synoviale) der Gelenkkapsel kleidet die Gelenkhöhle mit Ausnahme der über-

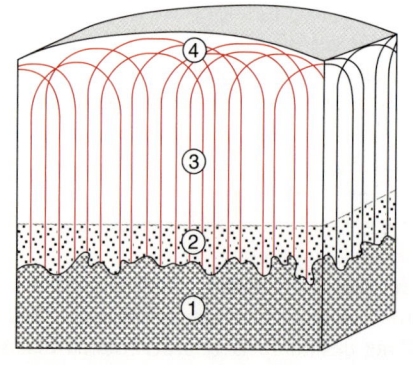

Abb. 4-23 Fasertextur (rot) des Hyalinen Gelenkknorpels (Schema).
1 Subchondrales Knochengewebe
2 Mineralisiertes Knorpelgewebe
3 Radiärfaserzone
4 Tangentialfaserzone

knorpelten Flächen aus. In ihr produzieren die Synoviozyten der Synovialen Intima die als Gleitmittel fungierende Synovia.
* Stratum synoviale der Gelenkkapsel
* Gelenkzotten (Villi synoviales)
* Synoviale Intima (Lamina propria synovialis)
* A- bzw. B-Synoviozyten
* Plicae synoviales
* Gelenkschmiere (Synovia)

Die **Synovialmembran** (*Membrana synovialis*, Abb. 4-21) liegt als **Stratum synoviale** dem Stratum fibrosum der Gelenkkapsel auf. Sie bedeckt intraartikuläre Periostabschnitte sowie intraartikuläre Ligamente und Sehnen (S. 180). **Nicht von der Synovialmembran bedeckt** sind die Gelenkdisken und -menisken (S. 179) sowie die Oberflächen der Gelenkknorpel; an deren Rand geht die Oberflächenschicht (s. u.) der Synovialmembran mit einer marginalen Übergangszone in die Tangentialfaserzone des Gelenkknorpels (S. 176) über.

Die glänzende **Oberfläche** der Synovialmembran ist überwiegend glatt (*Pars plana*); stellenweise – vor allem an der Knorpel-Knochen-Grenze – weist sie **Gelenkzotten** (*Villi synoviales* der *Pars villosa*) auf, die der Vergrößerung der sekretorischen und resorptiven Oberfläche dienen. Die Synovialmembran besteht aus einer **Synovialen Intima** (*Lamina propria*[1] *synovialis*) und der **Subintimalen**[2] **Schicht**. Sie besitzt eine **hohe Regenerationsfähigkeit**.

Die **Synoviale Intima** (Abb. 4-24) besteht aus bis zu vier Lagen von Zellen, die insgesamt 20–40 μm dick sind. Die Zellen besitzen auf den ersten Blick ein epithelartiges Aussehen; es handelt sich jedoch um einen unregelmäßigen lockeren Verband **modifizierter Bindegewebszellen**, sogenannte **Synoviozyten**. Diese sind ovoid bis abgeplattet und weisen lange, verzweigte Ausläufer auf. Trotz der ausgeprägten Interdigitation fehlen jedoch Zellkontakte; auch eine Basalmembran ist nicht ausgebildet. Zwischen den Synoviozyten befindet sich eine amorphe, nahezu **faserfreie Matrix**, die bis zur Oberfläche und in die Synovialzotten hinein **Fenestrierte Blutkapillaren** (Kap. 6) und **Lymphkapillaren** enthält. In der Intima sind **keine Nervenendigungen** vorhanden.

Die Synoviozyten sind in **zwei Zelltypen** differenziert:
* **Typ-A-Synoviozyten** (*Synoviocyti phagocytici*) weisen die morphologischen, submikroskopischen und antigenen Merkmale von **Makrophagen** (Kap. 2 und Bd. 3) auf; sie gehören zum MPS (Bd. 3). In Abb. 4-24 sind die A-Synoviozyten durch den stark entwickelten GOLGI-Apparat und Vakuolen gekennzeichnet.
* **Typ-B-Synoviozyten** (*Synoviocyti secretorii*) ähneln Fibroblasten (Kap. 2). Angepaßt an ihre **Funktion** (Synthese und Sekretion von Matrix- und Synoviabestandteilen) weisen die B-Synoviozyten ein stark entwickeltes Rauhes Endoplasmatisches Retikulum (Abb. 4-24) auf.

Die **Subintimale Schicht** der Synovialmembran besteht aus lockerem Fibrillärem Bindegewebe (Kap. 2). Elastische Faserzüge verhindern hier jede gelenkmechanisch unverträgliche Faltenbildung der Synovialmembran. In mechanisch „neutralen" Bereichen dagegen kommen regelmäßig **Plicae synoviales** vor. Diese dienen der Oberflächenvergrößerung. Sie enthalten in der *Subintima* Ansammlungen von **Fettzellen** (*Adipocyti*, Kap. 2).

In der Subintima findet man ein **Blutgefäßnetz**, insbesondere aus Arteriolen und Venulen, sowie ein **Lymphgefäßnetz**. Die Gefäße gelangen an der Knorpel-Knochen-Grenze durch die *Membrana fibrosa* in die Synovialmembran.

Nervenendigungen – außer an Gefäßen – kommen, im Gegensatz zur Gelenkkapsel (S. 181), in der Synovialmembran so gut wie nicht vor; sie ist daher **nicht schmerzempfindlich**.

Für die **Biologie der Synovialmembran** ist entscheidend, daß ihre Oberfläche aufgrund der fehlenden Zellkontakte keine Diffusionsbarriere bildet. Zwischen der Synovia der Gelenkhöhle und der Matrix des Interzellularraums (mit ihren Fenestrierten Kapillaren) findet vielmehr ein **ungehinderter Austausch** statt. Dies bedeutet auch, daß tiefer liegende Zellen der Synovialen Intima über die Matrix mit der Synovia kommunizieren.

Die **B-Synoviozyten** verfügen über eine **hohe Syntheserate**; sie sezernieren direkt und indirekt über die Matrix das Proteoglykan Lubricin, Kollagen, Fibronectin und andere Proteine in die Synovia.

---
[1] Der Begriff „Lamina propria" wird in Kapitel 5 genauer behandelt.
[2] Der Begriff „Intima" wird in Kapitel 6 genauer behandelt.

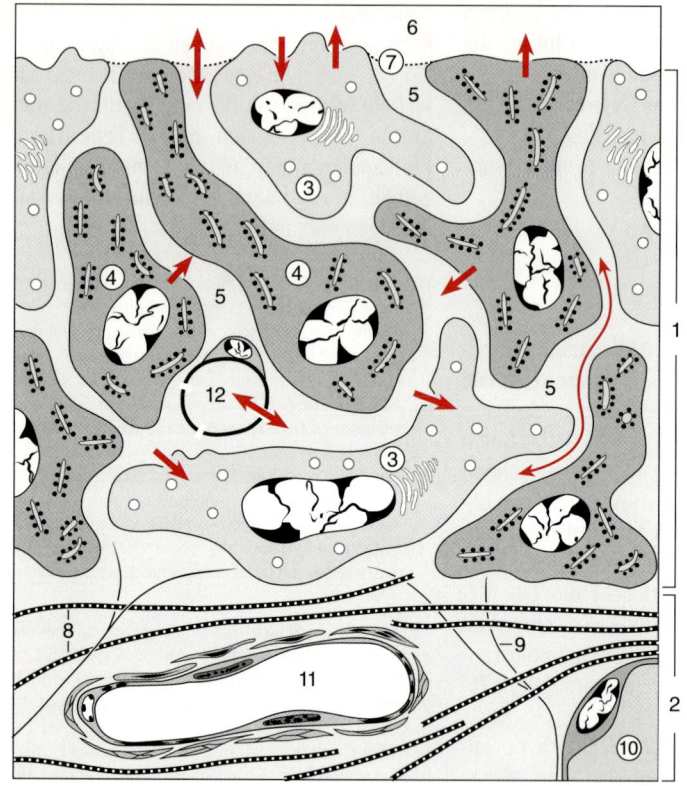

Abb. 4-24 Membrana synovialis; Ultrastruktur (Schema).
Pfeile: Transportwege
1 Synoviale Intima
2 Subintimale Schicht
3 Typ-A-Synoviozyt
4 Typ-B-Synoviozyt
5 Interzelluläre Matrix
6 Synovia
7 Kontakt zwischen Matrix und Synovia
8 Kollagenfibrillen
9 Elastische Faser
10 Lipozyt
11 Venule
12 Blutkapillare

Die **A-Synoviozyten** können Synoviabestandteile durch **Mikropinozytose** und **Phagozytose** aufnehmen. Nach der Aufnahme von Partikeln (Zelltrümmer, Bakterien, therapeutisch applizierte Schwermetallkomplexe) können die **Zellen** in die Subintima **wandern** und dort die Partikel in die Lymphbahn abgeben. A-Synoviozyten sind jedoch auch an sekretorischen Leistungen beteiligt: lytische Enzyme, Hyaluronsäure.

Synoviozyten werden noch **weitere Funktionen** zugeordnet: Einfluß auf die Vitalität der Chondrozyten des Gelenkknorpels, Kontrolle der Mikrozirkulation in der Synovialmembran durch die Abgabe von Prostaglandinen, Antigenpräsentation auf der Oberfläche von A-Synoviozyten (Makrophagen; Bd. 3).

Neben den Synoviozyten kommt auch den **Fenestrierten Kapillaren** der Intima eine Bedeutung für den Stoffaustausch zwischen der Synovialmembran und der Synovia zu.

Die **Gelenkschmiere** (*Synovia*) ist eine klare, leicht gelbliche, viskose (fadenziehende) Flüssigkeit. Diese enthält vergleichsweise **wenige Zellen** (ca. 60 Zellen pro Mikroliter): Synoviozyten, Monozyten, Lymphozyten, Granulozyten. Da die *Cavitas articularis* spaltförmig ist, beträgt das **Gesamtvolumen** selbst in dem besonders großen Kniegelenk lediglich 2–4 ml. Davon lassen sich aufgrund der Kapilarität des Gelenkraums allenfalls 0,5 ml durch Punktion gewinnen. Außer in den *Artt. synoviales* kommt eine **synoviaanaloge Flüssigkeit** auch **in Schleimbeuteln** (S. 197) und **Sehnenscheiden** (S. 197) vor.

Die **Synovia** hat **Bedeutung** für die:
- **Homöostase** des Gelenkraums
- **Ernährung** des Gelenkknorpels (einschließlich der Disken und Menisken)
- **Lubrikation**[1] (einschließlich einer Reduzierung der mechanischen Abnutzung der beteiligten Flächen)
- **Funktion als Stoßdämpfer**

---
[1] Lubrikation = Gleitfähigmachen; Lubrikans = Gleitmittel; von *lubricus* (lat.) = schlüpfrig, glatt.

Die **Lubrikation der Gelenkflächen** (Flüssigkeitsfilmschmierung) ist eine wesentliche Aufgabe der viskösen Synovia. Die Viskosität ist jedoch nicht konstant: bei ansteigenden Druck- und Scherkräften ist die Viskosität hoch mit entsprechender Druckaufnahmekapazität; bei geringen Druck- und Scherkräften nimmt die Viskosität ab (**Thixotropie**[1]).

Ein **wesentlicher Bestandteil der Synovia** ist **Hyaluronat**, ein Glukosaminoglykan aus N-azetyl-Glukosamin und Glukuronsäure (0,25 g pro 100 ml). Auf diesem überwiegend in Typ-B-Synoviozyten (S. 177) gebildeten Makromolekül beruht das viskoelastische Verhalten der Gelenkflüssigkeit. Die **in der Synovia** enthaltenen Proteine werden teilweise von den Typ-B-Synoviozyten produziert, sind jedoch überwiegend ein **Dialysat des Blutplasmas**. Nur ein Teil der synovialen Proteine liegt frei vor, der andere Teil wird an **Hyaluronat** (und weitere Glykoproteine) **gebunden**.

Da die Menge an Gelenkflüssigkeit normalerweise konstant bleibt, muß ein **Gleichgewicht zwischen Sekretion und Resorption** gewahrt bleiben. Ebenso wie die Sekretion ist auch die Resorption der Synovia eine Leistung der Synovialmembran. Über Typ-A-Synoviozyten und die Extrazelluläre Matrix führt der Transportweg zu Blutkapillaren der Matrix und subintimalen Venulen, aber auch zu Lymphgefäßen in der Subintimalen Schicht.

Klinischer Hinweis. Eine **Entzündung der Synovialmembran** (*Synovialitis*, auch als Synovitis bezeichnet) führt zum **Gelenkerguß**, d. h. zu einer Vermehrung der Synovialflüssigkeit (*Hydrarthros, Hydrops articularis*).

Gelenkhöhle, *Cavitas articularis*

Die **Gelenkhöhle** ist der von der Synovialmembran und den Gelenkknorpeln – in Einzelfällen von Zwischenscheiben und Ligamenten (s. u.) – begrenzte und von Synovia erfüllte Raum. Da es sich um einen Spaltraum handelt, ist sein Volumen gering; es beträgt selbst im Kniegelenk nur etwa 2–4 ml.

- Gelenkrezessus (Rec. articularis)
- Discus articularis
- Meniscus articularis
- Labrum articulare
- Binnenbänder (Ligg. intracapsularia)
- Plicae synoviales

Die **Gelenkhöhle** (*Cavitas articularis*) einiger Gelenke (z. B. des Kniegelenks) wird gelegentlich dadurch erheblich vergrößert, daß sie – durch eine schwache Stelle der Gelenkkapsel hindurch – mit einem benachbarten **Schleimbeutel** (S. 197) verschmilzt. Hierdurch entsteht ein **Gelenkrezessus** (*Recessus articularis*), z. B. der *Rec. suprapatellaris* des Kniegelenks (Bd. 2).

Durch **spezielle intraartikuläre Strukturen** wird die Gelenkhöhle in verschiedenen Gelenken komplizierter gestaltet.

Durch **Disci articulares**, bewegliche **Zwischenscheiben**, wird die Gelenkhöhle in zwei Gelenkkammern unterteilt: **Zweikammeriges Gelenk** („*Art. dithalamica*", Abb. 4-22). Die Gelenkdisken bestehen aus Straffem Bindegewebe und Faserknorpel. Sie sind an ihrem gesamten Umfang mit der *Membrana fibrosa* der Gelenkkapsel verbunden, jedoch nicht von der Synovialmembran überzogen (Abb. 4-22b).

Disci articulares kommen in folgenden Gelenken vor (Bd. 2): Art. temporomandibularis, Art. sternoclavicularis, Art. radiocarpalis bzw. Art. radioulnaris distalis.

Eine Abwandlung der diskusartigen Zwischenscheiben liegt in den **Menisci articulares** des Kniegelenks vor: unvollständige (sichelförmige) Ringe mit keilförmigem Querschnitt. Disken und Menisken werden zum Teil durch Gefäße der Gelenkkapsel (mit der sie geweblich verbunden sind), zum Teil über die Synovia versorgt.

Disken und **Menisken** sind dafür geeignet, **Druckkräfte aufzunehmen**. Aufgrund ihrer **Verschieblichkeit** folgen sie den Bewegungen der beteiligten überknorpelten Gelenkkörper. Ihre **plastische Verformbarkeit** ermöglicht es, stets die Kapillarität[2] zu gewährleisten, die für eine sichere Bewegungsführung erforderlich ist – trotz der bei

---

[1] Thixotropie = reversibler Übergang von kolloidalen Systemen aus dem Gel- in den Solzustand unter der Einwirkung mechanischer Kräfte; von *thixis* (gr.) = Berührung und *trepein* (gr.) = wenden.

[2] Kapillarität bedeutet in diesem Zusammenhang, daß zwischen den beteiligten Flächen ein Flüssigkeitsfilm existiert, so daß diese Flächen durch Kapilladhäsion zusammengehalten werden.

Gelenkbewegungen auftretenden Inkongruenzen der Gelenkflächen.

Die **Labra articularia**, im Querschnitt **keilförmige Gelenklippen**, sind charakteristisch für die Gelenkpfannen des Schulter- und Hüftgelenks (*Labrum glenoidale, Labrum acetabulare*; Bd. 2).

Die Bedeutung der Gelenklippe liegt darin, daß sie als faserknorpeliger Ring um den Gelenkknorpel der Gelenkpfanne die **Kontaktfläche für den Gelenkkopf vergrößert** und zugleich etwas beweglich ist. Möglicherweise haben die Gelenklippen **Bedeutung für die Verteilung der Synovia**, d. h. für die Lubrikation. Die periphere Basis des *Labrum articulare* ist mit der *Membrana fibrosa* der Gelenkkapsel verbunden.

Binnenbänder (*Ligamenta intracapsularia*) kommen im Hüft- und Kniegelenk (Bd. 2) vor. Diese von der Synovialmembran umhüllten kollagenfaserigen und damit zugfesten Ligamente sind als Strukturen zu interpretieren, die **von der Gelenkkapsel her in die Gelenkhöhle eingestülpt** sind.

Die **Bedeutung** der Binnenbänder ist ganz unterschiedlich: Das *Lig. capitis femoris* (Bd. 2) des Hüftgelenks ist mechanisch bedeutungslos, dient jedoch während der Wachstumsphase als Gefäßstraße zum Femurkopf; die *Ligg. cruciata* (Bd. 2) des Kniegelenks sind dagegen von entscheidender Bedeutung für die Bewegungsführung im Gelenk. Als Ausnahme kommt im Schultergelenk eine **intraartikuläre Muskelsehne** vor, die ebenfalls von der Synovialmembran umhüllt ist (Bd. 2).

Die **Plicae synoviales** sind synovialmembranbedeckte, Fettgewebe enthaltende **Falten**, die in einigen Gelenken von der Kapsel aus in die Gelenkhöhle vorspringen (z. B. *Plica synovialis infrapatellaris*). Im Kniegelenk sind mit den *Plicae synoviales* zusammenhängende größere Fettgewebskörper (*Plicae alares*, Bd. 2) ausgebildet. Diese weichen und verformbaren Gebilde werden bei manchen Gelenkstellungen **in die sich öffnenden Räume hineingesaugt**, wodurch die Kapillarität der Gelenkhöhle gewahrt bleibt.

> **Klinischer Hinweis.** Im Fall einer **krankhaften Flüssigkeitsvermehrung** (Entzündung, Blutung) kann die Gelenkhöhle wesentlich erweitert werden. Beim Patienten kann die Gelenkhöhle durch **Arthroskopie** und **Arthrographie** (sowie andere bildgebende Verfahren) direkt sichtbar gemacht werden.

Kapsel-Band-Apparat, *Membrana fibrosa capsulae articularis*

Die Gelenkkapsel (Abb. 4-21) besteht aus dem inneren Stratum synoviale (*Membrana synovialis*) und dem äußeren Stratum fibrosum (*Membrana fibrosa*). Lediglich der letztgenannten Schicht kommt eine mechanische Bedeutung zu. Das Stratum fibrosum – und damit die gesamte Gelenkkapsel – bildet den äußeren Abschluß des Gelenks und stellt gleichzeitig die Gewebeverbindung zur Gelenkumgebung her. Umschriebene Faserverdichtungen bilden die Kapselbänder, welche die Gelenkbewegungen führen und begrenzen.

- Gelenkkapsel (Capsula articularis)
- Stratum synoviale/fibrosum
- Kapselbänder (Ligg. capsularia)
- Hemmungsbänder/Führungsbänder
- Straffes Gelenk (Amphiarthrose)
- Kapselspannmechanismus
- Ligg. extracapsularia
- Mechanosensoren/Spannungssensoren/Schmerzsensoren

Die überwiegend kollagenfaserige **Gelenkkapsel** (*Capsula articularis*), bzw. deren *Stratum fibrosum*, **umhüllt das Gelenkinnere manschettenartig** und geht kontinuierlich in das *Stratum fibrosum* des Periosts der angrenzenden Knochenabschnitte über (Abb. 4-21). Die **Anheftungslinie** der Membrana fibrosa am Knochen **folgt oft dem Rand des Gelenkknorpels**; nicht selten (v. a. bei Langen Knochen) verläuft sie jedoch mehr oder weniger **weit vom Knorpelrand entfernt** (wichtiges Beispiel hierfür ist die Beziehung der Hüftgelenkskapsel zum Schenkelhals [Bd. 2]).

Die Gelenkkapseln sind in den einzelnen Gelenken sehr unterschiedlich beschaffen: Sie können weit und schlaff oder eng und straff sein, mit entsprechenden Konsequenzen für die Beweglichkeit im Gelenk.

In den meisten Gelenken weisen die Gelenkkapseln an bestimmten Stellen **Faserverdichtungen** auf, die eine – meist unscharf begrenzte – Kapselverstärkung bewirken. Solche die beteiligten Skelettstücke verbindenden Verstärkungszüge werden als **Kapselbänder** (*Ligamenta capsularia*) bezeichnet (Abb. 4-25).

Die **Benennung** erfolgt meist **nach den miteinander verbundenen Knochen** (z. B. *Lig. coracohumerale*), jedoch auch nach ihrer **Lage** (z. B. *Lig. collaterale*) oder ihrer **Form** (z. B. *Lig. deltoideum*).

Ein Teil der die Bänder aufbauenden Kollagenfasern strahlt als **SHARPEY-Fasern** (S. 153) in die Kortikalis der betreffenden Knochen ein.

Da die Kollagenfasern der **Ligamente zugfest** und damit nur gering dehnbar sind, wirken die Ligamente als Einrichtungen, die Gelenkbewegungen in bestimmten Richtungen begrenzen bzw. hemmen (Abb. 4-25) und damit das Gelenk führen (**Hemmungsbänder, Führungsbänder**). Die Bänder tragen durch ihre Widerstandsfähigkeit auch zum **Zusammenhalt der Gelenke** und zu deren Sicherung bei.

Wenn der Bandapparat eines Gelenks so stark entwickelt ist, daß nur minimale abfedernde Verschiebungen der Gelenkflächen möglich sind, werden derartige Gelenke als **Straffe Gelenke** (*Amphiarthrosen*) bezeichnet. Beispiele für Amphiarthrosen sind die *Art. sacroiliaca* und die *Artt. intercarpales* (Bd. 2).

Außer durch *Ligg. capsularia* wird die Gelenkkapsel in einigen Fällen auch durch **einstrahlende flächenhafte Muskelsehnen** verstärkt (z. B. die Kapsel des Schultergelenks durch die Sehne des *M. supraspinatus*, Bd. 2). Diese Vorrichtung bewirkt, daß die Kapsel bei entsprechender Muskelkontraktion gerafft und so davor bewahrt wird, zwischen den Gelenkknorpeln eingeklemmt zu werden: **Kapselspannmechanismus**.

Ähnlich wie die *Ligg. capsularia* wirken Bänder, die nicht in die Gelenkkapsel selbst eingewoben sind, sondern in einem gewissen Abstand von dieser verlaufen (z. B. *Lig. collaterale laterale* des Kniegelenks, Bd. 2). Solche Bänder werden als **Ligg. extracapsularia** bezeichnet. Im weiteren Sinn lassen sich zu diesen auch noch weiter von den Gelenken entfernte, diese aber dennoch unterstützende bzw. entlastende Bänder rechnen, wie etwa die Bänder der Wirbelsäule (Bd. 2) oder die *Ligg. sacrotuberale et sacrospinale* (Bd. 2). Diese Bandsysteme haben große Bedeutung für die muskelkraftsparende **Haltefunktion des passiven Bewegungsapparats**.

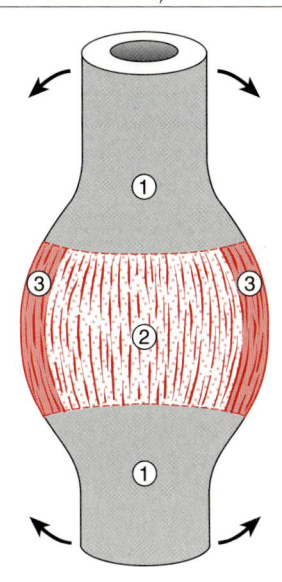

Abb. 4-25 Gelenkkapsel von außen. Das Schema zeigt seitlich je ein Kollateralband; dieses hemmt jeweils die zu seiner Anspannung führende Bewegung (Pfeilpaar auf der kontralateralen Seite). Das Band der kontralateralen Seite wird dabei entspannt.
1 Periost
2 Gelenkkapsel
3 Lig. capsulare

In der Gelenkkapsel (*Membrana fibrosa*) und in ihrer unmittelbaren Nachbarschaft kommen zahlreiche **Sensoren** vor, die **Information über Stellung, Bewegung** und **Belastung** des betreffenden Gelenks an das ZNS vermitteln:

- **Mechanosensoren** vom **Typ der Corpuscula lamellosa** (VATER-PACINI- bzw. GOLGI-Mazzoni-Körperchen, Bd. 4), insbesondere zur **Orientierung über rasche Gelenkbewegungen**
- **Spannungssensoren** vom **Typ der Sehnenspindel** (GOLGI-Sehnenorgane, S. 196) in den *Ligg. capsularia*, insbesondere zur **Vermittlung von Muskelreflexen**
- **Schmerzsensoren** vom **Typ der Freien Nervenendigungen** (Bd. 4)

Die **Blutversorgung** der Gelenke erfolgt aus einem **periartikulären Gefäßnetz**. Von diesem aus dringen zahlreiche Äste durch die Kapsel, um in der **Subintima der Synovialmembran** (S. 177) ein **dichtes Netz** zu bilden. Um den Knorpelrand ist vielfach ein Gefäßring ausgebildet (*Circulus vasculosus articularis*). Aus den **Lymphgefäßen** der Subintima erfolgt die Drainage zu den entsprechenden Regionären Lymphknoten (Bd. 3).

4.3.3 Gelenktypen

Gelenke sind – abhängig von den örtlichen funktionellen Erfordernissen – geometrisch unterschiedlich gestaltet und daher verschieden in ihrer Beweglichkeit. Stets bilden die beteiligten Skelettstücke ein Kinematisches Paar; sie sind meistens als Gelenkkopf und Gelenkpfanne ausgebildet.
- **Kinematisches Paar**
- **Gelenkkopf/Gelenkpfanne**
- **Gelenkachsen**
- **Ein-, zwei-, dreiachsige Gelenke**
- **„Freiheitsgrade" des Gelenks**
- **Transportable Achse**
- **Kugelgelenk (Art. spheroidea, Art. cotylica)**
- **Ellipsoidgelenk, „Eigelenk" (Art. ellipsoidea)**
- **Walzengelenke (Artt. cylindricae)**
- **Ebenes Gelenk (Art. plana)**
- **Kondylengelenk (Art. bicondylaris)**
- **Sattelgelenk (Art. sellaris)**

In den *Artt. synoviales* bilden knorpelige Gelenkflächen – lediglich durch einen Schmiermittelfilm getrennt – ein **Kinematisches[1] Paar**; dies bedeutet, daß sie kongruent sind: die beteiligten Gelenkflächen „passen" geometrisch aufeinander. Im Fall von gekrümmten Flächen sind diese daher einerseits als **Gelenkkopf** (Vollform), andererseits als **Gelenkpfanne** (Hohlform) ausgebildet (Abb. 4-26b). Geringe Inkongruenzen können durch die **Plastizität des Gelenkknorpels** ausgeglichen werden.

Die Gelenkflächen müssen einander zwar in Bezug auf die **Flächenkrümmung** entsprechen, nicht jedoch in Bezug auf die **Größe der Kontaktfläche** – so kann etwa ein großer Gelenkkopf mit einer kleinen Gelenkpfanne artikulieren (Abb. 4-26d). Auch müssen die **Gelenkflächen nicht vollständig sein**; so genügt etwa an Stelle einer vollständigen Ku-

gelschale ein ringförmiger oder anders geformter Ausschnitt hiervon (z. B. Hüftgelenkspfanne). In der Regel wird der **Gelenkkopf in der ruhenden Gelenkpfanne** bewegt. Prinzipiell jedoch ist dies auch umgekehrt möglich: Bewegung der **Gelenkpfanne um den ruhenden Gelenkkopf**.

Von der **geometrischen Form** der Gelenkflächen hängt die Bewegungsfreiheit des betreffenden Gelenks ab. Hierzu werden **Hauptachsen** definiert, um die bewegt werden kann: Man unterscheidet **ein-, zwei-** und **dreiachsige Gelenke** (Gelenke mit einem, zwei oder drei „**Freiheitsgraden**"; vgl. bei den verschiedenen Gelenktypen). In manchen Gelenken sind **Achsen „transportabel"**, d. h. für jede Bewegungsphase ist eine andere Achse maßgebend. Außerdem gibt es **achsenlose Gelenke**, in denen keine Drehungen, sondern **nur Gleitbewegungen** erfolgen.

Für die eindeutige **Kennzeichnung der Bewegungsrichtungen** bei Bewegungen um die betreffenden Achsen

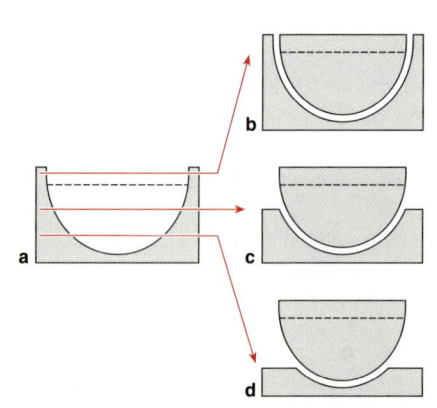

Abb. 4-26 Oberflächenbeziehung des Gelenkkopfs zur Gelenkpfanne in verschiedenen Formen von Kugelgelenken (Schema).
a: Gelenkpfanne (rote Linien: Ebenen der Kugelschalenkalotten von **b–d**; gestrichelte Linie: Äquator)
b: Gelenkpfanne überschreitet den Äquator des Gelenkkopfs („Nußgelenk"), bis zu dem er überknorpelt ist
c: mittelgroße Gelenkpfanne im Verhältnis zum Gelenkkopf
d: kleine Gelenkpfanne im Verhältnis zum Gelenkkopf

---

[1] Kinematik = Bewegungslehre, Untersuchung von Bewegungsvorgängen darf nicht verwechselt werden mit Kinetik = Lehre von der Bewegung durch Kräfte.

sind für nahezu jedes Gelenk spezifische Bezeichnungen (in der Regel Bezeichnungspaare) in Gebrauch:
- Beugung – Streckung
- Anteversion – Retroversion
- Abduktion – Adduktion
- Radialabduktion – Ulnarabduktion
- Dorsalflexion – Plantar-(Palmar-)flexion
- Pronation – Supination
- Protrusion – Retrotrusion
- Laterotrusion – Mediotrusion
- Außenrotation – Innenrotation

Die verschiedenen **Gelenktypen** werden nachstehend beschrieben.

Kugelgelenk, *Articulatio spheroidea, Articulatio cotylica* (Abb. 4-27)

In Kugelgelenken ist der Gelenkkopf Teil einer Kugel, die Gelenkpfanne Teil einer Hohlkugel. Kugelgelenke sind dreiachsige Gelenke.
- **Drei Freiheitsgrade des Kugelgelenks**
- **Flächenläufigkeit**
- **Rotationsmöglichkeit**
- **Nußgelenk (Enarthrosis)**

Die **drei Achsen** (entsprechend **drei Freiheitsgraden**) eines **Kugelgelenks** stehen **senkrecht aufeinander**. Die erste und zweite Achse sind senkrecht zueinander verlaufende Durchmesser in der Äquatorebene des Gelenkkopfs; sie kreuzen sich im Mittelpunkt der Kugel, der das **Drehzentrum des Gelenkkopfs** ist. Die Richtung beider Achsen ist beliebig, da der Gelenkkopf eines Kugelgelenks in sämtliche Richtungen bewegt werden kann. Die Zeigerspitze der Abbildung 4-27 kann somit jeden Punkt einer Kugelschale erreichen: das **Kugelgelenk** ist **flächenläufig**.

Die **dritte Achse** verläuft senkrecht zu den beiden anderen durch den Mittelpunkt der Gelenkkugel und folgt damit der Längsausdehnung des den Gelenkkopf tragenden Knochens. Die um die dritte Achse mögliche Bewegung ist die **Rotation (Innen- und Außenrotation)** des betreffenden Skelettstücks.

Beispiele: Schultergelenk, Hüftgelenk (Bd. 2).

Eine Sonderform des Typus Kugelgelenk ist das nur im Hüftgelenk realisierte **Nußgelenk** (*Enarthrosis*). Bei diesem umfaßt die Gelenkpfanne den Gelenkkopf über dessen Äquator hinaus (Abb. 4-26b).

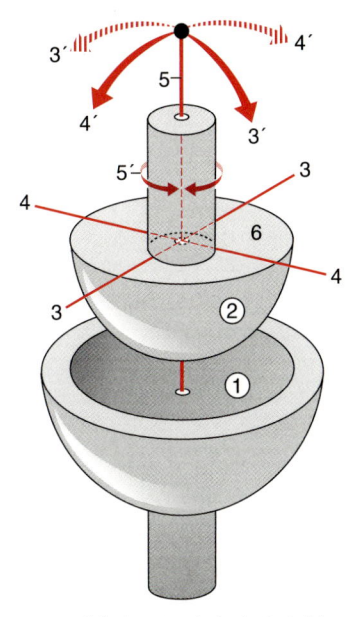

Abb. 4-27 Modell eines Kugelgelenks (in Anlehnung an Schiebler/Schmidt/Zilles).
1 Gelenkpfanne
2 Gelenkkopf (aus der Gelenkpfanne herausgehoben)
3–3 1. Achse
3'–3' Kreisbahn um die 1. Achse
4–4 2. Achse
4'–4' Kreisbahn um die 2. Achse
5 3. Achse (als Zeiger mit Knopf)
5' Rotationsbewegung um die 3. Achse
6 Äquatorebene des kugelförmigen Gelenkkopfs mit Kugelmittelpunkt

Ellipsoidgelenk („Eigelenk"), *Articulatio ellipsoidea* (Abb. 4-28)

In Ellipsoidgelenken ist der Gelenkkopf Teil eines Rotationsellipsoids[1], die Gelenkpfanne eine entsprechende napfförmige Hohlform. Ellipsoidgelenke sind zweiachsige Gelenke.
- **Zwei Freiheitsgrade des Ellipsoidgelenks**
- **Lange/kurze Achse**

Die gelegentlich verwendete Benennung des Ellipsoidgelenks als „**Eigelenk**" ist geometrisch nicht gerechtfertigt.

Die **beiden Achsen** (entsprechend **zwei Freiheitsgraden**) eines **Ellipsoidgelenks** stehen **senkrecht aufeinander**. Sie entsprechen der langen Achse (Hauptachse) und der kurzen Achse (Nebenachse) eines Ellipsoids.

---
[1] Rotationsellipsoid = geometrischer Körper, der durch die Rotation einer Ellipse um ihre lange Achse (Hauptachse) entsteht.

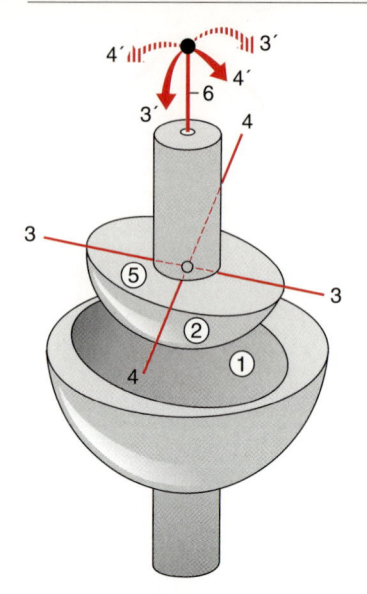

Abb. 4-28 Modell eines Ellipsoidgelenks (in Anlehnung an Schiebler/Schmidt/Zilles).
1   Gelenkpfanne
2   Gelenkkopf (aus der Gelenkpfanne herausgehoben)
3–3   1. Achse
3'–3'   Kreisbahn um die 1. Achse
4–4   2. Achse
4'–4'   Kreisbahn um die 2. Achse
5   Symmetrieebene mit den beiden Hauptachsen des Rotationsellipsoids
6   Zeiger mit Knopf

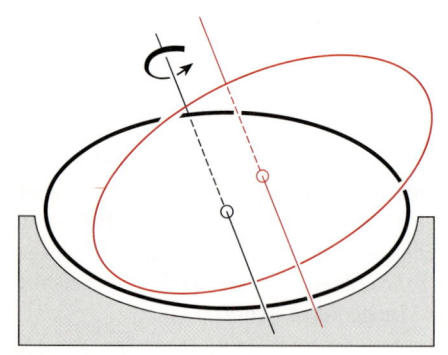

Abb. 4-29 Begrenzt realisierbarer zweiter Freiheitsgrad eines Ellipsoidgelenks.
schwarz: Rotationsellipsoid in Flächenkontakt mit der Gelenkpfanne. Nebenachse des Ellipsoids als Bewegungsachse des zweiten Freiheitsgrads.
rot: Stellung des Rotationsellipsoids nach der Bewegung um die Nebenachse. Folge: Der Gelenkkopf verliert zunehmend den Kontakt mit der Pfanne (Übergang vom Flächenkontakt zum Punktkontakt; die Bewegungsachse „wandert").

Bewegungen um die lange Achse (3–3 in Abb. 4-28) sind ungehindert möglich, da die korrespondierenden Gelenkflächen dabei stets kongruent bleiben. Bei **Bewegungen um die kurze Achse** (4–4 in Abb. 4-28) korrespondieren Gelenkflächen miteinander, die mit der Fortführung der Bewegung – wegen der abweichenden Krümmungsradien – zunehmend inkongruent werden, so daß der Flächenkontakt abnimmt (Abb. 4-29). Daß der zweite Freiheitsgrad im Ellipsoidgelenk überhaupt – wenn auch nur in eingeschränktem Ausmaß – realisiert werden kann, beruht auf der Plastizität des Gelenkknorpels. **Rotation** (um die dritte Achse des Ellipsoids) ist in Ellipsoidgelenken **ausgeschlossen**, wegen der dann entstehenden **Diskrepanz von Kopf und Pfanne**.

Beispiele: *Art. atlantooccipitalis, Art. carporadialis* (Bd. 2).

Walzengelenke, *Articulationes cylindricae* (Abb. 4-30)

In Walzengelenken hat der Gelenkkopf die Form einer Walze, die Gelenkpfanne die Form einer entsprechenden Rinne. Walzengelenke sind einachsige Gelenke.
- Richtung der Gelenkachse
- Scharniergelenk (Ginglymus)
- Radgelenk, Zapfengelenk (Art. trochoidea)
- Lig. anulare radii

Die **einachsigen Walzengelenke** sind im Bewegungsapparat des Menschen in **zwei Modifikationen** realisiert, die sich durch die **Beziehung der Gelenkachse zur Längsachse** des den Gelenkkopf tragenden Skelettstücks unterscheiden.

Scharniergelenk, *Ginglymus* (Abb. 4-30a)

Im **Scharniergelenk** (*Ginglymus*) ist der **Gelenkkopf walzenförmig**, die **Gelenkpfanne rinnenförmig** gestaltet. Hieraus ergibt sich, daß Scharniergelenke **einachsige Gelenke** (mit nur einem Freiheitsgrad) sind. Kennzeichnend für diesen Gelenktyp ist, daß der

4.3 ALLGEMEINE GELENKLEHRE, ARTHROLOGIA

Abb. 4-30 Modelle einachsiger Gelenke (in Anlehnung an Schiebler/Schmidt/Zilles).
a: Scharniergelenk (Ginglymus)
b: Radgelenk (Art. trochoidea)
1 Gelenkpfanne
2 Gelenkkopf
3–3 Gelenkachse (= Knochenachse)
3'–3' Kreisbahn um die Gelenkachse (als Zeiger mit Knopf)
4–4 Gelenkachse (= Knochenachse; als Zeiger mit Knopf)
4'–4' Rotationsbewegung um die Gelenkachse

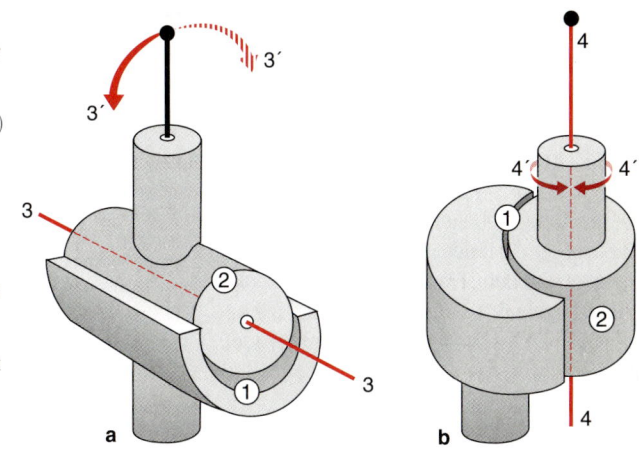

walzenförmige Gelenkkopf, um dessen Achse gedreht werden kann, senkrecht zur Längsausdehnung des betreffenden Knochens steht.

Das Gelenk ist **linienläufig**, d. h. die Zeigerspitze der Abbildung 4-30a kann jeden Punkt einer einzigen Kreisbahn erreichen. Verschiebungen des Gelenkkopfs entlang der Walzenachse (**Translation**) werden in Scharniergelenken regelmäßig durch **Kollateralbänder** verhindert. Translationsbewegungen können zusätzlich dadurch verhindert werden, daß die **Gelenkwalze** eine **Einkerbung** aufweist, in die eine entsprechende keilförmige Erhebung der Gelenkpfanne eingreift (vgl. *Art. humeroulnaris*, Bd. 2). Andere Bewegungen sind aufgrund der dann entstehenden Diskrepanz von Kopf und Pfanne ausgeschlossen.

Beispiele: *Art. humeroulnaris, Artt. interphalangeales* (Bd. 2).

Radgelenk (Zapfengelenk), *Articulatio trochoidea* (Abb. 4-30b)

Auch im **Radgelenk** (*Articulatio trochoidea*) ist der **Gelenkkopf walzenförmig** und die **Gelenkpfanne rinnenförmig**. Der Unterschied gegenüber dem Scharniergelenk besteht in der Beziehung des walzenförmigen Gelenkkopfs zur Längsausdehnung des zugehörigen Skelettstücks: beim Scharniergelenk ist hier eine I-Form gegeben; beim Radgelenk verhält sich das **Skelettstück zum walzenförmigen Gelenkkopf wie eine Radachse zum Rad** – daher die Bezeichnung „Radgelenk".

Das Radgelenk ist wegen der Geometrie von Gelenkkopf und -pfanne und damit der Gelenkflächen ebenfalls ein **einachsiges Gelenk**. Die Bewegungsachse des Gelenkkopfs setzt sich als Achse des zugehörigen Skelettstücks fort – somit ist **ausschließlich die Rotation des betreffenden Knochens um seine Längsachse** möglich. Von der Geometrie zusätzlich mögliche Verschiebungen in Richtung der Achse (**Translationsbewegungen**) werden durch Ligamente ausgeschlossen. Die ringförmige Pfanne eines Radgelenks wird durch ein **ringförmiges Ligament** zu einem osteoligamentösen Hohlzylinder ergänzt (**Lig. anulare radii**, Bd. 2).

Beispiele: *Art. radioulnaris proximalis, Art. atlantoaxialis mediana* (Bd. 2).

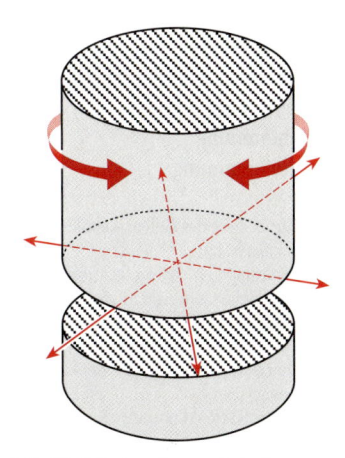

Abb. 4-31 Modell eines Ebenen Gelenks.
Pfeile: Translations- und Rotationsbewegungen

Ebenes Gelenk, *Articulatio plana*
(Abb. 4-31)

Im Gegensatz zu den bereits beschriebenen Gelenkformen, in denen um Achsen gedreht wird („Drehgelenke"), gibt es auch **Ebene Gelenke** (*Articulatio plana*) **ohne Drehachse**. In diesen können ebene oder nahezu ebene Flächen gegeneinander in alle Richtungen verschoben werden: **Translation** („Gleitgelenk", „Schiebegelenk"). Außerdem können die beteiligen Flächen gegeneinander **rotiert** werden.

Beispiele: *Artt. zygapophysiales, Artt. intermetacarpales, Art. meniscotibialis.*

Weitere Gelenktypen

Kondylengelenke (*Artt. bicondylares*), die im Knie- und im Kiefergelenk (Bd. 2) realisiert sind, sowie der Typus des **Sattelgelenks** (*Art. sellaris*), der in der *Art. carpometacarpalis pollicis* (Bd. 2) verwirklicht ist, sind nur von der speziellen ortsbezogenen Funktion zu verstehen; sie werden deshalb im Rahmen des Speziellen Bewegungsapparats behandelt (Bd. 2).

4.3.4 Gelenkmechanik

Eine exakte Bewegungsführung entsprechend der Krümmung der beteiligten Gelenkflächen setzt voraus, daß die Gelenkflächen während des gesamten Bewegungsablaufs in Kontakt miteinander bleiben. Die Gelenkbewegungen nach den jeweils spezifischen Bewegungstypen müssen in ihrem Umfang begrenzt sein.

- Kapillaradhäsion
- Plastizität des Gelenkknorpels
- Kraftschluß/Zwangsschluß
- Angulation
- Zirkumduktion
- Rotation
- Translation
- Knochenhemmung
- Bandhemmung
- Muskelhemmung
- Weichteilhemmung

Für die **Gewährleistung des Gelenkkontakts** sind folgende Faktoren maßgeblich:

- **Kapillaradhäsion** (Kap. 5): Der Synoviafilm zwischen den Gelenkflächen ermöglicht die Gleitbewegung im Gleitspaltensystem, verhindert jedoch, daß die beteiligten Flächen sich voneinander abheben. Die Adhäsionskraft ist von der Größe der kapillaren Fläche abhängig.
- **Plastizität des Gelenkknorpels** (S. 175): Das Hyaline Knorpelgewebe (Kap. 2) des Gelenkknorpels ist elastisch verformbar, wodurch die unter Druck- und Scherkräften auftretenden Inkongruenzen der beteiligten Knorpeloberflächen ausgeglichen werden.
- **Kraftschluß**: Der Tonus der umhüllenden Muskelmasse kann den Gelenkkontakt wesentlich sichern (z. B. im Schultergelenk).
- **Zwangsschluß**: Dieser ist wirksam, wenn durch die Gestalt des Gelenks die Abhebung des Gelenkkopfs aus der Gelenkpfanne verhindert wird (z. B. im Hüftgelenk).
- **Schwerkraft**: Diese wird als Körpergewicht und unter Umständen mit einer zusätzlichen Last wirksam.
- **Luftdruck**: Die Differenz zwischen dem äußeren Luftdruck und dem intraartikulären Druck trägt zum Zusammenhalt der Gelenkflächen bei.

Die durch Gelenke ermöglichten **Bewegungen der beteiligten Knochen** können als nachstehende Bewegungen erfolgen:

- **Angulation**[1] (Abwinkelung): In Grundstellung („in Linie") befindliche Skelettstücke können im Gelenk um die entsprechenden Achsen gegeneinander abgewinkelt werden (z. B. Palmarflexion, Radialabduktion; Bd. 2). Dabei werden die bewegten Skelettstücke wie (überwiegend einarmige) Hebel betätigt.
- **Zirkumduktion** (Herumführung): In manchen Gelenken kann der bewegte Knochen (z. B. der Humerus im Schultergelenk, Bd. 2) auf einem Kegelmantel um den Mittelpunkt des Gelenks „herumgeführt" werden. Dabei folgen Adduktion, Anteversion, Abduktion und Retroversion aufeinander.
- **Rotation**[2]: Als Rotationen werden Bewegungen bezeichnet, deren Achse exakt oder ungefähr der Längsausdehnung eines Knochens oder eines Knochenteils entspricht (z. B. die Rotation des Atlas um den Dens axis, Bd. 2; die schräge Pro- und Supinationsachse des Unterarms, Bd. 2; die Rotationsachse des Os femoris, Bd. 2).

---
[1] *angulus* (lat.) = Winkel.
[2] *rotare* (lat.) = im Kreis drehen.

- **Translation**[1] (Verschiebebewegung): Diese Bewegungsform ist charakteristisch für Ebene Gelenke (Abb. 4-31). Sie kann jedoch auch in anderen Gelenken als Abrollbewegung vorkommen, besonders in Kondylengelenken (S. 186).

Eine **Gelenkhemmung**, d. h. die **Begrenzung der Bewegungen im Gelenk**, ist zum Schutz des Gelenkapparats vor einer mechanischen Schädigung unerläßlich. **Verschiedene Mechanismen** sind an der Gelenkhemmung beteiligt:

- **Knochenhemmung**: Bei dieser wird durch den Kontakt von Knochenteilen die Weiterführung der Bewegung verhindert. Beispiele: Art. humeroulnaris, Art. talocruralis (Bd. 2). Tatsächlich wird eine Knochenhemmung jedoch kaum realisiert, da vorher andere Mechanismen wirksam werden.
- **Kapsel- und Bandhemmung** (S. 181): Dieser Mechanismus beruht auf der Zugfestigkeit der Kollagenfasern des *Stratum fibrosum* der Kapsel sowie der Gelenkbänder (*Ligg. capsularia, intracapsularia, extracapsularia*).
- **Muskelhemmung**: Der Muskel-Sehnen-Apparat um ein Gelenk wirkt hemmend, wenn seine Dehnbarkeit überschritten wird. Wichtig ist auch die Fähigkeit zu einer **reflektorischen Kontraktion** der Muskeln.
- **Weichteilhemmung**: Bewegungen in Gelenken können durch Weichteilmassen behindert werden, einfach weil diese „im Weg" sind. Beispiele: ein hypertropher Bizepswulst behindert die Beugung im Ellenbogengelenk; ein sich stark vorwölbender Bauch behindert die Beugung in den Hüftgelenken.

Die **Beweglichkeit der Gelenke** ist individuell unterschiedlich. Sie ist **bei Kindern größer als bei Erwachsenen** und **bei Frauen größer als bei Männern**. Diese Beweglichkeit kann durch Training (Ballett, Gymnastik) wesentlich erhöht werden, überwiegend durch die Dehnung der Gelenkkapseln und des Bandapparats. Im **Alter** kommt es aus physiologischen Gründen zu einer langsam fortschreitenden **Einschränkung** der Gelenkbeweglichkeit.

> **Klinischer Hinweis.** Zur schwerwiegenden Funktionseinschränkung durch **Kapselschrumpfung** kann es durch längerfristige Ruhigstellungen und durch Narbenbildungen (z. B. nach Verbrennungen) kommen. Durch Gewalteinwirkungen (z. B. bei sportlicher Überbeanspruchung) kann es zur **Luxation**[2] (Verrenkung, Auskugelung) kommen, d. h. der Gelenkkopf befindet sich außerhalb der Gelenkpfanne. Luxationen sind besonders häufig im Schultergelenk (schwache weite Kapsel, keine Gelenkpfanne, überwiegend Muskelführung). Eine Überdehnung der Gelenkkapsel (ohne Luxation) wird als **Distorsion** bezeichnet. Zum **Bänderriß** kann es kommen, wenn Bewegungen, die normalerweise durch die betreffenden Bänder gehemmt werden, gewaltsam weitergeführt werden. Dazu kommt es typischerweise im Kniegelenk durch Torsionsbewegungen beim Skilauf.

4.3.5 Entwicklung der Gelenke

Gelenke entstehen als gewebsverdichtete Zwischenzonen innerhalb des jeweiligen skeletogenen Blastems. Synarthrosen werden durch weitere histologische Differenzierung dieser Zwischenzone gebildet. Bei der Entstehung von Diarthrosen kommt es in der Gelenkzwischenzone zu einer Spaltbildung durch Apoptose.

- Gelenkzwischenzonen
- Intermediärschicht
- Chondrogene Schichten
- Abgliederungsgelenk/Angliederungsgelenk

Die erste Anlage eines Gelenks manifestiert sich morphologisch als **Zellverdichtung** in-

---

[1] *translatio* (lat.) = Übertragung, (Parallelverschiebung).

[2] *luxatio* (lat.) = Verrenkung; im orthopädischen Sprachgebrauch versteht man hierunter die Verschiebung zweier gelenkbildender Knochenenden aus ihrer funktionsgerechten Stellung.

nerhalb des mesenchymalen skeletogenen Blastems (S. 163). Diese **Gelenkzwischenzonen** („Interzonales Bindegewebe") entstehen gleichzeitig mit dem Einsetzen der Vorknorpeldifferenzierung, weisen jedoch andere Matrixkomponenten auf als das Knorpelgewebe.

Bei der **Entwicklung von Synarthrosen** bleibt die Gelenkzwischenzone bestehen und differenziert sich zu **reifem Bindegewebe** (*Juncturae fibrosae*) oder zu **Knorpelgewebe** (*Juncturae cartilagineae*).

Bei der **Entwicklung von Diarthrosen** kommt es etwa vom 50. Entwicklungstag an zu einer charakteristischen **Dreischichtung der Gelenkzwischenzone**. Es bildet sich eine aufgelockerte **Intermediärschicht**, die beiderseits an je eine **chondrogene Schicht** grenzt, in der das appositionelle Wachstum der vorknorpeligen Skelettanlagen erfolgt.

Die **Gelenkhöhle** entsteht in der Intermediärschicht dadurch, daß – in den großen Extremitätengelenken etwa ab der 8. Entwicklungswoche – **durch Zelldegeneration** (*Apoptosis*) **kleine Spalten entstehen**, die allmählich zur einheitlichen Gelenkhöhle fusionieren.

Ligg. intracapsularia werden in der Intermediärzone bereits vor der Spaltbildung als Mesenchymverdichtungen manifest. Die **Gelenkkapsel** entsteht aus dem Randgebiet der Gelenkzwischenzone. Man nimmt an, daß die **Bildung von Synovia** bereits mit dem Beginn der Spaltbildung einsetzt.

Gelenke, die nach dem oben geschilderten Entwicklungstypus entstehen, sind sogenannte **Abgliederungsgelenke**. Das **Kiefergelenk** und die **Artt. zygapophysiales** dagegen entstehen nach dem Entwicklungstypus des **Angliederungsgelenks**. Hierbei wachsen primär getrennte Skelettelemente aufeinander zu. Die Gelenkhöhle entsteht in dem zwischen den Skelettstücken verbleibenden Mesenchym durch die primäre Bildung eines Schleimbeutels (S. 197); dieser wird erst unter dem Einfluß der Gelenkfunktion zu einem echten Gelenkspalt mit Gelenkkapsel ausdifferenziert. Die Angliederungsgelenke entstehen später als Abgliederungsgelenke (das Kiefergelenk in der 12. bis 13. Woche).

Die **Grundform** des Gelenkkörpers ist **genetisch determiniert**. Die **Feinmodellierung** erfolgt allerdings erst **unter funktioneller Beanspruchung**, d. h. in erster Linie durch entsprechende Muskelaktivität. Die funktionelle Beanspruchung ist auch eine Voraussetzung für die Erhaltung der Gelenkform auf Dauer.

> **Klinischer Hinweis.** Fehlbildungen: **Gelenkagenesien**[1] kommen im Rahmen systemischer Gliedmaßendefekte (Bd. 2) vor. **Angeborene Synostosen** sind Hemmungsfehlbildungen und beruhen auf Störungen im Bereich der Gelenkzwischenzonen (s. o.). Synostosen kommen im Hand- und Fußbereich sowie im Ellenbogengelenk vor. **Hypoplasien** und **Dysplasien** als angeborene Formabweichungen der Gelenkkörper sind z. T. von großer praktischer Bedeutung. Dies gilt vor allem für die häufig auftretende *Dysplasia coxae*. Bei dieser kann es wegen der Unterentwicklung des Dachs der Hüftgelenkspfanne bei einer entsprechenden Beanspruchung zur Luxation des Femurkopfs kommen.

---

[1] *agenesis, agenesia* (path.) = fehlende Anlage eines Organs.

4.4 Allgemeine Muskellehre, *Myologia*[1]

Die Skelettmuskeln (*Musculi*) bilden insgesamt die aktive Komponente des Bewegungsapparats. Es handelt sich um Organe, an deren Aufbau neben dem kontraktilen Skelettmuskelgewebe (Kap. 2) das für die Biologie der Muskeln sehr wichtige Muskelbindegewebe (S. 190) beteiligt ist. Dazu kommen nervale Steuerungseinrichtungen (Muskelspindeln, S. 209, und Motorische Endplatten, S. 208) sowie mechanische Hilfseinrichtungen (Schleimbeutel, S. 197, und Sehnenscheiden, S. 197).
- Muskeln/Muskulatur
- Muskelbauch (Venter)
- Muskelsehne (Tendo)
- Muskelursprung (Origo)
- Muskelansatz (Insertio)
- Punctum fixum/mobile

Skelettmuskelgewebe ist zwar ganz überwiegend das **Baumaterial der Skelettmuskeln**, es wird jedoch als Ausnahme auch **im Eingeweidebereich** eingesetzt (u. a. Zunge, Rachenwand, kraniales Drittel der Speiseröhre, Kehlkopf).

Bei einer funktionellen Bewertung der Skelettmuskeln steht vor allem ihre Bedeutung für das **Gegeneinanderbewegen von Skelettstücken**, d. h. für die **Bewegung in Gelenken**, im Vordergrund. Dabei verkürzen sich die aktiven Muskeln.

Ebenso wichtig ist jedoch die **Haltefunktion**, bei der es nicht zu einer Verkürzung, sondern zu einer **isometrischen Anspannung** der Muskeln kommt (z. B. beim Aufrechthalten des Körpers, beim Tragen von Lasten und beim Faustschluß).

Ein weiterer funktioneller Aspekt äußert sich in der **Kompression des Eingeweideraums** (durch Zwerchfell und Bauchwandmuskeln) bei der Atmung und Bauchpresse.

Schließlich kommt der Fuß- und Beinmuskulatur eine wichtige physiologische Bedeutung als **Muskelpumpe** (Kap. 6) für den Rückstrom des Blutes zum Herzen zu.

Bei der **Benennung der Muskeln** werden ganz unterschiedliche Kriterien verwendet:
- **Form** (z. B. M. deltoideus, M. trapezius, M. biceps)
- **Lage** (z. B. M. pectoralis, M. intercostalis, M. gluteus)
- **Funktion** (z. B. M. pronator, M. adductor, M. flexor)
- **andere Kriterien** (z. B. M. sartorius, M. gemellus, M. risorius)

Wenn nicht **Muskelindividuen** angesprochen werden sollen, sondern das gesamte Muskelgefüge einer Körpergegend betrachtet wird, kann der Begriff **Muskulatur** verwendet werden (z. B. Bauchmuskulatur, Rückenmuskulatur).

An jedem Skelettmuskel (Abb. 4-32) unterscheidet man einen **Muskelbauch** (*Venter*)

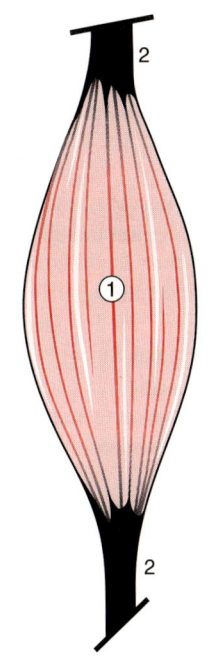

Abb. 4-32 Schema eines Muskels.
1 Muskelbauch (Muskelfleisch)
2 Sehne

---

[1] Der Begriff „Myologia" bezieht sich traditionell allein auf die muskelindividuenbildende Skelettmuskulatur und nicht auf die Eingeweidemuskulatur (Herzmuskulatur, Glatte Muskulatur).

und die **Ursprungs-** und **Ansatzsehnen** (*Tendines*). Diese beiden Komponenten sind deutlich nach Form, Konsistenz und Farbe zu unterscheiden.

Das „**Muskelfleisch**" der Muskelbäuche ist weich und elastisch verformbar, die **Sehnen** sind derb bis hart und biegsam, aber zugfest. Das Muskelfleisch ist blass-rötlich bis dunkelrot, die Sehnen sind silbrig-grau. Muskelbauch und Sehnen verleihen jedem Muskel seine **individuelle Gestalt** (S. 200).

Die Muskeln wirken über ihre Sehnen auf Skelettelemente (Knochen, bindegewebige Membranen). Die Sehnenbefestigungen am Skelett werden als **Muskelursprung** (*Origo*) und **Muskelansatz** (*Insertio*) unterschieden (z. B. M. deltoideus mit dem Ursprung: Spina scapulae, Acromion, Clavicula und dem Ansatz: Tuberositas deltoidea humeri).

Die Definition einer Sehnenbefestigung als **Ansatz** bzw. **Ursprung** des betreffenden Muskels ist konventionell festgelegt. Im allgemeinen ist (bei den Extremitäten) die **proximale** und (am Stamm) die **kraniale** Befestigung als **Ursprung** definiert. Dabei ist aber zu beachten, daß durch **Muskelaktivität** sowohl **der Ansatz gegenüber dem Ursprung**, als auch **der Ursprung gegenüber dem Ansatz** bewegt werden kann, oder aber daß beide Befestigungen gleichzeitig bewegt werden können. Ist bei einer Muskelkontraktion die eine **Sehnenbefestigung stationär**, wird diese als **Punctum fixum** und die **bewegte Befestigungsstelle** als **Punctum mobile** bezeichnet.

4.4.1 Muskelbindegewebe

Das Bindegewebe ist neben den kontraktilen Fasern des Muskelgewebes eine integrale Komponente des Muskels und seiner funktionellen Organisation. Als Träger von Blutgefäßen und Nerven hat das Bindegewebe Bedeutung für den Muskelstoffwechsel und die Steuerung der Kontraktilität. Wegen seiner mechanischen Eigenschaften, d. h. der Eigenschaften von Kollagen Typ I, Retikulin- und Elastinfasern, im Verbund mit Proteoglykanen, wirkt das Bindegewebe als Gleit- und Ausgleichsschicht bei den Kontraktions- bzw. Dehnungsvorgängen im Muskel; es ermöglicht insbesondere die unabhängige Kontraktion von Teilen des Muskels. Das Muskelbindegewebe dient der Kraftübertragung durch die Sehnen und Aponeurosen auf das Skelett. Durch die Faszien vermittelt es den Einbau in das Gewebe der regionalen Umgebung.

- Primärbündel
- Perimysium internum/externum
- Myon
- Endomysium
- Sekundärbündel
- Epimysium
- Führungsröhre (Fascia)
- Muskelfaszie (Fascia propria musculi)
- Muskelloge
- Gruppenfaszie (Fascia musculorum)
- Osteofibröse Loge
- Kompartiment (Compartimentum)
- Septum intermusculare
- Oberflächenfaszie

Die kontraktilen Elemente (Muskelfasern) sind in das Muskelbindegewebe in paralleler Anordnung eingelagert und zugleich in ein „System höherer Ordnung", ein **Schachtelsystem** (*Encapsis*[1]), eingegliedert: **Muskelfaser – Primärbündel – Sekundärbündel – Muskel – Muskelgruppe**.

Als **Primärbündel** (Muskelfaserbündel, Abb. 4-33c) werden Gruppen von parallel angeordneten, unterschiedlich langen Muskelfasern (ca. 10 bis 50) bezeichnet, die durch eine gemeinsame bindegewebige Hülle, das **Perimysium internum**, zur funktionellen (kinematischen) Einheit des Muskels, dem **Myon**[2], zusammengefaßt werden. Im Inneren

---

[1] *en-* (gr.) = Präfix m.d.B. drin; *capsa* (lat.) = Kapsel, Behältnis.
[2] *myon* (gr.) = Arbeitseinheit des Muskels (analog: Chondron, Osteon, Neuron, Nephron).

4.4 ALLGEMEINE MUSKELLEHRE, MYOLOGIA

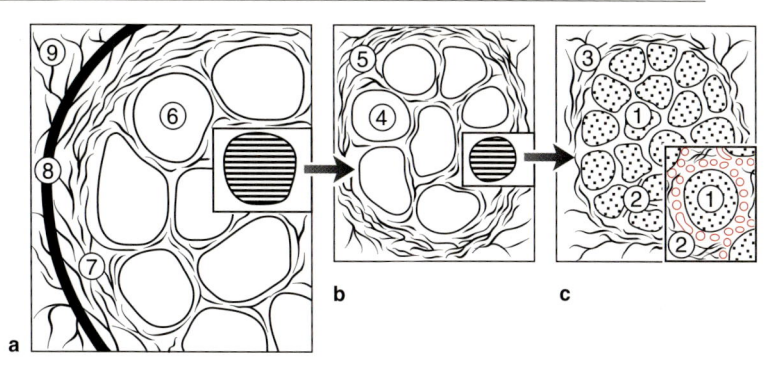

Abb. 4-33 Muskelbindegewebe.
Teilbild: Endomysium mit Kapillaren
a: oberflächennaher Teil eines Muskelquerschnitts
b: Vergrößerung des in **a** markierten Ausschnitts: Sekundärbündel (quer)
c: Vergrößerung des in **b** markierten Ausschnitts: Primärbündel (quer)
1 Muskelfaser (quer)
2 Endomysium
3 Perimysium internum
4 Primärbündel
5 Perimysium externum
6 Sekundärbündel
7 Epimysium
8 Faszie
9 Extrafasziales Bindegewebe

des Primärbündels werden die einzelnen Muskelfasern durch das Bindegewebe des **Endomysium** umhüllt und integriert. Das Endomysium erfüllt als Matrix den Raum zwischen den Sarkolemmata (Kap. 2) der Muskelfasern.

Beim **Endomysium** handelt es sich um ein äußerst zartes **Retikuläres Bindegewebe** (Kap. 2), das für die Biologie des Muskels von größter Bedeutung ist. Das Endomysium bildet um das Sarkolemma einen Fibrillenstrumpf und ist extrem vaskularisiert; jede Muskelfaser wird von einem dichten Kapillarnetz umhüllt (Abb. 4-33c), dessen Maschen überwiegend longitudinal orientiert sind. Die Matrix des Endomysium vermittelt den **Stoffaustausch** zwischen den **Kapillaren** und den **Muskelfasern**, insbesondere den **Ionenfluß bei der Muskelerregung**; sie hat daneben auch Bedeutung als **Ionenreservoir**. Im Endomysium gelangen die versorgenden Nerven (S. 207) zu jeder einzelnen Muskelfaser. Mechanisch ist das Endomysium als eine ausgesprochene **Verschiebetextur** anzusehen.

Die Primärbündel werden gruppenweise durch das **Perimysium externum** zu **Sekundärbündeln** (Abb. 4-33b) zusammengefaßt und miteinander verschieblich verknüpft; die Sekundärbündel sind identisch mit den jedermann geläufigen „Fleischfasern" von 1–2 mm Durchmesser.

Die **Dicke der Sekundärbündel** ist unterschiedlich in Abhängigkeit vom funktionellen Typ des betreffenden Muskels: **Kraftmuskeln** (z. B. M. deltoideus) haben **dicke**, **Muskeln der Feinmotorik** (z. B. Mm. lumbricales) **dünne Sekundärbündel**.

Als nächsthöhere Gliederung innerhalb des bindegewebigen Schachtelsystems werden **Gruppen von Sekundärbündeln** durch das lockere **Epimysium** (Abb. 4-33a) gegeneinander und gegenüber der Faszie verschieblich gehalten; infolge dieses Aufbaus können sich auch **Teile von Muskeln isoliert kontrahieren**. Im Epimysium verlaufen die größeren Gefäße und Nerven, die den Muskel versorgen.

Die Skelettmuskeln (v. a. der Extremitäten) bewegen sich – mit sehr wenigen Ausnahmen – in **Führungsröhren** (Fasciae, Abb. 4-33a, 4-34). Faszien bestehen aus **Straffem Bindegewebe** (Kap. 2) von sehr unterschiedlicher Dicke.

Soweit Faszien einzelne Muskelindividuen einscheiden, werden sie als **Muskelfaszien** (Fascia propria musculi, Abb. 4-34) bezeichnet (z. B. Faszie des M. sartorius, Faszie des M. iliopsoas); diese bilden sogenannte **Muskellogen** (Abb. 4-34). Zusätzlich zu den Einzelmuskeln werden im Bereich der Extremitäten jedoch auch Muskelgruppen durch **Gruppenfaszien** (Fascia musculorum, Abb. 4-34) umhüllt; diese formen mit dem Periost benachbarter Knochen, unter Umständen mit einer Membrana interossea oder mit Septa intermuscularia, **Osteofibröse Logen** (Abb. 4-34; z. B. Loge der Tiefen Flexoren am Unterschenkel). Soweit Muskellogen bzw. Osteofibröse Logen nach proximal und distal mehr oder weniger abgeschossene Räume – auch Erkrankungsräume – bilden, werden diese als **Kompartimente** (z. B. Compartimentum brachii extensorum; Abb. 4-34, dort nicht erwähnt) bezeichnet. Die Faszienröhren haben als

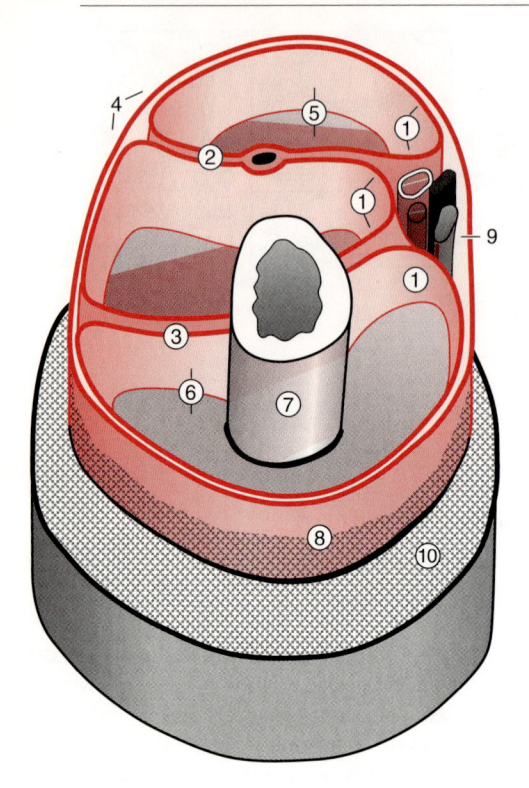

Abb. 4-34 Faszien, Faszienlogen und Septa intermuscularia; am Beispiel eines Querschnitts durch den Oberarm.
1 Muskelfaszie (Fascia propria musculi)
2 Faszienduplikatur (mit umschlossenem Nerv)
3 Septum intermusculare
4 Gruppenfaszie (Fascia musculorum; hier gleichzeitig Teil der Allgemeinen äußeren Körperfaszie [Fascia superf.])
5 Muskelloge
6 Osteofibröse Loge
7 Periost
8 Fascia superf.
9 Subfaszialer Raum (mit Leitungsbahnen)
10 Extrafaszialer Raum

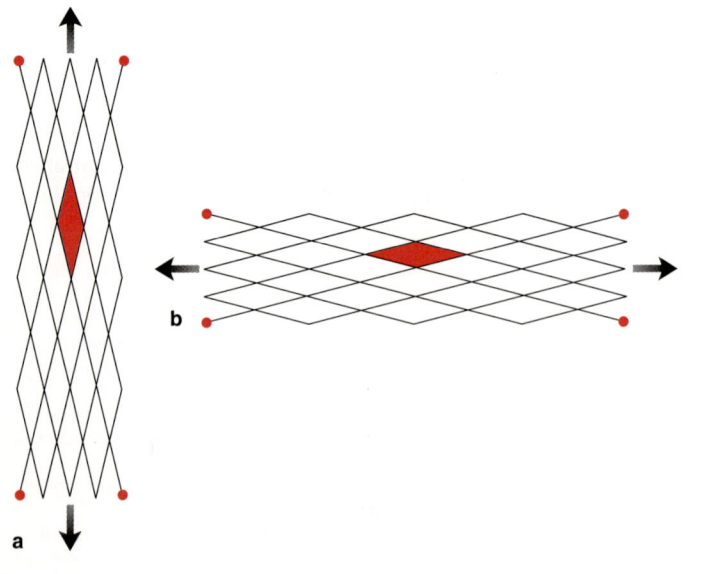

Abb. 4-35 Schematische Darstellung der Beanspruchung der Faszientextur nach dem Scherengitterprinzip.
Pfeilpaare: Dehnungsrichtung
a: Längsdehnung (bei gedehntem Muskel)
b: Querdehnung (bei kontrahiertem Muskel)

Leitungsbahnstraßen auch Bedeutung für den **Verlauf von Blutgefäßen und Nerven**; diese verlaufen sowohl in Faszienduplikaturen als auch im Subfaszialen Raum (Abb. 4-34). **Septa intermuscularia** (Abb. 4-34) kommen zustande, wenn flächenhaft miteinander verwobene benachbarte Gruppenfaszien linienförmig an Knochen befestigt sind (z. B. *Septum intermusculare brachii mediale et laterale*). Soweit Faszien oder Gruppenfaszien die **Oberflächenfaszie** der Extremitäten oder der Leibeswand bilden, werden diese als **Allgemeine äußere Körperfaszie** (*Fascia superficialis, Fascia investiens*, Abb. 4-34) bezeichnet (z. B. *Fascia abdominis superficialis, Fascia brachii, Fascia lata*). Im Bereich der Leibeswand finden sich auch auf der Innenfläche faszienartige Strukturen (*Fascia thoracica, Fascia transversalis*).

Besonders derbe Faszien sind oft so steif, daß sie gelegentlich als **zusätzliche Muskelursprungsfläche** benutzt werden (z. B. *Fascia temporalis*, Faszie der *Mm. supra- et infraspinatus*). Dies gilt insbesondere auch für die *Septa intermuscularia* (s. o.).

Bandartige Faszienverstärkungen werden als **Retinacula** bezeichnet. Diese dienen meistens der **Sehnenführung an mechanisch kritischen Stellen** (z. B. *Retinaculum musculorum peroneorum* am Übergang vom Unterschenkel zum Fuß). Durch Verankerung der *Retinacula* am Skelett werden **Sehnenfächer** (Osteofibröse Röhren) gebildet.

Die Webart der Faszien aus nicht dehnbaren Kollagenfasern entspricht dem **Scherengitterprinzip** (Abb. 4-35). Hierdurch können sich die Faszien den beträchtlichen Formänderungen der von ihnen umschlossenen Muskeln anpassen, wenn diese sich passiv dehnen bzw. aktiv kontrahieren.

Klinischer Hinweis. Faszien trennen den **Extrafaszialen Raum**, der oft aus Subkutanem Bindegewebe besteht, vom **Subfaszialen Raum** (Abb. 4-34). Aufgrund der Derbheit der Faszien können **subfasziale pathologische Prozesse** (Blutungen, Entzündungen, Eiterungen) schwer oder gar nicht nach außen vordringen; sie breiten sich vielmehr innerhalb der Faszienröhren in deren Verlauf aus. Dieses Verhalten ist von großer praktischer Bedeutung (z. B. bei einem Psoasabszeß). Auch bei operativen Techniken spielen oft Faszien eine Rolle (**Fasziennaht**).

4.4.2 Sehne, *Tendo*

Die Sehne verbindet als Ursprungs- bzw. Ansatzsehne den Muskelbauch mit dem Skelett. Sie dient der Kraftübertragung vom kontraktilen Muskelfleisch auf das bewegte Skelettstück bzw. umgekehrt von dem durch Antagonisten bewegten Skelettstück auf das zu dehnende Muskelfleisch. Aus dieser funktionellen Bedeutung ergibt sich, daß die Sehne zugfest sein muß: sie ist daher aus praktisch nicht dehnbaren Kollagenfasern aufgebaut. Dagegen sind die Sehnen biegsam, wodurch der Muskelzug umgelenkt werden kann.
- **Zugfestigkeit**
- **Aponeurosis**

Die **Zugfestigkeit** (Reißfestigkeit) der Sehne ist beträchtlich; mit einer Belastungsfähigkeit von 600–1000 kg pro cm^2 Querschnitt (bei Frauen niedriger als bei Männern) geht sie weit über das Maß der physiologischen Beanspruchung hinaus. Sehnenrisse setzen eine Vorschädigung des Gewebes voraus.

Die **Form der Sehnen** ist sehr variabel und steht in funktionellem Zusammenhang mit der **Gestalt der betreffenden Muskeltypen** (Abb. 4-44, 4-45, 4-46). Sehnen können einen runden oder ovalen Querschnitt besitzen, können aber auch flachbandartig sein. **Flächenhafte Sehnen** werden als **Aponeurosen** bezeichnet (z. B. Palmaraponeurose). Postnatal wachsen die Sehnen interstitiell, insbesondere am fibroblastenreichen muskulotendinösen Ende (S. 199).

Mikroanatomie

Die Sehne besteht aus straffem Faserigem Bindegewebe und zwar – angepaßt an die definierte Zugrichtung – dem Untertyp des straffen parallelfaserigen Bindegewebes. Charakteristisch ist, daß die Fasern gegenüber Zellen und Matrix stark überwiegen. Der Aufbau der Sehne ähnelt dem des Skelettmuskels: auch beim Aufbau der Sehne handelt es sich um ein „Schachtelsystem".
- **Sehnenfaser (Fibra tendinea)**
- **Endotendineum**

- **Primärbündel (Fasciculi tendinei)**
- **Peritendineum internum/externum**
- **Sekundärbündel**
- **Epitendineum**
- **Paratendineum**
- **Sehnenzelle (Tendinocytus)**
- **„Flügelzelle"**
- **Sehnenspindel, GOLGI-Organ (Fusus neurotendineus)**

Das Bauelement der Sehne ist die **Sehnenfaser** (*Fibra tendinea*). Bei dieser handelt es sich um ein strangförmiges dicht gepacktes, durch eine Matrix integriertes Typ-I-Kollagenfaserbündel (Abb. 4-36). Der Sehnenfaser liegen außen, im Endotendineum, **Tendinozyten** (sehnenspezifische Fibroblasten) an. Etwa 20 bis 30 Sehnenfasern werden durch das lockere bindegewebige **Endotendineum** zu **Primärbündeln** (*Fasciculi tendinei*, Abb. 4-36, 4-37) zusammengefaßt. **Primärbündel** sind kabelartige Stränge, deren Bauelemente parallel, aber flach spiralig verlaufen und die vielfach auch miteinander verwoben sind (Abb. 4-36). Hierdurch wird bewirkt, daß die Sehne bei der Muskelkontraktion um 2 bis 4 % gestreckt werden kann und somit „weich" (gedämpft) anzieht. Der faserige Bau der Sehne ist bei der Betrachtung mit dem unbewaffneten Auge deutlich zu erkennen. Zwischen den Primärbündeln befindet sich das bindegewebige **Peritendineum** (**internum**). Größere Septen des **Peritendineum** (**externum**) fassen Gruppen von Primärbündeln zu **Sekundärbündeln** zusammen.

Die Oberfläche der Sehne besteht aus dem dichter gewebten **Epitendineum**. Dieses bildet einerseits mit dem *Peritendineum* ein bindegewebiges Kontinuum, bewirkt aber andererseits durch die lockere Verschiebeschicht des **Paratendineum** den Einbau in das Gewebe der Umgebung (Abb. 4-37).

Außer der regulären Zellpopulation im Peri- und Epitendineum kommen in den Primärbündeln **spezifische Sehnenzellen** (*Tendinocyti*, Abb. 4-38) vor. Diese liegen im Endotendineum und müssen sich den beengten Raumverhältnissen zwischen den Sehnenfasern morphologisch anpassen. Die Tendinozyten schieben sich mit lamellen- bzw. flügelförmigen Fortsätzen zwischen die angrenzenden Sehnenfasern; sie werden daher auch „**Flügelzellen**" genannt. Im histologischen Querschnitt erscheinen die Tendinozyten sternförmig (Abb. 4-37b, 4-38); im Längsschnitt (Abb. 4-36) bilden sie regelmäßige Reihen zwischen den bandförmigen Sehnenfasern.

Bei den Tendinozyten handelt es sich um **modifizierte Fibroblasten**. Sie bilden miteinander Zellkontakte. Das

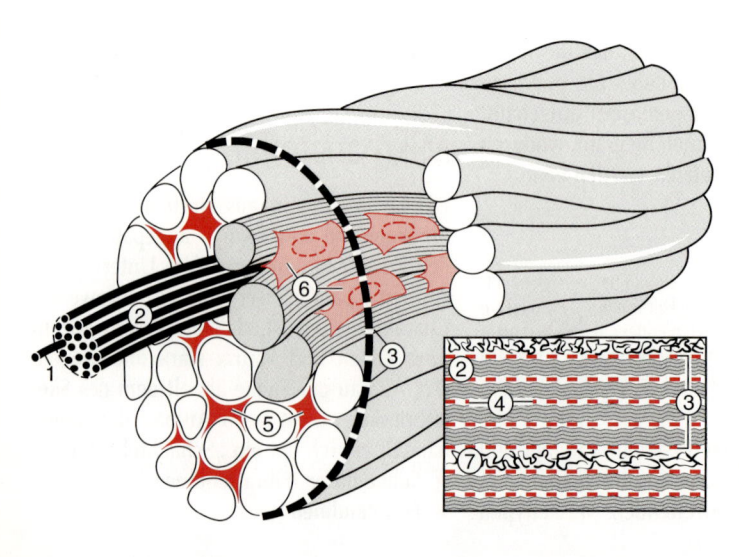

Abb. 4-36 Primärbündel der Sehne; quer und längs (Schema).
Teilbild: Längsschnitt
1 Kollagenfaser
2 Sehnenfaser (Fibra tendinea)
3 Primärbündel (Fasciculus tendineus)
4 Endotendineum mit Flügelzellen
5 Flügelzelle quer
6 Flügelzelle längs
7 Peritendineum (internum)

4.4 Allgemeine Muskellehre, Myologia

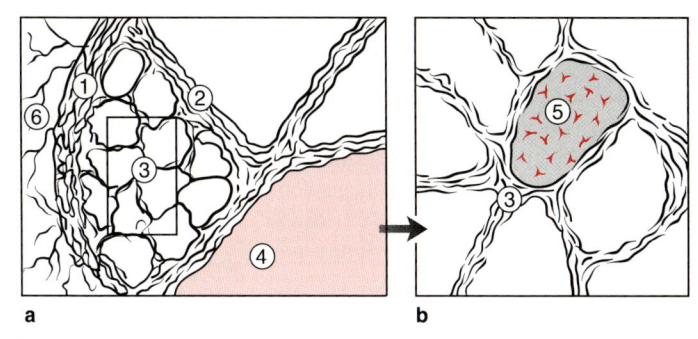

Abb. 4-37 Sehne; Querschnitt. Bindegewebiges Schachtelsystem (Encapsis).
a: Übersicht mit Sekundärbündeln
b: Vergrößerung des in **a** markierten Ausschnitts: Peritendineum (internum) mit Primärbündeln
1 Epitendineum
2 Peritendineum (externum)
3 Peritendineum (internum) im Bereich eines Sekundärbündels
4 Sekundärbündel mit Markierung der Ausschnittsvergrößerung **b**
5 Primärbündel (rot: Flügelzellen im Endotendineum)
6 Paratendineum

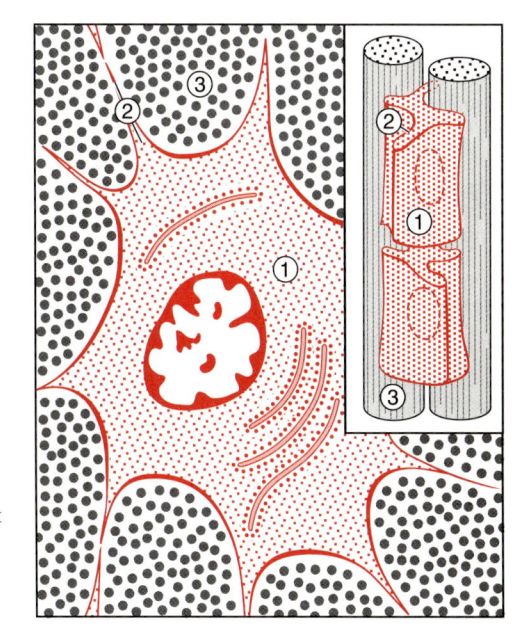

Abb. 4-38 Tendinozyt; Querschnitt durch ein Primärbündel.
Teilbild: Sehnenfasern mit Flügelzellen (Aufsicht längs)
1 Tendinozyt
2 Flügelfortsatz
3 Sehnenfaser

bemerkenswert stark ausgebildete Rauhe Endoplasmatische Retikulum erklärt u. a. die anhaltende Fähigkeit zur **Bildung von Fibrillen** (Kap. 2) und die damit in Zusammenhang stehende **hohe Regenerationsfähigkeit** der Sehnen (insbesondere nach einer Sehnennaht).

Die **Vaskularisation** der Sehnen ist **gering**; dies erklärt auch deren silbrig-graue Färbung. Arteriolen gelangen aus dem zugehörigen Muskelfleisch in die Sehne und bilden in deren Bindegewebe ein Gefäßnetz mit Begleitvenen und Lymphgefäßen. Daneben entstammen kleine Blutgefäße dem *Paratendineum*. Die Kapillaren im Bereich der Sehnenansätze stehen nicht mit dem Gefäßnetz des Knochens in Verbindung. Entsprechend der schwachen Vaskularisation ist auch die **Stoffwechselrate** der Sehnen **niedrig**.

Als **Alterungserscheinung** kommt es mit der Zeit zu einer relativen Abnahme der Tendinozytenzahl; ebenso nimmt auch die Kapillardichte und die Wasserbindungsfähigkeit der Matrix ab.

Sehnenspindel (GOLGI-Organ), Fusus neurotendineus

Die sensible Nervenversorgung der Sehnen steht in Zusammenhang mit den Sehnenspindeln. Die Sehnenspindeln sind **Spannungssensoren**. Sie sind nahe dem Übergang vom Muskelfleisch zu den Sehnen (S. 199) lokalisiert (mehr als 50 Sensoren; ein Sensor pro 20 Muskelfaserübergänge).

Die **Sehnenspindel** ist ein spindelförmig verdickter Abschnitt einer Sehnenfaser (500 μm lang, 100 μm dick). Die Verdickung beruht darauf, daß an dieser Stelle besonders **dünne Kollagenfasern** durch einen umkapselten, gekammerten Flüssigkeitsraum auseinandergedrängt sind. Der Abstand dieser **Intrafusalen**[1] **Fasern** hängt vom Spannungszustand der Sehne ab. Die Kollagenfasern werden von der knäuelförmigen dendritischen **Endformation eines afferenten Aß-Axons** (Kap. 7) umfaßt (Neurotendinöse Nervenendigung). Die **Kapsel** besteht aus mehreren zytoplasmatischen Lamellen spezieller Kapselzellen und aus Basalmembranen; sie ist an der Aufrechterhaltung des Mikromilieus beteiligt. Die afferenten markhaltigen Nervenfasern aus den Sehnenspindeln verlaufen zentral im Nerv für den betreffenden Muskel.

Die Sensoren der Sehnenspindeln können durch **passive Dehnung der Sehne** aktiviert werden, reagieren aber in erster Linie auf die Kontraktion des Muskels. Da das Muskelfleisch und die Sehne mechanisch hintereinander geschaltet sind, **registrieren die Sehnenspindeln** letztlich **die Spannung des Muskels** – gemeinsam mit den Muskelspindeln (S. 209); sie können als **afferenter Schenkel eines Reflexbogens** die Motorik entsprechend beeinflussen (Reflexe, Kap. 7). Die neurologische Prüfung derartiger **Eigenreflexe** erfolgt durch einen kurzzeitigen Dehnungsreiz auf die betreffende Sehne (z. B. Patellarsehnenreflex).

Sehnenmechanik

Die Zugrichtung der Muskelsehnen entspricht meistens der Verkürzungsrichtung des zugehörigen Muskelfleischs. Mit den Hypomochlien existieren Vorrichtungen, die bewirken, daß die Lage der Sehnenendstrecken zu den Gelenkachsen geändert wird. Mit Synovia gefüllte Schleimbeutel und Sehnenscheiden dienen der Reibungsminderung zwischen der Sehne und dem Knochen; d. h. sie wirken als Gleitlager.

- Hypomochlion
- Retinakula
- Sesambein (Os sesamoideum)
- Schleimbeutel (Bursa synovialis)
- Gelenkrezessus
- Bursa subtendinea
- Bursa submuscularis
- Bursa subcutanea
- Sehnenscheide (Vagina tendinis)
- Statum fibrosum/synoviale
- Synovia
- Mesotendineum

Hypomochlien

Die Zugrichtung der meisten Sehnen („Zugsehnen") entspricht weitgehend der Faserrichtung des zugehörigen Muskelfleischs (Abb. 4-32). In vielen Fällen weicht jedoch die Zugrichtung der Sehne von der Faserrichtung und damit von der Verkürzungsrichtung des Muskelfleischs ab („**Gleitsehnen**", Abb. 4-39). Dies kommt dann zustande, wenn die Sehne in ihrem Verlauf umgelenkt wird. Als **umlenkende Widerlager** kommen **Skelettelemente** (Abb. 4-39a) oder ligamentöse **Retinakula** (Abb. 4-39b) in Betracht. Solche Umlenkungseinrichtungen werden als **Hypomochlien** bezeichnet. Durch die Umlenkung an einem Hypomochlion kann neben der **Änderung der Zugrichtung** auch die **Lage der Sehne zu einer Gelenkachse geändert** werden.

Das Sehnengewebe weist im mechanischen Reibungsbereich mit dem **Hypomochlion** meistens eine mehr oder weniger ausgeprägte **Verknorpelung** auf.

Eine spezielle Form eines Hypomochlions ist das **Sesambein** (*Os sesamoideum*). Bei diesem handelt es sich um ein, oft gelenknahe, in der betreffenden Sehne entstandenes Knöchelchen, durch das die **Zugrichtung der Sehne verändert** und gleichzeitig das **Drehmoment des Sehnenansatzes vergrößert** wird (Abb. 4-39c).

Die meisten Sesambeine kommen im Bereich von Hand und Fuß – teils konstant, teils inkonstant – als wenige Millimeter große ovoide oder halbkugelige Körperchen vor. Eine Ausnahme hinsichtlich der Größe bildet die **Kniescheibe** (*Patella*). Die Fläche, mit der die

---
[1] Abgeleitet von *fusus* (lat.) = Spindel.

Abb. 4-39 Sehnenumlenkung durch Hypomochlien (Schemata).
rote Pfeile: Zugrichtung der wirksamen Sehnenstrecke
a: Knochenvorsprung als Hypomochlion
b: Retinakulum als Hypomochlion
c: Sesambein als Hypomochlion

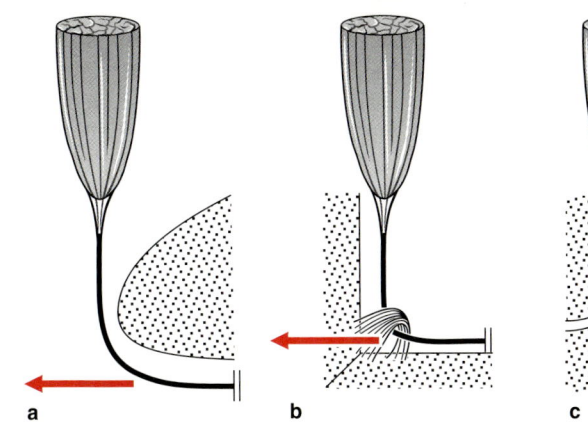

Sesambeine dem Knochen aufliegen, ist überknorpelt. Hierdurch wird ein geringfügiges Gleiten auf der Unterlage ermöglicht.

Schleimbeutel, *Bursae synoviales*

Schleimbeutel (*Bursae synoviales*) dienen hauptsächlich als *Bursae subtendineae* (Abb. 4-40; z. B. *Bursa tendinis calcanei*, Bd. 2) der **Reibungsminderung zwischen Sehne und Knochen**; sie fördern damit die Verschieblichkeit und die Druckverteilung. Die unterschiedlich großen, meist flachen Schleimbeutel sind wasserkissenartige, verformbare Säckchen, deren Wand in ein äußeres **Stratum fibrosum** und ein inneres **Stratum synoviale** gegliedert ist. Das spaltförmige Lumen enthält einen dünnen **Gleitmittelfilm aus Synovia** (S. 178). Wenn Schleimbeutel in der Nähe von Gelenken liegen, können sie große Bedeutung für die Beweglichkeit erlangen (z. B. als „Nebengelenk der Schulter", Bd. 2). Gelenknahe Schleimbeutel können – z. T. regelmäßig – mit der Gelenkhöhle kommunizieren und dadurch den Gelenkraum erweitern, wobei ein **Gelenkrezessus** gebildet wird. Ein praktisch wichtiges Beispiel hierfür ist die *Bursa suprapatellaris* (Bd. 2).

Schleimbeutel kommen außer zwischen Sehne und Knochen (**Bursa subtendinea**) auch an anderen Stellen vor:
- **Bursa subfascialis**: zwischen Faszie und Sehne (z. B. *Bursa subfascialis praepatellaris*)
- **Bursa submuscularis**: zwischen Muskel und Gelenkkapsel (z. B. *Bursa subdeltoidea*)

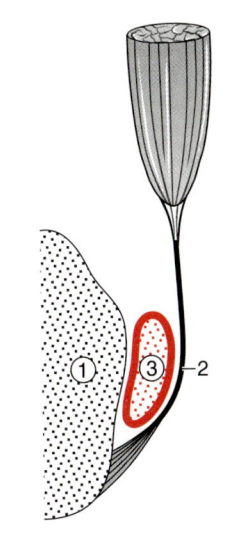

Abb. 4-40 Bursa subtendinea.
1 Knochen
2 Sehne
3 Schleimbeutel

- **Bursa intermuscularis**: zwischen Muskeln (z. B. *Bursae intermusculares mm. gluteorum*)
- **Bursa subcutanea**: zwischen Haut und Knochen (z. B. *Bursa subcutanea olecrani*)

Sehnenscheiden, *Vaginae tendinum*

Im Gegensatz zu den wasserkissenartigen Schleimbeuteln (s. o.), die einen örtlich eng umschriebenen Gleitschutz bieten, sind Sehnenscheiden **röhrenförmige Gebilde** (Abb. 4-41), die **Gleitschutz über eine längere Seh-**

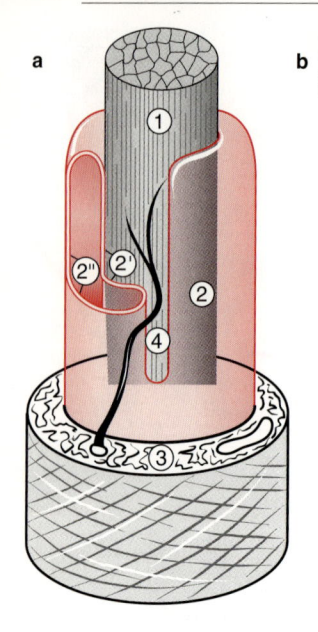

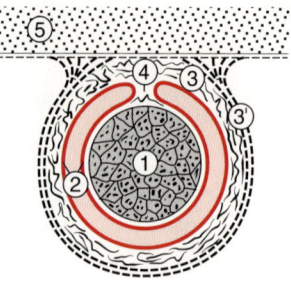

Abb. 4-41 Sehnenscheide (Schema).
a: längs (n. Rauber/Kopsch, mod.)
b: quer, im Bereich einer Vagina fibrosa digiti
1   Sehne
2–3 Sehnenscheide
2   Stratum synoviale (Vagina synovialis)
2' Inneres Blatt
2'' Äußeres Blatt
3   Stratum fibrosum
3' Vagina fibrosa digiti
4   Mesotendineum (in **a** mit lutgefäß)
5   Knochen mit Periost

nenstrecke gewährleisten. Dementsprechend kommen Sehnenscheiden im Bereich der langen Sehnen von Hand und Fuß vor (Bd. 2). Die *Vagina tendinis* weist – abgesehen von der unterschiedlichen Form – einen analogen Bau zur *Bursa synovialis* (und *Art. synovialis*) auf, d. h. die Wand aus **Stratum fibrosum** und **Stratum synoviale** umschließt einen **Spaltraum mit Synovia** als Gleitmittel.

Das **Stratum fibrosum** (Abb. 4-41) ist fest mit den benachbarten Knochen und Bändern verbunden und fixiert dadurch den Verlauf der Sehne auf dem Skelett. Im Bereich der Finger und Zehen ist das *Stratum fibrosum* zu einer steifen **Digitalscheide** (*Vagina fibrosa digiti*, Bd. 2) verstärkt, die mit den Knochen einen **Osteofibrösen Kanal** bildet (Abb. 4-41b).

Das **Stratum synoviale** wird infolge der Invagination[1] durch die Sehne zur **doppelwandigen Vagina synovialis tendinis** (Abb. 4-41), die mit **Synovia** gefüllt ist. Das innere Blatt der Vagina synovialis ist fest mit dem *Epitendineum* der Sehne verbunden, das äußere Blatt mit dem *Stratum fibrosum*. Im mit Synovia gefüllten Gleitspalt kann sich die **Sehne mit dem inneren Blatt gegen das stationär bleibende äußere Blatt** der *Vagina synovialis* **verschieben**. Das Sehnenbindegewebe bleibt über ein **Mesotendineum** (Abb. 4-41) in bindegewebiger Kommunikation mit dem *Stratum fibrosum*; auf diesem Weg wird auch die Sehne mit Blut versorgt.

Sehnenverbindungen

Die kontraktilen Skelettmuskelfasern sind in spezifischer Weise als Junctio myotendinea an die zugfesten Sehnenfasern angekoppelt. Die Sehnenfasern sind auf der anderen Seite, sowohl im Bereich des Muskelursprungs als auch im Bereich des Muskelansatzes, in mechanisch günstiger Weise mit dem Skelettstück verbunden.

- **Sehnen-Knochen-Verbindung** („**Junctio osteotendinea**")
- **Periostaler Typ/Chondral-apophysärer Typ**
- **Dehnungsdämpfung des Sehnenzugs**
- **Periost**
- **Sharpey-Fasern**
- **Apophyse**

---
[1] Invagination = Einstülpung; von *vagina* (lat.) = Scheide.

4.4 Allgemeine Muskellehre, Myologia

- **Sehnen-Muskelfleisch-Verbindung** („Junctio myotendinea")

Sehnen-Knochen-Verbindung (Sehnenansatz), „Junctio osteotendinea"

Es gibt zwei Arten von Sehnen-Knochen-Verbindungen. Diese werden als **Periostaler Typ** und als **Chondral-apophysärer Typ** charakterisiert. In beiden Fällen bewirkt die Struktur der Ansatzzone eine **Dehnungsdämpfung des Sehnenzugs**.

Beim **Periostalen Typ** der Sehnen-Knochen-Verbindung (Abb. 4-42) kommt es – je nach der Art des Insertionsfeldes (*Linea, Crista, Tuberositas*) – zu einer fächer- bzw. pinselförmigen **Aufspreizung der Kollegenfaserbündel** der Sehne. Die Fasern treten tangential und in unterschiedlichen Winkeln in die Fasertextur des **Periosts** und durchflechten sich mit dieser. Die Zugkräfte werden hierdurch auf eine größere Fläche verteilt (als anschaulicher Vergleich: anstatt des Armes wird der Ärmel erfaßt). Ein Teil der Kollagenfaserbündel durchsetzt das Periost und endet als SHARPEY-Fasern in der Kortikalis des Knochens. Die **Dehnungsdämpfung** (s.o.) geht hierbei auf die „**Fibroelastica**" des Periosts (S. 153) zurück.

Beim **Chondral-apophysären Typ** der Sehnen-Knochen-Verbindung fehlt das Periost im **Ansatzfeld auf der Apophyse** (z.B. *Trochanter major, Tuberculum majus humeri*). Zwischen Sehne und Knochen ist in diesem Fall eine **Übergangszone aus Faserknorpelgewebe** (Kap. 2) eingeschaltet; in diesem kommt es vielfach auch zur Mineralisation. Die Kollagenfaserbündel der Sehne durchflechten sich scherengitterartig mit der Fasertextur des Faserknorpels. Ein Teil der Fasern ist als SHARPEY-Fasern im Knochen verankert. Die **Dehnungsdämpfung** hier geht auf die **Elastizität des Faserknorpels** zurück.

Sehnen-Muskelfleisch-Verbindung (Sehnenursprung), „Junctio myotendinea"

Hier stellt sich die Frage, wie die **kontraktilen Skelettmuskelfasern mit den zugfesten Sehnenfasern verknüpft** sind. Zuerst fällt auf, daß zwischen den kontraktilen Muskelfibrillen und den zugfesten Sehnenfibrillen **keine Kontinuität** besteht; es liegt vielmehr eine sehr **spezielle Art der mechanischen Koppelung** vor (Abb. 4-43).

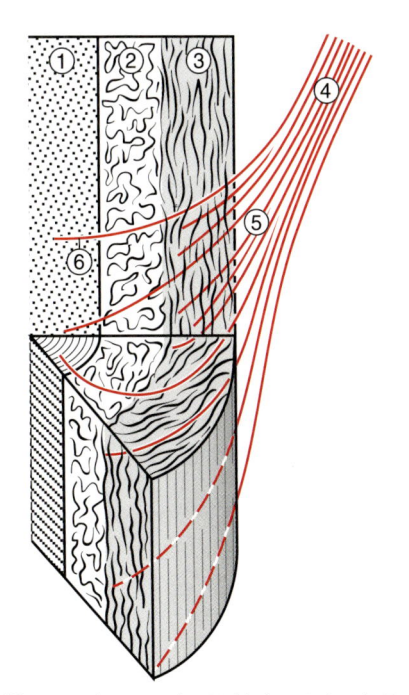

Abb. 4-42 Sehnen-Knochen-Verbindung: Periostaler Typ (Schema).
oberer Abbildungsteil: Schnittbild
unterer Abbildungsteil: dreidimensional
1 Knochen
2–3 Periost
2 Stratum osteogenicum
3 Stratum fibrosum
4 Sehne
5 Sehnenfächer
6 SHARPEY-Faser

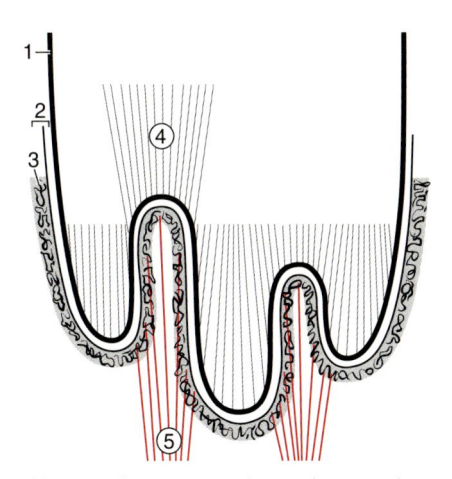

Abb. 4-43 Sehnenursprung (schematischer Längsschnitt). Konusförmiges Ende einer Skelettmuskelfaser mit zwei Invaginationen. Es ist die Lagebeziehung der Aktinfilamente zum Sehnenursprung dargestellt.
1 Plasmalemma
2 Basalmembran
3 Fibrillengitter der Basalmembran
4 Aktinfilamente
5 Sehnenfaser

Die konusförmigen Enden der Skelettmuskelfasern weisen **röhrenförmige Invaginationen des Plasmalemmas** auf. Die Aktinfilamente der jeweils letzten I-Bande inserieren über Halbdesmosomen am eingestülpten Plasmalemma. Im Extrazellulärraum der Invaginationen ist der **Sehnenursprung mit der Muskelfaser verzahnt**, so daß für die myotendinale Verbindung eine große Oberfläche zur Verfügung steht. An dieser Oberfläche wurzeln die sich zu Sehnenfasern (Abb. 4-43) zusammenfügenden Kollagenfasern in einem Fibrillengitter, das der dem Plasmalemma außen aufliegenden Basalmembran anhaftet.

4.4.3 Muskeltypen

Die etwa 300 Skelettmuskeln weisen eine bemerkenswerte Formvielfalt auf. Diese bezieht sich sowohl auf die äußere Gestalt des Muskels als auch auf seinen inneren Aufbau. In den verschiedenen Formen und Strukturen spiegeln sich die örtlich unterschiedlichen funktionellen Erfordernisse an Zugrichtung, Muskelkraft und Hubhöhe wider.
- Muskelfaser/Muskelfaserbündel
- Nichtgefiederte/gefiederte Muskeln

Bereits die **Muskelfasern**, die die Bauelemente der Skelettmuskeln (Kap. 2) darstellen, variieren in **Durchmesser** (10–60 μm) und **Länge** (einige Millimeter bis 30 cm) und zwar nicht nur zwischen verschiedenen Muskeln, sondern auch zwischen Teilen ein und desselben Muskels. Auch die **Muskelfaserbündel** variieren in ihrem **Durchmesser**: Muskeln mit hoher Bewegungspräzision und -abstimmung verfügen über besonders dünne Faserbündel.

Nachstehend wird die **makroskopische Klassifikation der Muskeltypen** beschrieben. Dabei ist allerdings zu beachten, daß es sich um ein grobes Einteilungsschema handelt, in das der individuelle Muskel nicht immer leicht und oft nicht ganz widerspruchsfrei einzuordnen ist. Von Bedeutung ist auch die Tatsache, daß Muskelindividuen mit ausgedehnter Ursprungs- oder Ansatzlinie **funktionell unterschiedlich** zu bewerten, manchmal sogar **antagonistische Kompartimente** aufweisen (z. B. wirkt der hintere Teil des *M. deltoideus* außenrotatorisch, der vordere Teil innenrotatorisch).

Nichtgefiederte Muskeln

In nichtgefiederten Muskeln setzt sich die Richtung der parallel verlaufenden Fleischfasern in die Faserrichtung der Sehne ohne Abwinkelung fort. Es lassen sich mehrere Formtypen unterscheiden.
- Spindelförmiger Muskel (M. fusiformis)
- M. biceps/triceps/quadriceps
- Zweibäuchiger Muskel (M. biventer)
- Platter Muskel (M. planus)
- M. quadratus/triangularis
- M. cruciatus
- Hautmuskel (M. cutaneus)
- Ringmuskel (M. orbicularis)
- Schnürmuskel (M. sphincter)

Spindelförmiger Muskel, *Musculus fusiformis*

Beim Spindelförmigen Muskel (Abb. 4-44) geht der **Muskelbauch** (*Venter*) unter Verjüngung in die **Sehne** (*Tendo*) über; der **Muskelbauch** ist wesentlich **dicker** als die Sehne.
Beispiel: *M. brachioradialis* (Bd. 2).

Als Spezialformen kommen Spindelförmige Muskeln vor, die **mehrere Ursprungsköpfe** (mit einer gemeinsamen Ansatzsehne) aufweisen (Abb. 4-44a): **M. biceps**, **M. triceps**, **M. quadriceps**.
Beispiel: *M. biceps brachii* (Bd. 2).

Eine weitere Sonderform bilden die **Zweibäuchigen Muskeln** (Abb. 4-44b). Bei diesen ist zwischen den spindelförmigen Muskelbäuchen eine strangförmige **Zwischensehne** (mit Hypomochlion) eingeschaltet.
Beispiel: *M. digastricus* (Bd. 2).

4.4 Allgemeine Muskellehre, Myologia

Eingeweidefunktion zur Abflachung der Gewölbe und weniger zur Bewegung von Skelettelementen.
Beispiele: Zwerchfell, *Diaphragma oris* (Bd. 2).

Eine Sonderausprägung Platter Muskeln sind die **Hautmuskeln** (*Musculi cutanei*). Diese strahlen vom Schädelskelett in das Korium (Bd. 4) ein und bilden das System der **Mimischen Muskulatur** (Bd. 2).

Ringmuskel, *Musculus orbicularis*

Die Muskeln dieses Muskeltyps gehören der **Mimischen Muskulatur** an. Sie befinden sich mit ihrem bogenförmigen Faserverlauf im Bereich der Mundspalte,
Beispiel: M. orbicularis oris,
und am Eingangsbereich zur Orbita,
Beispiel: M. orbicularis oculi.
Die Muskelfaserbündel enden jeweils an Zwischensehnen.

Schnürmuskel, *Musculus sphincter*

Einige **Sphinkteren** bestehen aus Skelettmuskulatur; sie stehen jedoch im Dienst des Eingeweidesystems und werden deshalb in Band 3 behandelt.
Beispiel: M. sphincter ani externus.
Gewissermaßen als „wandernde Sphinkteren" können auch die **Schlundschnürer** (*Musculi constrictores pharyngis*, Bd. 3) diesem Muskeltyp zugeordnet werden.

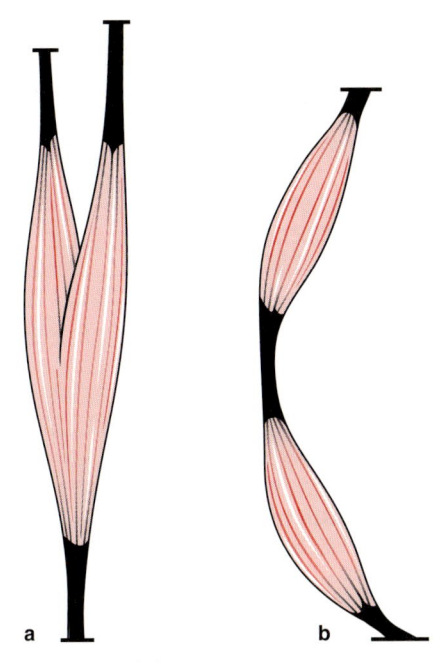

Abb. 4-44 Muskeltypen A.
a: Zweiköpfiger Muskel
b: Zweibäuchiger Muskel

Platter Muskel, *Musculus planus*

Bei diesem Muskeltyp geht der **platte Muskelbauch** in eine ebenfalls **platte Sehne** (Aponeurose, S. 193) über. Die Form dieser Muskeln kann variieren von **quadratisch** bis **rechteckig** oder **rhombisch**: M. quadratus.
Beispiele: M. quadratus lumborum, M. rhomboideus major (Bd. 2)
Man findet aber auch **dreieckige** Muskelformen: **M. triangularis**.
Beispiele: M. pectoralis minor (Bd. 2).

Eine Sonderform mit mehreren Zwischensehnen ist im M. rectus abdominis (Bd. 2) verwirklicht. Einige Platte Muskeln der Extremitäten weisen eine geringe Spiralisierung im Ansatzgebiet auf; diese ist von der Stellung des bewegten Skelettstücks abhängig.
Beispiele: M. trapezius, M. pectoralis major, M. supinator (Bd. 2).

Muskeln mit schichtenweise alternierender Faserrichtung werden als **Mm. cruciati** bezeichnet.
Beispiel: M. masseter (Bd. 2).

Platte Muskeln bilden in einigen Fällen auch **gewölbte Muskelflächen**. Deren Kontraktion führt im Dienst der

Gefiederte Muskeln

In gefiederten Muskeln bilden die Muskelfasern mit der Ansatzsehne einen Fiederungswinkel. Die muskelmechanische Bedeutung dieses Konstruktionsprinzips wird auf S. 203 behandelt. Gefiederte Muskeln kommen in verschiedenen Ausprägungen vor.

- **Einfach gefiederter Muskel (M. unipennatus)**
- **Fiederungswinkel**
- **Doppelt gefiederter Muskel (M. bipennatus)**
- **Binnensehne**
- **Raphe**
- **Vielfach gefiederter Muskel (M. multipennatus)**

Einfach gefiederter Muskel, Musculus unipennatus

Beim einfach gefiederten Muskel (Abb. 4-45a) verlaufen die Fleischfasern nicht in Längsrichtung des Muskelbauchs, sondern in **spitzem Winkel (Fiederungswinkel) zur flächenhaften Sehne**, die dem Muskel außen aufliegt.
Beispiel: M. semimembranosus (Bd. 2).

Doppelt gefiederter Muskel, Musculus bipennatus

Der doppelt gefiederte Muskel (Abb. 4-45b) besitzt eine **blattförmige Binnensehne**. In diese strahlen von beiden Seiten die Fleischfasern in spitzem Winkel (Fiederungswinkel) ein.
Beispiel: M. flexor hallucis longus (Bd. 2).
Ein vergleichbares Konstruktionsprinzip ist verwirklicht, wenn sich ein Muskelpaar in einer **gemeinsamen Raphe** verbindet.
Beispiel: Mm. mylohyoidei (Bd. 2).

Vielfachgefiederter Muskel, Musculus multipennatus

Vielfach gefiederte Muskeln weisen einen **Komplex von Binnensehnen** auf, die von Fleischfasern in unterschiedlichen Fiederungswinkeln erreicht werden.
Beispiel: M. deltoideus (Bd. 2).

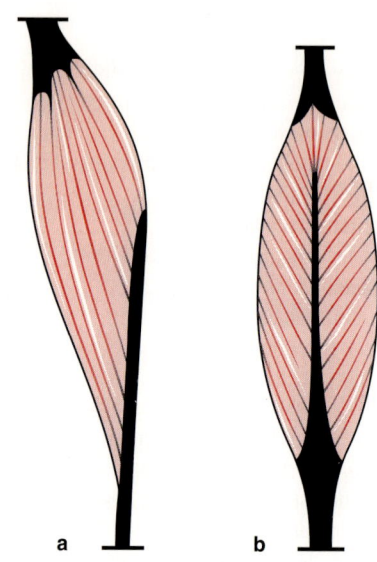

Abb. 4-45 Muskeltypen B.
a: einfach gefiederter Muskel
b: doppelt gefiederter Muskel

4.4.4 Muskelmechanik

Die Muskelmechanik beschreibt die mit der Betätigung von Skelettmuskeln im Rahmen des Bewegungs- und Halteapparats wirksam werdenden mechanischen Voraussetzungen und Konsequenzen.
- „Mechanische Selbststeuerung"
- Hubkraft/Hubhöhe
- Anatomischer/Physiologischer Querschnitt
- Eingelenkige/Mehrgelenkige Muskeln
- Aktive/Passive Insuffizienz
- Drehmoment
- Virtueller Hebelarm
- Isometrische/Isotonische Kontraktion

Skelettmuskeln bewirken in erster Linie, daß sich **Skelettstücke gegeneinander in Gelenken bewegen**. Dies setzt eine **Verkürzung** (Kontraktion) der betreffenden Muskeln voraus. Da hierbei der Muskelbauch sein **Volumen nicht verändert**, muß er seine **Form ändern** und dicker werden (Abb. 4-46); dies ist bereits auf den ersten Blick ersichtlich (z. B. Bizepswulst).

Die kontraktionsbedingte **Zunahme der Dicke des Muskelbauchs** beruht auf der **Zunahme der Dicke der Muskelfasern**. Damit stellt sich die Frage nach den räumlichen Konsequenzen der Faserkontraktion. In Abbildung 4-47 wird deutlich, daß die **Verkürzung der Muskelfasern** mit einer **Vergrößerung des Fiederungswinkels**[1] einhergeht. Hierdurch wird der **Faserabstand größer**; dies wiederum ermöglicht die Erweiterung der Blutgefäße (Kapillaren, dünnwandige Venen) während der

---

[1] Eine genauere Analyse zeigt, daß die meisten Muskeln eine innere Mikrofiederung aufweisen, auch wenn dies makroskopisch wegen des sehr kleinen Fiederungswinkels nicht erkennbar ist.

4.4 Allgemeine Muskellehre, Myologia

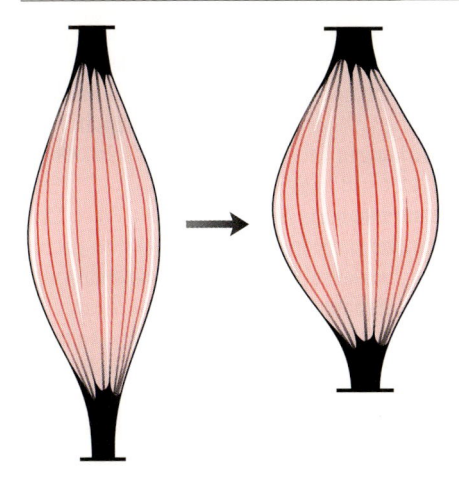

Abb. 4-46 Kontraktion eines Skelettmuskels.
Das Volumen des Muskelbauchs bleibt gleich, während sich Länge und Breite bei der Kontraktion verändern.

Muskelkontraktion. Dieser Zusammenhang wird als „**Mechanische Selbststeuerung**" des Skelettmuskels bezeichnet.

Für die Bewertung der funktionellen Leistungsfähigkeit eines Muskels sind die beiden Faktoren **Hubkraft** und **Hubhöhe** von Bedeutung.

Die **Hubkraft** ist **proportional** der **Zahl der sich kontrahierenden Muskelfasern**. Dicke Muskeln können daher eine größere Kraft entwickeln als dünne (ca. 80–100 N pro Quadratzentimeter Querschnitt) – in der Realität ist allerdings die stets geringere Sehnenkraft wirksam. **Durch die Fiederung** (Abb. 4-45) werden im Muskel **mehr**, dafür aber **kürzere Fasern untergebracht**. Der **Anatomische Querschnitt** (Abb. 4-48) eines Muskels ist in gefiederten Muskeln deshalb **kein Maß für die Muskelkraft**. Für diese maßgebend ist vielmehr der **Physiologische Querschnitt**; dieser entspricht der **Querschnittsfläche sämtlicher Fasern** (Abb. 4-48). Gefiederte Muskeln sind Kraftmuskeln.

Abb. 4-47 Schematische Darstellung des Prinzips der Mechanischen Selbststeuerung der Skelettmuskulatur (n. Benninghoff/Goerttler, mod.).
schwarze vertikale Linien: Sehnenblätter
Im Schema sind der Fiederungswinkel, der Muskelfaserabstand und die Gefäßerweiterung berücksichtigt.

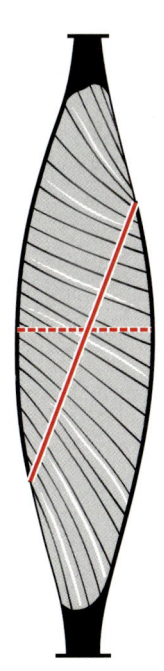

Abb. 4-48 Anatomischer (gestrichelte Linie) und Physiologischer (durchgezogene Linie) Querschnitt eines gefiederten Skelettmuskels.

Die **Hubhöhe hängt von der Länge der Fasern ab**, denn die Skelettmuskelfaser kann sich maximal auf die Hälfte ihrer Länge (bezogen auf ihre gestreckte Ausgangsstellung) verkürzen. Die Länge der Fasern ist innerhalb ein und desselben Muskels allerdings nicht einheitlich. Daneben hängt die erreichbare Verkürzung auch vom Fiederungswinkel ab.

Die in einem Gelenk miteinander verbundenen Skelettstücke bilden ein **Hebelpaar**. Ein **Muskel**, der die **Hebel** verbindet, „**überspringt**" **das Gelenk**, um auf dieses einwirken zu können. Muskeln können **ein** oder **mehrere** Gelenke überspringen: **eingelenkige** bzw. **zwei- und mehrgelenkige Muskeln**. Wie Muskeln auf die betreffenden Gelenke wirken, ob beugend, streckend, abduzierend, rotierend oder anders, hängt von der Lage des wirksamen Muskel- bzw. Sehnenabschnitts (S. 196) **zur Gelenkachse** ab – z. B. verläuft der *M. sartorius* **vor** der queren Achse des Hüftgelenks und ist deshalb dort ein Beuger, er verläuft **hinter** der queren Achse des Kniegelenks und ist daher dort ebenfalls ein Beuger. Unterschiedliche **Teile von Muskeln** können verschiedene, sogar **gegensätzliche Wirkungen** haben (z. B. *M. deltoideus*, Kleine Glutäen; Bd. 2).

Mehrgelenkige Muskeln können unter Umständen nicht in allen Gelenken gleichzeitig aktiv bewegen, weil hierfür die maximale Verkürzungsfähigkeit (s. o.) nicht ausreicht – es kommt zur **Aktiven Insuffizienz**[1]. Andererseits können mehrgelenkige Muskeln in manchen Fällen als Antagonisten auch nicht ausreichend gedehnt werden, um den bewegenden Muskeln die gleichzeitige Bewegung in allen betroffenen Gelenken zu ermöglichen – es handelt sich in diesen Fällen um eine **Passive Insuffizienz** dieser Antagonisten.

Ein gelenküberspringender Muskel wirkt an diesem mit einem bestimmten **Drehmoment**. Dieses ist abhängig von der **Hubkraft** und der **Länge des Hebelarms**. Als Hebelarm ist jedoch nicht der **Insertionsabstand** wirksam, also der Abstand des Muskelansatzes von der Gelenkachse, sondern der **Virtuelle Hebelarm**, die Senkrechte von der Gelenkachse auf die wirksame Endstrecke des Muskels bzw. der Sehne (Abb. 4-49). Die Länge des Virtuellen Hebelarms verändert sich mit der Gelenkstellung; sie ist am größten, wenn die wirksame Endstrecke des Muskels senkrecht zum bewegten Skelettstück verläuft.

Wie schon erwähnt, dient **Muskelarbeit nicht nur** der **Bewegung in Gelenken** (Bewegungsapparat im engeren Sinn), sondern auch der **Haltefunktion** (Halteapparat). Bei der Haltefunktion erfolgt in den entsprechenden Gelenken keine Bewegung; die betreffenden Muskeln spannen sich unter Energieverbrauch an, ohne sich zu verkürzen: **Isometrische Kontraktion**[2] – im Gegensatz zu der mit einer Verkürzung einhergehenden **Isotonischen Kontraktion**[3].

Beispiele für eine Isometrische Kontraktion sind die Aufrechterhaltung des Oberkörpers durch die Rücken- und Bauchwandmuskulatur, das Halten des Beckens über dem Standbein beim Gehen (Kleine Glutäen, Bd. 2) und das Tragen einer Last bei angewinkeltem Arm.

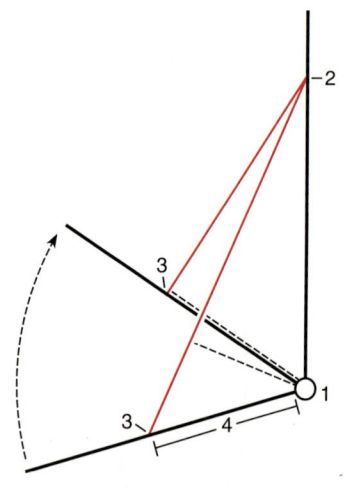

Abb. 4-49 Veränderung des Virtuellen Hebelarms (gestrichelte Linie) bei der Beugung in einem Gelenk.
rot: Muskel
1 Gelenkachse
2 Punctum fixum
3 Punctum mobile
4 Insertionsabstand

---
[1] *insufficientia* (lat.) = Unzulänglichkeit, Ungenügen; von *sufficio* (lat.) = ausreichen, genügen.
[2] Anspannung bei konstant bleibender Länge.
[3] Verkürzung bei konstant bleibender Anspannung.

4.4.5 Funktionelle Muskelgruppen

Bei Bewegungs- und Halteleistungen des skeletomuskulären Apparats wirken regelmäßig mehrere Muskeln (bzw. Teile von diesen) aktiv und passiv zusammen.
- **Auxiliäre Muskeln**
- **Synergisten/Antagonisten**
- **Muskelschlinge**
- **Kinematische Kette**
- **Flexoren/Extensoren**

Bewegungen in Gelenken sind praktisch nie das Resultat der Kontraktion nur eines einzelnen Muskels; in der Regel **wirken mehrere Muskeln**, vom Zentralnervensystem gesteuert, **zusammen**. Solche bei einer bestimmten Gelenkbewegung (z. B. Beugung) kooperierenden Muskeln sind jedoch in der Regel funktionell nicht gleichwertig in ihrer Hubkraft und Hubhöhe. Oft ist nur einer oder wenige der beteiligten Muskeln **hauptsächlich aktiv**, während die übrigen die Bewegung lediglich unterstützen oder erst bei einer sehr starken Leistungsanforderung eingreifen: **Auxiliäre**[1] **Muskeln**. Eine nicht zu vernachlässigende Rolle bei der Bewegung spielt auch die **Schwerkraft**.

Muskeln, die auf ein Gelenk qualitativ gleichsinnig (synergistisch) wirken, werden als **Synergisten**[2] im engeren Sinn (Abb. 4-50a) bezeichnet.

Synergistisch im weiteren Sinn wirken Muskeln, auf welche die genannte Definition nicht zutrifft, die aber die betreffende Bewegung auf andere Weise unterstützen oder überhaupt erst ermöglichen; ein Beispiel hierfür ist das Zusammenwirken des *M. quadratus lumborum* mit dem Zwerchfell (Bd. 2).

Als **Antagonisten**[3] (Abb. 4-50b) werden Muskeln bezeichnet, die in einem Gelenk eine gegensätzliche Wirkung haben (z. B. Beugung – Streckung, Abduktion – Adduktion, Innenrotation – Außenrotation).

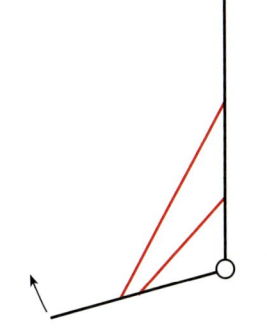

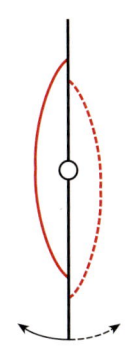

Abb. 4-50 Synergisten und Antagonisten.
a: Synergisten (rot) bewirken gleichsinnige Beugung
b: Antagonisten (rot) bewirken entgegengesetzte Bewegungen, z. B. Dorsal- und Plantarflexion im Oberen Sprunggelenk
○ Lage der Gelenkachse

Wichtig ist jedoch, daß **Antagonisten regelmäßig** auch **kooperieren**. Die Kraftentwicklung eines Muskels, z. B. eines Beugers, hängt von der durch den Antagonisten, z. B. einen Strecker, bewirkten **Vordehnung** ab. Beispiele hierfür sind die Ausholbewegungen bei Wurf, Stoß und Schlag, wie sie vom Sport gut bekannt sind. Aber auch während der Muskelkontraktion selbst wirkt der Antagonist mit: **Eine Kontraktion ist nur soweit möglich, wie die Spannung im Antagonisten nachläßt** – zwischen Anspannung und Entspannung der antagonistisch wirkenden Muskeln besteht ein Gleichgewicht, wodurch die Bewegung „weich" und nicht ruckhaft ausgeführt wird.

Wenn entgegengesetzt wirkende, aber kooperierende Muskeln an ein und derselben Stelle des Knochens (Punkt, Leiste) ansetzen, liegt eine **Muskelschlinge** (Abb. 4-51) vor (z. B. Rhomboideus-Serratus-Schlinge, Levator-Trapezius-Schlinge, Suprahyale/Infrahyale Muskeln; Bd. 2). Durch die Muskelschlinge wird das betreffende Skelettstück gehalten und bei Bewegungen geführt.

Bei **komplexen Bewegungsabläufen**, wie zum Beispiel der Umwendbewegung des Rumpfs oder der Streckung der Unteren Extremität, wirken Muskeln unterschiedlicher systematischer Gruppen auf Grund eines im Zentralnervensystem gespeicherten Musters zusammen; sie bilden eine **Kinematische Kette** (Abb. 4-52).

---
[1] *auxiliaris* (lat.) = helfend, hilfreich.
[2] Von *syn-* (*sym-*, *sys-*; gr.) = Präfix m.d.B. mit-, zusammen und *ergates* (gr.) = Arbeiter, Täter.
[3] Von *anti-* (*ant-*; gr.) = Präfix m.d.B. entgegen und *agonistes* (gr.) = Kämpfer.

liche), **Abduktoren**, **Adduktoren** und **Rotatoren**. Diese Begriffe beziehen sich stets **auf ein bestimmtes Gelenk**. In diesem wird durch die betreffenden Muskeln Beugung (Flexion), Streckung (Extension), Abduktion, Adduktion und Innen- oder Außenrotation bewirkt.

Bei der **Zuordnung von Funktionen** zu bestimmten Muskeln ist generell folgendes zu beachten:
- Viele Muskeln haben **mehrere Funktionen** (z. B. *M. iliopsoas*: Beugung und Außenrotation). Dies trifft auf alle Muskeln zu, die mehrere Gelenke überspringen (z. B. Ischiokrurale Muskeln: Streckung im Hüftgelenk, Beugung im Kniegelenk).
- **Punctum fixum** und **Punctum mobile** (S. 190) können vertauscht werden (z. B. Kleine Glutäen: Abduktion des Beines oder Lateroversion des Beckens).
- Von Bedeutung für die tatsächliche Wirkung ist die **Ausgangsstellung** des bewegten Skelettstücks (z. B. *M. iliopsoas*: je nach Rotationsstellung des *Os femoris* Außenrotation, aber auch Innenrotation).

Schwierigkeiten können auch die auf die Extremitäten anzuwendenden Begriffe „**Flexoren**" und „**Extensoren**" bereiten. Diese bezeichnen **nicht die Funktion Beugung (Flexion) bzw. Streckung (Extension) und beziehen sich daher auch nicht auf ein Gelenk**. Es handelt sich vielmehr um (phylo- und ontogenetisch) ursprünglich **ventral** (Flexoren) bzw. **dorsal** (Extensoren) an der primitiven Extremität gelegene Muskeln. Nur in dieser ursprünglichen Lage waren die Flexoren tatsächlich Beuger und die Extensoren Strecker. Durch sekundäre Lageveränderungen ist es jedoch vielfach zu **Funktionsänderungen**, auch zur **Funktionsumkehr** gekommen (z. B. Extensoren als Beuger).

Einige **Beispiele** mögen dies belegen:
- Der zur **Extensorengruppe am Unterarm** gehörende *M. brachioradialis* bewirkt Beugung im Ellenbogengelenk.
- Der zur **Extensorengruppe am Oberschenkel** gehörende *M. sartorius* bewirkt Beugung im Hüft- und Kniegelenk.
- Die zu den **Extensoren am Unterschenkel** gehörenden *Mm. peronei* bewirken Plantarflexion am Oberen Sprunggelenk.

Daß die „entwicklungsgeschichtlichen" Begriffe Flexoren bzw. Extensoren trotz dieser scheinbaren Widersprüchlichkeit weiter verwendet werden, hat insbesondere **neurologische Gründe**; denn die betreffenden Muskeln **behalten** trotz eines sekundär erfolgten Funktionswandels ihre ursprüngliche **Flexoren- bzw. Extensoreninnervation** bei.

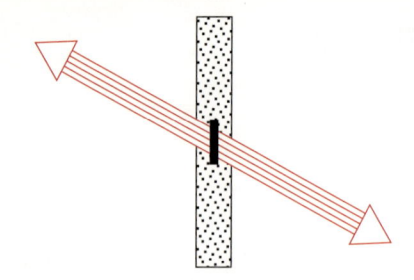

Abb. 4-51 Schematische Darstellung einer Muskelschlinge, die an einer Knochenleiste inseriert.

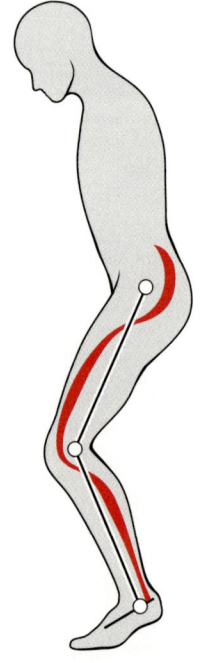

Abb. 4-52 Kinematische Kette (n. Benninghoff/Goerttler, mod.).
Im hier dargestellten Beispiel (Kinematische Kette aus M. gluteus maximus, M. quadriceps femoris, M. soleus) wird das Einknicken im Hüft-, Knie- und Oberen Sprunggelenk verhindert und so das Standbein stabilisiert.

Insbesondere für die sehr beweglichen Extremitäten ist es zweckmäßig – unabhängig von der Benennung der einzelnen Muskelindividuen – **Muskeln funktionell zusammenzufassen**, zum Beispiel als **Beuger**, **Strecker** (gegebenenfalls gegliedert in tiefe und oberfläch-

Um Widersprüche bei der Handhabung der Nomenklatur zu vermeiden, sollte in Fällen, in denen auf die **Funktion** abgehoben wird, die Ausdrucksweise **stets auf ein Gelenk bezogen** werden: z. B. der *M. brachialis* ist ein „Beuger im Ellenbogengelenk", der *M. extensor digitorum longus* bewirkt „Dorsalflexion im Handgelenk", der *M. semitendinosus* bewirkt „Beugung und Innenrotation im Kniegelenk".

Die Begriffe „**Flexoren**" und „**Extensoren**" dürfen **nicht** im Hinblick auf eine **Funktion** und damit auf ein **Gelenk** verwendet werden; vielmehr muß die (ursprüngliche) **Lage an der Extremität** betont werden: z. B. „Flexoren **am Oberarm**" (nicht etwa des Oberarms), „Extensoren **am** Unterschenkel".

4.4.6 Innervation des Skelettmuskels

Hier stellt sich die Frage, wie der Skelettmuskel zur willkürlichen oder reflektorischen Kontraktion gebracht und wie dieser Kontraktions- oder Spannungszustand des Muskels an das Zentralnervensystem rückgemeldet wird.
- Plurisegmentale/Monosegmentale Muskeln
- „Punctum nervosum" bzw. „Area nervovasculosa"
- Motorische Einheit, Myon
- Aα-Motoneurone
- Motorische Endplatte (Terminatio neuromuscularis)
- „Sohlenplatte"
- Subneurales Faltenfeld
- Neuromuskuläre Synapse
- Muskelspindel (Fusus neuromuscularis)
- Tiefensensibilität
- Spindelkapsel
- Intrafusale Fasern (Myocyti intrafusales)
- Dehnungssensoren

Die meisten Skelettmuskeln werden aus mehreren Rückenmarkssegmenten versorgt – **Plurisegmentale Muskeln**. Diese Tatsache wird aus der Entwicklung der Skelettmuskeln (S. 210) verständlich. Ausnahmsweise kommen aber auch **Monosegmentale Muskeln** (z. B. *M. tibialis anterior*) vor. Solche „**Kennmuskeln**" erlauben bei einer isolierten Funktionsstörung unter Umständen den **Rückschluß auf ein bestimmtes Rückenmarkssegment**.

Die den **Muskel versorgenden Nervenäste** (*Rr. musculares*) sind gemischt, d. h. sie enthalten **motorische** (Aα- und Aγ-), **vasomotorische** (C-) sowie **sensible Fasern** (Aα- aus Muskel- und Sehnenspindeln, Aδ-[Schmerz-]Fasern).

Der jeweilige *R. muscularis* dringt an einer definierten Stelle der Muskeloberfläche, dem Muskelhilum, – in der Regel mit den Blutgefäßen – in das Muskelbindegewebe ein: „**Punctum nervosum**" oder „**Area nervovasculosa**"; diese Stelle ist wichtig für die indirekte elektrische Muskelreizung bei der Funktionsprüfung. Der Nerv zergliedert sich durch **Verästelung** und **Plexusbildung** im *Epi*- und *Perimysium*. Von dort aus gelangen feine Ästchen bis in das *Endomysium*, von wo aus verzweigte **Nervenfasern** (bzw. Axone) jede **einzelne Muskelfaser erreichen**.

Motorische Einheit (Myon)

Durch ihre Verzweigung erreichen die **Aα-Motoneurone** zahlreiche Muskelfasern. Das System, das aus **Motoneuron** und den von ihm **versorgten Skelettmuskelfasern** besteht, wird als **Motorische Einheit** (auch **Neuromuskuläre Einheit** oder **Myon**) bezeichnet. Diese kann im Sinne eines Alles-oder-Nichts-Gesetzes nur insgesamt oder überhaupt nicht aktiviert werden.

Die **Anzahl innervierter Muskelfasern**, die eine Motorische Einheit bilden, ist **variabel** und reicht von etwa zehn bis zu mehreren Tausend. Die Muskelfasern einer Motorischen Einheit sind alle vom gleichen Fasertyp (S. 210 und Kap. 2). Muskeln, die mit einer hohen Einstellungspräzision arbeiten (Augen-, Kehlkopf-, Fingermuskeln), verfügen über viele **kleine Motorische Einheiten**, nicht der Feineinstellung dienende, „grob" arbeitende Muskeln (insbesondere Haltemuskeln) weisen große bis **sehr große Motorische Einheiten** auf. Der M. biceps brachii nimmt mit etwa 750 Muskelfasern pro Motorischer Einheit eine Mittelstellung ein.

Die **Organisation des Skelettmuskels in Motorische Einheiten** macht verständlich, wie **Muskeln abgestuft eingesetzt** werden können, je nachdem wieviele Muskelfasergruppen in welcher Abfolge über die Motorischen Einheiten rekrutiert werden. Die gleichzeitige Aktivierung aller oder der meisten Motorischen Einheiten kommt so gut wie niemals vor. In der Regel kommt es zu einer **asynchronen Kontraktion eines Teils der insgesamt verfügbaren Einheiten** – kontrahierende, sich entspannende und ruhende Motorische Einheiten finden sich nebeneinander. Auf diese Weise wird eine **dosierte Anpassung** an wechselnde funktionelle Anforderungen möglich.

Motorische Endplatte, Terminatio neuromuscularis

Die **präterminalen Kollateralen der Aα-Motoneurone** enden in den Synapsenfeldern der Motorischen Endplatten auf der Oberfläche der Muskelfasern.

Die einzelne **Motorische Endplatte** (*Terminatio neuromuscularis*, Abb. 4-53) bildet ein leicht erhabenes **Feld von 40–60 μm Durchmesser**. In diesem Bereich ist das myofibrillenfreie, aber kern- und mitochondrienreiche **Sarkoplasma** (Kap. 2) **zur „Sohlenplatte" verdickt**. Das Plasmalemma der Muskelfaser bildet im Bereich der „Sohlenplatte" muldenbis rinnenförmige Vertiefungen, in denen es ein Faltenfeld (**Subneurales Faltenfeld**) zur Oberflächenvergrößerung bildet. Das Plasmalemma hat hier die funktionelle Bedeutung der **Postsynaptischen Membran einer Neuromuskulären Synapse** (Kap. 7). Die **Präsynaptische Membran** wird vom **Axolemma des Motoneurons** gebildet. Dieses senkt sich mit kolben- bis leistenförmigen **Endformationen** (*Telodendren*) in die Vertiefungen der Sohlenplatte ein. Zwischen der Prä- und der Postsynaptischen Membran befindet sich der **Synapsenspalt** (*Fissura synaptica*), der sich auch zwischen die Falten des Subneuralen Faltenfelds ausdehnt. Peripher grenzt der Synaptische Spalt an die Basalmembran der Muskelfaser bzw. der SCHWANN-Scheide.

Die Neuromuskulären Synapsen der Motorischen Endplatten sind **Cholinerge Synapsen** (Kap. 7), d. h. die synaptischen Bläschen der Endformationen der Motoneurone enthalten **Azetylcholin**, das bei überschwelliger Erregung des Axons (Aktionspotential) innerhalb von 1 –

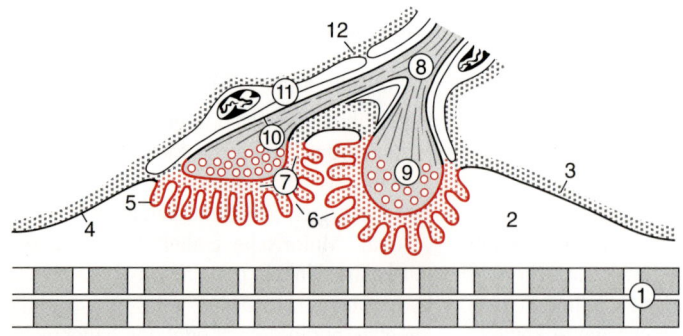

Abb. 4-53 Muskelfaser (längs) mit Motorischer Endplatte.
rot: neuromuskuläre Synapsen
1 Myofibrillen
2 Sohlenplatte
3 Basalmembran der Muskelfaser
4 Plasmalemma
5 Post- oder Subsynaptische Membran
6 Subneurales Faltenfeld
7 Synapsenspalt
8 Axon
9 Endkolben mit synaptischen Bläschen und Präsynaptischer Membran (rot)
10 Axolemma
11 SCHWANN-Zelle
12 Basalmembran der SCHWANN-Scheide

2 msec als Transmittersubstanz exozytotisch in den 30–50 nm weiten, Glykoproteine enthaltenden Synapsenspalt abgegeben wird. Nach der Durchquerung des Spalts wird das Azetylcholin an **Azetylcholin-Rezeptormoleküle der Postsynaptischen Membran** gebunden und bewirkt dort eine Veränderung des elektrischen Membranpotentials durch eine **Depolarisation der Membran**. Die Depolarisation breitet sich von dort über die Oberfläche der Muskelfaser und über deren Transversales System aus; sie bewirkt eine **Freisetzung von Kalzium** aus Kalziumverbindungen mit einer **Erhöhung der zytoplasmatischen Kalziumkonzentration** und damit das **Einsetzen der Kontraktion**. Die lokale Membrandepolarisation dauert nur wenige Millisekunden und wird durch die Aktivität des auf der Postsynaptischen Membran lokalisierten Enzyms **Azetylcholinesterase** beendet.

Durch den histochemischen Nachweis der Azetylcholinesterase-Aktivität lassen sich die Motorischen Endplatten leicht lokalisieren. Dabei zeigt sich, daß die Endplatten überwiegend in **band- oder scheibenförmiger Verteilung in der Mitte eines Skelettmuskels** konzentriert sind.

Physiologisch, pharmakologisch und klinisch wichtig ist die Möglichkeit, die **cholinerge Wirkung** durch toxische Substanzen zu **blockieren**, die sich mit den Azetylcholin-Rezeptormolekülen verbinden, beispielsweise das **Pfeilgift Curare**.

Muskelspindel, *Fusus neuromuscularis*

Der **Feinabstufung der Muskeldehnung** dienen spezielle **rezeptive Strukturen der Tiefensensibilität** (Propriozeptoren), die **Muskelspindeln** (Abb. 4-54), welche die Muskelfaserlänge regulieren.

Die einzelne **Muskelspindel** (*Fusus neuromuscularis*) ist bis zu 10 mm lang und bis zu 1 mm dick. Die durchschnittliche Zahl der Spindeln pro Gramm Muskelmasse schwankt zwischen etwa 1,5 und 30. Die **höchste Spindeldichte** findet sich in den auf Feineinstellung spezialisierten Muskeln (Augen-, Larynx- und Fingermuskeln). Die Muskelspindeln liegen im **Perimysium**.

Die **Form der Muskelspindel** wird durch eine zweischichtige **Spindelkapsel** bestimmt; diese entspricht einer **Perineuralscheide** (Bd. 4). Die **innere epitheloide Schicht** setzt sich auch auf die Intrafusalen Fasern (s. u.) fort.

Das Innere der Muskelspindel ist ein an Glykosaminoglykanen reicher, mit gelatinöser Flüssigkeit gefüllter Raum, in dem sich fünf bis fünfzehn längs verlaufende, myofibrillenarme dünne **modifizierte Skelettmuskelfasern** befinden – die **Intrafusalen Fasern** (*Myocyti intrafusales*).

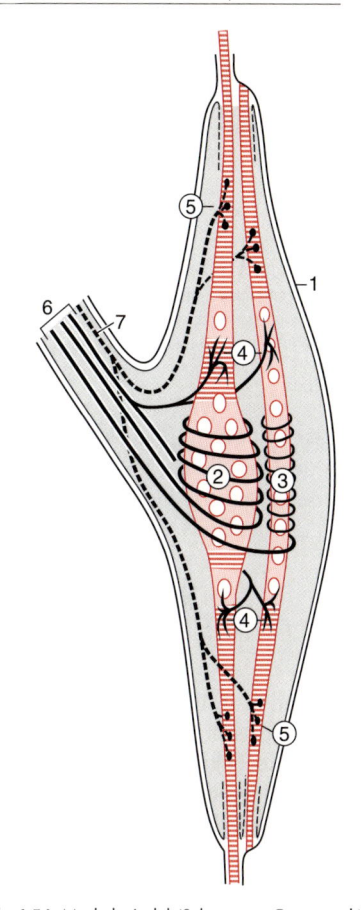

Abb. 4-54 Muskelspindel (Schema; n. Gray, mod.).
1 Spindelkapsel
2–3 Intrafusale Fasern
2 Kernsackfaser mit anulospiraliger Endformation
3 Kernkettenfaser mit anulospiraliger Endformation
4 Doldenförmige Endformation
5 Motorische Endplatten
6 Afferente Nervenfasern
7 Efferente Nervenfaser

Nach der Anordnung der Zellkerne im äquatorialen Sarkoplasma werden zwei Typen von Intrafusalen Fasern unterschieden: **Kernsackfasern** und **Kernkettenfasern** (Abb. 4-54). Zentral gelegene Kernsackfasern durchdringen die Kapselpole und sind im Perimysium verankert. Die Kernkettenfasern sind an den Kapselpolen angeheftet.

An der Oberfläche der Intrafusalen Fasern, v. a. über deren Mitte, liegen **afferente Endformationen** von Aα- und Aβ-Neuronen: Diese haben eine **ring- und spiralförmige** (*Terminatio anulospiralis*) oder eine **dolden-**

förmige Gestalt (*Terminatio racemosa*). Die Endformationen sind **Dehnungssensoren**, die das ZNS sowohl über das Ausmaß der Dehnung (Aβ-Fasern) als auch über die Dehnungsgeschwindigkeit (Aα-Fasern) der Spindeln und damit des Gesamtmuskels informieren.

Die **Meßfunktion** der Dehnungssensoren kann durch eine **Veränderung ihrer Empfindlichkeit** beeinflußt werden. Dies erfolgt dadurch, daß die kontraktilen Enden der Intrafusalen Fasern **motorische Impulse über Aγ-Fasern** erhalten, die an kleinen Motorischen Endplatten (Abb. 4-54) enden.

Die **Muskelspindel** ist **Glied eines Regelkreises**, der die **Einstellung der Muskellänge als Regelgröße** reguliert. Bei ausreichend hoher Erregung der Dehnungssensoren werden die Motoneurone zur Arbeitsmuskulatur desselben Muskels, in dem auch die signalgebenden Muskelspindeln liegen, reflektorisch über das Rückenmark aktiviert. Die so ausgelöste **Kontraktion der Arbeitsmuskelfasern** führt auch zur **Verkürzung der Intrafusalen Muskelfasern** und damit zur Beendigung der Erregung dieser Sensoren. Die Funktion des Regelkreises wird beispielhaft durch den **Patellarsehnenreflex** demonstriert: Durch einen leichten Schlag auf das *Lig. patellae* (Bd. 2) werden der *M. quadriceps femoris* und die in ihm liegenden Muskelspindeln gedehnt; daraufhin erfolgt reflektorisch eine kurzzeitige Kontraktion des Muskels mit einer Streckbewegung im Kniegelenk.

4.4.7 Gefäßversorgung der Skelettmuskulatur

Der Ein- und Austritt der Blutgefäße erfolgt vielfach gemeinsam mit den Nerven (Rami musculares) im Hilum des Muskels, meist in der Muskelmitte oder im Bereich des Muskelursprungs. Die flächenhaften Muskeln der Leibeswand, einschließlich der großen Extremitätenmuskeln, die der Leibeswand aufliegen, weisen mehrere Gefäßpforten auf.
- „Area nervovasculosa"
- Rote/Weiße Muskelfasern
- Anteriovenöse Anastomosen

Die in der „**Area nervovasculosa**" eintretenden **Rr. musculares** verzweigen sich zunächst in der Längsrichtung des Muskels im Epi- und Perimysium.

Die **Arteriolen** und **Venulen** verlaufen dagegen vielfach quer zur Faserrichtung. Die endomysialen **Kapillaren** bilden ein wiederum **längs orientiertes Maschenwerk**, das dem Sarkolemma dicht aufliegt. Die **Kapillardichte** ist **sehr unterschiedlich** und zum Beispiel im Bereich der **Roten Muskelfasern** mit höherem Sauerstoffbedarf (Typ-I-Fasern) größer als um die **Weißen Muskelfasern** (Typ-II-Fasern). **Arteriovenöse Anastomosen** (Kap. 6) ermöglichen eine Anpassung der Blutzirkulation im Muskel an vorübergehend reduzierte Anforderungen.

Im *Endomysium* gibt es **keine Lymphkapillaren**. Die **Lymphdrainage** beginnt im *Perimysium* und erfolgt parallel zu den Venen bis zum Hilum des Muskels. Von dort erfolgt der **Abfluß** zu den **Regionären Lymphknoten** (Bd. 3).

4.4.8 Entwicklung der Skelettmuskulatur

Die Muskeln der Leibeswand und der von dieser abgeleiteten Extremitäten entstammen den segmentalen Somiten: Somatische Muskulatur. Daneben differenziert sich die Quergestreifte Muskulatur an Kopf und Hals auch aus dem den Viszeralbögen entstammenden Kopfmesoderm: Viszerale Muskulatur.

- Myotome
- Somiten
- Somatische/Viszerale Muskulatur
- Kopfmesoderm
- Epimer/Hypomer
- Epaxonische/Hypaxonische Muskulatur
- Dorsale/Ventrale Muskulatur
- Myoblasten/Myotuben

- Satellitenzellen (Myosatellitocyti)
- Aktivitätshypertrophie
- Inaktivitätsatrophie

Das **Skelettmuskelgewebe** stammt aus **verschiedenen Anlagen**:
- Aus den segmentalen **Myotomen der Somiten** (Ursegmente, Kap. 3) stammt die **Muskulatur der Leibeswand** und die **Muskulatur der** aus dieser abgeleiteten **Extremitäten** (außerdem auch die **Zungenmuskulatur**): **Somatische Muskulatur**[1].
- Aus dem von der Neuralleiste (Kap. 3) abstammenden **Kopfmesoderm** (dem sogenannten Mesektodermalen Gewebe) der Viszeralbögen (Kap. 3) entstammt die **Skelettmuskulatur des Kopfes** (Kaumuskeln, Mimische Muskulatur) und einige **Schultergürtelmuskeln** (M. trapezius, M. sternocleidomastoideus). Außerdem stammt **Quergestreifte Muskulatur der Eingeweide** (Pharynx, Larynx) aus diesem Anlagematerial: **Viszerale Muskulatur**[2].
- Aus der **Prächordalplatte** im vorderen Kopfbereich stammen die quergestreiften **Äußeren Augenmuskeln**.

Die aus den Myotomen stammenden **Myogenetischen Zellen** (s. u.) bilden in der Leibeswand auf jeder Seite eine **metamer gegliederte Platte**. An dieser ist ab der Mitte des 2. Monats ein **Epimer** (dorsale Komponente) und ein **Hypomer** (ventrolaterale Komponente) zu unterscheiden; diese werden fortschreitend durch ein bindegewebiges **Myoseptum** getrennt. Diese **Gliederung** kommt auch in der **Nervenversorgung** zum Ausdruck (Abb. 4-55):
- Das **Epimer** eines jeden Segments wird durch den **R. posterior** des betreffenden Spinalnervs versorgt. Die Epimere bilden die Autochthone Rückenmuskulatur (**Epaxonische Muskulatur**), an der die ursprüngliche Metamerie teilweise erkennbar bleibt.
- Das **Hypomer** eines jeden Segments wird durch den **R. anterior** des betreffenden Spinalnervs versorgt. Die Hypomere bilden die Muskulatur der Ventrolateralen Leibeswand (**Hypaxonische Muskulatur** der Brust- und Bauchwand) sowie der Extremitäten. Die ursprüngliche Metamerie bleibt im Bereich des Brustkorbs erhalten, geht aber sonst weitgehend verloren.

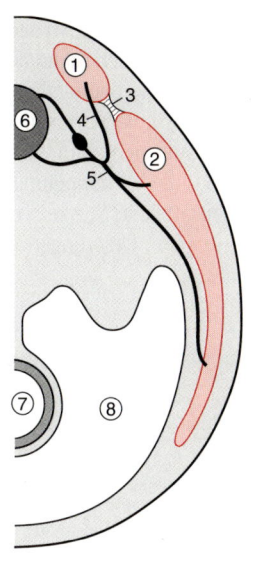

Abb. 4-55 Anlage der Muskulatur in der Leibeswand bei einem fünf Wochen alten Embryo, Transversalschnitt (n. Langman/Drews, mod.).
1 Epimer
2 Hypomer
3 Myoseptum
4 R. post.
5 R. ant.
6 Rückenmark
7 Darmrohr
8 Zölom

Wenn im Verlauf der Ontogenese die **ursprünglich metamere Gliederung** dadurch verlorengeht, daß durch die Verschmelzung (**Polymerisation**) von Myotomen **Plurisegmentale (polymere)** größere **Muskeln** entstehen, bleibt trotzdem die Innervation aus mehreren Rückenmarkssegmenten erhalten. Die **Innervation** erlaubt Rückschlüsse auf die **Herkunft des** betreffenden **Muskels**; letztere kann somit trotz der zahlreichen **sekundären Verlagerungen von Muskeln** im nachhinein rekonstruiert werden.

Die **Extremitäten** sind **Derivate der Ventrolateralen Leibeswand** (Bd. 2). Dementsprechend gelangen Myogenetische Zellen aus Hypomeren in die Extremitätenanlage; dort bilden sie **dorsale** (Extensoren) und **ventrale** Gruppen (Flexoren; vgl. hierzu S. 206). Vielfach unterliegen Extremitätenmuskeln **sekundären Verlagerungen**, sowohl innerhalb der Extremität wie auch – bei der Oberen Extremität – von der Extremität auf die Leibeswand (z. B. M. serratus anterior).

[1,2] Nicht deckungsgleich mit den Begriffen „somatomotorisch" und „viszeromotorisch" der Muskelphysiologie, die sich auf Nervenfasern beziehen.

Die **Migrationsströme der Myogenetischen Zellen** und die erwähnten **sekundären Verlagerungen** machen die beträchtliche **Variabilität** der Skelettmuskulatur verständlich. Diese Variabilität kann sich manifestieren durch das Fehlen oder die Verdoppelung von Muskeln, durch zusätzliche Muskeln oder durch die Verlagerung von Ursprüngen und Ansätzen.

Histogenese des Skelettmuskelgewebes

Die **Histogenese** des die Skelettmuskeln aufbauenden Skelettmuskelgewebes (Kap. 2) vollzieht sich in Schritten:

- **Mesenchymzellen** unterschiedlicher Herkunft (Myotome, Kopfmesoderm der Viszeralbögen, Prächordalplatte; S. 211) differenzieren sich zu **Promyoblasten**, wobei sie ihre ursprüngliche Pluripotenz verlieren.
- Die **Promyoblasten** weisen eine hohe Proliferationsrate auf; sie differenzieren sich in der 5. Woche zu **Myoblasten**, die durch den **Beginn der Synthese kontraktiler Filamente** gekennzeichnet sind.
- Die **Myoblasten** nehmen Spindelform an und erreichen eine Länge von bis zu 400 μm.

Myoblasten verlieren ihre Teilungsfähigkeit; sie **fusionieren an ihren Enden** und bilden so langgestreckte vielkernige synzytiale **Myotuben**, sogenannte Fetale Skelettmuskelfasern. In diesen liegen die **Zellkerne** zunächst in einer **zentralen Reihe**; die ersten **Myofibrillen** sind in der **Peripherie** angeordnet. Die Myotuben wachsen an ihren Enden durch die **Fusion mit weiteren Myoblasten**. Die Dickenzunahme erfolgt ebenfalls durch Fusion mit den an den Seitenflächen angelagerten Myoblasten.
Es kommt zu einer **verstärkten Myofibrillogenese** (mit Organisation zu Sarkomeren); diese erfolgt **zentral im Myotubus**. Hierdurch werden die **Zellkerne** allmählich an die Peripherie verlagert; es zeigt sich das Erscheinungsbild der definitiven Skelettmuskelfasern. Auf dieser Stufe erfolgt auch die **Innervation**.

Die **definitive Zahl der Muskelfasern** eines Skelettmuskels wird bereits **vor der Geburt** erreicht. Die Muskelfasern wachsen jedoch durch die Apposition von Sarkomeren infolge der fortgesetzten Fusion mit Myoblasten an den Enden weiter in die Länge. Die **Dickenzunahme** der Muskelfasern erfolgt durch eine **Vermehrung der Myofibrillen**.

An der Oberfläche der Muskelfasern persistieren innerhalb der Basalmembran liegende Myoblasten, die sogenannten **Satellitenzellen** (*Myosatellitocyti*).

Nach der Geburt kann der Durchmesser der Skelettmuskelfasern eines Muskels bei gleichbleibender Anzahl durch Aktivität (Training) vergrößert werden – es kommt dann zur **Aktivitätshypertrophie**. Umgekehrt führt eine eingeschränkte Aktivität zur **Inaktivitätsatrophie**.

Das postnatale **Wachstum** der Muskeln wird durch **Hormone gefördert**, durch Schilddrüsenhormon, Somatotropin, insbesondere aber durch anabole Steroide wie Testosteron (**Dopingproblematik!**). Eine **Denervation** des Muskels führt zur **Atrophie** und schließlich zur Degeneration und zum Ersatz durch das Bindegewebe.

Die **Skelettmuskeln** sind nur in **begrenztem Maß** zur **Regeneration** fähig. Dabei dient die Basalmembran – soweit sie erhalten geblieben ist – als Leitstruktur für die Muskelfasern. **Satellitenzellen** (s. o.) können sich am Regenerationsprozeß beteiligen. Bei größeren Defekten kommt es zu keiner Regeneration; die Muskellücke wird dann durch Bindegewebe überbrückt.

5

Allgemeine Anatomie der Eingeweide

5.1 Begriff „Eingeweide"

Die Eingeweide im engeren Sinn umfassen lediglich die im Brust-, Bauch- und Beckenraum liegenden sogenannten Inneren Organe.

- Innere Organe
- Eingeweide (Viscera)
- Organsysteme
- Situs
- Schleimhaut
- Serosa
- Eingeweidemotorik

In einer didaktisch orientierten **Eingeweidelehre** (Splanchnologia) werden neben den oben erwähnten **Inneren Organen** der drei Eingeweideräume auch die im Kopf-Hals-Bereich liegenden **Anfangsabschnitte der Verdauungs- und Atmungsorgane** in Mundhöhle, Nasenraum, Rachen, Speiseröhre, Kehlkopf und Luftröhre zu den **Eingeweiden** (Viscera) gerechnet. Dementsprechend können insgesamt **Kopf-, Hals-, Brust-, Bauch- und Beckenorgane** unterschieden werden.

Statt dieser regionalen Gliederung wird der Darstellung der Organe in Band 3 jedoch eine **funktionelle Betrachtungsweise** zugrunde gelegt. Die Organe werden dabei nicht primär nach ihrer Lage, sondern entsprechend ihrer Stellung in **funktionell zusammengehörenden Or-**

gansystemen beschrieben: Verdauungssystem, Atmungssystem, Harnsystem, Männliches und Weibliches Genitalsystem, Kreislaufsystem, Abwehrsystem sowie Endokrines System. Dabei werden im Interesse des Systemzusammenhangs auch Systemkomponenten mitberücksichtigt, die nicht zu den „Eingeweiden" gerechnet werden können, wie die Äußeren Geschlechtsorgane und die Mamma (bei den Genitalsystemen), Blutgefäße, Blut und Knochenmark (beim Kreislaufsystem) sowie Lymphgefäße und Lymphknoten (beim Abwehrsystem). Um auch bei einer im wesentlichen systembezogenen Darstellung den wichtigen **regionalen Aspekten** Rechnung zu tragen, werden die **Situsverhältnisse** (Brust-, Bauch-, Becken- und Retrositus) gesondert beschrieben und darüber hinaus auch die für die praktische Anatomie wesentlichen **topographischen Beziehungen** berücksichtigt.

Für das Verständnis von Bau und Funktion von Organen der Gastropulmonal- und Urogenitalsysteme (Bd. 3) sind die **Begriffe „Schleimhaut"** und **„Serosa"**, die **Eingeweidemotorik** und die **Extrazelluläre Matrix** besonders wichtig. Um Wiederholungen zu vermeiden, werden diese Themen in den folgenden Abschnitten vorab behandelt.

5.2 Schleimhaut, *Tunica mucosa*

Die Innenauskleidung der Hohlorgane, außer bei den Hohlräumen des Kreislaufsystems und des Zentralnervensystems, wird von jeweils organspezifischen Schleimhäuten gebildet. Diese weisen ein einheitliches Grundbaumuster auf.
- Äußere/Innere Oberfläche
- Falten und Zotten
- Oberflächendifferenzierungen des Epithels
- Schleimhautepithel (Lamina epithelialis mucosae)
- Schleimhautbindegewebe (Lamina propria mucosae)
- Endoepitheliale/extraepitheliale Drüsen
- Schleim, Muzin (Mucus)
- Schleimhauteigene Muskulatur (Lamina muscularis mucosae)
- „Submukosa" (Tela submucosa)

Die **Kanalsysteme** der Verdauungs-, der Atmungs- und der Harnorgane sowie der Männlichen und Weiblichen Genitalorgane – oft auch als **Trakte** bezeichnet, z. B. Verdauungstrakt – stehen mit der Körperoberfläche in Verbindung: Im Bereich der Mund- und Nasenöffnung, des Afters, der Harnröhrenmündung und der Scheidenöffnung geht die **Äußere Körperoberfläche** in die **Innere Oberfläche** des jeweiligen Kanalsystems über. Abbildung 5-1 zeigt dies am Beispiel des Verdauungstrakts.

5.2 Schleimhaut, Tunica mucosa

Klinischer Hinweis. Durch die Kommunikationsöffnungen werden die Inneren Oberflächen der ärztlichen Untersuchung (**Endoskopie**[1]) zugänglich. Die **Lumina** der Kanalsysteme sind somit gewissermaßen in die Tiefe des Körpers versenkte Bereiche der Außenwelt, die ohne Verletzung einer Oberfläche (nicht-invasiv) instrumentell zugänglich sind.

Die Lumina der Kanalsysteme von Eingeweidetrakten werden durch die **Innere Oberfläche** vom eigentlichen Körperinneren abgegrenzt (Abb. 5-1). Diese Inneren Oberflächen werden, wie grundsätzlich alle Oberflächen, von **Epithelverbänden** (Kap. 2) gebildet. Im Zusammenhang mit den funktionellen Erfordernissen sind diese epithelialen Oberflächenschichten unterschiedlich gebaut (z. B. als mehrschichtiges unverhorntes Plattenepithel in der Speiseröhre, als einschichtiges prismatisches Epithel im Darm, als mehrreihiges prismatisches Epithel in der Luftröhre oder als Übergangsepithel in der Harnblase).

Die Ausbildung von **Falten** und **Zotten** dient der **Vergrößerung der epithelialen Oberfläche** (vgl. Abb. 1-71/A in Bd. 3). An spezielle Leistungen sind weitere **Oberflächendifferenzierungen des Epithels** angepaßt: Mikrovilli, Kinozilien und Stereozilien (Kap. 2).

Die **epitheliale Auskleidung** der Eingeweidetrakte (*Lamina epithelialis*) und die diesem Epithel untergelagerte bindegewebige „**Propria**" (*Lamina propria*) werden als **Schleimhaut** oder „**Mukosa**" (*Tunica mucosa*) zusammengefaßt (Tab. 5-1, Abb. 5-1). Die genannten Schichten erhalten deshalb in der Terminologie den Zusatz „mucosae": **Schleimhautepithel** (*Lamina epithelialis mucosae, Epithelium mucosae*) und **Schleimhautbindegewebe** (*Lamina propria mucosae*). Die Schleimhaut ist somit nicht identisch mit dem Epithel der Inneren Oberflächen, sondern umfaßt auch das diesem Epithel zugeordnete Bindegewebe.

Die Hohlräume des Kreislaufsystems (Kap. 6) sind nicht von Schleimhaut ausgekleidet und werden deshalb hier nicht mitbehandelt.

---

[1] Endoskopie = diagnostische Inspektion von Hohlorganen und Körperhöhlen mit einem Endoskop.

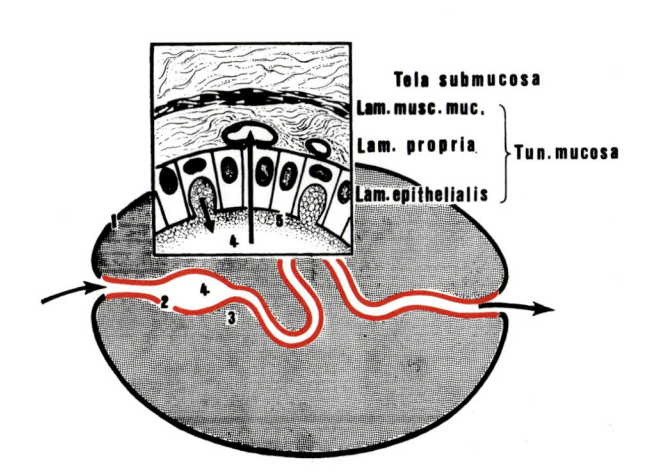

Abb. 5-1 Schema eines Organismus mit Verdauungstrakt.
An Mund- und Afteröffnung (Pfeile) geht die Äußere in die Innere Oberfläche über. Das mit der Außenwelt kommunizierende Lumen des Verdauungstrakts wird durch die Schleimhaut (rot) vom eigentlichen Körperinneren getrennt.
Teilbild: Die Ausschnittsvergrößerung zeigt die Organisation der Schleimhaut. Becherzellen liefern den Schleimfilm auf der Inneren Oberfläche. Der Pfeil deutet den Resorptionsweg vom Lumen des Verdauungstrakts in die in der Propria liegenden Kapillaren an.
1 Äußere Oberfläche
2 Innere Oberfläche
3 Körperinneres
4 Lumen des Verdauungstrakts
5 Schleimfilm

Tab. 5-1 Wandschichten von Dünndarm und Harnleiter.

	Dünndarm	Harnleiter
Tunica mucosa	• Epithelium mucosae • Lamina propria mucosae • Lamina muscularis mucosae	• Epithelium mucosae • Lamina propria mucosae
Tela submucosa		
Tunica muscularis	• Stratum circulare • Stratum longitudinale	• Stratum longitudinale internum • Stratum circulare • Stratum longitudinale externum
Tela subserosa		
Tunica serosa	• Lamina propria serosae • Mesothelium	**Tunica adventitia**

Die **Schleimhäute** werden direkt mit der „Umwelt" konfrontiert, da sie unmittelbar in Kontakt mit dem Inhalt der Hohlräume stehen, welche sie auskleiden (Abb. 5-1). Den Schleimhäuten können folgende **Partialfunktionen** zugeordnet werden:

- **Schutz vor mechanischen Einwirkungen** (durch die Bildung von Schleim und das vorhandene Epithel, u. a. in Mundhöhle und Speiseröhre)
- **Schutz vor chemischen, osmotischen und thermischen Einwirkungen** (durch die Bildung von Schleim und das vorhandene Epithel, u. a. in Mundhöhle, Magen und Harnwegen)
- **Schutz vor Schwebstoffen in der Atemluft** (durch den durch die Kinozilien nach außen transportierten Schleimfilm der Atemwege)
- **Schutz vor Viren, Bakterien und Parasiten** (durch Lysozyme im Schleim der Verdauungs-, Atem- und Genitalwege)
- **immunologische Abwehr** (durch das Lymphatische Gewebe in der *Lamina propria mucosae*, s. Mukosaassoziiertes Lymphatisches System; Bd. 3)
- **gerichteter Schleimtransport** für die **rheotaktische**[1] **Orientierung** der Spermien (durch die Kinozilien in Uterus und Tube)
- **Resorption von Wasser, Ionen und kleinmolekularen Stoffen** aus dem Lumen (vorwiegend durch die Mikrovilli der apikalen Epitheloberfläche, z. B. in Dünndarm und Gallenblase)
- **Sekretion von z. B. Schleim und Verdauungsenzymen** in das Lumen (aus endo- und subepithelialen Drüsen wie z. B. Becherzellen, Gll. gastricae, Gll. intestinales; auch bei extramukosal liegenden Drüsen münden die Ausführungsgänge an der Schleimhautoberfläche)
- **endokrine Sekretion** (s. Diffuses Endokrines System; Bd. 3)
- **Gewährleistung geeigneter Milieubedingungen** für die physiologische Bakterienflora (Kolon, Vagina)

Das **Schleimhautbindegewebe** (*Lamina propria mucosae*) besteht aus lockerem Faserigem Bindegewebe, stellenweise auch aus Retikulärem Bindegewebe (Kap. 2). An der Epithel-Bindegewebe-Grenze ist stets eine Basalmembran ausgebildet.

Da selbst das mehrschichtige Schleimhautepithel nicht vaskularisiert ist, muß der **An- und Abtransport von Stoffen** durch **Gefäße der Propria** erfolgen. Tatsächlich finden sich in Epithelnähe dichte **Netze von Blutkapillaren**, die an Arteriolen und Venulen angeschlossen sind, welche aus den tiefen Schichten der Propria bzw. aus der Submukosa (s.u.) kommen. Für den Abtransport stehen in der Propria regelmäßig auch zahlreiche **Lymphkapillaren** zur Verfügung. Das Schleimhautbindegewebe ist auch in bedeutendem Ausmaß an der **Spezifischen Abwehr** (Bd. 3) beteiligt. Die entsprechenden Komponen-

---

[1] Rheotaxis = Orientierung an der Richtung der Flüssigkeitsströmung; von *rheos* (gr.) = Fluß und *taxis* (gr.) = Anordnung.

ten werden als **Mukosaassoziiertes Lymphatisches System** zusammengefaßt.

Schleimbildende Drüsen

Der Begriff „**Schleim**haut" rührt daher, daß die **epitheliale Oberfläche schlüpfrig** bzw. **schleimig** ist. In den meisten Fällen wird dies dadurch erreicht, daß ein als **Schleim** bezeichnetes **muköses Drüsensekret** auf die Oberfläche abgesondert wird und dort einen **Schleimfilm** bildet. Die Drüsen können entweder als Einzelzellen innerhalb des Schleimhautepithels liegen – diese sogenannten **Becherzellen** (Abb. 5-2a) gehören zu den **endoepithelialen Drüsen**. Daneben findet man größere muköse Drüsenkomplexe als **exoepitheliale Drüsen** im subepithelialen Bindegewebe (Abb. 5-2b) oder außerhalb der Schleimhaut (Abb. 5-2c); letztere leiten ihr Sekret durch Ausführungsgänge (z. B. Mundspeicheldrüsen, Bd. 3) auf die Oberfläche.

Für den **Sekrettransport** im oft langen Ausführungsgangsystem exokriner Drüsen – beispielsweise des *Ductus parotideus* (Bd. 3) – sind **verschiedene Kräfte wirksam**:

- **Sekretionsdruck**: Dieser resultiert aus dem Sekretnachschub der sezernierenden Zellen.
- **Myoepithelien**: Hierbei handelt es sich um basal liegende modifizierte Epithelzellen mit kontraktilen Filamenten, die Drüsenschläuche und Endstücke korbartig umfassen (Korbzellen, Abb. 5-5).
- **Myozyten im Drüsenstroma**: Sie kommen in Akzessorischen Drüsen des männlichen Genitaltrakts vor, bei denen eine besonders schnelle und zeitlich genau koordinierte Entleerung funktionell erforderlich ist.
- **massierende Wirkung benachbarter Skelettmuskulatur**: Diese ist wichtig z. B. bei den Speicheldrüsen während des Kauakts.

Schleim bzw. **Muzin** (*Mucus*) hat auf den verschiedenen Schleimhautoberflächen ganz unterschiedliche Funktionen; er dient unter anderem als **Gleitmittel** (Dickdarm), als **Schutzschicht gegen chemische Einwirkungen** (Magen) und als **klebriger Partikelfänger** (Atemwege). Hieraus folgt, daß die Schleime verschiedener Schleimhäute unterschiedliche physikalisch-chemische Eigenschaften, z. B. hinsichtlich ihrer Viskosität, aufweisen und dementsprechend in ihrer biochemischen Zusammenset-

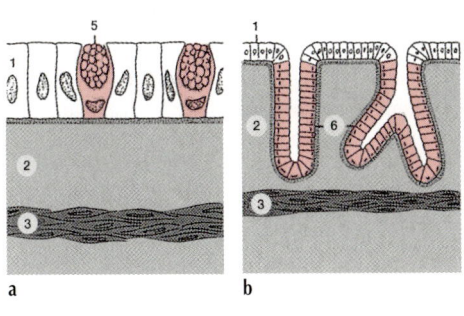

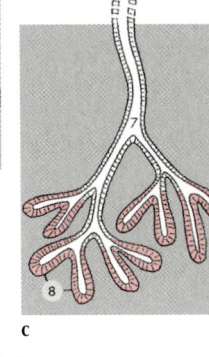

Abb. 5-2 Lagebeziehungen schleimbildender Drüsen zu den Wandschichten von Hohlorganen (unterschiedlicher Abbildungsmaßstab).
rot: Drüsenzellen
a: endoepitheliale schleimbildende Drüsenzellen
b: exoepitheliale schleimbildende Drüsenzellen im Mukosabindegewebe
c: exoepitheliale Drüsen außerhalb der Schleimhaut
1 Epithelium mucosae
2 Lamina propria mucosae
3 Lamina muscularis mucosae
4 Bindegewebslager (u. U. weit entfernt)
5 Becherzelle (endoepithelial)
6 Tubulöse Drüsen in der Propria (unverzweigt und verzweigt)
7 Ausführungsgang
8 Sezernierende Zellen eines Schleimtubulus

zung erheblich differieren. Hauptbestandteile sind jedoch stets **Glykoproteine**[1], deren Oligosaccharidseitenketten die Heterogenität bedingen.

Schleimhauteigene Muskulatur, Lamina muscularis mucosae

Im Rumpfbereich des Verdauungskanals ist, angepaßt an die besonderen Motilitätsbedingungen, eine **schleimhauteigene Schicht Glatter Muskulatur** (Lamina muscularis mucosae, „Muscularis mucosae") in das subepitheliale Bindegewebe der Schleimhaut eingebaut (Abb. 5-1). In diesem speziellen Fall besteht die **Tunica mucosa** statt aus zwei **aus drei Schichten**: Lamina epithelialis, Lamina propria, Lamina muscularis mucosae. Die Eigenbeweglichkeit der Schleimhaut durch das Auftreten einer „Muscularis mucosae" erfordert die Ausbildung einer speziellen Verschiebeschicht in Form der **„Submukosa"** (Tela submucosa; Tab. 5-1, Abb. 5-1).

Eine, nicht mehr zur Schleimhaut gehörende, **Tela submucosa** ist vom Bindegewebe der Lamina propria mucosae nur dann abgrenzbar, wenn eine Lamina muscularis mucosae ausgebildet ist (ausschließlich im Magen-Darm-Kanal) oder wenn sich eine tiefe Schicht strukturell abgrenzen läßt (z. B. in der Harnblase). In der Submukosa oder – bei fehlender Lamina muscularis mucosae – in den tiefen Schichten der Propria befinden sich die **größeren Gefäße** und die **autonomen Nervenplexus**.

5.3 Eingeweidemotorik

In den Hohlorganen der Eingeweide findet eine Vielzahl unterschiedlicher Transportvorgänge statt. Diese sind überwiegend abhängig von der vom Autonomen Nervensystem gesteuerten Tunica muscularis.
- Glattes Muskelgewebe
- „Muskularis" (Tunica muscularis)
- Stratum circulare
- Stratum longitudinale
- Peristaltik
- Myofibroblasten
- Myoepithel

Zu den **Transportleistungen** im Eingeweidebereich zählen unter anderem im:
- **Verdauungssystem**: Schluckakt, Darmpassage, Galletransport
- **Atmungssystem**: gerichteter Schleimtransport
- **Harnsystem**: Harntransport, Harnentleerung
- **Männlichen Genitalsystem**: Samentransport, Ejakulation
- **Weiblichen Genitalsystem**: Eipassage durch den Eileiter, Geburtsvorgang
- **Kreislaufsystem**: Pumpleistung des Herzens, Windkesselfunktion

Motorische Leistungen werden, außer bei den Transportvorgängen, auch in der Wand von „behälterartigen" Hohlorganen (u. a. Magen, Mastdarm, Gallenblase, Harnblase und Gebärmutter) erbracht, um diese an **wechselnde Füllungszustände anzupassen**.

Schließlich sind motorische Leistungen von großer Bedeutung für **Verschlußmechanismen** (u. a. Magenpförtner, Verschluß der Afteröffnung, Verschluß des Gallengangs und Harnblasenverschluß).

Alle diese Leistungen sind in erster Linie an die **Kontraktionsfähigkeit des Muskelgewebes** (Abb. 5-3) gebunden. Dabei steht im Bereich der Eingeweide das **Glatte Muskelgewebe** („Eingeweidemuskulatur") im Vordergrund.

Glattes Muskelgewebe

Die Glatte Muskulatur bildet unter der Tunica mucosa des Hohlorgans – im Verdauungskanal unterhalb der Tela submucosa – eine je nach den mechanischen Anforderungen unterschiedlich dicke **„Muskularis"** (Tunica muscularis, Abb. 5-4). Die Myozytenverbän-

---
[1] Proteine, die mit Oligosaccharidseitenketten konjugiert sind.

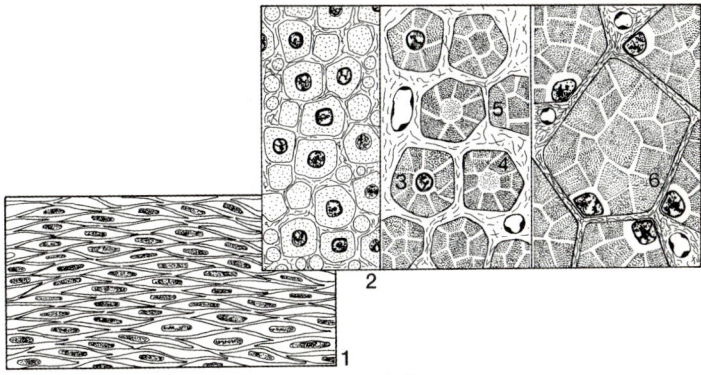

Abb. 5-3 Muskelgewebe.
Zwischen den parenchymatischen Elementen der verschiedenen Muskelgewebstypen findet sich jeweils Interstitielles Bindegewebe mit Blutkapillaren.
1   Glattes Muskelgewebe längs (Retikulinfasern nicht dargestellt)
2   Glattes Muskelgewebe quer (wegen der Spindelform der Glatten Muskelzelle ergeben sich unterschiedlich große Querschnitte)
3–5 Herzmuskelfasern quer
3   – mit zentralem Kern und COHNHEIM-Felderung
4   – Sarkoplasmafeld getroffen
5   – weder Kern noch Sarkoplasmafeld getroffen
6   Skelettmuskelfaser quer (mit randständigem Kern und COHNHEIM-Felderung)

de der „Muskularis" sind in den einzelnen Organen unterschiedlich angeordnet: zirkulär, longitudinal, spiralig. Im Verdauungskanal (Speiseröhre, Darm) liegt beispielsweise eine streng zweischichtige *Tunica muscularis* mit **Stratum circulare** und **Stratum longitudinale** vor (Tab. 5-1, Abb. 5-4). Die *Tunica muscularis* ist durch eine bindegewebige *Tunica adventitia* in die Umgebung des jeweiligen Hohlorgans eingebaut. Falls dieses an eine Seröse Höhle (S. 220) grenzt, wird die *Tunica muscularis* durch eine *Tela subserosa* mit der *Tunica serosa* verbunden (Tab. 5-1, Abb. 5-6).

Unabhängig von der Anordnung der Glatten Muskulatur in der Tunica muscularis wird der unwillkürliche **Ablauf der Kontraktion** vom Autonomen Nervensystem mit fördernden und hemmenden Impulsen gesteuert. Ein Beispiel für eine unwillkürlich nerval gesteuerte Kontraktion ist die **Peristaltik** (Bd. 3), bei der rhythmische Kontraktionswellen den Darminhalt gerichtet weiterbefördern.

Neben den bisher geschilderten geschlossenen Muskelschichten existieren in einigen Fällen für spezielle Transportleistungen dreidimensionale lockere **Myozytennetze** aus Glatten Muskelzellen. Diese findet man zum Beispiel im Stroma der Dünndarmzotten als „Zottenpumpe" sowie im Stroma der Prostata.

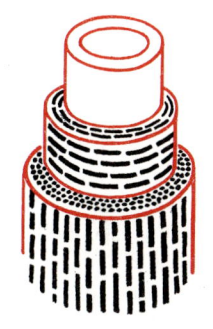

Abb. 5-4 Tunica muscularis des Magen-Darm-Kanals. Um die inneren und mittleren Wandschichten (Tunica mucosa, Tela submucosa; hier nicht ausgeführt) bildet die Tunica muscularis eine innen liegende Ringschicht (Stratum circulare) und eine sich nach außen anschließende Längsschicht (Stratum longitudinale). Auf den in der Abbildung berücksichtigten Querschnittsflächen sind die Muskelzellen (rot) des Stratum circulare längs (gekrümmte Linien), die des Stratum longitudinale quer (Punkte) getroffen.

Skelett- und Herzmuskelgewebe

Neben der vorherrschenden Glatten Muskulatur ist an der Eingeweidemotorik auch **Ske-**

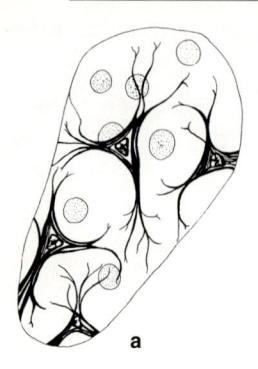

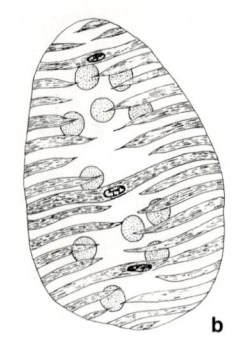

Abb. 5-5 Myoepithel.
a: Korbzellen (Myoepitheliocyti stellati) auf einem Drüsenendstück (n. Zimmermann, mod.)
b: Stabzellen (Myoepithelocyti fusiformes) auf einem Duftdrüsenschlauch (n. Bargmann, mod.)

lettmuskelgewebe (Abb. 5-3) beteiligt, unter anderem Zungenmuskulatur, Muskulatur von Rachen und proximaler Speiseröhre, Sphinkter des Afterverschlusses, Rhabdosphinkter der Harnröhre und Beckenbodenmuskulatur um die Harn-Samen-Röhre.

Im als Kreislaufpumpe wirkenden Herzen ist – angepaßt an die spezielle Leistungsanforderung – **Herzmuskelgewebe** (Abb. 5-3) als dritter Typ des Muskelgewebes an der Eingeweidemotorik beteiligt. Zusammen mit der Herzmuskulatur spielt die elastische Rückstellkraft der Arterien (sogenannter Windkesseleffekt) eine wichtige Rolle bei der Transportleistung des Kreislaufsystems.

Myofibroblasten, Myoepitheliozyten und Flimmerepithel

Außer den drei genannten Typen des Muskelgewebes (Glattes Muskelgewebe, Skelettmuskelgewebe, Herzmuskelgewebe) sind auch **Zellen anderer Gewebe** an der Eingeweidemotorik beteiligt:

- **Myofibroblasten** weisen die morphologischen Merkmale von Fibroblasten und Glatten Muskelzellen auf. Es ist ungeklärt, ob sie von Fibroblasten oder von Myozyten abstammen. Myofibroblasten zeigen ein charakteristisches Spektrum von Zytoskelettproteinen, darunter α-Aktin. Sie kommen im Bindegewebe unter anderem der Alveolarsepten, des Darms, des Hodens und Nebenhodens, des Uterus und der Plazenta vor sowie als Perizyten der Kapillarwände.
- **Epithelzellen** werden durch die Differenzierung kontraktiler Strukturen zu **Myoepithelzellen**, die eine Rolle beim Transport des Drüsensekrets spielen. Myoepithel kommt in Form von **Korbzellen** (Abb. 5-5a) vor; diese bilden ein Netz von Zellen um die Drüsenendstücke der Speicheldrüsen und der Mamma. In Form von **Stabzellen** (Abb. 5-5b) findet sich Myoepithel auch in der Wand von Drüsenausführungsgängen. Die Myoepithelzellen liegen epithelartig der Basalmembran an und bilden somit eine lückenhafte basale Zellschicht innerhalb des gesamten Epithelverbands.
- **Epithelzellen** bilden Oberflächendifferenzierungen (**Kinozilien**) für den gerichteten Schleimtransport aus.

5.4 Seröse Höhlen

Im Bauch- (*Cavitas abdominalis*) und Beckenraum (*Cavitas pelvica*) sowie im Brustraum (*Cavitas thoracis*) existieren allseits abgeschlossene Spaltensysteme, die die Verschiebung von Organen gegeneinander und gegen die Höhlenwand ermöglichen. Im Brustraum handelt es sich dabei um die Pleurahöhle (*Cavitas pleuralis*) und die Herzbeutelhöhle (*Cavitas pericardialis*), im Bauch- und Beckenraum um die Bauchhöhle (*Cavitas peritonealis*).

- Serosaspalt
- „Serosa" (Tunica serosa)
- Serosaepithel (Mesothelium)
- Gleitspaltensystem
- Wandständiges Blatt (Serosa parietalis)
- Organständiges Blatt (Serosa visceralis)
- Mesobildungen
- Ansatz/Wurzel des „Meso"

5.4 Seröse Höhlen

Serosaspalt

Die als **Serosaspalt** (Abb. 5-6) bezeichneten kapillaren Spalträume der Serösen Höhlen sind mit einem Film seröser Flüssigkeit benetzt. Die Wandung dieser Spalträume ist die spiegelnd glatte „**Serosa**" (*Tunica serosa*, Abb. 5-6), die wie eine dünne Tapete einer bindegewebigen Verschiebeschicht (*Tela subserosa*) aufliegt. Aus den in der *Tela subserosa* verlaufenden Gefäßen wird das Kapillarnetz des Serosabindegewebes gespeist. Die *Tunica serosa* (Abb. 5-6) selbst ist zweischichtig; sie besteht aus dem **Serosaepithel** (*Mesothelium*) und einer bindegewebigen **Lamina propria serosae** (Abb. 5-6).

Beim **Serosaepithel** handelt es sich morphologisch um ein sehr flaches einschichtiges Plattenepithel **mesodermaler Herkunft**, das deshalb als **Mesothel** bezeichnet wird. Die mesodermale Herkunft der Mesothelzellen äußert sich auch in ihrer Fähigkeit zur Umwandlung in **Makrophagen**, die in das subseröse Bindegewebe, aber auch in den Serosaspalt einwandern können.

Die **polygonalen Mesothelzellen** bilden einen kontinuierlichen Verband (Abb. 5-6), der jedoch in gewissem Umfang formveränderlich und verschieblich ist. Auf der Oberfläche des Mesothels sind **Sialomuzine** lokalisiert; deren negative Ladung verhindert die Reibung zwischen den Serosaflächen und reduziert deren Adhäsion. Die Mesothelzellen sind an ihrer apikalen Oberfläche stellenweise mit den **Mikrovilli** eines Bürstenbesatzes ausgestattet.

Durch diesen Bürstenbesatz erweist sich das **Serosaepithel** als ein besonders **gut resorbierendes System**. Das Serosaepithel sezerniert im Zusammenwirken mit den Blutkapillaren der *Lamina propria serosae* gleichzeitig auch die normalerweise nur in geringer Menge vorhandene, aber ständig erneuerte **seröse Flüssigkeit**. Diese Flüssigkeitsabsonderung erfolgt durch **Transsudation**.

Von der basalen Oberfläche reichen oft **Zellfortsätze des Mesothels** durch die lückenhafte Basalmembran in das Propriabindegewebe. Für die **Drainage** der Serösen Höhlen ist es wichtig, daß zwischen den Mesothelzellen „**Stomata**" (Abb. 5-6b) vorkommen, durch die eine direkte Verbindung mit dem subserösen Lymphsystem hergestellt wird.

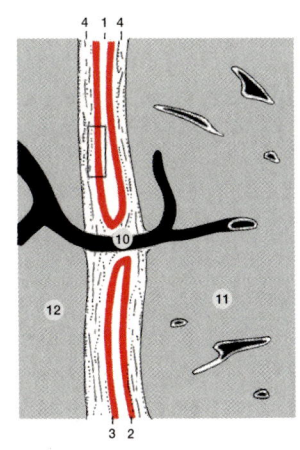

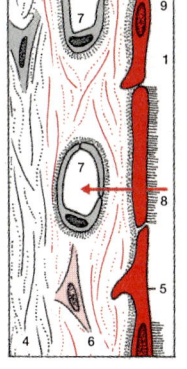

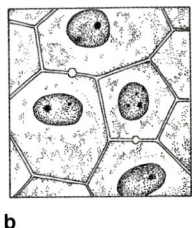

Abb. 5-6 Anatomie und mikroskopische Anatomie der Serosa.
rot: Tunica serosa
a: Vergrößerung des in der Übersicht markierten Ausschnitts der Tunica serosa
b: Mesothel mit „Stomata" in Aufsicht
1 Serosaspalt
2 Serosa visceralis
3 Serosa parietalis
4 Tela subserosa
5–6 Tunica serosa
5 Mesothelzelle mit Bürstensaum und basalem Fortsatz
6 Lamina propria serosae
7 Blutkapillare (quer)
8 Resorptionsweg
9 Transsudationsweg
10 Verbindung durch das „Meso" (Querschnitt, vgl. Abb. 5-7)
11 Organ
12 Leibeswand

Klinischer Hinweis. Bei entzündlichen Vorgängen mit starker Vermehrung der serösen Flüssigkeit können wegen der großen Inneren Oberfläche der Serösen Höhlen in kurzer Zeit große Mengen von Bakterientoxinen durch das Serosaepithel resorbiert werden. Hierdurch kann es zur Ausbildung einer **Bauchfell-** bzw. **Rippenfellentzündung** kommen. Den „Stomata" kommt eine pathologische Bedeutung für die Ableitung von Aszitesflüssigkeit (**Bauchwassersucht**) und für die Tumorinvasion zu. Therapeutische Bedeutung haben sie unter anderem für die **peritoneale Dialyse** und die **intraperitoneale Ernährung**. Wird das Serosaepithel verletzt, kommt es leicht zu „**Verklebungen**" und schließlich „**Verwachsungen**" mit den Nachbarorganen. Die Serosa ist hochgradig schmerzempfindlich.

Die **funktionelle Bedeutung** des mit einem Flüssigkeitsfilm gefüllten Serosaspalts liegt zunächst darin, daß sich die durch ihn verbundenen Strukturen (Organ – Wand oder Organ – Organ) gegeneinander gleitend verschieben können: **Gleitspaltensystem**. Die durch den Flüssigkeitsfilm verursachte **Kapillaradhäsion** verhindert jedoch auch, daß sich die begrenzenden Flächen voneinander abheben. Dies hat zur Folge, daß das Eigengewicht der Organe größtenteils durch die Kapillarkräfte kompensiert wird; Leber, Magen und Milz werden unter dem Zwerchfell weitgehend durch diese Kräfte „getragen".

Die Kapillaradhäsion hat auch zur Folge, daß bei der Verkleinerung benachbarter Organe (z. B. durch die Entleerung von Harnblase und Mastdarm) andere bewegliche Strukturen (in diesem Fall Dünndarmschlingen) in den Spalt zwischen diesen Organen „eingesaugt" werden: es können niemals „freie Räume" entstehen. Die **Kapillarität** bleibt so **stets gewahrt**.

Die **Tunica serosa** bildet beim Lebenden eine rötlich-graue spiegelglatte Oberfläche. Sie wird in der Pleurahöhle als **Rippen-** bzw. **Lungenfell** (*Pleura*), in der Herzbeutelhöhle als **Herzbeutel** (*Pericardium serosum*) und in der Bauchhöhle als **Bauchfell** (*Peritoneum*) bezeichnet.
Der **Serosaspalt** befindet sich zwischen
- **Organen** (z. B. zwischen Magen und Leber),
- **Organteilen** (z. B. zwischen Dünndarmschlingen),
- verschiedenen **Teilen der Wand der Serösen Höhle** (z. B. Rec. costodiaphragmaticus) oder
- **Organ und Leibeswand** (Abb. 5-6).

Bei der letztgenannten Möglichkeit werden die miteinander in Kontakt stehenden Blätter der *Tunica serosa* als **Wandständiges Blatt** oder **Parietale Serosa** (*Serosa parietalis*) bzw. als **Organständiges Blatt** oder **Viszerale Serosa** (*Serosa visceralis*) in der Nomenklatur unterschieden (Abb. 5-6).

Mesobildungen

Ein von Viszeraler Serosa umkleidetes **Organ** benötigt eine **Verbindung** mit der von Parietaler Serosa bedeckten Wand, damit die versorgenden **Leitungsbahnen zu- und abgeführt** werden können. Das Organ kann deshalb **nicht vollständig** von *Serosa visceralis* umkleidet werden; ein schmaler Streifen bleibt serosafrei. Von diesem erstreckt sich eine **Bindegewebsplatte** mit den **Versorgungsbahnen** zur dort ebenfalls streifenförmigen serosafreien Wand der Höhle (Abb. 5-6, 5-7). Diese Platte ist auf beiden Seiten von Serosa bekleidet, die kontinuierlich einerseits in die *Serosa parietalis*, andererseits in die *Se-*

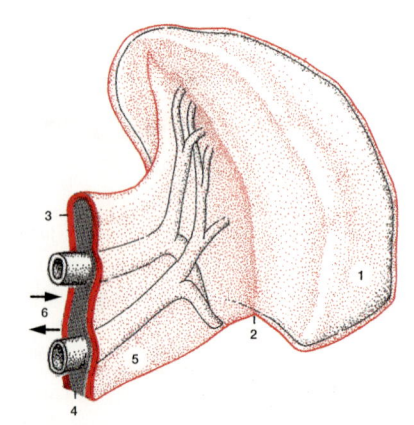

Abb. 5-7 Mesobildung (Schema).
1 Organ mit Serosa visceralis
2 Ansatz des „Meso"
3 Schnittfläche des „Meso" an dessen Radix
4 Bindegewebsplatte des „Meso"
5 Serosaüberzug des „Meso"
6 Zu- und abführende Leitungsbahnen

rosa visceralis übergeht; sie kann daher als **Serosaduplikatur** bezeichnet werden.
Die Serosaduplikaturen bestimmter Organe werden als „**Meso-**" mit einem das Organ kennzeichnenden Zusatz benannt, z. B. *Mesocolon, Mesenterium, Mesosalpinx*. Die Befestigung an den betreffenden Organen wird als **Ansatz des „Meso"**, die linienförmige Befestigung an der Wand der Serösen Höhle als **Wurzel des „Meso"** (*Radix*) bezeichnet (z. B. *Radix mesenterii*, Bd. 3).
Da die **Mesobildungen** neben ihrer Aufgabe als **Leitungsbahnträger** auch eine gewisse **mechanische Funktion** im Hinblick auf die konstante Lage der Organe besitzen, werden sie manchmal auch als **Ligamente** (analog zu den Ligamenten der Gelenke) bezeichnet. Mesobildungen mit dieser Funktion verbinden nicht nur Organe mit der Höhlenwand (z. B. *Lig. latum*), sondern auch verschiedene Organe miteinander (z. B. *Lig. gastrocolicum, Lig. hepatoduodenale*; Bd. 3).

In Tabelle 5-1 sind die **Wandschichten von Hohlorganen** zusammengestellt am Beispiel des von Serosa bedeckten Dünndarms und des serosafreien Harnleiters.

5.5 Eingeweidebindegewebe

Für die Eingeweideorgane spielt – neben dem spezifischen Organparenchym – das relativ unspezifische Organbindegewebe eine funktionell wichtige Rolle.
- Bindegewebsorgan

Das **Bindegewebe** (Kap. 2) hat für die Eingeweide eine **weitreichende funktionelle Bedeutung**. Dabei ist allerdings zu beachten, daß das Bindegewebe der Eingeweide **Teil eines umfassenden bindegewebigen Systems** ist, das etwa auch im Bereich des Bewegungsapparats und der Haut stark entfaltet ist.
Von einem **bindegewebigen System** kann deshalb gesprochen werden, weil dieses nahezu ubiquitäre Gewebe (Ausnahme: Zentralnervensystem) – trotz bemerkenswerter lokaler Unterschiede in Bau und Funktion – im Prinzip **einheitlich reagiert**. Aufgrund des systemischen Reaktionsmusters wird das Bindegewebe insgesamt auch als **Bindegewebsorgan** aufgefaßt. Dessen Bedeutung ergibt sich bereits aus seiner Masse; es gehört zu den **größten Organen** des Körpers.

Klinischer Hinweis. Auch bei krankhaften Veränderungen erweist sich das Bindegewebe als ein **systemisch reagierendes „Organ"** – dies spiegelt sich auch in Begriffen wider wie „Bindegewebsschwäche", „Bindegewebskrankheit", „Bindegewebsrheumatismus".

5.5.1 Organbindegewebe

Im Bereich der Eingeweideorgane lassen sich verschiedene Vorkommen des Bindegewebes unterscheiden. An den zahlreichen, lokal unterschiedlichen Funktionen des Organbindegewebes sind dessen Fixe und Freie Zellen wesentlich mitbeteiligt.
- Organlager
- Leitungsbahnstraßen
- Organkapseln
- Interstitielles Bindegewebe (Interstitium)

- Organstroma
- Fixe Zellen
- Fibroblasten
- Retikulumzellen
- Myofibroblasten
- Freie Zellen

Als **Organlager** wird die nähere und weitere **bindegewebige Umhüllung der Organe** bezeichnet, die sich entweder an eine ebenfalls bindegewebige *Tunica adventitia* oder eine Organkapsel (s. u.) anschließt.

Beispiele: *Mediastinum* (für den Ösophagus), Nierenlager (für Niere und Nebenniere), *Parametrium* (für den Uterus).

In manchen Fällen müssen die Organlager an **Organverschiebungen** und **wechselnde Organfüllungen** angepaßt sein.

Beispiele: *Spatium retropubicum* und *Paracystium* (für die Harnblase), *Paraproctium* (für das Rektum).

Gefäße und Nerven liegen innerhalb von bindegewebigen **Leitungsbahnstraßen**[1], wobei die großen Arterien, Venen, Lymphbahnen (mit Lymphknoten) und Nerven im Eingeweidebereich zunächst in umfangreichen **bindegewebigen Leitplatten** verlaufen.

Beispiele: *Mediastinum*, *Spatium retroperitoneale*, Mesobildungen.

Aus den Leitplatten heraus **begleitet das Bindegewebe** die Leitungsbahnen durch die Organpforten **in das Innere der Organe**.

Beispiele: Lungenhilum, Leberpforte, Milzhilum.

Die **Organkapseln** begrenzen das Organ gegenüber dem Organlager (s. o.) oder einer Serösen Höhle.

Beispiele: *Tunica fibrosa* der Leber, *Tunica fibrosa* der Milz, *Capsula fibrosa* der Niere.

In den Organen wird das für die Organfunktion **spezifische** Grundgewebe – überwiegend Epithel – als **Parenchym** bezeichnet (z. B. Leberparenchym, Nierenparenchym, Begriff „Parenchymatöse Organe").

Jedes Organ besteht jedoch neben dem **spezifischen Parenchym** auch aus einem bedeutenden bindegewebigen Anteil, der als **Stroma** bezeichnet wird. Vielfach wird hierfür auch der Begriff **Interstitielles Bindegewebe** (*Interstitium*) verwendet. Das **Organstroma** bildet die relativ **unspezifische Komponente**, da Bindegewebe am Aufbau eines jeden Organs beteiligt ist.

Das **Organstroma** umhüllt die Parenchymanteile (z. B. Epithelstränge, epitheliale Kanäle, Epithelzellhaufen) in unterschiedlich dicken und zum Teil extrem dünnen Schichten. Im Bereich der Schleimhäute (vgl. S. 215) bildet das Stroma geschlossene Schichten: *Lamina propria mucosae*, *Tela submucosa*. Im Organstroma (Abb. 5-8) verlaufen die **Terminale Strombahn** (Kapillaren) und die **terminalen Nervenverästelungen**. An den Organpforten hängt deshalb das Stroma mit dem Bindegewebe der Leitungsbahnstraßen zusammen (s. o.).

Die **funktionelle Bedeutung** des Organbindegewebes ist vielfältig und geht weit über dessen Rolle als Umhüllung und Stützgewebe oder als Träger von Leitungsbahnen hinaus.

Diese **Vielfalt der Bedeutung** äußert sich bereits darin, daß abhängig von den lokalen Erfordernissen **unterschiedliche Bindegewebsformen** (Kap. 2) angetroffen werden, zum Beispiel Retikuläres Bindegewebe in der Darmschleimhaut, lockeres Fibrilläres Bindegewebe in den Organlagern und Straffes Bindegewebe in den Organkapseln.

Für die verschiedenen Organbindegewebe sind zunächst deren **Fixe Zellen** (Fibroblasten, Retikulumzellen; Kap. 2) charakteristisch (Abb. 5-8). Diese Zellen sind für die **Fibrillogenese** (Kap. 2) und damit für die Bildung eines Gewebeskeletts zuständig; sie verfügen daher über ein stark entwickeltes Rauhes Endoplasmatisches Retikulum als Merkmal der Proteinsynthese.

Weitere typische zytologische Merkmale sind ein stark ausgebildeter GOLGI-Apparat, Vimentinfilamente sowie das Fehlen einer Basalmembran. Die **Fibroblasten** und **Retikulumzellen** stehen durch ihre Zellfortsätze mittels Gap junctions und Intermediate junctions (Kap. 2) in Verbindung.

Neuerdings festigt sich die Vorstellung, daß ihre Bedeutung für die Fibrillogenese die Rolle der **Fixen Zellen** nur unzulänglich beschreibt. Die auf eine bestimmte Funktion bezogene Bezeichnung „Fibrozyten" bzw. „Fibroblasten" sollte deshalb besser durch den Namen **Interstitielle Zellen** ersetzt werden. Tatsächlich handelt es sich hierbei um eine **Zellfamilie**, die zwar die oben erwähnten Grundmerkmale besitzt, deren Mitglieder sich jedoch auf der Grundlage eines inhärenten Potentials weiter differenzieren. Die Abhängigkeit einer solchen funktionellen Weiterdifferenzierung von der Mikroumgebung des Gewebes macht die **Entwicklung organspezifischer Bindegewebstypen** verständlich.

Die Bandbreite des funktionellen **Spektrums der Interstitiellen Zellen** umfaßt unter anderem folgende Leistungen: Fibrillogenese (Kollagen Typ I und II), Bildung eines Gewebeskeletts (Fibronektin, Proteoglykane), interzelluläre Kommunikation, Kontraktilität (s. u.), endokrine Aktivität (z. B. im Bindegewebe des Nierenmarks; Bd. 3) und Speicherung von Vitamin A.

---

[1] Die Leitungsbahnen selbst werden systematisch in Bd. 3 (Lymphbahnen) und in Bd. 4 (Nerven, Blutgefäße) beschrieben. Außerdem ist der organspezifische Leitungsbahnanschluß der Eingeweide in Kurzfassung dem jeweiligen Organkapitel in Bd. 3 angefügt.

5.5 Eingeweidebindegewebe

Besonders hervorzuheben sind die in vielen Geweben lokalisierten **Myofibroblasten**. Diese weisen als zusätzliches spezifisches Merkmal **kontraktile Mikrofilamente** (Aktinfilamente) auf. Außerdem bilden sie um sich herum unvollständige Basalmembranen. Bei der **Differenzierung** zu Myofibroblasten handelt es sich offenbar um eine **reversible phänotypische Modulation**. Die Myofibroblasten mit ihren interzellulären Verknüpfungen bilden an die lokalen Erfordernisse angepaßte **kontraktile Systeme**, die als „sanfte Systeme" die **Wirkung der Myozyten ergänzen** (z. B. in den Darmzotten).

Neben den Fixen Zellen (Interstitielle Zellen) kommt den mobilen Freien Zellen (Kap. 2) große Bedeutung zu: Makrophagen, Mastzellen, Granulozyten, Lymphozyten und Plasmazellen kommen im Stroma der Organe in unterschiedlichen Verteilungsmustern vor und prägen örtlich und zeitlich die jeweilige funktionelle Situation.

Interzellularsubstanz des Organbindegewebes

Die Interzellularsubstanz des Organbindegewebes besteht aus Grundsubstanz und Bindegewebsfasern, wobei die Grundsubstanz besondere Bedeutung hat, da sie Bestandteil der hämatoparenchymalen Schranke ist.
- **Extrazelluläre Matrix**
- **Bindegewebsfasern**
- **Grundsubstanz (Substantia fundamentalis)**
- **Hämatoparenchymale Schranke**
- **Proteoglykanaggregate**

Die Fixen Zellen des Organbindegewebes sind ortsfest, während sich die Freien Zellen in der sogenannten **Interzellularsubstanz** (*Substantia intercellularis*) bewegen. Diese wird neuerdings zunehmend als **Extrazelluläre Matrix**, in der Physiologie auch als Extrazellulärraum, bezeichnet. Die Matrix besteht histologisch aus zwei Komponenten; einerseits aus den **Bindegewebsfasern** (Retikulinfasern, Kollagenfasern, Elastische Fasern; Kap. 2), andererseits aus der mikroskopisch amorphen **Grundsubstanz** (*Substantia fundamentalis*).

Im Bindegewebe der einzelnen Organe sind die **Faserdichte** und die **Fasermischung sehr unterschiedlich**, angepaßt an die jeweiligen lokalen, insbesondere mechanischen Erfordernisse wie Dehnbarkeit, Komprimierbarkeit und Verschieblichkeit.

Besonders große physiologische und pathologische Bedeutung kommt der **Grundsubstanz** zu, denn diese stellt den **Transportweg** dar von der Terminalen Strombahn zu den zu versorgenden Zellen und umgekehrt (Abb. 5-8). Dieser Transportweg ist ein **Diffusionsraum** für kleine Moleküle und Ionen, in dem sich aber auch die Freien Zellen aktiv fortbewegen.

Die Länge der Diffusionswege, die **Transitstrecke**, wird vom Abstand der Kapillarwände von den Parenchymzellen (Abb. 5-8) und damit auch von der Anzahl der Kapillaren bestimmt. Bedingt durch die molekulare Struktur der Grundsubstanz (Abb. 5-8b) sind die **Diffusionswege** nicht geradlinig, sondern **labyrinthartig**. Durch physikalisch-chemische Veränderungen der Grundsubstanz – unter anderem durch hormonelle Einwirkungen und Alterungsvorgänge – kann der Stofftransport durch die Grundsubstanz erleichtert oder erschwert werden. Die Grundsubstanz bildet somit eine wesentliche Komponente der jeweils **organtypischen hämatoparenchymalen Schranke** zwischen Blut und Parenchymzellen. Im Kontakt mit Epithelzellen, Glatten Muskelzellen, Myofibroblasten, Quergestreiften Muskelfasern und terminalen Axonen geht die Grundsubstanz in eine **Basalmembran** (S. 226) über; in allen anderen Fällen hat die Grundsubstanz unmittelbaren Kontakt mit der Glykokalyx (Kap. 2) der Zellen.

Die **Grundsubstanz** des Organbindegewebes ist ein halbflüssiges viskoses Gel. Sie ist wegen ihres **hohen Wassergehalts** im histologischen Präparat nicht anfärbbar – ganz anders als beispielsweise im Knorpelgewebe! – und erscheint unstrukturiert und homogen. Die wesentlichen makromolekularen Bausteine sind **Proteoglykane**[1] mit den Glykosaminoglykankomponenten Hyaluronat, Heparansulfat, Dermatansulfat, Keratansulfat und Chondroitinsulfat. Die Proteoglykane werden durch spezielle **Kopplungsproteine** in regelmäßigem Abstand von etwa 25 nm mit **Hyaluronatfilamenten**[2] (Länge etwa 2,6 μm)

---
[1] Glykane = Polysaccharide; von *glykys* (gr.) = süß. Proteoglykane (früher als Mukopolysaccharide bezeichnet) besitzen einen Kohlenhydratanteil von ca. 95%; es handelt sich hierbei um unverzweigte Ketten von Glykosaminoglykanen, die an eine Proteinachse gebunden sind.

[2] Hyaluronsäure = aus N-Azetylglukosamin und Glukuronsäure aufgebautes häufigstes Glykosaminoglykan des Bindegewebes. Der Name bezieht sich auf das bevorzugte Vorkommen der Hyaluronsäure im Glaskörper des Auges; von *hyalos* (gr.) = Glas (z. B. Fossa hyaloidea des Glaskörpers).

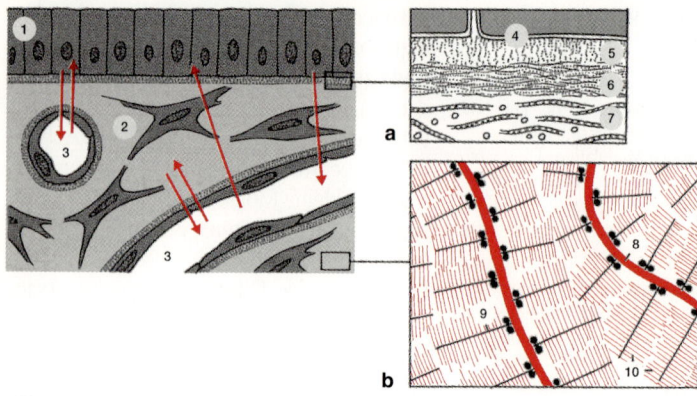

Abb. 5-8 Organbindegewebe (hämatoparenchymale Schranke).
rote Pfeile: Transportwege
a: Vergrößerung des in der Übersicht markierten Ausschnitts der Basalmembran (elektronenmikroskopisches Schema)
b: Vergrößerung des in der Übersicht markierten Ausschnitts der Grundsubstanz (molekulare Struktur, dargestellt sind zwei Proteoglykanaggregate mit Proteinkomponenten [schwarz] und Glykankomponenten [rot]; n. Rosenberg in Burleigh/Poole, mod.)
1 Parenchym mit Basalmembran
2 Stroma mit Fixen Zellen (Freie Zellen nicht dargestellt) und Extrazellulärer Matrix (Fasern nicht dargestellt)
3 Blutkapillare mit Basalmembran
4 Zellmembran
5–7 Basalmembran
5 Lamina lucida
6 Lamina densa
7 Lamina fibroreticularis
8 Hyaluronatfilament
9 Proteinachse mit Bindungsproteinen (schwarze Punkte)
10 Glykosaminoglykane (rote Striche)

zu riesigen **Proteoglykanaggregaten** mit einem Molekulargewicht von bis zu 2×10^8 verknüpft (Abb. 5-8b). Diese Aggregate sind mit benachbarten Aggregaten zu einem engmaschigen dreidimensionalen Maschenwerk verknüpft und bilden so die strukturelle Grundlage für die Viskosität der Grundsubstanz.

Die Maschenlücken der makromolekularen Struktur enthalten gebundenes Wasser. Dieses bildet den Diffusionsraum für Ionen und kleine Moleküle (Elektrolyte, Blutgase, Metabolite). Gegenüber großen Molekülen und Partikeln (Mikroorganismen) wirkt diese Struktur wie ein **Molekularsieb**. Es wird unwirksam, wenn etwa Bakterien durch Absonderung von Hyaluronidase[1] die molekulare Struktur auflösen. Die Transportbedingungen in der Wasserphase der Grundsubstanz werden durch das ionenbindende **negative Ladungsmuster der Proteoglykanstruktur** stark beeinflußt. Die Proteoglykanaggregate wirken durch Carboxyl- und Sulfatgruppen als große **polyvalente Anionen**.

Die Bausteine der Grundsubstanz werden ebenso wie die Bausteine der Faserproteine von **Fibroblasten** (Kap. 2), zum Teil auch von Myozyten synthetisiert und in die Extrazelluläre Matrix sezerniert, in der sie zu der oben beschriebenen makromolekularen Struktur verknüpft werden.

Basalmembran, *Membrana basalis*

Die dreischichtigen Basalmembranen stellen Grenzzonen der Extrazellulären Matrix dar, zum einen gegen das Parenchymepithel, zum anderen gegen das Kapillarendothel (Abb. 5-8).
- **Lamina lucida**
- **Lamina densa**
- **Lamina fibroreticularis**

Die **Basalmembran** (*Membrana basalis*) ist elektronenmikroskopisch in die **drei Schichten** *Lamina lucida, Lamina densa*[2] und *Lamina fibroreticularis* auflösbar (Abb. 5-8a).

---

[1] Enzym, das den Abbau von Hyaluronat katalysiert.

[2] In der Internationalen Histologischen Nomenklatur (2. Aufl., Mexico City 1980) ist für die „Lamina densa" zusätzlich auch der Begriff „Lamina basalis" zugelassen, da diese Schicht elektronenmikroskopisch die einzige markant darzustellende Komponente der Basalmembran ist. Leider verwenden manche Autoren, ohne daß dies durch die offizielle Nomenklatur gedeckt ist, den Begriff „Basallamina" für den Komplex aus Lamina lucida und Lamina densa (basalis), gelegentlich sogar für die gesamte Basalmembran.

Die etwa 30 nm starke **Lamina lucida** (Abb. 5-8a) entspricht der Glykokalyx[1] der angrenzenden Zellmembran. Dies bedeutet, daß diese Schicht aus verzweigten Oligosaccharidketten von Glykoproteinen besteht, deren Proteinanteil in der Zellmembran verankert ist.

Hervorzuheben sind hier die für die Zell-Matrix-Interaktion und für die Morphogenese wichtigen **Adhäsionsglykoproteine Laminin** und **Fibronektin**, die immunzytochemisch nachgewiesen und lokalisiert werden können. Außerdem kommt das stark anionische **Heparansulfat-Proteoglykan** vor, das der Basalmembran ihre ausgesprochen **ionenselektive Eigenschaft** verleiht. Elektronenmikroskopisch weist diese wenig elektronendichte und deshalb hell erscheinende Schicht eine feine, senkrecht zur Plasmamembran orientierte fibrilläre und granuläre Struktur auf.

Das in hoher Konzentration in allen Basalmembranen enthaltene Glykoprotein Laminin tritt vor allem in Wechselwirkung mit sich selbst, mit Typ-IV-Kollagen, Nidogen (Entaktin[2]) und dem Heparansulfat-Proteoglykan. Die Funktionen der Laminine werden über zelluläre Oberflächenrezeptoren an die Zelle vermittelt. Hierfür sind die die Zellmembran durchziehenden **Integrinmoleküle** wichtig; diese treten vor allem in den Hemidesmosomen auf (Kap. 2), welche die Plasmamembran an die Basalmembran anheften. Das Glykoprotein Fibronektin ist im Unterschied zu Laminin kein spezifischer Membranbaustein, sondern eher ein **basalmembranassoziiertes Molekül**.

Die 20–50 nm starke **Lamina densa** (Abb. 5.8a) ist relativ elektronendicht und erscheint daher im elektronenmikroskopischen Bild als dunkles Band, das sich deutlich von den nahezu leer erscheinenden beiden anderen Laminae abhebt.

Die *Lamina densa* wird von einem **Netzwerk aus Typ-IV-Kollagen** gebildet. Typ-IV-Kollagen ist als immunozytochemisch nachweisbares **Markerprotein** in allen Basalmembranen, wenn auch in unterschiedlicher Konzentration (20 bis 45 % des Trockengewichts) enthalten und bildet dort das **wichtigste Strukturprotein**, auf dem die mechanische Stabilität beruht. Die *Lamina densa* enthält ebenfalls Heparansulfat.

Die **Lamina fibroreticularis** (Abb. 5-8a) ist eine verdichtete Grenzschicht der Extrazellulären Matrix mit einem Netzwerk aus Kollagenfasern (nicht Typ IV), Retikulinfasern und Elastischen Fibrillen. Sie dient der **Verbindung** der **Basalmembran** mit dem angrenzenden **Stroma**.

Das **Vorkommen von Basalmembranen** kann folgendermaßen beschrieben werden: Basalmembranen kommen generell dort vor, wo die Extrazelluläre Matrix der Organe an Epitheliozyten, Endotheliozyten, Myozyten und Adipozyten angrenzt. Diese Zellen produzieren die beiden ihnen nahe liegenden Schichten (*Lamina lucida, Lamina densa*). Die *Lamina fibroreticularis* wird dagegen von Fibroblasten gebildet.

Das **morphologische Erscheinungsbild** der Basalmembranen ist durchaus variabel, nicht nur lokal, sondern auch in Abhängigkeit von funktionellen Gegebenheiten, vor allem aber hinsichtlich der supramolekularen Struktur.

Klinischer Hinweis. Bei pathologischen Veränderungen (z. B. Tumorbildungen) können beispielsweise aus dem **Dünnerwerden** oder der **Lückenhaftigkeit** der Basalmembran diagnostische und prognostische Schlußfolgerungen gezogen werden.

---

[1] Von *glykys* (gr.) = süß und *kalyx* (gr.) bzw. *calix* (lat.) = Kapsel, Hülle, Becher.
[2] Ein Protein, das innerhalb der Basalmembran eine Art Brückenfunktion ausübt.

6 Allgemeine Anatomie des Kreislaufs

6.1 Begriff „Kreislauf"

Der Begriff „Kreislauf" bezieht sich darauf, daß das Blut in dem geschlossenen Röhrensystem der Blutgefäße kontinuierlich zirkuliert; d. h. vom Herzen, das als Kreislaufpumpe wirkt, über sämtliche Organe und die Körperperipherie zu diesem zurückfließt. Funktionell ist das Kreislaufsystem ein Integrationssystem.
- Herz als Kreislaufpumpe
- Funktionelles Integrationssystem
- Stofftransport
- Strombahn
- Transportmittel Blut

Der Stoffwechsel von Zellen und Geweben setzt einen **Stofftransport** in einem Verteilersystem mit An- und Abtransportwegen (**Strombahn**) voraus. Transportiert werden in diesem Verteilersystem: Atemgase, Nährstoffe, Zwischenstufen und Abfallprodukte des Stoffwechsels, Enzyme, Elektrolyte, Vitamine, Hormone, Blutzellen und Wärme sowie gegebenenfalls Arzneimittel. Das Kreislaufsystem hat somit eine **funktionelle Bedeutung** für **Atmung, Ernährung, Stoffwechsel, Ausscheidung, Regulation** (u. a. von Blutdruck, Blutverteilung und Körpertemperatur), **Abwehr** und zusätzlich für gewisse mechanische Leistungen, wie zum Beispiel den Verschluß von Hohlorganen. **Transportmittel** dieses Kreislaufsystems ist das **Blut** (und die Lymphe), **Transportweg** die **Gesamtheit der Blutgefäße** (und Lymphgefäße).

Klinischer Hinweis. Erkrankungen des Herz-Kreislauf-Systems sind in allen westlichen Ländern die häufigste Todesursache; in vielen Fällen droht eine deutlich eingeschränkte Lebensqualität.

6.2 Organisation der Strombahn

Der Ausdruck „Blutkreislauf[1]" weist bereits darauf hin, daß die Blutstrombahn (*Systema cardiovasculare*) ein geschlossenes Röhrensystem ist (Abb. 6-1), in dem das Blut (*Haema, Sanguis*) zirkuliert. An das System der Blutgefäße (*Vasa sanguinea*) ist das System der Lymphgefäße (*Vasa lymphatica*) angeschlossen. Die Organe der Blutzellbildung (Knochenmark) und der Blutkontrolle (Milz) sind in die Strombahn integriert.
- Blutgefäße (Vasa sanguinea)
- Kreislaufpumpe
- Hochdruck-Verteilersystem
- „Haargefäße" (Vasa capillaria)
- Niederdruck-Sammelsystem

Die Organisation der **Strombahn** (*Systema cardiovasculare*) muß gewährleisten, daß sämtliche Körperareale über **Blutgefäße** (*Vasa sanguinea*) jederzeit ausreichend mit Blut versorgt werden. Dabei ist die **Anpassung an wechselnde örtliche Leistungsprofile** (z. B. Muskelarbeit, Verdauungstätigkeit) unerläßlich. Das als **regulierbare Kreislaufpumpe** funktionierende **Herz** transportiert das Blut durch ein **Hochdruck-Verteilersystem** (Arterien/Arteriolen) mit variablem Querschnitt in die Peripherie. Hier findet durch die Wand von „**Haargefäßen**" (*Vasa capillaria*) hindurch der Austausch von Blutgasen und anderen niedermolekularen Stoffen sowie zwischen dem intravasalen Raum (Gefäßlumen) und der perivasalen Matrix die Wanderung von Blutzellen statt. Der **Rückstrom des Blutes** aus der Peripherie zum Herzen erfolgt in einem **Niederdruck-Sammelsystem** (Venulen/Venen).

---

[1] William Harvey (1578–1657), Arzt in London, begründete die Lehre von einem geschlossenen Blutkreislauf.

6.2.1 Funktionelle Gliederung

Der arterielle und der venöse Schenkel des Gefäßsystems haben lediglich Transport- und Verteileraufgaben. Letztendlich stehen beide im Dienst der Terminalen Strombahn der Peripherie, in der der Stoffaustausch in beide Richtungen erfolgt.
- Versorgung durch Kapillaren
- Arterien (Arteriae)
- Arteriolen (Arteriolae)
- Venulen (Venulae)
- Venen (Venae)
- Blutspeicher

Das **geschlossene Blutgefäßsystem** muß aufgrund seiner Aufgabenstellung so beschaffen sein, daß transportierte Stoffe an allen Stellen des Bedarfs abgegeben und dafür „Abfallstoffe" aufgenommen werden können. Um diese **Versorgung** zu ermöglichen, wird das zuführende Gefäß eines Organs in **unzählige kleinkalibrige** und gleichzeitig **extrem dünnwandige „Haargefäße"** oder **Kapillaren** (*Vasa capillaria*) aufgelöst. Um alle Gewebe des Körpers möglichst eng an die Strombahn anzuschließen, steht ein Gefäßnetz von insgesamt etwa 10×10^3 km Länge und einem **Gesamtquerschnitt** von schätzungsweise bis zu 10×10^3 m² zur Verfügung.

In den **Kapillargebieten** herrscht ein **hoher Strömungswiderstand**. Um diesen zu überwinden, muß im zuführenden Gefäß ein entsprechend hoher Blutdruck (über 85 mm Hg = 11,3 kPa) vorhanden sein. Derartige **Hochdruckgefäße** stellen die **Arterien** (*Arteriae*) bzw. **Arteriolen** (*Arteriolae*) dar. Da der Strömungswiderstand der Kapillargebiete zu einem Absinken des Blutdrucks in diesen Gebieten bis auf etwa 15 mm Hg (= 2 kPa) führt, resultiert in den aus den Kapillargebieten abführenden Rücklaufgefäßen ein niedriger Blutdruck. Die entsprechenden **Niederdruckgefäße** sind die **Venen** (*Venae*) bzw. **Venulen**[1] (*Venulae*). Teile der venösen Strombahnperipherie bilden ein „**Kapazitives System**", d. h. einen **Blutspeicher**, aus dem Blut schnell (z. B. aus der Lunge) oder allmählich (z. B. aus Haut und Unterhaut) für den Kreislauf zusätzlich bereitgestellt werden kann.

6.2.2 Kreislaufpumpe

Das rhythmisch arbeitende Herz (*Cor*) wirkt als Kreislaufpumpe, so daß das Blutgefäßsystem kontinuierlich mit Blut durchströmt wird.
- „Linkes/Rechtes Herz" („Cor sinistrum/dextrum")
- Windkesselfunktion

Um den zur **Durchströmung der Kapillargebiete** erforderlichen hohen Druck zu erzeugen und kontinuierlich aufrechtzuerhalten, ist eine **Kreislaufpumpe** (Abb. 6-1) notwendig. Als solche fungiert das Herz – genauer gesagt das „**Linke Herz**" („*Cor sinistrum*"). Die Kapillargebiete der einzelnen Organe (z. B. Gehirn, Darm, Nieren und Muskeln) werden vom Blut in **Parallelschaltung** durchströmt.

Eine **Sonderstellung** nimmt jedoch die **Lunge** ein, in der der Gasaustausch zwischen Blut und Atemluft erfolgt (Bd. 3). Würde die Lunge ebenso wie die übrigen Organe im Rahmen des Parallelschaltungssystems durchströmt, dann würde sich das aus ihr abfließende **oxygenierte** (sauerstoffangereicherte) Blut mit dem aus den übrigen Organen kommenden **desoxygenierten** (sauerstoffarmen) Blut mischen, d. h. den Organen könnte durch das Herz kein Blut mit maximaler Sauerstoffbeladung zugeführt werden.

Aus diesem Grund wird die **Lunge** nicht mit den übrigen Organen in Parallelschaltung

---
[1] Diese werden auch als „Venolen" bezeichnet.

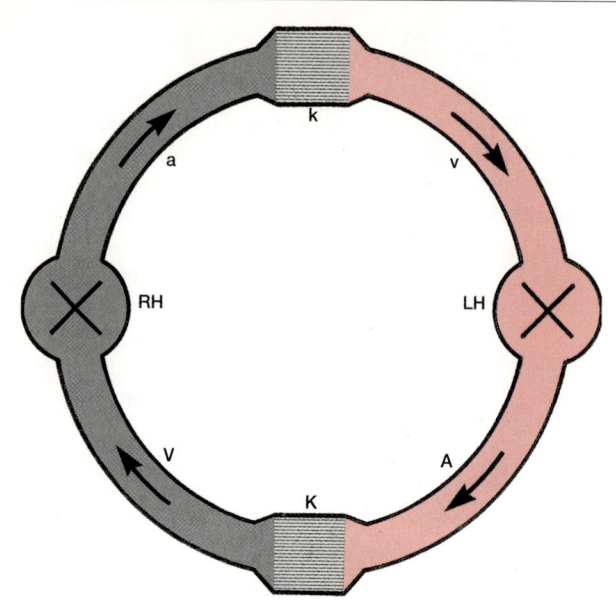

Abb. 6-1 Modell des Blutkreislaufs.
rot: oxygeniertes Blut
grau: desoxygeniertes Blut
Pfeile: Strömungsrichtung
LH → RH = Großer Kreislauf
RH → LH = Kleiner Kreislauf
LH „Linkes Herz" (= Pumpe des Großen Kreislaufs)
RH „Rechtes Herz" (= Pumpe des Kleinen Kreislaufs)
A Arterien des Großen Kreislaufs
V Venen des Großen Kreislaufs
a Arterien des Kleinen Kreislaufs
v Venen des Kleinen Kreislaufs
K Kapillargebiete des Großen Kreislaufs
k Kapillargebiete des Kleinen Kreislaufs

durchströmt, sondern „vorab" nach dem Prinzip der **Hintereinanderschaltung**. Das aus den Kapillargebieten der Organe über Venen abfließende und sich schließlich in den Vv. cavae sammelnde Blut steht unter niedrigem Druck (s.o.). Dieser reicht nicht aus, um den hohen Strömungswiderstand im Kapillargebiet der Lunge zu überwinden. Der Lunge muß deshalb eine **zweite Kreislaufpumpe** vorgeschaltet sein: das „**Rechte Herz**" („*Cor dextrum*", Abb. 6-1).

Da die Druck- und Saugleistung des Herzens **diskontinuierlich** erfolgt, das Blut in der Kreislaufperipherie aus hämodynamischen Gründen jedoch möglichst **gleichmäßig fließen** muß und jedenfalls nicht zum Stillstand kommen darf, ist eine „**Komplementärpumpe**" notwendig, die während der „Herzpause" das Blut weiterbefördert. Diese Aufgabe wird durch die sogenannte **Windkesselfunktion** der herznahen Arterien (Bd. 3) gewährleistet.

6.2.3 Großer und Kleiner Kreislauf

Die beiden Herzpumpen („Rechtes Herz" und „Linkes Herz") sorgen dafür, daß die Bereiche jeweils eigener Kapillargebiete durchströmt werden. Diese Bereiche sind einerseits das Kapillargebiet der Lunge, andererseits das aller übrigen Organe.
- Großer Kreislauf (Körperkreislauf)
- Kleiner Kreislauf (Lungenkreislauf)
- Pfortaderkreislauf

Die beiden Kreislaufpumpen haben unterschiedliche Aufgaben:

- Das „**Linke Herz**" pumpt das Blut durch die Kapillargebiete aller Organe (außer der Lunge!) in das „Rechte Herz". Dieser Kreislaufbogen wird als **Großer Kreislauf** oder **Körperkreislauf** bezeichnet (Abb. 6-1, 6-2).
- Das „**Rechte Herz**" pumpt das Blut durch das Kapillargebiet der Lunge in das „Linke Herz". Dieser Kreislaufbogen wird als **Kleiner Kreislauf** oder **Lungenkreislauf** bezeichnet (Abb. 6-1, 6-2).

6.2 Organisation der Strombahn

eingebaut sein (Abb. 6-1). Tatsächlich sind sie jedoch zu der **anatomischen Einheit Herz** kombiniert (Abb. 6-2). Dies hat entwicklungsgeschichtliche Gründe, bietet jedoch auch den konstruktiven Vorteil, daß die **Synchronisation der Pumparbeit** beider Herzhälften durch ein einheitliches „Kabelsystem" (Erregungsleitungssystem, Bd. 3) leichter möglich ist.

Aus beiden Herzhälften strömt das Blut in **Arterien** und schließlich **Arteriolen**: aus dem „Linken Herzen" in die *Aorta*, aus dem „Rechten Herzen" in den *Truncus pulmonalis* (Bd. 4). In beide Herzhälften fließt das Blut über **Venulen** und **Venen** zurück; in das „Rechte Herz" durch die *Vv. cavae*, in das „Linke Herz" durch die *Vv. pulmonales* (Bd. 4).

Die Charakterisierung eines Blutgefäßes als Arterie bzw. Vene wird ausschließlich durch die **Druckverhältnisse (Hochdruck** in **vom Herzen wegführenden, Niederdruck** in **zum Herzen zurückführenden** Gefäßen) und den hiermit in Zusammenhang stehenden histologischen **Wandbau** bestimmt (S. 236).

Hiervon zu unterscheiden sind gelegentlich verwendete Ausdrucksweisen, die auf die **Qualität des Blutes** hinsichtlich seines Sauerstoffgehalts abheben, nämlich „**arterielles**" für oxygeniertes[1] und „**venöses**"² für desoxygeniertes[2] Blut. Bei dieser Benennung gilt folgendes:
- Im **Großen Kreislauf** fließt in den Arterien „arterielles" und in den Venen „venöses" Blut.
- Im **Kleinen Kreislauf** jedoch fließt in den Arterien „venöses" und in den Venen „arterielles" Blut.

Pfortaderkreislauf

Eine besondere Stellung nimmt der sogenannte **Pfortaderkreislauf** (Bd. 3 u. 4) ein, der ein **Nebenschluß des Großen Kreislaufs** ist. Bei diesem Nebenschluß wird das **Venenblut** des **Magen-Darm-Kanals**, der **Milz** und der **Bauchspeicheldrüse** nicht unmittelbar der Unteren Hohlvene zugeleitet, sondern dieses mit den Nährstoffen aus der Verdauung beladene „venöse" Blut wird in der **Pfortader** (*Vena portae*) zunächst zur Leber, dem metabolischen Zentralorgan, geführt, um dort erneut ein **Kapillarnetz zu durchströmen** (Bd. 3). Dies wird dadurch erleichtert, daß die relativ

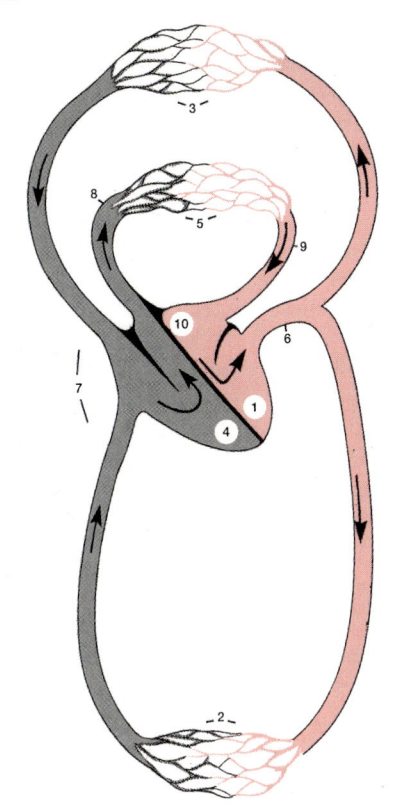

Abb. 6-2 Kreislaufschema.
Die anatomischen und topographischen Gegebenheiten sind stark vereinfacht und auf das Wesentliche reduziert. Die Gliederung der beiden Herzhälften in Vorhof und Kammer sind nur angedeutet. Die Kapillargebiete der beiden Lungenflügel sind zusammengefaßt.
rot: oxygeniertes Blut
grau: desoxygeniertes Blut
Pfeile: Strömungsrichtung
1 „Linkes Herz"
2 Großer Kreislauf (Körperkreislauf) mit den Kapillargebieten der unteren Körperhälfte
3 Großer Kreislauf (Körperkreislauf) mit den Kapillargebieten der oberen Körperhälfte
4 „Rechtes Herz"
5 Kleiner Kreislauf (Lungenkreislauf) mit den Kapillargebieten der Lungenflügel
6 Hauptkörperschlagader (Aorta)
7 Untere und Obere Hohlvene (Vv. cavae)
8 Lungenschlagader (Truncus pulmonalis)
9 Lungenvenen (Vv. pulmonales)
10 Scheidewand zwischen „Rechtem" und „Linkem Herzen"

„Linkes" und „Rechtes Herz" sind durch eine Scheidewand **völlig voneinander getrennt**. Grundsätzlich könnten daher die beiden Kreislaufpumpen auch örtlich voneinander entfernt in die betreffenden Kreislaufbögen

---

[1] Oxygenierung (nicht zu verwechseln mit Oxidation!) = lockere, reversible Bindung von Sauerstoff an Hämoglobin.
[2] Desoxygenierung = druckabhängige Abgabe von Sauerstoff aus dem oxygenierten Hämoglobin.

muskelstarke Wand der Pfortader durch rhythmische Wandkontraktionen einen **„portalen Druck"** aufrecht erhält, der deutlich über dem anderer Venen liegt. Erst die aus der Leber austretenden Venen (*Vv. hepaticae*) sind den übrigen Körpervenen gleichzusetzen.

6.2.4 Periphere Strombahn

Die Peripherie wird von den Blutgefäßen vielfach in Gefäß-Nerven-Bündeln erreicht, die in bindegewebige Leitungsbahnstraßen eingebaut sind. Die Versorgung lebenswichtiger Bereiche wird oft durch Kollateralen gesichert. Andererseits werden manche Bereiche der Peripherie exklusiv durch Endarterien erreicht. In den seltenen Fällen, in denen Kapillargebiete hintereinandergeschaltet sind, wird von „Wundernetzen" gesprochen. Arteriovenöse Anastomosen sind Kurzschlüsse, durch die die Durchblutung gewisser Kapillargebiete vorübergehend bis auf ein Minimum gedrosselt werden kann.

- Gefäß-Nerven-Bündel
- Leitungsbahnstraßen
- Blutgefäßnetze (Retia arteriosa)
- Kollateralkreislauf
- Endarterien/„Funktionelle Endarterien"
- Wundernetz (Rete mirabile)
- Arteriovenöse Anastomose (Anastomosis arteriovenosa)
- Präkapillärer Sphinkter
- Glomusorgane
- Sperrarterien

Verlauf der Gefäße

Als Regel gilt, daß Arterien ihr **Versorgungsorgan auf dem kürzesten Weg erreichen** und Venen den kürzesten Weg zum größeren Venenstamm nehmen. Ausnahmen hiervon können dadurch hervorgerufen werden, daß beim Wachstum des Körpers manche Organe ihre Lage verhältnismäßig spät verändern und dabei ihre Gefäße „mitnehmen" (z. B. Deszensus der Keimdrüsen). Die großen Gefäßstämme der Gliedmaßen verlaufen an der **Beugeseite der Gelenke**. Die Lage an der Beugeseite schützt vor Überdehnung und Verletzung.

Meist verlaufen die zusammengehörenden Arterien, Venen (diese oft als „Begleitvenen" in doppelter Ausführung), Lymphgefäße und Nerven gemeinsam in einem sogenannten **Gefäß-Nerven-Bündel** (Bd. 4, Kap. 5), das – von einer Bindegewebsscheide umgeben – in eine bindegewebige **Leitungsbahnstraße** eingebettet ist. Dies gilt jedoch nur für „tiefe Leitungsbahnen"; extrafasziale sogenannte „Hautvenen" (Bd. 4) verlaufen unabhängig von Arterien, da letztere stets tief (subfaszial) liegen.

Verzweigung, Kollateralen, Wundernetze

Durch die **fortschreitende Verzweigung der Arterien** nehmen die Strömungsgeschwindigkeit und der Druck des Blutes immer mehr ab. Die Summe aus den Querschnitten aller Teilungsäste ist größer als der Querschnitt des Stamms. Die **Geschwindigkeit** des Blutstroms wird daher **stetig geringer**, etwa so, wie wenn ein Fluß in einen See mündet. Im umgekehrten Sinn gilt dies entsprechend für den **venösen Schenkel** des Kreislaufs.

Arterien, die neben der Hauptarterie dasselbe Versorgungsgebiet erreichen, werden als **Kollateralen** bezeichnet. Sie **anastomosieren** häufig mit weiteren Kollateralen und bilden dabei umfangreiche **Blutgefäßnetze** (*Retia arteriosa*, Sing. *Rete*), insbesondere in der Nähe großer Gelenke (*Rete vasculosum articulare*). Die Kollateralen stellen einen Teil des im Organismus vielfach verwirklichten **Gesetzes der doppelten Sicherung** dar, da bei der Blockierung eines Blutgefäßes durch diese Umgehungsgefäße (**Kollateralkreislauf**) das Erfolgsorgan dennoch mit genügend Blut versorgt wird.

Klinischer Hinweis. Ohne Kollateralen könnte der Chirurg keine Arterien unterbinden. Wird ein **Kollateralkreislauf** dauernd beansprucht, so passen sich die Wände seiner Gefäße durch allmählichen Umbau der erhöhten Transportaufgabe an.

Als **Endarterien** werden solche Arterien bezeichnet, deren Versorgungsgebiet nicht zusätzlich durch Kollateralen oder periphere Anastomosen erreicht wird. Beim Verschluß einer Endarterie kommt es deshalb regelmäßig zum Absterben des Gewebes (Nekrose) im versorgten Gebiet. Der Begriff **"Funktionelle Endarterie"** wird für eine Arterie dann verwandt, wenn das von ihr versorgte Gebiet anatomisch zwar durch Kollateralen erreicht wird, diese jedoch nicht genügend erweiterungsfähig sind, um die erforderliche Blutmenge zuzuführen.

Es existieren funktionell bedingte Ausnahmen, in denen sich die aus einer Arteriole hervorgegangenen **Kapillaren nicht zu einer Venule**, sondern abermals **zu einer Arteriole vereinigen**, welche sich dann erst in das **definitive Kapillarnetz** auflöst.
Beispiel: Niere (Bd. 3).

Andererseits stellt sich im Bereich des Pfortaderkreislaufs (S. 233) die Situation so dar, daß aus den **Kapillaren** – z. B. des Darms – **Venen hervorgehen**, die sich – in diesem Fall im Bereich der Leber – nochmals in ein **Kapillargebiet aufspalten**. Ähnlich verhält es sich mit dem „Portalen Kreislauf" des Hypothalamus-Hypophysen-Systems (Bd. 3).

Ein derartiges Kapillargebiet wird als **Wundernetz** (*Rete mirabile*) bezeichnet und zwar
- ein dem definitiven Kapillargebiet **vorgeschaltetes** Kapillarsystem als **Arterielles Wundernetz**,
- ein dem eigentlichen Kapillargebiet **nachgeschaltetes** Kapillarsystem als **Venöses Wundernetz**.

Arteriovenöse Anastomose, *Anastomosis arteriovenosa*

Der Blutstrom durch die Kapillaren ist nicht der einzige von den Arteriolen zu den Venulen. In vielen Organen (z. B. in Haut, Nasenschleimhaut, Lunge, Darmzotten, Penis und Uterus) gibt es für den Blutstrom **Kurzschlüsse**, die sogenannten **Arteriovenösen Anastomosen** (kurz: A.-v.-Anastomosen, *Anastomoses arteriovenosae*, Abb. 6-3). Diese ermöglichen es, bestimmte Kapillargebiete für einen bestimmten Zeitraum weitgehend von der Blutversorgung abzukoppeln. Die Anastomosen haben somit Bedeutung für die **Regulation der peripheren Zirkulation**. Die A.-v.-Anastomosen wirken dabei mit dem System der **Präkapillären Sphinkter** zusammen: bei der Öffnung der Anastomosen kommt es zum Verschluß der Sphinkter, bei der Öffnung der Sphinkter erfolgt der Verschluß der Anastomosen.

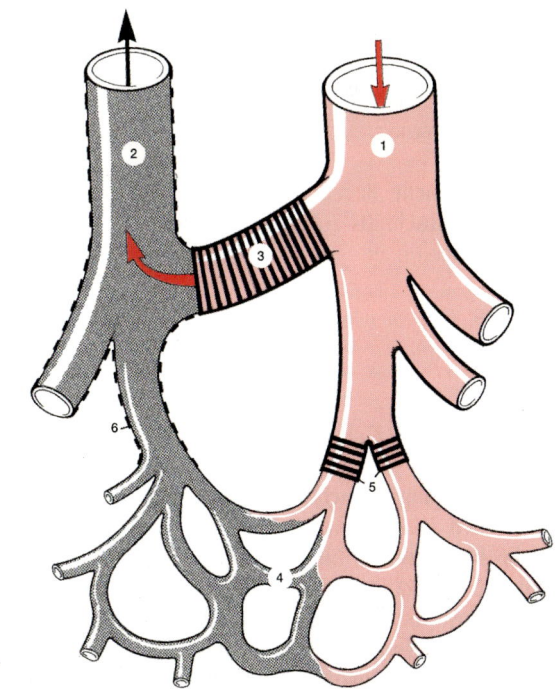

Abb. 6-3 Arteriovenöse Anastomose.
kurze schwarze Striche: Myozyten
schraffiert: Sphinkterstrecken
Pfeile: Strömungsrichtung
1 Arteriole
2 Venule
3 A.-v.-Anastomose
4 Kapillargebiet
5 Präkapilläre Sphinkter
6 Postkapilläre Venule (Venula muscularis)

Die sympathisch innervierten A.-v.-Anastomosen sind einheitlich gebaut. In den meisten Fällen zeigt die Anastomose einen gestreckten Verlauf: **Brückenanastomose**.

In anderen Fällen, insbesondere in der Haut, sind sie zu sogenannten **Glomusorganen** mit einer gewundenen Anastomosenstrecke geformt: **Knäuelanastomose** (Bd. 3).

Als **morphologische Grundlagen** für den Verschluß der A.-v.-Anastomosen gelten
- eine zum Kaliber des Gefäßes relativ **dicke Tunica media** mit überwiegend zirkulär angeordneten Glatten Muskelzellen,
- modifizierte verzweigte Glatte Muskelzellen in longitudinalen Falten – sogenannte **Epitheloide Zellen** – innerhalb der zirkulären Tunica media,
- die Schwellfähigkeit der **Endotheliozyten**.

Beim **Verschluß** der Anastomosen wirken insbesondere eine Verkürzung und Schwellung der longitudinalen Falten mit der Kontraktion der zirkulären Media zusammen.

Die **Öffnung** wird durch die elastischen Rückstellkräfte der in der bindegewebigen Umgebung verankerten Wandtextur verursacht.

Funktionell haben die A.-v.-Anastomosen primär Bedeutung für die **Regulation der lokalen Durchblutung** und damit auch Bedeutung für die **Wärmeregulation**. Möglicherweise haben sie zum Teil auch Sensorfunktion. Die Epitheloiden Zellen sollen **Azetylcholin** in den Blutstrom sezernieren.

Bestimmten Kapillargebieten (u. a. in der Fingerhaut, den Genitalorganen und den Endokrinen Drüsen) sind Arteriolen oder Arterien als **Sperrarterien** vorgeschaltet, die die Durchströmung drosseln bzw. blockieren können. Diese Drosselung der Strömung wird durch in die Intima eingebaute **Polster von kontraktilen Epitheloidzellen** („Polsterarterien") bewirkt.

6.3 Wandbau der Blutgefäße

Die einzelnen Abschnitte des Blutgefäßsystems weisen – übereinstimmend mit den jeweiligen funktionellen Anforderungen – einen grundlegend unterschiedlich mikroskopisch-anatomischen Wandbau auf.
- Strombahnabschnitte mit/ohne Austauschfunktion
- Blutkapillaren
- Arterien/Venen

Die **funktionelle Bedeutung** des einzelnen **Strombahnabschnitts** äußert sich in seinem histologischen Bau:

- **Blutkapillaren** sind Abschnitte mit extrem verdünnter Wand, in denen der **Stoffaustausch** stattfindet.
- **Arterien** sind „Druckschläuche" ohne Austauschfunktion; um den Endothelschlauch der Kapillare, der der Intima (S. 241) entspricht, ist ein anpassungsfähiger muskulär-elastischer Gewebemantel gelegt.
- **Venen** sind **Niederdruck-Transportgefäße**, ebenfalls **ohne Austauschfunktion**, um deren Gefäßwand ein gleichfalls muskulär-elastischer Gewebemantel ausgebildet ist, der aber eine geringere Stärke aufweist.

6.3.1 Blutkapillaren („Haargefäße"), *Vasa capillaria*

Den Übergang zwischen Arterien (einschließlich Arteriolen) und Venen (einschließlich Venulen) bilden in allen Organen die Blutkapillaren (Abb. 6-1, 6-2). Diese konstituieren mit den Arteriolen und Venulen die Terminale Strombahn (Endstrombahn) als funktionelle Einheit des Kreislaufs. Alle Kapillaren des Körpers ergeben zusammen eine Austauschfläche von $5-10 \times 10^3$ m^2.
- Bradytrophes Gewebe
- Sinusoide
- Terminale Strombahn
- Organspezifische Mikrozirkulation

Die **Blutkapillaren** (*Vasa capillaria*) weisen **organspezifische Unterschiede** auf. Darüber hinaus ändert sich ihr morphologisches Erscheinungsbild in **Anpassung an funktionelle Erfordernisse**. In Tabelle 6-1 sind Komponenten dieser Variabilität zusammengestellt.

In den Kapillarnetzen mit ihren Maschenlängen von etwa 0,5–1,0 mm erreicht der **Gesamtquerschnitt des Blutgefäßsystems** sein Maximum: 4500 cm^2 (zum Vergleich Aorta: 4,5 cm^2). Dementsprechend ist hier die **Strömungsgeschwindigkeit** als Grundlage eines effizienten Austauschvorgangs **verlangsamt**: 0,5 mm pro Sekunde gegenüber 320 mm pro Sekunde in der Aorta. Bei **reduzierter Aktivität** ist jedoch ein entsprechend großer **Anteil des Kapillarsystems verschlossen** und damit nicht durchströmt. Durchschnittlich sind in den Kapillargebieten nur etwa 10% des Gesamtbluts enthalten. Wären alle Kapillaren gleichzeitig geöffnet, würden sie die gesamte Blutmenge des Körpers aufnehmen. Der Blutdruck sinkt in den Kapillaren auf 20–15 mm Hg.

Die **Kapillarisierung** („Vaskularisation") der einzelnen Gewebe variiert sehr, abhängig von deren Sauerstoffbedarf: Im besonders gut durchbluteten Skelettmuskelgewebe beispielsweise – ähnlich wie in Myokard und Großhirnrinde – finden sich im mikroskopischen Querschnitt auf einer Fläche von 1 mm^2 etwa 2000 Anschnitte von Kapillaren; es existieren aber auch gefäßfreie, sogenannte **bradytrophe**[1] **Gewebe** (z. B. Knorpelgewebe, Hornhaut des Auges). Die Kapillarwand (und die Wand der Postkapillären Venulen) kann von Leukozyten passiert werden: **Leukodiapedese**[2] (Bd. 3).

Der **Durchmesser** der Kapillaren beträgt **4–10 μm**. Besonders weite Kapillaren mit einem Durchmesser von 30–40 μm (z. B. in der Leber) werden als **Sinusoide** bezeichnet. Die Kapillaren können ihren Durchmesser verändern und sich aufgrund ihrer **Wandelastizität** der Stromstärke anpassen, die durch die vorgeschalteten Arteriolen reguliert wird; an der Rückstellung bei Minderdurchblutung ist die **Endothelquellung** mitbeteiligt. Zeitlebens können Kapillaren durch **Sprossung** neu gebildet werden.

Bei einer funktionellen Betrachtungsweise wird das Kapillargebiet eines Organs zusammen mit den vorgeschalteten Arteriolen und den nachgeschalteten Venulen als **Terminale Strombahn** (Endstrombahn) zusammengefaßt. Die **Mikrozirkulation** in dieser ist **organspezifisch**.

Tab. 6-1 Variables Erscheinungsbild der Blutkapillaren.

- **Endothel**
  - Geschlossene Endotheliozyten (*Endotheliocyti nonfenestrati*)
  - Fenestrierte Endotheliozyten mit Diaphragmen (*Endotheliocyti fenestrati*)
  - Endotheliozyten mit Poren („*Endotheliocyti perforati*")
- **Interendothelialer Raum** (*Aperturae intercellulares*)
  - Geschlossene Kapillaren mit zahlreichen Zonulae occludentes
  - Offene Kapillaren mit nur wenigen Zonulae occludentes
  - Offene Kapillaren mit breiten interendothelialen Lücken und sternförmig verzweigten Endotheliozyten
- **Basalmembran** (*Membrana basalis*)
  - geschlossen
  - in Lamellen aufgespalten
  - lückenhaft
  - fehlend
- **Perizyten** (*Pericyti, Periangiocyti*)
  - der Basalmembran aufliegend
  - von Lamellen der Basalmembran umschlossen
  - vereinzelt oder ein Flächenretikulum bildend
- **Vaskularisationsgrad**
  - dichte Kapillarisierung
  - weitmaschige Kapillarisierung
  - Bradytrophie
- **Durchblutungsgrad**
  - Endstrombahn voll durchströmt
  - Endstrombahn gedrosselt
  - Endstrombahn funktionell geschlossen

Klinischer Hinweis. Oberflächennahe Kapillargebiete (in Nagelbett, Haut und Lippen) können durch **Kapillarmikroskopie** untersucht werden. Dabei lassen sich wichtige Hinweise auf die funktionelle Situation (maximal durchströmt, mäßig durchströmt, gedrosselt) der **Terminalen Strombahn** gewinnen.

Mikroanatomie

Die Wand der Kapillaren wird von Endothelzellen und diesen peripher anliegenden – von der Basalmembran umschlossenen – Perizyten gebildet. Nach der Ausprägung von

---

[1] Von *bradys* (gr.) = langsam und *trophein* (gr.) = ernähren.
[2] *diapedesis* (gr.) = aktives Durchwandern der unverletzten Wand.

Endothel, Basalmembran und Perizyten unterscheidet man verschiedene Kapillartypen.
- Endothelzellen (Endotheliocyti)
- Geschlossene/Fenestrierte Kapillaren
- Perizyten (Pericyti)

Die Wand der Blutkapillare (Abb. 6-5) besteht zunächst aus einem Schlauch von **Endothelzellen** (*Endotheliocyti*). Das Endothel bildet jedoch nicht nur die Wand der Kapillaren, sondern die strukturell und funktionell heterogene Innenauskleidung aller Blut- und Lymphgefäße sowie des Herzens. Es handelt sich beim Endothel um einen **über den ganzen Körper ausgebreiteten organartigen Gewebeverband** von beträchtlichem biologischem Potential. Das **Endothel** hat **unterschiedlichste Funktionen**; es
- bildet die **biologisch wirksame Barriere** zwischen dem Gefäßlumen und der Gefäßwand;
- stellt eine **protektive antithrombogene[1] Oberfläche** bereit, da das im Endothel aus Arginin gebildete Stickoxid (NO) die Aggregation von Blutplättchen hemmt;
- ist **Transportstrecke und -barriere** für eine Vielzahl von Stoffen aus dem Blutstrom bzw. in die Blutbahn;
- hat einen **hochaktiven Stoffwechsel** (z. B. Glukosetransport in Gehirnkapillaren, enzymatische Aktivität von Karboanhydrase in Lungenkapillaren im Zusammenhang mit der CO_2-Abgabe, enzymatische Aktivität von „Angiotensin converting enzyme" (ACE, Bd. 3) in Lungenkapillaren, Bildung von Wachstumsfaktoren und chemotaktischen Faktoren sowie zahlreiche weitere Enzymaktivitäten);
- erfüllt spezifische biologische Funktionen durch die **Ausbildung von chemisch distinkten Mikrodomänen** in der Oberfläche von Endotheliozyten (z. B. in postkapillären Venulen);
- sezerniert **NO** zur Vasodilatation und **Endothelin** zur Vasokonstriktion.

Der **Endothelverband** hat insgesamt eine **Masse** von etwa **1,5 kg**; dies wird verständlich, wenn man den enormen Gesamtquerschnitt der Kapillargebiete (S. 237) in Betracht zieht.

Der **Kontakt** zwischen den longitudinal orientierten **Endotheliozyten** wird in den Interzellularspalten durch die Ausbildung von Haftkomplexen mit *Zonulae occludentes* und *Maculae adhaerentes* (Kap. 2) hergestellt. Die Zellkontakte sind jedoch lösbar, um die Leukodiapedese zu ermöglichen. Die bei Entzündung gesteigerte **Leukodiapedese** wird dadurch ermöglicht, daß sich die Endotheliozyten mittels ihrer Aktomyosinfilamente kontrahieren, wodurch sich interzelluläre Spalten öffnen.

Der Transport gelöster kleinmolekularer Stoffe durch die Kapillarwand erfolgt durch **transendotheliale Diffusion**. Mikromoleküle werden durch **Zytopempsis**[2] (Transzytose) durch die Endotheliozyten hindurch transportiert. Morphologischer Ausdruck hierfür ist das Auftreten zahlreicher **Plasmamembranvesikel** bzw. -invaginationen, die auch zu transzellulären Kanälchen verschmelzen können. Eine Endothelzelle kann 10 000 bis 15 000 Vesikel beinhalten. Der **interendotheliale Transportweg** ist durch *Zonulae occludentes* in variablem Ausmaß eingeschränkt.

> **Klinischer Hinweis.** Unter **Histamineinwirkung** kommt es zur Lösung von *Zonulae occludentes* und damit zu einem gesteigerten interendothelialen Transport (z. B. bei der Quaddelbildung).

Für die **Diffusion von kleinmolekularen Stoffen** (v. a. Wasser und Elektrolyte) durch die Kapillarwand (Abb. 6-4) sind die Druckverhältnisse maßgeblich: Der **Blutdruck (hydrostatischer Druck)** bewirkt den Transport **aus dem Blut** in den Extrazellulärraum; der **osmotische Druck des Blutes** ist verantwortlich für den Transport **aus dem Extrazellulärraum** in das Blut. Da in der **ersten Hälfte der Kapillarstrecke** der Blutdruck höher ist als der osmotische Druck, kommt es dort zum **Ausstrom** aus der Kapillare. Infolge des abnehmenden kapillaren Blutdrucks überwiegt in der **zweiten Hälfte** jedoch der osmotische Druck, was zu einem **Rückstrom** in die Kapillare führt. Da dieser Rücktransport stets geringer ist, ist ein zusätzlicher Abtransportweg erforderlich, der **Lymphweg** (Abb. 6-4, S. 248).

> **Klinischer Hinweis.** Die Schädigung der Kapillarwände führt zu einer gesteigerten Durchlässigkeit dieser mit nachfolgender Flüssigkeitsanreicherung im Extrazellulärraum (**Ödem**).

Neben den überwiegend vorhandenen **Geschlossenen Kapillaren** (u. a. in Skelettmus-

---

[1] Thrombogenese = Bildung eines Blutgerinnsels (Thrombus).

[2] *pempein* (gr.) = senden, schicken.

Abb. 6-4 Kapillare als Austauschstrecke für kleinmolekulare Stoffe (unter Verwendung einer Abb. in Mörike/Betz/Mergenthaler).
Der obere Teil der Abbildung zeigt schematisch das Verhältnis des Blutdrucks (gestrichelte Linie) zum osmotischen Druck (durchgezogene Linie).
1 Arteriole
2 Präkapillärer Sphinkter
3 Kapillare
4 Venule
5 Lymphkapillare
6 Extrazellularraum

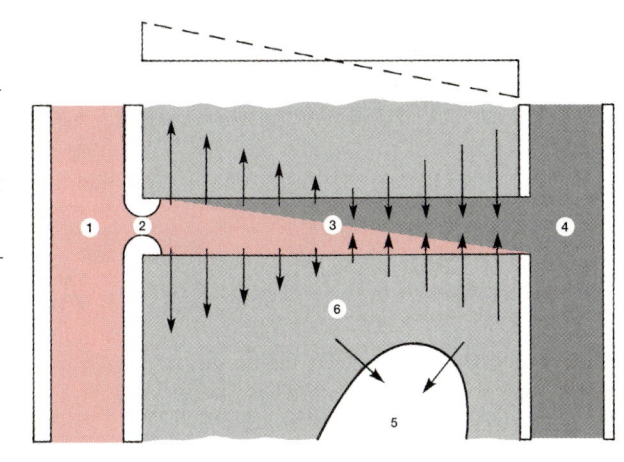

Abb. 6-5 Bau der Kapillarwand.
a: Geschlossene Kapillare
b: Fenestrierte Kapillare
1 Endotheliozyt
2 Plasmamembranvesikel
3 Interzellularspalt mit Zonula occludens
4 Diaphragma einer Endothelpore
5 Perizyt
6 Basalmembran

kulatur, Lunge und Gehirn; Abb. 6-5a), sind für einige Bereiche (u. a. Gastrointestinaltrakt und Endokrine Organe) **Fenestrierte Kapillaren** (Abb. 6-5b) kennzeichnend. Bei diesen sind die Endotheliozyten in kreisförmigen Arealen („Poren") bis auf ein **Diaphragma** von nur etwa 5 nm Dicke maximal verdünnt. An bestimmten Stellen (Nierenglomeruli und Lebersinusoide) sind die „**Poren**" der Endotheliozyten temporär offen, d. h. ohne Diaphragma. Hier kann daher ein transzellulärer Transport stattfinden.

Fenestrierte Endotheliozyten sind oft in Gruppen (Clustern) angeordnet und bilden so als „**Sieblamellen**" bezeichnete Strukturen. Die Diaphragmen bestehen im wesentlichen aus Glykosaminoglykanen und sind bedeutsam für den Stoffaustausch.

Der Endothelschlauch wird von einer von den Endotheliozyten gebildeten **Basalmembran** umhüllt. Diese ist in ihrem physikalisch-chemischen Zustand veränderlich und hat große **Bedeutung** für die **Permeabilität der Kapillarwand**. Die für den Stoffwechsel der Basalmembran wesentlichen Fibroblasten werden wegen ihrer Nachbarschaft zur Kapillarwand als **Perizyten** (*Pericyti*, Abb. 6-5) bezeichnet. Diese enthalten myofibrillenähnliche Systeme von Aktin- und Myosinfilamenten und sind deshalb als **Myofibroblasten** aufzufassen. An den Sinusoiden der Leber fehlen Perizyten.

240 6 Allgemeine Anatomie des Kreislaufs

Aufgrund ihrer Kontraktionsfähigkeit haben die Perizyten **Bedeutung** für die **Anpassung des Kapillardurchmessers** und damit für die **Regulation der Mikrozirkulation**. An dieser Regulation sind auch perivaskulär liegende **Mastzellen** beteiligt: diese bewirken durch die Abgabe von **Histamin** eine Gefäßerweiterung und Steigerung der Permeabilität.

Klinischer Hinweis. Besonders bei einem **Entzündungsprozeß** ist die durch **Histamin** bewirkte Gefäßerweiterung und Permeabilitätssteigerung von Bedeutung.

6.3.2 Arterien („Schlagadern"), *Arteriae*

Arterien sind Hochdruckgefäße, die für die Regulierung des Blutdrucks, vor allem aber für die Verteilung des zirkulierenden Blutes verantwortlich sind. Man unterscheidet Arterien des muskulären und elastischen Typs.
- Arterie des muskulären/elastischen Typs
- Windkesselfunktion
- Systole/Diastole
- Laminäre/turbulente Strömung

Alle **Arterien**, auch als „Schlagadern"[1] bezeichnet, haben einen charakteristischen **dreischichtigen Wandaufbau** (S. 241). Es lassen sich jedoch zwei funktionell bedingte Ausprägungsformen unterscheiden: **Arterien vom muskulären Typ** und **Arterien vom elastischen Typ**.
Die kleinen peripheren Arterien des muskulären Typs (Abb. 6-6, 6-7b) bilden die große Mehrheit aller Arterien. Ihr Durchmesser reicht von 0,1–10 mm. Die **Gefäßwand** kann sich **reversibel kontrahieren**, wodurch der Blutfluß reduziert und wieder verstärkt werden kann, so wie es die lokale funktionelle Situation erfordert. Arterien vom muskulären Typ sind daher **Verteilerarterien**. Durch ihre Eng- bzw. Weitstellung, insbesondere im Gebiet der *Arteriolen*, wird die Verteilung des Blutes auf die einzelnen Körperregionen reguliert. Gleichzeitig ergibt sich durch die Fähigkeit der peripheren Arterien, über ihre Mediamuskulatur den **Strömungswiderstand zu verändern**, eine Möglichkeit zur **Beeinflussung des Blutdrucks**.

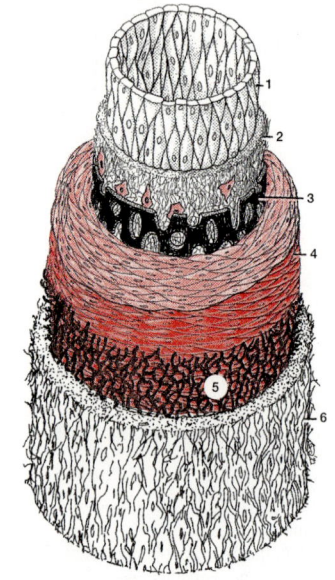

Abb. 6-6 Wandbau der Arterie vom muskulären Typ (n. Rauber/Kopsch mod.).
1–3 Tunica intima
1 Endothel
2 Stratum subendotheliale
3 Membrana elastica interna
4–5 Tunica media
4 Mediamuskulatur
5 Membrana elastica externa
6 Tunica adventitia

Vor allem die unzähligen kleinsten Verästelungen (*Arteriolen*) sind hierbei von Bedeutung. Die großen **herznahen Arterien des elastischen Typs** (Abb. 6-7a) haben eine **Windkesselfunktion**. Der Windkessel[2] wird in der

---

[1] Den Begriff „Schlagadern" rührt daher, daß der rhythmische Ausstoß des Blutes aus dem Herzen in den großen Arterien eine Druckwelle erzeugt, die deren Durchmesser erweitert. Diese Erweiterung kann mit dem tastenden Finger als Erhebung oder Pulsschlag gefühlt werden.

[2] Physiologischer Begriff in Anlehnung an den technischen Druckwindkessel, der in Leitungen eingebaut eine diskontinuierliche in eine kontinuierliche Strömung überführt.

Systole[1] durch den Herzausstoß des Blutes elastisch gedehnt. Während der **Diastole**[2] wirkt der gedehnte Windkessel durch seine **elastische Rückstellkraft** wie ein „Komplementärherz" und hält so eine kontinuierliche Strömung des Blutes in den Gefäßen aufrecht (vgl. Bd. 3).

Die **Fließgeschwindigkeit** des Blutes ist in den peripheren Arterien abhängig vom Blutdruck und kann bis zu 1 m pro Sekunde betragen.

Die **Blutdruckkurve** zeigt zwischen zwei Herzaktionen eine charakteristische Schwankung. Hierdurch wird verständlich, daß das Blut aus einer verletzten Arterie **stoßweise** herausspritzt.

Das Blut fließt in den Gefäßen mit **laminärer Strömung**, d. h. es fließt in der Gefäßachse schneller als in Wandnähe. Lediglich in den herznahen Teilen der *Aorta* und des *Truncus pulmonalis* herrscht eine **turbulente Strömung**.

Mikroanatomie

Arterien besitzen eine dreischichtige Gefäßwand, die vor allem beim muskulären Typ in deutlich abgrenzbare Schichten gegliedert ist. Die Tunica media stellt die mächtigste dieser drei Wandschichten dar; das Verhältnis von Glatter Muskulatur zu elastischen Elementen innerhalb der „Media" ist charakteristisch für die beiden verschiedenen Arterientypen.

- Tunica interna/intima
- Tunica media
- Tunica externa/adventitia
- Membrana elastica interna/externa
- K-/m-Myozyten
- Spannmuskulatur
- Arteriolen (Arteriolae)
- Präkapilläre Sphinkter (Metarteriolae)

Die Wand der Arterien (Abb. 6-6, 6-7) besteht aus **drei Schichten**:
- „**Intima**" (*Tunica intima* oder *interna*)
- „**Media**" (*Tunica media*)
- „**Adventitia**" (*Tunica adventitia* oder *externa*)

Die „**Intima**" bildet die **Innenauskleidung** sowohl der **muskulären** als auch der **elastischen Arterien**. Sie besteht ebenfalls aus **drei Schichten**:
- **Endothelschlauch** aus längs orientierten Endotheliozyten
- **Stratum subendotheliale** aus subendothelialem Bindegewebe mit einer aus Kollagenfasern und Elastischen Fasern bestehenden Textur, in der Fibrozyten, Makrophagen und Myozyten vorkommen
- **Membrana elastica interna**

Klar ausgeprägt ist die Dreischichtung der Arterienwand vor allem in den Arterien vom

---
[1] Ausstromphase der Herzventrikel (Bd. 3).
[2] Einstromphase der Herzventrikel (Bd. 3).

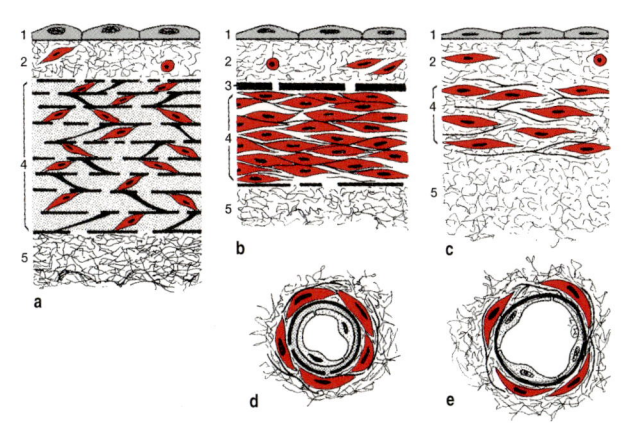

Abb. 6-7 Wandbau der Arterien und Venen (Schema).
rot: Myozyten
schwarz: elastische Membranen
a: Arterie vom elastischen Typ
b: Arterie vom muskulären Typ
c: Vene
d: Arteriole (Querschnitt)
e: Venule (Querschnitt)
1–3 Tunica intima
1 Endothel mit Basalmembran
2 Stratum subendotheliale
3 Membrana elastica interna
4 Tunica media
5 Tunica adventitia

muskulären Typ (Abb. 6-6, 6-7b). Es existieren allerdings erhebliche lokale Unterschiede.

Die „**Elastica interna**" (*Membrana elastica interna*) ist eine Membran, die aus einem etwa 3 μm dicken Flechtwerk Elastischer Fasern besteht, das zahlreiche kleinere und größere **Maschenlücken** aufweist. Durch diese hindurch können Zellausläufer von Myozyten der *Tunica media* das subendotheliale Bindegewebe erreichen, in dem die **Proliferation** von **Myozyten** stattfinden kann.

Die „**Elastica interna**" erscheint im histologischen Querschnitt durch die muskuläre Arterie regelmäßig als **gewelltes Band** (Abb. 6-8a). Dies ist ein wichtiges diagnostisches Merkmal, das dadurch zustande kommt, daß sich die nicht mehr durch den Blutdruck gespannte Membran unter dem Einfluß der agonalen[1] Kontraktion der „Media" sowie durch fixierungsbedingte Schrumpfung in Längsfalten legt.

In der „Intima" finden **Transportprozesse in beiden Richtungen** statt. Innerhalb der „Intima" haben die **Endotheliozyten** besondere Bedeutung; in diesen werden unter anderem **Prostazykline** (Stoffwechselprodukt ungesättigter Fettsäuren) und **Stickstoffmonoxid** gebildet, beides potente Hemmstoffe der Glatten Muskelzellen (der Media) und der Blutplättchen. Die „Intima" hat **große pathologische Bedeutung** im Rahmen der **Arteriosklerose**.

Klinischer Hinweis. Bereits im Frühstadium von **Arteriosklerose** und bei **Bluthochdruck** stellt man eine reduzierte bzw. gestörte Endothelzellfunktion fest. Auslöser für eine solche Funktionsstörung können ein erhöhter Cholesterinspiegel, Rauchen und genetische Faktoren sein.

---

[1] *agonia* (gr.) = Todeskampf.

Die „**Media**" ist bei den Arterien die **stärkste** der drei Wandschichten. Sie ist im wesentlichen aus **Glattem Muskelgewebe** (Abb. 5-3) sowie aus **elastischen Membranen** aufgebaut. In den Arterien vom muskulären Typ überwiegen die Myozyten, in den Arterien vom elastischen Typ die elastischen Membranen.

In den Arterien vom muskulären Typ bildet die **Mediamuskulatur** eine **geschlossene Schicht von 4 bis 40 Lagen**, je nach Durchmesser der Arterie. In diesen sind die Myozyten überwiegend spiralig angeordnet; an wenigen Stellen, z. B. an Gefäßverästelungen, kommen auch Längszüge vor. Der Myozytenverband ist in eine sehr geringe Matrixsubstanz eingebettet, die ein feines elastisches Fasernetz enthält. Lediglich an der Grenze zur „Adventitia" bildet dieses Fasernetz eine **schwach ausgebildete Membrana elastica externa**. Aufgrund dieses geringen Vorkommens von elastischem Material in der „Media" ist in den muskulären Arterien die *Membrana elastica interna* (der Intima) so besonders auffällig und kennzeichnend (s. o.).

Bei den Arterien vom muskulären Typ sind die Myozyten der „Media" **überwiegend k-Myozyten** (kontraktile Muskelzellen), die mit Hilfe ihrer **Aktomyosinfilamente** die Blutverteilung und den Strömungswiderstand regulieren.

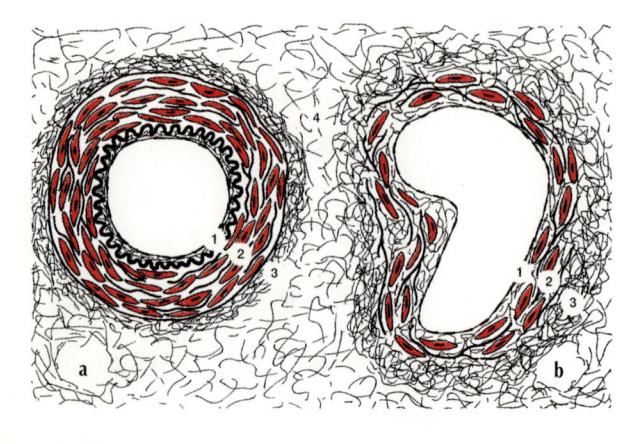

Abb. 6-8 Mikroskopische Anatomie von Arterie und Vene in situ (quer).
a: Arterie
b: Vene
1 Tunica intima
2 Tunica media
3 Tunica adventitia
4 Interstitielles Bindegewebe

Daneben können unter bestimmten, v. a. auch pathologischen Umständen **m-Myozyten** (metabolische Muskelzellen) ausdifferenziert werden. Diese sind durch ihre Organellen (u. a. RER, Lysosomen) zu besonderen Stoffwechselleistungen (u. a. Synthesen, Phagozytose) fähig.

> **Klinischer Hinweis.** Am Beginn einer **arteriosklerotischen Veränderung** der Arterienwand steht der Funktionswandel von Myozyten vom k- zum m-Typ. Dieser Wandel wird durch einen Wachstumsfaktor aus den Blutplättchen induziert und ist verbunden mit der Proliferation der Myozyten. Syntheseprodukte des m-Typs sind vorzugsweise Kollagen I und Elastin.

Bei den **herznahen großen Arterien des elastischen Typs** (Abb. 6-7a) tritt die **elastische Fasertextur** in der Media gegenüber den Myozyten auffallend hervor. Die Elastischen Fasern bilden mit **40 bis 60 konzentrisch angeordneten Membranen** eine etwa 0,5 mm dicke „Media". Die elastischen Membranen werden durch Elastische Fasern und Kollagenfasern miteinander verbunden. Besonders wichtig ist, daß die quantitativ zurücktretenden Myozyten an den jeweils benachbarten elastischen Membranen inserieren. Funktionell ist die Muskelkomponente als **Spannmuskulatur** zu bewerten, die der Wand der herznahen Arterien im Rahmen des **Windkesselmechanismus** (S. 240) eine variable Vorspannung verleiht.

Bei den Arterien vom elastischen Typ fällt histologisch aufgrund des hohen Vorkommens an elastischen Membranen in der „Media" weder die *Membrana elastica interna* (der Intima) noch die *Membrana elastica externa* auf.

Die „**Adventitia**" besteht aus kollagenen und elastischen Fasernetzen. Durch sie wird das **Blutgefäß in seine Umgebung eingebaut**. In Gebieten, in denen die Arterien stärkeren Dehnungen ausgesetzt sind, weisen sie eine kräftige „Adventitia" auf (Gliedmaßenarterien); im Gegensatz hierzu ist die „Adventitia" beispielsweise bei den Gehirnarterien sehr dünn. In der *Tunica adventitia* verlaufen die Leitungsbahnen, die die Gefäßwand versorgen.

Als **Arteriolen** (*Arteriolae*) werden die kleinsten Arterien mit einem Durchmesser unter 100 μm bezeichnet (Abb. 6-7d). In diesen ist das subendotheliale Bindegewebe auf die Basalmembran und die *Membrana elastica interna* reduziert. Die *Tunica media* besteht lediglich noch aus ein bis zwei (drei) Lagen zirkulär angeordneter Myozyten. Auf den geringen Durchmesser der kleineren Arteriolen von etwa 30 μm bezogen, handelt es sich jedoch um eine durchaus starke Muskulatur.

Die **Arteriolen** bilden den entscheidenden **peripheren Strömungswiderstand**: Der mittlere arterielle Blutdruck sinkt hier von 80 mm Hg (10,7 kPa) auf etwa 30 mm Hg (4 kPa) bei gleichzeitig **erniedrigter Strömungsgeschwindigkeit** von 10 cm pro Sekunde auf 0,2 cm pro Sekunde. Aufgrund der Mediamuskulatur ist die Gefäßstrecke der Arteriolen als **Widerstandsregler** und damit auch als **Druckregler** aufzufassen.

Eine besondere Rolle spielen in diesem Zusammenhang die **Endstrecken der Arteriolen** vor ihrem Übergang in das Kapillarnetz (Abb. 6-3, 6-4). Diese 50–100 μm langen Gefäßabschnitte bilden funktionell **Präkapilläre Sphinkter** (*Metarteriolae*), die sich von 30 μm auf etwa 8 μm verengen und somit die Durchströmung des jeweils nachgeordneten Kapillarbetts regulieren können.

> **Klinischer Hinweis.** Der häufig auftretenden systemischen Erkrankung Arteriosklerose („Arterienverkalkung") liegt eine **Atherosklerose** zugrunde. Bei dieser handelt es sich um eine herdförmige Proliferation (Plaque) multipotenter Zellen der „Intima" und der inneren Schichten der „Media", verbunden mit einer Bindegewebsvermehrung, Aufquellung der Kittsubstanzen und einer Einlagerung von Lipiden. Vorstufen dieser pathologischen Veränderungen können als noch „normale" physiologische Altersveränderungen auftreten: Vermehrung kollagener Strukturen, Abnahme der Elastizität.

6.3.3 Venen („Blutadern"), *Venae*

Das Blut aus den Kapillargebieten sammelt sich über postkapilläre Venulen in kleinen Venen, die sich zu größeren und schließlich großen Venen (*Venae*) vereinigen. Der venöse Niederdruck-Schenkel des Kreislaufsystems bildet einen Blutspeicher, der potentiell die dreifache Blutmenge des arteriellen Schenkels aufnehmen kann.
- Venöse Sinus
- Drosselvenen
- Muskelpumpe
- Venulen (Venulae)
- Arteriovenöse Kopplung
- Venenklappen (Valvulae)

Der **Durchmesser** der Venen („Blutadern"[1]) ist meistens etwas größer als der der entsprechenden Arterien. Dagegen ist die **Wandstärke** deutlich geringer, ein Ausdruck des niedrigen venösen Blutdrucks von 15 mm Hg (2 kPa).

Als **venöse Sinus** – nicht zu verwechseln mit kapillären Sinusoiden – werden erweiterte postkapilläre Venen bezeichnet (z. B. im Nebennierenmark). **Drosselvenen** sind Venulen mit ringförmig angeordneten Myozyten (z. B. in der Nasenschleimhaut und den Genitalorganen), deren Kontraktion einen Rückstau in die vorgeschalteten Kapillargebiete bewirkt. Die **venösen Blutleiter** werden ausführlich in Band 4 behandelt.

Der letztlich **im Herzen erzeugte Druck** wird **in den Widerstandsgebieten** der Arteriolen und Kapillaren auf so niedrige Werte in den Venen **reduziert** (s. o.), daß er nur im Liegen ausreichend ist, um das Blut zum Herzen zurückzutransportieren. Im Stehen kann deshalb in der unteren Körperhälfte, insbesondere in den Beinen, der hydrostatische Druck der Blutsäule durch den venösen Blutdruck nicht überwunden werden.

Für den **Rückstrom** des Blutes zum Herzen sind daher zusätzliche Kräfte erforderlich. Hier ist in erster Linie die **Muskelpumpe** (Abb. 6-9) wirksam – vorzugsweise für die tiefen Venen. Unter dem Begriff „Muskelpumpe" werden die Druck- und Saugmechanismen zusammengefaßt, die durch die Tätigkeit der Muskeln des Bewegungsapparats, zwischen denen die tiefen Venen eingebaut sind, bewirkt werden. In den Beinen sind zwischen Fußsohle und Leistengegend mehrere **Pumpstationen hintereinandergeschaltet** (u. a. „Sprunggelenkspumpe", Wadenmuskulatur).

Durch die Verdickung der Muskelbäuche bei der **Kontraktion der Skelettmuskeln** wird die dünne **Venenwand komprimiert** (Abb. 6-9). Dies führt zur **Verlagerung** eines entsprechenden **Blutvolumens**. Die einzig sinnvolle Richtung der Blutverlagerung nach proximal wird durch den **Ventilmechanismus der Venenklappen** (s. u.) erzwungen: der Blutrückstrom in die Peripherie führt zum Verschluß der Klappen, der Blutfluß in proximaler Richtung zu deren Öffnung. Auf diese Weise bewirkt die Muskelkontraktion einen **zum Herzen gerichteten** Transport des Venenbluts.

Auf analoge Weise wirkt die **Arteriovenöse Kopplung**: Die pulsatorische Erweiterung einer Arterie komprimiert die in einem Gefäßbündel mit dieser Arterie parallel oder umschlingend verlaufenden Begleitvenen.

Klinischer Hinweis. Für die **Venenpunktion** in der Ellenbeuge läßt man die Hand „Pumpbewegungen" ausführen. Hierdurch wird das Blut proximalwärts transportiert und infolgedessen die für die Punktion benutzten Venen verstärkt gefüllt. Bei Patienten mit **venöser Durchblutungsstörung der Beine** ist der physiologische Transportmechanismus bis hin zu seinem völligen Ausfall gestört. Ein unzureichender Tonus der Venenwand führt zur **Insuffizienz der Venenklappen** und zum Rückstau des Blutes in die Peripherie (u. U. mit Ödembildung) sowie zur **Erweiterung der Venen** (Varizen, „Krampfadern"[2], CVI = Chronische Venöse Insuffizienz).

Die **Venenklappen** (*Valvulae*, Abb. 6-9) ähneln morphologisch den Taschenklappen des Herzens. Sie bestehen meistens aus zwei, selten aus einer oder drei Taschen. Die Venenklappen sind in unregelmäßigen Abständen

---
[1] Die Venen werden auch als „Blutadern" bezeichnet, da sie – im Gegensatz zu den Arterien – im Leichnam in der Regel Blut enthalten.

[2] Von *kramph* (ahd.) = gekrümmt.

Mikroanatomie

Venen besitzen im Unterschied zu den Arterien einen weniger gut abzugrenzenden dreischichtigen Wandaufbau. Die Mediamuskulatur der Venen ist verantwortlich für den Tonus der Gefäßwand und hat somit Einfluß auf die Funktionsfähigkeit der Venenklappen.
- Tunica intima/interna
- Tunica media
- Tunica adventitia/externa

Die **Struktur der Venenwand** (Abb. 6-7c) entspricht der der Arterien und besteht daher aus den **drei Schichten: Tunica intima (interna)**, **Tunica media** und **Tunica adventitia (externa)**. Allerdings sind diese Schichten im histologischen Querschnittspräparat (Abb. 6-8) viel weniger klar gegeneinander abgegrenzt, da sowohl die *Membrana elastica interna* als auch die *Membrana elastica externa* **nicht ausgebildet** sind. Es existieren erhebliche regionale Unterschiede bei der Wandstruktur der Venen.

Die „**Intima**" enthält im *Stratum subendotheliale* häufig **longitudinal angeordnete Bündel von Myozyten**. Die Taschen der Venenklappen sind Falten der „Intima". Sie enthalten ein Stützskelett in Form eines Gitters aus Kollagenfasern.

Die „**Media**" ist üblicherweise **wesentlich dünner** als in den entsprechenden Arterien. Sie enthält, in Bindegewebe mit Kollagenfasern und elastischen Netzen eingebettet, **Bündel von Myozyten**, die sowohl zirkulär, als auch spiralig angeordnet sein können. Die infrakardialen Venen besitzen immer eine stärker entwickelte Muskulatur als die suprakardialen. Durch die Mediamuskulatur erhält die Venenwand einen **variablen Tonus**. Dieser ist Voraussetzung für die **Schließfähigkeit der Venenklappen** und damit für den Rückstrom des Blutes aus der unteren Körperhälfte.

Einen hämodynamischen Sonderfall bildet die **V. portae** (Bd. 4) mit ihren Ästen: Hier erzeugt die Mediamuskulatur regelmäßige, zur Leber gerichtete **Kontraktionswellen**.

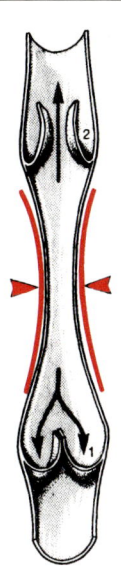

Abb. 6-9 Muskelpumpe und Wirkungsweise der Venenklappen.
rot: Kompression der Venenwand durch die benachbarten Skelettmuskeln
Pfeile: Strömungsrichtung
1 Geschlossene Venenklappe
2 Geöffnete Venenklappe

von wenigen bis zu 20 cm in die venöse Strombahn eingebaut. Häufig finden sich Klappen als **Astklappen** unmittelbar distal der Einmündung von Seitenästen. Die großen herznahen Venen sowie die Venen des Kopfes, der Eingeweide und des Wirbelkanals sind klappenfrei.

Neben der Muskelpumpe unterstützt die **Atmung** und die **Herzaktion** den **Rückstrom des Venenbluts**:
- Durch den bei der Inspiration entstehenden **Unterdruck im Pleuraraum** wird eine Sogwirkung ausgeübt.
- Durch das systolische **Tiefertreten der Ventilebene** des Herzens kommt es ebenfalls zu einer Sogwirkung.

Daß bei diesen Sogmechanismen herznahe Venen nicht kollabieren, liegt daran, daß die Venenwände in das umgebende Bindegewebe eingebaut sind; hierdurch werden die **Venen mechanisch offengehalten** (vgl. Bd. 4; V. jugularis int.).

Die **"Adventitia"** ist oft viel dicker als die "Media". Sie enthält longitudinal orientierte elastische Gitter und Längsbündel von Myozyten. In der *Tunica adventitia* der großen Bauchvenen, insbesondere in der *V. cava inferior*, ist die Längsmuskulatur sehr stark entfaltet; man bezeichnet diese Ausprägung der Tunica adventitia als **muskuläre "Adventitia"**.

Die dem Kapillargebiet nachgeschalteten **postkapillären Venulen** (*Venulae postcapillares*) besitzen noch keine "Media", unterscheiden sich aber von den Kapillaren durch ihren relativ großen Durchmesser von 30 μm. Eine besondere morphologische und funktionelle Ausprägung besitzen die **Venulen** in den **Sekundären Lymphatischen Organen** (Bd. 3). **Sammelvenulen** (*Venuale colligentes*) sind durch das Auftreten einzelner Myozyten in der sich bildenden "Media" gekennzeichnet; sie besitzen einen Durchmesser von 30–50 μm. Venulen mit einer deutlichen Myozytenschicht in der "Media" werden als **muskuläre Venulen** (*Venulae musculares*, Abb. 6-3, 6-7e) bezeichnet; diese weisen einen Durchmesser von 50–100 μm auf. Gefäße mit einem Durchmesser über 100 μm werden **Venen** (*Venae*) genannt.

6.3.4 Gefäß- und Nervenversorgung der Blutgefäßwand

Die Wand der Blutgefäße wird teilweise vom Lumen her, teilweise von außen durch Vasa vasorum mit Sauerstoff versorgt. Die motorische und sensible Innervierung der Gefäßwände erfolgt durch das Autonome Nervensystem.

- Transendotheliale Versorgung
- Gefäßeigene Blutgefäße (Vasa vasorum)
- Presso-/Barosensoren
- "Sinusnerv"
- "Blutdruckzügler"
- Autoregulation

Die **Tunica intima** und die **innere Hälfte der Tunica media** größerer Blutgefäße sind **kapillarfrei**; sie werden aus dem im Lumen vorbeiströmenden Blut **transendothelial** versorgt. Die **äußere Hälfte der Tunica media**, insbesondere der Arterien, wird dagegen durch **gefäßeigene Blutgefäßchen** (*Vasa vasorum*) ernährt. Letztere bilden in der "Adventitia" und den angrenzenden Mediaschichten Kapillarnetze. Kleinere Arterien und Venen und natürlich auch die Blutkapillaren werden ausschließlich **aus dem Blut** versorgt.

Das **Autonome Nervensystem** (Bd. 4) versorgt die Wand der Arterien und Venen **motorisch** und **sensibel**.

Die **motorischen Nerven** aus dem Sympathikus bilden adventitielle Plexus und von diesen ausgehend auf der Oberfläche der Myozyten vasokonstriktorische (adrenerge) und vasodilatatorische (cholinerge) Endformationen. Die Endformationen regulieren die Wandspannung und damit den peripheren Widerstand.

Autonome **sensible Nerven** bilden Endformationen in der "Adventitia". Diese vermitteln die Schmerzleitung und sind an der reflektorischen Druckregulation durch spezielle Sensorenfelder beteiligt.

Ein besonders ausgedehntes Feld von **Drucksensoren (Presso- oder Barosensoren)** befindet sich in der "Adventitia" des **Sinus caroticus** (Bd. 4). Dieses vom *N. glossopharyngeus* durch dessen *R. sinus carotici* versorgte Areal vermittelt den **Karotissinus-Reflex** (Bd. 4) über den von den Physiologen als "**Sinusnerv**" bezeichneten Karotissinusnerv. Ein weiteres derartiges Sensorenfeld befindet sich im **Arcus aortae**. Von hier geht der (parasympathische) "**N. depressor vagi**" (Bd. 4) aus.

Diese **Sensorenfelder** sind in der Lage, eine druckabhängige Erhöhung der Wandspannung (Dehnung) zu registrieren und über "**Blutdruckzügler**" eine reflektorische Gefäßerweiterung und eine Verlangsamung der Herzfrequenz zu bewirken; sie haben damit Bedeutung für die **Blutdruckregulation**. Das

zugehörige **vasomotorische Reflexzentrum** befindet sich in der *Formatio reticularis* der *Medulla oblongata* (Bd. 4).
Die erwähnten Gefäßnerven, die Fähigkeit zur **Autoregulation** (s. Lehrbücher der Physiologie) sowie hormonelle Einwirkungen bewirken eine **Adaptation des Kreislaufs** an generelle und lokale Erfordernisse.

> **Klinischer Hinweis.** Störungen des Kreislaufregulationssystems sind häufig und haben unter Umständen schwerwiegende Folgen. **Kreislauferkrankungen** stellen die häufigste Todesursache dar.

6.4 Bildung der Blutgefäße, *Angiogenesis*

Der menschliche Embryo verfügt kaum über Reservestoffe (Dotter). Er muß daher – bei hoher Wachstumsrate – frühzeitig ein leistungsfähiges System entwickeln, um Nährstoffe und Atemgase sowie Abfallprodukte zu transportieren. Das Kardiovaskuläre System ist das erste funktionsfähige Organsystem im embryonalen Organismus; das Blut zirkuliert bereits ab dem Ende der 3. Entwicklungswoche. Es entsteht zunächst ein ubiquitärer Plexus kapillarer Röhren, aus dem sich erst sekundär die definitiven Strombahnen differenzieren.

- Hämangioblasten
- Hämozytoblasten
- Angioblasten
- „Blutinseln"
- Primitives Kapillarnetz
- Plexusartige Kapillarareale
- Definierte Strombahnen

Die **Bildung von Blutgefäßen** (*Angiogenesis*) beginnt im **Extraembryonalen Mesoderm** des Dottersacks, des Haftstiels und des Chorions bereits im Entwicklungsalter von 15 bis 17 Tagen. Im **Intraembryonalen Mesoderm** entstehen die ersten Gefäße – gleichzeitig mit dem Tubulären Herzen (Bd. 3) – in der viszeralen Wand des Zöloms (Splanchnopleura) zu Beginn der 3. Woche, d. h. vor der Bildung der Somiten (Kap. 3).
Die Angiogenese (Abb. 6-10) erfolgt im Extra- und Intraembryonalen Mesoderm in gleicher Weise. Zunächst bilden sich Zellverdichtungen aus **Hämangioblasten** im Mesoderm. Die Bezeichnung „Hämangioblasten" rührt daher, daß aus diesen Zellen sowohl Blutstammzellen, sogenannte **Hämozytoblasten**, als auch Gefäßendothelzellen bildende **Angioblasten** hervorgehen. Die Zellverdichtungen entwickeln sich zu „**Blutinseln**" (Abb. 6-10a), indem sich die peripher liegenden Zellen zu Endothelzellen, die zentral liegenden zu Blut-

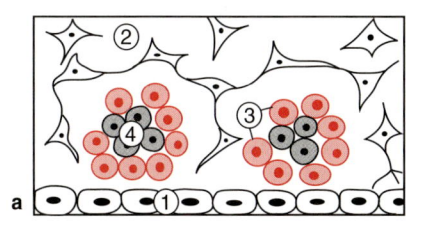

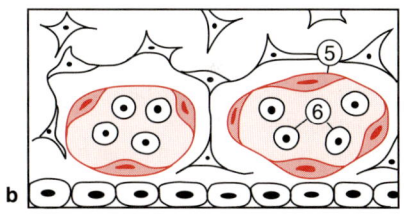

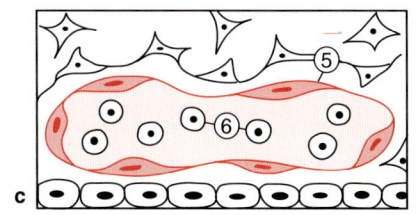

Abb. 6-10 Angiogenese.
a: Blutinseln
b: Lumenbildung
c: Kapillarisierung
1 Entoderm
2 Mesoderm
3 Angioblasten
4 Hämozytoblasten
5 Endotheliozyt
6 Erythroblasten

zellen differenzieren. Aus den „Blutinseln" werden von Endothelzellen gebildete relativ **weitlumige Säckchen** (Abb. 6-10b), in deren Lumen die Blutstammzellen lokalisiert sind. Ein **primitives Kapillarnetz** entsteht dadurch, daß sich die Säckchen verlängern und untereinander fusionieren (Abb. 6-10c).

Die **Differenzierung** und **Proliferation** der **Angioblasten** erfolgt primär nur im Kontakt mit dem Entoderm. Die spätere Vaskularisation von Organanlagen durch Angioblasten erfolgt nach deren **Migration** unter dem Einfluß von **Angiogenesefaktoren**; die fortschreitende Vaskularisation erfolgt somit nicht durch Aussprossung bereits existierender Kapillaren. Die Angioblasten ordnen sich zu **Röhrchen** an und werden damit zu **Endothelzellen**.

Sämtliche Blutgefäße werden primär als einfache Endothelrohre angelegt. Diese bilden zunächst **plexusartige Kapillarareale**. Aus diesen entstehen erst sekundär unter hämodynamischem Einfluß **definierte Strombahnen**, um die herum sich dann die weiteren Wandschichten ausdifferenzieren.

Klinischer Hinweis. Solide Tumoren benötigen für ihr Wachstum eine eigene Gefäßversorgung, die durch Neoangiogenese entsteht. Das Ausmaß dieser **Neoangiogenese** stellt einen wichtigen prognostischen Faktor dar. Neuerdings werden **antiangiogenetisch** wirkende Medikamente zur **Tumortherapie** entwickelt.

6.5 Lymphsystem, *Systema lymphoideum*

Neben dem Großen Kreislauf – an diesen jedoch angeschlossen – existiert ein zweites Röhrensystem, das den ganzen Körper durchzieht: das System der Lymphgefäße.
- Lymphe (Lympha)
- Chylus
- Lymphkapillaren (Vasa lymphocapillaria)
- Rete lymphocapillare
- Lymphgefäße (Vasa lymphatica)
- Leitgefäße/Transportgefäße
- Lymphangion
- Regionäre Lymphknoten (Nodi lymphatici regionales)
- Zentrale Lymphstämme
- Ductus thoracicus
- Ductus lymphaticus dexter
- Subkutane/Tiefe Lymphgefäße (Vasa lymphatica superficialia/profunda)

Die in den Lymphgefäßen transportierte Flüssigkeit wird als **Lymphe** (*Lympha*) bezeichnet. Bei dieser handelt es sich um eine wasserhelle Flüssigkeit, die in ihrer Zusammensetzung etwa verdünntem Blutplasma entspricht. Die Flüssigkeit der Lymphgefäße des Darms, die als **Chylus** oder Darmlymphe bezeichnet wird, ist dagegen eine milchig-trübe Emulsion. In ihr werden die Fette transportiert, die – nach der enzymatischen Fettspaltung im Dünndarmlumen – im resorbierenden Dünndarmepithel wieder resynthetisiert werden. Die **zelligen Bestandteile** der Lymphe sind ausschließlich **Lymphozyten**, die in den **Lymphatischen Organen** (Bd. 3) in die Lymphe gelangen.

Das **System der Lymphgefäße** beginnt in der „Peripherie" als blind endende untereinander anastomosierende **Lymphkapillaren** (*Vasa lymphocapillaria*), die das **Rete lymphocapillare** bilden, an gleicher Stelle, an der auch die Kapillaren des Blutgefäßsystems im Extrazellulärraum lokalisiert sind (Abb. 6-4).

Aus Stoffwechselgründen erfolgt durch die Wand der Blutkapillaren ein ständiger **Stofftransport aus dem Blut** in den Extrazellulärraum **und umgekehrt**. Komponenten der Gewebeflüssigkeit, die aus physikalisch-chemischen Gründen nicht durch die Kapillarwand hindurch in das Blut aufgenommen werden können (physiologische **lymphpflichtige Protein- und Wasserlast**), werden durch das **Drainagesystem der Lymphkapillaren** abtransportiert (vgl. S. 238). Darüber hinaus verfügt die lymphovaskuläre Peripherie über eine **Sicherheitsventilfunktion**, d. h. sie ist in der Lage, auf eine Erhöhung der lymphpflichtigen Last mit einer Steigerung des Lymphabtransports bis zum Zehnfachen zu reagieren.

Klinischer Hinweis. Durch die Einschränkung der Lymphtransportkapazität – unter Umständen mit einer gleichzeitigen Erhöhung der lymphpflichtigen Last, wie z. B. bei Chronischer Venöser Insuffizienz – kommt es zum **Lymphödem**, das bis zur exzessiven Form der **Elephantiasis** gesteigert sein kann.

Als **Lymphgefäße** (*Vasa lymphatica*) werden nur solche Bahnen bezeichnet, die eine eigene Wand aufweisen. Man unterscheidet: **Lymphkapillaren – Leitgefäße – Transportgefäße – Zentrale Lymphstämme**. Die Lymphkapillarnetze gehen in Netze von **Leitgefäßen** (Lymphokollektoren, Sammelgefäße) über. Diese sind bereits mit **Klappen** (*Valvulae lymphaticae*) ausgestattet, die der Bauweise der Venenklappen entsprechen, jedoch im **Abstand** von nur **wenigen Millimetern** bis **einigen Zentimetern** aufeinander folgen.

Die **Transportgefäße** führen die Lymphe in parallelem Verlauf zu den Venen. Durch die Kontraktion der **Mediamuskulatur** (sechs- bis zwölfmal pro Minute) wird der Druck in den Transportgefäßen erhöht. Dies führt dazu, daß die Lymphe – durch die Klappen vorgegeben – in proximaler Richtung transportiert wird. Das **Segment zwischen zwei Klappen**, das sogenannte **Lymphangion**, ist von seiner Innervation her eine funktionelle Einheit.

Die Lymphgefäße der Peripherie führen die Lymphe den zugeordneten **Regionären Lymphknoten** (*Nodi lymphatici regionales*) oft über einen „**Wächterlymphknoten**" zu (Bd. 3). Als Regel gilt, daß alle Lymphflüssigkeit wenigstens einen Regionären Lymphknoten und häufig anschließend noch **Sammellymphknoten** durchfließen muß, ehe sie sich über die **Zentralen Lymphstämme** (Bd. 3) in das Blut ergießt.

Größere Lymphstämme entstehen nicht durch den Zusammenfluß mehrerer Lymphgefäße wie beim Venensystem, sondern dadurch, daß ein Lymphknoten zahlreiche **Vasa afferentia** aufnimmt, aber nur wenige, dafür größere **Vasa efferentia** abgibt.

Die Zentralen Lymphstämme, **Ductus thoracicus** und **Ductus lymphaticus dexter**, münden schließlich in das Venensystem ein. Sie führen diesem **pro Tag etwa 2,5 l Lymphe** mit etwa 10^{10} Lymphozyten zu; diese Menge kann unter krankhaften Umständen auf mehr als das Zehnfache gesteigert sein. Man kann das Lymphgefäßsystem als **Nebenschluß des Blutgefäßsystems** auffassen (vgl. Abb. „Zentrale Lymphstämme" in Bd. 3); es bildet jedoch keinen eigenen Kreislauf.

Ähnlich wie beim Venensystem können **subkutane Lymphgefäße** (*Vasa lymphatica superficialia*) und **tiefe Lymphgefäße** (*Vasa lymphatica profunda*) unterschieden werden. Letztere lehnen sich in der Regel an die Bahn der Blutgefäße an und verlaufen in deren Gefäßbündeln.

Klinischer Hinweis. Bei der Entzündung subkutaner Lymphgefäße (**Lymphangitis**) erscheinen diese als rote Streifen unter der Haut. Laienhaft wird diese Erscheinung als „Blutvergiftung" bezeichnet.

Keine Lymphgefäße finden sich in Epithel, Knorpel, Knochen, Knochenmark, Thymus, Zentralnervensystem und Innenohr.

Mikroanatomie der Lymphgefäße

Im Unterschied zu den Blutkapillaren weisen Lymphkapillaren einen einheitlichen Wandbau auf. Lymphgefäße ähneln strukturell den dünnwandigen Venen.
- Endothelzellschlauch
- Tunica media

Die als fingerförmige Blindsäcke beginnenden **Lymphkapillaren** (Abb. 6-4) haben einen Durchmesser bis zu 10 µm. Ihre Wand besteht lediglich aus einem **Schlauch** von abgeplatteten **Endotheliozyten**, die **nicht fenestriert** sind. Diese überlappen sich teilweise und können für den Einstrom von Flüssigkeit und Partikeln in das Kapillarlumen temporär auseinanderweichen.

Im Gegensatz zu den Blutkapillaren besitzen die Lymphkapillaren weder eine Basalmembran noch Perizyten. Um den Abtransport der Lymphe zu gewährleisten, wird das Lumen der Lymphkapillaren durch Ankerfilamente offengehalten, die die äußere Zellmembran der Endotheliozyten mit der umgebenden Bindegewebsstruktur verbinden.

Durch die Ausbildung einer **Tunica media** und damit einer kontraktionsfähigen Wand entstehen die größeren **Transportgefäße**, die den Wandaufbau von Venen aufweisen.

7

ALLGEMEINE ANATOMIE DES NERVENSYSTEMS

7.1 Begriff „Nervensystem"

Das Nervensystem ist das Organsystem, das Informationen sammelt und verarbeitet und das durch adäquate Reaktionen die Körperfunktionen im Sinne des Gesamtorganismus steuert. Informationen sammelt das Nervensystem aus dem Körperinneren und aus der Verarbeitung von Reizen, die auf die Körperaußenfläche direkt und indirekt einwirken. Durch die Fähigkeit zur Verarbeitung von Reizen kann es auf wechselnde Bedingungen passiv und aktiv reagieren und verleiht so dem Organismus die Möglichkeit, sich in der Umwelt zu behaupten, sich an sie anzupassen, auf sie einzuwirken und mit ihr zu interagieren.

Um seine Aufgabe, alle Körperfunktionen situationsgerecht zu steuern, erfüllen zu können, ist das Nervensystem mit allen Teilen des Organismus vernetzt. Es existieren keine nervenfreien Organe.

- Nervengewebe
- Peripheres Nervensystem (PNS)
- Zentrales Nervensystem (ZNS)
- Rückenmark
- Gehirn

Das **Nervensystem** (*Systema nervosum*) besteht aus spezialisiertem Gewebe, dem **Nervengewebe**. Bausteine des Nervengewebes sind **Nervenzellen** und **Gliazellen**. Nervenzellen (synonym: Neurone) sind darauf spezialisiert, elektrische Erregungen über weite Strecken zu leiten und an den Synapsen gezielt auf nachgeschaltete Zellen zu übertragen.

Das Nervensystem der Wirbeltiere ist gliedert in ein **Peripheres Nervensystem** (PNS) und ein **Zentrales Nervensystem** (ZNS). Das **PNS** vernetzt das ZNS mit allen Teilen des Organismus. Es führt dem ZNS Informationen aus der Körperperipherie und von den Sinnesorganen zu und übermittelt die Antworten des ZNS an die Erfolgsorgane. Erfolgsorgane des Nervensystems sind Muskeln und Drüsen.

Das **ZNS** besteht aus Gehirn und Rückenmark. Das **Rückenmark** enthält reziproke Verbindungen mit dem Gehirn. Außerdem kann es autonom – im Sinne von Reflexen – mit der Auslösung von Bewegungen auf Impulse reagieren, die auf den Körper einwirken.

Reflexe dienen der Kontrolle von Bewegungsabläufen und dem Schutz des Organismus. Sie finden sich bei den einfachsten Lebewesen. Allerdings hat sich im Laufe der Evolution das Nervensystem so weiterentwickelt, daß es die Reflexe situationsgerecht modifizieren kann. Für die willkürliche Beeinflussung des Reflexverhaltens ist das Gehirn zuständig.

Das **Gehirn** verarbeitet die **Sinnesimpulse**, die ihm vom Rückenmark und den Sinnesorganen zugeführt werden. Diese Impulse werden mit früheren Informationen und gleichzeitig eintreffenden Impulsen anderer Qualitäten verglichen und so identifiziert und „erkannt". Dieser Prozeß des **bewußten Erkennens** bildet die Grundlage für die **Wahrnehmung** der Welt um uns herum. Zusätzlich ist das Gehirn der Säuger zu einer impulsunabhängigen, d. h. nicht direkt zeitlich an einen Impuls gekoppelten, **Generierung von Verhalten** in der Lage.

Das Gehirn des Menschen besitzt darüber hinaus die Fähigkeit, seine Wahrnehmungen zu hinterfragen, vergangene Handlungen zu analysieren und zukünftige Handlungsstrategien zu entwerfen. Das Gehirn ist zur **Reflexion** fähig. Die Fähigkeit zur Reflexion[1] und die einzigartige Fähigkeit des Menschen zu **sprechen**, zu **schreiben** und zu **lesen** sowie zu **rechnen** bedingen einander. Diese im weiteren Sinne geistigen Tätigkeiten sind an **Gehirnaktivitäten** geknüpft, die zumindest zum Teil **lokalisierbar** sind.

Klinischer Hinweis. Mit Erkrankungen des Nervensystems beschäftigen sich zwei klinische Disziplinen, die Neurologie und Psychiatrie. Die **Psychiatrie** beschäftigt sich mit Störungen des Verhaltens und der Verarbeitung des Erlebten, also mit Krankheiten des Geistes. **Geisteskrankheiten** haben zwar in den aller-

---

[1] Das Gehirn ist zur Reflexion fähig, und umgekehrt ist ohne Gehirn Denken nicht möglich. Dies wird gern als Anlaß genommen, das Gehirn als Organ des Geistes (engl. *organ of mind*) zu bezeichnen.

meisten Fällen eine somatische Grundlage, sind aber häufig nicht auf umschriebene, gut lokalisierbare Schädigungen des Nervensystems zurückzuführen. Die **Neurologie** beschäftigt sich mit in der Regel gut lokalisierbaren Erkrankungen des Peripheren und Zentralen Nervensystems, die zu Störungen im Bewegungsablauf (z. B. Lähmungen) sowie in der Verarbeitung von Sinnesimpulsen führen und eine nachweisbare somatische Grundlage haben, wie z. B. Infektion, Trauma, oder Gefäßverschluß.

Neurologie ist **praktische Anatomie**. Der Neurologe wird auf der Basis seiner anatomischen Kenntnisse die neurologischen Symptome so interpretieren, daß ein Spektrum an Differentialdiagnosen konstruiert werden kann, das zu einem gezielten Untersuchungsprogramm und einer gezielten Therapie führt.

7.2 Bauplan des Nervensystems

Aufgabe des Nervensystems ist die Interaktion mit der Umwelt. Umwelt ist einmal die Außenwelt, die mit verschiedenen Reizen auf den Körper einwirkt, zur Umwelt gehört aber auch die Innenwelt, das Körperinnere mit seinen Eingeweiden. Jede Welt hat ihre eigenen Funktionskreise entwickelt: mit der Außenwelt kommuniziert das Somatische Nervensystem, mit dem Körperinneren das Vegetative Nervensystem. Grundbaustein beider Nervensysteme ist die Nervenzelle, auch als Neuron bezeichnet. Eine Aufgabenteilung findet sich auf allen Strukturebenen des Nervensystems.
- **Nervenzelle, Neuron**
- **Nervenzellverband**
- **Somatisches Nervensystem**
- **Vegetatives Nervensystem (Divisio autonomica)**
- **Zentrales Nervensystem (Systema nervosum centrale)**
- **Peripheres Nervensystem (Systema nervosum periphericum)**

Das Nervensystem zeichnet sich durch einen hohen Grad an Aufgabenteilung aus. Schon der einzelne morphologische und funktionelle Baustein des Nervensystems, die **Nervenzelle** bzw. das **Neuron**, hat **verschiedene Abschnitte**, die auf einzelne Aufgaben spezialisiert sind.
Innerhalb eines **Nervenzellverbandes** haben sich Nervenzellen ebenfalls auf einzelne Funktionen spezialisiert. **Sensible Neurone** nehmen Informationen auf, **Interneurone** verarbeiten die Informationen und **Motoneurone** induzieren in den Zielorganen eine Antwort (z. B. die Kontraktion einer Muskelgruppe).
Das Nervensystem insgesamt läßt sich ebenfalls und in in zweifacher Hinsicht gliedern: zum einen in das **Somatische Nervensystem** und das **Vegetative Nervensystem**, zum anderen in einen zentralen Anteil zur Informationsverarbeitung, das **Zentrale Nervensystem** und in einen Anteil, der die Verbindungen zu den übrigen Teilen des Organismus herstellt, das **Periphere Nervensystem**.

7.2.1 Prinzipien der Gliederung

Alle Nervensysteme sind nach dem gleichen Grundschema aufgebaut, das ihre Funktion widerspiegelt: Signalaufnahme, Signalverarbeitung und Weiterleitung der Reaktion zum Erfolgsorgan. Das Neuron spiegelt in seinem Aufbau diese Gliederung ebenfalls wider.

- Rezeptoren
- Zentrum
- Effektoren
- Reize
- Sinnesrezeptoren
- Rezeptorpotential

- **Primäre/Sekundäre Sinneszellen**
- **Afferenz**
- **Sensible Bahn**
- **Impulsverarbeitung**
- **Efferenz**
- **Motorische Bahn**

Jedes Nervensystem besitzt Einrichtungen für die Informationsaufnahme – die **Rezeptoren** –, Einrichtungen für die Informationsverarbeitung – diese erfolgt in einem **Zentrum** – und Einrichtungen für die Weitergabe der Antwort, die auf Grund der Informationsverarbeitung generiert worden ist. Die Antwort führt zu einer Reaktion in Erfolgsorganen wie Muskeln oder Drüsen; diese werden demnach **Effektoren** genannt (Abb. 7-1a).

Informationen, die das Nervensystem verarbeiten kann, werden **Reize** genannt. Zellen oder Zellabschnitte besitzen Rezeptoren[1] für die jeweiligen Reize, für die sie empfänglich sind.

Reize können ganz **unterschiedlicher Natur** sein: Lichtreize, mechanische Reize, chemische oder thermische Reize. Auch die elektrochemischen Impulse, mit deren Hilfe verschiedene Abschnitte des Nervensystems miteinander kommunizieren, sind Reize. Re-

---

[1] In der modernen Zellbiologie wird der Begriff „Rezeptor" auf Makromoleküle eingegrenzt, die nach dem Schlüssel-Schloß-Prinzip definierte Botenstoffe binden. Die Bindung bewirkt eine Konformationsänderung des Rezeptors, wodurch ein sekundäres Signal generiert wird (S. 296). Im neurowissenschaftlichen Schrifttum wird der Begriff „Rezeptor" weiter gefaßt. Ganze Zellen (z. B. Photorezeptoren) oder sogar kleine Organe (z. B. Mechanorezeptoren wie VATER-PACINI-Körperchen) werden hier als Rezeptor bezeichnet. Die Bezeichnung „Sensor" bezieht sich auf den Membranabschnitt einer Sinneszelle oder einer Nervenendigung, der darauf spezialisiert ist, Reize aufzunehmen, insbesondere wenn keine erkennbare Signalmolekül-Rezeptorprotein-Beziehung vorliegt (s. Lehrbücher der Physiologie).

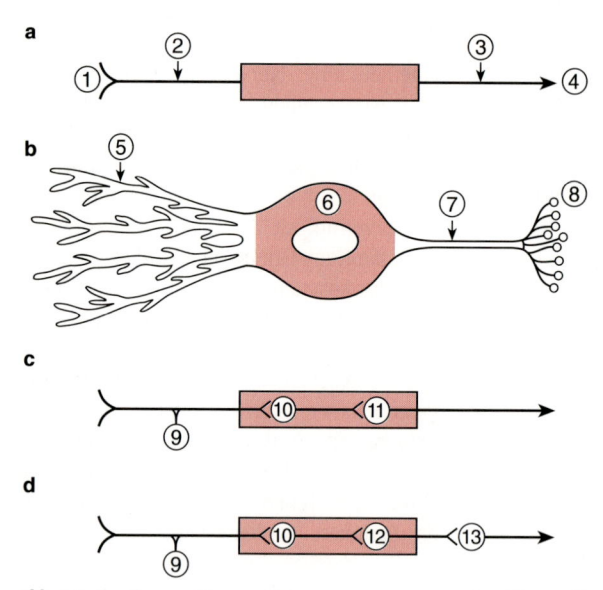

Abb. 7-1 Bauplan von Nervensystemen.
a: Prinzip des Bauplans: Nervensysteme bestehen aus rezeptiven Anteilen, Afferenz, Zentrum und Efferenz.
b: Das Neuron als Nervensystem.
c: Somatisches Nervensystem: Das Sensible Neuron liegt außerhalb des ZNS, Interneurone und Motoneurone liegen im ZNS.
d: Vegetatives Nervensystem: Im Unterschied zu **c** liegt das ausführende (postganglionäre) Motoneuron außerhalb des ZNS.
rot: Zentrum bzw. ZNS
1 Rezeptor
2 Afferenz (Sensible Bahn)
3 Efferenz (Motorische Bahn)
4 Effektor
5 Dendriten
6 Perikaryon
7 Axon
8 Endaufzweigung mit Boutons
9 Sensibles Neuron
10 Interneuron
11 Motoneuron
12 Präganglionäres Motoneuron
13 Postganglionäres Motoneuron

zeptoren, die Reize **von außerhalb des Nervensystems** verarbeiten, werden **Sinnesrezeptoren** (Sensoren) genannt. Sinnesrezeptoren übersetzen die Reize, die auf sie einwirken, in die Sprache des Nervensystems, den Nervenimpuls.

Sinnesrezeptoren bestehen aus einem spezialisierten **rezeptiven Membranbereich**, in dem die molekulare Transduktionsmaschinerie liegt, die die Reizenergie in elektrochemische Energie umwandelt. Der Reiz induziert eine Änderung des Membranpotentials. Dieses veränderte Membranpotential wird als **Rezeptorpotential** bezeichnet. Das Rezeptorpotential ist meistens ein depolarisierendes Potential, das durch die Öffnung von Ionenkanälen entsteht. Es handelt sich dabei um den gleichen Vorgang wie bei der Impulsübertragung bei einer erregenden Synapse.

Bei den **Mechanorezeptoren** deformiert mechanische Energie die rezeptive Zellmembran, so daß die dort liegenden Ionenkanäle eine Konformationsänderung erfahren und sich öffnen. Bei **Chemorezeptoren** werden Substanzen an einen membranständigen Rezeptor gebunden, was über eine Second-messenger-Kaskade (S. 297) zur Öffnung von Ionenkanälen führt. Im Gegensatz dazu wird bei **Photorezeptoren** durch die Wechselwirkung zwischen Photon und Chromophor eine Second-messenger-Kaskade ausgelöst, die zur Schließung von in Ruhe (d. h. in Dunkelheit) offenstehenden Ionenkanälen führt.

Zellen, die Sinnesrezeptoren besitzen, werden als **Sinneszellen** bezeichnet. Sitzen die Rezeptoren auf Ausläufern von Nervenzellen, spricht man von **Primären Sinneszellen** (z. B. Riechzelle); sitzen sie dagegen auf modifizierten Epithelzellen, spricht man von **Sekundären Sinneszellen** (z. B. Haarzelle im Innenohr). Werden Sinneszellen mit anderen Zellen in einem Organ zusammengefaßt, handelt es sich hierbei um ein **Sinnesorgan**.

Von den rezeptiven Einrichtungen werden die Nervenimpulse einem Zentrum zugeleitet. Die Wegstrecke zwischen Rezeptor und Zentrum wird als **Afferenz** oder afferente Bahn bezeichnet. Da sie Sinneseindrücke leitet, wird sie auch **Sensible**[1] **Bahn** genannt.

Die **Verarbeitung** der Impulse im Zentrum kann **auf verschiedenen Ebenen von Komplexität** verlaufen. Letztendlich wird eine Antwort generiert, die einem Erfolgsorgan, dem **Effektor**, übermittelt wird. Effektoren können Muskeln, Drüsen oder andere Abschnitte des Nervensystems sein. Die Wegstrecke zu den Effektoren zieht vom Zentrum weg, daher rührt ihre Bezeichnung **Efferenz**. Da Efferenzen, die zur Muskulatur des Bewegungsapparats ziehen, der Erzeugung von Bewegung dienen, heißen diese Efferenzen auch **Motorische Bahnen** (Abb. 7-1a).

Nervenzelle (Neuron)

Das Neuron ist nicht nur wie andere Zellen eine trophische und funktionelle Einheit, es ist auch verantwortlich für die gerichtete Erregungsübertragung: von den rezeptiven Einheiten der Dendriten über das Perikaryon zum Neuriten und dessen Endverzweigungen.

- Dendrit
- Zelleib (Perikaryon, Soma)
- Axon
- Neurit
- Axonterminalen (Boutons)

Auch die **Nervenzelle**, das **Neuron**[2], spiegelt in ihrer Struktur das Bauprinzip des Nervensystems wider. Sie hat rezeptive Fortsätze, die **Dendriten**, und ein Zentrum, den **Zelleib** (*Perikaryon, Soma*), in dem die Impulse, die von den Dendriten kommen, integriert werden. Sie besitzt ferner einen effektorischen Fortsatz, das **Axon** bzw. den **Neuriten**[3], dessen Endigungen, die **Axonterminalen** (*Boutons*), den **Präsynaptischen Teil der Synapse** darstellen. Die *Boutons* enthalten als Neurotransmitter

---

[1] *sentire* (lat.) = fühlen. Im älteren deutschsprachigen Schrifttum wird zwischen sensiblen und sensorischen Reizen unterschieden. Der Begriff „sensorisch" ist dabei für die „höheren" Sinnesleistungen – Sehen, Hören, Riechen – reserviert. Diese Unterscheidung, die im englischsprachigen Schrifttum nie gemacht wurde, ist obsolet. Es besteht kein prinzipieller Unterschied in der Reizverarbeitung zwischen den einzelnen Sinnessystemen. Die beiden Begriffe werden deshalb hier nicht schematisch differenziert, sondern entsprechend ihrem klinischen Gebrauch verwendet.

[2] *neuron* (gr.) = Sehne, Saite, Spannkraft; *nervus* (lat.) = Sehne, Faser, Kraft.
[3] In den meisten Fällen können die Begriffe „Axon" und „Neurit" synonym verwendet werden. Axon bezeichnet den Achsenzylinder der myelinisierten Nervenfaser (Kap. 2). Lediglich bei sensiblen Neuronen mit ihrem langen Dendriten, der eine reine Leitungsfunktion besitzt, ist das (dendritische) Axon nicht identisch mit dem Neuriten (neuritisches Axon).

bezeichnete **Botenstoffe**, die im Erfolgsorgan die Reaktion auslösen. Ein Neuron stellt also ein kleines Nervensystem (Abb. 7-1b) dar. Tatsächlich bestehen die einfachsten Nervensysteme (z. B. bei Quallen) aus einzelnen Nervenzellen, deren rezeptiver Fortsatz an die Oberfläche gelangt und deren effektorischer Fortsatz direkt mit einer Muskelzelle Kontakt aufnimmt (Abb. 7-2a).

Die individuelle **Gestalt der Nervenzelle** ist Ausdruck ihrer Funktion innerhalb eines Nervenzellverbandes. Die Anzahl an Dendriten und ihre Form richtet sich nach den rezeptiven Strukturen, die sie bereitstellen muß.

Der Dendritenbaum der PURKINJE-Zelle in der Kleinhirnrinde (Bd. 4) kann sich nur voll entfalten, wenn er von Kletterfaser-Afferenzen erreicht wird. Werden die Kletterfasern zerstört und somit die rezeptiven Strukturen nicht mehr benötigt, fällt der Dendritenbaum zusammen.

Die **rezeptiven Strukturen** sind, außer bei Sinneszellen, die **Postsynaptischen Teile der Synapsen** (Kap. 2, Kap. 7.3). Je nach Zahl und Art der Synapsen, die die Dendriten aufweisen, müssen sie eine Vielzahl verschiedener Impulse aufbereiten und an das Perikaryon weiterleiten. Im *Perikaryon* werden die Impulse verarbeitet und am **Axonhügel** eine einzige Antwort generiert. Diese wird über ein Axon (Neurit) den Effektoren zugeleitet. Die Reize, die auf eine Nervenzelle einwirken, können also vieldeutig sein, die Dendriten zahlreich, die Antwort jedoch, die zum Effektor gelangt, ist immer eindeutig und wird über einen Fortsatz, den Neuriten, geleitet. Jenseits des Axonursprungs kann sich der effektorische Fortsatz verzweigen, er kann **Axonkollateralen** bilden und sich am Zielort in ein **Telodendron** verästeln (Kap. 2).

Nervenzellverbände

Durch Vernetzung der Nervenzellen untereinander entstehen Nervenzellverbände, die sich häufig lokal in Ganglien konzentrieren. Bei Vertebraten haben sich die Nervenzellen, die für komplexere Informationsverarbeitung zuständig sind, im Zentralen Nervensystem konzentriert. Es ist durch das Periphere Nervensystem mit den übrigen Teilen des Organismus verbunden.

- **Zellnetze**
- **Ganglien**
- **Zentrales Nervensystem**
- **Sensibles Neuron**
- **Motoneuron**
- **Interneuron**

Im Laufe der Evolution haben sich, von einfachen **Zellnetzen** ausgehend (Abb. 7-2b), Nervenzellen in Zentren zusammengefunden. Es entstanden **Nervenzellanhäufungen**, sogenannte **Ganglien**, die einzelne Abschnitte des Körpers versorgen (Abb. 7-2c). Bei Insekten sind sie kettenförmig angeordnet. Eine entsprechende kettenförmige Anordnung von Ganglien findet sich auch beim Vegetativen Nervensystem der Wirbeltiere in Form der Grenzstrangganglien.

Bei Vertebraten kam es zu einer **Hierarchisierung** und weiteren **Zentralisierung** der Ganglien; es bildete sich ein zusammenhängendes **Zentrales Nervensystem** (ZNS). Parallel dazu haben sich die Nervenzellen weiter spezialisiert in:

- **Sensible Neurone** (Afferente Neurone), die für Reizaufnahme und Reizweiterleitung zuständig sind
- **Motoneurone** (Efferente Neurone), die die Antwort den Zielorganen übermitteln
- **Interneurone** (Schaltneurone), die im ZNS liegen und die Informationsverarbeitung übernehmen (Abb. 7-1c)

Die **Interneurone** haben sich im Laufe der Wirbeltierevolution massiv vermehrt und bilden die **Hauptmasse des ZNS**. Das ZNS enthält die Gesamtheit der Interneurone sowie die Motoneurone des Somatischen Nervensystems, nicht aber die des Vegetativen Nervensystems (Abb. 7-1c, 7-1d). Die Teile des Nervensystems, die außerhalb des ZNS liegen und die Verbindung zu den übrigen Teilen des Organismus herstellen, bilden das **Periphere Nervensystem**.

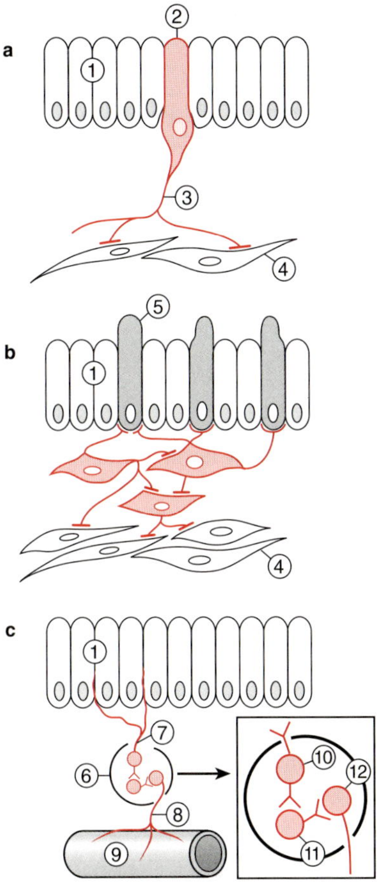

Abb. 7-2 Evolution von Nervensystemen.
a: Einfachstes Nervensystem aus Nervenzellen, die mit ihrem rezeptiven Fortsatz Sinnesreize verarbeiten und mit ihrem effektorischen Fortsatz Zielorgane steuern. Die Nervenzelle ist sowohl (primäre) Sinneszelle als auch Motoneuron.
b: Nervenzellnetzwerke: Nervenzellen liegen zwischen Epithel und Zielorgan; sie greifen Sinnesimpulse von (sekundären) Sinneszellen ab, haben Kontakte untereinander und mit dem Erfolgsorgan.
c: Ganglion: Nervenzellhaufen, der Afferenzen erhält und Efferenzen aussendet. Er kann (s. Ausschnittsvergrößerung) Sensible Neurone, Interneurone und Motoneurone enthalten.
rot: Nervenzellen
1 Epithel
2 Sinnesfortsatz
3 Axon
4 Muskelzelle
5 Sinneszelle
6 Ganglion
7 Afferenz
8 Efferenz
9 Effektororgan
10 Sensibles Neuron
11 Interneuron
12 Motoneuron

7.2.2 Peripheres Nervensystem (PNS), *Systema nervosum periphericum*

Das PNS besteht aus Nerven und Ganglien. Nerven sind die Leitungsbahnen des PNS. Über ihre afferenten und efferenten Axone vernetzen sie das Nervensystem mit dem Organismus. Ganglien sind Ansammlungen von Nervenzellkörpern, die außerhalb von Gehirn und Rückenmark liegen. Sensible Ganglien enthalten die Perikaryen der Sensiblen Neurone, Vegetative Ganglien enthalten die postganglionären Motoneurone des Vegetativen Nervensystems.

- Nerven (*Nervi*)
- Ganglien (*Ganglia*)
- Periphere Glia

Die Zellen und Zellbestandteile, die das **PNS** aufbauen, sind in den **Nerven** (*Nervi*):
- neuritische und dendritische **Axone**

und in den **Ganglien** (*Ganglia*):
- Pseudounipolare **Sensible Neurone**
- Multipolare postganglionäre **Vegetative Neurone**

Die **Neurone** des PNS werden von **Peripherer Glia** unterstützt; hierzu gehören in den **Nerven**:
- **SCHWANN-Zellen** und die von ihnen gebildete **Myelinscheide**

und in den **Ganglien**:
- **Mantelzellen**

Die Makroskopische Anatomie des PNS wird in Band 4 behandelt.

Nerven, *Nervi*

Nerven bestehen aus afferenten und efferenten Axonen sowie aus SCHWANN-Zellen und dem von diesen gebildeten Myelin. Alle Nerven des Körpers sind Abkömmlinge der 10 Hirnnerven- oder der 31 Spinalnervenpaare.
- **SCHWANN-Zelle**
- **Nervenfaser**
- **Achsenzylinder (Axon)**
- **Myelinscheide**
- **Gemischte Nerven**
- **Hirnnerven (Nn. craniales)**
- **Spinalnerven (Nn. spinales)**

Der **Nerv**[1] (*Nervus*[2], abgekürzt: N., plur. Nn.) besteht aus **Axonen**, aus **Myelin**, das die Axone umhüllt, und aus Myelinbildnern, den **SCHWANN-Zellen**. Außerdem gehören zum Nerv das ihn umgebende **Bindegewebe** (*Endoneurium, Perineurium*) sowie die den Nerv versorgenden **Blutgefäße**.

> **Klinischer Hinweis.** **Nerven** können nach ihrer Durchtrennung **regenerieren**. Axone und SCHWANN-Zellen des distalen Nervenanteils degenerieren zwar nach einer Durchschneidung; der proximale Nervenanteil kann aber, wenn die Perikaryen nicht geschädigt sind und die Bindegewebsstrukturen eine durchgehende Wachstumsschiene vorgeben, wieder auswachsen und zu seinem Erfolgsorgan gelangen.

Die **Nervenfaser** ist der einzelne Baustein des Nervs. Sie besteht aus dem **Achsenzylinder** (*Axon*) und der **Myelinscheide** (Kap. 2). Der Axondurchmesser und die Gestalt der Myelinscheide, d. h. ihre Dicke und der Abstand der RANVIER-Schnürringe, bestimmen die Geschwindigkeit, mit der die Aktionspotentiale geleitet werden.

Efferente Nervenfasern sind die **Neuriten der Motoneurone**, die zu den Muskeln und Drüsen der Körperperipherie ziehen. Ihr Achsenzylinder wird als **neuritisches Axon** bezeichnet.

Afferente Nervenfasern sind die aus der Körperperipherie kommenden **Fortsätze der Sensiblen Neurone**. Von der Leitungsrichtung her betrachtet, handelt es sich bei ihnen um Dendriten, die den Nervenimpuls in Richtung Perikaryon leiten. Da sie jedoch wie efferente Nervenfasern reine Leitungsfunktionen besitzen, unterscheiden sie sich in ihrer Struktur nicht von diesen. Der Achsenzylinder der afferenten Nervenfasern wird als **dendritisches Axon** bezeichnet.

In einem histologischen Schnitt durch den Nerv ist es nicht möglich, afferente von efferenten Fasern zu unterscheiden. Auf die Leitungsgeschwindigkeit von Fasern kann auf Grund des Durchmessers geschlossen werden, ihre Leitungsrichtung erschließt sich jedoch nicht aus der Feinstruktur.

Die meisten Nerven sind **Gemischte Nerven**: sie enthalten afferente und efferente Nervenfasern des Somatischen und des Vegetativen Nervensystems (Abb. 7-3).

> **Klinischer Hinweis.** Bei Durchtrennung eines Nervs kommt es in dem von ihm versorgten Körperabschnitt zu einer **Lähmung** (Ausfall der willkürlichen Efferenz), einer **Sensibilitätsstörung** (Verlust der Tast- und Schmerzempfindung durch den Ausfall der willkürlichen Afferenz) sowie zusätzlich, als Zeichen der Unterbrechung von unwillkürlichen Fasern, zu einer **trophischen Störung**, charakterisiert durch Störungen der Schweißsekretion und der Durchblutung.

---

[1] Die häufig gebrauchte Bezeichnung peripherer Nerv sollte nur für distale, „periphere" Äste von Nerven benutzt werden. Alle Nerven gehören zum PNS; es gibt keine zentralen Nerven. Der *Nervus opticus* stellt eine Faserbahn des ZNS dar und sollte korrekter als *Tractus opticus* oder *Fasciculus opticus* bezeichnet werden.

[2] *nervus* (lat.) = Sehne, Faser, Kraft. In der antiken Medizin wurde zwischen Sehne und Nerv nicht unterschieden. Die semantische Gleichsetzung von Nerv und Kraft zeigt sich noch in dem Begriff „nervig" (sehnig-muskulös wie bei antiken Skulpturen). Erst im 18. bis 19. Jahrhundert, parallel zur Entwicklung der Psychiatrie als Teilgebiet der Medizin, entstanden Begriffe wie beispielsweise „nervös" (nervenschwach, reizbar).

Die meisten der üblicherweise als „**rein motorisch**[1]" bezeichneten Nerven ziehen zwar zur Quergestreiften Muskulatur und nicht zur Haut, sie enthalten aber neben efferenten auch afferente Nervenfasern aus Muskelspindeln (Kap. 4) und Sehnenorganen (Kap. 4). „**Rein sensible**" Nerven (Hautnerven) enthalten meist auch efferente Fasern des Vegetativen Nervensystems für die Innervation von Drüsen der Haut und für die Regulation des lokalen Blutflusses. Auch die peripheren Anteile des Vegetativen Nervensystems beinhalten neben den efferenten Fasern meist afferente, Schmerz- und Druckimpulse leitende Fasern aus den Inneren Organen (Abb. 7-4).

Die Nerven, die dem Gehirn entspringen, werden als **Hirnnerven** (*Nervi craniales*) bezeichnet (Abb. 7-5). Es existieren 10 echte Hirnnervenpaare (*Nn. craniales III–XII*[2]). Die übrigen Nerven entspringen dem Rückenmark, sie werden **Spinalnerven** (*Nn. spinales*) genannt (Abb. 7-5). Es existieren 31 Spinalnervenpaare (Bd. 4).

---
[1] Der einzige rein efferente motorische Nerv ist der *N. hypoglossus* proximal des Abgangs der *Ansa cervicalis* (Bd. 4).
[2] Der Hirnnerv I und II (der Riechnerv und der Sehnerv) sind Bildungen des Gehirns und deshalb Teil des ZNS und nicht des PNS.

Ganglien, *Ganglia*

In den Ganglien sind die Perikaryen von Nervenzellen zusammengefaßt, die sich außerhalb des ZNS befinden. Sensible Ganglien enthalten die Perikaryen der Sensiblen Neurone. In Vegetativen Ganglien befinden sich die postganglionären Motoneurone des Vegetativen Nervensystems.

- **Sensible Ganglien (Ganglia sensoria)**
- **Pseudounipolare Nervenzellen**
- **Mantelzellen**
- **Vegetative Ganglien (Ganglia autonomica)**
- **Multipolare Nervenzellen**

Die **Perikaryen der Sensiblen Neurone** liegen außerhalb des ZNS, in den **Sensiblen Ganglien** (*Ganglia sensoria*) des PNS.

Es gibt eine Ausnahme von dieser Regel: Der *Nc. mesencephalicus nervi trigemini*, der im Mittelhirn liegt, enthält die Perikaryen der Tiefensensibilität des Kopfes (Bd. 4). Das Olfaktorische und das Visuelle Sinnessystem sind hier nicht berücksichtigt, da sie Bildungen des ZNS sind und keinen Anteil am PNS haben.

Sensible Ganglien sind alle **Spinalganglien** sowie die Sensiblen Ganglien im Kopfbereich, die sich den Hirnnerven angeschlossen

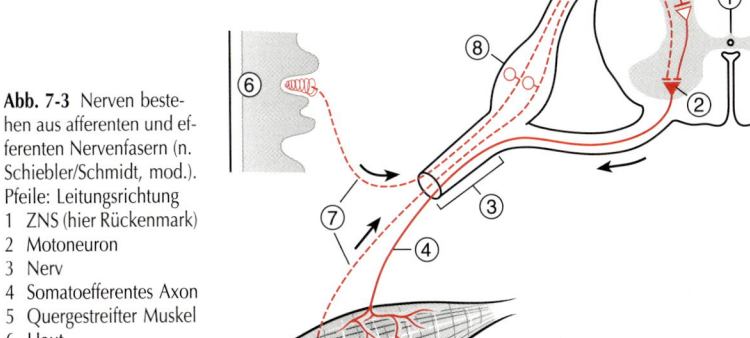

Abb. 7-3 Nerven bestehen aus afferenten und efferenten Nervenfasern (n. Schiebler/Schmidt, mod.). Pfeile: Leitungsrichtung
1 ZNS (hier Rückenmark)
2 Motoneuron
3 Nerv
4 Somatoefferentes Axon
5 Quergestreifter Muskel
6 Haut
7 Somatoafferente Axone
8 Spinalganglion

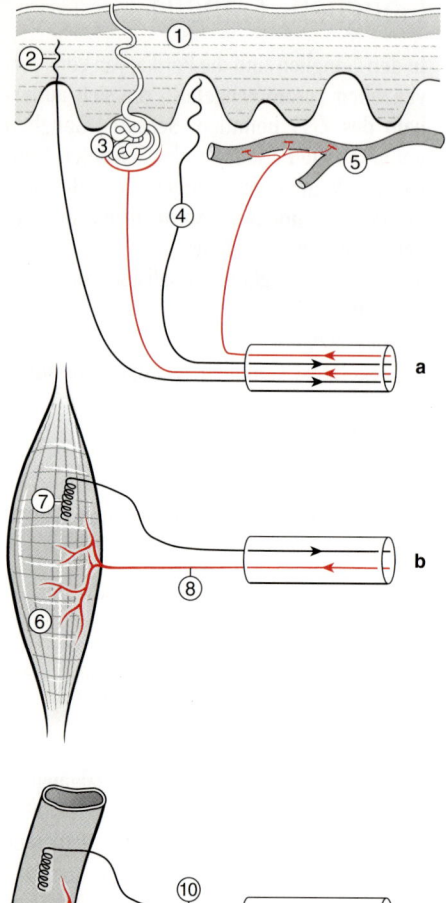

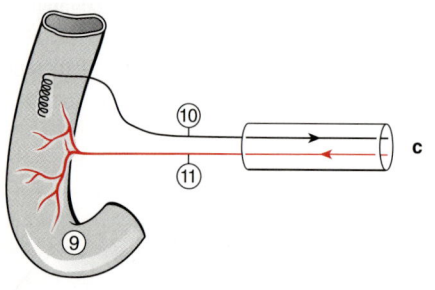

Abb. 7-4 Faserzusammensetzung von Nerven.
a: „sensibler Nerv" (Hautnerv)
b: „motorischer Nerv"
c: vegetativer Nerv
a und b ergeben den typischen „Gemischten Nerv"
Pfeile: Leitungsrichtung
rot: efferente, motorische Faser
1 Haut
2 Schmerzfaser
3 Schweißdrüse (viszeromotorisch innerviert)
4 Somatoafferente Faser vom Tastkörperchen
5 Blutgefäß (viszeromotorisch innerviert)
6 Quergestreifter Muskel
7 Muskelspindel mit somatoafferenter Faser
8 Somatomotorische Faser
9 Darm
10 Viszerosensible Faser vom Druckrezeptor
11 Viszeromotorische Faser

haben[1]. Diese werden auch als **Spinalganglienäquivalente** bezeichnet. Bei den Sensiblen Neuronen handelt es sich um **Pseudounipolare Nervenzellen** (Kap. 2), die aus Bipolaren Nervenzellen entstanden sind[2].
Die Sensiblen Neurone besitzen einen kugelförmigen Zellkörper mit zentralständigem

---

[1] Dazu gehören das *Ggl. trigeminale* des Hirnnervs V, das *Ggl. geniculi* des Hirnnervs VII, das *Ggl. vestibulare* und das *Ggl. cochleare* des Innenohrs sowie die Ganglien der Hirnnerven IX und X im Bereich des For. jugulare.

[2] Eine Ausnahme bilden die Sensiblen Neurone des Hirnnervs VIII im *Ggl. vestibulare* und im *Ggl. cochleare*, die ihre bipolare Gestalt beibehalten haben.

7.2 Bauplan des Nervensystems

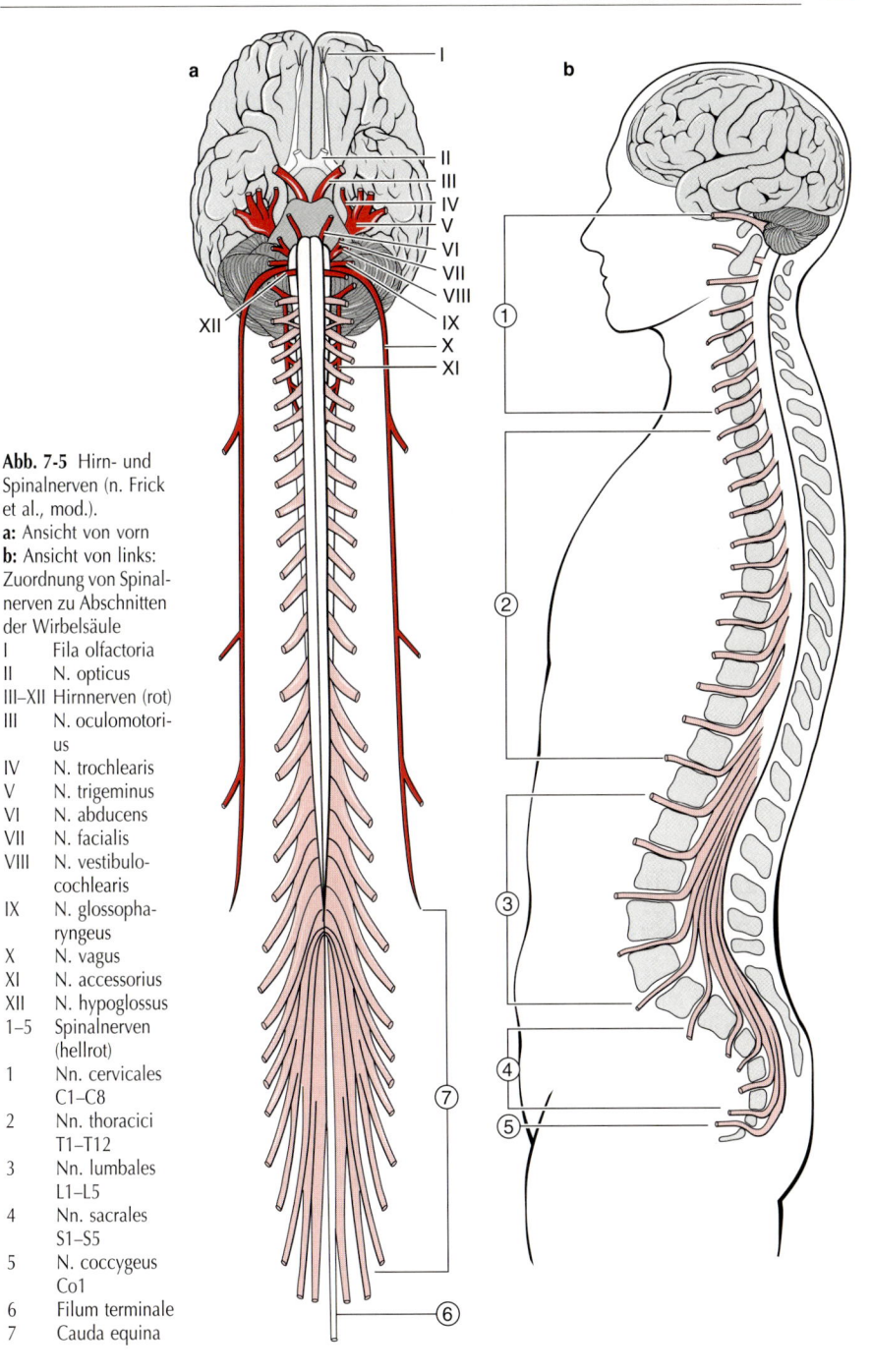

Abb. 7-5 Hirn- und Spinalnerven (n. Frick et al., mod.).
a: Ansicht von vorn
b: Ansicht von links: Zuordnung von Spinalnerven zu Abschnitten der Wirbelsäule

I	Fila olfactoria
II	N. opticus
III–XII	Hirnnerven (rot)
III	N. oculomotorius
IV	N. trochlearis
V	N. trigeminus
VI	N. abducens
VII	N. facialis
VIII	N. vestibulocochlearis
IX	N. glossopharyngeus
X	N. vagus
XI	N. accessorius
XII	N. hypoglossus
1–5	Spinalnerven (hellrot)
1	Nn. cervicales C1–C8
2	Nn. thoracici T1–T12
3	Nn. lumbales L1–L5
4	Nn. sacrales S1–S5
5	N. coccygeus Co1
6	Filum terminale
7	Cauda equina

blasigem Zellkern, wie er für Nervenzellen charakteristisch ist. Jedes Perikaryon ist umhüllt von einer einschichtigen Lage epitheloider **Mantelzellen**. Die Schicht der Mantelzellen wird durchbrochen von dem (pseudo-)unipolaren Fortsatz, der sich erst jenseits der Mantelzellen T-förmig in einen peripheren (dendritischen) und einen zentralen (neuritischen) Fortsatz teilt.
In den Sensiblen Ganglien findet **keine Umschaltung** von Impulsen auf nachgeschaltete Zellen statt. Sie stellen lediglich die trophischen Versorgungseinheiten für die Afferenten Neurone dar. Sensible Ganglien sind frei von Synapsen.

Die **peripheren Fortsätze** der Sensiblen Neurone sind afferent; sie sind die dendritischen Axone innerhalb der Nerven. Die **zentralen Fortsätze** bilden die Hinterwurzel der Spinalnerven. Sie sind, bezogen auf das Spinalganglion, efferent, bezogen auf das ZNS aber die **Primäre Afferenz**. Demzufolge wird das Sensible Neuron auch als **primär Afferentes Neuron** bezeichnet. Sein pseudounipolarer Fortsatz kann weit mehr als 1 m lange Strecken überwinden: als dendritisches Axon von der Zehenspitze bis zum Spinalganglion, als neuritisches Axon in der Hinterwurzel und später als Teil des Hinterstrangs des Rückenmarks bis zum Zielgebiet in den Hinterstrangkernen des Verlängerten Marks in Höhe des Hinterhaupts.

Vegetative Ganglien (*Ganglia autonomica*) sind Ansammlungen von **Perikaryen der postganglionären Motoneurone** des Unwillkürlichen Nervensystem. Die **Grenzstrangganglien**, die **Prävertebralen Ganglien**, die **Parasympathischen Ganglien** im Kopfbereich und die **Intramuralen Ganglien** in der Wand der Erfolgsorgane (z. B. *Plexus myentericus* und *Plexus submucosus* in der Wandung des Verdauungstrakts) gehören zu den Vegetativen Ganglien.
Im Gegensatz zu den Sensiblen Ganglien, die rein trophische Versorgungseinheiten der Primären Afferenz darstellen, sind Vegetative Ganglien kleine **Nervenzellnetzwerke**. Dies spiegelt sich in der Gestalt der dort lokalisierten **Nervenzellen** wider; sie sind **multipolar** und besitzen synaptische Verbindung mit den präganglionären Motoneuronen, mit Axonkollateralen benachbarter Neurone sowie mit Kollateralen afferenter Fasern aus den Inneren Organen. Die Vegetativen Ganglienzellen sind unvollständig umhüllt von Mantelzellen.

7.2.3 Zentrales Nervensystem (ZNS), *Systema nervosum centrale*

Das ZNS besteht aus Gehirn und Rückenmark. Es enthält die Gesamtheit der Interneurone sowie die Perikaryen der Motoneurone des Somatischen Nervensystems. Die Neurone mit den Dendriten und ihren Synapsen befinden sich in der Grauen Substanz. Die Weiße Substanz besteht aus Leitungsbahnen, die die einzelnen Teile der Grauen Substanz miteinander verbinden. Graue Substanz findet sich in geschichteter Form in der Großhirnrinde und der Kleinhirnrinde sowie als einzelne Kerngebiete (*Nuclei*) im Innern des ZNS. Im ZNS sind der Körper und seine Sinnessysteme repräsentiert. In der Hirnrinde sind die synaptischen Verschaltungen durch Umweltreize modifizierbar: sie unterliegen der Neuronalen Plastizität.

- Rückenmark (Medulla spinalis)
- Gehirn (Encephalon, Cerebrum[1])
- Großhirn (Cerebrum)
- Kleinhirn (Cerebellum)
- Hirnstamm (Truncus encephali)
- Endhirn (Telencephalon)
- Zwischenhirn (Diencephalon)
- Mittelhirn (Mesencephalon)
- Brücke (Pons)
- Verlängertes Mark (Medulla oblongata)

---

[1] *cerebrum* von *cornu* (lat.) = Horn. Bezeichnung, die sowohl für das Gehirn insgesamt als auch für einen Abschnitt des Gehirns, das Großhirn, verwendet wird. In der neuesten Terminologie steht *Cerebrum* ausschließlich für das Endhirn. Diese Eingrenzung hat sich insbesondere für das Adjektiv **zerebral** nicht durchgesetzt. Eine zerebrale Erkrankung ist eine Erkrankung des Gehirns, nicht nur des Endhirns.

7.2 Bauplan des Nervensystems

- **Graue/Weiße Substanz**
- **Zentrale Glia**

Das **ZNS** ist bilateral symmetrisch aufgebaut. Seine Komponenten (Rückenmark, Gehirn) werden durch knöcherne Strukturen geschützt.

Das **Rückenmark** (*Medulla spinalis*) befindet sich im Wirbelkanal. Es steuert die Bewegungen der segmental gegliederten Muskulatur der Leibeswand und ihrer Abkömmlinge.

Das **Gehirn**[1] (*Encephalon*[2]) befindet sich im Schädel. Es wird weiter unterteilt in **Großhirn** (*Cerebrum*), **Kleinhirn** (*Cerebellum*) und **Hirnstamm** (*Truncus encephali*). Das Großhirn besteht aus **Endhirn** (*Telencephalon*) und **Zwischenhirn** (*Diencephalon*). Der Hirnstamm kann weiter unterteilt werden in **Mittelhirn** (*Mesencephalon*), **Brücke** (*Pons*) und **Verlängertes Mark** (*Medulla oblongata*) (Abb. 7-6; Bd. 4).

Das Gehirn ist verantwortlich für die **übergeordnete Kontrolle** aller willkürlichen und unwillkürlichen Körperfunktionen.

Die Zellen und Zellbestandteile, die das ZNS aufbauen (Abb. 7-1), sind:
- zentrale Anteile der (neuritischen) **Axone der Sensiblen Neurone**

---
[1] *hirni* (ahd.) = das Oberste am Körper, das Horn.
[2] *encephalon* (gr.) = im Schädel liegend.

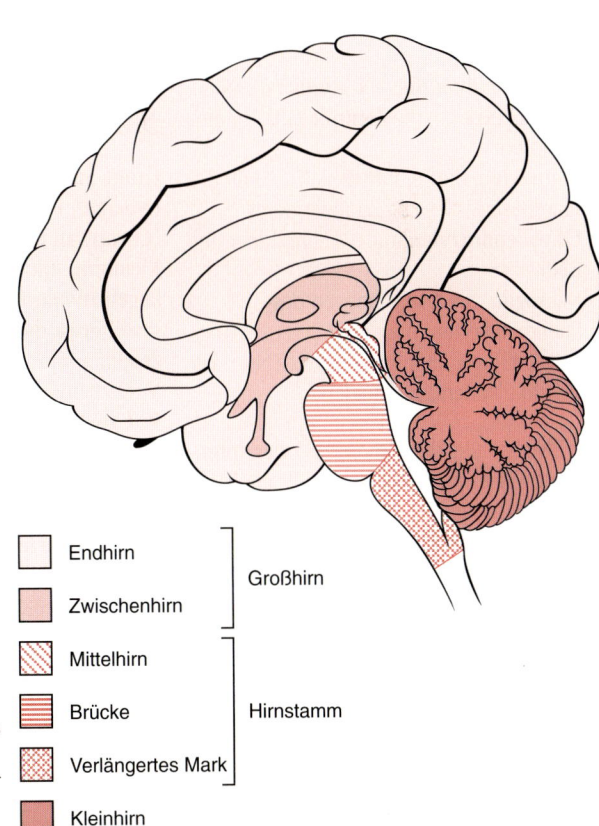

Abb. 7-6 Medianschnitt durch das Gehirn.
Die einzelnen Abschnitte des Gehirns sind in unterschiedlichen Rottönen markiert.

- Endhirn
- Zwischenhirn } Großhirn
- Mittelhirn
- Brücke
- Verlängertes Mark } Hirnstamm
- Kleinhirn

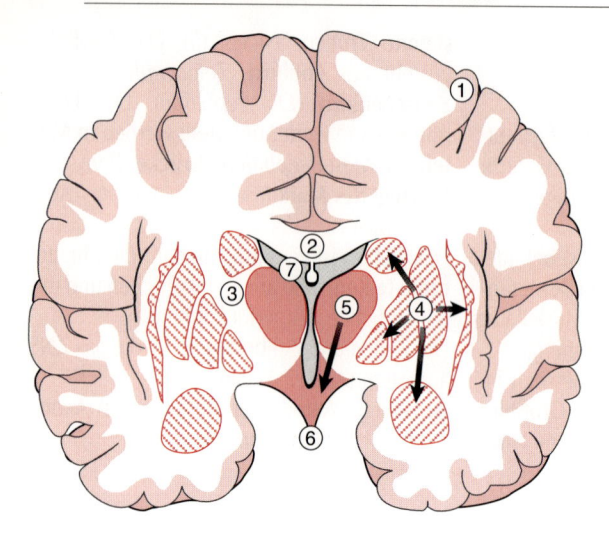

Abb. 7-7 Verteilung von Grauer und Weißer Substanz im Gehirn. Frontalschnitt durch das Großhirn auf Höhe des Hypophysenstiels.
farbig hervorgehoben: verschiedene Anteile der Grauen Substanz
1 Hirnrinde
2 Balken
3 Capsula interna
4 Innere Kerngebiete (Pfeile)
5 Zwischenhirn
6 Hypophysenstiel
7 Ventrikel

- Gesamtheit der **Interneurone**
- **Motoneurone** des Willkürlichen Nervensystems
- **präganglionäre Motoneurone** des Unwillkürlichen Nervensystems

Unterstützt in ihrer Aufgabe werden die Neurone des ZNS durch die **Zentrale Glia**; zu dieser gehören:
- **Astrozyten**, die verantwortlich sind für die Homöostase des Extrazellulärraums
- **Oligodendrozyten**, die Myelinbildner des ZNS
- **Mikroglia**, die Makrophagen des ZNS
- **Ependymozyten**, die den inneren, flüssigkeitsgefüllten Hohlraum des ZNS, das Ventrikelsystem, auskleiden

Das **ZNS** enthält die **Gesamtheit der Interneurone**. Wie im PNS lagern sich auch im ZNS die Neurone in einzelne Integrationseinheiten zusammen, die über Leitungsbahnen miteinander kommunizieren. Bereiche, in denen sich die Perikaryen und Dendriten der Nervenzellen mit ihren Synapsen konzentrieren, haben auf dem histologischen Schnitt durch das frische Gehirn eine graurosige Färbung. Diese Bereiche werden deshalb als **Graue Substanz** bezeichnet. Die Leitungsbahnen zwischen den einzelnen Zentren der Grauen Substanz bestehen aus Axonen[1], die überwiegend myelinisiert sind. Sie haben deshalb eine weiße Färbung und werden in ihrer Gesamtheit als **Weiße Substanz** bezeichnet (Abb. 7-7).

Graue Substanz, *Substantia grisea*

Graue Substanz befindet sich als Kerngebiet (*Nucleus*) im Inneren des ZNS und als Rinde (*Cortex*) an der Außenfläche von Groß- und Kleinhirn. Innerhalb der Grauen Substanz liegen mindestens 100 Milliarden Neurone sowie etwa die zehnfache Anzahl von Gliazellen.
- **Kerngebiet (Nucleus)**
- **Großhirnrinde (Cortex cerebri)**
- **Kleinhirnrinde (Cortex cerebelli)**
- **Intrinsische Neurone**
- **Projektionsneurone**
- **Erregende (exzitatorische)/hemmende (inhibitorische) Neurone**
- **Astrozyten**
- **Satellitenzellen**
- **Mikroglia**
- **Ependymozyten**

---
[1] Bei den Axonen des ZNS handelt es sich ausschließlich um neuritische Axone, im ZNS gibt es keine dendritischen Axone.

Graue Substanz (*Substantia grisea*), die sich im Inneren von Gehirn und Rückenmark befindet, wird **Kerngebiet** (*Nucleus*[1]) genannt. Der (übergeordnete) Begriff **Nucleus** wird gelegentlich ersetzt durch **Substantia** (z. B. *Substantia nigra*), **Formatio** (z. B. *Formatio reticularis*), **Corpus** (z. B. *Corpus mammillare*) oder **Area** (z. B. *Area postrema*).

Graue Substanz, die sich an der Oberfläche von Groß- und Kleinhirn befindet, wird als **Rinde** (*Cortex*) bezeichnet. Die **Großhirnrinde** (*Cortex cerebri*) besteht ganz überwiegend aus sechs tangential zur Oberfläche angeordneten Schichten; die einzelne Schicht wird als *Stratum* oder *Lamina* bezeichnet. Die **Kleinhirnrinde** (*Cortex cerebelli*) gliedert sich dagegen in drei Schichten.

Innerhalb der *Substantia grisea* befinden sich beim erwachsenen Menschen mindestens 100 Milliarden (10^{11}) Nervenzellen, von denen die überwiegende Mehrheit Interneurone sind. Diese Neurone sind strukturell und funktionell hoch spezialisiert und haben ihre Teilungsfähigkeit verloren.

> **Klinischer Hinweis.** Zerstörte Nervenzellen werden nicht mehr ersetzt, und die von ihnen übernommenen Aufgaben können nicht mehr ausgeführt werden; es kommt zu einem Funktionsverlust. Allerdings können sich, insbesondere bei kleineren Verletzungen der Hirnrinde und entsprechendem Training, neue Nervenzellnetzwerke bilden, die den Funktionsverlust teilweise kompensieren.

Neueste Untersuchungen haben ergeben, daß im Gehirn des Erwachsenen Neuronale Stammzellen vorhanden sind. Allerdings ist nur in wenigen Bereichen (im *Bulbus olfactorius*, in ventrikelnahen Bereichen im Endhirn, die Zellen für den Bulbus olfactorius bereitstellen, und im *Gyrus dentatus*) gezeigt worden, daß diese sich asymmetrisch teilenden Stammzellen Nervenzellen hervorbringen, die in den existierenden Nervenzellverband eingebaut werden.

Es gibt verschiedene Möglichkeiten, Nervenzellen in Gruppen zu gliedern:

- nach der **Länge des Axons** in Intrinsische Neurone und Projektionsneurone: **Intrinsische Neurone** (GOLGI-II-Nervenzellen) haben kurze, unmyelinisierte Axone, die innerhalb des Kerngebiets verbleiben, in dem die zugehörigen Perikaryen liegen. **Projektionsneurone** (GOLGI-I-Nervenzellen) haben lange, meist myelinisierte Axone, die, zu Leitungsbahnen gebündelt, einen Bestandteil der Weißen Substanz darstellen. Das Ziel der Axone von Projektionsneuronen sind andere Abschnitte der Grauen Substanz.
- nach der **Gestalt der Nervenzelle**[2]: Hierbei wird insbesondere die Größe des Perikaryon und die Gestalt des Dendritenbaums, gelegentlich auch die Form der Endverzweigung des Axons von Intrinsischen Neuronen, berücksichtigt. **Körnerzellen** besitzen nur einen sehr kleinen, an Lymphozyten erinnernden Zellkörper mit einem Durchmesser von etwa 10 µm. **Spindelzellen** sind etwas größer, an gegenüberliegenden Polen ihres Perikaryon entspringt je ein Dendrit. **Sternzellen** sind kleine Multipolare Nervenzellen, von deren Zellkörper die Dendriten sternförmig entspringen. **Korbzellen** besitzen aufgefächerte Endverzweigungen ihres Axons, die die Zellkörper der Zielneurone korbförmig umfassen. Bei den **Chandelierzellen** erinnert die Verzweigung des Axons an einen Kronleuchter. PURKINJE-**Zellen** sind die charakteristischen Neurone der Kleinhirnrinde. Ihr zur Oberfläche gerichteter Dendritenbaum ist spalierobstartig abgeflacht, aber in der Fläche stark verzweigt. **Pyramidenzellen** sind die charakteristischen Neurone der Großhirnrinde. Sie besitzen einen in Richtung Hirnoberfläche verlaufenden apikalen Dendriten und mehrere basale Dendriten, die von der Basis des im Anschnitt dreieckigen Zellkörpers entspringen. Der Durchmesser ihres Perikaryon variiert von 20–100 µm. Die BETZ-**Pyramidenzellen** in der primären Motorischen Rinde (Bd. 4) stellen mit 100 µm Durchmesser die größten Nervenzellen im Gehirn des Menschen dar.
- nach der **Art der Erregungsübertragung**: Die Interneurone des ZNS induzieren in ihren Zielneuronen entweder erregende (depolarisierende) oder hemmende (hyperpolarisierende) Potentialänderungen (s. Lehrbücher der Physiologie). Demnach unterscheidet man **erregende** (**exzitatorische**) **Neurone** und **hemmende** (**inhibitorische**) **Neurone**. Die Art der Erregungsübertragung wird bestimmt durch die Art

---

[1] Es muß hier beachtet werden, daß der Begriff „Nucleus" doppeldeutig ist; er bezeichnet sowohl den Zellkern (mikroskopischer Begriff) als auch das Kerngebiet im ZNS (makroskopischer Begriff).

[2] Im ZNS gibt es keine Unipolaren, Pseudounipolaren (Ausnahme: Pseudounipolare Neurone des Nc. mesencephalicus nervi trigemini, ein in den Hirnstamm verlagertes Ganglion für die Tiefensensibilität des Kopfes) oder Bipolaren Nervenzellen (Ausnahme: Bipolare Neurone der Netzhaut des Auges). Alle Neurone in Gehirn und Rückenmark sind multipolar.

des Botenstoffs (Neurotransmitter), den die Zelle freisetzt. Daneben bestimmt auch die Ausstattung mit Rezeptoren an den Zielneuronen die Richtung der Potentialänderung (S. 296).
- nach der **Art des Neurotransmitters**: Obwohl das DALE[1]-Prinzip „Ein Neuron – ein Neurotransmitter" sich nicht mehr aufrecht erhalten läßt – tatsächlich besitzt jede Nervenzelle einen für sie charakteristischen Cocktail aus Neurotransmittern und Neuromodulatoren (S. 293) –, hat sich aus praktischen Gründen eine Einteilung der Nervenzellen nach den von ihnen benutzten **klassischen Transmittern** eingebürgert. Danach werden Nervenzellen, die Azetylcholin als Transmitter benutzen, als **Cholinerge Neurone**, die Noradrenalin benutzen, als **Noradrenerge Neurone**, die Dopamin benutzen, als **Dopaminerge Neurone**, die die Aminosäure Glutamat benutzen, als **Glutamaterge Neurone** und die, die γ-Aminobuttersäure (abgekürzt GABA) benutzen, als **GABAerge Neurone** bezeichnet.

Neben den Nervenzellen und ihren Fortsätzen enthält die Graue Substanz in großer Menge **Zentrale Glia**. In der *Substantia grisea* sind etwa **zehnmal soviele Gliazellen** vorhanden **wie Nervenzellen**, d. h. die große Mehrheit der in einer Übersichtsfärbung eines Hirnschnittes sichtbaren Zellkerne gehört zu Gliazellen, nicht zu Nervenzellen. **Astrozyten** des protoplasmatischen Formenkreises schieben sich mit ihren weitverzweigten Fortsätzen an jede Synapse heran, während sie mit anderen Fortsätzen Endfüße um die Blutgefäße des ZNS bilden. Astrozyten bilden auch die Außenschicht der Hirnrinde, die *Glia limitans*, der das Bindegewebe der Weichen Hirnhaut (*Leptomeninx*) direkt anliegt. **Satellitenzellen**, eine Sonderform der Oligodendrozyten, schmiegen sich an einzelne Perikaryen an. **Mikroglia**, die Makrophagen des ZNS, sind allgegenwärtig; **Ependymozyten** begrenzen die Graue Substanz zu den Ventrikeln hin.

Weiße Substanz, *Substantia alba*

Die Weiße Substanz besteht aus Leitungsbahnen, die die einzelnen Zentren der Grauen Substanz miteinander vernetzen und das ZNS mit dem PNS verbinden. Die Myelinisierung der Axone des ZNS erfolgt durch Oligodendrozyten.
- Bahn (Tractus)
- Strang (Funiculus)
- Bündelchen (Fasciculus)
- Kommissur (Commissura)
- Oligodendrozyten

Weiße Substanz (*Substantia alba*) befindet sich im Inneren von Groß- und Kleinhirn sowie zusätzlich an den Außenflächen von Hirnstamm und Rückenmark. Die *Substantia alba* besteht aus Leitungsbahnen, die die Kerngebiete miteinander verbinden und das ZNS mit dem PNS vernetzen. Zentrale Leitungsbahnen werden **Bahn** (*Tractus*) genannt. In der offiziellen anatomischen Terminologie setzt sich ihr Name aus dem Anfangs- und Endpunkt (Ursprung und Ziel) der Bahn zusammen. So bedeutet *Tractus corticospinalis*[2], daß die Bahn mit diesem Namen von der Großhirnrinde (*Cortex*) bis zum Rückenmark (*Medulla spinalis*) zieht.

Eine kompakte Bahn wird auch als **Strang** (*Funiculus*) bezeichnet, eine zarte Bahn als **Bündelchen** (*Fasciculus*) und eine Bahn, die die rechte und linke Hälfte des ZNS miteinander verbindet als **Kommissur** (*Commissura*). Eine Bahn, die einen schleifenförmigen Verlauf nimmt, heißt **Lemniscus**; wenn sie die Seite wechselt, wird sie als **Decussatio** bezeichnet, wenn sie sich strahlenförmig auffächert als **Radiatio**. Bahnen, die einen weißen Streifen inmitten Grauer Substanz bilden,

---

[1] DALE, HENRY H. (1875–1968); Pharmakologe in London und an den National Institutes of Health, USA. Er erhielt 1936 gemeinsam mit O. Loewi den Nobelpreis für die Entdeckung der chemischen Übertragung.

[2] Der ältere Name für diese Bahn lautet Pyramidenbahn.

werden **Stria** genannt. Kräftige, makroskopisch gut abgrenzbare Bündel Weißer Substanz werden gelegentlich als **Corpus** bezeichnet (z. B. *Corpus callosum*).

Die Weiße Substanz besteht aus **Axonen**, die überwiegend von den Interneuronen stammen. Daneben beteiligen sich auch die zentralen Anteile der neuritischen Axone von Sensiblen Neuronen am Aufbau der *Substantia alba*. Viele dieser Axone sind myelinisiert. Die Myelinbildner des ZNS sind die **Oligodendrozyten**, die in großer Zahl in der Weißen Substanz vorhanden sind. **Astrozyten**, insbesondere des fibrillären Formenkreises, und **Mikroglia** finden sich ebenfalls in der Weißen Substanz, wenn auch in geringerer Dichte als in der Grauen Substanz. *Glia limitans* bildet – wie bei der Grauen Substanz – die Grenzschicht zur Weichen Hirnhaut hin. **Ependymozyten** bedecken die Teile der Weißen Substanz, die an die Ventrikel grenzen.

Repräsentation

Der Körper ist mit allen seinen sensorischen und motorischen Einrichtungen im ZNS repräsentiert. Das Gehirn besitzt „Landkarten" des Körpers und nutzt diese „Landkarten", um sich ein eigenes Bild des Körpers zu machen. Die Repräsentation ist in einem begrenzten Rahmen modifizierbar, sie unterliegt der Neuronalen Plastizität.
- **Topische Organisation**
- **Motorische/Somatosensible Rinde**
- **Sehrinde/Hörrinde**
- **Homunkulus**
- **Assoziationsfelder**
- **Lateralisation**
- **Dominante Hirnhälfte**
- **Neuronale Plastizität**

Die Impulse, die das PNS sammelt, werden dem ZNS in **sinnesspezifisch getrennten** „Kanälen", den Nervenfasern, zugeleitet. So existieren bei der Körpersensibilität Nervenfasern, die ausschließlich Schmerzimpulse leiten, andere leiten Temperatur-, Druck- oder Vibrationsimpulse. Entsprechendes gilt für das Auge, in dem Lichtreize zu Form, Farbe und Bewegung von getrennten Zellen verarbeitet werden, oder für den Geruchssinn, bei dem es für jeden Geruchsstoff gesonderte Riechzellen gibt. Da jede Nervenfaser und jede Nervenzelle nur mit einem definierten Teil des Organismus verbunden ist, codiert sie zusätzlich zur **sinnesspezifischen** Information eine **ortspezifische** Information. Das ZNS behält bei seinen weiteren Verarbeitungsschritten diese sinnesspezifischen (qualitativen) und ortsspezifischen (topischen) Informationen bei.

Die Verarbeitung der einzelnen Sinnesqualitäten vollzieht sich stufenweise und parallel, wobei auf jeder Verarbeitungsstufe die **topische Organisation** erhalten bleibt. Dies wird dadurch ermöglicht, daß Nervenfasern, z. B. vom Fuß, nur mit definierten Neuronen innerhalb der nächsten Verarbeitungsstufen im ZNS kommunizieren und diese wiederum nur mit definierten Neuronen der folgenden Verarbeitungsstufen. Neurone, die keine direkten Verbindungen zum Fuß haben, aber von dort Informationen erhalten, **repräsentieren** den Fuß. Entsprechendes gilt auch für andere Abschnitte des Körpers und für die Sinnesorgane. Im ZNS finden sich also „Landkarten" des Körpers.

Da Ort und Qualität der Impulse, die auf den Körper einwirken, auf jeder Stufe der Verarbeitung im ZNS beibehalten werden, führen begrenzte **Verletzungen des Gehirns** zu örtlich und qualitativ begrenzten **Ausfällen der Verarbeitung** von sensorischen und motorischen Impulsen. Aus dem Ort der Hirnschädigung können die resultierenden Defizite vorausgesagt werden, und umgekehrt kann aus peripheren Symptomen auf den Ort der zentralen Störung geschlossen werden.

Das **Prinzip der Repräsentation**, das in allen Abschnitten des ZNS vorhanden ist, findet sich besonders eindrücklich in der Großhirnrinde, die in **qualitativ** und **topisch definierte Rindenfelder** gegliedert ist (Abb. 7-8). Es existieren Felder für motorische Repräsentationen des Körpers (**Motorische Rinde**), für sensible Repräsentationen (**Somatosensible**

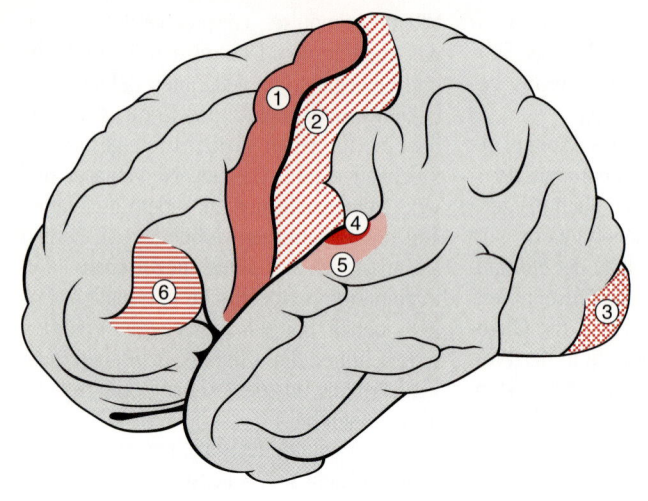

Abb. 7-8 Rindenfelder in der linken Hemisphäre des Großhirns.
Die nicht markierten Teile der Rinde sind Assoziationsfelder.
1 Motorische Rinde
2 Somatosensible Rinde
3 Sehrinde
4 Hörrinde
5 Sensorische Sprachregion (WERNICKE)
6 Motorische Sprachregion (BROCA)

Rinde), für Repräsentationen der Netzhaut des Auges (**Sehrinde**) und der Schnecke des Innenohrs (**Hörrinde**).
Da die „Landkarten" der Somatosensibilität und der Motorik sich nicht an die Größenverhältnisse der Peripherie halten, sondern durch die Dichte der Nervenversorgung – die Innervationsdichte – bestimmt werden, wirken bildliche Darstellungen der Repräsentation unproportioniert und verzerrt. Die Repräsentation des Körpers, der **Homunkulus**, erinnert an einen ungestalteten Zwerg mit viel zu großem Kopf und zu großen Händen (Abb. 7-9).

Für jedes Sinnessystem, wie auch für das Motorische System, gibt es **multiple Repräsentationen**, die sich qualitativ (z. B. Schmerz-, Tast- und Lagesinn) und im Grad ihrer Vernetzung unterscheiden. Für die Somatosensibilität sind sechs Repräsentationen identifiziert, für den Sehsinn zwölf. Auf der Ebene der Repräsentation vollzieht sich nach derzeitigem Kenntnisstand die **bewußte Wahrnehmung** von Sinneseindrücken. Ihre Identifizierung vollzieht sich durch einen Vergleich mit früheren Sinneseindrücken, die als Gedächtnisspuren in der Großhirnrinde abgespeichert sind[1]. Hierbei spielen die **Assoziationsfelder**, die zwischen den qualitativ definierten Rindenfeldern liegen, eine bedeutende Rolle. Sie integrieren die verschiedenen Impulse zu einem sinnvollen Ganzen.

Obwohl die Nervenzellen in der Großhirnrinde über mehrere Verarbeitungsstufen mit der Peripherie verbunden sind, also keinen direkten Zugriff auf sie haben, „wissen" sie doch, welche topische und qualitative Einheit sie repräsentieren. Wird das Fußareal im somatosensiblen Homunkulus gereizt, so nimmt der Patient eine Berührung am Fuß wahr, obwohl der Fuß nicht berührt wurde.

Da das Gehirn selbst nicht schmerzempfindlich ist, können solche Stimulationen bei wachen Patienten intraoperativ durchgeführt werden. Die ersten Darstellungen der Homunkuli stammen von Patienten, die wegen schwerster Epilepsie einer Hirnoperation unterzogen wurden und sich für diese Untersuchungen zur Verfügung gestellt hatten.

Klinischer Hinweis. Das Bild, das die Hirnrinde von der Körperperipherie hat, ist auch nach einer Amputation vorhanden. Der Patient hat weiterhin Empfindungen aus seinem Fuß, von dem er weiß, daß dieser nicht mehr existiert. Diese Empfindungen können sich auch als Schmerzen äußern, als sogenannter **Phantomschmerz**. Obwohl Phantomschmerzen Schmerzen in einer nicht mehr vorhandenen Gliedmaße sind, sind sie für den Patienten sehr real. Sie sind häufig sehr heftig, auch mit zentral angreifenden Schmerzmitteln nur schwer zu beeinflussen und können die Lebensqualität eines Amputierten stark beeinträchtigen.

Wie der Körper ist auch das ZNS **bilateral** aufgebaut und repräsentiert den Organismus bilateral. Jedoch wechselt die Repräsentation auf dem Weg zum Großhirn die Seite. Die rechte Körperhälfte ist in der linken Großhirnhälfte repräsentiert, die linke Körperhälfte in der rechten Großhirnrinde. Im **Großhirn** be-

---

[1] Es existieren zahlreiche Theorien über die neurobiologischen Grundlagen der Abspeicherung von Gedächtnisinhalten. Favorisiert wird derzeit die Hypothese, daß Erinnerungsspuren in neuronalen Netzwerken abgespeichert sind.

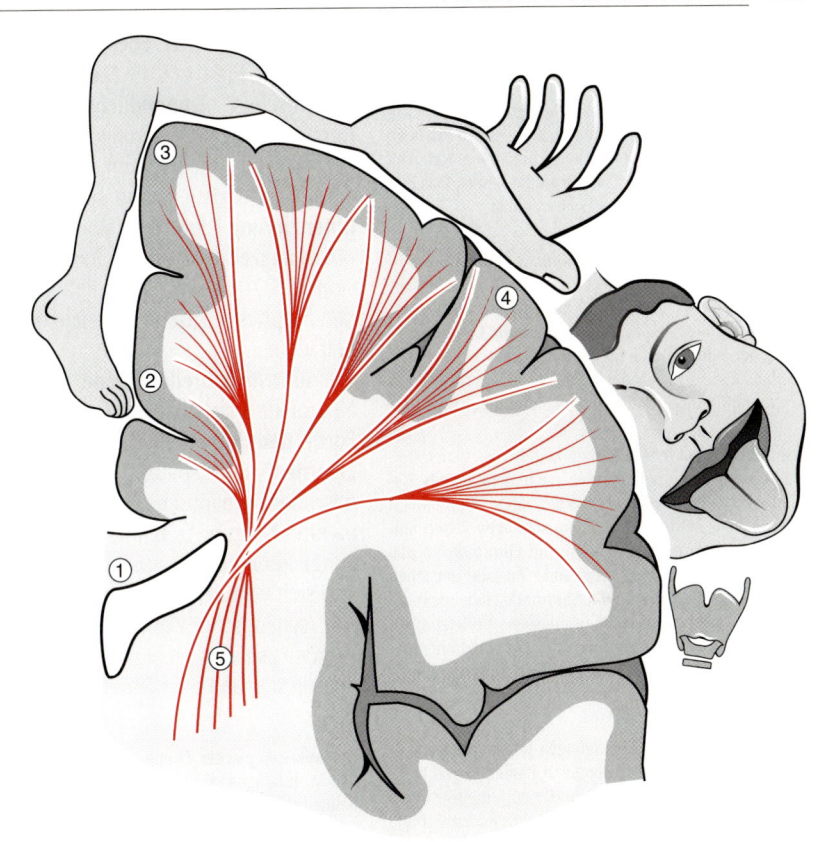

Abb. 7-9 Motorischer Homunkulus im Großhirn des Menschen.
1 Balken
2 Medianfläche der Großhirnhemisphäre
3 Mantelkante
4 Lateralfläche des Großhirns
5 Fasern der Pyramidenbahn

steht also eine **kontralaterale Repräsentation**. Im Gegensatz dazu kreuzen die Bahnen, die vom Körper zum Kleinhirn ziehen, nicht. Im **Kleinhirn** findet sich daher eine **ipsilaterale Repräsentation**.
Während der Körper und seine Sinnessysteme bilateral, gekreuzt oder ungekreuzt, repräsentiert sind, gibt es zusätzlich **Repräsentationen**, die sich **nur in einer Hirnhälfte** befinden, sie sind **lateralisiert**. Die **Großhirnrinde** unterliegt der **Lateralisation**. Die sogenannten **Höheren Hirnleistungen** Sprechen, Lesen, Schreiben und Rechnen sind überwiegend in einer Hirnhälfte lokalisiert, in der Regel in der linken (Abb. 7-8). Die Hirnhälfte, in die die Sprachverarbeitung stattfindet,

wird als **dominante Hirnhälfte** bezeichnet. Das bedeutet keineswegs, daß die korrespondierenden Teile der nichtdominanten Hirnhälfte brachliegen; sie wirken ganz im Gegenteil bei vielen Aspekten der Worterkennung und der emotionalen Einfärbung von Sprachinhalten mit. Die Entscheidungs- und Ausführungskompetenz liegt jedoch in der dominanten Hirnhälfte.

Die Repräsentationen werden in der späten pränatalen und der frühen postnatalen Periode angelegt. Für manche Repräsentationen gibt es ein definiertes **Zeitfenster**, in dem Sinnesimpulse die Hirnrinde erreichen müssen, damit die korrekte Repräsentation angelegt werden kann. Das Zeitfenster ist am besten für das Sehsystem untersucht. Wird verhindert, daß visuelle Impulse die Netzhaut und damit das Gehirn erreichen, zum Beispiel indem Katzenjungen für einige Wochen an einem Auge die Lider zugenäht werden, so können sich in den Seharealen der Hirnrinde keine okulären Dominanzsäulen (Bd. 4) bilden. Die fehlende Differenzierung der Hirnrinde bleibt bestehen, auch wenn zu einem späteren Zeitpunkt das Auge geöffnet wird und seine Netzhaut normale Sehimpulse zur Großhirnrinde sendet. Das binokulare Sehen ist dauerhaft beeinträchtigt.

Klinischer Hinweis. **Schielen**, verursacht durch schwere Fehlstellungen der Augen, kann dazu führen, daß die Sehimpulse eines Auges unterdrückt werden. In der Folge entwickelt sich eine **fehlerhafte Differenzierung der Sehrinde**, die irreversibel sein kann. Deshalb sollten schielende Kinder zu einem möglichst frühen Zeitpunkt in augenärztliche Behandlung gelangen.

Die Repräsentation ist allerdings keineswegs so determiniert und unveränderlich, wie nach dem bereits Beschriebenen angenommen werden kann. Tatsächlich sind weite Teile der Rinde einem ständigen, lebenslangen Umbauprozeß unterworfen: die Hirnrinde ist **plastisch**. Nicht wieder zu behebende Ausfälle entstehen bei Schädigungen, die zur Großhirnrinde ziehende myelinisierte Faserbahnen miteinschließen. Verletzungen, die sich auf die Rinde beschränken bzw. Funktionen betreffen, die rein kortikal lokalisiert sind, sind oft reversibel.

Klinischer Hinweis. **Schädigungen der lateralisierten Sprachregionen** sind bei jüngeren Patienten und entsprechender logopädischer und neurolinguistischer Therapie weitgehend kompensierbar. Es bilden sich in der gesunden Hirnhälfte **neue Sprachzentren**.

Die **Neuronale Plastizität** ist Voraussetzung für **Lernen** und **Gedächtnis**. Sie läßt sich auf molekularer, physiologischer, ultrastruktureller, mikroskopischer und makroskopischer Ebene nachweisen.

Auf **molekularer Ebene** äußert sich die Neuronale Plastizität durch synaptische und extrasynaptisch induzierte **Änderungen von Second-messenger-Kaskaden**, die durch neuronale Erregung hervorgerufen werden. Dadurch werden Transkriptionsfaktoren aktiviert, wodurch eine veränderte **Genexpression** und damit eine Umstellung der Zelle auf neue Bedürfnisse bewirkt wird. Diese auf Erregungsänderungen beruhenden molekularen Vorgänge sind Voraussetzung für alle weiteren Äußerungen der Neuronalen Plastizität.

Auf **physiologischer Ebene** äußert sich die Neuronale Plastizität in **Modifikationen der synaptischen Empfindlichkeit**. Repetitive Reizung kann zu Änderungen der postsynaptischen Erregbarkeit führen, die über Stunden oder Tage andauern und sich als **Langzeitpotenzierung** („long term potentiation", LTP) oder **Langzeitdepression** („long term depression", LTD) äußern. Diese Phänomene werden als physiologische Korrelate des Lernens betrachtet.

Auf **ultrastruktureller Ebene** zeigt sich die Neuronale Plastizität in **Modifikationen der Form und Komplexität von dendritischen „Dornen"**, den „spines", und der sie kontaktierenden synaptischen **Boutons**. Bei vermehrter Nutzung (z. B. infolge repetitiver Reizung) können die „spines" größer werden und sich verzweigen, so daß sie mehrere aktive synaptische Zonen anbieten können. Werden „spines" nicht mehr genutzt, so runden sie sich ab oder können ganz verschwinden.

Auf **mikroskopischer Ebene** kann beobachtet werden, daß in Abhängigkeit von Umweltreizen der **Dendritenbaum von Pyramidenzellen** mehr oder weniger reich **ausgebaut** und **verzweigt** ist. Dies spiegelt sich in der Schichtdicke der Hirnrinde wider. So wurde beispielsweise bei Labortieren gezeigt, daß eine abwechslungsreiche Umgebung (Heu, Röhren, Leitern, Familienverband) zu einer besseren Ausbildung der Motorischen, Somatosensiblen und Visuellen Rinde führt, während sich eine reizarme Umgebung (Einzelhaltung, nur Spreu) in einem reduzierten Hirngewicht und einem dünnen Kortex widerspiegelt, in dem die Dendriten der Pyramidenzellen nur wenige „Dornen" aufweisen.

Auf **makroskopischer Ebene** äußert sich die Neuronale Plastizität als **Modifikation der Repräsentation**. Das kann beim Menschen mit Hilfe der neuen bildgebenden Verfahren Positronenemissionstomographie (PET) und funktionelle Kernspinresonanztomographie („functional magnetic resonance imaging", fMRI) nachgewiesen werden. Durch Klavierspielen zum Beispiel vergrößert sich die Handrepräsentation in der Motorischen Rinde, bei einer Lähmung der Hand kann sie sich verkleinern.

7.2.4 Somatisches (Willkürliches) Nervensystem

Das Somatische Nervensystem steuert die Auseinandersetzung des Lebewesens mit der Außenwelt. Somatische Nerven verbinden die Leibeswand mit dem ZNS und das ZNS mit der Quergestreiften Muskulatur des Bewegungsapparats. Der überwiegende Teil des Somatischen Nervensystems liegt im ZNS. Hier werden Sinnesreize, die von außen auf den Körper einwirken, wie Druck, Beschleunigung, Temperatur, Licht und Schall verarbeitet. Der Außenreiz kann einen Reflex auslösen, er kann aber auch bewußt wahrgenommen werden und zu bewußten Willküraktionen führen. In der Großhirnrinde werden die sensiblen Informationen mit früheren, gelernten Inhalten verglichen, als Gedächtnisinhalte gespeichert sowie motorische und emotionale Reaktionen geplant und zur Ausführung freigegeben.

- Bewegungsapparat
- Unbedingter Reflex
- Bedingter Reflex
- Willkürhandlung
- Bewußte Wahrnehmung

Beim **Somatischen Nervensystem**, auch als **Willkürliches** oder **Animales Nervensystem** bezeichnet, liegen die **Sensiblen Neurone** in den **Sensiblen Ganglien** des PNS. Sie leiten Impulse von der **Körperoberfläche** und aus dem **Bewegungsapparat** dem ZNS zu. Sinnesimpulse des **Auges** und des **Ohres** (Gleichgewichtssystem und Gehör) sind ebenfalls Teil des Informationssystems des Willkürlichen Nervensystems. Auch **Geruchs-** und **Geschmackssinn** stehen im Dienst der Kommunikation mit der Umwelt und können deshalb als Teil des Willkürlichen Nervensystems betrachtet werden. Während die Afferenten Neurone der Somatosensibilität außerhalb des ZNS liegen, befinden sich alle anderen Teile des Somatischen Nervensystems, einschließlich der Motoneurone (Abb. 7-1c), im ZNS. Nur deren Axone ziehen in das PNS und gelangen in diesem zu ihrem Zielorgan, der Quergestreiften Muskulatur des **Bewegungsapparats**.

Die Verarbeitung der Sinnesimpulse kann auf verschiedenen Stufen der Komplexität verlaufen und dementsprechend auch Antworten verschiedener Qualität generieren: den **Unbedingten Reflex**, den **Bedingten Reflex** und die **Willkürhandlung**.

Unbedingter Reflex

Der Unbedingte Reflex ist präformiert. Es besteht ein anatomisch und physiologisch definierter Reflexbogen, dessen Aktivierung zu einer uniformen Antwort führt. Der Reflexbogen besteht aus einem afferenten Schenkel, der Sinnesimpulse leitet, und einem efferenten Schenkel, der die Reaktion auslöst. Die Unbedingten Reflexe sind dadurch charakterisiert, daß sie unbewußt, schnell und gleichförmig ablaufen. Die Funktionen des Organismus werden durch zahlreiche Unbedingte Reflexe aufrecht erhalten. Der Unbedingte Reflex kann ein Monosynaptischer Eigenreflex oder ein Polysynaptischer Fremdreflex sein.

- Eigenreflex, Monosynaptischer Reflex
- Reflexbogen
- Fremdreflex, Polysynaptischer Reflex

Beim **Eigenreflex** oder **Monosynaptischen Reflex** (Dehnungsreflex, „Sehnenreflex") besteht der **Reflexbogen** lediglich **aus zwei Neuronen**, dem Sensiblen Neuron und dem Motoneuron (Abb. 7-10). Zwischen diesen beiden Neuronen liegt **eine Synapse**, weshalb dieser Reflex auch als **Monosynaptischer Reflex** bezeichnet wird. Ausgelöst wird der Eigenreflex durch Dehnung eines Muskels und/oder einer Sehne. Rezeptoren (Sensoren) sind die **Muskelspindeln**, deren Erregung über schnelleitende Ia-Fasern[1] via Sensi-

---

[1] Es existieren mehrere Klassifikationen zur Leitungsgeschwindigkeit von Nervenfasern (s. Lehrbücher der Physiologie). Ia- und Aα- Fasern sind jeweils die schnelleitenden Fasern.

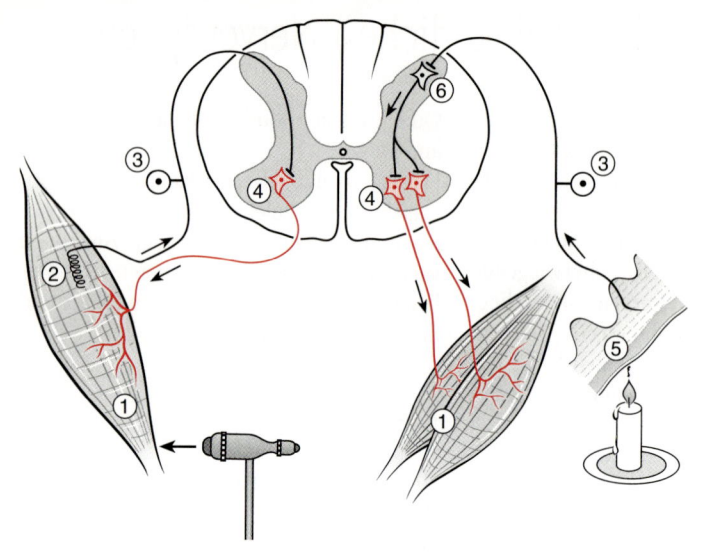

Abb. 7-10 Unbedingte Reflexe im Rückenmark.
links: Eigenreflex
rechts: Fremdreflex
schwarz: afferenter Schenkel des Reflexbogens
rot: efferenter Schenkel des Reflexbogens
Pfeile: Leitungsrichtung
1 Quergestreifter Muskel
2 Muskelspindel
3 Spinalganglion
4 Motoneuron
5 Haut mit Schmerzfaser
6 Interneuron

blem Ganglion dem ZNS zugeleitet wird. Axonkollateralen des Sensiblen Neurons kontaktieren Motoneurone, die den gleichen Muskel versorgen, aus dem der Reiz stammt. Die Erregung der Motoneurone bewirkt eine Kontraktion des Muskels. Die Dehnung eines Muskels ruft also eine reflektorische Muskelverkürzung hervor.

Funktion des Eigenreflexes ist die **Regulation der Muskellänge**. Obwohl die Muskelspindel der ausschlaggebende Rezeptor ist, wird der Eigenreflex häufig als „Sehnenreflex" bezeichnet, da er in der klinischen Prüfung durch einen Schlag mit dem Reflexhammer auf eine Sehne ausgelöst wird. Häufig geprüfte Eigenreflexe sind am Bein der **Kniesehnenreflex** (Patellarsehnenreflex) und der **Achilles-Sehnenreflex**, am Arm der **Bizepssehnenreflex** und der **Trizepssehnenreflex** und am Kopf der **Masseterreflex**.

Klinischer Hinweis. Reflexprüfungen sind ein unentbehrlicher Teil der neurologischen Diagnostik. Reflexe sind nicht auslösbar bei Durchtrennung des Nervs und bei Degeneration des Motoneurons (z. B. bei Kinderlähmung = **Poliomyelitis**). Reflexe geben zusätzlich Auskunft über weitere Störungen der Erregungsverarbeitung. So sind Reflexe willkürlich unterdrückbar und andererseits bei Ausfall der Willkürmotorik gesteigert, was in einer **spastischen Lähmung** resultiert.

Beim **Fremdreflex** oder **Polysynaptischen Reflex** (Beugereflex, Flexorreflex) besteht der **Reflexbogen** aus **mehr als zwei Neuronen** und damit aus **mehr als einer Synapse**; es handelt sich also um einen **Polysynaptischen Reflex** (Abb. 7-10). Auslöser sind Reize, die auf Haut und Schleimhaut einwirken. Rezeptoren sind demnach Tast-, Schmerz- und Temperatursensoren in Haut und Schleimhaut. Der **afferente Schenkel** des Reflexbogens endet im ZNS an Interneuronen, die mit zahlreichen Motoneuronen in Kontakt treten können. Je nach Reizstärke können mehr oder weniger Motoneurone für den **efferenten Schenkel** des Reflexbogens rekrutiert werden und so eine Variation der Reizantwort bewirken.

Fremdreflexe werden häufig durch **schmerzhafte Reize** ausgelöst. Geschieht dies an einer Extremität, so wird diese zurückgezogen, sie wird gebeugt, zum Beispiel beim Zurückzucken der Hand von der heißen Herdplatte, daher der Name **Beugereflex**. Fremdreflexe sind Reflexe, die den Körper vor schädigenden Außenwirkungen schützen. Dazu gehören auch der Niesreflex, der Hustenreflex, der Kornealreflex und andere **Schutzreflexe**. Klinisch häufig geprüfte Fremdreflexe sind der **Fußsohlenreflex** (Beugung der Zehen nach

Bestreichen der Fußsohle), der **Bauchhautreflex** (Anspannen der Bauchmuskulatur nach Bestreichen der Bauchhaut) und der **Kremasterreflex** (Hochziehen des Hodens nach Bestreichen der Oberschenkelinnenseite).

Klinischer Hinweis. Bei Ausfall der Willkürmotorik, zum Beispiel nach einem **Schlaganfall** oder bei einer **Querschnittslähmung**, sind die Fremdreflexe gesteigert oder in ihrem Ablauf verändert. Der **BABINSKI**[1]**-Reflex** ist ein pathologischer Fußsohlenreflex, bei dem die Großzehe dorsalflektiert wird. Ein positiver BABINSKI-Reflex weist auf eine Schädigung der Pyramidenbahn, der Bahn der Willkürmotorik, hin.

Bedingter Reflex

Bedingte Reflexe sind erlernt. Unterschiedliche Reize, die wiederholt in enger zeitlicher Nähe erfolgen, werden miteinander assoziiert. Nach dem Lernprozeß reicht einer der Reize aus, um die Reaktion zu induzieren.
- Klassische Konditionierung
- Assoziatives Lernen
- HEBB-Synapse

Der **Bedingte Reflex** ist ein erworbener, ein erlernter Reflex. Es besteht kein präformierter Reflexbogen. Das Lebewesen hat jedoch durch wiederholte Erfahrung gelernt, daß bestimmte Reize oder Reizkombinationen ein definiertes Ereignis zur Folge haben, auf das es eine sinnvolle Reaktion gibt. Nach einem Lernprozeß läuft der Bedingte Reflex unterhalb der Wahrnehmungsschwelle ab. Das angepaßte Verhalten des Lebewesens wird durch zahlreiche Bedingte Reflexe ermöglicht.

Klassisches Beispiel für den Bedingten Reflex ist der **PAWLOW**[2]**-Hund**. Das Anbieten von Futter löst beim Hund Speichelfluß im Sinne eines Unbedingten Reflexes aus. Ertönt kurz vor der Futtergabe ein Klingelton, so lernt der Hund schnell, daß der Klingelton Futter signalisiert. Bald reagiert er schon auf den Klingelton mit Speichelfluß, noch bevor die Nahrung angeboten wird. Der Hund assoziiert zwei unabhängige Sinneseindrücke miteinander: Klingelton und Futtergabe. Diese sogenannte **Klassische Konditionierung** läuft häufig unterhalb der Schwelle der bewußten Wahrnehmung ab. Hierfür erforderlich ist lediglich ein enger zeitlicher Zusammenhang, so daß eine Assoziation zwischen den beiden Stimuli erfolgen kann. **Assoziatives Lernen** ist für die Überlebensfähigkeit des Organismus von ausschlaggebender Bedeutung.

Die neurobiologische Grundlage des erlernten Reflexes ist die **Verstärkung synaptischer Verbindungen** zwischen Interneuronen, die gemeinsam Zugriff auf die Effektorneurone (Motoneurone oder den Motoneuronen übergeordnete Interneurone) haben. Synaptische Verbindungen, die in diesem Sinne „lernfähig" sind, werden als **HEBB**[3]**-Synapsen** bezeichnet (s. Lehrbücher der Physiologie). Es handelt sich hier um eine besondere Form der **Neuronalen Plastizität**. Der Bedingte Reflex kann – wie andere Äußerungen von Neuronaler Plastizität – bei Nichtgebrauch verschwinden, d. h. verlernt werden.

Willkürhandlung

Die Willkürhandlung geht immer von der Großhirnrinde aus. Sie wird in ihrer Ausführung unterstützt von den Kontrollschleifen der Basalganglien und des Kleinhirns sowie von zentralen Mustergeneratoren. Willkürhandlungen erfolgen nicht nur als Antwort auf Außenreize, sondern werden beim Menschen aus dem eigenen Wollen heraus selbst initiiert.
- Motorische Rinde (Motocortex)
- Pyramidenbahn (Tractus corticospinalis)
- Zentrale Mustergeneratoren
- Selbstinitiierung von Handlungen
- Reflexion

Willkürhandlungen haben ihren **Ursprung immer in der Großhirnrinde**. Sie werden in mehreren **Feldern der Großhirnrinde** geplant, in der **Motorischen Rinde** (*Motocortex*) gestartet und über die **Pyramidenbahn** (*Tractus corticospinalis*) den **Motoneuronen** der Hirnnerven und der Spinalnerven zugeleitet.
Die Motorische Rinde ist dabei überwiegend für die Zielrichtung der Bewegung verant-

---

[1] BABINSKI, JOSEPH (1857–1932); Neurologe in Paris.
[2] PAWLOW, IWAN P. (1849–1936); Physiologe in Sankt Petersburg bzw. Leningrad.
[3] HEBB, DONALD O. (1904–1985); kanadischer Neurowissenschafter und Verhaltenspsychologe.

wörtlich. Die Feinabstimmung der Bewegung wird durch die **Basalganglien** und das **Kleinhirn** geleistet und durch **Reflexe** koordiniert. Zahlreiche Willkürhandlungen wie beispielsweise Laufen oder Schwimmen bedienen sich **zentraler Mustergeneratoren**, die komplexe Bewegungsabläufe weitgehend selbständig steuern.

Zentrale Mustergeneratoren bestehen aus Nervenzellnetzwerken, die **rhythmische Bewegungsmuster** generieren können, ohne ständig auf sensorischen oder willkürlichen Input angewiesen zu sein. Ihr Rhythmus ist unabhängig von äußeren Einflüssen, obwohl diese durchaus die Bewegungen, die vom Mustergenerator stammen, beeinflussen können. Die zentralen Mustergeneratoren des Willkürlichen Nervensystems stammen aus synaptischen Interaktionen von Nervenzellen, die selbst nicht rhythmisch aktiv sind und die sich häufig erst im Rahmen des assoziativen Lernens zusammengefunden haben. Der Rhythmus ist das Ergebnis der synaptischen Interaktion. Der **Mustergenerator für Laufen** befindet sich im unteren Rückenmark.

Klinischer Hinweis. Nach einer **Querschnittslähmung** durch Verletzung des Rückenmarks im Brust- oder Halsbereich ist der zentrale Mustergenerator für Laufen noch weitgehend intakt, ihm fehlt jedoch der willkürliche und – durch mangelnde Bewegung – der sensible Impuls, um aktiv zu werden. Es ist möglich, durch entsprechende sensorische Stimulation den Mustergenerator zu aktivieren und so dem Querschnittspatienten eine teilweise Rehabilitation zu eröffnen.

Willkürhandlungen werden nicht nur als Antwort auf eingehende sensorische Stimulationen hervorgebracht, das Gehirn erzeugt auch spontane Aktivitäten. Für den Menschen ist die Fähigkeit zur **Selbstinitiierung von Handlungen** von zentraler Bedeutung. Um eine Aktion in Gang zu bringen, sind **Motivation** und **Zielvorstellung** notwendig. Diese müssen der aktuellen Situation angepaßt sein. In der Großhirnrinde sind getrennte Bereiche für die **Kontrolle der Motivation** (Limbischer Assoziationskortex) und für die **Überprüfung des aktuellen Kontextes** (Präfrontaler Kortex, Bd. 4) zuständig. Diese Bereiche sind, gemeinsam mit weiteren spezialisierten Rindenfeldern, immer mitbeteiligt an den **geistigen Leistungen** des menschlichen Gehirns. Dazu gehören Produktion und Perzeption von Sprache(n) und Schrift(en) mit ihren konkreten und abstrakten Inhalten, aber auch Rechnen, Zeichnen, Musizieren sowie das Nachdenken über diese Tätigkeiten, die **Reflexion**. Die Fähigkeit über gegenwärtige und vergangene Ereignisse zu reflektieren, erlaubt langfristige strategische Planung; die Reflexion über das eigene Selbst ist die Grundlage für **eigenverantwortliches Handeln**.

7.2.5 Vegetatives (Unwillkürliches) Nervensystem, *Divisio autonomica*

Das Vegetative Nervensystem[1] ist zuständig für die Anpassung der Innenwelt des Organismus an die Aufgaben, die das Individuum zu erfüllen hat. Die Glatte Muskulatur der Eingeweide und Gefäße, die Herzmuskulatur und die Drüsen werden von vegetativen Nerven innerviert.

Das Vegetative Nervensystem ist in drei räumlich und funktionell getrennte Subsysteme gegliedert: Sympathisches Nervensystem, Parasympathisches Nervensystem und Intramurales[2] bzw. Enterisches Nervensystem. Der überwiegende Teil des Vegetativen Nervensystems liegt in der Peripherie in Vegetativen Ganglien, die die (postganglionären) Motoneurone dieses Systems enthalten. Im ZNS liegen die (präganglionären) Ursprungsneurone von Sympathikus und Para-

---

[1] Die offizielle Bezeichnung der Anatomischen Terminologie „Autonomes Nervensystem" wird – entgegen dem sonstigen Vorgehen in diesem Buch – hier nicht verwendet. So soll dem Fehlschluß vorgebeugt werden, daß das Vegetative Nervensystem weitgehend unabhängig agiert. Tatsächlich ist es in allen seinen Aktionen vom ZNS kontrolliert, nur läuft diese Kontrolle unterhalb der Wahrnehmungsschwelle ab.

[2] Intramurales Nervensystem = Nervensystem in der Wandung von Hohlorganen. Enterisches Nervensystem = Darmnervensystem. Ältere Lehrbücher unterscheiden nur zwei Subsysteme: das Sympathische und das Parasympathische Nervensystem. Nach neuerer Auffassung stellen die Ganglien in der Wandung des Magen-Darm-Trakts und seiner Abkömmlinge ein getrenntes System dar.

sympathikus und die Schrittmacherneurone, die sich in der Formatio reticularis des Hirnstamms befinden. Übergeordnete Steuerungsinstanzen befinden sich im Hypothalamus. Verglichen mit dem Somatischen Nervensystem beansprucht das Vegetative Nervensystem nur einen geringen Teil des ZNS.

- Schrittmacherneurone
- Formatio reticularis
- Hypothalamus
- Vegetative Ganglien
- Effektorsystem
- Sympathisches Nervensystem (Pars sympathica)
- Parasympathisches Nervensystem (Pars parasympathica)
- Intramurales Nervensystem

Beim **Vegetativen Nervensystem** (*Divisio autonomica*), dem **Unwillkürlichen** oder **Autonomen Nervensystem**, liegen die **Viszerosensiblen**[1] Neurone in den **Sensiblen Ganglien** des PNS. Sie leiten Druck-, Temperatur- und Schmerzimpulse aus den Inneren Organen und vom Herz-Kreislauf-System sowie Informationen über den O_2-Gehalt des Blutes vom *Glomus caroticum* und den *Glomera aortica* (Bd. 4).

Die **chemischen Sinne** Geschmack und Geruch werden als Sinnesorgane des Vegetativen Nervensystems bezeichnet, da sie dem Verdauungssystem bzw. dem luftleitenden System angegliedert sind. Ihre Impulse gelangen jedoch zur Wahrnehmung. Sie können deshalb nur eingeschränkt als Sinnesorgane des Unwillkürlichen Nervensystems interpretiert werden.

Der **motorische Teil** des Vegetativen Nervensystems ist **zweigeteilt**: er wird von mindestens zwei nacheinandergeschalteten Neuronen gebildet. Das erste Neuron liegt in den **Viszeromotorischen Kernen** des ZNS. Sein Axon verläßt das ZNS gemeinsam mit somatomotorischen Axonen und zieht zu seinem **Vegetativen Ganglion**, in dem das zweite Neuron liegt. Das Axon des ersten Neurons wird als **präganglionäre Faser** bezeichnet; es ist myelinisiert. Das Axon des zweiten Neurons, das zum Erfolgsorgan zieht, ist die **postganglionäre Faser**; sie ist unmyelinisiert. Im Unwillkürlichen Nervensystem liegen demnach die Neurone der motorischen Endstrecke außerhalb des ZNS (Abb. 7-1d). Der efferente Leitungsbogen des Vegetativen Nervensystems ist **polysynaptisch**. Zentrale Impulse brauchen länger als im Somatischen Nervensystem, um ihr Ziel zu erreichen, und sie können auf ihrem Weg modifiziert werden.

Das Unwillkürliche Nervensystem ist in erster Linie ein **Effektorsystem**: es stellt Organe und Versorgungssysteme des Körpers auf den aktuellen Bedarf ein und sorgt so – innerhalb gewisser Grenzen – für die **Konstanthaltung des Inneren Milieus**. Atmung, Kreislauf, Verdauung, Körpertemperatur und Sexualfunktionen werden vom Unwillkürlichen Nervensystem gesteuert. Dabei ist es **zum Teil selbstregulierend** und in diesem Sinne unabhängig – autonom. Die Anpassungen von Seiten des ZNS erfolgen in der Regel unterhalb der Schwelle des Bewußtseins, sie sind willentlich kaum zu beeinflussen. Trotzdem ist die **Vernetzung zwischen Willkürlichem und Unwillkürlichem Nervensystem** auf zahlreichen Ebenen vorhanden: Außenreize rufen vegetative Symptome hervor, und umgekehrt beeinflussen vegetative Störungen die Willkürraktionen. Am deutlichsten ist diese Vernetzung auf der Ebene der Afferenz. Die Viszerosensiblen Neurone in den Sensiblen Ganglien können im ZNS Nervenzellen kontaktieren, die auch somatosensible Informationen verarbeiten.

Klinischer Hinweis. Bei Erkrankungen Innerer Organe können definierte Hautbezirke, sogenannte **HEAD-Zonen**, schmerzhaft überempfindlich sein. Bei Herzerkrankungen beispielsweise, ist dies die Innenseite des linken Arms. Hervorgerufen wird dieser **fortgeleitete Schmerz** durch die Konvergenz somatosensibler und viszerosensibler Fasern auf Neurone des Rückenmarks. Da das ZNS „gelernt" hat, daß schmerzhafte Reize meist von der Körperoberfläche kommen, wird der Schmerz in die Haut lokalisiert. Die Kenntnis der Lage von HEAD-Zonen der einzelnen Organe ist ein wichtiges diagnostisches Hilfsmittel (Bd. 4).

Die Regulation der Konstanterhaltung des Inneren Milieus vollzieht sich durch das Zusammenspiel der beiden antagonistisch wirkenden Teile des Vegetativen Nervensystems, dem **Sympathischen Nervensystem** oder **Sympathikus** (*Pars sympathica*) und dem **Parasympathischen Nervensystem** oder **Parasympathikus** (*Pars parasympathica*). Diese Dichotomie wird ermöglicht durch die Verteilung der Innervation (Abb. 7-11) und durch die Verwendung verschiedener Botenstoffe

---
[1] Viszerosensibilität = Empfindlichkeit der Eingeweide.

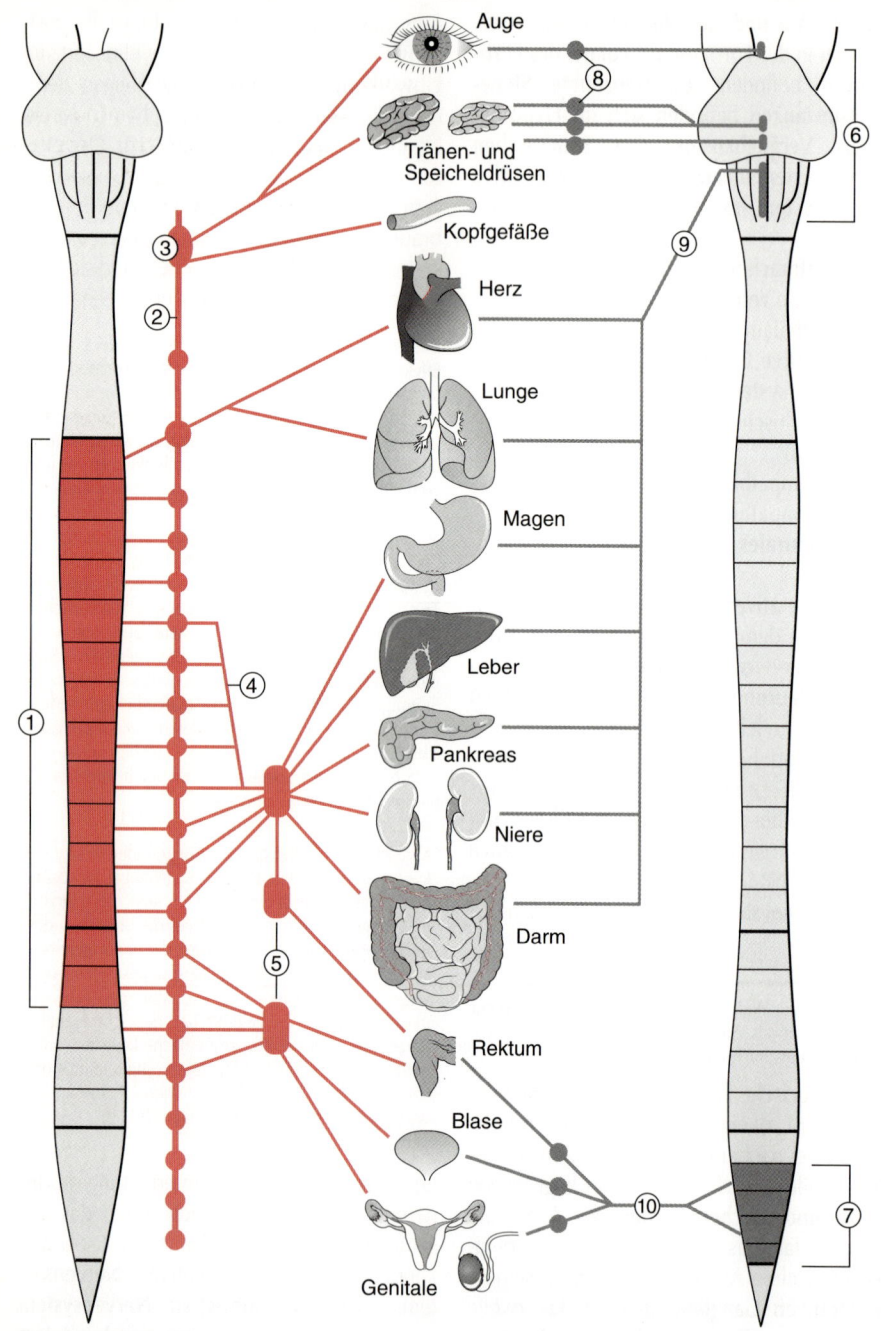

Abb. 7-11 Vegetatives System.
rot: Sympathikus (links)
dunkelgrau: Parasympathikus (rechts)
1 Thorakolumbales System
2 Grenzstrang
3 Ggl. cervicale sup.
4 N. splanchnicus
5 Prävertebrale Ganglien
6 Pars cranialis des Parasympathikus
7 Pars sacralis des Parasympathikus
8 Parasympathische Kopfganglien
9 N. vagus
10 Plexus hypogastricus

Tab. 7-1 Charakteristika von Sympathikus und Parasympathikus.

	Sympathikus	Parasympathikus
Präganglionäre Motoneurone	thorakolumbal	kraniosakral
Vegetative Ganglien	dicht beim ZNS	nahe am Erfolgsorgan
Präganglionäre Fasern	kurz	lang (N. vagus!)
Postganglionäre Fasern	lang	kurz
Neurotransmitter (postganglionär)	Noradrenalin	Azetylcholin
Funktion	ergotrop/katabol	trophotrop/anabol
Innervationsgebiet	• alle Inneren Organe • Fettgewebe • alle Gefäße • Drüsen der Haut	• alle Inneren Organe

(Tab. 7-1). Während die **präganglionären** Fasern beider Subsysteme **Azetylcholin** verwenden, ist der Neurotransmitter des **postganglionären** Sympathikus **Noradrenalin**, des **postganglionären** Parasympathikus **Azetylcholin** (Bd. 4).

Diese Aufteilung bezieht sich nur auf die **motorischen Fasern** des Vegetativen Systems, bei den viszerosensiblen Fasern ist solch eine Unterteilung nicht vorhanden. Der **Antagonismus** zwischen **Sympathikus** und **Parasympathikus** ist in manchen Organsystemen ausgeprägt, wie zum Beispiel im Herz-Kreislauf-System und im Atmungssystem. Andere Organe bzw. Organsysteme werden nur durch eine der beiden Komponenten und ihren erhöhten oder verminderten Tonus reguliert; so werden beispielsweise Arteriolen nur vom Sympathikus innerviert (Tab. 7-1). Das **Intramurale Nervensystem** ist auch nach Verlust der sympathischen und parasympathischen Afferenzen weiter funktionsfähig und wird deshalb als **unabhängiges System** betrachtet.

Die **Erregungsübertragung** von der vegetativen Nervenendigung auf die Effektorzelle, die **Glatte Muskelzelle** oder die **Drüsenzelle**, erfolgt durch Freisetzung des Neurotransmitters. Dieser diffundiert im interzellulären Spaltraum über weite Strecken und interagiert dabei mit den entsprechenden Rezeptoren. Die Erregungsübertragung ist demnach nicht so streng lokalisiert wie bei der Neuromuskulären Synapse des Somatischen Nervensystems (S. 286). Zusätzlich sind die Glatten Muskelzellen, aber auch Drüsenzellen häufig über **Gap junctions** miteinander verbunden, so daß sich die Erregung über weite Areale ausbreiten kann.

Die Unterschiede zwischen Glatter und Quergestreifter Muskulatur erklären möglicherweise, warum es beim Vegetativen Nervensystem zwei antagonistisch wirkende Teile gibt. Die Quergestreifte Muskulatur ist mit Sehnen am Skelett befestigt. Für jede Bewegung gibt es Agonisten und Antagonisten (Beuger und Strecker), die direkt, gezielt und schnell durch die Aktionspotentiale somatischer Motoneurone aktiviert oder nicht aktiviert werden. Die Glatte Muskulatur der Eingeweide hat keinen harten Rahmen, der ihre Exkursionen lenkt und begrenzt. Auch ist sie meist nicht paarweise agonistisch – antagonistisch angeordnet. Um sinnvoll arbeiten zu können, muß deshalb derselbe Muskel aktiv erregt (kontrahiert) oder gehemmt (dilatiert) werden können. Diesen beiden Aufgaben widmen sich abwechselnd das Sympathische und das Parasympathische Nervensystem.

Sympathisches Nervensystem, *Pars sympathica*

Aufgabe des Sympathischen Nervensystems ist es, schnell eine Leistungssteigerung des Gesamtorganismus zu gewährleisten – durch Aktivierung des Kreislaufs und des Atemsystems und durch Bereitstellung von Glukose. Die präganglionären Motoneurone des Sympathikus liegen im Brust- und Lendenteil des Rückenmarks, sie stellen die tho-

rakolumbale Komponente des Vegetativen Nervensystems. Die postganglionären Effektorneurone liegen in den paarigen Paravertebralen Grenzstrangganglien und in den unpaaren Prävertebralen Ganglien. Transmitter am Erfolgsorgan sind Noradrenalin und Adrenalin.
- Ergotropes System
- Adrenerges System
- Thorakolumbale Komponente
- Grenzstrang (Truncus sympathicus)
- Paravertebrale Ganglien (Ganglia trunci sympathici)
- Prävertebrale Ganglien
- Nebennierenmark

Das **Sympathische Nervensystem**, der **Sympathikus, aktiviert alle Lebensfunktionen** soweit sie im Dienst der **Streßbewältigung** (Flucht, Kampf) und der **Anpassung** des Körpers **an erhöhte Leistungsanforderung** (körperliche Arbeit) stehen. So steigert der Sympathikus die Leistung des Herz-Kreislauf-Systems durch Erhöhung des Blutdrucks, Verengung der Gefäße (Vasokonstriktion) und Erhöhung der Herz- und Atemfrequenz. Als Zeichen einer Schreckreaktion erweitern sich die Pupillen (Mydriasis), die Haare sträuben sich und es wird Schweiß sezerniert. Auch die Gewinnung des Energieträgers Glukose aus den Glykogendepots der Leber und die Glukoneogenese wird bei gesteigerter Aktivität des Sympathischen Nervensystems stimuliert. Dagegen sind alle Verdauungs- und Ausscheidungsprozesse reduziert. Der Sympathikus ist also ein leistungserzeugendes, ein **ergotropes** System.

Seine Wirkung entfaltet der Sympathikus in den Erfolgsorganen durch Freisetzung seines spezifischen Neurotransmitters **Noradrenalin**. Als Kotransmitter werden häufig **Neuropeptid Y** („neuropeptide tyrosine", NPY) und **Somatostatin** freigesetzt (S. 294).

Aufgrund des hauptsächlich eingesetzten Übertragerstoffes und des wirkungsgleichen Hormons Adrenalin aus dem Nebennierenmark (S. 279), wird das Sympathische Nervensystem auch als **Adrenerges System** bezeichnet.

Die Wirkung der Neurotransmitter kann weiter differenziert werden durch die unterschiedliche Ausstattung der Erfolgsorgane mit verschiedenen **adrenergen** (α_1, α_2, β_1, β_2) **Rezeptoren**. Durch selektive Agonisten bzw. Antagonisten dieser Rezeptoren ist eine sehr gezielte pharmakologische Beeinflussung von Subkomponenten des Sympathischen Systems möglich.

Klinischer Hinweis. **Sympathomimetika** sind Substanzen, die die Sympathikuswirkung verstärken. Solch eine Substanz kann der Neurotransmitter selbst sein. So werden Adrenalin und Noradrenalin bei Herz-Kreislauf-Schock und Wiederbelebungsmaßnahmen eingesetzt. Andere Sympathomimetika blockieren die Inaktivierung des Neurotransmitters, so daß die Zeitdauer seiner Wirkung zunimmt. Spezifische Sympathomimetika können ausschließlich eine Vasokonstriktion hervorrufen (wichtig bei operativen Eingriffen in Lokalanästhesie) oder die luftleitenden Wege in der Lunge erweitern (z. B. zur Behandlung eines Asthmaanfalls). **Sympatholytika** sind Substanzen, die die Adrenalinwirkung aufheben, in der Regel durch eine Blockade der Rezeptoren. Auch hier sind selektive Blockaden möglich; beispielsweise wird durch die Verwendung von **β-Blockern** eine Verminderung der Herzfrequenz bewirkt zur Vorbeugung gegen Herzinfarkt oder eine periphere Gefäßerweiterung erzielt, um so den Blutdruck zu senken.

Die **präganglionären Neurone** des Sympathikus liegen ausschließlich im **Rückenmark**, im Nc. intermediolateralis der Rückenmarkssegmente C8 bis L2 (Bd. 4), und bilden somit die **thorakolumbale Komponente** des Vegetativen Nervensystems. Wie die somatischen Motoneurone sind sie **cholinerg**. Ihre myelinisierten Axone verlassen gemeinsam mit den Axonen der somatischen Motoneurone in der **Vorderwurzel** (Radix anterior) das Rückenmark. Nach dem Durchtritt durch das Zwischenwirbelloch trennen sie sich vom Spinalnerv und ziehen als Rr. communicantes albi[1] zum **Grenzstrang** (Truncus sympathicus).

Der Grenzstrang erstreckt sich beidseits der Wirbelsäule von der Schädelbasis bis zum Steißbein (Bd. 4). Er besteht aus einer Kette **Paravertebraler Ganglien** (Ganglia trunci sympathici), die durch Rr. interganglionares miteinander verbunden sind. In den Grenz-

---

[1] Der R. communicans albus ist weiß, da die präganglionären Fasern myelinisiert sind.

strangganglien enden zahlreiche präganglionäre Fasern. Sie werden auf **postganglionäre Effektorneurone** umgeschaltet. Der Transmitter Azetylcholin interagiert hier mit **nikotinischen Rezeptoren**, den gleichen, die auch in der Quergestreiften Muskulatur vorkommen. Die Axone der postganglionären Neurone sind nicht myelinisiert, leiten die Erregung also langsam weiter. Sie verlassen als *Rr. communicantes grisei*[1] den Grenzstrang und ziehen zurück zum Spinalnerv. Mit dessen Verzweigungen gelangen sie in die Körperperipherie, wo sie insbesondere die Gefäße, die Drüsen der Haut und die Haare versorgen.

Im **Kopfbereich** gibt es **keine Sympathischen Ganglien**. Die postganglionären Fasern für die sympathische Versorgung von Gesicht und Schädel stammen aus dem obersten Grenzstrangganglion. Sie umspinnen als **Plex. caroticus** die *A. carotis communis* und ihre Äste und gelangen so zu ihren Erfolgsorganen im Schädel (Kontrolle des Hirnblutflusses, Bd. 4), zu den Drüsen und Gefäßen des Gesichts, der Nase und der Mundhöhle sowie in die Orbita, wo sie unter anderem Glatte Muskeln wie den *M. tarsalis* und im Augapfel den *M. dilatator pupillae* innervieren.

Die präganglionären Fasern zu den **Bauch- und Beckeneingeweiden** werden nicht im Grenzstrang umgeschaltet. Sie verlassen diesen als *N. splanchnicus major et minor* und ziehen zu den unpaaren **Prävertebralen Ganglien** (*Ganglia coeliaca, Ganglion mesentericum superius et inferius*). In diesen befinden sich die postganglionären Sympathischen Neurone für die Innervation der Eingeweide neben – ebenfalls postganglionären – Parasympathischen Neuronen. Aus ihren afferenten und efferenten Fasern sowie den viszerosensiblen Afferenzen bilden sich größere **multinodale Geflechte**, z. B. der *Plex. solaris* und der *Plex. hypogastricus*.

Eine Sonderstellung nimmt das **Nebennierenmark** (Bd. 3) ein. Es enthält postganglionäre Neurone des Sympathikus, die sich zu endokrinen Drüsenzellen differenziert haben. Das Hormon dieser Drüse ist im wesentlichen **Adrenalin**, das Methylierungsprodukt von Noradrenalin. Adrenalin wird über den Blutweg im ganzen Körper verteilt – gelangt aber aufgrund der Blut-Hirn-Schranke nicht in das ZNS (S. 305) – und bindet an die gleichen Rezeptoren wie Noradrenalin. Die Freisetzung von Adrenalin wird über die *Nn. splanchnici* kontrolliert.

Das Nebennierenmark wird häufig als größtes **Paraganglion** bezeichnet. Paraganglien (Bd. 4) stammen von Neuralleistenzellen ab. Sie sind in ihrer Funktion heterogen. Hormonell aktive Paraganglien sind über den ganzen Körper verteilt, bilden sich aber in der Adoleszenz zurück. Das *Glomus caroticum* und die *Glomera aortica*, die ebenfalls zu den Paraganglien gerechnet werden, sind viszerosensibel; sie kontrollieren den O_2-Gehalt des Blutes.

Parasympathisches Nervensystem, *Pars parasympathica*

Das Parasympathische Nervensystem ist der Gegenspieler des Sympathischen Nervensystems. Es wirkt hemmend auf den Energieverbrauch, aufbauend und bewahrend statt verbrauchend. Die präganglionären Ursprungsneurone liegen im Hirnstamm und in sakralen Abschnitten des Rückenmarks, sie bilden die kraniosakrale Komponente des Vegetativen Nervensystems. Der Hirnnerv X, der N. vagus, ist der Hauptnerv des Parasympathikus. Die postganglionären Neurone liegen nahe den Erfolgsorganen, in den Parasympathischen Kopfganglien sowie in den Prävertebralen und Intramuralen Ganglien. Der Neurotransmitter am Erfolgsorgan ist Azetylcholin.

- Trophotropes System
- Cholinerges System
- Kraniosakrale Komponente
- N. vagus
- Parasympathische Ganglien
- Prävertebrale Ganglien
- Intramurale Ganglien

Das **Parasympathische Nervensystem**, der **Parasympathikus**, steht im Dienst der **Erhaltung des Gesamtorganismus**. Herz- und Atemfrequenz werden auf einen Basiswert gesenkt und die Bronchien verengt. Die Se-

---

[1] Der R. communicans griseus ist grau, da die postganglionären Fasern nicht myelinisiert sind.

kretion der Drüsen wird gesteigert, wie auch die Darmmotilität und die Diurese, die Pupillen werden eng und die Nahsicht verbessert. Der Parasympathikus fördert den körpereigenen Stoffwechsel und den Aufbau von Reserven. Er stellt also ein **trophotropes System** dar. Seine Wirkung entfaltet der Parasympathikus in den Erfolgsorganen durch die Freisetzung von **Azetylcholin**.

Als Kotransmitter von Azetylcholin sind „**vasoactive intestinal peptide**" (VIP) und „**calcitonin gene related peptide**" (CGRP) beschrieben. Der Parasympathikus ist ein auf beiden Verarbeitungsstufen **Cholinerges System**. Während die Rezeptoren zwischen erstem und zweitem Neuron des Vegetativen Nervensystems aber vom **nikotinischen Typ** sind (wie in den Neuromuskulären Synapsen am Quergestreiften Skelettmuskel), besitzen die Erfolgsorgane des Parasympathikus Rezeptoren vom **muskarinischen Typ**.

Klinischer Hinweis. Parasympathomimetika imitieren oder verstärken die Wirkung von Azetylcholin am muskarinischen Rezeptor. Wegen ihrer Toxizität werden sie klinisch selten eingesetzt. **Parasympatholytica** hemmen die muskarinischen Rezeptoren. Am bekanntesten ist diese Wirkung vom Alkaloid **Atropin**, das lokal zur Pupillenerweiterung appliziert wird. Andere Rezeptorenhemmer werden als **Spasmolytika** eingesetzt, um Bronchokonstriktion und Sekretion zu mindern.

Die **zentralen Anteile des Parasympathikus** bestehen aus einem großen **kranialen** und einem kleineren **sakralen Teil**. Sie bilden somit die **kraniosakrale Komponente** des Vegetativen Nervensystems.

Die meisten der präganglionären Neurone liegen in vier getrennten Kernen im Hirnstamm: im *Nc. accessorius nervus oculomotorius* EDINGER-WESTPHAL, im *Nc. salivatorius superior et inferior* und im *Nc. dorsalis nervi vagi*, dem bedeutendsten Ursprungskern des Parasympathikus. Die präganglionären myelinisierten Fasern aus diesen Kernen schließen sich auf ihrem Weg zum postganglionären Neuron den Hirnnerven III, VII und IX an bzw. bilden die Hauptkomponente des Hirnnervs X, des **N. vagus**. In der Nähe der Erfolgsorgane befinden sich die **Parasympathischen Ganglien**, von denen die kurzen postganglionären Fasern entspringen. Im Kopfbereich sind dies das *Ggl. ciliare* für die Glatte Muskulatur im Augapfel, das *Ggl. pterygopalatinum* für Tränendrüse und Drüsen des Gaumens sowie das *Ggl. submandibulare* und das *Ggl. oticum* für die Speicheldrüsen.

Die (präganglionären) Fasern des **N. vagus** werden in **Prävertebralen** und **Intramuralen Ganglien** umgeschaltet. Der *N. vagus* – und damit der kraniale Teil des Parasympathikus – versorgt den Darm bis zur *Flexura coli sinistra* (CANNON-BÖHM-Punkt). Distal davon erfolgt die Innervation über den sakralen Parasympathikus.

Die präganglionären Motoneurone des **sakralen Parasympathikus** liegen in den *Ncc. parasympathici sacralis* der Rückenmarkssegmente S2 bis S4. Ihre Axone ziehen mit dem *N. pudendus* in das Kleine Becken und gelangen als *Nn. pelvici* zum *Plex. hypogastricus* oder zu kleinen Ganglien in der Wandung der Erfolgsorgane. Der sakrale Parasympathikus innerviert die Teile des Verdauungstrakts, die vom N. vagus nicht erreicht werden, sowie die Harnblase und die Genitalorgane.

Intramurales Nervensystem

Das Intramurale Nervensystem, im Verdauungstrakt als Enterisches Nervensystem bezeichnet, ist ein weitgehend unabhängiger Teil des Vegetativen Nervensystems. Vegetative Ganglien sind in zwei Schichten angeordnet, im Plexus myentericus AUERBACH und im Plexus submucosus MEISSNER, die durch ein Netzwerk von Fasern unter- und miteinander verbunden sind. Gemeinsam kontrollieren die Plexus weitgehend autonom Sekretion, Resorption und Motilität.

- Enterisches Nervensystem (Plex. entericus)
- Plex. myentericus AUERBACH
- Plex. submucosus MEISSNER

Die einfache Dichotomie des Vegetativen Nervensystems wird in der Wandung von Hohlorganen modifiziert. Hier hat sich ein weitgehend unabhängiges Nervensystem etabliert, das **Intramurale Nervensystem**. Es erreicht im Verdauungstrakt seinen höchsten Grad der Differenzierung; es wird zum **Enterischen Nervensystem**.

Das **Enterische Nervensystem** (*Plexus entericus*) reicht von der unteren Hälfte des Ösophagus bis zum Schließmuskel des Anus. Es besteht aus dem **Plex. myentericus AUERBACH** zwischen Längs- und Ringmuskelschicht und dem **Plex. submucosus MEISSNER** in der Tunica submucosa. Die Plexus sind untereinander und miteinander durch ein Geflecht unmyelinisierter Fasern verbunden. In dieses strahlen auch sympathische und parasympathische Fasern ein, die mit den Blutgefäßen den Darm erreichen. Der *Plex. myentericus* kontrolliert die **Darmperistaltik**, der *Plex. submucosus* die **Sekretion** und **Resorption**.

Die einzelnen **Ganglien** innerhalb des *Plex. entericus* bestehen jeweils aus 5 bis 80 Ganglienzellen. Insgesamt finden sich im Enterischen Nervensystem 10^7 bis 10^8 Neurone (ZNS: 10^{11} Neurone). Bei der Mehrzahl handelt es sich um Interneurone, die gemeinsam die Leistungen des Darms in seiner Längsausdehnung koordinieren. Daneben gibt es postganglionäre Neurone des Parasympathikus (sekundäre Effektorneurone), tertiäre Effektorneurone und Afferente Neurone. Diese Afferenten Neurone sind in **Polysynaptische Reflexbögen** integriert, die unter anderem die Peristaltik kontrollieren. Die dendritischen Axone von spezifischen Viszerosensiblen Neuronen verlaufen am paravertebralen Plexus vorbei über *Rr. communicantes* zum Spinalganglion, in dem die Perikaryen dieser Neurone liegen. Im Gegensatz zu den intramuralen Afferenten Neuronen, deren Perikaryon im Intramuralen Ganglion liegt, kann ihre Erregung zur Wahrnehmung gelangen.

Die **Ganglienzellen** der intramuralen Plexus sind meist **multipolar**. Ihre langen dünnen Dendriten sind von einem dichten Netz von **En-passant-Boutons** (S. 287) umsponnen. Mantelzellen fehlen fast völlig. Die Neurone synthetisieren eine Vielzahl verschiedener Botenstoffe. Neben den niedermolekularen **Neurotransmittern** Noradrenalin, Serotonin, Azetylcholin und GABA finden sich viele verschiedene **Neuropeptide**[1] (z. B. „vasoactive intestinal peptide", Neuropeptid Y, „gastrin releasing peptide" [GRP], Galanin, Somatostatin, Cholezystokinin [„cholecystokinin", CCK], Neurotensin, Substanz P).

> **Klinischer Hinweis.** Ein Fehlen von Ganglienzellen ist meist nur auf wenige Abschnitte des Dickdarms beschränkt. Der betroffene Darmabschnitt ist atonisch und maximal gebläht, wie es bei der **HIRSCHSPRUNG-Krankheit** der Fall ist. Nach Resektion des aganglionären Abschnitts kann sich durch Reorganisation der Fasernetze eine normale Peristaltik ausbilden.

Zentrale Kontrolle

Die übergeordnete Steuerungsinstanz des Vegetativen Nervensystems ist der Hypothalamus, der die Aktivitäten des Vegetativen Nervensystems mit denen des Endokrinen Systems koordiniert. Schrittmacherneurone für die Atmung und das Kreislaufzentrum liegen im Hirnstamm. Reflexzentren für Blasen- und Darmentleerung sowie für die Genitalien befinden sich im Lumbosakralmark.

- Hypothalamus
- Zirkadiane Rhythmik
- Formatio reticularis
- Spinale Reflexzentren
- Atemzentrum
- Kreislaufzentrum

Der **Hypothalamus**, der ventrale Teil des Zwischenhirns, ist das übergeordnete **Integrationszentrum des Vegetativen Systems**. Seine Neurone kontrollieren die Aktivität der präganglionären Fasern von Sympathikus und Parasympathikus sowie die lokalen Reflexzentren für Atmung, Kreislauf, Blasenentleerung (Miktion), Darmentleerung (Defäkation) und Genitalfunktion. Gleichzeitig ist der Hypothalamus das oberste **Kontrollorgan für den Hormonhaushalt** des Körpers (Bd. 3, Kap. 9). Das Vegetative und das Endokrine System, die beiden zentralen Steuerungssysteme für die **Homöostase** des Gesamtorganismus, werden also vom gleichen Hirnzentrum koordiniert.

Um diese Aufgabe erfüllen zu können, ist der Hypothalamus reich vernetzt. Er besitzt **Rezeptoren** für zahlreiche der **peripheren Hormone**, deren Ausschüttung er kontrolliert (**endokrine Kontrollschleife**). **Viszerosensible**

---

[1] Zahlreiche der heute als Neuropeptide bezeichneten neuroaktiven Peptide wurden ursprünglich als Gastrointestinale Peptide entdeckt und charakterisiert. Unerwarteterweise wurden viele von ihnen später auch im ZNS gefunden.

Afferenzen erreichen ihn nach ihrer Umschaltung im Hirnstamm (*Nc. solitarius*, **vegetative Kontrollschleife**). Deren Informationen werden mit Impulsen von anderen (somatischen) Sinnessystemen verrechnet.

Der **Hypothalamus** ist mit allen Bereichen des Gehirns vernetzt. Besonders eng arbeitet er mit dem **Limbischen System** zusammen, einem übergeordneten Assoziationszentrum, das somatische und vegetative Impulse integriert, vor allem im Hinblick auf ihre Bedeutung für Selbsterhaltung (Lernen, Gedächtnis, Motivation) und Arterhaltung (Emotion, Fortpflanzungstrieb). Mit einem Teilbereich des Limbischen Systems, mit dem **Mandelkern** (Amygdala, *Corpus amygdaloideum*), ist die Vernetzung besonders intensiv. Der Mandelkern wird als zentrale Verarbeitungsstelle von **Emotionen** betrachtet, insbesondere wenn sie furchteinflößend sind. Die *Amygdala* entsendet direkte Fasern zu den Kerngebieten von Sympathikus und Parasympathikus.

Als eine der wichtigsten integrierenden Funktionen des Hypothalamus kann die Kontrolle der **zeitlichen Organisation** betrachtet werden. Der Hypothalamus enthält Zeitgeber für die Jahreszeit (Winterschlaf, jahreszeitabhängiges Fortpflanzungsverhalten der Brunft), für die Monatsrhythmik (28tägiger Zyklus der Frau) und für die Tageszeit (Tag-Nacht-Rhythmus, Zirkadiane[1] Rhythmik). Möglicherweise existieren auch Zeitgeber für kürzere Rhythmen.

Am besten untersucht ist die **Zirkadiane Rhythmik**. Dieser Rhythmus, der sich in allen Lebewesen, vom Bakterium bis zum Menschen nachweisen läßt, ist zwar an den Tag-Nacht-Wechsel angepaßt, persistiert aber weiter, auch in Abwesenheit des Hell-Dunkel-Zyklus. Das gesamte Verhalten des Lebewesens verläuft in einem steten **Wechsel von Aktivitäts- und Ruhephasen**[2]. Während der Aktivitätsphasen, der Wachphasen, überwiegt der Sympathikus, während der Ruhephasen, des Schlafes, der Parasympathikus. Auch die Regulation der **Körpertemperatur**, für die der Hypothalamus zuständig ist, erfolgt entlang des Tag-Nacht-Rhythmus (Tag: hohe Temperatur, Nacht: tiefe Temperatur). Gleiches gilt für die **Ernährung**, die jahres- und tageszeitabhängig ist und eine übergeordnete Kontrolle des Zusammenspiels von Endokrinem und Vegetativem System benötigt.

Andere Teilbereiche der **Körperhomöostase** werden von der **Formatio reticularis** des Hirnstamms bzw. von **Reflexzentren im Rückenmark** gesteuert.

Das **Atemzentrum** im Hirnstamm enthält einen Rhythmusgenerator, der die alternierende Kontraktion und Entspannung der Atemmuskulatur steuert. Schrittmacherneurone – analog den Schrittmacherzellen im Sinusknoten des Herzens – geben diesen Grundrhythmus vor, der durch sensorische Informationen (O_2-Gehalt des Blutes vom *Glomus caroticum*) moduliert werden kann.

Das **Kreislaufzentrum** liegt ebenfalls im Hirnstamm. Es stellt dem Sympathikus eine tonische Grundaktivität zur Verfügung, die über Impulse der Druckrezeptoren im *Sinus caroticus* moduliert wird.

Im lumbalen und sakralen Rückenmark befinden sich die **Reflexzentren** für **Blasen- und Darmentleerung**. In einem komplexen Zusammenspiel von viszerosensiblen Afferenzen, sympathischen und parasympathischen Efferenzen sowie willkürlichen somatischen Einflüssen wird die Speicherfunktion gewährleistet und die Entleerung koordiniert.

Ebenfalls im lumbosakralen Rückenmark befinden sich Zentren für die **Genitalreflexe**. Viszerale und somatische Sensible Neurone, sympathische, parasympathische und somatische Motoneurone sind an diesen noch nicht vollständig aufgeklärten reflektorischen Abläufen beteiligt (s. Lehrbücher der Physiologie).

---

[1] Von *circa* (lat.) = ungefähr und *diem* (lat.) = Tag.
[2] Bei Tieren, bei denen das Visuelle System das führende Sinnessystem ist, liegt die Aktivitätsphase meist am Tag; bei Tieren, die sich mit Hilfe des Geruchs (Ratten) oder des Gehörs (Fledermäuse) orientieren, kann die Aktivitätsphase in der Nacht liegen.

7.3 Informationsübertragung im Nervensystem

Nervenzellen zeichnen sich durch die Fähigkeit aus, über große Entfernungen rasch und präzise miteinander zu kommunizieren. Die Synapse ist der Ort, an dem Informationen zwischen Nervenzellen ausgetauscht werden. An den Synapsen besteht ein enger Kontakt zwischen den Zellen. Die Kontaktzonen sind morphologisch und funktionell hoch spezialisiert. Die synaptische Informationsübertragung kann elektrisch oder durch Vermittlung eines chemischen Botenstoffs erfolgen.
- Neuronale Netzwerke
- Elektrische Synapse
- Chemische Synapse
- Neurotransmitter
- Neuromodulator
- Hormone

Ein Neuron kann 1000 bis 10000 Synapsen[1] und mehr besitzen. Da das Gehirn des Menschen mindestens 10^{11} Neurone besitzt, existieren dort folglich mehr als 10^{14} Synapsen, die ein hochkomplexes **neuronales Netzwerk** schaffen. Charakteristikum der synaptischen Informationsübertragung ist, daß sie auf definierte Orte – Zellen und Zellabschnitte – beschränkt ist; sie ist zielgerichtet (Abb. 7-12). Die auf die Reizweitergabe spezialisierten Zellabschnitte können als **elektrische** oder **chemische Synapse** ausgebildet sein; bei der letztgenannten erfolgt die Erregungsübertragung indirekt über die Freisetzung von **Neurotransmittern**. Durch die gleichzeitige Freisetzung von **Neuromodulatoren** wird die Erregungsbereitschaft der nachgeschalteten Nervenzelle längerfristig beeinflußt. Die gezielte synaptische Informationsübertragung steht ganz im Gegensatz zu dem zweiten, parallelen Regulationssystem des Organismus, dem Hormonsystem. **Hormone** werden mit dem Blut im gesamten Körper verteilt, können also ihre Wirkung überall dort entfalten, wo Rezeptoren für sie vorhanden sind. Eine Sonderform der Kommunikation wird durch die reizabhängig hergestellten gasförmigen Botenstoffe NO und CO ermöglicht.

7.3.1 Elektrische Synapsen, *Synapses nonvesiculares, Synapses electricales*

Strukturelle Grundlage der elektrischen Synapsen sind Gap junctions. Sie ermöglichen den raschen Ionenaustausch und damit die elektrotonische Kopplung von Zellen.
- Gap junction
- Elektrotonische Kopplung
- Synchronisation

Bei der **elektrischen Synapse** (*Synapsis nonvesicularis, Synapsis electricalis*) lagern sich die Kontaktzonen benachbarter Zellen oder ihrer Fortsätze dicht aneinander an. Der Abstand zwischen den beiden Zellmembranen beträgt im Bereich der **Gap junctions** lediglich 3,5 nm. In den beiden Membranen finden sich jeweils **Hemikanäle**. Durch hydrophile Wechselwirkungen werden gegenüberliegende Hemikanäle im Extrazellulärraum zusammengehalten. So entstehen **durchgängige Kanäle**, die das Zytoplasma der beiden Zellen miteinander verbinden (Abb. 7-12a, 7-12b). Der Porendurchmesser ist mit 1,5 nm relativ groß und erlaubt den Durchtritt sämtlicher anorganischer positiv und negativ geladener Ionen sowie kleiner Moleküle einschließlich second messenger. Jeder Hemikanal besteht aus sechs identischen Proteinuntereinheiten, den **Connexinen**. Nervenzellen exprimieren von den vielen verschiedenen Connexinen vor allem **Connexin 36**.

---
[1] Der Begriff Synapse wurde von einem Pionier der Neurophysiologie geprägt: CHARLES SHERRINGTON (1857–1952); in Oxford, England.

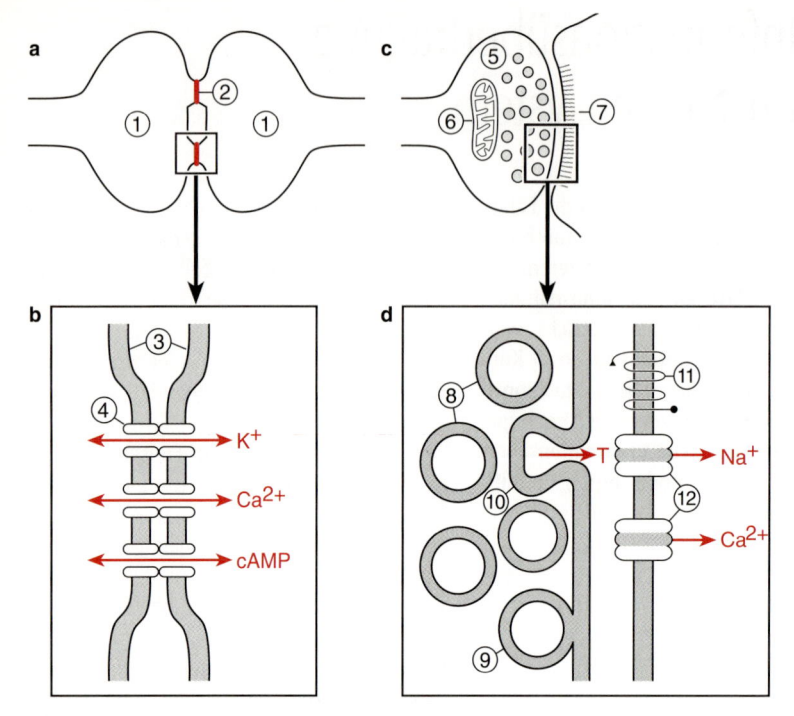

Abb. 7-12 Prinzip der elektrischen und der chemischen Synapse.
a: Elektrische Synapse (rot) zwischen zwei Zellausläufern.
b: Gap junctions verbinden das Zytoplasma von zwei Zellausläufern miteinander. Träger des Informationsaustauschs sind Ionen oder „second messenger". Der Informationsaustausch erfolgt in beide Richtungen.
c: Die chemische Synapse besteht aus einem präsynaptischen Bouton und der postsynaptischen Verdichtung.
d: Vesikel lagern sich an die Präsynaptische Membran, verschmelzen mit ihr und setzen ihren Transmitter (T) frei, der mit Rezeptoren in der Postsynaptischen Membran interagiert. Informationsübertragung ist nur in einer Richtung möglich.

rot: Richtung und Träger des Signalaustauschs
1 Zellausläufer
2 Gap junction
3 Zellmembran
4 Hemikanal
5 Bouton
6 Mitochondrium
7 Postsynaptische Membran
8 Vesikel
9 Angedocktes Vesikel
10 Omegafigur
11 Metabotroper Rezeptor
12 Ionotrope Rezeptoren

Ändert sich in einer der beiden durch eine elektrische Synapse verbundenen Zellen das Ruhepotential, so wird sich die gleiche Änderung in der verbundenen Zelle vollziehen. Der gleiche Prozeß erfolgt, wenn sich in der anderen Zelle eine Potentialänderung ergibt, nur in umgekehrter Richtung. Es ist also eine **Informationsübertragung in beide Richtungen** möglich: die Zellen sind **elektrotonisch gekoppelt**. Vorteile der elektrischen Synapsen sind die Schnelligkeit und die weitgehend fehlerfreie **Synchronisation** miteinander verbundener Nervenzellnetzwerke.

Die Übertragung der Potentialänderung erfolgt praktisch verzögerungsfrei. Elektrische Synapsen werden also insbesondere dort vorkommen, wo große **Schnelligkeit** von Bedeutung ist. Fluchtreaktionen, wie die rasche Schwanzschlagreaktion beim Goldfisch, oder Abwehrreaktionen, wie zum Beispiel die explosionsartige Freisetzung einer purpurfarbenen Tinte bei der Meeresschnecke, werden vorteilhaft durch elektrische Synapsen vermittelt.

Beim Menschen sind schnelle Reaktionen zur **Stabilisierung des Gleichgewichts** nötig; tatsächlich sind in den Gleichgewichtskernen des Hirnstamms (*Nc. vestibularis* *medialis et lateralis*) viele elektrische Synapsen vorhanden. Die schnelle **Synchronisation von Aktivitätsänderungen** kann bei der Verarbeitung von Sinnesreizen von Vorteil sein, da hierdurch eine Kontrastverstärkung zwischen getrennten Zellverbänden erreicht wird. Dementsprechend ist die Dichte der Gap junctions in der **Netzhaut des Auges** besonders hoch. Schnelle Synchronisation ist die Voraussetzung für **rhythmische Veränderungen von Erregungsschwellen**, wie sie beispielsweise für das **Kletterfasersystem des Kleinhirns** charakteristisch sind. Dementsprechend sind die Ursprungszellen der Kletterfasern in der Unteren Olive durch zahlreiche Gap junctions miteinander verbunden.

Elektrische Synapsen dienen auch dazu, bestehende (chemische) synaptische Verbindungen durch neuronale Kopplung zu verstärken. Diese Eigenschaft ist von besonderer Bedeutung während der **Entwicklung** des Nervensystems. Während der Embryo- und Fetogenese ist die Zahl elektrischer Synapsen hoch; sie nimmt nach der Geburt dramatisch ab.

Klinischer Hinweis. Eine Persistenz der Gap junctions nach Abschluß der Entwicklung wird als Ursache bestimmter Formen kindlicher **Epilepsie** betrachtet. Durch die elektrotonische Kopplung können sich Entladungen rasch ausbreiten. Wiederholte Krampfanfälle bei Erwachsenen können eine vermehrte Bildung von Gap junctions induzieren und damit eine Zunahme der Krämpfe verursachen. Dieser Mechanismus wird bei der **Temporallappenepilepsie** diskutiert.

Die elektrische Übertragung ist nicht auf Nervenzellen beschränkt; sie kommt beim **Herz**, in der **Glatten Muskulatur**, bei den **Hepatozyten** der Leber und in anderen Organen vor und dient hier insbesondere der **Synchronisation**. Ganz erhebliche Synchronisationsleistungen haben im Nervensystem die Gliazellen zu leisten. Die **Astrozyten** sind durch zahlreiche Gap junctions so miteinander verbunden, daß sich zwischen den Nervenzellen ein riesiges Synzytium bildet, das großflächig die Homöostase im extraneuronalen Raum sichert (S. 307).

7.3.2 Chemische Synapsen, *Synapses vesiculares*

Chemische Synapsen bestehen aus einem Präsynaptischen und einem Postsynaptischen Teil. Der Präsynaptische Teil ist die zu einem Bouton aufgetriebene Axonendigung, in welcher der chemische Botenstoff, der Neurotransmitter, gespeichert ist. Der Postsynaptische Teil der Synapse ist die Gesamtheit der Rezeptoren in der Membran des nachgeschalteten Neurons. Auch die Neuromuskuläre Synapse ist eine chemische Synapse.
- Präsynaptischer/Postsynaptischer Teil
- Bouton
- Neurotransmitter
- Neuromuskuläre Synapse
- Erregende (exzitatorische)/hemmende (inhibitorische) Synapse

Bei der chemischen Synapse erfolgt die Signalübermittlung nur in eine Richtung (Abb. 7-12c, 7-12d), sie unterliegt dabei aber einer synaptischen Verzögerung. **Chemische Synapsen** können **erregend** (**exzitatorisch**) oder **hemmend** (**inhibitorisch**) sein. Da die Informationsübermittlung in mehreren Schritten erfolgt, sind chemische Synapsen in ihrer Effektivität modulierbar; sie sind hauptsächlich verantwortlich für die Neuronale Plastizität. Die chemische Synapse ist die mit Abstand häufigste Synapse in ZNS und PNS.

Neuromuskuläre Synapse, *Terminatio neuromuscularis*

Die Neuromuskuläre Synapse ist die Synapse des Motoneurons mit der Quergestreiften Muskelfaser. Sie verwendet nur einen Transmitter, Azetylcholin, der bei Bindung an den postsynaptischen Azetylcholinrezeptor eine Depolarisation hervorruft.
- Motorische Endplatte
- Azetylcholin
- Nikotinischer Azetylcholinrezeptor
- Exzitatorische Synapse
- Terminale SCHWANN-Zellen
- Aktive synaptische Zone
- Synaptischer Spalt
- Azetylcholinesterase

An der **Neuromuskulären Synapse** (*Terminatio neuromuscularis*), auch als **Motorische Endplatte** oder **Muskelendplatte** bezeichnet, kontaktiert die Axonendigung des Motoneurons die Quergestreifte Muskelfaser. Die Neuromuskuläre Synapse ist hinsichtlich des Übertragungsmodus der Prototyp der chemischen Synapse. Sie verwendet nur einen Neurotransmitter, **Azetylcholin**, und besitzt nur einen Rezeptortyp, den **nikotinischen Azetylcholinrezeptor**, der einen Ionenkanal beinhaltet. Die Erregungsübertragung an der Synapse führt zu einer **Depolarisation** der Muskelzelle, es handelt sich demnach um eine **exzitatorische Synapse**.

Das Axon des Motoneurons ist in unmittelbarer Nachbarschaft zum Muskel nicht mehr von einer Myelinscheide umgeben; es gabelt sich in kleine Äste auf, die jeder mehrere **terminale Nervenendigungen**, sogenannte **Endknöpfe** (*Boutons*), bilden. Die Endknöpfe liegen in Mulden der Muskelfasern, bedeckt von Ausläufern sogenannter **Terminaler SCHWANN-Zellen**. In den Endknöpfen befinden sich **synaptische Bläschen** (Vesikel), die Azetylcholin speichern. Die synaptischen Bläschen akkumulieren an leistenförmigen Auftreibungen der Axonmembran. Diesen Leisten liegen Einfaltungen der Muskelmembran gegenüber. An den Kanten der Einfaltungen sind die Membranen verdickt, hier befinden sich in hoher Dichte **Azetylcholinrezeptoren**. Die präsynaptische Leiste bildet zusammen mit den gegenüberliegenden Rezeptoren der Postsynaptischen Membran die **aktive synaptische Zone** (Abb. 7-13). In dem Spaltraum zwischen Endknopf und Muskelfaser, dem **Synaptischen Spalt**, befindet sich eine modifizierte Basalmembran, die neben Strukturproteinen auch das Enzym **Azetylcholinesterase** enthält, das für die schnelle Inaktivierung des Neurotransmitters verantwortlich ist.

Die **Freisetzung des Neurotransmitters** wird durch ein Aktionspotential induziert, das die Öffnung von Ca^{2+}-Kanälen bewirkt, die in der präsynaptischen Leiste lokalisiert sind. Die Ca^{2+}-Ionen vermitteln die **Fusion von synaptischen Bläschen** mit der Präsynaptischen Membran. Dabei entstehen kurzfristig Ω-förmige (sprich: omegaförmige) Vesikel, die sich immer am Ort der höchsten Kalziumkonzentration, also an den Leisten befinden. Der gesamte Inhalt der Vesikel wird in den Synaptischen Spalt ausgeschleust. Azetylcholin bindet an die **nikotinischen Azetylcholinrezeptoren** der Muskelmembran und induziert dadurch eine Öffnung des Ionenkanals, der sich im Zentrum jedes einzelnen Rezeptors be-

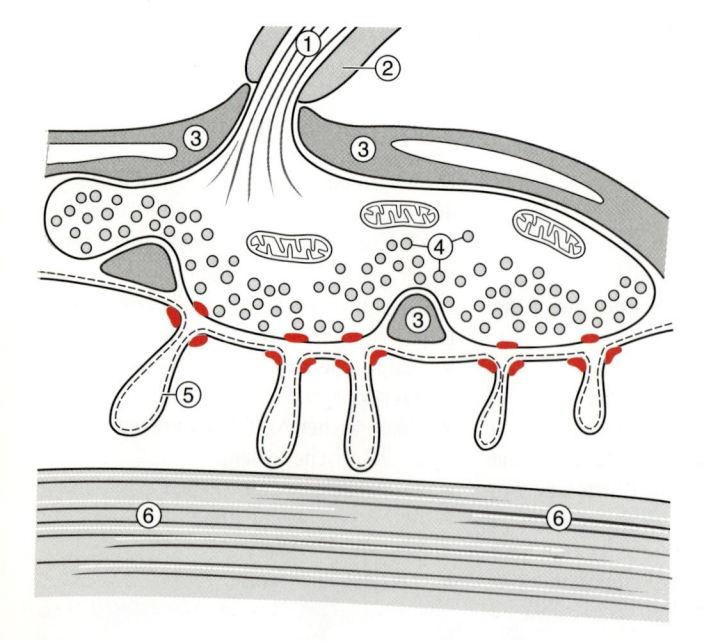

Abb. 7-13 Neuromuskuläre Synapse.
rot: aktive synaptische Zonen
1 Axon des Motoneurons
2 Myelin
3 Terminale SCHWANN-Zellen
4 Vesikel
5 Basalmembran
6 Myofibrillen

findet. Der Einstrom von Na$^+$-Ionen in die Zelle bewirkt eine Änderung des Ruhepotentials in Richtung **Depolarisation** und damit eine **Kontraktion** der Muskelfaser (s. Lehrbücher der Physiologie).

Synapsen zwischen Nervenzellen

Gemeinsame Charakteristika der Synapsen zwischen Nervenzellen sind die Ansammlung von synaptischen Bläschen in der Präsynapse, der Synaptische Spalt und die Verdichtung der Postsynaptischen Membran. Ansonsten besteht ein großer Formenreichtum, da die verschiedensten Abschnitte der Nervenzellen miteinander synaptische Kontakte eingehen können. Jede einzelne Synapse enthält einen für sie charakteristischen Cocktail an Botenstoffen. Diese können, je nach Eigenschaft der postsynaptischen Rezeptoren, unterschiedliche Reaktionen auslösen. Durch Neurotransmitterinaktivierung werden die Wirkungen der Botenstoffe zeitlich und örtlich streng limitiert.

- Endknöpfe (Boutons)
- Synaptische Bläschen (Vesiculae praesynapticae)
- Aktive synaptische Zone
- Exozytotische Transmitterfreisetzung
- Omegafigur
- Transmitterquanten
- Vesikelrecycling
- Neurotransmitterinaktivierung
- Postsynaptische Membran
- Axodendritische/axospinöse/axosomatische/axoaxonale Synapse

Die große Mehrheit der Synapsen zwischen Nervenzellen, ob im ZNS oder PNS, ist hinsichtlich des Übertragungsmodus erheblich komplexer als die Neuromuskuläre Synapse. Neuronale Synapsen weisen eine **große Form- und Funktionsvielfalt** auf. Bei der Erregungsübertragung werden **unterschiedliche Botenstoffe** verwendet und es existieren **verschiedene Rezeptoren**, mit und ohne Ionenkanal. Die Aktivierung kann je nach Synapsentyp zu **Depolarisation**, **Hyperpolarisation** oder Aktivierung von unterschiedlichen **Second-messenger-Kaskaden** führen.

Endknöpfe, *Boutons*

Der Präsynaptische Teil einer Synapse ist in der Regel eine Axonendigung (Axonterminale, Nervenendigung), die sich zu einem **Endknopf** (*Bouton*) vergrößert hat. Der Bouton enthält zahlreiche Mitochondrien und **synaptische Bläschen** (*Vesiculae praesynapticae*). Die Vesikel können rund oder länglich sein, leer erscheinen oder einen dunklen Inhalt („dense core") aufweisen. Jedes Vesikel enthält eine definierte Menge von chemischen Botenstoff, ein sogenanntes Quantum. Dieses Quantum wird in seiner Gesamtheit freigesetzt („quantal release").

Die **Form des Boutons** ist großen Schwankungen unterworfen; der Bouton kann die Gestalt eines **Endknopfs** haben (Abb. 7-12c), mit flacher, konvex oder konkav gewölbter Kontaktzone, er kann aber auch einem großen verästelten Blatt ähneln und zahlreiche Kontaktzonen besitzen (**Moosfaserbouton**). Der Bouton muß nicht notwendigerweise eine Nerven**endigung** sein: Axone können „im Vorübergehen" lokale Auftreibungen bilden, die synaptische Bläschen enthalten (**En-passant-Boutons**). In seltenen Fällen können auch Dendriten Boutons ausbilden (**dendrodendritische Synapsen**, S. 290).

Synaptische Bläschen treten ebenfalls in verschiedenen Formen auf. Am häufigsten sind **runde Bläschen** mit einem Durchmesser von ca. 50 nm. **Längliche Vesikel** mit einem Durchmesser von 30 auf 60–80 nm finden sich gelegentlich in hemmenden Synapsen. Zwischen diesen beiden Typen von elektronenoptisch „leeren" Vesikeln finden sich verstreut Bläschen mit einem dunklen Kern, die „**dense core vesicles**". Kleine „dense core vesicles" haben einen Durchmesser von 50 nm; sie kommen im Vegetativen Nervensystem vor. Große „dense core vesicles" besitzen einen Durchmesser von bis zu 100 nm. Sie finden sich in allen Bereichen des ZNS. Während die elektronenoptisch „leeren" Vesikel die niedermolekularen klassischen Neurotransmitter enthalten (Azetylcholin, Glutamat, GABA, Noradrenalin etc.), sollen die „dense core vesicles" Neuropeptide enthalten (Neuropeptid Y, Somatostatin, Opioidpeptide u. a.).

Die Vesikelmembran wird im Perikaryon synthetisiert. **Neuropeptidhaltige Vesikel** werden schon im **Perikaryon** beladen. Sie wandern gemeinsam mit leeren Vesikelhüllen entlang der Neurotubuli in die Axonendigung. Erst hier erfolgt die Beladung von leeren Vesikelhüllen mit ihrem klassischen Transmitter. Im **Bouton** befindet sich die **Synthesemaschinerie für den klassischen Neurotransmitter**, insbesondere die Schlüsselenzyme für dessen Herstellung. Diese sind für Azetylcholin die Cholinazetylase, für Noradrenalin Tyrosinhydroxylase, für GABA Glutamatdecarboxylase und für Glutamat die

Glutaminase. Nach der Freisetzung des Neurotransmitters kann die Vesikelmembran rezykliziert werden und steht für einen neuen **Zyklus von Beladung und Freisetzung** zur Verfügung.

Die Vesikel sind nicht homogen im Bouton verteilt, sie akkumulieren an der **aktiven synaptischen Zone**. Die aktive synaptische Zone besteht aus einem modifizierten Teil der Boutonmembran, der **Präsynaptischen Membran**, die – nur durch den Synaptischen Spalt getrennt – exakt der **Postsynaptischen Membran** der Zielzelle **gegenüberliegt**.

Neurotransmitterfreisetzung

Die gefüllten Vesikel werden entlang Aktinfilamenten zur aktiven synaptischen Zone transportiert und dort in direkter Nachbarschaft zu Ca^{2+}-Kanälen verankert. Die **Präsynaptische Membran** ist, verglichen mit anderen Bereichen der Boutonmembran, verdichtet, da ihr zahlreiche Proteine angelagert sind, die die Transmitterfreisetzung steuern.

Neurotransmitter werden durch **Exozytose** freigesetzt. Ein Aktionspotential, das die Boutonmembran depolarisiert, löst die Exozytose aus. Ca^{2+}-Kanäle öffnen sich, Kalzium strömt in den Bouton ein und bildet um die angedockten Vesikel Kalzium-Mikrodomänen. Die nun folgende Aktivierung von Proteinen in der Vesikel- und Boutonmembran führt zu einer Anlagerung und Fusion der beiden Membranen. Es bildet sich eine Öffnung in der fusionierten Membran (**Omegafigur**) und der Inhalt des synaptischen Bläschens wird in den Synaptischen Spalt entleert (Abb. 7-12d). Jedes Aktionspotential löst eine Freisetzung von **Transmitterquanten** aus, die der Anzahl der angedockten Vesikel entspricht.

Nach der Exozytose müssen die Komponenten der Vesikelmembran wieder rezykliziert werden. Andernfalls würde sich die Boutonmembran abhängig von der Anzahl der Exozytoseereignisse massiv vergrößern. Für das **Vesikelrecycling** stehen zwei Mechanismen zur Verfügung: die Umkehrung des Fusionsprozesses und die Endozytose. Bei der **Umkehrung des Fusionsprozesses** schließt sich die Pore in der fusionierten Membran, so daß sich wieder ein intaktes Bläschen bildet, das nun wieder mit Neurotransmitter gefüllt werden muß. Die **Endozytose** folgt den gleichen Gesetzmäßigkeiten wie die Endozytose in nichtneuronalen Zellen. Sie läuft außerhalb der aktiven synaptischen Zonen ab. Dort wird die überschüssige ehemalige Vesikelmembran mit Clathrin bedeckt. Die resultierenden „coated pits" lösen sich von der Boutonmembran und fusionieren mit Endosomen, aus denen wiederum Vesikel abgeschnürt werden können.

Neurotransmitterinaktivierung

Zwischen der Präsynaptischen Membran des Boutons und der Postsynaptischen Membran der Zielzelle befindet sich ein **Synaptischer Spalt**, der ca. 20 nm breit ist. In diesen Spalt wird der Neurotransmitter freigesetzt. An den Rändern wird der Synaptische Spalt von Astrozytenausläufern abgedichtet. Im Synaptischen Spalt befinden sich Enzyme zum Abbau der Neurotransmitter und fibrilläres Material, das möglicherweise der Verankerung von Prä- und Postsynapse dient.

Durch Homogenisierung des Hirngewebes und anschließende differentielle Zentrifugation gelingt es, das Gewebe in seine strukturellen Entitäten aufzutrennen. So kann man die Synaptosomenfraktion von den übrigen Gewebeanteilen trennen. Die Synaptosomen bestehen aus Boutons und ihrer – fest verankerten – Postsynaptischen Membran. Der Bouton mit Prä- und Postsynaptischer Membran, d. h. die Synapse, bildet eine funktionelle und strukturelle Einheit, das **Synaptosom**.

Nach Freisetzung und Interaktion mit dem Rezeptor muß der Botenstoff **schnell inaktiviert** werden. Andernfalls wäre eine gezielte Informationsübertragung nicht gewährleistet, die unter anderem darauf beruht, daß die Synapse schnell für eine neuerliche Erregungsübertragung zur Verfügung steht. Für die **Transmitterinaktivierung** stehen drei Möglichkeiten zur Verfügung:
- enzymatischer Abbau im Synaptischen Spalt
- Wiederaufnahme in den Bouton
- Entfernung und Inaktivierung durch Astroglia

Der **enzymatische Abbau im Synaptischen Spalt** ist wohl die effizienteste Methode zur Inaktivierung, sofern das Enzym in ausreichender Menge und Affinität vorhanden ist. Das ist bei **Azetylcholin** der Fall. Die **Azetylcholinesterase** spaltet Azetylcholin in Azetyl-CoA und Cholin. Cholin wird vom Bouton wieder aufgenommen und steht für die Synthese neuen Azetylcholins zur Verfügung. Azetylcholinesterase findet sich in zentralen Cholinergen Synapsen, in den Cholinergen Synapsen des Vegetativen Nervensystems und in der Neuromuskulären

Synapse. Die meisten **Neuropeptide** werden ebenfalls durch enzymatischen Abbau inaktiviert: **Dipeptidasen** sind im Synaptischen Spalt vorhanden.

> **Klinischer Hinweis.** Bei **Blockierung der Azetylcholinesterase** werden aufgrund der anhaltenden Azetylcholinwirkung die einzelnen Depolarisationen der Muskelfasern (und der zentralen postsynaptischen Neurone) abgelöst durch unkontrollierte Fibrillationen. Bei weiterer Akkumulation von Azetylcholin im Synaptischen Spalt kommt es zu einer Depolarisationsinaktivierung der Muskulatur. Dabei steht die **Lähmung der Atemmuskulatur** im Vordergrund. Unbehandelt führt die Atemlähmung zum Tod. Hemmstoffe der Azetylcholinesterase werden seit dem Ersten Weltkrieg als **chemische Kampfstoffe** eingesetzt, sie führen zum Erstickungstod. Auch zahlreiche Schädlingsbekämpfungsmittel, von **Insektiziden** bis zu Rattengiften, wirken nach diesem Prinzip.

Die **Wiederaufnahme in den Bouton** („reuptake") steht bei der Inaktivierung der Monoamintransmitter **Dopamin**, **Noradrenalin** (sowie **Adrenalin**) und **Serotonin** im Vordergrund. Für jeden dieser Transmitter existieren spezifische **transmembranöse Transportproteine**, die nur in den Neuronen exprimiert werden, die den jeweiligen Botenstoff als Transmitter benutzen. Dopaminerge Neurone besitzen Dopamin-Transportproteine, Noradrenerge Neurone Noradrenalin-Transportproteine und Serotoninerge Neurone Serotonin-Transportproteine. Der Neurotransmitter kann nur von den Nervenendigungen aufgenommen werden, von denen er benötigt wird. In diesen wird er entweder wieder in synaptischen Bläschen für eine neuerliche Freisetzungsrunde gespeichert oder durch spezifische Enzyme abgebaut.

Die **Entfernung aus dem Synaptischen Spalt durch Astroglia** steht bei der Inaktivierung der Aminosäuretransmitter **GABA** und **Glutamat** (sowie **Aspartat**) im Vordergrund. Die Astrozyten, deren Endverzweigungen bis an den Synaptischen Spalt heranreichen, besitzen effektive Transportmoleküle (GABA-Transporter, Glutamat-Transporter), die diese Aminosäuren aus dem Synaptischen Spalt absaugen. In den Astrozyten wird GABA in Glutamat verwandelt und, ebenso wie Glutamat, in seiner inaktiven Form als **Glutamin** gespeichert. Das Glutamin wird bei Bedarf GABAergen bzw. Glutamatergen Boutons wieder zur Verfügung gestellt.

Postsynaptische Membran

Der Postsynaptische Anteil der Synapse wird von der **Postsynaptischen Membran** gebildet. In dieser befinden sich die **Rezeptoren für die Neurotransmitter**. Das zeigt sich morphologisch in Verdichtungen, die gelegentlich erheblich dichter sein können, als die der Präsynaptischen Membran.

Unterschiede in der Verdichtung der Membranen der aktiven synaptischen Zone dienen als ein Klassifizierungsmerkmal von Synapsen. Bei Synapsen vom **GRAY-Typ-I** ist die Postsynaptische Membran erheblich dicker als die Präsynaptische Membran, die aktive synaptische Zone ist **asymmetrisch**. Zahlreiche exzitatorische Synapsen, die Glutamat als Überträgerstoff benutzen, haben eine asymmetrische Kontaktzone. Sind Prä- und Postsynaptische Membran annähernd gleich dicht, also **symmetrisch** gestaltet, so handelt es sich um eine Synapse vom **GRAY-Typ-II** (Abb. 7-14). Längliche Vesikel im Bouton und eine symmetrische Kontaktzone sind morphologische Kriterien für GABAerge hemmende Synapsen.

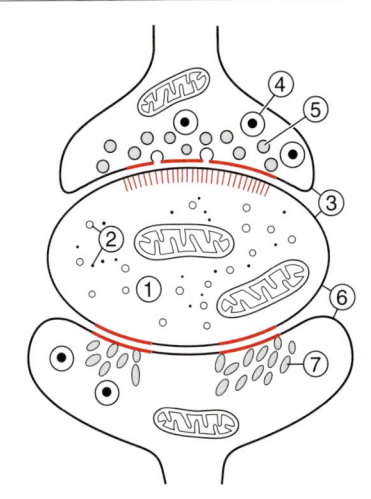

Abb. 7-14 Synapsentypen am Beispiel von axodendritischen Synapsen.
rot: aktive synaptische Zonen
1 Dendrit
2 Neurotubuli und Neurofilamente
3 Synapse GRAY-Typ-I mit asymmetrischer synaptischer Zone
4 „Dense core vesicle"
5 Runde synaptische Bläschen
6 Synapse GRAY-Typ-II mit symmetrischen synaptischen Zonen
7 Längliche synaptische Bläschen

Synapsenformen

Unterschiedliche Abschnitte von Nervenzellen können miteinander in synaptischen Kontakt treten. Nach Art des Prä- und Postsynaptischen Anteils können Synapsen folgendermassen klassifiziert werden:

- **axodendritische Synapsen**: Die Präsynapse ist eine Axonterminale, die Postsynapse befindet sich am Dendriten des Zielneurons. Die Kontaktzone kann vom **GRAY-Typ-I oder II** sein. Sowohl erregende als

auch hemmende Synapsen können axodendritisch sein (Abb. 7-14).
- **axospinöse Synapsen**: Diese sind eine Sonderform der axodendritischen Synapsen. Im Zuge einer Oberflächenvergrößerung stülpen sich aus Dendriten kleine „Dornen", sogenannte „spines", aus, an denen nun zusätzliche Axonterminalen synaptische Kontakte ausbilden können (Abb. 7-15a). Axospinöse Synapsen sind immer erregend, die Kontaktzone ist vom GRAY-Typ-I. Dieser Synapsentyp ist nicht permanent, er wird lebenslang auf- und abgebaut. Axospinöse Synapsen sind Grundlage der **Neuronalen Plastizität**.
- **axosomatische Synapsen**: Dieser Synapsentyp besteht zwischen Axonendigungen und Soma (*Perikaryon*) der Nervenzelle. Die Kontaktzone ist **symmetrisch**, die große Mehrheit dieser Synapsen inhibitorisch.
- **axoaxonale Synapsen**: Diese bestehen zwischen Axonen unterschiedlicher Nervenzellen, wobei der präsynaptische Bouton entweder am Axonursprung oder an der Axonendigung sitzt. Synapsen am **Initialsegment des Axons**, am Axonhügel, finden sich immer bei Projektionsneuronen (Abb. 7-15b). Diese inhibitorischen Synapsen kontrollieren die Ausgangsaktivität von Nervenzellen, häufig im Sinne einer **Rückwärtshemmung** („feedback inhibition", S. 299). Synapsen zwischen Nervenendigungen, bei denen Bouton an

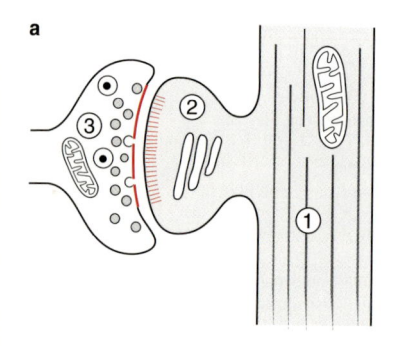

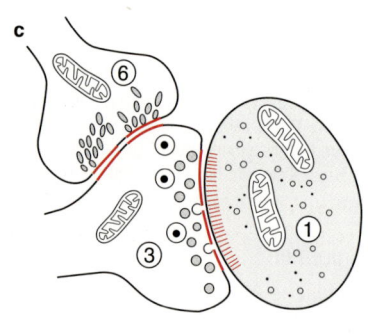

Abb. 7-15 Formen von Synapsen.
a: axospinöse Synapse
b: axoaxonale Synapsen am Axonursprung
c: axoaxonale Synapse am Bouton
d: dendrodendritische Synapse
rot: aktive synaptische Zonen
1 Dendrit
2 „Spine"
3 Bouton mit runden synaptischen Bläschen
4 Zellkern eines Neurons
5 Axonhügel
6 Bouton mit länglichen synaptischen Bläschen
7 Vesikelanhäufungen im Dendriten

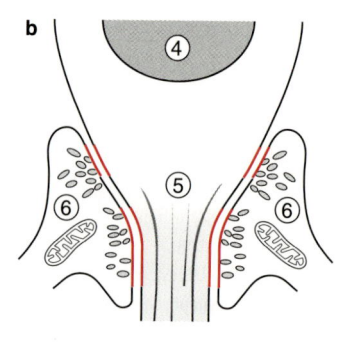

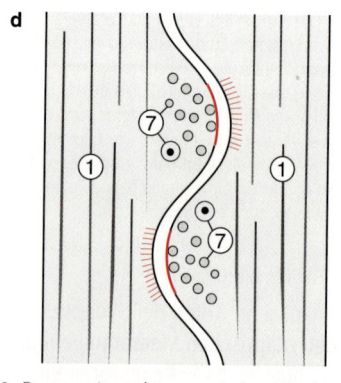

Bouton liegt (Abb. 7-15c), sind eher selten im ZNS des Menschen. Die direkte synaptische Beeinflussung der Übermittlung eines Aktionspotentials auf ein Zielneuron vollzieht sich meist nur in komplexen synaptischen Strukturen wie den *Glomeruli cerebelli* der Kleinhirnrinde oder den Glomeruli in der *Substantia gelatinosa* des Rückenmarks (Bd. 4).
- **dendrodendritische Synapsen**: Hierbei handelt es sich um meist **reziproke Synapsen**; benachbarte Teile zweier aneinandergelagerter Dendriten bilden synaptische Kontakte aus. Der jeweilige Präsynaptische Teil ist durch die Akkumulation von Vesikeln charakterisiert (Abb. 7-15d). Diese Form der Synapse ist beim Säuger eher selten. Beim Menschen wurde sie im Riechsystem nachgewiesen.

Axonaler Transport

Als axonaler Transport (axoplasmatischer Transport) wird die gesteuerte Beförderung von Substanzen zwischen dem Perikaryon und der Axonendigung bezeichnet. Der anterograde Transport vom Perikaryon zur Nervenendigung hat eine langsame und eine schnelle Komponente. Der retrograde Transport vom Bouton zum Perikaryon ist immer schnell. Der Transport basiert auf dem polar strukturierten Zytoskelett der Nervenzelle.
- Langsamer/schneller Transport
- Neurotubuli
- Anterograder/retrograder Transport
- Nervenwachstumsfaktor (NGF)

Nervenzellen mit ihren Dendriten und dem oft sehr langen Axon haben, verglichen mit anderen Zellen des Körpers, ein erheblich größeres Zellvolumen als das Perikaryon suggeriert. Dieses muß von einer ungewöhnlich umfangreichen Zellmembran umhüllt werden. Hinzu kommt, daß die **Zellmembran Trägerin der funktionellen Polarisierung** der Nervenzelle ist. Um die Versorgung und Spezialisierung dieses ausgedehnten Systems zu gewährleisten, besitzt die Nervenzelle ein umfangreiches **Transport- und Sortierungssystem**. Dessen Komponenten sind zwar auch in nichtneuronalen Zellen vorhanden, in Nervenzellen jedoch besonders verfeinert und spezialisiert. Wegen der Bedeutung für die Erregungsübertragung ist die Untersuchung des Transports im Axon besondere Aufmerksamkeit zuteil geworden. Auch in diesem Kapitel wird dem Rechnung getragen, indem hier die Grundzüge des intraneuronalen Transports im Abschnitt über chemische Synapsen abgehandelt werden.

Der **langsame axonale Transport** dient dem Aufbau und Erhalt der Gestalt der Nervenzelle. Er liefert die Komponenten des Zytoskeletts und kontrolliert damit das Wachstum der Zellfortsätze. **Neurotubuli** (Mikrotubuli) und **Neurofilamente** sind die Hauptträger des langsamen axonalen Transports, der mit einer Geschwindigkeit von 1–2 mm pro Tag abläuft. Daneben werden auch Aktin und Spektrin sowie zytosolische Enzyme, wie beispielsweise transmitterproduzierende und glykolytische Enzyme, auf diesem Weg in die Nervenendigung befördert.

Die **Neurotubuli** werden im Mikrotubulus-Organisationszentrum an der Zentriole nahe dem Zellkern synthetisiert und von dort durch ständige Nachbildung in das Axon vorgeschoben. Es werden also nicht Einzelmoleküle transportiert und in der Zellperipherie zusammengesetzt, sondern, im Gegenteil, das fertige Strukturprotein wird durch Verlängerung vorgeschoben, wobei das Plus-Ende der Neurotubuli führt. Am Zielort, in der Nervenendigung, befinden sich Proteasen, die die Neurotubuli bedarfsgerecht abbauen. Bei noch auswachsenden Axonen ist der Abbau gering, bei ausdifferenzierten Neuronen befinden sich Nachschub des Zytoskeletts vom Perikaryon und Abbau in der Endigung im Gleichgewicht. Die **Neurofilamente** benutzen vermutlich den gleichen Mechanismus.

Der **schnelle axonale Transport** mit Geschwindigkeiten von bis zu 400 mm pro 24 Stunden, also fast einem halben Meter pro Tag, befördert ausschließlich membranumhüllte Organellen unterschiedlichster Größe. Der Transport verläuft unter Energieverbrauch mit Hilfe von Motorproteinen entlang der Neurotubuli. Dieser Transport kann **anterograd**, in Richtung Axonendigung, oder **retrograd**, von der Axonendigung zum Perikaryon verlaufen.

Klinischer Hinweis. Das Gift der Herbstzeitlosen, **Colchicin**, zerstört die Neurotubuli. Dadurch kommt der schnelle axonale Transport zum Erliegen. Dies wiederum führt zu Störungen der neuronalen Erregungsübertragung, verbunden mit Lähmungen. Sie sind langfristig reversibel, wenn durch den langsamen Transport Neurotubuli wieder aufgebaut werden.

Mit dem **anterograden axonalen Transport** werden **Mitochondrien** sowie verschiedene **Transportbläschen** und **synaptische Vesikel** mit hoher Geschwindigkeit in die Axonendigung befördert.

Mitochondrien werden in den Boutons in großer Zahl benötigt, da der Energieumsatz für Aufrechterhaltung und Wiederherstellung des Ruhepotentials, für Transmitterhaushalt und Vesikelrezyklisierung bedeutend ist. Zusätzlich beteiligen sich die Mitochondrien an der Abpufferung von Kalzium, das bei der Vesikelexozytose in die Nervenendigung gelangt. Leere synaptische Bläschen und mit Neuropeptiden beladene **synaptische Bläschen** gelangen ebenfalls per schnellem axonalem Transport in die Nervenendigung. **Transportvesikel** enthalten Membranproteine, wie z. B. Rezeptormoleküle oder Ionenkanäle. Alle Transportvesikel stammen ursprünglich vom Golgi-Apparat und werden mit Hilfe des Motorproteins **Kinesin** entlang der Neurotubuli in die Nervenendigungen befördert.

Der **retrograde axonale Transport** benutzt **Dynein** als Motorprotein, das mit einer Geschwindigkeit von ca. 200 mm pro Tag retrograde Transportvesikel in das Perikaryon befördert. Retrograde Transportvesikel sind **modifizierte Endosomen**, die neben Abbauprodukten aus dem intrazellulären Katabolismus unterschiedlichste Substanzen enthalten, die aus dem extrazellulären Raum durch Endozytose in die Nervenendigung gelangten. Das können Vesikelmembranen, Abbauprodukte aus dem Extrazellulärraum aber auch Nervenwachstumsfaktoren und Viren sein.

Klinischer Hinweis. Neurotrophe Viren können von Nervenendigungen in Haut oder Schleimhaut aufgenommen werden und gelangen mittels retrogradem axonalem Transport in das ZNS. Sie können dort definierte Neuronengruppen zerstören. Die **Poliomyelitis-Viren** zerstören selektiv die Motoneurone bei der **Kinderlähmung**. Bei der **Tollwut** gelangen Lyssaviren mit dem Biß des tollwütigen Tiers in das Gewebe. Durch retrograden axonalen Transport gelangen sie ins Gehirn, welches durch die Viren und die begleitende Entzündungsreaktion zerstört wird. Viren können aber auch über Jahre hinweg symptomlos in den Nervenzellen persistieren und erst im Laufe eines Immundefizits Krankheitssymptome hervorrufen. Das ist beispielsweise der Fall bei der **Gürtelrose**, einer schmerzhaften Bläschenbildung der Haut im Versorgungsgebiet eines Spinalnervs. Das dafür verantwortliche **Varicella-Zoster-Virus** (Erreger der Windpocken) hatte sich in dem entsprechenden Spinalganglion eingenistet.

Alle körpereigenen (und körperfremden) Substanzen werden in der Nervenendigung sortiert. Falls sie nicht, wie der Großteil der Vesikelmembranen, rezyklisiert werden, gelangen sie in größere Transportbläschen. Zurück im Perikaryon verschmilzt die Mehrheit von diesen mit den dortigen Lysosomen und fällt so dem weiteren Abbau anheim. Die **Nervenwachstumsfaktoren** jedoch werden im Soma freigesetzt und interagieren mit intrazellulären Rezeptoren, die **Second-messenger-Kaskaden** in Gang setzen oder **Transkriptionsfaktoren** aktivieren.

Der **Nervenwachstumsfaktor** („nerve growth factor", NGF) wurde 1950 als erster Wachstumsfaktor identifiziert, der das Überleben von Nervenzellen sichert. Er wird von den peripheren, nichtneuronalen Zielzellen des Sympathikus und der Spinalganglienzellen synthetisiert, von den innervierenden Neuronen durch Endozytose aufgenommen und retrograd in den Zellkörper transportiert. Dort sichert er das Überleben der Nervenzellen. Wird kein NGF mehr produziert, oder vorhandenes NGF durch Antikörper blockiert, sterben die Neurone ab. In den letzten Jahren sind eine ganze Reihe weiterer Nervenwachstumsfaktoren identifiziert worden, die gemeinsam als **Neurotrophine** bezeichnet werden, z. B. „brain-derived neurotrophic factor" (BDNF), „glial cell line-derived neurotrophic factor" (GDNF) und die Neurotrophine III und V. Sie werden von Gliazellen oder auch Neuronen produziert und wirken im ZNS, analog zum NGF im PNS, nervenzellerhaltend. Daneben können sie gelegentlich auch als Botenstoff fungieren.

7.3.3 Botenstoffe

Das Nervensystem bedient sich zur Informationsübermittlung und -verarbeitung einer großen Anzahl verschiedener Botenstoffe (Tab. 7-2). Neurotransmitter und Neuromodulatoren werden an der chemischen Synapse als zielgerichtete Botenstoffe eingesetzt. Je nach Art des postsynaptischen Rezeptors kann ihre Wirkung jedoch unterschiedlich bis gegensätzlich sein: die Wirkung eines Botenstoffs hängt vom Rezeptor ab. Durch die synaptische Erregungsübertragung kann die Bildung weiterer, gasförmiger Botenstoffe (Stickstoffmonoxid, Kohlenstoffmonoxid) induziert werden, deren Wirkungsradius durch keine Zellgrenzen eingeschränkt wird. Auch Hormone, die die Blut-Hirn-Schranke passieren können, sind als Botenstoffe des Gesamtorganismus in der Lage, die Arbeit des Nervensystems zu beeinflussen.

- Neurotransmitter
- Neuromodulatoren
- Neurosteroide
- Stickstoffmonoxid

Azetylcholin war das erste Molekül, das als chemischer Überträgerstoff („Vagusstoff") identifiziert wurde[1] und wenig später auch als **Neurotransmitter** in der Neuromuskulären Synapse nachgewiesen werden konnte. Wegen ihrer leichten Zugänglichkeit wurden die meisten Untersuchungen zur synaptischen Übertragung an der Neuromuskulären Synapse durchgeführt, und damit entstand eine Fokussierung auf **niedermolekulare Transmitter** und auf ionotrope Rezeptoren. Daß es noch andere **Spielarten der Erregungsübertragung** gibt, sowohl von Seiten der Botenstoffe (z. B. **Neuromodulatoren**, **Neurosteroide**, **Stickstoffmonoxid**) als auch von Seiten der Rezeptoren (z. B. metabotrope Rezeptoren verbunden mit Second-messenger-Kaskaden), hat sich erst in den letzten zehn Jahren durchgesetzt. Dies hat dazu geführt, daß

die Terminologie noch nicht in sich konsistent ist. So werden beispielsweise Neuropeptide korrekterweise als Neuromodulatoren bezeichnet, jedoch oft als einzige Vertreter der Neuromodulatoren betrachtet, ohne zu berücksichtigen, daß die **Neuromodulation** ein **postsynaptischer Wirkungsmechanismus** ist, der – bei entsprechend vorhandenen Rezeptoren – von allen zentralen Botenstoffen geleistet werden kann.

Klassische Transmitter

Klassische Transmitter sind die niedermolekularen Botenstoffe, die in Boutons gespeichert sind und auf Depolarisation hin freigesetzt werden. Die wichtigsten klassischen Transmitter sind Azetylcholin, Dopamin, Noradrenalin und Serotonin sowie Glutamat, GABA und Glycin.

- **Azetylcholin**
- **Dopamin**
- **Noradrenalin**
- **Serotonin**
- **Glutamat**
- **GABA**
- **Glycin**

[1] 1921 durch O. LOEWI (1873–1961); Pharmakologe und Physiologe in Graz, emigrierte 1938 in die USA; Professor in New York.

Tab. 7-2 Botenstoffe im ZNS.

Typ	Substanz	Bildungsort	Speicherort	Freisetzung	Rezeptortyp	Wirkung		
					physiologisch/ molekular	örtlich	zeitlich
Neurotransmitter	Azetylcholin, Glutamat, GABA, Glycin	Bouton	Vesikel	auf Signal hin (Ca^{2+}-Einstrom)	ionotrop	postsynaptisches Potential	gerichtet, begrenzt	Millisekunden
Neuromodulator	alle klassischen Transmitter und Neuropeptide	Bouton, präsynaptisches Perikaryon	Vesikel	auf Signal hin (Ca^{2+}-Einstrom)	metabotrop	„second messenger", Transkriptionsfaktoren	gerichtet	Stunden
Gase	NO, CO	Postsynaptische Zone		keine	auf Signal hin (Glutamat)	„second messenger"	„second messenger"	ungerichtet	Minuten
Hormone	Steroidhormone, Schilddrüsenhormon	Endokrine Drüsen und Geschlechtsorgane	Ort der Bildung	mit dem Blut im gesamten Organismus	nukleäre Rezeptoren	Initiierung von Transkription	ungerichtet, unbegrenzt	Stunden

Die klassischen Transmitter wurden zwischen 1920 und 1980 identifiziert und gehören drei verschiedenen Substanzgruppen an: **Cholinderivaten** in Form von **Azetylcholin**, **Monoamintransmittern** in Form von **Dopamin**, **Noradrenalin** und **Serotonin** und **Aminosäuretransmittern** in Form von **Glutamat** und seinem Decarboxylierungsprodukt **γ-Aminobuttersäure (GABA)** sowie **Glycin**. **Aspartat** ist wirkungsidentisch mit Glutamat, in vitro kann es Glutamat ersetzen. Gemeinsam ist den klassischen Transmittern, daß sie in der Nervenendigung selbst hergestellt und dort in **kleinen synaptischen Bläschen** gespeichert werden. Nur einige der klassischen Transmitter sind jedoch in der Lage, eine postsynaptische Potentialänderung zu induzieren und damit eine Neurotransmission im klassischen Sinn durchzuführen. Für Dopamin und Noradrenalin existieren ausschließlich metabotrope Rezeptoren (S. 297).

Neuropeptide

Neuropeptide sind Polypeptide, die von spezifischen Nervenzellen gebildet, in deren Boutons gespeichert und auf Depolarisation gemeinsam mit dem klassischen Transmitter freigesetzt werden. Neuropeptide wirken als Neuromodulatoren.
- Substanz P
- Enkephaline
- Dynorphine
- Endorphine
- Neuropeptid Y
- „Vasoactive intestinal peptide"
- Cholezystokinin
- Somatostatin

Neuropeptide sind Polypeptide, bei deren Aminosäureketten die Anzahl der Aminosäuren zwischen 5 (Enkephaline) und 60 variiert. Es sind über 200 Neuropeptide identifiziert worden. Sie entstehen aus Vorläuferproteinen („precursor proteins"), aus denen sie durch spezifische Peptidasen abgespalten werden. Im GOLGI-Apparat werden sie in Vesikel verpackt und per axonalem Transport in die Nervenendigung befördert. Die Neuropeptide können nach Exozytose nicht rezyklisiert werden, sondern werden durch Dipeptidasen im Synaptischen Spalt abgebaut. Die Rezeptoren der Neuropeptide sind metabotrop; ionotrope Rezeptoren wurden bisher nicht gefunden.

Substanz P war das erste Peptid[1], das als Neurotransmitter identifiziert wurde. Es war eine von vielen Substanzen, deren Neuroaktivität nachgewiesen werden konnte. Sie ist der wichtigste Botenstoff der kleinen Sensiblen Neurone, die für die Schmerzleitung verantwortlich sind. Gegenspieler von Substanz P sind die **Opioidpeptide**, insbesondere die Enkephaline. Die Opioidpeptide wurden auf Grund ihrer Wirkungsidentität mit Opium, dem Alkaloid des Mohns, entdeckt. Sie binden an dieselben Rezeptoren wie Opium und dessen Derivate, Morphium und Heroin. Die **Enkephaline** sind in Interneuronen enthalten, die für eine Hemmung der Schmerzleitung verantwortlich sind. Zu den Opioidpeptiden zählen auch die **Dynorphine**, wichtige Neuromodulatoren in verschiedenen Kerngebieten des ZNS, und die **Endorphine**. Letztere kommen unter anderem im Hypothalamus vor, werden bei positivem Streß freigesetzt und vermitteln ein Gefühl der Befriedigung, des Glücks. Zahlreiche Neuropeptide sind ursprünglich als **Gastrointestinale Peptide** identifiziert worden (z. B. **Neuropeptid Y** [NPY], „**vasoactive intestinal peptide**" [VIP], **Cholezystokinin** [CCK]). Andere Neuropeptide zählen zur Gruppe der „**releasing hormones**" oder ihrer Regulatoren (z. B. **Somatostatin**).

Unkonventionelle Transmitter

Unkonventionelle Transmitter sind Substanzen, die nicht präsynaptisch gespeichert und durch ein Signal freigesetzt werden, die aber trotzdem die Funktion von Botenstoffen erfüllen. Dazu zählen neben Wachstumsfaktoren und Neurosteroiden die gasförmigen Botenstoffe, dessen wichtigster Vertreter NO ist.
- Stickstoffmonoxid (NO)
- Langzeitpotenzierung
- „Brain-derived neurotrophic factor" (BDNF)
- Progesteron

---
[1] Dieses wurde in den dreißiger Jahren durch den Grazer Pharmakologen Lembeck und den Schweden von Euler beschrieben.

Stickstoffmonoxid (Stickoxid, NO) ist ein Gas, das durch keine Zellmembran an seiner Diffusion gehindert wird, also auch nicht gespeichert werden kann. Es entsteht aus der Aminosäure Arginin (Arginin → Citrullin + NO) und zwar nur dann, wenn das verantwortliche Enzym, die neuronale Stickoxidsynthase[1] (nNOS), durch Kalzium aktiviert wird. Am häufigsten geschieht das durch die Aktivierung der glutamatergen NMDA-Rezeptoren, durch die erregungsabhängig Kalzium in die postsynaptische Zelle einströmt. In Neuronen, die nNOS enthalten, wird nun im Synapsenbereich NO gebildet, das in die unmittelbare Umgebung diffundiert. Es gelangt zum Beispiel in die präsynaptische Nervenendigung und kann dort die **Neurotransmitterfreisetzung verstärken** (präsynaptische Komponente der **Langzeitpotenzierung**, s. Lehrbücher der Physiologie). Auch die Endothelzellen von Kapillaren liegen im Wirkungsbereich von NO. An diesen bewirkt Stickstoffmonoxid eine erregungsabhängige Vasodilatation.

Einige **Wachstumsfaktoren** haben transmitterähnliche Eigenschaften. Sie können auf Erregung hin aus Glia- oder Nervenzellen freigesetzt werden und lösen über membranständige Rezeptoren Second-messenger-Kaskaden in den Nervenzellen der Umgebung aus. Für „brain-derived neurotrophic factor" (BDNF) ist zusätzlich gezeigt worden, daß sein Rezeptor mit einem Na⁺-Kanal gekoppelt ist. BDNF kann also Potentialveränderungen bewirken.

Neurosteroide sind Steroide, die im Nervensystem in der Regel von Astrozyten gebildet werden. Zu diesen zählt **Progesteron**, das geschlechtsunabhängig im ZNS hergestellt wird. Progesteron kann entweder mit seinem nukleären Steroidrezeptor interagieren (s. u.) oder als Kofaktor an zellmembranständige Rezeptoren binden. Der GABA$_A$-Rezeptor besitzt eine Progesteron-Bindungsstelle. Die Bindung von Progesteron erhöht die Affinität des Rezeptors für GABA und bewirkt so eine leichte Zunahme der GABAergen Hemmung.

Hormone

Hormone werden mit dem Blut im gesamten Organismus verteilt. Für die fettlöslichen Steroidhormone stellt die Blut-Hirn-Schranke keine Barriere dar, sie können in das Nervengewebe gelangen. Spezifische Nervenzellen besitzen nukleäre Rezeptoren für die Geschlechtshormone Testosteron, Östrogen und Progesteron, die bei Mann und Frau in unterschiedlicher Menge ins Gehirn gelangen. Östrogen wirkt stimulierend auf die Synapsenbildung.

- **Blut-Hirn-Schranke**
- **Geschlechtshormone: Testosteron, Östrogen, Progesteron**
- **Hypothalamus**
- **Neuronale Plastizität**

Hormone werden mit dem Blut im gesamten Körper verteilt. Sie können auf das **Nervensystem** unter folgenden Bedingungen **einwirken**:
- Die Blut-Hirn-Schranke darf für sie keine Barriere darstellen. Das ist der Fall bei den fettlöslichen Steroidhormonen der Nebennierenrinde und der Geschlechtsorgane.
- Die Blut-Hirn-Schranke muß für sie Transportproteine besitzen. Das ist beispielsweise der Fall bei Insulin und den Schilddrüsenhormonen.
- Teile des Nervensystems müssen für die betreffenden Hormone Rezeptoren bereitstellen.

Hier soll im weiteren nur auf die Geschlechtshormone eingegangen werden, da es sich bei diesen um unterschiedliche Substanzen bei Mann und Frau handelt und ihre Produktion während der Lebenszeit starken Schwankungen unterworfen ist.

Die drei Geschlechtshormone, **Testosteron** beim Mann und **Östrogen** und **Progesteron** bei der Frau, werden nach ihrer Bildung in den Geschlechtsorganen (LEYDIG-Zellen im Hoden, Theca-Zellen bzw. Gelbkörper im Ovar) mit dem Blutstrom im gesamten Organismus verteilt. So gelangen sie auch in das ZNS. Lipidmembranen stellen für sie keine Barriere dar; sie können also die Blut-Hirn-Schranke, aber auch Zellmembranen und Zellkernmembranen überwinden. Alters- und geschlechtsabhängig werden in bestimmten Nervenzellgruppen Rezeptoren für diese Hormone gebildet. Neben zellmembranständigen und zytoplasmatischen Rezeptoren bestehen für die Geschlechtshormone **nukleäre**

---
[1] Neben der neuronalen NOS existiert eine endotheliale NOS zur Vasodilatation und eine induzierbare NOS im Immunsystem zur Koordination von Abwehrprozessen.

Rezeptoren, die nach der Bindung mit ihrem Hormon die Transkription von mRNA induzieren. Die Geschlechtshormone haben ihren Angriffspunkt also an der Steuerzentrale der Zelle; sie sind für längerfristige Änderungen der Zelleigenschaften, insbesondere des Metabolismus und der Gestalt verantwortlich. Rezeptoren für die Geschlechtshormone sind in hoher Konzentration geschlechtsspezifisch in verschiedenen Kernen des **Hypothalamus** vorhanden, wo sie im Sinne von Rückkopplungsschleifen Bildung und Freisetzung der hypothalamischen bzw. hypophysealen Steuerungshormone beeinflussen und so bei der Kontrolle des Zyklus und der peripheren geschlechtsabhängigen Hormonproduktion mitwirken. Rezeptoren für Geschlechtshormone finden sich jedoch auch in vielen anderen Hirnregionen, deren Aufgaben weit über eine direkte Kontrolle der Sexualfunktionen hinausgehen. Auch hier zeigt sich eine unterschiedliche Verteilung zwischen den Geschlechtern: Männer besitzen viele Testosteronrezeptoren im **Mandelkern**, Frauen und Männer[1] haben viele Östrogenrezeptoren in der **Hippocampusformation**.

> **Klinischer Hinweis.** Östrogen hat einen starken Einfluß auf die Neuroplastizität. In seiner Anwesenheit kommt es zu vermehrtem Dendritenwachstum und verstärkter Ausbildung von „spines". **Östrogensubstitution** nach der Menopause soll die kognitiven Leistungen verbessern und den Leistungsabbau bei der ALZHEIMER-Krankheit hinauszögern.

Zusammenfassend kann gesagt werden, daß Geschlechtshormone einen langanhaltenden Effekt auf die Arbeitsweise des Gehirns ausüben. Dieser ist nicht beschränkt auf die Kontrolle der Sexualfunktionen, sondern hat sehr viel weitere Auswirkungen. Andererseits muß berücksichtigt werden, daß ein Geschlechtshormon nur ein Botenstoff unter vielen ist (Tab. 7-2) und demzufolge das menschliche Verhalten von einer Vielzahl von Faktoren gesteuert wird, das Geschlecht also nur ein Faktor von vielen ist.

7.3.4 Rezeptoren

Die Rezeptoren im Bereich von chemischen Synapsen können grob in zwei Gruppen eingeteilt werden: ionotrope Rezeptoren induzieren Potentialänderungen, metabotrope Rezeptoren greifen über Second-messenger-Kaskaden in den Zellstoffwechsel ein.
- Ionotrope Rezeptoren
- Metabotrope Rezeptoren

Basis jeglicher Informationsübermittlung in biologischen Systemen ist die Interaktion des Botenstoffs mit seinem Rezeptor. Die **Bindung des Botenstoffs** löst eine **Konformationsänderung des Rezeptors** aus. Bei der gezielten Informationsübermittlung im Nervensystem können zwei Grundtypen von Rezeptoren in der Postsynaptischen Membran unterschieden werden: **ionotrope**[2] **Rezeptoren**, die einen Ionenkanal beinhalten, und **metabotrope**[3] **Rezeptoren**, die mit intrazellulären Botenstoffen – „second messenger" – interagieren. Für die meisten klassischen Transmitter existieren sowohl ionotrope als auch metabotrope Rezeptoren.

Ionotrope Rezeptoren

Ionotrope Rezeptoren sind ligandengesteuerte Ionenkanäle[4], die bei Bindung ihres Liganden, des Neurotransmitters, entweder ein exzitatorisches oder ein inhibitorisches

---
[1] Im Gehirn des Mannes kann Testosteron durch das Enzym Aromatase in Östradiol umgewandelt werden, das nun mit den Östrogenrezeptoren interagieren kann.
[2,3] *tropos* (gr.) = drehen, ändern; demnach: ionotrop = Änderung der Ionenzusammensetzung, metabotrop = Änderung des Stoffwechsels.
[4] Ionenkanäle der ionotropen Rezeptoren, die erst nach Bindung des Liganden durchlässig sind, werden auch als ligandengesteuerte Ionenkanäle bezeichnet. Daneben gibt es transmitterunabhängige Kanäle, die nicht ligandengesteuert, sondern durch andere Mechanismen geöffnet werden.

postsynaptisches Potential induzieren. Ionotrope Rezeptoren existieren für die klassischen Transmitter Azetylcholin, GABA, Glycin und Glutamat.
- Nikotinischer Azetylcholinrezeptor
- $GABA_A$-Rezeptor
- Glycinrezeptor
- Glutamatrezeptoren: AMPA, NMDA

Ionotrope Rezeptoren bestehen aus **fünf Untereinheiten**, die zusammen einen Ionenkanal bilden. In Abwesenheit ihres Neurotransmitters sind sie impermeabel. Bei Bindung des Transmitters oder eines spezifischen Agonisten ändern sie ihre Konformation und erlauben den Durchtritt von Ionen entsprechend dem elektrochemischen Gradienten. Ionotrope Rezeptoren sind die Rezeptoren, die Potentialänderungen im postsynaptischen Neuron hervorrufen. Je nach Ionenselektivität entsteht dabei ein **exzitatorisches postsynaptisches Potential** (EPSP bei Kationenpermeabilität) oder ein **inhibitorisches postsynaptisches Potential** (IPSP bei Anionenpermeabilität).

Die verschiedenen Rezeptoren eines Botenstoffs werden mit Hilfe der Agonisten unterschieden, die mit der jeweiligen Rezeptorvariante interagieren. Beim ionotropen Azetylcholinrezeptor ist Nikotin, ein Alkaloid aus der Tabakpflanze, der selektive Agonist, bei den Glutamatrezeptoren die Glutaminsäurederivate AMPA und NMDA.

Zu den wichtigsten ionotropen Rezeptoren gehört der **nikotinische Azetylcholinrezeptor**, der – ebenso wie der mit ihm verwandte $5-HT_3$-Rezeptor von Serotonin – für Natrium und Kalium permeabel ist.

Weitere bedeutende Rezeptoren sind der **$GABA_A$-Rezeptor** und der **Glycinrezeptor**, beide selektiv permeabel für Cl⁻-Ionen, sowie die beiden **Glutamatrezeptoren AMPA** und **NMDA**, die für Natrium und Kalium bzw. für Kalzium permeabel sind.

Vorteile der ionotropen Rezeptoren sind die **schnelle gerichtete** (von prä- nach postsynaptisch) und **definierte** (erregende oder hemmende) **Informationsübermittlung**. Postsynaptisch kann diese einfach verarbeitet werden – durch Summation der Potentiale – und zu einer eindeutigen Antwort, dem Aktionspotential, führen. Nervenzellnetzwerke sind für den schnellen Informationsaustausch auf ionotrope Rezeptoren angewiesen.

Metabotrope Rezeptoren

Metabotrope Rezeptoren sind die Träger der Neuromodulation. Es handelt sich bei ihnen um transmembranöse Proteine, die an Second-messenger-Systeme gekoppelt sind. Sie rufen nicht direkt eine Potentialänderung hervor, sind aber in der Lage indirekt die Erregungsempfindlichkeit der Nervenzelle zu modifizieren. Zusätzlich haben sie Einfluß auf Stoffwechsel, Gestalt und Überleben der Zelle. Metabotrope Rezeptoren gibt es sowohl für die klassischen Transmitter als auch für Neuropeptide.
- Muskarinischer Azetylcholinrezeptor
- Metabotroper Glutamatrezeptor
- $GABA_B$-Rezeptor
- Dopaminrezeptoren: D1, D2
- Noradrenalinrezeptoren
- Opioid-Rezeptoren

Metabotrope Rezeptoren bestehen aus einer einzigen **Polypeptidkette**, die **siebenmal** die **Membran durchquert**. Sie bilden keine Ionenkanäle, sondern sind an **Second-messenger-Systeme** gekoppelt, die bei Bindung des Botenstoffs aktiviert werden. Metabotrope Rezeptoren haben somit **moderatere**, aber auch sehr viel **differenziertere** und **länger anhaltende** Wirkungen als die ionotropen Rezeptoren. Sie können indirekt die Leitfähigkeit beeinflussen, indem sie Kanäle modulieren, die nicht ligandengesteuert sind; sie können aber auch in den Stoffwechsel der Zelle eingreifen, z. B. durch Regulation von kalziumaktivierten Enzymen. Weiter können sie die Neurotransmittereigenschaften des Neurons ändern, beispielsweise durch Förderung der Synthese von Neuropeptiden, und sie können die Gestalt und damit die rezeptiven Eigenschaften der Nervenzelle modifizieren, unter anderem durch Veränderungen des Zytoskeletts. Dies ermöglicht eine langfristige Anpassung des Nervensystems an die Entwicklung und das lebenslange Lernen.

Für alle klassischen Neurotransmitter mit Ausnahme von Glycin und für alle Neuropeptide existieren mindestens ein, oft auch mehrere metabotrope Rezeptoren.

Vorteile der metabotropen Rezeptoren sind die **Möglichkeiten** zur **Signalverstärkung**, durch die Rekrutierung entsprechender Second-messenger-Kaskaden, und zur **Integration weiterer Impulse**, die durch Neurotrophine oder Hormone übermittelt werden. Letztendlich besitzen die metabotropen Rezeptoren Zugriff auf die Genexpression und damit auf die gesamten Eigenschaften der Zelle, einschließlich des Zytoskeletts. Die Bildung neuer „spines" und das Auswachsen weiterer Dendriten wird ermöglicht, wodurch weitere rezeptive Strukturen für die neuronale Netzwerkbildung zur Verfügung stehen.

Der **muskarinische Azetylcholinrezeptor** ist der Rezeptor an den Erfolgsorganen des Parasympathikus. Auch im ZNS werden die meisten cholinergen Aktionen über muskarinische Rezeptoren vermittelt. Der **metabotrope Glutamatrezeptor** setzt bei Bindung seines Transmitters Kalzium aus intrazellulären Speichern frei und nimmt so teil an der Modulation der Erregungsempfindlichkeit von axospinösen Synapsen. Der **$GABA_B$-Rezeptor** ist verantwortlich für langanhaltende Modifikationen der Effektivität inhibitorischer Synapsen. Die **Dopaminrezeptoren D1 und D2** haben entgegengesetzte Effekte; D1 wirkt aktivierend, D2 dämpfend. Die verschiedenen **Noradrenalinrezeptoren** sind von besonderer Bedeutung für die Leistungen des Sympathikus. Es existieren drei Typen von **Opioidrezeptoren**: µ-, κ- und ε-Rezeptoren. Der µ-Rezeptor ist für die schmerzhemmende Wirkung der Opioide verantwortlich.

Klinischer Hinweis. Zahlreiche Erkrankungen des Nervensystems werden durch einen Mangel an spezifischen Botenstoffen verursacht. So fehlt bei der **PARKINSON-Krankheit** der Überträgerstoff **Dopamin**. Therapeutisch kann nun versucht werden, Dopamin durch die Gabe seines Vorläufers **L-Dopa** zu ersetzen, das die Blut-Hirn-Schranke passieren kann. Eine Alternative ist die Gabe von selektiven **Dopaminrezeptoragonisten**, die in ihrem Wirkungsprofil häufig besser auf die einzelnen Patienten eingestellt werden können.

7.3.5 Neuronale Netzwerke

Nervenzellen sind durch synaptische Verbindungen zu neuronalen Netzwerken zusammengefaßt. Innerhalb der Netzwerke besteht ein komplexes Zusammenspiel von erregenden und hemmenden Impulsen. Neuronale Netzwerke können sich ständig neu organisieren, wobei die plastischen Möglichkeiten um so größer sind, je mehr unterschiedliche Synapsen eine Nervenzelle besitzt. Am höchsten ist die Plastizität an den Pyramidenzellen der Großhirnrinde, die bis zu 10000 Synapsen ausbilden.

- Divergenz
- Konvergenz
- Rückwärtshemmung („feedback inhibition")
- Vorwärtshemmung („feedforward inhibition")
- Laterale Hemmung
- Disinhibiton
- Bahnung

Neuronale Netzwerke haben eine anatomische und eine physiologische Grundlage. Die **anatomische Grundlage** sind die synaptischen Verbindungen zwischen den Nervenzellen. Die **physiologische Grundlage** ist die Erregungsübertragung zu einem bestimmten Zeitpunkt an einzelnen dieser Synapsen. Da nie alle Synapsen eines Netzwerkes gleichzeitig aktiv sind, ergibt sich innerhalb von anatomisch präexistierenden Netzwerken eine hohe funktionelle Variationsbreite. Jede einzelne Nervenzelle kann Glied mehrerer Netzwerke sein. Die Variabilität wird noch dadurch erhöht, daß durch die **Neuronale Plastizität** in ihren verschiedenen Ausprägungen (S. 270) die Netzwerke einem ständigen Umbau unterworfen sind.

Die im folgenden dargestellten Prinzipien der neuronalen Verschaltung werden den tatsächlichen Möglichkeiten der Verschaltung nicht annähernd gerecht. Sie gehen von ein bis drei Synapsen pro Neuron aus, während je-

7.3 Informationsübertragung im Nervensystem

des Neuron im Mittel von etwa 1000 Synapsen kontaktiert wird und seinerseits etwa genauso viele ausbildet.

Sensorische Systeme bestehen aus einer **Kette hintereinandergeschalteter exzitatorischer Neurone** (Abb. 7-16a). Die Neurone werden durchnumeriert, wobei mit zunehmender Entfernung bzw. höherer Verarbeitungsstufe, höhere Zahlen zugeordnet werden. Man spricht vom Ersten Neuron, Zweiten Neuron, Dritten Neuron der Schmerzbahn, der Hörbahn usw. Bei der Umschaltung auf das nächste Neuron kann eine Auffächerung der Impulse, also eine **Divergenz**, auf mehrere Neurone erfolgen oder es kann zu einer Zusammenfassung, einer **Konvergenz**, auf eine geringere Zahl von Neuronen kommen (Abb. 7-16b, 7-16c). Schon auf der Ebene der Umschaltung eines Sinnesreizes auf das Zweite Neuron findet eine Verarbeitung statt, die eine Netzwerkbildung beinhaltet.

Für die geordnete Verarbeitung in den Netzwerken sind **hemmende Synapsen** unerläßlich. Sie kontrollieren, begrenzen und bahnen die Erregungsübertragung.

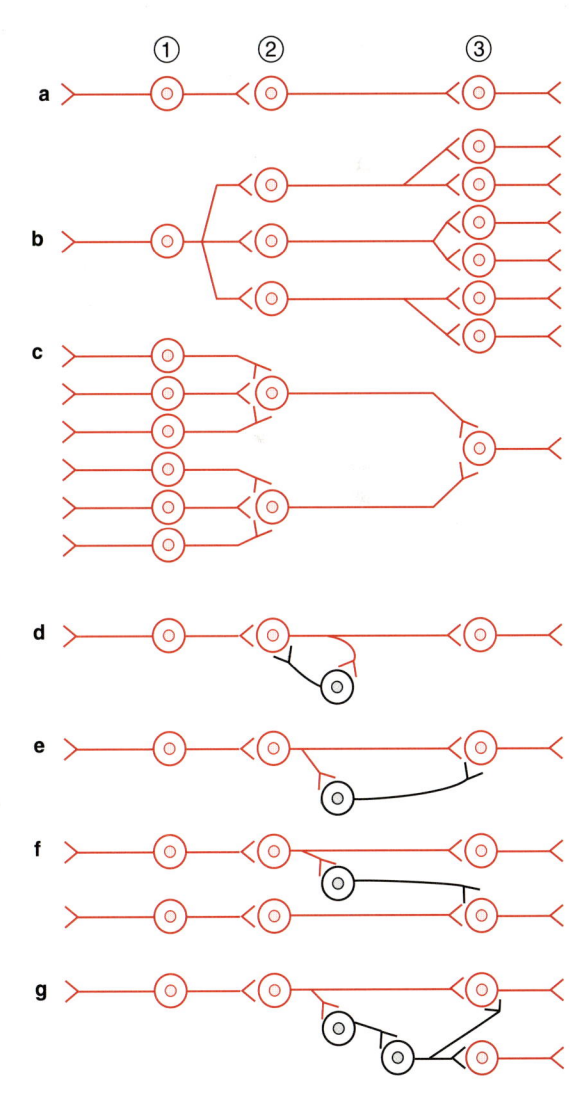

Abb. 7-16 Prinzipien der neuronalen Verschaltung.
a: Kette von erregenden Neuronen am Beispiel einer Sensorischen Bahn
b: Divergenz
c: Konvergenz
d: Rückwärtshemmung: Das Zweite Neuron kann eine weitere Erregung nicht verarbeiten
e: Vorwärtshemmung: Das Dritte Neuron kann eine weitere Erregung nicht verarbeiten
f: Laterale Hemmung: Die Weiterleitung von Erregungen in einem parallelen Kanal wird unterdrückt
g: Disinhibition: Durch zwei hintereinandergeschaltete hemmende Neurone wird die Weiterleitung der Erregung im gleichen oder in einem benachbarten Kanal gebahnt
rot: erregende Neurone
schwarz: hemmende Neurone
1 Erstes Neuron
2 Zweites Neuron
3 Drittes Neuron

> **Klinischer Hinweis.** Ein **Wegfall der Hemmung**, z. B. durch die Blockierung von Glycin-Rezeptoren mit **Strychnin** oder von GABA$_A$-Rezeptoren mit **Bicucullin** führt zu unkontrollierter Erregungsausbreitung, die sich in **Krämpfen** bis hin zu **generalisierten epileptischen Anfällen** äußert.

Hemmende Neurone können je nach Verschaltungsmodus unterschiedliche Kontrollwirkungen entfalten. Bei der **Rückwärtshemmung** (Rekurrente Hemmung, „feedback inhibition") hemmt das inhibitorische Neuron diejenige Zelle, von der es selbst erregt wurde (Abb. 7-16d). Das exzitatorische Neuron kann also erst nach einer Pause, nachdem die Hemmwirkung abgeklungen ist, eine neuerliche Erregung weiterleiten. Rückwärtshemmung ist häufig: Motoneurone erfahren sie durch die Glycinergen **Renshaw-Zellen**, ebenso wie die Pyramidenzellen der Großhirnrinde und die Purkinje-Zellen der Kleinhirnrinde durch die GABAergen **Korbzellen**.

Bei der **Vorwärtshemmung** („feedforward inhibition") ist das nachgeschaltete Neuron Ziel der Hemmung. Induziert wird die Hemmung durch eine Axonkollaterale des vorgeschalteten Neurons (Abb. 7-16e) oder durch die Erregung, die von einer weiteren Zelle ausgeht. Die **Laterale Hemmung** ist eine Sonderform der Vorwärtshemmung: Durch Axonkollateralen des erregenden Neurons werden über hemmende Neurone benachbarte Zellen inhibiert (Abb. 7-16f). Dadurch gelangt Information nur über einen Kanal weiter; sie ist gegenüber der Umgebung verstärkt. Laterale Hemmung dient der Kontrastverstärkung.

Sind zwei inhibitorische Neurone in Kette geschaltet, so kommt es durch die Hemmung der Hemmung zu einer Aufhebung der Hemmung, zur **Disinhibition** (Abb. 7-16g). Disinhibition findet sich häufig in Netzwerken, die spontan aktive Nervenzellen beinhalten. Diese werden durch Vorwärtshemmung dauerhaft blockiert, nur einigen wenigen wird durch Disinhibition erlaubt, ihre Erregung weiterzuleiten, für sie erfolgt eine **Bahnung**. Durch disinhibitorische Vernetzung kann die Erregung in neuronalen Netzwerken äußerst genau und fein moduliert werden.

Diese verschiedenen Verschaltungsmodi können mit mikroskopisch-anatomischen Methoden nachgewiesen werden. Der Neuroanatom kombiniert dabei mehrere moderne Techniken (Kap. 2): **Immunhistochemie** und **In-situ-Hybridisierung** sowie **Tracing** mit Hilfe von Farbstoffen. Tracing erlaubt die Darstellung von synaptischen Verbindungen zwischen benachbarten oder auch weit auseinanderliegenden Nervenzellen. Man nutzt hierzu den **axonalen Transport** aus. Anterograde Tracer werden in das Perikaryon von Nervenzellen injiziert und gelangen mit dem anterograden Transport in die Nervenendigungen. Retrograde Tracer werden in den Bereich der Nervenendigungen appliziert, dort durch Endozytose aufgenommen und mit retrograden Transportvesikeln transportiert. Die so farbig markierten Ursprungs- bzw. Zielneurone können nun hinsichtlich ihres Transmitters bzw. ihrer Ausstattung mit Rezeptoren weiter durch Immunhistochemie (Nachweis von klassischen Transmittern, Peptiden und Proteinen) und/oder In-situ-Hybridisierung (Nachweis von mRNA für spezifische Proteine) charakterisiert werden. Bei Verwendung von verschiedenen Farbstoffen für die einzelnen Verfahren gelingt es so, beispielsweise die Ursprungszelle einer Axonterminale, deren Botenstoff und die postsynaptische Ausstattung mit Rezeptoren simultan sichtbar zu machen.

Innerhalb dieser Netzwerke haben die **einzelnen Synapsen** eine **unterschiedliche Effektivität**. In der Regel sind somaferne Synapsen weniger effektiv, während somanahe Synapsen stärker zur Generierung eines Aktionspotentials beitragen. Am wirkungsvollsten sind Synapsen am Axonursprung (Axonhügel). Sie sind inhibitorisch und hemmen sehr effektiv die Generierung eines Aktionspotentials. Neben der Lokalisation und Art der Synapse (also der Art des Botenstoffs und dessen Rezeptor) ist als dritter Faktor auch die Modulation der Empfindlichkeit der einzelnen Synapse zu einem gegebenen Zeitpunkt wichtig für die Rolle der einzelnen Nervenzelle (Qualität des einzelnen Knotenpunkts) innerhalb eines Netzwerks.

7.4 Homöostase im Nervensystem

Das Nervensystem wird bedarfsgerecht von seiten des Kreislaufsystems mit Sauerstoff und Nährstoffen versorgt. Die Blut-Hirn-Schranke verhindert den Übertritt von Blutbestandteilen, die die Aufgaben des Nervensystems, insbesondere die synaptische Informationsübertragung, stören könnten. Innerhalb des Nervengewebes sind Gliazellen für die Bereitstellung der Nährstoffe, die Inaktivierung der Abbauprodukte und die Konstanthaltung des extrazellulären Milieus zuständig.
- Gliazellen
- Blut-Hirn-Schranke
- Blut-Liquor-Schranke

Die Aufgabe des Nervensystems ist die Übermittlung und Verarbeitung von Informationen; zuständig hierfür sind die Nervenzellen. Um die Aufgaben ungestört erfüllen zu können, müssen eine Reihe von Voraussetzungen erfüllt sein. Dies sind:

- **Bereitstellung** der Energieträger **Sauerstoff** und **Glukose**.
- Schnelle **Rückführung der erregungsinduzierten Änderungen im extrazellulären Milieu** und Wiederherstellung des Ausgangszustands.
- **Schutz** vor Fremdsubstanzen, die die Informationsübertragung stören können.

Diese Aufgaben werden erfüllt durch:
- Eine reiche **Blutversorgung**, die bedarfsgerecht moduliert werden kann (Bd. 4).
- **Gliazellen**, die auf die Aufrechterhaltung der extrazellulären Homöostase spezialisiert sind.
- **Schranken** (**Blut-Hirn-Schranke**, **Blut-Liquor-Schranke**), die den Transport von Substanzen in das Nervengewebe kontrollieren.

7.4.1 Hirngefäße[1]

Das ZNS ist von einem dichten Netz von Blutgefäßen durchzogen: Arteriolen, Kapillaren und Venulen. Allen Gefäßabschnitten gemeinsam ist eine undurchlässige Endothelzellschicht – die Blut-Hirn-Schranke –, eine Basalmembran, die die mesenchymalen Gefäße gegen das neuroektodermale Nervengewebe abgrenzt, und die Umhüllung mit Endfüßchen von Astrozyten. Die Arteriolen besitzen eine kräftige Muskelschicht; die Ausstattung der Venulen mit Glatter Muskulatur ist dagegen unvollständig.
- **Arteriolen**
- **Hirnkapillaren**
- **Venulen**
- **Endothelzellen**
- **Basalmembran**
- **Astrozytenendfüßchen**

Gehirn und Rückenmark sind auf **ständige Sauerstoff- und Glukosezufuhr** angewiesen. Das Nervengewebe hat **keine Nährstoffreserven**, aber einen **hohen Energiebedarf**. So verbraucht es etwa 20% des gesamten vom Organismus aufgenommenen Sauerstoffs. Eine Unterbrechung der Durchblutung des Gehirns (zerebrale Ischämie) führt innerhalb weniger Sekunden zur Bewußtlosigkeit; nach zehn Minuten sind besonders anfällige Teile des Gehirns, wie beispielsweise der Hippocampus, irreversibel geschädigt.

---

[1] Mit Hirngefäßen sind im Sprachgebrauch alle Gefäße des ZNS gemeint, die Gefäße im Inneren des Gehirns und des Rückenmarks.

Klinischer Hinweis. Hypoxie (Sauerstoffmangel) und **Ischämie** (Unterbrechung der Blutversorgung) werden bei reduzierter Körpertemperatur länger toleriert: **Hypothermie** ist neuroprotektiv. Das erklärt die relativ gute Prognose bei der Wiederbelebung von Ertrunkenen. Auch die offene Herzchirurgie wird bei reduzierter Körpertemperatur durchgeführt.

Nicht alle Bereiche des Gehirns besitzen die gleiche Gefäßdichte. Die Weiße Substanz ist weniger dicht von Kapillaren durchzogen als die Graue Substanz, die Sehrinde weist einen größeren Gefäßreichtum auf als die Motorische Rinde. Zusätzlich kann die Durchblutung aktuell dem Bedarf angepaßt werden. Bei Zunahme der neuronalen Aktivität nimmt die Durchblutung lokal zu. Verantwortlich für **Veränderungen des lokalen Blutflusses** sind die **Arteriolen** und **Hirnkapillaren**. Die **Venulen** stellen lediglich **passive Abflußrohre** dar.

In der Wand der **intrazerebralen Arteriolen** finden sich von innen (Gefäßlumen) nach außen (Nervengewebe) die folgenden Gewebeelemente (Abb. 7-17): **Endothelzellen** weisen alle Charakteristika der Blut-Hirn-Schranke auf, wie **Tight junctions** zwischen aneinanderstoßenden Ausläufern von Endothelzellen und die **Abwesenheit von pinozytotischen Vesikeln**, die einen transzellulären Transport bewerkstelligen könnten.

Es folgt die **Gefäßbasalmembran**, die gelegentlich **Perizyten** einschließt. Perizyten sind mesenchymalen Ursprungs und weisen viele Gemeinsamkeiten mit der Mikroglia auf. Sie wirken mit beim Auswachsen der Blutgefäße während der Entwicklung und nach Hirnverletzungen und sind zusätzlich beteiligt an der Induktion der Blut-Hirn-Schranke.

Unter der Basalmembran liegen eine oder mehrere Schichten **Glatter Muskulatur**. Bei Arteriolen, die sich nahe der Hirnaußenfläche befinden, folgt eine Lage **Adventitiazellen**. Hierbei handelt es sich um Bindegewebszellen, die von der Weichen Hirnhaut stammen.

Die **Gliabasalmembran** markiert die Grenze zwischen dem mesenchymalen Gewebe des Gefäßes und dem ektodermalen Nervengewebe. Der Gliabasalmembran liegen von seiten des Nervengewebes Ausläufer der Astrozyten an, die **Astrozytenendfüßchen**.

Die **zerebralen Kapillaren** bestehen aus **Endothelzellen** und der vereinigten **Gefäß- und Gliabasalmembran** (Abb. 7-18). Die Wandung der Kapillaren ist sehr dünn; häufig wird das Lumen von einer einzigen Endothelzelle ausgekleidet, deren gegenüberliegende Fortsätze miteinander in Kontakt treten und durch Tight junctions das Lumen abdichten. Die Endothelzellen enthalten Aktin und sind somit zur Kontraktion fähig (Regulation des Blutflusses des Gehirns; Bd. 4).

Die postkapillären Anteile des Gefäßsystems im ZNS bestehen aus weitlumigen Gefäßen, **Venulen**, in deren Wandung unregelmäßig einige Glatte Muskelzellen eingestreut sind. Die **Myozyten** vereinigen sich nicht zu einem konzentrischen Ring; Venulen sind daher, was ihren Aufbau betrifft, nicht in der Lage, einen Rückstau des Blutes zu bewirken. Sie sind passive Transportwege, die das Blut in Richtung der großen venösen Blutleiter des Gehirns, der **venösen Sinus**, leiten.

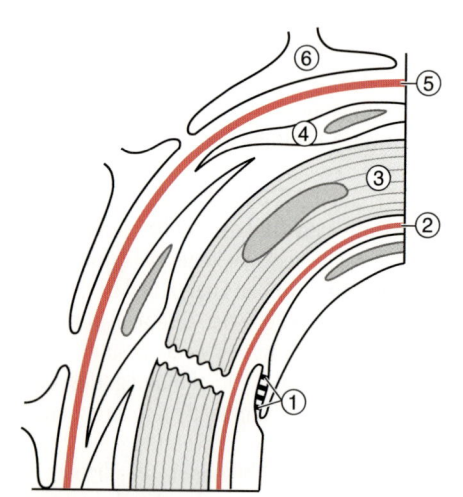

Abb. 7-17 Wandbau einer intrazerebralen Arteriole.
rot: Basalmembranen
1 Endothelzellen mit Tight junctions
2 Gefäßbasalmembran
3 Glatte Muskelzelle
4 Adventitiazelle
5 Gliabasalmembran
6 Gliaendfüßchen

7.4.2 Schranken des Nervensystems

Das ZNS ist durch die Blut-Hirn-Schranke und die Blut-Liquor-Schranke gegen das unkontrollierte Eindringen von Blutbestandteilen in das Nervengewebe geschützt. Gleiches gilt für das PNS, in dem eine Blut-Nerven-Schranke vorhanden ist. Strukturelle Basis der Schranken sind Tight junctions, die das Milieu des Nervengewebes gegen das der Peripherie abschirmen. Der gesamte Transport muß transzellulär erfolgen und ist somit weitgehend kontrolliert.
- Tight junctions (Zonulae occludentes)
- Blut-Hirn-Schranke
- Blut-Liquor-Schranke
- Blut-Nerven-Schranke

Allen **biologischen Schranken** ist gemeinsam, daß sie auf **Tight junctions** (*Zonulae occludentes*) beruhen. *Zonulae occludentes* verschweißen benachbarte Zellen so miteinander, daß keine Substanzen zwischen den Zellen hindurchgelangen können: der interzelluläre Transportweg ist blockiert. Die mit Tight junctions **verschweißten Zellen** bilden die **Schranke**. Bei der **Blut-Hirn-Schranke** sind das die **Endothelzellen**, die die intrazerebralen Gefäße auskleiden; bei der **Blut-Liquor-Schranke** sind es die **Epithelzellen** des *Plex. choroideus*, und bei der **Blut-Nerven-Schranke** sind es die **epitheloiden Bindegewebszellen** der innersten Schicht des *Perineurium*. Diese Schranken sind gemeinsam dafür verantwortlich, daß für das Nervengewebe schädliche Substanzen nicht in dessen Extrazellulärraum gelangen können, obwohl diese Substanzen mit der systemischen Zirkulation in engste Nachbarschaft zum Nervengewebe gelangen.

Die Schranken schotten gemeinsam das gesamte Nervengewebe des ZNS und des PNS gegen außen ab. Veränderungen in der Zusammensetzung des Blutserums können sich nicht auf die extrazelluläre Flüssigkeit des Nervengewebes auswirken und damit auch nicht auf die Nervenzellen. Ein **selektiver Austausch** zwischen Nervengewebe und Blut ist aber **notwendig**, um die Ernährung und Entgiftung zu sichern. Die größte Austauschfläche besteht auf Ebene der Blut-Hirn-Schranke, deshalb wird häufig von Blut-Hirn-Schranke gesprochen, wenn alle Schranken des Nervengewebes gemeint sind.

Zwischen dem Nervengewebe und seiner extrazellulären Flüssigkeit, dem **Liquor cerebrospinalis**, existiert keine Schranke. Es gibt keine „Hirn-Liquor-Schranke". Alle Substanzen, die sich im *Liquor cerebrospinalis* befinden, können zu den Nervenzellen gelangen. Andererseits können auch alle Substanzen, die sich im Extrazellulärraum des Nervengewebes befinden, in den Liquor gelangen. Der *Liquor cerebrospinalis* **spiegelt** den **Zustand des Nervengewebes wider**.

Blut-Hirn-Schranke

Die Blut-Hirn-Schranke besteht aus den Endothelzellen, die die Hirngefäße auskleiden. Sie sind durch Tight junctions so miteinander verschweißt, daß kein unkontrollierter Transport von Bestandteilen des Blutserums in das ZNS möglich ist. Lediglich fettlösliche Substanzen können ungehindert die Blut-Hirn-Schranke passieren, für wasserlösliche Substanzen wie Glukose oder Aminosäuren stehen Transportproteine in der Membran der Endothelzellen zur Verfügung.
- Endothelzellen
- Lipidnatur der Zellmembran
- Fettlösliche/wasserlösliche Moleküle
- Transportproteine
- Rezeptorvermittelte Transzytose

Die **Endothelzellen** der Hirngefäße bilden die **Blut-Hirn-Schranke** (Abb. 7-18). Die Schranke wird realisiert durch **Tight junctions**, welche die Endothelzellausläufer miteinander verbinden, so daß eine **interzelluläre Diffusion unmöglich** ist. Die **transzelluläre Diffusion** ist ebenfalls **eingeschränkt**: die Endothelzellen sind nicht fenestriert – im Gegen-

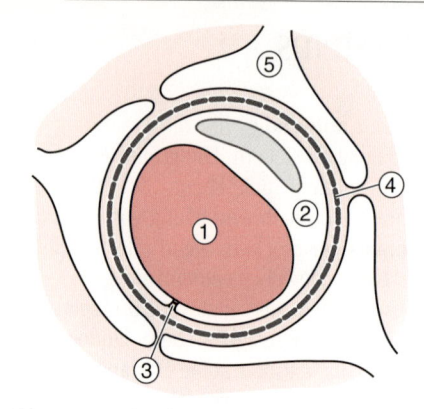

Abb. 7-18 Ort der Blut-Hirn-Schranke.
rot: Blut und Blutbestandteile
hellrot: extrazelluläre Flüssigkeit des Nervengewebes
1 Lumen einer Kapillare
2 Endothelzelle
3 Tight junction
4 Basalmembran zwischen Gefäß und Gliazelle
5 Gliaendfüßchen

satz zu den Endothelzellen der Blut-Liquor-Schranke –, ein pinozytotischer Transport existiert nicht, und sie besitzen eine komplizierte Glykokalyx, die zum Teil für die Selektivität des Transports verantwortlich ist.

Die Endothelzellen in der Quergestreiften Muskulatur sind ähnlich aufgebaut wie im Gehirn. Eine „Blut-Muskel-Schranke" ist jedoch nicht vorhanden; hier sichert die reiche Ausstattung mit pinozytotischen Bläschen einen regen Transport auch von Makromolekülen über die Gefäßwand.

Die Basalmembranen der Hirngefäße sind keine effektiven Filter. Auch die Astrozyten, die mit ihren Endfüßchen die Hirngefäße einhüllen, stellen keine Barriere dar. Die extrazelluläre Flüssigkeit des Nervengewebes dringt in den Extrazellulärraum der mesenchymalen Gefäße ein und erstreckt sich bis an die abluminale (dem Hohlraum der Gefäße abgewandte) Seite der Endothelzellen und ihrer Tight junctions. Die Astrozyten sezernieren jedoch Signalmoleküle, die die Bildung von Tight junctions zwischen den Endothelzellen stimulieren.

Einige wenige Teile des Nervensystems besitzen keine Blut-Hirn-Schranke: die **Zirkumventrikulären Organe** (Bd. 4). Es handelt sich um unpaare Organe, die median in der Wand der Ventrikel lokalisiert sind. Dazu gehören mit der *Eminentia mediana* ein Teil des Hypothalamus,

die Epiphyse (*Corpus pineale*), die *Area postrema*, das *Organum vasculosum laminae terminalis*, das *Organum subfornicale* und das *Organum subcommissurale*. Die Endothelzellen der Gefäße in diesen Organen sind fenestriert[1]. Die **Ependymzellen** bilden eine **Schranke zum Liquor** hin. Die Zirkumventrikulären Organe spielen eine entscheidende Rolle für die Aufrechterhaltung der Homöostase des Gesamtorganismus.

Der **Austausch von Substanzen** zwischen systemischer Zirkulation und extrazellulärem Kompartiment des Nervensystems wird determiniert durch die:
• Eigenschaften der **Lipidmembranen** der Endothelzellen
• Anwesenheit von **Transportproteinen** und **Rezeptormolekülen** für den rezeptorvermittelten transzellulären Transport

Die **passiven Eigenschaften** der Blut-Hirn-Schranke werden durch die **Lipidnatur der Zellmembranen** determiniert. Für gut **fettlösliche niedermolekulare Moleküle** stellt die Blut-Hirn-Schranke **keine Barriere** dar. Dazu gehören die **Atemgase** O_2 und CO_2, alle **Anästhetika** von Äther über Halothan und Lachgas bis zu den Schlafmitteln (Barbituraten) und die meisten **Drogen** wie Alkohol, Nikotin und Kokain. Wie stark die **unterschiedliche Passagefähigkeit der Blut-Hirn-Schranke** die **Wirkung von Drogen beeinflußt**, läßt sich exemplarisch am Vergleich der Wirkung von Morphium und Heroin zeigen.

Klinischer Hinweis. **Morphium** ist wegen mehrerer OH-Gruppen relativ schlecht fettlöslich und gelangt daher nur verzögert in das Gehirn, wo es seine starke schmerzblockierende Wirkung entfaltet. Durch Azetylierung der OH-Gruppen von Morphium entsteht **Heroin**. Heroin ist gut fettlöslich, flutet sehr schnell das Gehirn und bewirkt den sogenannten „Kick", ein euphorisches Glücksgefühl, das schnell zu körperlicher Abhängigkeit, der **Heroinsucht**, führt.

Für die **Entwicklung von Medikamenten** sind diese Kenntnisse von großer Bedeutung. Haben Pharmaka eine giftige Wirkung auf Nervenzellen, wie zum Beispiel bestimmte Antibiotika, wird versucht, durch entsprechende chemische Derivatisierung die **Wasserlöslichkeit zu er-

---

[1] Bei diesen Fenestrierten Kapillaren handelt es sich um Äste von Gefäßen, die selbst eine Blut-Hirn-Schranke aufweisen. Daraus kann geschlossen werden, daß die Differenzierung der Schrankeneigenschaften von Blutgefäßen vom zu versorgenden Gewebe bestimmt wird und keine integrale Eigenschaft des Gefäßes ist.

höhen, um ein Eindringen in das ZNS zu verhindern. Sollen Medikamente ins Gehirn gelangen, beispielsweise Schmerz- und Schlafmittel, wird durch Derivatisierung versucht, die **Fettlöslichkeit zu verbessern**.

Für **Moleküle**, die **nicht fettlöslich** sind, die das Nervengewebe aber für seine Arbeit benötigt, besitzen die Endothelzellen **Transportproteine**. Das gilt für den Energielieferant des Nervengewebes, **Glukose**, und für **Aminosäuren**, die als Neurotransmitter oder als Proteinbausteine im Nervensystem benötigt werden. Peptide und Proteine werden ebenfalls am Eindringen in das Nervengewebe gehindert. Einige, wie z. B. Insulin, können jedoch durch **rezeptorvermittelte Transzytose** die Blut-Hirn-Schranke überwinden.

Manche Bakterien (z. B. Meningokokken, die Erreger der Hirnhautentzündung) oder Viren (z. B. das HIV-Virus) benützen diese Rezeptoren ebenfalls, um in das ZNS zu gelangen, das ansonsten gegen das Eindringen pathogener Keime gut geschützt ist.

Klinischer Hinweis. Für Neurotransmitter ist die Blut-Hirn-Schranke undurchlässig. Auf diese Weise können ungezielte Störungen der neuronalen Erregungsübertragung verhindert werden. Adrenalin bzw. Noradrenalin kann also in hoher Dosierung bei Wiederbelebungsmaßnahmen appliziert werden, ohne zentralnervöse Komplikationen hervorzurufen. Wenn im ZNS ein Transmittermangel besteht, z. B. von Dopamin bei der **PARKINSON-Krankheit**, muß zur kausalen Therapie das Vorläufermolekül L-Dopa eingesetzt werden, das im Gegensatz zu Dopamin die Blut-Hirn-Schranke passieren kann.

Eingriffe am Gehirn oder Störungen der Blutversorgung (Ischämie, Hirnblutung) können zum **Zusammenbruch der Blut-Hirn-Schranke** führen. Dies führt häufig zur Ausbildung eines **Hirnödems**, das weitere sekundäre Hirnschäden verursacht.

Blut-Liquor-Schranke

Die Blut-Liquor-Schranke wird von den Epithelzellen des Plexus choroideus gebildet und ergänzt durch das Mesothel der Arachnoidea. Die Eigenschaften der Blut-Liquor-Schranke entsprechen denen der Blut-Hirn-Schranke.
- **Adergeflecht (Plex. choroideus)**
- **Hirnventrikel (Ventriculi cerebri)**
- **Subarachnoidalraum (Spatium subarachnoideum)**
- **Spinnwebhaut (Arachnoidea mater)**

Das **Adergeflecht** (*Plexus choroideus*) liegt in den inneren Hohlräumen des Gehirns, den **Hirnventrikeln** (*Ventriculi cerebri*). Hier, am **Ort der Liquorproduktion**, existiert eine **Schranke zwischen Blut und Liquor** auf der Ebene der **Epithelzellen** des *Plex. choroideus*, die durch **Tight junctions** miteinander verschweißt sind (Abb. 7-19).

Die Endothelzellen des dichten Kapillarnetzes im *Plex. choroideus* sind gefenstert. Blutinhaltsstoffe können in das Plexusgewebe diffundieren, sie können aber nicht unkontrolliert über die Schranke der Plexusepithelzellen gelangen. Demnach besitzt der **Plex.**

Abb. 7-19 Ort der Blut-Liquor-Schranke.
rot: Blut und Blutbestandteile
hellrot: Liquor
1 Lumen einer Kapillare des Plex. choroideus
2 Gefensterte Endothelzelle
3 Lockeres Bindegewebe
4 Basalmembran
5 Plexusepithel
6 Tight junction

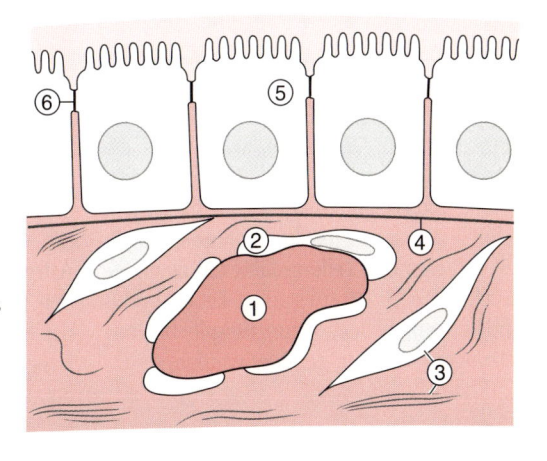

choroideus eine **Schranke gegenüber** dem **Liquor**, **nicht** aber **gegenüber** dem **Blut**. Damit verhält er sich ähnlich wie die Zirkumventrikulären Organe. Mit diesen gemeinsam wird er zu den **Neurohämalen Zonen** des Gehirns gezählt.

Der *Liquor cerebrospinalis*, der vom *Plex. choroideus* im Inneren des Gehirns gebildet wird, verläßt dieses durch die Ventrikelöffnungen und gelangt in den **Subarachnoidealraum** (*Spatium subarachnoideum*). Auch dieser äußere Liquorraum ist gegenüber dem restlichen Organismus abgedichtet. Es existiert hier eine **Schranke** auf Ebene der äußeren Schicht der **Spinnwebhaut** (*Arachnoidea mater*), deren **Bindegewebszellen** mesothelartig abgeflacht und durch **Tight junctions** miteinander verbunden sind.

Blut-Nerven-Schranke

Die Blut-Nerven-Schranke wird vom Perineurium gebildet, dessen innerste Zellschicht durch Tight junctions verschweißt ist.
- Nerven
- Perineurium

Auch das PNS ist an der Abschottung des Nervengewebes gegenüber äußeren Einflüssen beteiligt. Es besteht eine **Diffusionsbarriere** zwischen **Nerven** und den **peripheren Geweben**, durch die sie verlaufen. Die Schranke befindet sich auf Ebene der innersten, zum Endoneurium gerichteten Schicht des **Perineurium**. Die **Fibrozyten** sind hier epithelartig angeordnet und mit **Tight junctions** untereinander verbunden.

7.4.3 Gliazellen

Gliazellen sind die nichtneuronalen Zellen des Nervengewebes. Erst die Gliazellen ermöglichen die schnelle und exakte Erregungsübermittlung zwischen den Nervenzellen. Mikrogliazellen sind eingewanderte Abwehrzellen. Makrogliazellen sind Bildungen des Nervengewebes. Die Makroglia gliedert sich in Astroglia und Oligodendroglia.
- Makrogliazellen
- Mikrogliazellen

Das Nervengewebe besteht aus zwei grundsätzlich verschiedenen Zellarten, den Nervenzellen und den Gliazellen. Die **Gliazellen** (*Gliocyti*) ermöglichen es den Nervenzellen, ihre Aufgaben zuverlässig auszuüben. Erkrankungen der Gliazellen wirken auf die Nervenzellen zurück: sie können Erregungsleitung und Erregungsübertragung nicht mehr schnell und fehlerfrei durchführen. Gliazellen verlieren ihre **Teilungsfähigkeit** nicht. Sie durchlaufen einen konstanten Lebenszyklus und können bei Bedarf, zum Beispiel bei Verletzungen, vermehrt gebildet werden.

Klinischer Hinweis. Da Gliazellen ihre Teilungsfähigkeit nicht verlieren, besitzen sie auch das Potential zur pathologischen Vermehrung, d. h. zur Bildung von Tumoren. **Hirntumoren** sind Tumoren im Inneren des Schädels, die keine Metastasen von Tumoren der Körperperipherie sind. **Glioblastome** sind Tumoren von undifferenzierten Gliazellen, **Astrozytome** stammen von Astrozyten ab, **Neurinome** von SCHWANN-Zellen. Zu den Hirntumoren zählen auch **Meningeome** (Wucherungen der Hirnhäute) und **Hämangiome** (Wucherungen der zerebralen Gefäße).

Gliazellen unterscheiden sich nach Herkunft und Aufgabe. **Makrogliazellen** sind **Bildungen des Nervengewebes**. Sie entstehen wie die Nervenzellen aus dem **Neuroektoderm** und werden deshalb auch als **Neuroglia** bezeichnet. Zu ihnen zählen die **Oligodendrozyten** und die **Astrozyten**.

Oligodendrozyten sind für die Sicherung und Beschleunigung der Erregungsleitung zuständig – so wie die SCHWANN-Zellen im PNS.

Astrozyten sind – so wie die Mantelzellen in den Ganglien des PNS – für die Ernährung der Nervenzellen und für die Sicherung der Erregungsübertragung an der Synapse zuständig. Dies beinhaltet auch die Kontrolle des

extrazellulären Milieus hinsichtlich seines Ionen- und Transmittergehalts.
Mikrogliazellen sind **mesenchymalen Ursprungs**. Sie leiten sich von Makrophagen ab, gehören also im weitesten Sinne zum Immunsystem des Körpers (Bd. 3). Ihre Aufgaben liegen in der Infektabwehr und in der Phagozytose von Abbauprodukten.

Im weiteren wird nicht näher auf Oligodendrozyten und SCHWANN-Zellen eingegangen. Diese Zellen und die von ihnen geleistete **Myelinisierung** sind ausreichend in der Histologie (Kap. 2) und in Lehrbüchern der Physiologie beschrieben. Die Leistungen, die Astroglia und Mikroglia für die Aufrechterhaltung der Integrität des Nervensystems und damit zur Sicherung seiner Aufgaben erbringen, sind jedoch bisher nicht ausreichend zusammengefaßt.

Astrozyten, *Astrocyti*

Astrozyten sind verantwortlich für die Homöostase des extrazellulären Milieus des ZNS. Sie kontrollieren den Ionengehalt und entfernen Aminosäuretransmitter aus dem Synaptischen Spalt. Sie sind verantwortlich für die Kopplung von neuronaler Aktivität und Glukoseaufnahme. Während der Entwicklung bilden Astrozyten Leitstrukturen für die Neuronenwanderung. Im adulten Gehirn wirken sie mit bei der Synapsenneubildung.
- **Gliaendfüßchen**
- **Gap junctions**
- **Funktionelles Synzytium**
- **Glutamin**
- **Glykogenreserven**
- **Wachstumsfaktoren**

Astrozyten (*Astrocyti*), auch als **Astroglia** oder **Sternzellen**[1] bezeichnet, sind die häufigsten Gliazellen des ZNS[2]. Bis auf die synaptischen Kontaktstellen sind Dendriten und Perikaryen der Nervenzellen sowie ihre unmyelinisierten Axone vollständig von Astrozyten bzw. deren zahlreichen Ausläufern bedeckt. Weitere Fortsätze der Astrozyten haben als **Gliaendfüßchen** Kontakt mit den Kapillaren. Die einzelnen Astrozyten sind durch zahlreiche **Gap junctions** miteinander verbunden und bilden so ein **funktionelles Synzytium**.

Astrozyten sind für die **Sicherung der neuronalen Erregungsübertragung** zuständig:
- Sie wirken mit an der **Aufrechterhaltung des extrazellulären Ionenmilieus**, indem sie mit großer Effektivität K^+-Ionen, die bei der exzitatorischen Erregungsübertragung freigesetzt werden, aufnehmen und durch ihre **Gap junctions** über größere Bereiche verteilen („spatial buffering").
- Sie **entfernen** die wichtigsten zentralen Transmitter, **GABA** und **Glutamat**, aus dem Synaptischen Spalt und „speichern" sie in inaktiver Form als Glutamin. Das **Glutamin** wird bei Bedarf an die Nervenendigungen zurückgegeben, in denen dann wieder Glutamat bzw. GABA synthetisiert und in synaptischen Bläschen gespeichert wird. Es besteht eine **funktionelle Einheit** zwischen der **Synapse** und ihren **Astrozyten** (Abb. 7-20).
- Sie sind Träger der **Kopplung** zwischen **neuronaler Aktivität** und **Metabolismus**. Es besteht eine morphologisch-funktionelle Einheit zwischen regionaler Kapillare und Synapse. Diese wird durch die Astrozyten vermittelt: Die Freisetzung von Glutamat induziert eine **Gefäßerweiterung**. Glukose wird vermehrt durch die Blut-Hirn-Schranke transportiert, von Astrozyten resorbiert und direkt in den Zitronensäurezyklus eingespeist bzw. als Laktat den Nervenzellen zur Verfügung gestellt.
- Sie besitzen (geringe) **Energiereserven** in Form von **Glykogen**. Diese Glykogenreserven betragen nur etwa ein Hundertstel von denen der Leber, sie sind jedoch kurzfristig aktivierbar und werden in Ruhezeiten (z. B. während einer Narkose) schnell wieder aufgebaut.

---

[1] Achtung! Der Begriff „Sternzelle" wird auch für kleine Multipolare Neurone verwendet.
[2] Im PNS übernehmen die Mantelzellen in den Ganglien einige ihrer Aufgaben.

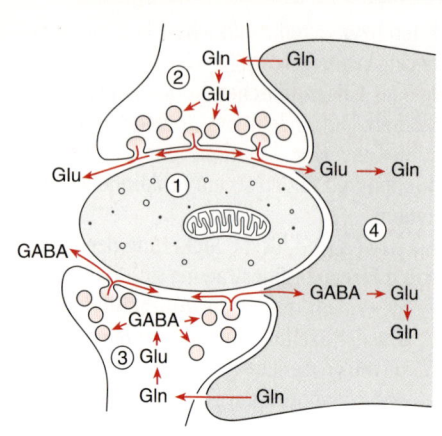

Abb. 7-20 Funktionelle Einheit von Synapse und Astrozyt.
rot: Die Transport- und Synthesewege von Glutamat (Glu) zu Glutamin (Gln) und von GABA über Glutamat zu Glutamin
1 Dendrit
2 Glutamaterger Bouton
3 GABAerger Bouton
4 Fortsatz eines Astrozyten

Neben diesen essentiellen Funktionen bei der Sicherung der neuronalen Erregungsübertragung erfüllen Astrozyten zusätzliche Aufgaben beim **Aufbau des Nervensystems** und für dessen **Integrität**.

Während der **Entwicklung des Nervensystems** bilden die Astrozyten in Form der **Radiärglia Leitstrukturen für die Neuronenwanderung**. Diese Formation ist noch erhalten als BERGMANN-Glia in der Kleinhirnrinde und als MÜLLER-Glia in der Netzhaut des Auges.

Astrozyten produzieren und sezernieren eine Reihe von **Wachstumsfaktoren** (z. B. „glial cell line-derived neurotrophic factor" oder „brain-derived neurotrophic factor"), die während der Entwicklung, aber auch im adulten Gehirn, das **Auswachsen von Axonen** und die **Synapsenausbildung** induzieren. Dieser Prozeß wird unterstützt durch **Modifikationen** in der Zusammensetzung der **Extrazellulären Matrix**, die ebenfalls durch die Astrozyten erfolgen.

Die Astroglia bildet **Glianarben**[1] um geschädigtes Nervengewebe, beispielsweise um nekrotisches Gewebe nach einer Ischämie oder einem Trauma. So wird gesundes, d. h. mit Blut-Hirn-Schranke ausgestattetes, Nervengewebe gegen krankes Gewebe mit durchlässiger Blut-Hirn-Schranke abgeschottet.

Astrozyten **kontrollieren** auch den **Ammoniakgehalt** des Nervengewebes. Als Produzenten von Glutamin, reichlich ausgestattet mit dem Enzym **Glutaminsynthetase**, können sie bei entsprechendem Angebot der Vorstufen jederzeit Glutamin synthetisieren.

Klinischer Hinweis. Lebererkrankungen gehen im terminalen Stadium mit einer **hepatischen Enzephalopathie** einher. Sie ist gekennzeichnet durch psychische Veränderungen, Müdigkeit, Depressionen bis zur Bewußtseinseintrübung und Delirium. Verursacht wird sie durch das Anfluten von NH_3 in die Astrozyten. Diese wandeln alles Glutamat in Glutamin um, so daß erstgenanntes nun als Transmitter nicht mehr zur Verfügung steht. Da sich dadurch auch die Aktivität der Nervenzellen reduziert, entwickelt sich ein Circulus vitiosus.

Mikroglia, *Microglia*

Mikrogliazellen sind die immunkompetenten Zellen des Nervengewebes. Sie sind mesodermalen Ursprungs. Bei Erkrankungen des Nervengewebes werden die ruhenden Zellen aktiviert, sie sezernieren Zytokine und phagozytieren Zelltrümmer.
- Ruhende/reaktive Mikroglia
- Immunkompetente Zellen
- Phagozytose
- Wachstumsfaktoren

Mikrogliazellen, auch als **Mikroglia** oder **HORTEGA-Zellen** benannt, sind **mesenchymalen Ursprungs**. Sie sind bereits in der frühen Embryogenese in das sich entwickelnde ZNS eingewandert. Dort setzen sie Wachstumsfaktoren frei und phagozytieren überschüssige Zellen. Mit Abschluß der Entwicklung verlieren sie ihre Beweglichkeit, bilden zahlreiche kurze Fortsätze aus und werden zu **ruhender Mikroglia**. Bei Schädigungen des ZNS wandelt diese sich in **reaktive Mikroglia**, die wieder zu Phagozytose und Beweglichkeit fähig ist.

Das ZNS ist **immunologisch privilegiert**. Blut-Hirn-Schranke und Blut-Liquor-Schranke verhindern das Eindringen von Erregern. Auch zirkulierende Immunzellen wie beispielsweise T-Lymphozyten oder Serumproteine wie Immunglobuline gelangen kaum in das ZNS. Bei einer Schädigung von Gehirn und Rückenmark sind Mi-

---

[1] Glianarben wurden als eine der Ursachen betrachtet, die eine Regeneration von zentralen Nervenfasern verhindern (im Gegensatz zu regenerationsfähigen peripheren Nervenfasern). Allerdings produzieren die zentralen Myelinbildner, die Oligodendrozyten, im Gegensatz zu den SCHWANN-Zellen auch nervenwachstumshemmende Faktoren (z. B. NO-GO).

krogliazellen die **einzigen ortsständigen immunkompetenten Zellen**. Sie sind in der Lage, **Sauerstoffradikale und NO freizusetzen**, **Zytokine zu sezernieren** und **Antigene zu präsentieren**. Dadurch werden bei verletzter Blut-Hirn-Schranke weitere Abwehrzellen des Organismus angelockt, die die Mikrogliazellen in ihrem Abwehrkampf unterstützen und bei der **Phagozytose** mithelfen.

Mikrogliazellen bilden das **Abwehrsystem des ZNS**. Sie sind das Verbindungsglied zwischen Nervengewebe und Lymphatischem Gewebe. Bei Schädigungen des Gehirns, ob global oder lokal, werden sie aktiviert. **Reaktive Mikroglia** findet sich bei Verletzungen, Entzündungen und allen Formen des Nervenzelluntergangs, wie bei Ischämie, der ALZHEIMER- und der PARKINSON-Erkrankung.

Klinischer Hinweis. Bei einigen entzündlichen Erkrankungen des Nervengewebes kann sich die phagozytotische Aktivität der Mikroglia gegen das eigene Nervengewebe richten. Das ist der Fall bei der **Multiplen Sklerose**, einer **Autoimmunkrankheit**, bei der das zentrale Myelin als fremd erkannt und von reaktiver Mikroglia phagozytiert wird. Die Läsionen in der Weißen Substanz sind zufällig verteilt, die Lähmungen und Sensibilitätsstörungen daher variabel. Der Verlauf ist schubweise progredient.

Die Mikroglia dient jedoch nicht nur als **Frühwarnsystem** für verschiedenste krankhafte Vorgänge im ZNS; sie spielt auch bei **Reparations- und Reorganisationsprozessen** eine herausragende Rolle, indem sie durch Beseitigung von Zelltrümmern Platz schafft und durch **Freisetzung von Wachstumsfaktoren** die Bildung neuer Synapsen fördert.

7.5 Allgemeine Aspekte der Entwicklung von Nervensystemen

Jedes Organsystem, auch das Nervensystem, ist das Ergebnis von zwei unterschiedlichen Arten der Entwicklung, der Individualentwicklung und der Stammesentwicklung.
- Phylogenese/Ontogenese

Die **Phylogenese** des Nervensystems ist integraler Teil der Weiterentwicklung im Tierreich bis zum Menschen als dem – aus dieser Perspektive betrachtet – höchstentwickelten Lebewesen. Die Phylogenese ist demnach ein Teil der **Evolutionsgeschichte des Menschen**.
Die **Ontogenese** des Nervensystems beschäftigt sich mit der Entwicklung dieses individuellen Organsystems von der Zeugung bis zum Tod. Diese Entwicklung ist beim Menschen ein hochkomplexer, in mehreren, sich zum Teil überlappenden Schritten ablaufender Prozeß, der in vielem noch Gegenstand der Forschung ist.

Im folgenden wird die Phylogenese des ZNS in groben Zügen dargestellt. Die Ontogenese wird in ihren allgemeinen Aspekten abgehandelt. Dies betrifft insbesondere die **Neurogenese** (Bildung von Nervenzellen) und die **Synaptogenese** (Bildung und Stabilisierung von neuronalen Netzwerken). Die **Morphogenese** (Ausbildung der Gestalt des ZNS) und die **Histogenese** (Bildung von Kerngebieten und Schichtung der Rindenareale) wird in Band 4 besprochen.

7.5.1 Phylogenese

Das Nervensystem des Menschen läßt sich auf den Bauplan des Chordaten-Nervensystems zurückführen. Bei den Säugern vergrößert sich das Gehirn im Vergleich zum Rückenmark überproportional. Bei den Primaten stehen die Vergrößerung und Differenzierung des Endhirns und die Ausbildung des Neocortex im Vordergrund.

- Chordaten-Nervensystem
- Zentralisierung
- Zephalisierung
- Kortikalisation
- Neenzephalisation

Vergleichende anatomische Studien im Tierreich legen den Schluß nahe, daß es **fünf Grundtypen von Nervensystemen** gibt. Der einfachste Grundtyp, ein Ringnervensystem, findet sich bei den Hohltieren. Die Plattwürmer besitzen ein paariges Oberschlundganglion, das als Gehirn interpretiert werden kann. Bei den Weichtieren (Muscheln, Schnecken, Tintenfische) existiert ein viersträngiges Nervensystem. Ringelwürmer und Gliederfüßer, zu denen auch die große Gruppe der Insekten gehört, besitzen ein unpaares Zerebralganglion, das mit einem paarigen Strickleiternervensystem verbunden ist. Der fünfte Grundtyp des Nervensystems findet sich bei den **Schädeltieren** (*Craniota*), zu denen als bedeutendste Gruppe die **Wirbeltiere** (*Vertebratae*) einschließlich des Menschen zählen. Ihr Nervensystem wird als **Chordaten-Nervensystem** bezeichnet, da seine Entwicklung eng mit der Ausbildung der **Chorda dorsalis** verbunden ist (Kap. 3).

Die Frage, ob diese fünf verschiedenen Bautypen von Nervensystemen sich auf **einen Ursprungstyp** zurückführen lassen, ob also alle Nervensysteme aus einer Uranlage hervorgegangen sind, ist nicht beantwortet. So sind beispielsweise die höchst unterschiedlichen Nervensysteme von Insekten (z. B. bei der Fruchtfliege *Drosophila*) und Säugetieren (z. B. bei der Maus) kaum miteinander vergleichbar. Sie müssen daher entweder unabhängig voneinander entstanden sein oder die Entwicklungswege müssen sich bereits sehr früh in der Evolution voneinander getrennt haben. In jüngster Zeit hat sich nun gezeigt, daß die **genetischen Mechanismen**, die für die Gliederung des Nervensystems verantwortlich sind, bei Insekten und Säugetieren sehr ähnlich, wenn nicht identisch sind. Die genetischen Mechanismen sind also vermutlich älter als die Nervensysteme selbst. Sie dienen der Gliederung der Körperlängsachse insgesamt.

Das **Chordaten-Nervensystem** besteht aus einem über der Chorda dorsalis liegenden **Zentralen Nervensystem** und einem **Peripheren Nervensystem**, das die Verbindung zu Körperorganen, Körperoberfläche und Bewegungsapparat herstellt. Das ZNS der Chordaten setzt sich aus **Rückenmark** und **Gehirn** zusammen, die gut geschützt im Wirbelkanal bzw. Schädel liegen. Rückenmark und Gehirn entwickeln sich aus einer gemeinsamen Anlage, der **Neuralplatte**. Rückenmark und Gehirn der Vertebraten haben einen **röhrenförmigen Bau**. Im Innern befinden sich Hohlräume, **Ventrikel**, in denen die **Hirnflüssigkeit** (*Liquor cerebrospinalis*) gebildet wird.

Das **Rückenmark** (*Medulla spinalis*) mit dem Zentralkanal und das **Markhirn** (*Myelencephalon, Medulla oblongata*) mit dem Vierten Ventrikel gleichen sich im Aufbau und zeigen eine geringe phylogenetische Variation: innen findet sich Graue Substanz, außen Weiße Substanz. Die beiden ZNS-Abschnitte sind Ursprungsgebiet der Spinalnerven zu Bewegungsapparat und Leibeswand bzw. der unteren Hirnnerven zu den entsprechenden Kopfbereichen.

Dagegen ist das **Nachhirn** (*Metencephalon*) nur bei Vögeln und Säugetieren gut ausgebildet und gliedert sich neben der **Haube** (*Tegmentum*) in **Kleinhirn** (*Cerebellum*) und **Brückenfuß** (*Pes pontis*). **Kleinhirnanaloge** zur Regulation des Gleichgewichts (*Vestibulocerebellum*) finden sich bei allen Schädeltieren. Die Hemisphärenanteile sind als unabhängige Neuentwicklungen bei Vögeln und Säugern hinzugekommen. Das *Pontocerebellum* oder *Neocerebellum* ist eine Entwicklung des Säugergehirns. Parallel dazu erfolgt die Ausbildung des Brückenfußes.

Das **Mittelhirn** (*Mesencephalon*) besteht aus dem **Mittelhirndach** (*Tectum*) und den **Hirnschenkeln** (*Pedunculi cerebri*). Im Zentrum befindet sich der **Aquädukt**. Das *Tectum* ist bei allen Schädeltieren, mit Ausnahme der Säuger, das wichtigste visuelle Zentrum und weist einen hohen Grad der Differenzierung auf[1]. Bei Säugern hat sich das Mittelhirndach relativ zurückgebildet und dient nur noch als Schaltstation für visuelle Reflexe.

Das **Vorderhirn** (*Prosencephalon*) ist bei den Säugern und hier insbesondere beim Menschen am weitesten differenziert. Es gliedert sich in Zwischen- und Endhirn. Das **Zwischenhirn** (*Diencephalon*) beherbergt den Dritten Ventrikel. Es besitzt mit dem **Hypothalamus**, dem übergeordneten vegetativen und hormonellen Steuerungszentrum, einen Abschnitt, der nur geringe phylogenetische Variabilität aufweist. Dagegen steht der **Thalamus** in enger Beziehung zum Endhirn und weist parallel ausgebildete Veränderungen in Größe und Differenzierungsgrad auf.

Das **Endhirn** (*Telencephalon*) entsteht aus einer ursprünglich unpaaren Anlage, die sich durch Ausstülpung (Evagination) zu den zwei **Endhirnhemisphären** ausdehnt. Diese enthalten je einen der beiden Seitenventrikel. Die Endhirnhemisphären lassen sich in den dorsal liegenden **Mantel** (*Pallium*) und in das ventral liegende *Subpallium* untergliedern. Das *Subpallium* besteht aus dem medial gelegenen *Septum* und dem lateral davon liegenden *Striatum*, den Vorläufern der inneren Kerngebiete des Endhirns. Das *Pallium*, auch als Großhirnrinde bezeichnet, läßt sich in ein mediales, dorsales und laterales Pallium untergliedern. Diese fünf Abschnitte sind im Uhrzeigersinn angeordnet (Abb. 7-21). Beim Säuger wird das mediale Pallium, der *Archicortex*, zum **Hippocampus** und das laterale Pallium, der *Paleocortex*, zum

---

[1] Bei Greifvögeln mit ihrem hochentwickelten Sehsystem weist das *Tectum* einen ähnlichen Grad der Differenzierung auf wie beim Menschen die Sehrinde des Großhirns. Dies ist eines von vielen Beispielen dafür, daß Ausmaß und Grad der Differenzierung einzelner Abschnitte des ZNS die Lebens- und Umweltbedingungen widerspiegeln, mit denen sich eine Tierart auseinanderzusetzen hat.

Olfaktorischen Kortex. Aus dem dorsalen Pallium entwickelt sich der **Neocortex** der Säuger. Er erfährt bei diesen eine starke Größenzunahme und übernimmt zahlreiche Funktionen früher angelegter Hirngebiete, wie z. B. die Verarbeitung visueller Impulse.

Während der Evolution haben sich folgende **Prinzipien** durchgesetzt:
- bilaterale Symmetrie
- Zentralisierung
- Regionalisierung
- Zephalisierung

Die **bilaterale Symmetrie** und die damit einhergehende Differenzierung von Dorsal- und Ventralseite haben sich beim Körperbau und damit beim Bau des Nervensystems in weiten Bereichen des Tierreichs durchgesetzt. Die **Zentralisierung** ist beim Chordaten-Nervensystem ausgeprägt: die Hauptmasse des Nervensystems liegt in Rückenmark und Gehirn. Mit der Zentralisierung einer geht eine **Regionalisierung**; es sind nicht mehr alle Teile des Nervensystems für alles verantwortlich, sondern es kommt zu einer Arbeitsteilung. Bestimmte Teile des Zentralnervensystems sind auf bestimmte Aufgaben **spezialisiert**. Sie repräsentieren nur noch einzelne Qualitäten und einzelne Körperteile. Regionalisierung und qualitative sowie topische Repräsentation bedingen einander.

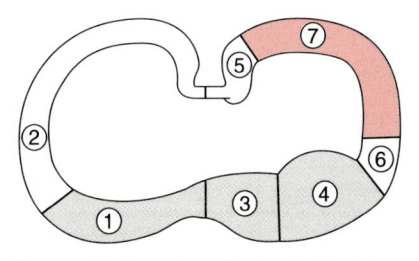

Abb. 7-21 Gliederung der Endhirnhemisphäre (schematisierter Frontalschnitt durch die Endhirnanlage).
rot: Anlage des Neocortex
1 Subpallium
2 Pallium
3 Mediales Subpallium – Septum
4 Laterales Subpallium – Striatum
5 Mediales Pallium – Archicortex
6 Laterales Pallium – Paleocortex
7 Dorsales Pallium – Neocortex

Zephalisierung, d. h. die Tendenz, die Hauptmasse des Nervensystems in den Kopf zu verlagern, läßt sich bei verschiedenen Grundtypen von Nervensystemen beobachten.

Das Gehirn der Wirbeltiere, aber auch die Zerebralganglien der Insekten sind parallel zu der Entwicklung der Sinnessysteme für Hören, Sehen und Riechen entstanden. Für diese Systeme ist eine beträchtliche neuronale Verarbeitung auf mehreren Ebenen und Stufen notwendig, um ihre Informationen in sinnvolle Handlungen umzusetzen. Tierarten, denen Fernsinnessysteme fehlen, weisen auch keine entwickelten Zerebralganglien oder Gehirne auf. Eine räuberische Lebensweise begünstigt die Entwicklung der Fernsinnessysteme und damit komplexer Gehirne. Mindestens so wichtig ist aber auch die soziale Lebensweise. Komplexe Sozialstrukturen fördern die Entstehung hochkomplizierter Hirnzentren (Pilzkörper der sozialen Insekten, Großhirnrinde der Säugetiere).
Parallel zur Zephalisierung läßt sich eine **Kortikalisation** beobachten. So wird die Tatsache umschrieben, daß für höhere Verarbeitungsstufen geschichtete, rindenartige Strukturen angelegt werden, wie beispielsweise im *Tectum* der Vögel oder im *Cortex* der Säuger.

Charakteristisch für die Säuger ist die im Vergleich zum Rückenmark **mächtige Entwicklung des Gehirns**. Die Umgestaltung des Gehirns erfolgt überwiegend durch den **Einbau des Neocortex**. Dieser Prozeß wird als **Neenzephalisation** bezeichnet. Beim Menschen hat die Neenzephalisation dazu geführt, daß das Endhirn 82% des Gesamtgehirns ausmacht. Dabei beträgt der Anteil des Neocortex am Endhirn 96%. Die Neenzephalisation geht einher mit der Ausbildung neuer Bahnen, die die neuen Hirngebiete miteinander und mit den älteren Hirngebieten verbinden. So ist die **Pyramidenbahn** (*Tractus corticospinalis*), die Bahn der Willkürmotorik, eine „neue" Bahn, die im Neocortex entspringt und auf ihrem direkten Weg zu den „alten" Motoneuronen des Rückenmarks „alte" Hirngebiete durchquert. Der **Balken** (*Corpus callosum*), der die neuen Kortexanteile miteinander verbindet, spiegelt in seiner Größe den Grad der Neenzephalisation wider.

Die Größenzunahme des Neocortex in der aufsteigenden Säugetierreihe führt, auf Grund der begrenzten Größe des Hirnschädels, zu einer Faltung der Hirnrinde in **Windungen** (*Gyri*) und **Furchen** (*Sulci*). Durch die Faltung wird eine Gliederung der Endhirnhemisphären in **Lappen** (*Lobi*) möglich. Auf der Basis von charakteristischen Furchen können **Stirnlappen** (*Lobus frontalis*), **Scheitellappen** (*Lobus parietalis*), **Hinterhauptslappen** (*Lobus occipitalis*) und **Schläfenlappen** (*Lobus temporalis*) voneinander differenziert werden. Innerhalb des Neocortex existieren **Repräsentationsfelder** für alle Sinnessysteme und für das Motorische System. Diese Repräsentationsfelder finden sich schon bei den ersten Säugern. Es sind aber vor allem die **Assoziationsgebiete** (Abb. 7-22), die während der Evolution an Ausdehnung und Differenzierung zugenommen haben; diese verarbeiten verschiedene sensorische Impulse miteinander und leiten daraus Handlungsfolgen ab, die weit über reflexartige Reaktionen hinausgehen. Vergleichende neuroanatomische Studien haben ergeben, daß sich beim Menschen der **Stirnlappen** überproportional vergrößert und differenziert hat. Dieses Hirngebiet ist nicht allein für die Planung und Umsetzung von Bewegungen zuständig, sondern beim Menschen darüber hinaus für den Entwurf von längerfristigen Handlungsstrategien und für die Reflexion über diese.

Bei den Vertebraten wird die **Hirngröße** unter anderem **von der Körpergröße bestimmt**: je größer der Körper, desto größer das Gehirn. Allerdings erfolgt die Größenzunahme nicht im gleichen Verhältnis, d. h. mit dem Faktor 1, sondern mit einem Faktor von 0,7 (**allometrischer Koeffizient**). Die Größe des Gehirns nimmt also absolut zu, relativ aber ab. Mäuse haben relativ zu ihrer Körpergröße ein großes Gehirn, während Schweine zwar ein größeres Gehirn haben als Mäuse, dieses aber bezogen auf ihre Körpergröße klein ist. Der **Mensch** liegt mit seinem **Hirngewicht von 2% des Körpergewichts** in der Spitzengruppe, aber **nicht an der Spitze**. Viele Vögel haben relativ zum Menschen ein erheblich größeres Gehirn; das trifft ebenfalls auf viele kleinere Affenarten zu.

Innerhalb der **Gruppe der „Menschenartigen"** (*Hominidae*) läßt sich auf der Basis von Schädelvermessungen ebenfalls auf eine **Evolution des Gehirns** schließen. Die frühesten Hominiden lebten vor drei bis vier Millionen Jahren in Afrika. Das Gehirn des *Australopithecus afarensis* war mit 450 ccm kaum größer als das des heutigen Schimpansen. *Homo habilis*, der vor zwei Millionen Jahren lebte, besaß ein Gehirn von etwa 700 ccm und der auf ihn folgende *Homo erectus* von 800–1000 ccm. Der *Homo sapiens*, von dem die heute lebenden Menschen abstammen und der vor höchstens 400 000 Jahren auftrat, hat ein Hirnvolumen von 1200–1800 ccm. Der allometrische Koeffizient ist in dieser Reihe ungewöhnlich groß, er beträgt bis zu 1,7. Bei der Entwicklung des Menschen hat demnach die **Hirngröße überproportional zugenommen**[1]. Über die Gründe dafür kann nur spekuliert werden. Werkzeuggebrauch und aufrechter Gang bilde-

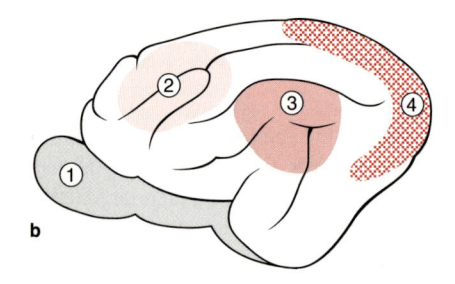

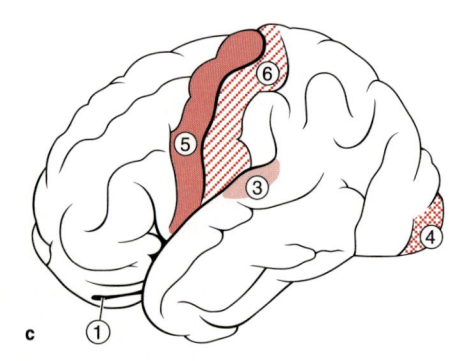

Abb. 7-22 Evolution des Neocortex.
Endhirn von lateral von
a: Ratte
b: Katze
c: Mensch
rot: Repräsentationsfelder
unmarkiert: Assoziationsfelder
1 Olfaktorischer Kortex
2 Sensomotorischer Kortex
3 Auditorischer Kortex
4 Visueller Kortex
5 Motorischer Kortex
6 Somatosensorischer Kortex

---

[1] Der Prozeß der Neenzephalisation ist tatsächlich noch nicht abgeschlossen. Beim Menschen läßt sich von Generation zu Generation eine Größenzunahme des Gehirns und hier der Assoziationsgebiete des Neocortex nachweisen. Parallel dazu nimmt der Intelligenzquotient von Generation zu Generation zu.

ten sich lange vor der Vergrößerung des Gehirns bei verschiedenen Spezies heraus und können deshalb kaum ausschlaggebend gewesen sein. Neuere verhaltensbiologische Studien deuten eher daraufhin, daß Sozialisationsprozesse für die Hirnentwicklung von erheblicher Bedeutung sind.

7.5.2 Ontogenese

Die Individualentwicklung des Nervensystems beginnt mit der Induktion des Neuroektoderms. Es entsteht eine polarisierte, bilateral symmetrische, regionalisierte Neuralplatte, die sich zum Neuralrohr schließt. Das Neuralrohr ist die Anlage des ZNS. Aus Neuralleistenabkömmlingen entwickelt sich das PNS. Durch Zellvermehrung, Zellwanderung und Zelldifferenzierung kommt es zur Ausbildung einzelner Abschnitte innerhalb des ZNS. Axon- und Dendritenwachstum sind eine Voraussetzung für die Bildung von Synapsen und den Aufbau von Netzwerken. Die Festigung bzw. der Abbau von synaptischen Verbindungen sind überwiegend postnatale Prozesse, die sich im Zusammenwirken mit Einflüssen der Außenwelt vollziehen.

- Neuralplatte
- Neuralrohr
- Neuralleiste
- Neurogenese
- Gliogenese
- Synaptogenese

Alle Anteile des Nervensystems gehen aus der **Neuralplatte** (Kap. 3) hervor. Diese entsteht im Ektoderm infolge der **Induktion durch die Chorda dorsalis**. Aus den vorderen zwei Dritteln der in der Aufsicht löffelförmigen Neuralplatte (Abb. 7-23) entwickelt sich das Gehirn. Aus dem schlanken hinteren Drittel entsteht das Rückenmark. Die Neuralplatte besitzt somit eine **kraniokaudale Polarität** und ist **bilateral-symmetrisch** gestaltet. Aus der Randzone der Neuralplatte gehen die Neuralleistenabkömmlinge hervor.
Die **Neuroektodermzellen** der Neuralplatte vermehren sich, so daß ein mehrreihiges Epi-

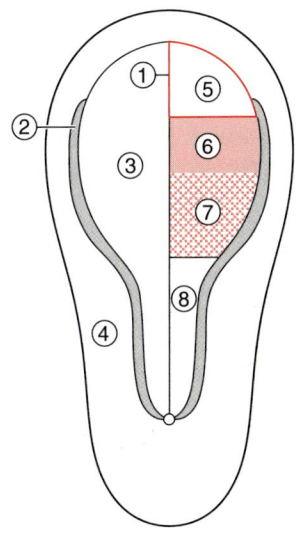

Abb. 7-23 Einteilung der Neuralplatte. Aufsicht auf den abgeflachten Keim (schematisiert).
1 Neuralrinne
2 Neuralleiste
3 Neuralplatte
4 Somatisches Ektoderm
5 Vorderhirnanlage
6 Mittelhirnanlage
7 Hinterhirnanlage
8 Rückenmarkanlage

thel, das **Neuralepithel**, entsteht. Dieses richtet sich zur **Neuralrinne** auf. Die randständigen **Neuralwülste** nähern sich einander an und verschmelzen unter Bildung des **Neuralrohrs**. Die dabei aus dem Zellverband in das Mesenchym versprengten Zellen bilden die **Neuralleiste**. Erst nach dem Verschluß des Neuralrohrs setzen die Bildung von Nervenzellen (**Neurogenese**), von Gliazellen (**Gliogenese**) und die Schaffung von Nervenzellkontakten (**Synaptogenese**) ein.

Neuralleiste

Aus der Neuralleiste entsteht das PNS und seine Abkömmlinge sowie die Melanozyten der Haut.
- Melanozyten
- Vegetative Ganglien
- SCHWANN-Zellen
- Spinalganglien

Die Neuralleistenzellen wandern auf zwei Bahnen vom Neuralrohr weg.
Auf der **lateralen Bahn** benutzen sie das Oberflächenektoderm als Leitstruktur und besiedeln so die gesamte Körperoberfläche. Sie differenzieren sich letztendlich zu den pigmentbildenden **Melanozyten** der Haut.
Die **mediale Bahn** verläuft zwischen dem Neuralrohr und den Somiten nach ventral. Neuralleistenzellen, die diesen Weg nehmen, bilden die **Ganglienzellen** der **vegetativen Sympathischen**, **Parasympathischen** und **Intramuralen Ganglien** des **Vegetativen Nervensystems**. Auch das **Nebennierenmark**, ein zur Hormondrüse[1] modifiziertes Sympathisches Ganglion, wird aus medialen Neuralleistenzellen gebildet. Die **SCHWANN-Zellen** der Nerven stammen ebenfalls aus dieser Quelle.
Die Sensiblen **Spinalganglien** entstehen aus Neuralleistenzellen, die direkt **neben dem Neuralrohr** liegen bleiben[2].

Neuralrohr

Nach dem Schluß des Neuralrohrs proliferieren die Zellen nach einem genetisch vorgegebenen Muster. In den kranialen zwei Dritteln des Neuralrohrs führt dies zur Bildung von Hirnbläschen. Hirnbläschen sind Vorstufen der einzelnen Hirnabschnitte; dies sind Hinterhirn, Mittelhirn, Zwischenhirn und die beiden Endhirnhemisphären.

- Musterbildung
- Neuromere
- 3-Bläschen-Stadium
- 5-Bläschen-Stadium
- Neuralkanal
- Ventrikelsystem

Die **Polarisierung der Neuralplatte** ist verbunden mit einer **Musterbildung** innerhalb des Neuroektoderms. Diese ist determiniert durch Segmentgene (Homöoboxgene, Kap. 3), die als Regulatorgene während der Embryonalentwicklung die Segmentgliederung und Segmentdifferenzierung kontrollieren. Die Segmente im Neuralrohr werden als **Neuromere** bezeichnet.

Im Bereich des **definitiven Rückenmarks entspricht das Neuromer einem Segment**, das von jeweils einem Somiten definiert wird. Die Größe der Neuromere des Rückenmarks ist nur geringen Schwankungen, hervorgerufen durch die Extremiäteninnervation, unterworfen.

Die Musterbildung innerhalb des Neuroektoderms der **Gehirnanlage** läßt dagegen frühzeitig eine **Spezialisierung** einzelner Abschnitte erkennen. Die Bildung und Migration von Neuroblasten und Glioblasten sind starken regionalen Schwankungen unterworfen, die durch charakteristische Homöoboxgene der einzelnen Neuromere induziert werden. So entstehen regionale Erweiterungen, die sich im **3-Bläschen-Stadium** und im **5-Bläschen-Stadium** äußern und die Einteilung des Gehirns in seine einzelnen Abschnitte vorwegnehmen.

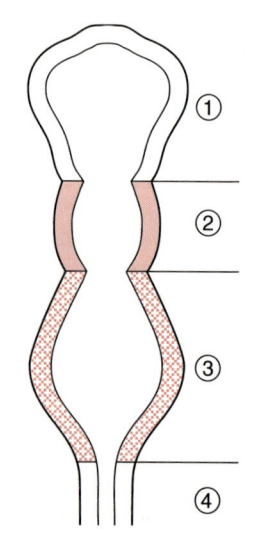

Abb. 7-24 3-Bläschen-Stadium der Hirnanlage, Horizontalschnitt.
rot: Anteile des Hirnstamms
1 Vorderhirnbläschen
2 Mittelhirnbläschen
3 Hinterhirnbläschen
4 Rückenmarkanlage

---
[1] Auch für weitere Hormondrüsen, wie die Inselzellen des Pankreas, wird eine Abstammung von Neuralleistenmaterial diskutiert.
[2] Teile der Sensiblen Ganglien der Hirnnerven (die sog. Spinalganglienäquivalente) lassen sich nicht auf Neuralleistenmaterial zurückführen, sondern stammen von epipharyngealem Plakodenmaterial ab.

7.5 Allgemeine Aspekte der Entwicklung von Nervensystemen

Im **3-Bläschen-Stadium** können die **drei primären Hirnbläschen** unterschieden werden (Abb. 7-24):
- An das Rückenmark schließt sich das **Hinterhirnbläschen** oder **Rautenhirnbläschen** (*Rhombencephalon*) an.
- Es folgt kranial das **Mittelhirnbläschen** (*Mesencephalon*).
- Das vordere Ende wird gebildet vom **Vorderhirnbläschen** (*Prosencephalon*).

In der Folge stülpen sich am vorderen Pol des Vorderhirnbläschens nach jeder Seite die **Endhirnbläschen** (*Telencephalon*) aus. Der dahinter liegende mediale Teil des Vorderhirns wird zum **Zwischenhirn** (*Diencephalon*). Aus dem 3-Bläschen-Stadium ist ein **5-Bläschen-Stadium** geworden. Auch im Hinterhirn vollzieht sich durch die Ausbildung der Rautenlippen, aus denen sich das Kleinhirn entwickelt, eine Unterteilung in **Nachhirn** (*Metencephalon*) mit Kleinhirnanlage und **Markhirn** (*Myelencephalon*, *Medulla oblongata*) ohne Kleinhirn (Abb. 7-25). Der innere, mit Flüssigkeit gefüllte Hohlraum des Neuralrohrs, der **Neuralkanal**, bleibt in allen Abschnitten erhalten, wenn auch stellenweise sehr eingeengt. Die miteinander kommunizierenden Hohlräume werden zum **Ventrikelsystem**. Jedem Teil der Hirnanlage ist ein Abschnitt des Ventrikelsystems zugeordnet:
- den beiden Endhirnbläschen die Seitenventrikel,
- dem Zwischenhirn der Dritte Ventrikel,
- dem Mittelhirn der Aquädukt und
- dem Hinterhirn der Vierte Ventrikel.

Neurogenese

Nach einer Phase der Zellvermehrung innerhalb des Neuroepithels des Neuralrohrs finden zunehmend asymmetrische Teilungen statt, aus denen je eine teilungsfähige Neuroepithelzelle und ein nicht mehr teilungsfähiger Neuroblast hervorgehen. Die Neuroblasten wandern an ihren Bestimmungsort und differenzieren sich dort zu Nervenzellen mit Dendriten, Perikaryon und Axon.
- **Neuroepithelzellen**
- **Neuroblast**
- **Matrixzone**
- **Mantelzone**
- **Marginalzone**
- **Apoptose**

Die **Neuroepithelzellen** des Neuralrohrs sind die Vorläuferzellen der Nervenzellen (und der Makroglia) des ZNS. Sie bilden ein durchgehendes **mehrreihiges Epithel** um das Lumen des Neuralrohrs. Die Neuroepithelzellen vermehren sich anfangs durch symmetrische Teilung. In einem für jedes Neuromer charakteristischen Zeitpunkt setzen **asymmetrische Teilungen** (kritische Mitose) ein. Dabei entsteht eine teilungsfähige Neuroepithelzelle und ein nicht mehr teilungsfähiger **Neuroblast**.

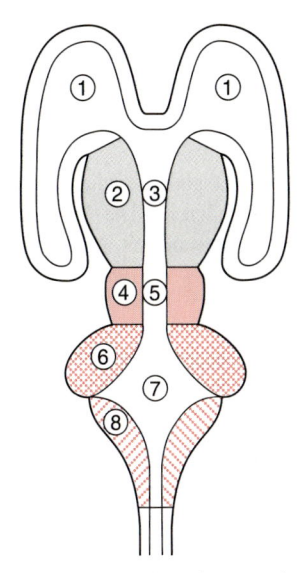

Abb. 7-25 5-Bläschen-Stadium der Hirnanlage, Horizontalschnitt.
rot: Anteile des Hirnstamms
1 Endhirnbläschen mit Seitenventrikeln
2 Zwischenhirn
3 Dritter Ventrikel
4 Mittelhirn
5 Aquaeductus mesencephali
6 Nachhirn mit Kleinhirnanlage
7 Vierter Ventrikel
8 Markhirn

Alle Neuroepithelzellen haben sowohl Kontakt mit der Außenfläche als auch mit dem Lumen des Neuralrohrs, dem späteren Ventrikel. Die aus asymmetrischen Teilungen entstandenen **Neuroblasten wandern nach außen** und verlieren den Kontakt zur Innenfläche des Neuralrohrs. In der Außenzone beginnen sie, Fortsätze zu entsenden.

In der Anlage von Rückenmark und Hirnstamm können zu diesem Zeitpunkt **drei Schichten** unterschieden werden (Abb. 7-26):
- **Matrixzone** mit den Kernen der Neuroepithelzellen
- **Mantelzone** mit den Neuroblasten
- **Marginalzone** mit den Fortsätzen (Neuriten) der Neuroblasten

Das weitere Schicksal der Neuroblasten wird von extrinsischen und intrinsischen Faktoren geregelt. **Extrinsische Faktoren** wirken aus der Umgebung auf die sich entwickelnden Nervenzellen ein. Extrinsische Faktoren sind z. B. Oberflächenmoleküle auf benachbarten Zellen, aber auch Modulationen in der Zusammensetzung der Extrazellulären Matrix oder lösliche Faktoren wie **Hormone** und **Wachstumsfaktoren**. Für die meisten dieser Faktoren gilt, daß sie nur dann auf die Neuroblastenentwicklung Einfluß nehmen können, wenn diese für die jeweiligen extrinsischen Substanzen **Rezeptoren** besitzen. An diesem Punkt kommen die **intrinsischen Faktoren** ins Spiel: Jeder Neuroblast besitzt eine für ihn typische Ausstattung an Rezeptoren und intrazellulären Signaltransduktionsfaktoren, die ihm von der Mutterzelle mit auf den Weg gegeben wurden.

Während der **Frühentwicklung** des Nervensystems werden etwa doppelt soviele Nervenzellen angelegt, wie später benötigt werden. Diese überzählig angelegten Nervenzellen sterben ab; sie werden durch **genetisch determinierten Zelltod** (*Apoptosis*) eliminiert. Die Anlage überzähliger Nervenzellen und deren gezielter Untergang ist ein notwendiger Vorgang bei der regionalen Differenzierung des Nervensystems.

> **Klinischer Hinweis.** Ein Unterbleiben der **Apoptose** in der Hirnrinde resultiert in einer **Mikropolygyrie**, einer stark vergrößerten und daher vermehrt gefalteten Hirnrinde. Die Kinder sind häufig geistig behindert und leiden unter schweren Krampfanfällen.

Nach Abschluß der Entwicklung wandeln sich die verbliebenen Neuroepithelzellen zu kubischen bis hochprismatischen **Ependymzellen**, die die Ventrikel des Gehirns auskleiden.

Gliogenese

Astroglia und Oligodendroglia stammen von Neuroepithelzellen ab. Die Mikroglia wandert aus dem Mesenchym in die Hirnanlage ein.
- **Glioblasten**
- **Astrozyten**
- **Oligodendrozyten**
- **Mikroglia**
- **Radiärglia**
- **Neuronale Stammzellen**

Erst nachdem schon eine große Zahl von Neuroblasten gebildet wurde, entstehen **aus Neuroepithelzellen**, wiederum auf der Basis von asymmetrischen Mitosen, **Glioblasten**. Diese Gliavorläuferzellen verlieren – im Gegensatz zu den Neuroblasten – ihre Teilungsfähigkeit nicht. Nach weiteren Teilungsschritten differenzieren sie sich zu **Astrozyten** und **Oligodendrozyten**. Auch diese behalten ihre Teilungsfähigkeit lebenslang bei.

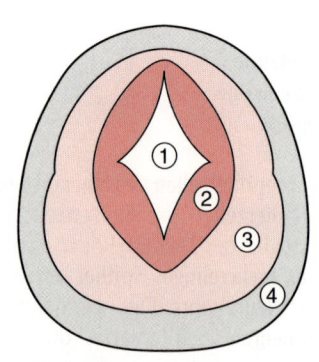

Abb. 7-26 Zonengliederung des Neuralrohrs.
rot: Anlage der Grauen Substanz
grau: Anlage der Weißen Substanz
1 Lumen des Neuralrohrs
2 Matrixzone
3 Mantelzone
4 Marginalzone

Astrozyten wirken mit bei der **Neurogenese** und **Synaptogenese**. Sie exprimieren Oberflächenproteine und sezernieren Komponenten in die Extrazelluläre Matrix, die beide der Orientierung der Neuroblasten bei ihrer Wanderung dienen. Auch einige der Nervenwachstumsfaktoren werden von Astrozyten synthetisiert.

Die **Mikroglia** ist **mesenchymalen Ursprungs**. Sie besiedelt die Anlage des ZNS schon zu einem frühen Zeitpunkt und ist auch dort weiterhin teilungsfähig. Während der Entwicklung des ZNS übernimmt die Mikroglia wichtige Aufgaben bei dessen Ausgestaltung. Sie ist zuständig für die Phagozytose der überschüssigen Neuroblasten, die durch Apoptose zugrunde gehen, und sie sezerniert Wachstumsfaktoren und Zytokine, die das Axonwachstum und die lokale Blutgefäßentwicklung kontrollieren.

Eine Sonderrolle kommt der **Radiärglia** zu. Sie entsteht zur gleichen Zeit wie die Neuroblasten. Radiärgliazellen befinden sich zwischen dem Hohlraum der ZNS-Anlage und deren Außenfläche und dienen den Neuroblasten als Leitstrukturen für die Wanderung an ihren Bestimmungsort. An den meisten Stellen verschwinden sie nach Abschluß der Entwicklung. Nur in der Kleinhirnrinde (BERGMANN-Glia) und in der Netzhaut des Auges (MÜLLER-Glia) bleiben sie deutlich in ihrer radiären Struktur erhalten. Neueste Untersuchungen zeigen, daß die Radiärglia das Potential sowohl für symmetrische Teilungen (Generation weiterer Radiärglia) als auch für asymmetrische Teilungen hat. Bei **asymmetrischer Teilung** entstehen **Neuroblasten**. Radiärgliazellen können demnach als **Neuronale Stammzellen** angesehen werden. Zu den Neuronalen Stammzellen, die noch im Gehirn des Erwachsenen Nervenzellen generieren können, gehören **Astrozyten**, die in der **subventrikulären Zone** liegen, benachbart den Ependymzellen der Ventrikel.

Synaptogenese

Nachdem die Neuroblasten ihren Bestimmungsort erreicht haben, bilden sie Fortsätze, Neuriten, aus, die in Richtung der Zielzellen wachsen. Im Zielgebiet werden Synapsen gebildet. Die endgültige synaptische Vernetzung erfolgt erst postnatal, in Auseinandersetzung mit der Umwelt.
- **Wachstumskegel**, „growth cone"

- **Neuritenwachstum**
- **Synapsenbildung**
- **Synapseneliminierung**

Erst wenn die **Neuroblasten** ihre **Wanderung abgeschlossen** und ihren endgültigen Bestimmungsort erreicht haben, entsenden sie einen Fortsatz, den **Neuriten**. Dies ist der Zeitpunkt, an dem sich der Neuroblast zur Nervenzelle differenziert.

Der Neurit trägt an seinem vordersten Ende den **Wachstumskegel** („growth cone"), der mit zarten **Filopodien** die Umgebung abtastet. Das **Wachstum des Neuriten** wird ermöglicht durch das Vorschieben von **Neurotubuli** vom Perikaryon aus. Die **Richtung des Wachstums** ist determiniert durch das **extrazelluläre Substrat**. Jeder Nervenzelltyp und sein Neurit benötigt ein für ihn charakteristisches permissives Milieu. Sind extrazelluläres Substrat und Rezeptoren am Wachstumskegel aufeinander abgestimmt, so kommt es zu einem Wachstum des Neuriten; sind Substrat und Wachstumskegel unverträglich, meidet der Neurit das betreffende Territorium. Um die Fehlerrate gering zu halten, wird das Wachstum der Neuriten nicht nur von einem, sondern von vielen Führungssubstraten innerhalb der Extrazellulären Matrix bestimmt.

Ist der Neurit (das Axon) in seinem Zielgebiet angekommen, verzweigt er sich meist großzügig. Die **Neuritenspitzen** und die **Zielzellen** (andere Nervenzellen oder Erfolgsorgane wie die Quergestreifte Muskulatur) tauschen chemische Signale untereinander aus und ergänzen und kontrollieren sich so gegenseitig beim **Aufbau von prä- und postsynaptischen Strukturen**.

Nicht nur Neuroblasten, auch **Synapsen** werden **im Überschuß gebildet**. Zuviel gebildete Synapsen werden **eliminiert**. Dies kann einer der auslösenden Faktoren für den programmierten Nervenzelltod sein. Eine **Stabilisierung von Synapsen** erfolgt meist erst **postnatal** in der Auseinandersetzung mit Sinnesreizen oder motorischen Aktivitäten.

Die **Synaptogenese** ist **nie abgeschlossen**; sie dauert lebenslang an. Beim Erwachsenen wird dies als **Neuronale Plastizität** (S. 270) bezeichnet.

Eponyme
Glossar
Sachverzeichnis

Eponyme

In der Liste sind die in diesem Band erwähnten und insbesondere in der klinischen Praxis verbreiteten Eponyme[1] anatomischer Terminologiebegriffe zusammengestellt[2].

Für die Eponyme klinischer Begriffe wird auf Klinische Wörterbücher verwiesen.

AUERBACH, LEOPOLD (1828–1897); Anatom in Breslau. In: AUERBACH-Plexus (Plexus myentericus).

BARR, MURRAY L.B. (1908–1995); kanadischer Anatom. In: BARR-Körperchen („drum stick", X-Chromosom in heterochromatischem Zustand).

BETZ (Bec), WLADIMIR ALEKSEEVIC (1834–1894); Anatom in Kiew. In: BETZ-Riesenzellen (Pyramidenzellen der Lamina pyramidalis interna der Großhirnrinde).

BICHAT, MARIE FRANÇOIS XAVIER (1771–1802); Physiologe, Anatom und Pathologe in Paris. In: BICHAT-Fettpfropf (Corpus adiposum buccae).

BÖHM, GOTTFRIED (1880–1952); Röntgenologe in München. In: CANNON-BÖHM-Punkt (Grenze zwischen mittlerem und linkem Drittel des Colon transversum).

BRUNNER, JOHANN KONRAD (1653–1727); Anatom in Heidelberg und Straßburg, Leibarzt des Kurfürsten von der Pfalz. In: BRUNNER-Drüsen (Gll. duodenales).

CANNON, WALTER BRADFORD C. (1871–1945); Physiologe in Boston (Mass.). In: CANNON-BÖHM-Punkt (Grenze zwischen mittlerem und linkem Drittel des Colon transversum).

COHNHEIM, JULIUS (1839–1884); Pathologe in Kiel, Breslau und Leipzig, Begründer der Entzündungslehre. In: COHNHEIM-Felderung (lichtmikroskopisch erkennbare Struktur im Querschnitt der Skelettmuskelfaser).

EDINGER, LUDWIG (1855–1918); Neurologe in Frankfurt am Main. In: EDINGER-WESTPHAL-Kern (Ncc. viscerales [autonomici] der Ncc. accessorii n. oculomotorii = parasympathisches Kompartiment des Okulomotoriuskerns).

GOLGI, CAMILLO (1844–1924); Anatom und Pathologe in Pavia und Siena, Nobelpreisträger. In: GOLGI-Apparat (Complexus golgiensis), GOLGI-MAZZONI-Körper (Corpuscula bulboidea), GOLGI-I-Nervenzelle und GOLGI-II-Nervenzelle (Neuronum multipolare longiaxonicum und Neuronum multipolare breviaxonicum), GOLGI-Sehnenorgan (Fusus neurotendineus).

GRAAF, REINIER de (1641–1673); Arzt in Delft und Paris. In: GRAAF-Follikel (Folliculus ovaricus maturus).

HAVERS, CLOPTON (1657–1702); Anatom in London. In: HAVERS-Kanäle („Canales ossei"), HAVERS-System („Osteonum").

HEAD, SIR HENRY (1861–1940); Neurologe in London. In: HEAD-Zonen (schmerzhafte Hautzonen bei Erkrankungen innerer Organe).

HOFBAUER, ISFRED (um 1930); Gynäkologe in Königsberg und Dresden. In: HOFBAUER-Zellen (Makrophagen im plazentaren Zottenstroma).

HORTEGA (Del Rio Hortega), Pio (1882–1945); Histologe in Madrid, Paris, Oxford und Buenos Aires. In: HORTEGA-Zellen (Mikroglia).

HOWSHIP, JOHN (1781–1841); Chirurg in London. In: HOWSHIP-Lakunen („Lacunae erosionis").

KUPFFER, KARL WILHELM von (1829–1902); Anatom in Dorpat, Kiel, Königsberg und München. In: KUPFFER-Zelle (Macrophagocytus stellatus).

LANGHANS, THEODOR (1859–1915); Pathologe in Gießen und Bern. In: LANGHANS-Streifen (subchoriales Fibrinoid).

LANTERMANN, A.J. (1855–1910); Mitarbeiter von Waldeyer im Anatomischen Institut Straßburg. In: SCHMIDT-LANTERMANN-Einkerbungen (Incisurae myelini).

LEYDIG, FRANZ VON (1821–1908); Physiologe, Zoologe und vergleichender Anatom in Würzburg, Tübingen und Bonn. In: LEYDIG-Zwischenzellen (Cellulae interstitiales des Hodens).

LIEBERKÜHN, JOHANN NATHANAEL (1711–1780); Arzt und Amateuranatom in Berlin. In: LIEBERKÜHN-Krypten (Gll. intestinales).

MEISSNER, GEORG (1829–1905); Physiologe in Basel, Freiburg in Breisgau und Göttingen. In: MEISSNER-Plexus (Plex. submucosus), MEISSNER-Tastkörperchen (Corpuscula tactus).

MÜLLER, HEINRICH (1820–1864); Anatom in Würzburg. In: MÜLLER-Stützzellen (Gliocyti radiales).

MÜLLER, JOHANNES (1801–1851); Anatom und Physiologe in Bonn. In: MÜLLER-Gang (Ductus paramesonephricus), Anti-MÜLLER-Hormon (AMH), „MÜLLERIAN inhibiting substance" (MIS).

NISSL, FRANZ (1860–1919); Psychiater in Heidelberg und München. In: NISSL-Schollen (Substantia chromatophilica).

NITABUCH, RAISSA (geb. 1859); russische Doktorandin in Zürich und Bern. In: NITABUCH-Streifen (basales Fibrinoid).

PACINI, FILIPPO (1812–1883); Anatom in Florenz. In: VATER-PACINI-Körperchen (Corpuscula lamellosa).

PARKINSON, JAMES P. (1755–1824); Chirurg und Paläontologe in London. In: PARKINSON-Krankheit.

---

[1] Durch Personennamen (Autoren) gekennzeichnete Begriffe. Von *eponymos* (gr.) = Namengeber.
[2] Als Quelle für die Lebensdaten diente in erster Linie Triepel/Faller: Die Fachwörter der Anatomie, Histologie und Embryologie – Ableitung und Aussprache. 29. Aufl. München: J.F. Bergmann Verlag 1978.

PURKINJE, JAN EVANGELISTA (1787–1869); Physiologe in Breslau und Prag. In: PURKINJE-Fasern (Rr. subendocardiales), PURKINJE-Zellschicht (Stratum purkinjense).

RANVIER, LOUIS ANTOINE (1835–1922); Histologe in Paris. In: RANVIER-Schnürring (Nodus neurofibrae).

REINKE, FRIEDRICH BERTHOLD (1862–1919); Anatom in Rostock. In: REINKE-Kristalle der LEYDIG-Zellen (Cristalloida).

RENSHAW, BIRDSEY (1911–1948); britischer Neurophysiologe. In: RENSHAW-Zellen (hemmende Interneurone).

ROHR, KARL (1863–1930); Frauenarzt in Bern. In: ROHR-Streifen (perivillöses Fibrinoid).

RUFFINI, ANGELO (1874–1929); Histologe und Pathologe in Siena und Bologna. In: RUFFINI-Körperchen (Corpuscula nervosa capsulata).

SCHMIDT, HENRY (1823–1888); Pathologe in New Orleans. In: SCHMIDT-LANTERMANN-Einkerbungen (Incisurae myelini).

SCHWANN, THEODOR (1810–1882); Anatom in Löwen und Lüttich. Er wies nach, daß auch der tierische Organismus – analog dem der Pflanze – aus Zellen aufgebaut ist. In: SCHWANN-Zelle (Neurolemmocytus), SCHWANN-Scheide (Neurolemma).

SERTOLI, ENRICO (1842–1910); Physiologe in Mailand. In: SERTOLI-Zellen (Cellulae sustenticulares der Hodenkanälchen).

SHARPEY, WILLIAM (1802–1880); Anatom in Edinburgh und London. In: SHARPEY-Fasern („Fibrae perforantes").

VATER, ABRAHAM (1684–1751); Anatom in Wittenberg. In: VATER-PACINI-Körperchen (Corpuscula lamellosa).

VOLKMANN, ALFRED WILHELM (1800–1877); Anatom und Physiologe in Leipzig, Dorpat und Halle. In: VOLKMANN-Kanäle („Canales perforantes").

WESTPHAL, KARL FRIEDRICH OTTO (1863–1941); Neurologe in Berlin. In: EDINGER-WESTPHAL-Kern (Ncc. viscerales [autonomici] der Ncc. accessorii n. oculomotorii = parasympathisches Kompartiment des Okulomotoriuskerns).

WHARTON, THOMAS (1614–1673); Histologe in London. In: WHARTON-Sulze (Matrix des Nabelstrangs).

Glossar

Die sprachlichen Erläuterungen beziehen sich ausschließlich auf die in diesem Band verwendeten anatomischen Namen[1]. In Zweifelsfällen wird die richtige bzw. übliche Betonung einer Silbe durch ein (´) über dieser gekennzeichnet.

Für weitere Informationen zu klinischen Begriffen wird auf Klinische Wörterbücher verwiesen.

Abkürzungen: arab. = arabisch; Astron. = Astronomie; Chem. = Chemie; Dim. = Verkleinerungsform (Diminutiv); engl. = englisch; franz. = französisch; gen. = Genitiv; Gen. = Genetik; gr. = griechisch; Komp. = 2. Steigerungsform des Adjektivs (Komparativ); lat. = lateinisch; m.d.B. = mit der Bedeutung; mhd. = mittelhochdeutsch; nd. = niederdeutsch; Phys. = Physik; plur. = Pluralform; s. d. = siehe dort; Sprachw. = Sprachwissenschaft; Superl. = Superlativ; syn. = synonym.

A

a- (*an-*; gr.) = alpha privativum, Präfix m.d.B. un- (im Sinne einer Negation). In: Atrophia, anencephalia.

ab- (*abs-*; lat.) = Präfix m.d.B. weg-, fort-. In: Abortio, abducens, Absentia.

abdómen (*-inis*; lat.) = Bauch. In: M. rectus abdominis. Abgeleitet: „Akutes Abdomen", abdominal, Abdominalschwangerschaft.

aberrátio (*-ionis*) = Abirrung; von *ab-* (s. d.) und *errare* (lat.) = irren. In: Aberratio chromosomalis, Ductuli aberrantes. Abgeleitet: chromatische/sphärische Aberration.

abórtus (*-a, -um*) = ausgestoßen (durch Fehlgeburt); von *aboriri* (lat.) = weggehen, abgehen. In: Abortio. Abgeleitet: abortieren, abortiv, Abortiva, Abortivei, Abortzange.

accessórius (*-a, -um*) = hinzukommend; von *accedere* (lat.) = hinzukommen. In: N. accessorius. Abgeleitet: Akzessoriuslähmung, akzessorisch, Akzessorium, Akzessorietät.

acidóphilus (*-a, -um*) = säureliebend; von *acidum* (lat.) = Säure und *philein* (gr.) = lieben. In: Granulum acidophilum, Cellula acidophila. Abgeleitet: azidophil, Azidophilie.

acinósus (*-a, -um*) = beerenförmig, beerenreich; von *akinos* (gr.) = Weinbeere. In: Glandula acinosa, Acinus glandularis.

acrosóma (*-atis*) = kappenförmige Spitze des Spermatozoonkopfs; von *akros* (gr.) = äußerst und *soma* (gr.) = Körper. Abgeleitet: akrosomal, Akrosomreaktion, Akromion.

ad- (*ac-, af-, an-*; lat.) = Präfix m.d.B. zu-, an-. In: adductor, accessorius.

adhaérens (*-entis*) = festhaftend; von *adhaerere* (lat.) = anheften. In: Zonula adhaerens, Adhaesio interthalamica. Abgeleitet: Adhäsion, adhärent, Adhäsionsmoleküle.

adiposocýtus (*-i*) = Fettzelle; von *adiposus* (s. d.) und *kytos* (gr.) = Zelle. In: Adiposozyten. Abgeleitet: Panniculus adiposus, Adipositas, adipös, Corpus adiposum buccae.

adipósus (*-a, -um*) = fettreich; von *adeps* (lat.) = Fett. In: Capsula adiposa, Corpus adiposum, Panniculus adiposus. Abgeleitet: Adipositas, Adipsalgie, adipös.

adrenérg = mit Adrenalin als Neurotransmitter wirkend; von *adrenalis* (lat.) = die Nebenniere betreffend und *ergon* (gr.) = Arbeit.

adventítius (*-a, -um*) = hinzukommend, außen liegend; von *advenire* (lat.) = hinzukommen. In: Tunica adventitia. Abgeleitet: Adventitialzellen, Advent, Adventist, Adventivknospe.

áfferens (*-entis*) = zuführend; von *affere* (lat.) = hinzubringen. In: Vas afferens. Abgeleitet: Afferenzen, afferent.

albus (*-a, -um*; lat.) = weiß. In: Substantia alba, Linea alba. Abgeleitet: Albugo, Albuginea, Albumin, Albuminurie, Albino, Albinismus.

allántois (*-oidis*) = wurstförmiger Sack, Harnsack; von *allas* (gr.) = Wurst. In: Ductus allantoicus. Abgeleitet: Allantochorion.

alveoláris (*-e*) = zum Alveolus gehörend; von *alveolus* (lat.) = kleine Aushöhlung. In: Ductuli alveolares, Gl. alveolaris, Nn. alveolares. Abgeleitet: alveolär, Alveolardruck, Alveolarfortsatz, Alveolarmakrophage.

amniocentésis (*-is*) = Amnionpunktion; von *amnion* (s. d.) und *kenteo* (gr.) = stechen, durchbohren.

ámnion (*-ii*) = „Schafhaut", Fruchthülle; von *amnion* (gr.) = Opferschale. In: Amniogenesis, Amnioblastus, Amnioticus. Abgeleitet: Amnionwasser, Amniozentese, Amnioskopie, Amnioten.

ámphi- (gr.) = Präfix m.d.B. rundherum. In: Amphiarthrosis. Abgeleitet: Amphibien, Amphitheater.

amphiarthrósis (*-is*) = straffes Gelenk, „Wackelgelenk"; von *amphi-* (s. d.) und *arthroein* (lat.) = gliedern. In: Amphiarthrosis. Abgeleitet: Amphigamie, Amphioxus, Amphibienfahrzeug, Amphibolie.

ampúlla (*-ae*) = kolbenförmiges Gefäß; Dim. von *amphoren* (gr.) = Krug. In: Ampulla tubae uterinae, Ampulla recti, Ampulla hepatopancreatica. Abgeleitet: ampullär, Ampel.

amygdaloídeus (*-a, -um*) = mandelähnlich; von *amygdala* (gr.) = Mandel. In: Corpus amygdaloideum. Abgeleitet: Amygdalin, amygdaloid.

---
[1] Als Quelle diente Triepel/Faller: Die Fachwörter der Anatomie, Histologie und Embryologie – Ableitung und Aussprache. 29. Aufl. München: J.F. Bergmann Verlag 1978.

ana- (gr.) = Präfix m.d.B. (hin)auf-. In: Anastomosis, Anatomia.

anastomósis (*-is*) = Vereinigung zweier Kanäle; von *ana-* (s. d.) und *stoma* (gr.) = Mund. In: Anastomosis arteriovenosa. Abgeleitet: Portokavale Anastomose, Anastomosengeschwür.

anatomía (*-ae*) = Zergliederungskunst; von *anatemnein* (gr.) = aufschneiden. In: Anatom, anatomisch, Pathologische Anatomie.

angioblástus (*-i*) = Bildungszelle der Gefäßwand; von *angeion* (gr.) = Blutgefäß und *blastein* (gr.) = bilden.

angiogénesis (*-is*) = Gefäßbildung; von *angeion* (gr.) = Blutgefäß und *genesis* (gr.) = Entstehung, Bildung.

angiología (*-ae*) = Gefäßlehre; von *angeion* (gr.) = Blutgefäß und *legein* (gr.) = lehren. In: Angioblastus, Angiogenesis. Abgeleitet: Angiokardiopathie, Angioarchitektonik, Angiographie.

ángulus (*-i*; lat.) = Winkel. In: Angulus subpubicus, Angulus costalis, Angulus iridocornealis, Angulus sterni. Abgeleitet: angular.

animális (*-e*) = tierisch, beseelt, mit dem vom Willen abhängigen Nervensystem verbunden; von *anima* (lat.) = Seele. In: Polus animalis, Systema nervosum animale. Abgeleitet: Animation, Animateur, animieren, Animismus, Animus, Animosität.

ant- (*ante-*; lat.) = Präfix m.d.B. vorne. In: Antebrachium. Abgeleitet: „Hannibal ante portas".

antebráchium (*-ii*) = Vorderarm, Unterarm; von *ante-* (s. d.) und *brachium* (s. d.). In: Fascia antebrachii.

antérior (*-oris*) = vorn liegend, vorn befindlich; von *anticus* (lat.) = der Vordere. In: R. anterior, Segmentum anterius, Septum intermusculare cruris anterius. Abgeleitet: Anteversion, anteroposterior, Anthelix, „ante portas".

ántero- = Präfix m.d.B. nach vorn gerichtet; von *anterior* (s. d.). In: anterodorsalis, anterolateralis, anterograd.

anthracósis (*-is*) = Kohlenstaublunge; von *anthrax* (gr.) = Kohle. In: Anthrakotisches Pigment. Abgeleitet: Anthrax (= Milzbrand), Anthrazit, Anthrazen.

anthropología (*-ae*) = Wissenschaft vom Menschen; von *anthropos* (gr.) = Mensch und *legein* (gr.) = lehren. In: Anthropologe, anthropologisch.

anulospirális (*-e*) = die Form einer ringförmigen Spirale besitzend; von *anulus* (lat.) = kleiner Ring und *spira* (lat.) = Spirale. In: Terminatio anulospiralis.

apicális (*-e*) = zur Spitze gehörend; von *apere* (lat.) = Spitze. In: Crista apicalis, For. apicale. Abgeleitet: apikales Granulom, Apikolyse, Apikektomie.

apo- (gr.) = Präfix m.d.B. ab-, von weg. In: Apoptose, Apoplexie, apokrin. Abgeleitet: Apokalypse.

apocrínus (*-a*, *-um*) = absondernd durch die Abstoßung des apikalen Zellpols; von *apo-* (s. d.) und *krinein* (gr.) = abscheiden. In: Gl. apocrina.

aponeúrosis (*-is*) = flächenhafte Sehne; von *apo-* (s. d.) und *neuron* (gr.) = ursprünglich Sehne, später Nerv. In: Aponeurosis bicipitalis, Aponeurosis palmaris/plantaris, Aponeurosis linguae. Abgeleitet: Aponeurosennaht, Aponeurositis.

apophýsis (*-is*; gr.) = knöcherner Auswuchs mit eigenem Knochenkern; von *apo-* (s. d.) und *physis* (gr.) = Natur. In: Apophysis anularis, Zygapophysis.

apoptósis (*-is*) = programmierter Zelltod; von *apo-* (s. d.) und *ptosis* (gr.) = Senkung.

aquaedúctus (*-us*) = Wasserleitung; von *aqua* (lat.) = Wasser und *ducere* (lat.) = führen. In: Aquaeductus mesencephali, Aquaeductus cochleae/vestibuli. Abgeleitet: Aquäduktsyndrom.

arachnoídea (*-ae*) = spinngewebsähnlich; von *arachne* (gr.) = Spinne. In: Arachnoidea mater. Abgeleitet: Arachnodaktylie, Arachnoiditis, Arachnoida, Arachnologie.

archicórtex (*-icis*) = Urhirnrinde, stammesgeschichtlich alte Rindenbezirke; von *archein* (gr.) = der Erste sein und *cortex* (s. d.). Abgeleitet: Archineuron, Archetyp, archetypisch, Architekt.

área (*-ae*; lat.) = leerer Platz, Bezirk. In: Area gastrica, Areae intercondylares, Area nuda. Abgeleitet: Areal.

artéria (*-ae*) = Schlagader; von *aer* (gr.) = Luft und *tereein* (gr.) = enthalten. Die Bezeichnung beruht darauf, daß die Schlagadern beim Leichnam aufgrund der postmortalen Kontraktion ihrer starken Muskelwand weder Blut noch Blutgerinnsel enthalten, sondern leer erscheinen.

arteríola (*-ae*) = Dim. von *arteria* (s. d.). In: Arteriola glomerularis afferens/efferens. Abgeleitet: Arteriolitis, Arteriolosklerose.

arthrología (*-ae*) = Gelenklehre; von *arthron* (gr.) = Glied, Gelenk (syn. *articulatio*) und *legein* (gr.) = lehren, sagen. In: Arthrologie. Abgeleitet: Arthroskopie, Arthritis, Arthrose, Arthropoden.

articuláris (*-e*) = zum Gelenk gehörend; von *articulatio* (s. d.). In: Capsula articularis, Facies articularis, Discus articularis.

articulátio (*-ionis*; lat.) = Gelenk. In: Articulatio humeri, Articulatio coxae. Abgeleitet: Artikulation, Exartikulation, Artikulator.

associátio (*-ionis*) = Verbindung; von *associare* (lat.) = verbinden bzw. von *ad-* (s. d.) und *socius* (lat.) = Teilhaber. In: Tractus nervosi associationis. Abgeleitet: Assoziationsfelder, assoziativ, assoziieren, Assoziierung.

asthenía (*-ae*) = schlankwüchsiger Körperbautyp, allgemeine Körperschwäche, Kraftlosigkeit; von *a-* (s. d.) und *stenos* (gr.) = Kraft. In: Astheniker, Asthenie, asthenisch.

astrocýtus (*-i*) = zur Makroglia gehörende Zellen; von *aster* (gr.) = Stern und *kytos* (gr.) = Zelle. Abgeleitet: Astrozytom.

auscultátio (*-ionis*) = diagnostisches Abhorchen; von *auscultare* = horchen. In: Auskultant, auskultando, auskultatoris.

auto- (gr.) = Präfix m.d.B. selbst, eigen. In: Autopsie, Automobil, autistisch.

autocrínus (*-a, -um*) = auf die Bildungszelle selbst wirkend; von *auto-* (s. d.) und *krinein* (gr.) = abscheiden.

autonómicus (*-a, -um*) = unabhängig, unwillkürlich, nach eigenem Gesetz lebend, in der Neuroanatomie auch für *vegetativus* (s. d.); von *auto-* (s. d.) und *nomos* (gr.) = Gewohnheit, Gesetz. In: Systema nervosum autonomicum (= vegetativum), Ggl. autonomicum, Plex. autonomicus. Abgeleitet: autonom, Autonomie, Autonomist.

autophágicus (*-a, -um*) = selbstverdauend; von *auto-* (s. d.) und *phagein* (gr.) = fressen. In: Vacuola autophagica.

autopsía (*-ae*) = Leichenöffnung; von *auto-* (s. d.) und *optikos* (gr.) = das Sehen betreffend. In: Autopsie, autoptisch.

autotróphicus (*-a, -um*) = sich selbst ernährend, Gegensatz zu *heterotrophicus;* von *auto-* (s. d.) und *trophein* (gr.) = ernähren. In: autotroph.

axoaxonális (*-e*) = Axon mit Axon synaptisch verbindend; von *axon* (s. d.). In: Synapsis axoaxonalis.

axodendríticus (*-a, -um*) = Axon mit Dendrit synaptisch verbindend; von *axon* (s. d.) und *dentritum* (s. d.). In: Synapsis axodendriticus.

áxon (*-onis*; gr.) = „Achsenzylinder" der Nervenfaser, Achse. In: Axolemma, Axoplasma. Abgeleitet: Axonotmesis, Axonreflex.

axonéma (*-atis*) = aus Mikrotubuli bestehender Achsenfaden der Zilien; von *axon* (s. d.) und *nema* (gr.) = Faden. Abgeleitet: Nematoden.

axosomáticus (*-a, -um*) = Axon mit Perikaryon synaptisch verbindend; von *axon* (s. d.) und *soma* (gr.) = Zellkörper. In: Synapsis axosomaticus.

axospinósus (*-a, -um*) = Axon mit „spine" synaptisch verbindend; von *axon* (s. d.) und *„spine"* (s. d.). In: Synapsis axospinosus.

B

basális (*-e*) = zur Basis gehörend, an der Basis liegend; von *basis* (gr.) = Grundlage, Unterlage. In: Membrana basalis. Abgeleitet: Basalganglien, Basaliom, Basalmembran, Basaltemperatur, Basis.

bi- (*bin-, bis-*; lat.) = Präfix m.d.B. zweifach, zweimal. In: M. biceps, bipolar, bivalent.

bífidus (*-a, -um*) = zwiegespalten; von *bi-* (s. d.) und *findere* (lat.) = spalten. In: Spina bifida. Abgeleitet: Bifidusflora, Bifidobakterium.

biopsía (*-ae*) = Entnahme einer Gewebeprobe am Lebenden; von *bios* (gr.) = Leben und *opsis* (gr.) = Sehen. Abgeleitet: Feinnadelbiopsie, Stanzbiopsie, bioptisch.

bipennátus (*-a, -um*) = doppelt gefiedert; von *bi-* (s. d.) und *penna* (s. d.). In: M. bipennatus.

bipoláris (*-e*) = zweipolig; von *bi-* (s. d.) und *polus* (lat.) = Pol. In: Neuronum bipolare. Abgeleitet: bipolar, Bipolarität.

blastéma (*-atis*) = undifferenziertes Bildungsgewebe; von *blastanein* (gr.) = hervorsprossen. In: Nephrogenes Blastem, Osteogenetisches Blastem. Abgeleitet: Blastozyste, Embryoblast, Blastula.

blastocýstis (*-is*) = Keimblase; von *blastos* (gr.) = Keim und *kystis* (gr.) = Blase. Abgeleitet: Blastula, Blastoporus, Blastem, Blasten, Blastomere.

„bouton" (franz.) = Knopf, Knospe, in der Neuroanatomie für Axonterminale verwendet.

bráchium (*-ii*) = Oberarm; von *brachion* (gr.) = Arm. In: Fascia brachii, M. biceps brachii, Brachium colliculi superioris. Abgeleitet: Brachialgie, brachial, Brachialgewalt, Brachiosaurus.

brégma (*-atis*) = Vereinigungsstelle von Kranz- und Pfeilnaht; von *bregma* (gr.) = Vorderkopf. In: bregmaticus.

brévis (*-e*; lat.) = kurz. In: Os breve, M. adductor brevis. Abgeleitet: Brevibakterium, Breve (= kurzes Schreiben), Brevier, brevimanu (= kurzerhand).

búccopharýngeus (*-a, -um*) = die Wange und den Rachen betreffend; von *bucca* (lat.) = Wange und *pharynx* (gr.) = Rachen, Schlund. In: Pars buccopharyngea (des M. constrictor pharyngis superior), Fascia buccopharyngealis.

búrsa (*-ae*; lat.) = Beutel. In: Bursa synovialis, Bursa omentalis. Abgeleitet: Bursa-Äquivalent, Bursitis, Börse.

C

caécus (*-a, -um*; lat.) = blind. In: For. caecum, Caecum. Abgeleitet: Zäkopexie, Zäkomegalie.

calcificátus (*-a, -um*) = verkalkt; von *calcificare* (lat.) = verkalken bzw. *calx* (lat.) = Kalk. In: Cartilago calcificata. Abgeleitet: Kalzinose, Kalzination, kalzifizieren.

callósus (*-a, -um*) = schwielig; von *callum* (lat.) = Schwiele. In: Corpus callosum. Abgeleitet: Kallus, kallös.

capilláris (*-e*) = haarartig; von *capillus* (lat.) = Kopfhaar. In: Vasa capillaria. Abgeleitet: kapillär, Kapillardruck, Kapillarektasie, Kapillarität, Kapillarwirkung.

cáput (*-itis*; lat.) = Kopf, Haupt. In: Caput articulare, Caput costae, M. obliquus capitis superior. Abgeleitet: Caput medusae, Caput quadratum, Caput succedaneum, Kapital, Kapitale, Kapitän, Kapitel, Kapitell, Kapitol.

cardíacus (*-a, -um*) = zum Herzen oder zum Magenmund gehörend; von *kardiakos* (gr.) = zum Herzen oder zum Magenmund gehörend. In: Nn. cardiaci, Myofibra cardiaca, Ostium cardiacum; in Zusammensetzungen *cardio-* (z. B. Cardiomyocyti, cardiovasculares). Abgeleitet: Kardiomyopathie, Elektrokardiogramm, kardiovaskulär.

cardiovasculáris (*-e*) = das Herz und die Blutgefäße betreffend; von *kardiakos* (gr.) = zum Herzen gehörend und *vascularis* (s. d.). In: Systema cardiovasculare. Abgeleitet: kardiovaskulär.

caróticus (-a, -um) = zur A. carotis gehörend; von *karotikos* (gr.) = betäubend. In: Canalis caroticus, Glomus caroticum, Sinus caroticus. Abgeleitet: Karotispuls, Karotissinusnerv, Karotiden.

cárpus (-i) = Handwurzel; von *karpos* (gr.) = Zypressenfrucht (diese ist der Handwurzel ähnlich). In: Canalis carpi, Ossa carpi, M. extensor carpi radialis. Abgeleitet: Karpaltunnelsyndrom, Karpalia, Karpopedalspasmen.

cartilagíneus (-a, -um) = knorpelig; von *cartilago* (s. d.). In: Junctura cartilaginea, Meatus acusticus externus cartilagineus.

cartilágo (-inis; lat.) = Knorpel (syn. *chondros* [gr.]). In: Cartilago epiphysialis, Cartilago articularis, Cartilago epiglottica. Abgeleitet: kartilaginös.

caseósus (-a, -um) = käsig, schmierig; von *caseus* (lat.) = Käse. In: Vernix caseosa. Abgeleitet: Käse, Kasein.

caudális (-e) = schwanzwärts (= steißwärts); von *cauda* (lat.) = Schwanz, Schweif. In: Neuroporus caudalis, Cauda equina. Abgeleitet: Kaudalanästhesie, Kaudalsyndrom.

cávitas (-atis; lat.) = Hohlraum, Höhle. In: Cavitas medullaris primaria, Cavitas abdominis, Cavitas articularis. Abgeleitet: Kavität, Kavographie, Kavitation.

cavitátio (-onis) = Höhlenbildung; von *cavitas* (s. d.). In: Cavitatio morulae, Cavitatio amnii. Abgeleitet: Kavität, Kavum.

céllula (-ae) = kleine Zelle; Dim. von *cella* (lat.) = geschlossener Hohlraum, Zelle. In: Cellulae mastoideae, Cellulae ethmoidales. Abgeleitet: Zellularpathologie, Zellulitis, Zellulose, zellulär.

centrális (-e; lat.) = im Mittelpunkt befindlich. In: A. centralis retinae, Vv. centrales hepatis. Abgeleitet: Zentrales Höhlengrau, Zentralarterienverschluß, Zentralnervensystem, Zentralisation, Zentralskotom, Zentrale, Zentralabitur.

centríolum (-i) = kleines Zentrum, Zentralkörperchen; Dim. von *centrum* (lat.) = Zentrum, Mittelpunkt.

centrosóma (-atis) = Zentralkörperchen; von *centrum* (lat.) = Mittelpunkt und *soma* (gr.) = Körper.

cephálicus (-a, -um) = zum Kopf gehörend; von *kephale* (gr.) = Kopf. In: Flexura cephalica. Abgeleitet: Kephalisation, Kephalgie, Kephalaea, Kephalozele, Kephalogramm, Kephalometrie, Kephalopoden.

cerebéllum (-i) = Kleinhirn; Dim. von *cerebrum* (s. d.). In: cerebellaris, Vermis cerebelli, Cortex cerebelli.

cerebrális (-e) = zum Großhirn gehörend; von *cerebrum* (s. d.). In: Liquor cerebrospinalis, zerebral.

cerebrospinális (-e) = vom Gehirn zum Rückenmark verlaufend; von *cerebrum* (s. d.) und *medulla spinalis* (lat.) = Rückenmark. In: Nn. cerebrospinales. Abgeleitet: Zerebroside, Zerebrosidose.

cérebrum (-i; lat.) = Gehirn, meistens im Sinne von Großhirn. In: Falx cerebri, Circulus arteriosus cerebri. Abgeleitet: zerebrospinal, Zerebroside, Zerebralsklerose, Zerebralhaut.

chemotáxis (-is) = zielgerichtete Bewegung von Zellen entlang einem Gradienten chemischer Faktoren; von *chymeia* (gr.) = Gießkunst (stammt wahrscheinlich von *al-kimija* [arab.]) und *taxis* (gr.) = Anweisung. Abgeleitet: chemotaktisch.

cholinérg = mit Azetylcholin als Neurotransmitter wirkend; von Cholin (Chem.) und *ergon* (gr.) = Arbeit.

chondrális (-e) = zum Knorpel gehörend (syn. *chondríacus* [-a, -um]; in: Regio hypochondriaca); von *chondros* (gr.) = Knorpel. In Zusammensetzungen chondro- (z. B. Chondrocranium, Chondrocytus). Abgeleitet: Chondritis, Chondrodysplasis, Chondroitinsulfat.

chondroclástus (-i) = knorpelabbauende Zelle; von *chondros* (gr.) = Knorpel, Korn und *klazein* (gr.) = zerstören. In: Chondroklasten.

chondrocránium (-ii) = knorpeliges Primordialkranium; von *chondros* (gr.) = Knorpel, Korn und *cranium* (s. d.). In: Chondrokranium.

chondrogénesis (-is) = Knorpelbildung; von *chondros* (gr.) = Knorpel, Korn und *genesis* (gr.) = Bildung. In: Chondrogenese. Abgeleitet: perichondral, Chondrodysplasie, Chondroitinsulfat.

chondrogénicus (-a, -um; auch *chondrogeneticus*) = knorpelbildend; von *chondros* (gr.) = Knorpel, Korn und *genesis* (gr.) = Bildung. In: Stratum chondrogenicum.

chorda (-ae) = Saite, Strang; von *chorde* (gr.) = aus Darm hergestellte Saite. In: Chorda dorsalis, Chorda obliqua, Chorda tympani, Chordae tendineae. Abgeleitet: Chordamesoderm, Chordom, Chordotomie, Chordaten.

chórion (-ii) = Zottenhaut der Fruchtblase; von *chorion* (gr.) = Haut. In: Chorion frondosum, Chorion laeve. Abgeleitet: Chorionadenom, Chorionbiopsie, Choriongonadotropin.

choroídeus (-a, -um) = dem Chorion hinsichtlich des Gefäßreichtums ähnlich, zur Aderhaut des Auges gehörend; von *chorion* (s. d.). In: Plexus choroideus, Ependymocytus choroideus. Abgeleitet: Choroidepitheliom, Choriomeningitis.

chromatínum (-i) = DNA-haltige Kernsubstanz, eigentlich das Gefärbte; von *chroma* (gr.) = Farbe. In: Euchromatinum, Heterochromatinum. Abgeleitet: Chromatolyse, Chromatographie, Chromatophoren.

chýlus (-i) = Darmlymphe; von *chylos* (gr.) = Saft. In: Cisterna chyli, Chylomikronum. Abgeleitet: Chylothorax, Chyloptoe, Chyluszyste.

ciliátus (-a, -um) = mit Zilien versehen; von *cilium* (lat.) = Wimper. In: Epitheliocytus ciliatus.

cílium (-ii; lat.) = Wimper. In: Cilia (des Lidrandes), Kinozilium, Stereozilium. Abgeleitet: Ziliarkörper, Ziliarneuralgie, Ziliaten.

cíngulum (-i) = Gürtel; von *cingere* (lat.) = gürten. In: Cingulum membri superioris, Cingulum membri inferioris, Gyrus cinguli, Gyrus dentatus. Abgeleitet: Zingulotomie, Zingel.

círcum- (lat.) = Präfix m.d.B. um, herum. In: circumferentia, circumflexus, Zirkumduktion.

circumventriculáris (*-e*) = um die Hirnventrikel herum; von *circum* (s. d.) und *ventricularis* (s. d.). In: Zirkumventrikuläre Organe.

cistérna (*-ae*) = unterirdischer Wasserbehälter; von *cista* (lat.) = Kiste. In: Cisterna chyli, Cisterna subarachnoidea. Abgeleitet: Zisternenpunktion, Zisternographie.

cloacális (*-e*) = zur Kloake gehörend; von *cloaca* (lat.) = Abzugskanal. In: Membrana cloacalis.

coágulum (*-i*) = Blutgerinnsel; von *coagulare* (lat.) = gerinnen. Abgeleitet: koagulieren, Koagulans, Koagulat, Koagulation, Koagulopathie.

coelíacus (*-a, -um*) = zur Bauchhöhle gehörend; von *koilos* (gr.) = hohl. In: Truncus coelicus, Ggll. coeliaca. Abgeleitet: Zöliakie, Zöliakographie, Zölom, Zölenteraten.

coelóma (*-atis*; lat.) = sekundäre Leibeshöhle. In: Coeloma intraembryonicum, Coeloma umbilicale.

collagenósus (*-a, -um*) = leimgebend, kollagen; von *kolla* (gr.) = Leim und *gennaein* (gr.) = hervorbringen. In: Fibrilla collagenosa, Fibra collagenosa. Abgeleitet: Kollagen, Kollagenase, Kollagenose.

cóllum (*-i*; lat.) = Hals (syn. *cervix*). In: Collum chirurgicum humeri, Collum femoris. Abgeleitet: Kollumkarzinom, Kollumfraktur, Kollier, Kollett.

columnáris (*-e*) = säulenförmig; von *columna* (lat.) = Säule. In: Epitheliocytus columnaris. Abgeleitet: Kolumnotomie, Kolumne, Kolumnist, Kolumnentitel.

commissúra (*-ae*) = Verbindung; von *committere* (lat.) = zusammenfügen. In: Commissura alba/grisea, Commissura labiorum, Commissura palpebralis. Abgeleitet: Kommissurotomie, Kommission.

commúnicans (*-antis*) = verbindend; von *communicare* (lat.) = verbinden. In: R. communicans, A. communicans. Abgeleitet: Kommunikation, Kommunikant, kommunikativ.

commúnis (*-e*; lat.) = gemeinsam. In: A. carotis communis, Meatus nasi communis, Ductus hepaticus communis. Abgeleitet: Kommunikation, Kommunion, Kommunismus.

compáctus (*-a, -um*) = dicht, zusammengedrängt, massiv; von *compingere* (lat.) = festmachen. In: Substantia compacta. Abgeleitet: Kompakta der Uterusschleimhaut, Kompaktbau, Kompaktwagen, CompactLehrbuch.

compartiméntum (*-i*; lat.) = allseits durch Membranen abgeschlossener Bindegewebsraum im Bereich der Extremitäten und des Dammes. In: Compartimentum superficiale perinei, Compartimentum antebrachii flexorum. Abgeleitet: Kompartimentsyndrom.

condúcere (lat.) = verbinden, leiten. In: Myocytus conducens cardiacus, Myofibra conducens cardiaca. Abgeleitet: Konduktor, Konduktkeur, Konduktometrie.

condyláris (*-e*) = zum Gelenkhöcker gehörend; von *condylus* (s. d.). In: Fossa condylaris, For. condylare, Fossa intercondylaris.

cóndylus (*-i*) = Gelenkhöcker; von *kondylos* (gr.) = Knöchel. In: Condylus occipitalis, Condylus medialis femoris. Abgeleitet: Kondylenfraktur.

conjúngens (*-entis*) = verbindend; von *conjungere* (lat.) = verbinden. In: Pars conjungens (des Spermatozoonflagellums). Abgeleitet: Konjunktiva, Konjugation, Konjugata, konjugieren, Konjunktiv, Konjunktur.

connectívus (*-a, -um*) = verbindend; von *conectere* (lat.) = verbinden. In: Textus connectivus, Connexus intertendineus. Abgeleitet: Konnex, Konnexion.

contralaterális (*-e*) = auf der entgegengesetzten Seite; von *contra* (lat.) = gegen und *lateralis* (s. d.).

cor (*cordis*; lat.) = Herz. In: Vv. cordis, Cor tubulare. Neben *Cor* wird für das Herz auch der Terminus *Cardia* verwendet (z. B. Nn. cardiaci). Abgeleitet: Cor dextrum/sinistrum, Cor hypertrophicum.

cornificátus (*-a, -um*) = verhornt; von *cornu* (lat.) = Horn. In: Epithelium stratificatum cornificatum. Abgeleitet: Kornifikation.

coróna (*-ae*) = Kranz, Krone; von *korone* (gr.) = Gekrümmtes. In: Corona radiata, Corona ciliaris, Corona dentis, Corona glandis. Abgeleitet: coronarius, Koronarangiographie, Koronare Herzkrankheit, Krone, Korona (der Sonne), Korona (fröhliche Runde).

coronális (*-e*) = zum Kranz gehörend; von *korone* (gr.) = Gekrümmtes. In: Sutura coronalis, Pulpa coronalis. Abgeleitet: Koronare Herzkrankheit, Sonnenkorona.

córtex (*-icis*; lat.) = Rinde. In: Cortex cerebelli, Cortex glandulae suprarenalis, Cortex renalis. Abgeleitet: Kortison, Kortikosteroide.

corticospinális (*-e*) = von der Großhirnrinde zum Rückenmark; von *cortex* (s. d.) und *medulla spinalis* (lat.) = Rückenmark. In: Tractus corticospinalis.

cotylédo (*-onis*) = Lappen der Plazenta; von *kotyledon* (gr.) = Saugnapf der Tintenfische.

cotýlicus (*-a, -um*) = becherförmig; von *kotyle* (gr.) = Napf. In: Art. cotylica (= spheroidea). Abgeleitet: Kotyledone, Cotyloiditis erosiva.

coxa (*-ae*; lat.) = Hüfte. In: Os coxae, Art. coxae. Abgeleitet: Coxa vara/valga, Koxalgie, Koxarthrose.

craniális (*-e*) = kopfwärts (eigentlich schädelwärts) gelegen; von *cranium* (s. d.). In: Nn. craniales. Abgeleitet: intrakraniell, Kranialvariante.

cránium (*-ii*) = Schädel; von *kranion* (gr.) = Schädel. In: Fossae cranii, Cavitas cranii, Basis cranii; in Zusammensetzungen *cranio-* (z. B. Kraniofaziale Dysostose).

cremáster (*-eris*; gr.) = Aufhänger. In: M. cremaster. Abgeleitet: Kremasterreflex.

crista (*-ae*; lat.) = Leiste, Kamm. In: Crista galli, Crista iliaca, Crista intertrochanterica.

cruciátus (*-a, -um*) = gekreuzt, kreuzförmig (eigentlich gekreuzigt); von *crux* (lat.) = Kreuz. In: Mm. cruciati, Ligg. cruciata genus.

crus (*-uris*; lat.) = Schenkel, speziell auch Unterschenkel. In: Fascia cruris, Crus cerebri, Crus penis. Abgeleitet: Crus valgum/varum, krural.

crusta (*-ae*; lat.) = Rinde, apikale Epithelzellverdichtung. In: Crusta (der Deckzellen des Urothels). Abgeleitet: Kruste, krustig, Erdkruste, Krustazeen.

crypta (*-ae*) = unterirdischer Gang, Gruft, das Verborgene; von *kryptein* (gr.) = verbergen. In: Cryptae tonsillares. Abgeleitet: Kryptorchismus, Kryptophthalmus, Krypton, Krypta, kryptisch, Kryptogamen, Kryptogramm.

cúbitus (*-i*) = Ellenbogen; von *cubare* (lat.) = liegen. In: Art. cubiti, Fossa cubiti. Abgeleitet: Kubitalvene, Kubitaltunnel-Syndrom, Dekubitus.

cuboídeus (*-a, -um*) = würfelförmig; von *kyboeides* (gr.) = würfelförmig. In: Os cuboideum, Epitheliocytus cuboideus. Abgeleitet: Kubus, kubisch, Kubikmeter.

cúmulus (*-i*) = Haufen; von *cumulare* (lat.) = anhäufen. In: Cumulus oophorus. Abgeleitet: Kumuluswolken, akkumulieren, kumulativ.

cutáneus (*-a, -um*) = zur Haut gehörend; von *kytos* (gr.) = Haut, Höhlung, Zelle. In: Mm. cutanei, Nn. cutanei. Abgeleitet: subkutan, intrakutan.

cytología (*-ae*) = Zellenlehre; von *kytos* (gr.) = Zelle, eigentlich Höhlung, Bläschen. In: Zytologie, Zytologe, zytologisch.

cytoplásma (*-atis*) = extranukleäre Zellsubstanz; von *kytos* (gr.) Zelle, Höhlung und *plasma* (gr.) = Geformtes, Bildung, Lebensstoff. Abgeleitet: zytoplasmatisch.

cytotróphoblastus (*-i*) = zellige Schicht der Plazentarzotten; von *kytos* (gr.) = Zelle, Höhlung, *trophe* (gr.) = das Ernähren, Nahrung und *blastein* (gr.) = bilden.

D

decíduus (*-a, -um*) = hinfällig, vergänglich; von *decidere* (lat.) = abfallen. In: Decidua basalis, Cellula decidualis.

decussátio (*-ionis*) = Kreuzung; von *decussare* (lat.) = in die Form eines X bringen. In: Decussatio pyramidum, Decussatio tegmarti. Abgeleitet: dekussiert.

defaecátio (*-ionis*) = Stuhlleerung; von *defaecare* (lat.) = reinigen, von der Hefe befreien. Abgeleitet: Fäkalien.

dendrítum (*-i*) = Dendrit, baumartige Verästelung der Nervenzellen; von *dendron* (gr.) = Baum. In: Dendrit, Oligodendrocytus. Abgeleitet: dendritisch, Dendrochronologie, Dendrologie.

dendrodendríticus (*-a, -um*) = zwei Dendriten synaptisch miteinander verbindend; von *dendron* (gr.) = Baum. In: Synapsis dendrodendritica. Abgeleitet: Dendrologie, dendritisch.

densus (*-a, -um*; lat.) = dicht. In: Lamina densa, Macula densa. Abgeleitet: Densigraphie, Densitometrie, Densität.

dermatómus (*-i*) = Teil des Ursegments, Hautsegment; von *derma* (gr.) = Haut und *tome* (gr.) = Abschnitt.

dérmomyotómus (*-i*) = Komplex des Ursegments; von *derma* (gr.) = Haut, *mys* (gr.) = Muskel und *tome* (gr.) = Abschnitt.

desmális (*-e*) = bandartig, bindegewebig, „häutig"; von *desmos* (gr.) = Band. In: Desmale Ossifikation; in Zusammensetzungen *desmo*- (z. B. Desmocranium, Desmodont, Desmosom).

desmocránium (*-ii*) = bindegewebige Anlage des Schädels; von *desmos* (gr.) = Band und *cranium* (s. d.). In: Desmocranium. Abgeleitet: Desmodynie, Desmoid, desmal.

desmosóma (*-atis*) = Haftkörper, Haftplatte; von *desmos* (gr.) = Band und *soma* (gr.) = Körper. Abgeleitet: desmal, Desmokranium, Desmodont, Desmoid.

dexter (*-tra, -trum*; lat.) = rechtsseitig. In: Ventriculus dexter, A. coronaria dextra. Abgeleitet: Dextralität, Dextra, Dextrose, Dextroangiokardiographie, Dextropositio.

di- (gr.) = Präfix m.d.B. doppelt, zweifach. In: M. digastricus.

dia- (*di-*; gr.) = Präfix m.d.B. zwischen-, mittendurch. In: Diapositiv, Diaphragma, Diabetes, Diagnose.

diámeter (*-tri*) = Durchmesser; von *diametros* (gr.) = Durchmesser. In: Diameter conjugata/obliqua/transversa. Abgeleitet: diametral.

diapedésis (*-is*) = Hindurchwanderung, Migration; von *dia*- (s. d.) und *pes* (lat.) = Fuß. In: Leukodiapedesis. Abgeleitet: Diapedeseblutung.

diaphýsis (*-is*) = Mittelstück (Schaft) eines Langen Knochens; von *dia*- (s. d.) und *physis* (gr.) = Natur, Körperbeschaffenheit. In: Diaphyse. Abgeleitet: Kollum-Diaphysen-Winkel.

diarthrósis (*-is*) = Gelenk; von *dia*- (s. d.) und *arthron* (gr.) = Glied, Gelenk.

diencéphalon (*-i*) = Zwischenhirn; von *dia*- (s. d.) und *encephalon* (s. d.).

differentiátio (*-ionis*) = Differenzierung, Herausbildung morphologischer und funktioneller Unterschiede; von *differentia* (lat.) = Unterschied. In: Differenzierung (während der Histo- und Organogenese). Abgeleitet: Differenzierungsgrad (bei Tumoren), histotechnische Differenzierung, Differenzierungsantigene, differenzieren, Differenziertheit (charakterliche).

digestórius (*-a, -um*) = der Verdauung dienend; von *digerere* (lat.) = verdauen. In: Systema digestorium. Abgeleitet: Digestion, Digestif, Digestionstrakt, Digestorium, Digest, digerieren.

dígitus (*-i*; lat.) = Finger, Zehe. In: Digiti manus/pedis, Digitus minimus. Abgeleitet: digital, digitalisieren, Digitalis lanata.

dimorphísmus (*-i*) = gleichzeitiges Auftreten zweier unterschiedlicher Formen; von *di*- (s. d.) und *morphe* (gr.) = Form. In: Geschlechtsdimorphismus, Dimorphie.

diplo- (lat.) = Präfix m.d.B. doppelt. In: Diplosoma, Diploe, diploid.

díploe (*-oes*) = Spongiosa des Schädeldachs zwischen den beiden kompakten Schichten liegend; von *diploe* (gr.) = Doppelschicht. In: Diploe. Abgeleitet: diploid, Diplocheirie, Diplopie.

diplóicus (*-a, -um*) = zur Diploe gehörend; von *diploe* (s. d.). In: Vv. diploicae.

diplosóma (*-atis*) = Doppelkörperchen, geteiltes Zentriol; von *diplo-* (s. d.) und *soma* (gr.) = Körper.

discoidális (*-e*) = die Form einer Wurfscheibe besitzend, einem Diskus ähnlich; von *discos* (gr.) = Wurfscheibe. In: Fissio discoidalis, Discus intervertebralis, Discus articularis, Discus nervi optici. Abgeleitet: Diskographie, Diskopathie, Diskelektrophorese, Diskothek, Diskjokkey.

discus (*-i*) = Scheibe; von *diskos* (gr.) = Wurfscheibe. In: Discus intervertebralis, Discus articularis, Discus nervi optici. Abgeleitet: Diskektomie, Diskographie, Diskuswerfer.

distális (*-e*) = rumpfferner; von *distare* (lat.) = auseinanderliegen. In: Art. radioulnaris distalis, Phalanx distalis. Abgeleitet: Distalbiß, Distanz.

dithalámicus (*-i*) = zweikammerig; von *di-* (s. d.) und *thalamos* (gr.) = Kammer. In: Art. dithalamica. Abgeleitet: Thalamus, Thalamencephalon, Thalamussyndrom.

dorsális (*-e*) = in Richtung des Rückens liegend; von *dorsum* (s. d.). In: N. dorsalis scapulae, Chorda dorsalis. Abgeleitet: Dorsalflexion, Dorsalzysten, Dorsale.

dórsum (*-i*; lat.) = Rücken. In: Dorsum manus, Dorsum pedis, Dorsum linguae, Dorsum sellae, Mm. dorsi. Abgeleitet: Dorsalflexion, Dorsale.

ductus (*-us*) = Gang; von *ducere* (lat.) = führen. In: Ductus thoracicus, Ductus arteriosus, Ductus choledochus. Abgeleitet: Duktographie, Duktilität, Duktus (einer Rede).

duodenális (*-e*) = zum Duodenum (Zwölffingerdarm) gehörend; von *duodenus* (lat.)= zwölffach. In: Gll. duodenales, Rr. duodenales. Abgeleitet: Duodenalatresie, Duodenaldivertikel, Duodenalsaft.

dys- (gr.) = Präfix m.d.B. miß-, um-, schlecht. In: Dysplasie, Dystrophie, Dysmelie, Dyskrasie, Dysmenorrhoe, Dyspnoe.

dysplasía (*-ae*) = Mißgestaltung; von *dys-* (s. d.) und *plassein* (gr.) = bilden. In: Dysplasia coxae.

E

eccrínus (*-a, -um*) = absondernd; von *ekkrinein* (gr.) = absondern. In: Gl. eccrina.

ecto- (gr.) = Präfix m.d.B. außen, nach außen gelagert. In: Ectoderma, Ectasia. Abgeleitet: ektodermal, Ektoblast, Ektodermaldysplasie, Ektodermatose.

ectodérma (*-atis*) = Äußeres Keimblatt (Ektoblast); von *ecto-* (s. d.) und *derma* (gr.) = Haut. In: Embryonales Ektoderm.

éfferens (*-entis*) = herausführend; von *efferre* (lat.) = herausführen. In: Vas efferens, Ductuli efferentes. Abgeleitet: efferent, Efferenz.

ejaculátio (*-ionis*) = Samenerguß; von *ex-* (s. d.) und *ejaculari* (lat.) = herausschleudern. In: ejaculatorius. Abgeleitet: Ejakulat, Ejakulationszentrum, Ejakulationsreflex.

ellipsoídeus (*-a, -um*) = ellipsoidartig; von *elleipsis* (gr.) = Ellipse. In: Art. ellipsoidea, Ellipsoid. Abgeleitet: Elliptozytose.

émbryo (*-onis*) = Embryo, Leibesfrucht bis zum Ende des 2. Schwangerschaftsmonats; von *bryein* (gr.) = keimen. Abgeleitet: Embryologie, embryonal, Embryogenese.

embryoblástus (*-i*) = Embryonalknoten; von *embryo* (s. d.) und *blastein* (gr.) = bilden.

embryología (*-ae*) = Entwicklungsgeschichte; von *bryein* (gr.) = keimen, sprossen und *legein* (gr.) = lehren. In: Embryologie, Embryogenese, embryonal, embryologisch.

en- (*em-*; gr.) = Präfix m.d.B. in, darin. In: Enarthrosis, Encephalon.

enarthrósis (*-is*) = Nußgelenk; von *en-* (s. d.) und *arthron* (gr.) = Glied, Gelenk. Abgeleitet: Enarthron.

encéphalon (*-i*) = Gehirn; von *en-* (s. d.) und *kephale* (gr.) = Kopf. In: Dura mater encephali, Rhombencephalon, Truncus encephali. Abgeleitet: Enzephalitis, bovine spongiforme Enzephalopathie (BSE).

endo- (*end-*; gr.) = Präfix m.d.B. innen. In: Endothelium, Endometrium, Endocardium, Endosteum, endochondralis.

endocrínus (*a, -um*) = nach innen abscheidend, zu den Hormondrüsen gehörend; von *endo-* (s. d.) und *krinein* (gr.) = absondern, abscheiden. In: Gll. endocrinae. Abgeleitet: Endokrinium, endokrin, Endokrinologie, Endokrinologe.

endocytósis (*-is*) = Aufnahme von geformten Partikeln durch aktiven Transport in die Zelle; von *endo-* (s. d.) und *kytos* (gr.) = Zelle.

endodérma (*-atis*) = Inneres Keimblatt (Endoblast); von *endo-* (s. d.) und *derma* (gr.) = Haut. In: Embryonales Endoderm (auch Entoderm).

endoepitheliális (*-e*) = innerhalb des Epithels; von *endo-* (s. d.) und *epithelium* (s. d.). In: endoepitheliale Drüsenzellen.

endomysium (*-ii*) = das die einzelne Muskelfaser umhüllende Bindegewebe; von *endo-* (s. d.) und *myos* (gr.) = Muskel.

endoneúrium (*-ii*) = zwischen den Nervenfasern befindliches Bindegewebe; von *endo-* (s. d.) und *neuron* (gr.) = Nerv.

endoscopía (*-ae*) = Spiegelung von Hohlorganen oder Körperhöhlen, von *endo-* (s. d.) und *skopein* (gr.) = schauen. In: Endoskopie, Endoskop, endoskopisch.

endósteum (*-i*) = innere Knochenhaut; von *endo-* (s. d.) und *osteon* (gr.) = Knochen. In: Endost. Abgeleitet: endostal, Endostose.

endotendíneum (*-i*) = das die Primärbündel der Sehne umhüllende Bindegewebe; von *endo-* (s. d.) und *tendineus* (s. d.).

endothéliocýtus (*-i*) = Endothelzelle; von *endothelium* (s. d.) und *kytos* (gr.) = Zelle. In: Endothelioblastus, Endothelium, endothelialis. Abgeleitet: Endothelin, Endothelioidzellen.

endothélium (*-ii*) = Innenhaut der Gefäße; von *endo-* (s. d.) und *thele* (gr.) = Brustwarze (s. auch *epithelium*). In: Endotheliocytus. Abgeleitet: Endotheliom, Endotheliose.

entéricus (*-a, -um*) = zu den Baucheingeweiden gehörend; von *entera* (gr.) = Eingeweide. In: Plex. entericus, A. mesenterica superior. Abgeleitet: Gastroenterologie, Enteritis, enteral, Enterobacteriaceae, Enteropathie, Enteroklyse.

eosinophílus (*-i*) = mit Affinität zum sauren Farbstoff Eosin; von Eosin (Chem.) und *philein* (gr.) = lieben. In: Eosinophilocytus. Abgeleitet: Eosinophilie, Eosinopenie.

ependýma (*-atis*) = Auskleidung der Hirnventrikel; von *epi-* (s. d.) und *endymein* (gr.) = bekleiden. In: Ependymocytus. Abgeleitet: Ependymitis, Ependymzyste.

ependymocýtus (*-i*) = Ependymzelle; epitheliale Auskleidung des Ventrikelsystems; von *ependyma* (gr.) = Oberkleid und *kytos* (gr.) = Zelle.

epi- (*ep-, eph-*; gr.) = Präfix m.d.B. auf-, über-. In: Epidermis, Epigone, Epigramm, Epikrise, Ependym.

epiblástus (*-i*) = früher: „Primäres Ektoderm", zum *trophoblastus* (s. d.) hin orientierte Schicht des *embryoblastus* (s. d.); von *epi-* (s. d.) und *blastein* (gr.) = bilden.

epimérus (*-i*) = dorsale Komponente des Myotoms; von *epi-* (s. d.) und *meros* (gr.) = Teil. In: Epimer (dorsaler Anteil eines Myotoms). Abgeleitet: Epimerie.

epimýsium (*-ii*) = das den Muskel umhüllende Bindegewebe; von *epi-* (s. d.) und *myos* (gr.) = Muskel.

epiphýsis (*-is*) = frühere Bezeichnung für Corpus pineale, vor allem aber Gelenkende der Langen Knochen; von *epi-* (s. d.) und *phyein* (gr.) = wachsen. In: Epiphyse (Zirbeldrüse), Epiphysis anularis. Abgeleitet: Epiphysenscheibe, Epiphysenfuge, Epiphyseolyse, epiphysär, Epiphyt.

epitendíneum (*-i*) = Bindegewebe an der Oberfläche der Sehne; von *epi-* (s. d.) und *tendineus* (s. d.).

epitheliális (*-e*) = zum Epithel gehörend, von *epithelium* (s. d.). In: Lamina epithelialis mucosae. Abgeleitet: Epithelialisierung.

epithélium (*-ii*) = oberflächliche Zellschicht; von *epithelion* (gr.) = das, was sich auf der *thele* (= Brustwarze) befindet. In: Epithelium mucosae, Epithelium folliculare, Epithelium lentis. Abgeleitet: Epithelkörperchen, epithelioid, Epithelzyste, Epitheliom.

eréctus (*-a, -um*) = aufgerichtet; von *erigere* (lat.) = aufrichten. In: Erectio, M. erector spinae. Abgeleitet: Homo erectus, erektile Dysfunktion, Erektionszentrum, erigieren.

ergotróp = wirksam im Sinne einer Leistungssteigerung; von *ergon* (gr.) = Arbeit, Leistung und *tropos* (gr.) = Wendung, Drehung.

eu- (gr.) = Präfix m.d.B. wohl, gut. In: Euchromatin, Eukaryont, Eugenik.

euchromatínum (*-i*) = Anteil des Chromatins, der in entspiralisierter Form vorliegt; von *eu-* (s. d.) und *chroma* (gr.) = Farbe.

-eus (*-ea, -eum*; lat.) = Suffix m.d.B. Herkunft aus einem bestimmten Stoff, Zugehörigkeit zu, Ähnlichkeit mit.

evolútio (*-onis*; lat.) = Entwicklung von niederen zu höheren Formen. In: Evolutio fibrillarum. Abgeleitet: Evolutionslehre, evolutionistisch.

ex- (*e-, ec-, ef-*; lat.) = Präfix m.d.B. heraus, hinaus. In: Exhumierung, Ejakulation, Ektopie, efferens.

excitátio (*-ionis*) = Erregung; von *excitare* (lat.) = anregen. In: exzitatorische Neurone.

excretórius (*-a, -um*) = der Ausscheidung dienend; von *excernere* (lat.) = ausscheiden. In: Ductus excretorius. Abgeleitet: Exkret, Exkrement, exkretorisch.

exo- (gr.) = Präfix m.d.B. außerhalb. In: Gl. exocrina, exokrin. Abgeleitet: Exodus, exogen, exorbitant, Exorzismus.

exocrínus (*-a, -um*) = nach außen abscheidend; von *exo-* (s. d.) und *krinein* (gr.) = absondern. In: Gl. exocrina.

exocytósis (*-is*) = Austritt aus der Zelle durch Abschnürung von GOLGI-Vesikeln oder Phagosomen aus der Zellmembran; von *exo-* (s. d.) und *kytos* (gr.) = Zelle.

exoepitheliális (*-e*) = außerhalb des Epithels; von *exo-* (s. d.) und *epithelium* (s. d.). In: exoepitheliale Drüsen.

exténsor (*-oris*) = Strecker; von *extendere* (lat.) = ausstrecken. In: M. extensor carpi medialis longus, M. extensor digitorum longus.

extérnus (*-a, -um*) = außen liegend; von *exter* (lat.) = außen. In: M. intercostalis externus, A. carotis externa. Abgeleitet: Externusaponeurose, Exterozeptor, extern, Externer, externalisieren, Externat.

extrúsio (*-ionis*) = Austreibung; von *extrudere* (lat.) = heraustreiben, wegtreiben. Abgeleitet: Extruder, extrudieren.

F

fáscia (*-ae*; lat.) = Binde. In: Fascia lata, Fascia transversalis. Abgeleitet: Fasziennaht, Faschismus.

fascículus (*-i*) = kleines Bündel; Dim. von *fascis* (lat.) = Bündel. In: Fasciculus atrioventricularis, Fasciculus cuneatus. Abgeleitet: faszikulär, Faszikulationspotentiale, Faszikel, faszikulieren.

fémur (*-oris*; lat.) = Oberschenkel, auch Oberschenkelknochen. In: Os femoris, Caput femoris. Abgeleitet: Femurfraktur, Femurkondylenkappe, Femuraplasie.

fertilisátio (*-ionis*) = Befruchtung; von *fertilis* (lat.) = fruchtbar. In: Fertilisation. Abgeleitet: fertil, Fertilität, Fertilitätsdiagnostik, Infertilität.

fetális (*-e*) = zur Leibesfrucht gehörend; von *fetus* (s. d.). In: Placenta fetalis.

fetopathía (*-ae*) = pränatale Erkrankung; von *fetus* (s. d.) und *pathos* (gr.) = Erleiden, Schicksal.

fétus (*-us*; auch „*foetus*") = Leibesfrucht ab der 9. Woche; von *feo* (lat.) = erzeugen. In Zusammensetzungen *feto-* (z. B. fetomaternale Transfusion).

fíbra (*-ae*) = Faser, das durch Spaltung Entstandene; von *findere* (lat.) = spalten. In: Fibra collagenosa, Fibrae intercrurales, Fibrae zonulares. Abgeleitet: fibrös, Fibrille, Fibrin, Fibrom, Fiber.

fibrílla (*-ae*) = Fäserchen, Fasereinheit; Dim. von *fibra* (s. d.). In: Fibrilla collagenosa, Myofibrilla, Neurofibrilla. Abgeleitet: Fibrillation, fibrillieren, Defibrillator.

fibrillogénesis (*-is*) = Fibrillenbildung; von *fibrilla* (s. d.) und *genesis* (gr.) = Entstehung, Bildung.

fibrinoídeus (*-a, -um*) = fibrinähnlich; von *fibrinum* (lat.) = Faserstoff. In: Substantia fibrinoidea (Plazenta).

fibroblástus (*-i*) = faserbildende Zelle; von *fibra* (s. d.) und *blastein* (gr.) = bilden. Abgeleitet: Fibroblastom, „fibroblast growth factor" (FGF).

fibroreticuláris (*-e*) = faserig-netzartig; von *fibra* (s. d.) und *reticularis* (lat.) = netzartig. In: Lamina fibroreticularis.

fibrósus (*-a, -um*) = faserreich; von *fibra* (lat.) = Faser. In: Anulus fibrosus, Trig. fibrosum, Fibroblast. Abgeleitet: Fibrom, Fibroadenom, Fibromyalgie, Fibrille, Fibrin.

fímbra (*-ae*; lat.) = Franse. In: Fimbria ovarica, Fimbriae tubae uterinae, Fimbria hippocampi. Abgeleitet: Fimbrienschwangerschaft, Fimbriolyse.

flagéllum (*-i*) = Geißel; Dim. von *flagrum* (lat.) = Peitsche. In: Spermatozoonflagellum, Epitheliocytus flagellatus. Abgeleitet: Flagellata, Flagellanten.

fléxor (*-oris*) = Beuger; von *flectere* (lat.) = beugen. In: M. flexor carpi radialis, M. flexor pollicis longus.

follículus (*-i*) = Bläschen; Dim. von *follis* (lat.) = Schlauch, Blasebalg. In: Folliculus ovaricus vesiculosus, Folliculus pili. Abgeleitet: Follikelatresie, Folliculus lymphaticus, Follikulose, Follitropin, Follikelhormon, Follikelsprung.

fontículus (*-i*) = Fontanelle, eigentlich kleine Quelle; von *fons* (lat.) = Quelle. In: Fonticuli cranii.

forámen (*-inis*; lat.) = Loch, Fenster. In: For. vertebrale, For. magnum, For. ischiadicum majus, For. obturatum, For. MONROI. Abgeleitet: Foraminiferen.

formátio (*-ionis*) = Bildung, Gebilde, Formation; von *formare* (lat.) = formieren. In: Formatio reticularis. Abgeleitet: formativ, formatieren, Formel, formal.

frondósus (*-a, -um*) = zottenreich, eigentlich reich belaubt; von *frons* (lat.) = Laubwerk. In: Chorion frondosum.

frontális (*-e*) = zur Stirn gehörend; von *frons* (lat.) = Stirn. In: Lobus frontalis, Os frontale. Abgeleitet: Frontalebene, Frontalaufnahme, Konfrontation, Frontalunterricht.

frontooccipitális (*-e*) = Stirn und Hinterhaupt betreffend; von *frons* (lat.) = Stirn und *occiput* (lat.) = Hinterhaupt.

fundamentális (*-e*) = grundlegend; von *fundus* (lat.) = Grund. In: Substantia fundamentalis, Fundus gastricus. Abgeleitet: Fundament, fundamental, Fundamentalismus.

funículus (*-i*) = kleiner Strang; Dim. von *funis* (lat.) = Strick. In: Funiculus spermaticus, Funiculus umbilicalis, Funiculi medullae spinalis. Abgeleitet: Funikulitis, Funikulolyse, Funikulozele, funikulär.

fusifórmis (*-e*) = spindelförmig; von *fusus* (s. d.). In: M. fusiformis.

fúsus (*-i*; lat.) = Spindel. In: Fusus neurotendineus. Abgeleitet: Intrafusale Fasern, fusiformis.

G

gamétogénesis (*-is*) = Bildung der Gameten (s. *gametus*); von *gameein* (gr.) = heiraten und *genesis* (gr.) = Bildung. In: Gametogenese, Gametocytus. Abgeleitet: Gametogonie, Gametopathie.

gamétus (*-i*) = reife Geschlechtszelle; von *gametes* (gr.) = Hochzeiter bzw. *gameein* (gr.) = heiraten. In: Gametocytus. Abgeleitet: Gametogenese.

gánglion (*-ii*; gr.) = Nervenknoten. In: Ggl. trigeminale, Ggl. cervicothoracicum, Ggll. coeliaca. Abgeleitet: Ganglienblocker, Ganglienleiste.

gap (engl.) = Lücke. In: Gap junction (Nexus, Macula communicans).

gastrulátio (*-ionis*) = Bildung der Gastrula, Entstehung der dreiblättrigen Keimscheibe; von *gaster* (gr.) = Bauch.

gémma (*-ae*) = Knospe; von *gemma* (gr.) = Knospe, Perle. In: Gemma osteogenica. Abgeleitet: Gemme, Gemmologie, Gemmoglyptik, Gemmula.

genitális (*-e*) = zur Zeugung gehörend; von *genere* (lat.) = zeugen. In: Systema genitale, Organa genitalia; in Zusammensetzungen *genito-* (z. B. N. genitofemoralis). Abgeleitet: Genitalien, Genitale, Genitalherpes.

génu (*-us*; lat.) = Knie. In: Genu nervi facialis, Genu corporis callosi, Art. genus. Abgeleitet: Genu recurvatum, Genu valgum/varum.

geriatría (*-ae*) = Altersheilkunde; von *geron* (gr.) = bejahrt und *iatreia* (gr.) = Heilung. In: Geriatrie, geriatrisch, Geriatrika, Gerontologie.

gínglymus (*-i*) = Scharniergelenk; von *ginglymos* (gr.) = Türangel. In: Ginglymus.

glanduláris (*-e*) = zur Drüse gehörend; von *glandula* (lat.) = Drüse, eigentlich kleine Eichel. In: Epithelium glandulare, Lobulus glandularis, Rr. glandulares. Abgeleitet: glandulär, Glandulographie, Glandel.

glía (*-ae*) = Kitt, Kittsubstanz, Stütz- und Nährgewebe des Nervensystems; von *glia* (gr.) = Kittsubstanz. In: Gliocytus, Neuroglia. Abgeleitet: Gliaarchitektonik, Gliom.

gliocýtus (-*i*) = Gliazelle; von *glia* (s. d.) und *kytos* (gr.) = Zelle. In: Gliocytus centralis, Gliocytus periphericus, Gliocytus ganglii.

glómus (-*eris*) = Knäuel; Nebenform von *globus* (lat.) = Kugel. In: Glomus caroticum, Glomus aorticum, Glomerulus (Dim.). Abgeleitet: Glomusorgan, Glomustumoren.

glykokályx (-*icis*) = aus Glykoproteinen und Lipiden bestehende Hüllschicht der Zellen; von *glykys* (gr.) = süß und *kalyx* (gr.) = Kelch.

gomphósis (-*is*) = Knochenverbindung durch Einkeilung; von *gomphosis* (gr.) = Keil. In: Gomphosis (Syndesmosis dentoalveolaris).

gonáda (-*ae*) = Keimdrüse, Gonade; von *gennaein* (gr.) = zeugen bzw. *gonos* (gr.) = Geschlecht. Abgeleitet: Gonadoliberin, gonadotrop.

granulocýtus (-*i*) = granulierte weiße Blutzelle; von *granulum* (lat.) = Körnchen und *kytos* (gr.) = Zelle. In: Granulocytopoiesis, Granulocytus neutrophilicus, Granulocytus acidophilicus, Granulocytus basophilicus. Abgeleitet: Granulozytopenie.

granulósus (-*a*, -*um*) = körnchenreich; von *granulum* (lat.) = Dim. von *granum* (lat.) = Korn. In: Stratum granulosum, Reticulum granulosum. Abgeleitet: Granulosa, Granulom, Granulationsgewebe, Granulozyten, Granulat, granulieren.

gríseus (-*a*, -*um*; lat.) = grau. In: Substantia grisea. Abgeleitet: Grisaille, Grisette.

gýrus (-*i*) = Windung, Hirnwindung; von *gyros* (gr.) = gebogen. In: Gyri cerebri, Gyrus dentatus. Abgeleitet: Mikrogyrie, Gyrometer, Gyrostat, Gyros.

H

haem- (*o-*; gr.) = Präfix m.d.B. mit dem Blut in Beziehung stehend. Abgeleitet: Hämatologie, hämatogen, Hämophilie.

haemángioblástus (-*i*) = Stammzelle für Blutzellen und Endotheliozyten; von *haem-* (s. d.), *angeion* (gr.) = Blutgefäß und *blastein* (gr.) = bilden.

haemocýtoblastus (-*i*) = Blutstammzelle; von *haemo-* (s. d.), *kytos* (gr.) = Zelle und *blastein* (gr.) = bilden.

haemotróphicus (-*a*, -*um*) = auf die Ernährung aus dem Blut der Mutter bezogen; von *haima* (gr.) = Blut und *trophe* (gr.) = Ernährung, Nahrung.

hállux (-*ucis*; lat.) = Großzehe. In: M. abductor hallucis. Abgeleitet: Hallux valgus/varus, Hallux rigidus.

hemi- (gr.) = Präfix m.d.B. halb. In: Hemiarthros, Hemidesmosom, Hemiplegie.

hemiarthrósis (-*is*) = Halbgelenk; von *hemi-* (s. d.) und *arthron* (gr.) = Glied, Gelenk.

hemidésmosóma (-*atis*) = einseitig ausgebildetes Desmosom, Halbdesmosom; von *hemi-* (s. d.) und *soma* (gr.) = Körper.

hepatocýtus (-*i*) = Leberzelle; von *hepar* (gr.) = Leber und *kytos* (gr.) = Zelle. In: hepatozellulär.

hétero- (gr.) = Präfix m.d.B. verschieden, verschiedenartig. In: Heterochromatin, heterogen, heteromorph, heterosexuell, heterozygot.

heterochromatínum (-*i*) = gegenüber dem Euchromatin stärker kondensiertes und stärker färbbares Chromatin; von *hetero-* (s. d.) und *chroma* (gr.) = Farbe.

heterophágicus (-*a*, -*um*) = Fremdkörper verdauend; von *hetero-* (s. d.) und *phagein* (gr.) = fressen.

hippocámpus (-*i*) = Seepferdchen, wulstiges Gebilde im Unterhorn des Seitenventrikels; von *hippos* (gr.) = Pferd und *kamptein* (gr.) = krümmen. In: Pes hippocampi, Fimbria hippocampi. Abgeleitet: Hippodrom, Hippiatrik.

histiocýtus (-*i*) = Histiozyt; von *histion* (gr.) = Gewebe (aus dem Segel gefertigt sind) und *kytos* (gr.) = Zelle. Abgeleitet: Histiozytose, Histiozytom, Histiomonozyten.

histiotróphicus (-*a*, -*um*) = auf die Ernährung aus dem Gewebe bezogen; von *histion* (gr.) = Gewebe und *trophe* (gr.) = Ernährung, Nahrung.

histogénesis (-*is*) = Gewebebildung; von *histion* (gr.) = Gewebe und *genesis* (gr.) = Entstehung.

histología (-*ae*) = Gewebelehre; von *histos* (gr.) = Webstuhl, Gewebe und *legein* (gr.) = lehren, sagen. In: Histologia generalis/specialis. Abgeleitet: Histogenese, Histochemie, Histopathologie.

holocrínus (-*a*, -*um*) = ganz ausscheidend, Drüsenzellen, die sich gänzlich in Sekret umwandeln; von *holos* (gr.) = ganz und *krinein* (gr.) = ausscheiden. In: Gl. holocrina. Abgeleitet: Holographie, Holozän, Holokaust.

homeostásis (-*is*) = Aufrechterhaltung des inneren Körpermilieus; von *homoios* (gr.) = gleichartig und *stasis* (gr.) = Stillstand. Abgeleitet: homöostatisch.

homúnculus (-*i*) = künstliches Menschlein der mittelalterlichen Alchemisten, Schema der kortikalen Repräsentation von Motorik und Oberflächensensibilität; Dim. von *homo* (lat.) = Mensch.

hyalínus (-*a*, -*um*) = durchscheinend; von *hyalinos* (gr.) = gläsern. In: Cartilago hyalina. Abgeleitet: hyaloideus, hyalin, Hyalinose, Hyaluronsäure.

hyper- (gr.) = Präfix m.d.B. über, hinaus-, mehr-. In: Hyperplasie, Hypertrophie.

hyperplasía (-*ae*) = Vergrößerung durch Zellvermehrung; von *hyper-* (s. d.) und *plassein* (gr.) = bilden. In: hyperplastisches Wachstum (während der Ontogenese). Abgeleitet: glandulär-zystische Hyperplasie des Endometriums, Prostatahyperplasie.

hypertrophía (-*ae*) = Vergrößerung durch vermehrtes Wachstum (nicht Vermehrung!) von Zellen und damit von deren Abkömmlingen; von *hyper-* (s. d.) und *trophein* (gr.) = ernähren. In: Aktivitätshypertrophie. Abgeleitet: hypertroph (auch im übertragenen Sinn), Herzhypertrophie, Muskelhypertrophie.

hypertróphicus (*-a, -um*) = vergrößert; von *hyper-* (s. d.) und *trophein* (gr.) = ernähren. In: Zona hypertrophica. Abgeleitet: Hypertrophie, hypertroph.

hypo- (*hyp-*; gr.) = Präfix m.d.B. unter, unterhalb. In: Hypothenar, Hypophysis, Hypothalamus, Hypochonder, Hypothese, Hypotenuse.

hypoblástus (*-i*) = früher „Primäres Endoderm", zum Blastozöl hin orientierte Schicht des *embryoblastus* (s. d.); von *hypo-* (s. d.) und *blastein* (gr.) = bilden.

hypogástricus (*-a, -um*) = in der Unterbauchregion liegend; von *hypo-* (s. d.) und *gaster* (gr.) = Bauch. In: Plex. hypogastricus superior/inferior.

hypomérus (*-i*) = ventrale Komponente des Myotoms; von *hypo-* (s. d.) und *meros* (gr.) = Teil. In: Hypomer (ventraler Anteil eines Myotoms).

hypomóchlion (*-ii*) = Dreh- und Stützpunkt eines Hebels; von *mochlion* (gr.) = kleiner Hebel.

hypoplasía (*-ae*) = Unterentwicklung; von *hypo-* (s. d.) und *plassein* (gr.) = bilden. In: Hypoplasie. Abgeleitet: hypoplastisch.

hypothálamus (*-i*) = basal vom Thalamus liegender Teil des Zwischenhirns; von *hypo-* (s. d.) und *thalamus* (gr.) = Gemach. In: Tractus hypothalamohypophysialis, Ncc. hypothalamici. Abgeleitet: hypothalamische Hormone.

hypothénar (*-aris*) = Kleinfingerballen; von *hypo-* (s. d.) und *thenar* (s. d.).

I

implantátio (*-ionis*) = Einbettung der Blastozyste; von *in-* (s. d.) und *planta* (lat.) = Gewächs. In: Phasis implantationalis, Phasis preimplantationalis. Abgeleitet: Implantat, Transplantat, Implantologie.

in- (*-im*; lat.) = Präfix m.d.B. hinein-, an-, un-. In: Inclusio, Insertio, infantilis, Implantat, impar.

incrétum (*-i*) = Absonderung direkt in die Blutbahn; von *in-* (s. d.) und *cernere* (lat.) = abscheiden. In: Incretio. Abgeleitet: Inkretion, inkretorisch.

inférior (*-ius*) = weiter unten gelegen; Komp. von *inferus* (lat.) = unten. In: Membrum inferius, Fascia inferior diaphragmatis pelvis, Pedunculus cerebellaris inferior. Abgeleitet: Inferiorität.

ingéstio (*-ionis*) = Hineinbringen, Nahrungsaufnahme; von *ingerere* (lat.) = hineinbringen. In: Ingestion. Abgeleitet: Ingestionsallergie, Ingestionstuberkulose.

inhíbitus (*-a, -um*) = gehemmt, behindert; von *inhibere* (lat.) = hemmen. In: inhibitorische Neurone. Abgeleitet: Inhibitor, Inhibition, Inhibine, Crescentia inhibita.

inspéctio (*-ionis*) = Betrachtung (des Patienten); von *inspectio* (lat.) = Besichtigung, Hineinsehen. Abgeleitet: Inspekteur, Inspektor.

integuméntum (*-i*) = Haut, Hülle; von *integere* (lat.) = überdecken, schützen. In: Integumentum commune.

inter- (lat.) = Präfix m.d.B. zwischen. In: intervertebralis, intercellularis, intercostalis, international, Intervertebralganglion, Intervertebralgelenk.

intercalátus (*-a, -um*) = zwischengeschaltet; von *intercalare* (lat.) = einschalten. In: Ductus intercalatus, Nc. intercalatus, Discus intercalatus. Abgeleitet: interkalar, Interkalarstaphylom.

intercelluláris (*-e*) = zwischenzellig; von *inter-* (s. d.) und *cellularis* (lat.) = zellhaltig, zu den Zellen gehörend. In: Junctiones intercellulares, Substantia intercellularis. Abgeleitet: Interzellularsubstanz, Interzellularraum, interzellulär.

intermédius (*-a, -um*) = in der Mitte zwischen zwei anderen Strukturen; von *inter-* (s. d.) und *medius* (lat.) = der Mittlere von. In: N. intermedius, Pars intermedia. Abgeleitet: intermediär.

interneuronális (*-e*) = zwischen Neuronen; von *inter-* (s. d.) und *neuron* (gr.) = Nerv. In: Synapsis interneuronalis. Abgeleitet: Interneurone, Interneuronengifte.

interneurónum (*-i*) = Schaltneuron des ZNS; von *inter-* (s. d.) und *neuron* (gr.) = Nerv.

internódium (*-ii*) = das zwischen zwei Knoten Liegende; von *inter-* (s. d.) und *nodus* (lat.) = Knoten. In: Segmentum internodale.

intérnus (*-a, -um*; lat.) = innen liegend. In: M. obliquus internus abdominis, M. intercostalis internus, A. iliaca interna. Abgeleitet: Internuslähmung, intern, Internat, Interna, internieren, Internist.

interósseus (*-a, -um*) = zwischen zwei Knochen befindlich; von *inter-* (s. d.) und *osseus* (lat.) = köchern. In: Mm. interossei, Membrana interossea.

intervertebrális (*-e*) = zwischen zwei Wirbeln liegend; von *inter-* (s. d.) und *vertebra* (lat.) = Wirbel. In: Discus intervertebralis.

intervillósus (*-a, -um*) = zwischen den Zotten befindlich; von *inter-* (s. d.) und *villus* (lat.) = Zotte. In: Spatium intervillosum.

intestinális (*-a, -um*) = zum Darm gehörend; von *intestina* (lat.) = Eingeweide. In: Facies intestinalis uteri. Abgeleitet: intestinal, Intestinalsonde.

íntimus (*-a, -um*; lat.) = der Innerste. In: Tunica intima, M. intercostalis intimus. Abgeleitet: Intimafibrose, Intimaödem, intim, Intimität, Intimfeind, Intimsphäre.

intra- (lat.) = Präfix m.d.B. innerhalb. In: intramuralis, intracellularis, intracapsularis, intrakutan, intramuskulär (i.m.).

intramurális (*-e*) = innerhalb der Wand von Hohlorganen liegend; von *intra-* (s. d.) und *murus* (lat.) = Wand, Mauer. In: Pars intramuralis ureteris. Abgeleitet: intramurales Myom, intra muros (= nicht öffentlich, geheim).

intrínsecus (*-a, -um*) = innen liegend. Abgeleitet: intrinsisch, Intrinsic-plus-Stellung, „intrinsic factor", „intrinsic system".

GLOSSAR 333

invéstiens (*-tis*) = einkleidend, umhüllend; von *investire* (lat.) = einkleiden. In: Fascia investiens. Abgeleitet: Investitur, Investition, Investmentfonds.

ipsilaterális (*-e*) = auf derselben Seite; von *ipse* (lat.) = selbst und *lateralis* (s. d.).

irreguláris (*-e*) = unregelmäßig; von *regula* (lat.) = Regel. In: Os irregulare. Abgeleitet: irregulär, Irregularität.

ischémicus (*-a, -um*) = blutleer; von *ischein* (gr.) = zurückhalten und *haima* (gr.) = Blut. In: Phasis ischemica. Abgeleitet: Ischämie, ischämischer Insult, transitorische ischämische Attacke (TIA).

J

júnctio (*-onis*) = Verbindung; von *jungere* (lat.) = verbinden. In: Junctio myotendinea, Junctio anorectalis, Gap junction. Abgeleitet: Junctura, Junktim, Konjunktion.

junctúra (*-ae*) = Verbindung, Haft, Gelenk; von *jungere* (lat.) = verbinden. In: Junctura fibrosa, Junctura cartilaginea. Abgeleitet: Konjunktiva, Junktionsnävus, Junktim, Junktur, Konjunktion, Konjunktiv.

K

kapazitatión = Reifungsprozeß der Spermatozoen; von *capacitas* (lat.) = Fassungsvermögen. Abgeleitet: Kapazität, kapazitiv.

karyolýsis (*-is*) = Kernauflösung; von *karyon* (gr.) = Kern und *lysein* (gr.) = auflösen.

karyoplásma (*-atis*) = Kernplasma; von *karyon* (gr.) = Kern und *plasma* (gr.) = Geformtes, Bildung, Lebensstoff.

karyorrhéxis (*-is*) = Auseinanderbrechen des Zellkerns; von *karyon* (gr.) = Kern und *rhexis* (gr.) = Zerreißung.

kinetocílium (*-ii*) = Zilie, bewegliches Wimpernhaar (syn. *kinocilium*); von *kinein* (gr.) = bewegen und *cilium* (s. d.).

kinetosóma (*-atis*) = Basalkörper der Kinetozilien; von *kinein* (gr.) = bewegen und *soma* (gr.) = Körper.

L

lábrum (*-i*; lat.) = Lippe, Rand, Falte, statt *labium* bei unpaaren Strukturen gebraucht. In: Labrum acetabulare, Labrum glenoidale.

lacúna (*-ae*; lat.) = Vertiefung, Lücke. In: Lacuna musculorum/vasorum, Lacunae urethrales, Lacunae laterales.

laévis (*-e*; lat., auch *levis*) = glatt. In: Chorion laeve, Laevocardia. Abgeleitet: Lävokardiographie, Lävulose.

lámina (*-ae*; lat.) = Platte, Blatt, Schicht. In: Lamina arcus vertebrae, Lamina cribrosa, Lamina mucosa. Abgeleitet: Laminektomie, laminäre Strömung.

lanúgo (*-inis*) = Wollhaar, Haarkleid des Neugeborenen; von *lana* (lat.) = Wolle.

laterális (*-e*) = seitlich, weiter von der Symmetrieebene entfernt. In: M. pterygoideus lateralis, Septum intermusculare laterale. Abgeleitet: Lateralisation, Lateralsklerose, Lateralität.

laxus (*-a, -um*) = schlaff, locker; von *laxare* (lat.) = lockern. In: Textus connectivus collagenosus laxus. Abgeleitet: Laxanzien, laxieren, lax, Laxheit.

lemníscus (*-i*) = Schleife; von *lemniskos* (gr.) = Schleifchen, wollenes Band. In: Lemniscus lateralis/medialis, Lemniscus trigeminalis. Abgeleitet: Lemniskate.

leptoméninx (*-ingis*) = Weiche Hirnhaut; von *leptos* (gr.) = zart und *meninx* (gr.) = Hirnhaut. In: Spatium leptomeningeum. Abgeleitet: Leptomeningitis.

leucocýtus (*-i*) = weißes Blutkörperchen; von *leukos* (gr.) = weißlich und *kytos* (gr.) = Zelle. Abgeleitet: Leukozytose, Leukozyturie.

ligaméntum (*-i*) = Band; von *ligare* (lat.) = binden. In: Lig. longitudinale anterius, Ligg. cruciata. Abgeleitet: Ligamentitis, Ligatur, Liganden.

límbus (*-i*; lat.) = Saum, Randstreifen. In: Limbus corneae, Limbus fossae ovalis, Limbus acetabuli, Lobus limbicus. Abgeleitet: Limbisches System.

límitans (*-ntis*) = begrenzend; von *limitare* (lat.) = begrenzen. In: Lamina limitans. Abgeleitet: limitieren, Limit, Limitation, limitativ.

líquor (*-oris*; lat.) = Flüssigkeit. In: Liquor cerebrospinalis, Liquor folliculi. Abgeleitet: Liquordrainage, Liquordruck, Liquor-Hirn-Schranke, Likör, Liquidation.

longitudinális (*-e*) = längs gerichtet; von *longitudo* (lat.) = Länge. In: Lig. longitudinale anterius, Fissura longitudinalis. Abgeleitet: Longitudinalschichtung, Longitudinalwelle.

longus (*-a, -um*; lat.) = lang. In: Caput longum, Os longum, M. adductor longus. Abgeleitet: longitudinal, Longa, Longdrink.

lúcidus (*-a, -um*) = hell, leuchtend, glänzend; von *lux* (lat.) = Licht. In: Lamina lucida. Abgeleitet: luzid, Luzidität, Luzifer.

lympha (*-ae*) = Quellwasser; von *limpidus* (lat.) = klar. In: Lymphocytus, Lymphonodus. Abgeleitet: Lymphadenitis, Lymphangiektasie, lymphatisch, Lymphom.

lympháticus (*-a, -um*) = lymphatisch; von *lymphaticos* (gr.) = lymphatisch. In: Ductus lymphaticus dexter/sinister, Valvulae lymphaticae. Abgeleitet: Lymphatischer Rachenring, lymphatische Reaktion, lymphatische Diathese.

lymphocapilláris (*-e*) = zur Lymphkapillare gehörend; von *lympha* (s. d.) und *capillaris* (s. d.). In: Vasa lymphocapillaria, Rete lymphocapillare.

lymphoídeus (*-a, -um*) = zum Lymphsystem gehörend, lymphähnlich; von *limpidus* (lat.) = klar. In: Systema lymphoideum, Organa lymphoidea primaria, Organa lymphoidea secundaria, Anulus lymphoideus pharyngis, Nodus lymphoideus; in Zusammensetzungen *lympho-* (z. B. Lymphocytus, Lymphoepitheliale Organe).

lysosóma (-atis) = Zellorganell zur intrazellulären Verdauung; von *lyein* (gr.) = auflösen und *soma* (gr.) = Körper. In: Phagolysosom.

M

macro- (gr.) = Präfix m.d.B. groß. In: Makroglia, Makrophagen.

macroglía (-ae) = zur Neuroglia gehörende Zellen (Astrozyten); von *macro-* (s. d.) und *glia* (s. d.).

macrophágocýtus (-i) = Makrophage; von *macro-* (s. d.), *phagein* (gr.) = fressen und *kytos* (gr.) = Zelle.

mácula (ae; lat.) = Fleck. In: Macula adhaerens, Macula cribrosa, Macula densa, Macula utriculi. Abgeleitet: Makuladegeneration, Makulatur, Immakulata.

mamilláris (-e; lat.) = brustwarzenähnlich. In: Corpus mamillare, Proc. mamillaris. Abgeleitet: Mamillarlinie, Mamillarreflex.

mandíbula (-ae) = Unterkiefer; von *mandere* (lat.) = kauen. In: Corpus mandibulae, R. mandibulae.

manúbriosternális (-e) = zum Handgriff und dem Hauptteil des Brustbeins gehörend; von *manubrium* (lat.) = Handgriff und *sternum* (lat.) = Brustbein. In: Symphysis manubriosternalis.

mánus (-us; lat.) = Hand. In: Dorsum manus, Palma manus, Manubrium. Abgeleitet: manuell, Manipulation, Manual, Manufaktur, „manu propria", Manuskript.

mastocýtus (-i) = Mastzelle; von *mast* (mhd.) = Fütterung, Mast und *kytos* (gr.) = Zelle. Abgeleitet: Mastozytom, Mastozytose.

matérnus (-a, -um) = mütterlich; von *mater* (lat.) = Mutter. In: Placenta materna. Abgeleitet: Maternität.

mátrix (-icis; lat.) = Mutterboden, Muttergewebe, amorphe Grundsubstanz. In: Matrix unguis. Abgeleitet: Extrazelluläre Matrix, Matrixprotein, Matrize, Immatrikulation.

mediális (-e) = näher zur Symmetrieebene hin liegend; von *medium* (lat.) = Mitte. In: M. vastus medialis, Lig. collaterale mediale.

mediánus (-a, -um; lat.) = in der Mitte liegend. In: N. medianus, Lig. umbilicale medianum. Abgeleitet: Medianusgabel, Mediansyndrom, Medianwert, Mediante.

medúlla (-ae; lat.) = Mark. In: Medulla ossium, Medulla spinalis, Medulla oblongata, Medulla renis, medullaris. Abgeleitet: Medullarkrebs, Medulloblastom, Medullarrohr.

medulláris (-e) = zum Knochenmark (Nervenmark) gehörend; von *medulla* (s. d.). In: Cavitas medullaris, Velum medullare. Abgeleitet: medullär, Medulläranästhesie.

melanocýtus (-i) = schwarze Pigmentzelle; von *melas* (gr.) = dunkel und *kytos* (gr.) = Zelle. Abgeleitet: Melanom, Melanosis, Melanotropin, Melatonin, Melancholie, Melanie.

mémbrum (-i; lat.) = Glied, Gliedmaße. In: Membrum superius/inferius, Membrum virile.

meníscus (-i) = Mondsichel; von *meniskos* (gr.) = kleiner Mond. In: Meniscus medialis/lateralis, Meniscus articularis, Meniscus tactus. Abgeleitet: Meniskuseinklemmung, Meniskusriß, Trimenon, Meniskus (Phys.).

mentoocipitális (-e) = Kinn und Hinterhaupt verbindend; von *mentum* (lat.) = Kinn und *occiput* (lat.) = Hinterhaupt. In: Circumferentia mentoocipitalis.

merocrínus (-a, -um) = teilabsondernd; von *meros* (gr.) = Teil und *krinein* (gr.) = absondern. In: Gl. merocrina.

mesencéphalon (-i) = Mittelhirn; von *meso-* (s. d.) und *encephalon* (s. d.). In: Tractus mesencephalicus nervi trigemini. Abgeleitet: Mesenzephalitis.

mesenchýma (-atis) = Embryonales Bindegewebe; von *meso-* (s. d.) und *engcheein* (gr.) = eingießen, auffüllen. Abgeleitet: mesenchymal, Mesenchymzelle, Mesenchymom.

mesentéricus (-a, -um) = zum Gekröse gehörend; von *meso-* (s. d.) und *enteron* (gr.) = Eingeweide. In: A. mesenterica superior/inferior, Mesenterium. Abgeleitet: Mesenterialwurzel, Mesenterikographie.

meso- (*mes-*; gr.) = Präfix m.d.B. mittel-, halb-, zwischen-. In: Mesobildungen, Mesoderm, Mesangium, Mesenterium, Mesosalpinx. Abgeleitet: Mesokarp, Mesolithikum, Meson, Mesosphäre, Mesozoikum.

mesodérma (-atis) = Mittleres Keimblatt; von *meso-* (s. d.) und *derma* (gr.) = Haut. In: Kopfmesoderm, mesodermal.

mesodermális (-e) = vom Mittleren Keimblatt abstammend; von *mesoderma* (s. d.).

mesosálpinx (-ingis) = Gekröse des Eileiters; von *meso-* (s. d.) und *salpinx* (gr.) = Trompete. In: Salpinx (Tuba uterina).

mesotendíneum (-ei) = gekröseähnliches Haftband (Haftduplikatur) der Sehne; von *meso-* (s. d.) und *tendineus* (s. d.).

mesothélium (-ii) = epitheliale Auskleidung der Serösen Höhlen; von *meso-* (s. d.) und *thele* (gr.) = Brustwarze.

meta- (*met-*; gr.) = Präfix m.d.B. inmitten, zwischen (örtlich), nach (zeitlich). In: Metabolismus, Metacarpus, Metamerie, Metamorphose, Metastase.

metacárpus (-i) = Mittelhand; von *meta-* (s. d.) und *carpus* (s. d.).

metamerísmus (-i) = Gliederung in hintereinanderliegende gleiche Abschnitte; von *meta-* (s. d.) und *meros* (gr.) = Teil, Abschnitt. In: Metamerie, Metamere. Abgeleitet: Isomerie.

metaphýsis (-is) = der an die *epiphysis* (s. d.) angrenzende Teil der *diaphysis* (s. d.), der Epiphysenscheibe entsprechend; von *meta-* (s. d.) und *physis* (gr.) = Natur, Körperbeschaffenheit. Abgeleitet: Metaphyse, Metaphysik.

metatársus (-i) = Mittelfuß; von *meta-* (s. d.) und *tarsus* (s. d.).

GLOSSAR 335

metencéphalon (-*i*) = Nachhirn (Teil des Rautenhirns, bestehend aus Brücke, Kleinhirn und Tegmentum); von *meta* (s. d.) und *encephalon* (s. d.).

micro- (*micr-*; gr.) = Präfix m.d.B. klein. In: Mikroglia. Abgeleitet: Mikroskop.

microfibrílla (-*ae*) = ultrastrukturelle Fäserchen (syn. microfilaméntum); von *micro-* (s. d.) und *fibrilla* (s. d.).

microglía (-*ae*) = Verband kleiner Gliazellen, Makrophagen des ZNS; von *micro-* (s. d.) und *glia* (s. d.).

micropinocytósis s. *pinocytosis*.

microsóma (-*atis*) = Bruchstücke des Endoplasmatischen Retikulums; von *micro-* (s. d.) und *soma* (gr.) = Körper.

microtúbulus (-*i*) = ultrastrukturelles Röhrchen; von *micro-* (s. d.) und *tubulus* (lat.) = Röhrchen (Dim. von *tubus* [lat.] = Rohr.

microvíllus (-*i*) = ultrastrukturelle „Zotte" der Zelloberfläche; von *micro-* (s. d.) und *villus* (lat.) = Zotte.

míctio (-*onis*; lat.) = Wasserlassen. Abgeleitet: imperative Miktion, Miktionsdruck, Miktionszystourethrographie.

mirábilis (-*e*) = staunenswert; von *mirari* (lat.) = sich wundern. In: Rete mirabile. Abgeleitet: Mirabelle, Mirabilien, Mirakel, admirabel.

mitochóndrium (-*ii*) = „Fadenkörnchen", Zellorganell zur Energiegewinnung; von *mitos* (gr.) = Faden, Schlinge und *chondros* (gr.) = Korn. In: mitochondrialis.

mono- (*mon-*; gr.) = Präfix m.d.B. mit einem einzigen versehen; von *monos* (gr.) = allein, einzig. In: Monocytus. Abgeleitet: monomer, monoklonal, Monomanie, Monokel, Monogamie, Monolith, Monolog, monoton.

monocýtus (-*i*) = Monozyt, zu den weißen Blutkörperchen gehörende Zelle der unspezifischen Abwehr; von *mono-* (s. d.) und *kytos* (gr.) = Zelle.

morphogénesis (-*is*) = Gestaltbildung; von *morphe* (gr.) = Gestalt und *genesis* (gr.) = Entstehung.

morphología (-*ae*) = Gestaltlehre; von *morphe* (gr.) = Gestalt und *legein* (gr.) = lehren. In: Morphogenese, morphologisch.

mórula (-*ae*) = kleines Maulbeerchen, Produkt der „Furchung" der Zygote; Dim. von *morum* (lat.) = Maulbeere. Abgeleitet: Morulazelle.

motocórtex (-*icis*) = Motorische Großhirnrinde; von *motus* (lat.) = Bewegung und *cortex* (lat.) = Rinde.

mucósa (-*ae*) = Schleimhaut; von *mucus* (lat.) = Schleim. In: Lamina muscularis mucosae, Lamina propria mucosae. Abgeleitet: Mukosaprolaps, Mukositis.

mucósus (-*a, -um*) = schleimig; von *mucus* (lat.) = Schleim. In: Tunica mucosa, Gl. mucosa. Abgeleitet: Mukoviszidose, Mukotympanum, mukös.

multi- (*mult-*; lat.) = Präfix m.d.B. viel, vielfach. In: M. multipennatus. Abgeleitet: Multimillionär, multiplizieren.

multipennátus (-*a, -um*) = vielfach gefiedert; von *multi-* (s. d.) und *penna* (s. d.). In: M. multipennatus.

multipoláris (-*e*) = vielpolig, mehrpolig; von *multus* (lat.) = viel und *polus* (lat.) = Pol. In: Neuronum multipolare. Abgeleitet: Multipolarität, multipolar.

musculáris (-*e*) = zum Muskel gehörend; von *musculus* (s. d.).

músculus (-*i*) = Muskel, eigentlich Mäuslein; Dim. von *mus* (lat.) = Maus. In: M. biceps brachii; in Zusammensetzungen *musculo-* (z. B. N. musculocutaneus).

mutátio (-*ionis*; lat.) = Abänderung (Erbänderung, Stimmbruch). In: Mutatio genorum. Abgeleitet: Mutationsrate, Mutationsfistelstimme, Mutabilität, mutagen, Mutante.

myelencéphalon (-*i*) = Verlängertes Mark; von *myelos* (gr.) = Mark und *encephalon* (s. d.).

myelínum (-*i*) = Markschicht; von *myelos* (gr.) = Mark. In: Myelencephalon, myelinatus. Abgeleitet: Myeloblasten, myelogen, Myelographie, Myelom, Myelozyten.

myentéricus (-*a, -um*) = zur Muskularis des Darmes gehörend; von *my-* (s. d.) und *enterikos* (gr.) = zu den Eingeweiden gehörend. In: Plex. myentericus.

myo- (*my-*; gr.) = Präfix m.d.B. mit Muskeln zu tun habend. In: Myologia, Myasthenie, Myometrium.

myoblástus (-*i*) = Muskelbildungszelle; von *myo-* (s. d.) und *blastein* (gr.) = bilden. In: Promyoblasten, Myoblasten. Abgeleitet: Myoblastenmyom.

myocýtus (-*i*) = Muskelzelle; von *myo-* (s. d.) und *kytos* (gr.) = Zelle. In: Myozyten. Abgeleitet: Myon, Myom, Myosin.

myoepithélium (-*ii*) = kontraktile Epithelzelle; von *myo-* (s. d.) und *epithelium* (s. d.).

myofibroblástus (-*i*) = kontraktiler Fibroblast; von *myo-* (s. d.) und *fibroblastus* (s. d.).

myología (-*ae*) = Muskellehre; von *myo-* (s. d.) und *legein* (gr.) = lehren, sagen.

myónum (-*i*) = Arbeitseinheit des Skelettmuskels; von *myon* (gr.) = Muskelmasse. In: Myon.

myotendíneus (-*a, -um*) = muskulös-sehnig; von *myo-* (s. d.) und *tendineus* (s. d.). In: Functio myotendinea.

myotómus (-*i*) = Muskelsegment des Ursegments; von *myo-* (s. d.) und *tome* (gr.) = Abschnitt.

myotúbus (-*i*) = röhrenförmiges Stadium in der Histogenese der Skelettmuskulatur; von *myo-* (s. d.) und *tubus* (lat.) = Rohr.

N

nasális (-*e*) = zur Nase gehörend; von *nasus* (lat.) = Äußere Nase. In: Os nasale, Sinus paranasales, Concha nasalis inferior. Abgeleitet: Nasalität, nasal, näseln.

neo- (*ne-*; gr.) = Präfix m.d.B. neu-, neu gebildet. In: Neocortex, Neonatus, Neenzephalisation.

neocerebéllum (-*i*) = phylogenetisch junger Teil des Kleinhirns; von *neo-* (s. d.) und *cerebellum* (s. d.). In: neozerebellar.

neocórtex (*-icis*) = phylogenetisch junger Teil der Großhirnrinde; von *neo-* (s. d.) und *cortex* (s. d.). In: neokortikal.

néphro- (gr.) = Präfix m.d.B. zur Niere gehörend. In: nephronum, nephrogen, Nephrologie. Abgeleitet: Nephritis.

nervósus (*-a, -um*) = zu den Nerven gehörend; von *neuron* (gr.) = Nerv. In: Systema nervosum, Textus nervosus. Abgeleitet: nervös, Nervosität.

nérvus (*-i*) = Nerv; von *neuron* (gr.) = Nerv, ursprünglich Sehne. In: N. trigeminus, N. spinalis, nervosus. Abgeleitet: nervös, Nerven, Nervenkostüm, nervig, nervlich, N. rerum.

neurális (*-e*) = das Nervensystem betreffend; von *neuron* (gr.) = Nerv. In: Lamina neuralis, Sulcus neuralis. Abgeleitet: Neuralplatte, Neuralisation, Neuraltherapie.

neurentéricus (*-a, -um*) = Neuralrohr und Darmanlage verbindend; von *neuron* (gr.) = Nerv und *entera* (gr.) = Eingeweide. In: Canalis neurentericus.

neurítum (*-i*) = Axon, langer Nervenzellfortsatz; von *neuron* (gr.) = Nerv. In: Neurit.

neuro- (*neuri-*; gr.) = Präfix m.d.B. zum Nervensystem gehörend. In: Neuroporus, Neurocranium, Neuroepithelium, Neuroglia, Neurohypophysis, Neurologia.

neuroblástus (*-i*) = embryonale Vorstufe der Nervenzelle; von *neuro-* (s. d.) und *blastein* (gr.) = bilden.

neuroéctodérma (*-atis*) = das Nervensystem bildender Teil des Ektoderms; von *neuro-* (s. d.) und *ectoderma* (s. d.). In: neuroektodermal.

neurofíbra (*-ae*) = Nervenfaser; von *neuron* (gr.) = Nerv und *fibra* (lat.) = Faser. In: Neurofibrae afferentes/efferentes, Neurofibrae autonomicae. Abgeleitet: Neurofibromatosis generalisata (RECKLINGHAUSEN).

neuroglía (*-ae*) = perineurales Hüll- und Stoffwechselgewebe im ZNS; von *neuron* (gr.) = Nerv und *glia* (gr.) = Kitt, Leim. Abgeleitet: Neurogliom.

neurolémmocýtus (*-is*) = SCHWANN-Zelle; von *neuron* (gr.) = Nerv, *lemma* (gr.) = das Abgeschälte, Hülle und *kytos* (gr.) = Zelle. In: Neurolemma. Abgeleitet: Neurolemmitis, Neurolemmom.

neuromusculáris (*-e*) = der Nervenversorgung von Muskelfasern dienend; von *neuron* (gr.) = Nerv und *musculus* (lat.) = Muskel. In: Terminatio neuromuscularis.

neurónum (*-i*) = Funktionseinheit des Nervensystems, d. h. Nervenzelle mit ihren Fortsätzen; von *neuron* (gr.) = Nerv. In: Neurolemma, Neuroglia, Neuroporus. Abgeleitet: Neurotransmitter, Neuropathologie, Neuropathie, Neurologie, Neuroradiologie, Neurose.

neuropórus (*-i*) = kraniale bzw. kaudale Öffnung des Neuralrohrs; von *neuro-* (s. d.) und *poros* (gr.) = Öffnung.

neurotúbulus (*-i*) = röhrenförmige Struktur im Neuroplasma; von *neuron* (gr.) = Nerv und *tubulus* (lat.) = Röhrchen (Dim. von *tubus* [lat.] = Rohr).

neurulátio (*-ionis*) = erste embryonale Anlage des ZNS; von *neurula* (lat.) = Keimstadium mit Neuralplatte.

néxus (*-us*) = Verbindung, Gap junction; von *nectere* (lat.) = verflechten. Abgeleitet: Konnex, Konnexion.

nidátio (*-ionis*) = Einnistung; von *nidus* (lat.) = Nest. Abgeleitet: Nidationshemmer.

nomádicus (*-a, -um*) = umherschweifend; von *nomades* (lat.) = Hirtenvölker, *nomas* (lat.) = Nomade. In: Macrophagocytus nomadicus. Abgeleitet: nomadisieren, nomadisch.

non- (lat.) = Präfix m.d.B. ohne, frei von, nicht-. In: nonstriatus, nonpigmentosus, noncornificatus.

nonstriátus (*-a, -um*) = ungestreift, glatt; von *non-* (s. d.) und *striatus* (lat.) = mit Streifen versehen. In: Textus muscularis nonstriatus.

nucleolémma (*-atis*) = Kernmembran; von *nucleus* (s. d.) und *lemma* (gr.) = Hülle.

nucléolus (*-i*) = Kernkörperchen; Dim. von *nucleus* (s. d.).

nucleoplásma (*-atis*) = Kernplasma; von *nucleus* (s. d.) und *plasma* (gr.) = Geformtes, Gebildetes, Lebensstoff.

núcleus (*-i*; lat.) = Kern, Zellkern, Anhäufung von Nervenzellen; von *nux* (lat.) = Nuß. In: Nc. pulposus, Nc. ambiguus, Nc. caudatus. Abgeleitet: Nuklearmedizin, Nukleasen, Nukleinsäuren, Nukleotide, Nuklearwaffen.

nútriens (*-entis*) = ernährend; von *nutrire* (lat.) = ernähren. In: For. nutriens, Canalis nutriens. Abgeleitet: nutritiv, Nutriment, Nutrition.

O

oblongátus (*-a, -um*) = verlängert; von *oblongere* (lat.) = verlängern. In: Medulla olongata. Abgeleitet: Oblongatasyndrom, oblongieren.

occipitális (*-e*) = zum Hinterhaupt gehörend; von *occiput* (lat.) = Hinterhaupt. In: Os occipitale, A. occipitalis, Art. atlantooccipitalis. Abgeleitet: Okzipitalhirn, okzipitoposteriore Lage.

occlúdens (*-entis*) = verschließend; von *occludere* (lat.) = verschließen. In: Zonulae occludentes. Abgeleitet: Okklusion, okklusal, Okklusionsikterus.

oesóphagus (*-i*) = Speiseröhre; von *oisophagos* (gr.) = Speiseröhre. In: Septum oesophagotracheale, Unterer Ösophagussphinkter. Abgeleitet: Ösophagoskopie, Ösophagoantrostomie.

oligodéndroglía (*-ae*) = Gliazellen mit wenigen Fortsätzen; von *oligos* (gr.) = wenig, *dendron* (gr.) = Baum und *glia* (s. d.).

ómphaloentéricus (*-a, -um*) = in Verbindung mit Nabel und Darm; von *omhpalos* (gr.) = Nabel und *entera* (gr.) = Eingeweide. In: Ductus omphaloentericus.

ontogénesis (*-is*) = Keimentwicklung; von *ontos* (gr.) = Seiendes, Bestehendes und *genesis* (gr.) = Entstehung, Werden. In: Ontogenese, ontogenetisch.

oóphorus (-a, -um) = eitragend; von *oon* (gr.) = Ei und *pherein* (gr.) = tragen. In: Cumulus oophorus. Abgeleitet: Paroophoron, Epoophoron.

orbiculáris (-e) = kreisförmig; von *orbis* (lat.) = Kreis. In: Zona orbicularis, M. orbicularis oculi/oris. Abgeleitet: Orbikularislähmung.

orgánum (-i) = Organ; von *organon* (gr.) = Organ. In: Organa sensuum, Organum genitale, Organum vomeronasale. Abgeleitet: Organisator, Organisation, Organismus, Organogenese, Organon, Organellen, Organspende.

os (ossis, plur. *ossa;* lat.) = Knochen (nicht zu verwechseln mit *os, oris* = Mund); von *osteon* (gr.) = Knochen. In: Os planum, Os coxae, Ossiculum (Dim. von Os), Ossificatio.

ossificátio (-ionis) = Verknöcherung; von *os* (lat.) = Knochen. In: Zona ossificationis. Abgeleitet: Ossifikation, Ossifikationszentrum, Ossifikationsalter.

ósteo- (gr.) = Präfix m.d.B. mit Knochen zu tun habend; von *osteon* (gr.) = Knochen. In: Osteogenesis, Osteoid, Osteoblastocytus, Osteoclastocytus. Abgeleitet: Osteolyse, Osteomyelitis, Osteoporose.

ósteoblástus (-i) = knochenbildende Zelle; von *osteo-* (s. d.) und *blastein* (gr.) = bilden. In: Osteoblast. Abgeleitet: Osteoblastom.

ósteoclástus (-i) = knochenabbauende Zelle; von *osteo-* (s. d.) und *klazein* (gr.) = zerstören. In: Osteoclastocyti. Abgeleitet: Osteoklase, Osteoklastom, klastisch.

ósteocýtus (-i) = Knochenzelle; von *osteo-* (s. d.) und *kytos* (gr.) = Zelle. In: Osteocyt.

ósteogénesis (-is) = Knochenbildung; von *osteo-* (s. d.) und *genesis* (gr.) = Bildung, Entstehung. In: Osteogenese. Abgeleitet: Osteogenesis imperfecta.

ósteogénicus (-a, -um) = knochenbildend; von *osteo-* (s. d.) und *gennaein* (gr.) = bilden. In: Stratum osteogenicum. Abgeleitet: Osteogenese, Osteogenesis imperfecta.

ósteoídeus (-a, -um) = knochenähnlich; von *osteo-* (s. d.). In: Osteoid (von Osteoblasten gebildete nicht mineralisierte Knochenmatrix). Abgeleitet: Osteoidosteom.

ósteología (-ae) = Knochenlehre; von *osteo-* (s. d.) und *legein* (gr.) = lehren, sagen.

osteónum (-i) = Baueinheit des Lamellenknochens, Osteon; von *os* (lat.) = Knochen. Anlehnung an Chondron, Myon, Neuron, Nephron.

óticus (-a, -um) = zum Ohr gehörend; von *otikon* (gr.) = Ohr. In: Ggl. oticum, Gl. parotidea. Abgeleitet: Otitis, Otolithen, Otologie, Otosklerose, Otoskopie, Otorhinolaryngologie.

ovocýtus (-i) = reife Eizelle (syn. *oocytus);* von *ovum* (lat.) = Ei und *kytos* (gr.) = Zelle. In: Ovogenesis, Ovolemma, Ovulatio. Abgeleitet: Ovulationstermin, Ovulationshemmer.

ovogónium (-ii) = Ureizelle (syn. *oogonium);* von *ovum* (lat.) = Ei und *gennaein* (gr.) = bilden. In: Ovogenesis, ovogeneticus.

ovulátio (-onis) = Eisprung, Follikelsprung; von *ovum* (lat.) = Ei. In: Ovocytus, Ovarium. Abgeleitet: Ovulationshemmer, ovulatorisch, Ovulationstiming.

P

paediatría (-ae) = Kinderheilkunde; von *paidos* (gr.) = Kind und *iatros* (gr.) = Arzt. In: Pädiater, pädiatrisch.

páleocórtex (-icis) = phylogenetisch alter Teil der Großhirnrinde; von *palaios* (gr.) = alt und *cortex* (s. d.).

pállium (-ii) = Hirnmantel, die den Hirnstamm überdeckenden Teile der Großhirnhemisphären; von *palliare* (lat.) = bedecken. Abgeleitet: Pallium (des Ornats), Palliativum.

pálma (-ae) = Handfläche; von *palame* (gr.) = Ruderblatt. In: Palma manus, Aponeurosis palmaris. Abgeleitet: Palmarflexion, Palmarerythem, Palmarfibromatose.

palmáris (-e) = handflächenseitig liegend; von *palame* (gr.) = Ruderblatt. In: Aponeurosis palmaris, Ligg. palmaria. Abgeleitet: Palmarerythem, Palmarkontraktur.

palpátio (-ionis) = Tastuntersuchung; von *palpare* (lat.) = tasten, streicheln. Abgeleitet: Palpitation, Palpationsgeräusch, palpieren, palpabel.

pára- (par-; lat.) = Präfix m.d.B. neben-, entlang-. In: Parazentese, Paracystium, Parodontium, Paraffin, Parafollikuläre Zellen, Parallaxe, parallel, Parameter, Paroophoron.

paracrínus (-a, -um) = auf Nachbarzellen wirkend; von *para-* (s. d.) und *krinein* (gr.) = abscheiden.

paragánglion (-ii) = das außer (neben) den regulären Ganglien vorkommende Ganglion; von *para-* (s. d.) und *ganglion* (gr.) = Nervenknoten. In: Paraganglia sympathica.

parasympáthicus (-i) = die dem *sympathicus* (s. d.) entgegenwirkende Komponente des Autonomen Nervensystems; von *parasympatheticos* (gr.) = parasympathisch. In: Pars parasympathica (divisionis autonomici systematis nervosi), Ggl. parasympathicum. Abgeleitet: Parasympatholytika, Parasympathomimetika.

paratendíneum (-i) = um die Sehne liegende bindegewebige Verschiebeschicht; von *para-* (s. d.) und *tendineus* (s. d.). Abgeleitet: Paratendinitis.

parenchýma (-atis) = spezifisches Organgewebe (im Gegensatz zum unspezifischen *stroma,* s. d.); von *parencheein* (gr.) = daneben hineingießen. In: Parenchyma glandulae thyroideae, Parenchyma prostatae, Parenchyma testis. Abgeleitet: parenchymatös, Parenchymgift, Parenchymikterus.

parietális (-e) = zur Wand, zum Scheitelbein, zum Scheitellappen gehörend; von *paries* (lat.) = Wand. In: Serosa parietalis, Os parietale, Lobus parietalis. Abgeleitet: Parietalhirn, Parietalthrombus, Parietalzelle.

párthenogénesis (*-is*) = Fortpflanzung durch ein unbefruchtetes Ei, „Jungfernzeugung"; von *parthenos* (gr.) = Jungfrau und *genesis* (gr.) = Erzeugung. In: parthenogenetisch. Abgeleitet: Parthenokarpie.

patélla (*-ae*) = Scheibe, Kniescheibe, Platte; Dim. von *patera* (lat.) = Pfanne, Schüssel. In: Patella (Sesambein in der Sehne des M. quadriceps femoris), Patella basalis (des Halsteils des Spermatozoonflagellums). Abgeleitet: Patellarsehnenreflex.

pedúnculus (*-i*) = Stiel; Dim. von *pedum* (lat.) = Stab. In: Pedunculus cerebri/cerebellaris.

pellúcidus (*-a, -um*) = durchscheinend; von *per-* (s. d.) und *lux* (lat.) = Licht. In: Zona pellucida (der Eizelle).

pélvis (*-is*) = Becken; von *pellis* (gr.) = Eimer. In: Pelvis major/minor, Apertura pelvis superior, Diaphragma pelvis, Pelvis renalis. Abgeleitet: Pelveoperitonitis, Pelvimetrie, pelmin.

pennátus (*-a, -um*) = gefiedert; von *penna* (lat.) = Feder. In: M. bipennatus. Abgeleitet: Penne, Pennäler, pennen.

per- (*pel-*; gr.) = Präfix m.d.B. durch. In: pellucidus.

pérforans (*-antis*) = durchbohrend; von *perforare* (lat.) = durchlöchern. In: Aa. perforantes, Vv. perforantes. Abgeleitet: Perforation, perforieren.

peri- (gr.) = Präfix m.d.B. herum. In: Pericardium, perinatal, Peripherie.

pericárdium (*-ii*) = Herzbeutel; von *peri-* (s. d.) und *kardia* (gr.) = Herz. In: Pericardium serosum, Pericardium fibrosum. Abgeleitet: Perikarditis, Perikardpunktion, Perikarderguß, perikardial.

perichóndrium (*-ii*) = bindegewebige Knorpelhaut; von *peri-* (s. d.) und *chondros* (gr.) = Knorpel. In: Perichondrale Ossifikation. Abgeleitet: Perichondritis, perichondral.

pericránium (*-ii*) = das den Schädel Umgebende; von *peri-* (s. d.) und *cranium* (s. d.). In: Pericranium (äußeres Periost des Schädeldachs).

pericýtus (*-i*) = die darum herum befindliche Zelle; von *peri-* (s. d.) und *kytos* (gr.) = Zelle.

perikáryon (*-onis*) = Zellkörper der Nervenzelle; von *peri-* (s. d.) und *karyon* (gr.) = Kern.

perimýsium (*-ii*) = bindegewebige Umhüllung der Muskelfaserbündel; von *peri-* (s. d.) und *mys* (gr.) = Muskel, Maus. In: Perimysium internum.

perineúrium (*-ii*) = bindegewebige Hülle eines Nervenfaserbündels; von *peri-* (s. d.) und *neuron* (gr.) = Nerv.

perióstéum (*-ei*) = Knochenhaut; von *peri-* (s. d.) und *osteon* (gr.) = Knochen. In: Periost. Abgeleitet: Periostitis, Periostreflex.

periphéricus (*-a, -um*) = peripherisch, zu den äußeren Teilen gehörend; von *peripheria* (lat.) = Umkreis. In: Systema nervosum periphericum, N. periphericus. Abgeleitet: peripher wirksame Analgetika, Peripherie.

peristáltik = fortlaufende Kontraktionswelle; von *peristaltikos* (gr.) = ringsum zusammendrückend. Abgeleitet: Darmperistaltik, peristaltisch, orthograde/retrograde Peristaltik.

peritendíneum (*-i*) = das zwischen den Primärbündeln der Sehnenfasern und in den Gruppen dieser befindliche Bindegewebe; von *peri-* (s. d.) und *tendineus* (s. d.). In: Peritendineum internum/externum.

peritonéum (*-ei*) = Bauchfell, eigentlich das (den Darm) Umspannende; von *peritonaion* (gr.) = das Umspannende. In: Peritoneum viscerale/parietale. Abgeleitet: Peritonitis, Peritonealdialyse.

peroxisóma (*-atis*) = Microbody, von einer Membran umhülltes Peroxidasen enthaltendes Zellorganell; von Peroxid (Chem.) und *soma* (gr.) = Körper.

pes (*-edis*; lat.) = Fuß. In: Dorsum pedis, Planta pedis, Pes hippocampi, Pes anserinus. Abgeleitet: Pes valgus/varus, Pes equinovarus, Pedunkulus, Pedal.

phagocýticus (*-i*) = phagozytierend; von *phagein* (gr.) = fressen und *kytos* (gr.) = Zelle. In: Synoviocytus phagocyticus. Abgeleitet: Phagozytose, Phagosom, phagozytär, Makrophagen.

phagocytósis (*-is*) = Phagozytose, zelluläre Aufnahme geformter Partikel; von *phagein* (gr.) = fressen und *kytos* (gr.) = Zelle. In: phagocyticus. Abgeleitet: Phagozyten, Mikro-/Makrophagozytose.

phágolysosóma (*-atis*) = aus Verschmelzung von Phagosom und Lysosom hervorgegangener Zelleinschluß; von *phagein* (gr.) = fressen, *lysein* (gr.) = auflösen und *soma* (gr.) = Körper.

phylogénesis (*-is*) = Stammesgeschichte; von *phyle* (gr.) = Volksstamm und *genesis* (gr.) = Entstehung, Werden. In: Phylogenese, phylogenetisch.

pineális (*-e*) = dem Fichtenzapfen ähnlich; von *pinus* (lat.) = Fichte. In: Corpus pineale, Rec. pinealis, Pinealocytus. Abgeleitet: Pinealom, Pineoblastom, Pinealauge.

pinocytósis (*-is*) = Endozytose gelöster Stoffe; von *pinein* (gr.) = trinken und *kytos* (gr.) = Zelle.

pinocytóticus (*-i*) = der Pinozytose dienend; von *pinein* (gr.) = trinken und *kytos* (gr.) = Zelle. In: Vesicula pinocytotica. Abgeleitet: Mikropinozytose.

placénta (*-ae*) = Kuchen, Mutterkuchen; von *plakus* (gr.) = Kuchen. In: Placenta materna/fetalis. Abgeleitet: Placenta praevia, Plazentarzotten, Plazentarkreislauf.

placentátio (*-ionis*) = Ausbildung der Plazenta (s. *placenta*).

planta (*-ae*; lat.) = Fußsohle. In: Planta pedis. Abgeleitet: plantaris, Plantaraponeurose, Plantarflexion, Plantarreflex.

plantáris (*-e*) = zur Fußsohle gehörend; von *planta* (lat.) = Fußsohle. In: Aponeurosis plantaris, Arcus plantaris, Lig. plantare longum. Abgeleitet: Plantarflexion, Plantarmuskelreflex.

plánus (*-a, -um*; lat.) = flach, platt, eben. In: Os planum, Art. plana. Abgeleitet: Planimetrie, plankonkav, Planarie, Plane, Planierraupe, planparallel.

plasmalémma (*-atis*) = Zellmembran; von *plasma* (gr.) = Geformtes, Lebensstoff und *lemma* (gr.) = Hülle. In: Zytolemma, Neurolemma.

plasmocýtus (*-i*) = Plasmazelle, auf die Produktion von Antikörpern spezialisierte Zelle der Immunabwehr; von *plasma* (gr.) = Geformtes, Lebensstoff. In: Plasmocytoblastus, Plasmocytopoiesis. Abgeleitet: Plasmozytom, Plasmozytose.

pleura (*-ae*) = Brustfell; von *pleura* (gr.) = Seitenwand des Leibes. In: Pleura parietalis, Pleura pulmonalis, Cavitas pleuralis. Abgeleitet: Pleurapunktion, Pleuritis.

plexus (*-us*) = Geflecht; von *plekein* (gr.) = flechten, knüpfen. In: Plex. autonomicus, Plex. choroideus, Plex. brachialis, plexiformis. Abgeleitet: Plexusanästhesie, Solarplexus.

plica (*-ae*) = Falte; von *plicare* (lat.) = falten. In: Plica synovialis, Plicae alares. Abgeleitet: Plikation, Plikaturmagen.

pneumáticus (*-a, -um*) = lufthaltig; von *pneumaticos* (gr.) = lufthaltig, *pneuma* (gr.) = Luft, Hauch, Atem. In: Os pneumaticum. Abgeleitet: Pneumatisation, Pneumothorax, Pneumokokken, Pneumonie.

póllex (*-icis*) = Daumen; von *pollere* (lat.) = viel können, viel vermögen. In: M. abductor pollicis. Abgeleitet: Pollex rigidus, Pollizisation.

polysóma (*-atis*) = durch mRNA miteinander verbundene Monosomen (syn. *polyribosoma*); von *polys* (gr.) = vielfach, viel- und *soma* (gr.) = Körper.

pons (*-tis*; lat.) = Brücke. In: Ncc. pontis, Pars dorsalis/ventralis pontis. Abgeleitet: Ponton, Pontifex.

porta (*-ae*; lat.) = Zugang, Tor. In: Porta hepatis, V. portae. Abgeleitet: portaler Hochdruck, Pforte.

post- (lat.) = Präfix m.d.B. hinter. In: postcapillaris, posterior, postmenstrualis, postnatalis.

postérior (*-us*; lat.) = hinten liegend. In: R. posterior, Gyrus postcentralis. Abgeleitet: postnatal, postsynaptisch, Posteriorität.

postgangliónicus (*-a, -um*) = vom Ganglion wegführende Nervenfaser; von *post-* (s. d.) und *ganglion* (gr.) = Nervenknoten.

postrémus (*-a, -um*; lat.) = zuhinterst. In: Area postrema.

prae- (*pre-*; gr.) = Präfix m.d.B. örtlich oder zeitlich vor etwas liegend. In: Prächordalplatte, pränatal, präpatellar.

praechordális (*-e*) = vor der Chorda dorsalis liegend; von *prae-* (s. d.) und *chorda* (gr.) = Saite. In: Prächordalplatte.

praegangliónicus (*-a, -um*) = auf das Ganglion zuführende Nervenfaser; von *prae-* (s. d.) und *ganglion* (gr.) = Nervenknoten.

praenatális (*-e*) = vorgeburtlich; von *prae-* (s. d.) und *nasci* (lat.) = geboren werden. In: Periodus praenatalis, Mors praenatalis. Abgeleitet: Pränataldiagnostik.

primordiális (*-e*) = ursprünglich; von *primordium* (lat.) = erste Anlage, *ordire* (lat.) = entstehen. In: Folliculus primordialis, Cartilago primordialis. Abgeleitet: Primordialkranium.

primórdium (*-ii*) = erste Anlage, Ursprung; von *primus* (lat.) = der Erste und *ordire* (lat.) = entstehen. In: Primordialskelett, Primordialfollikel. Abgeleitet: Primogenitus, Primus.

pro- (gr.) = Präfix m.d.B. zeitlich und räumlich vor etwas liegend. In: Prophase, Projektion, Proseminar.

proctodéum (*-i*) = Anlage des Mastdarms; von *proctos* (gr.) = Mastdarm. Abgeleitet: Proktologie, Periproktitis, Proktitis, Proktalgie, Proktodealdrüsen, Proktoskopie.

profúndus (*-a, -um*) = tief liegend; von *fundus* (lat.) = Grund, Boden. In: R. profundus, Fascia investiens profunda. Abgeleitet: profund.

progénesis (*-is*) = Entwicklung der Keimzellen; von *pro-* (s. d.) und *genesis* (gr.) = Entstehung, Bildung. Abgeleitet: Progenitur.

proliferátio (*-ionis*) = Wachstum durch Wucherung (s. auch *hyperplasia*); von *proliferare* (lat.) = wuchern. Abgeleitet: Proliferationszone, Proliferationsgewebe, Proliferationsphase, proliferativ, proliferierend, Tumorproliferation.

proliferatívus (*-a, -um*) = aussprossend, wuchernd; von *proliferare* (lat.) = wuchern. In: Zona proliferativa. Abgeleitet: Proliferation, proliferieren.

pronúcleus (*-i*) = Vorkern; von *pro-* (s. d.) und *nucleus* (lat.) = Kern.

próprius (*-a, -um*; lat.) = eigentümlich, ausschließlich, bezeichnend. In: Lamina propria mucosae, A. hepatica propria, Lig. ovarii proprium. Abgeleitet: Propriozeption, Proprietät, Expropriation.

prosencéphalon (*-i*) = Vorderhirn; von *pro-* (s. d.) und *encephalon* (s. d.).

proximális (*-e*; lat.) = rumpfnäher; von *proximus* (lat.) = Nächster. In: Art. radioulnaris proximalis. Abgeleitet: Approximation, approximativ.

pseudo- (gr.) = Präfix m.d.B. falsch. In: pseudounipolaris. Abgeleitet: Pseudoprägnantia, Pseudohermaphroditismus, Pseudarthrose, Pseudohypertrophie, Pseudokrupp, Pseudopodien, Pseudologie, Pseudonym.

pseudopódium (*-ii*) = temporärer Plasmafortsatz zur Fortbewegung; von *pseudo-* (s. d.) und *podos* (gr.) = Fuß.

pseudostratíficátus (*-a, -um*) = mehrreihig, eigentlich scheinbar vielschichtig; von *pseudo-* (s. d.) und *stratificare* (lat.) = Schichten bilden. In: Epithelium pseudostratificatum. Abgeleitet: Stratifikation, Stratigraphie, Stratokumulus, Stratosphäre.

pseudoúnipolaris (*-e*) = nur scheinbar einpolig; von *pseudo-* (s. d.) und *unipolaris* (s. d.).

pterýgium (*-ii*) = Flügelfell; von *pteryx* (gr.) = Flügel. In: Proc. pterygoideus, Mm. pterygoidei, Fossa pterygopalatina. Abgeleitet: Pterygium colli, Helikopter.

ptérygopalatínus (*-a, -um*) = im Bereich des Flügelfortsatzes von Keilbein und Gaumenbein befindlich; von *pteryx* (gr.) = Flügel und *palatinus* (lat.) = zum Gaumen gehörend. In: Fossa pterygopalatina, Ggl. pterygopalatinum. Abgeleitet: Pterygium, Pterygiumsyndrom.

pubértas (*-tis*; lat.) = Pubertät, Eintritt der Geschlechtsreife. In: Pubes, pubicus, Os pubis. Abgeleitet: pubertieren, pubertär, puberal, Pubertas praecox.

púbicus (*-a, -um*) = zur Schamgegend gehörend; von *pubes* (lat.) = Schamgegend. In: Os pubis, Symphysis pubica, Angulus subpubicus. Abgeleitet: Pubarche, Pubertät.

pyknóticus (*-a, -um*) = dichtgefügt, rundwüchsiger Körperbautyp; von *pyknos* (gr.) = dicht, fest. In: Nc. pyknoticus. Abgeleitet: Pykniker, pyknisch, Pyknodysostose, Pyknometer, Pyknozyt, Pyknose.

R

racemósus (*-i*) = traubenartig; von *racemus* (lat.) = Traube. In: Terminatio racemosa. Abgeleitet: Razemat, razemisch.

radiális (*-e*) = zur Speiche gehörend, speichenseitig; von *radius* (lat.) = Stab, Halbmesser. In: A. radialis, Lig. collaterale radiale. Abgeleitet: Radialislähmung, Radialispuls, Radiatio, Radialgeschwindigkeit, Radialreifen, radiär, Radiator.

radiátio (*-ionis*; lat.) = Ausstrahlung. In: Radiatio corporis callosi, Radiatio optica. Abgeleitet: Radiologie, Radio, Radius, Radioimmunassey (RIA), Radium, Radiolarien.

rádix (*-icis*; lat.) = Wurzel. In: Radix mesenterii, Radix dentis, Radix linguae. Abgeleitet: radikulär, Radikulitis, radikal, Radikal, Radikalismus, Radieschen, Radikand.

ráphe (*-es*) = Naht; von *hraphein* (gr.) = zusammennähen, zusammenfügen. In: Raphe pterygomandibularis, Raphe palati, Raphe scroti.

rárus (*-a, -um*; lat.) = selten. Abgeleitet: Rareficatio, rar, Rarität.

re- (lat.) = Präfix m.d.B. zurück-, abermals. In: Recessus. Abgeleitet: Respiration, Reaktion, Rezeption, Regress, Relikt.

recéptor (*-oris*) = Empfänger, Sinnesempfänger; von *recipere* (lat.) = empfangen. Abgeleitet: Rezeptorenblocker.

recéssus (*-us*) = Schlupfwinkel, Vertiefung, Zurückweichen; von *recedere* (lat.) = zurückweichen. In: Rec. articularis, Rec. suprapatellaris. Abgeleitet: rezessiv, Rezession, Rezidiv.

regenerátio (*-ionis*; lat.) = Erneuerung. Abgeleitet: Nervenregeneration, Regenerat, regenerieren, regenerativ, Regenerator.

resórbens (*-ntis*) = wiederaufnehmend; von *re-* (s. d.) und *sorbere* (lat.) = aufnehmen, verschlucken. In: Zona resorbens. Abgeleitet: Resorption, resorbieren, Resorbentia, Resorptionsatelektase.

respiratórius (*-a, -um*) = der Atmung dienend; von *respirare* (lat.) = atmen. In: Systema respiratorium, Bronchiolus respiratorius. Abgeleitet: Respiration, Respirator, respiratorische Insuffizienz.

réte (*-is*, plur. *retia*; lat.) = Netz. In: Rete mirabile, Rete testis. Abgeleitet: retikulär, Retetumor, Retikulinfaser, Retikulum, Retikulo-Endotheliales System (RES).

reticuláris (*-is*) = netzartig, zum Retikulum gehörend; von *rete* (s. d.). In: Fibra reticularis, Textus connectivus reticularis, Formatio reticularis. Abgeleitet: Retikuloendotheliose, Retikulosarkom, Retikulose, Retikulum, retikulär.

retículum (*-i*) = kleines Netz; Dim. von *rete* (s. d.). In: Reticulum endoplasmaticum, Reticulum trabeculare. Abgeleitet: Retikulumzelle, retikuliert, retikulär, Retina.

retináculum (*-i*) = Rückhalteband; von *retinere* (lat.) = zurückhalten. In: Retinacula patellae, Retinaculum flexorum, Retinacula cutis. Abgeleitet: Retention (z. B. von Harn).

rétrograd = zurückgehen, rückläufig; von *gradi* (lat.) = schreiten. Abgeleitet: Regression, retrograde Koloskopie.

rhombencéphalon (*-i*) = Rautenhirn, der die Rautengrube enthaltende Teil des Gehirns; von *hrombos* (gr.) = verschobenes Quadrat, Rhombus, Raute und *encephalon* (s. d.).

rostrális (*-e*) = zum Rostrum (corporis callosi) hin, schnabelwärts; von *rostrum* (lat.) = Schnabel. In: Neuroporus rostralis.

S

sagittális (*-e*) = einem Pfeil gleichend; von *sagitta* (lat.) = Pfeil. In: Sutura sagittalis. Abgeleitet: Sagittalebene, Sagittaltyp.

salivatórius (*-a, -um*) = den Speichel betreffend; von *saliva* (lat.) = Speichel. In: Nc. salivatorius. Abgeleitet: Salivation.

sarkolémma (*-atos*) = Muskelfaserhülle, Muskelfasermembran; von *sarx* (gr.) = Fleisch, *sarkos* (gr.) = lebendiges Fleisch und *lemma* (gr.) = Hülle, Scheide, Rinde.

sarkoplásma (*-atis*) = Zytoplasma der Skelettmuskelfaser; von *sarx* (gr.) = Fleisch, *sarkos* (gr.) = lebendiges Fleisch und *plasma* (gr.) = Geformtes, Lebensstoff. In: Reticulum sarkoplasmaticum.

schindylésis (*-is*) = Nutennaht; von *scindula* (lat.) = Schindel, *scindu* (lat.) = zerspalten. In: Schindylesis (Sutura sphenovomeralis).

schizarthrósis (*-is*) = Halbgelenk; von *schizo-* (s. d.) und *arthron* (gr.) = Glied, Gelenk.

schizo- (gr.) = Präfix m.d.B. gespalten. Abgeleitet: Schizarthrose, Schizophrenie, schizoid, schizothym.

sclerotómus (*-i*) = skelettbildende Komponente des Ursegments; von *skleros* (gr.) = hart und *tome* (gr.) = Abschnitt.

sebáceus (*-a, -um*) = talgbildend, talgig, fettig; von *sebum* (lat.) = Talg. In: Gl. sebacea, Sebocytus. Abgeleitet: Seborrhoe, Sebostase.

secrétum (*-i*) = Abgesondertes, Drüsenausscheidung; von *secretus* (lat.) = abgesondert. In: Cellula secretoria, Epitheliocytus secretorius. Abgeleitet: sezernieren, Sekretion, sekretorisch, Sekretionsphase, Sekretolytika, Sekretär, Sekretariat.

sélla (*-ae*; lat.) = Sattel, Stuhl. In: Sella turcica. Abgeleitet: Sellaexkavation.

sénium (*-ii*) = Greisenalter; von *senex* (lat.) = Greis. Abgeleitet: senil, senile Makuladegeneration, Senilität, Senior, Seniorenheim, Senator.

sensíbilis (*-e*) = empfindsam, mit Sinnesempfindungen zu tun habend; von *sentire* (lat.) = empfinden. Abgeleitet: Sensibilität, Sensibilisierung, Sensibilitätsstörung, sensomotorisch.

sensórius (*-a, -um*) = der Sinnesempfindung dienend; von *sentire* (lat.) = empfinden. In: Ggl. sensorium, Nc. sensorius, Radix sensoria. Abgeleitet: Sensorium, Sensor, Sensualismus.

sénsus (*-us*) = Sinneswahrnehmung; von *sentire* (lat.) = empfinden. In: Organa sensuum. Abgeleitet: Sensorium, Sensor, Sensibilität.

serósus (*-a, -um*) = blutwasserartig, dünnflüssig; von *serum* (lat.) = Blutwasser. In: Tunica serosa, Gl. serosa. Abgeleitet: serös, Serosanaht, Serothorax, Serologie.

serrátus (*-a, -um*) = gezähnt, gesägt; von *serra* (lat.) = Säge. In: M. serratus anterior, Mm. serrati posteriores. Abgeleitet: Serratusparese.

sesamoídeus (*-a, -um*) = sesamähnlich, d. h. den Körnern der Sesamschote ähnelnd; von *sesamoeides* (gr.) = sesamähnlich. In: Ossa sesamoidea (Sesambeine). Abgeleitet: „Sesam öffne dich" (Zauberformel).

siníster (*-tra, -trum*; lat.) = linksseitig. In: Ventriculus sinister, A. coronaria sinistra. Abgeleitet: Sinistropositiv, Sinistrokardiogramm, sinister.

skeletális (*e*) = zum Skelett gehörend; von *skeletos* (gr.) = Skelett, Mumie, ausgetrocknet. In: Systema skeletale. Abgeleitet: skelettieren, Skelettmuskulatur, Skelettszintigraphie, Skelettbau.

skéleton (*-i*) = Skelett, Knochengerüst; von *skeletos* (gr.) = Skelett, Mumie, ausgetrocknet. In: Skeleton axiale/appendiculare/thoracis. Abgeleitet: Skeletogenesis, Skelettdysplasie, Skelettszintigraphie.

soláris (*-e*) = zur Sonne gehörend, sonnenähnlich; von *sol* (lat.) = Sonne. In: Plex. solaris. Abgeleitet: Solarplexusschock, Solarium, Solarenergie.

solitárius (*-a, -um*; lat.) = alleinstehend, abgesondert. In: Nc. tractus solitarii, Folliculi solitarii.

somáticus (*-a, -um*) = körperlich, zum Körper gehörend, den Körper betreffend; von *soma* (gr.) = Körper. In: Mesoderma somaticum, Synapsis somatodendritica. Abgeleitet: Somatostatin, Somatotropin, somatogen, Somatologie.

sómatopleúra (*-ae*) = Mesoderm der Leibeswand; von *soma* (gr.) = Körper und *pleura* (gr.) = Fell, Überzug.

somítus (*-i*) = Ursegment; von *soma* (gr.) = Körper. In: Somiten.

sonographía (*-ae*) = Bildgebung mittels Ultraschall; von *sonorus* (lat.) = schallend und *graphein* (gr.) = schreiben. Abgeleitet: Sonographie, sonographisch, sonor.

spátium (*-ii*; lat.) = Zwischenraum. In: Spatium retroperitoneale, Spatium subarachnoideum, Spatium intercostale. Abgeleitet: spatiös, Spationaut, spationieren.

spérma (*-atis*) = Samen; von *sperma* (gr.) = Samen, *speirein* (gr.) = säen. In: Funiculus spermaticus, Fascia spermatica externa/interna. Abgeleitet: Spermaplasma, Spermatogenese, Spermatogramm.

spermatogónium (*-ii*) = Ursamenzelle; von *spermatikos* (gr.) = zum Samen gehörend und *gennaein* (gr.) = bilden. In: spermatogonicus. Abgeleitet: Spermatogenese.

spermatozóon (*-i*) = reife Samenzelle; von *spermatikos* (gr.) = zum Samen gehörend und *zoon* (gr.) = Lebendiges, Tier. In: Spermatogenesis, Spermatocytus, Spermatogonium. Abgeleitet: Spermium, Sperma, Spermaturie.

spheroídeus (*-a, -um*) = kugelartig; von *sphera* (gr.) = Kugel. In: Art. spheroidea. Abgeleitet: Sphäroidgelenk, Sphärozytose, Astrosphäre, Stratosphäre, Sphärenklänge, sphärisch.

sphíncter (*-eris*) = Schnürer; von *sphingein* (gr.) = schnüren. In: M. sphincter urethrae, M. sphincter ani externus, Sphincter ODDII. Abgeleitet: Sphinkterspasmus, Sphinkterachalasie.

spína (*-ae*; lat.) = Dorn, Gräte, Rückgrat. In: Spina iliaca anterior superior, Spina scapulae. Abgeleitet: Spina bifida, Spinalanästhesie, Spinalganglion, Spinalpunktion.

spinális (*-e*) = zum Dorn, zur Wirbelsäule gehörend; von *spina* (s. d.). In: Nn. spinales, Arachnoidea mater spinalis. Abgeleitet: Apoplexia spinalis.

„*spines*" (engl.) = Dornen; von *spina* (s. d.). Der Begriff wird in der Neuroanatomie für „dendritische Dorne" gebraucht.

spinósus (*-a, -um*) = dornenreich, zum Dorn gehörend; von *spina* (s. d.). In: Proc. spinosus, For. spinosum. Abgeleitet: spinös.

splánchnicus (*-a, -um*) = zu den Eingeweiden gehörend; von *splanchna* (gr.) = Eingeweide. In: Nn. splanchnici, Splanchnologia, Splanchnopleura. Abgeleitet: Splanchnokranium, Splanchnikusparese, Splanchnikusblockade.

splanchnología (*-ae*) = Eingeweidelehre; von *splanchna* (gr.) = Eingeweide und *legein* (gr.) = lehren. In: Splanchnologie, Splanchnopleura. Abgeleitet: Splanchnikusanästhesie, Splanchnomegalie, Splanchnoptose.

splánchnopléura (*-ae*) = viszerale Mesodermschicht; von *splanchna* (gr.) = Eingeweide und *pleura* (gr.) = Fell, Überzug. Abgeleitet: Nn. splanchnici, Splanchnokranium.

spongiósus (*-a, -um*) = schwammig; von *spongos* (gr.) = Schwamm. In: Corpus spongiosum, M. bulbospongiosus. Abgeleitet: Substantia spongiosa, Spongioblastose.

squáma (*-ae*) = Schuppe; von *squama* (lat.) = Schuppe. In: Squama occipitalis, Squama temporalis.

squamósus (*-a, -um*) = zur Schuppe gehörend; von *squama* (s. d.). In: Sutura squamosa, Pars squamosa. Abgeleitet: squamöses Karzinom, Squamous-cell-carcinoma-Antigen (SCC).

stabílis (*-e*) = feststehend, unerschütterlich; von *stabilire* (lat.) = festmachen. In: Macrophagus stabilis. Abgeleitet: stabil, stabilisieren, Stabilisator, instabil, Stabilität.

stereocílium (*-ii*) = starres Wimpernhaar; von *stereos* (gr.) = starr, fest und *cilium* (s. d.). In: Stereocilii (des Ductus epididymidis).

stóma (plur. *stomata*; gr.) = Mund. In: „Stomata" des Mesothels. Abgeleitet: Anastomose, Stomatitis, Stomatodeum, Stomatologie.

stomadéum (*-i*) = Mundbucht (syn. *stomatodeum*); von *stoma* (s. d.) und *-eus* (s. d.).

strátum (*-i*) = Schicht, das Ausgebreitete; von *sternere* (lat.) = ausbreiten. In: Stratum fibrosum, Stratum griseum, Stratum limitans, Stratum papillare. Abgeleitet: Stratifikation, Stratigraphie, Stratosphäre, Stratokumulus.

stría (*-ae*; lat.) = Streifen. In: Stria mallearis, Stria medullaris, Striae olfactoriae, Stria vascularis. Abgeleitet: Striae gravidarum, Striae distensae, Striatum.

striátus (*-a, -um*) = streifig, zum Streifenkörper gehörend; von *stria* (s. d.). In: Corpus striatum, Ductus striatus, V. thalamostriata. Abgeleitet: Striatum, Striae gravidarum.

stróma (*-atis*) = das Ausgebreitete, in der Anatomie das bindegewebige Stützgerüst eines Organs; von *stroma* (gr.) = Lager. In: Stroma iridis, Stroma ovarii. Abgeleitet: Stromaprotein (Stromatin), Stromaendometriose, Tumorstroma.

sub- (lat.) = Präfix m.d.B. unterhalb. In: M. subscapularis, Bursa subacromialis, subcutaneus. Abgeleitet: subaltern.

subarachnoídeus (*-a, -um*) = unter der Spinnwebhaut liegend; von *sub-* (s. d.) und *arachne* (gr.) = Spinne. In: Spatium subarachnoideum.

subcommissurális (*-e*) = unter der Kommissur (Commissura epithalamica) liegend; von *sub-* (s. d.) und *commissura* (lat.) = Verbindung. In: Organum subcommissurale.

submandibuláris (*-e*) = unter dem Unterkiefer liegend; von *sub-* (s. d.) und *mandibula* (lat.) = Unterkieferknochen. In: Gl. submandibularis, Ductus submandibularis, Ggl. submandibulare.

submucósus (*-a, -um*) = unterhalb der Schleimhaut liegend; von *sub-* (s. d.) und *mucus* (lat.) = Schleim. In: Tela submucosa, Plex. submucosus.

suboccípitobregmáticus (*-a, -um*) = von unterhalb des Hinterhaupts zum Scheitel; von *sub-* (s. d.), *occiput* (lat.) = Hinterhaupt and *bregma* (gr.) = Vorderkopf. In: Fonticulus bregmaticus, Bregma.

subpállium (*-ii*) = das unter dem Pallium Liegende; von *sub-* (s. d.) und *pallium* (s. d.).

subserósus (*-a, -um*) = unter der Serosa liegend; von *sub-* (s. d.) und *serosus* (s. d.). In: Tela subserosa.

subtendíneus (*-a, -um*) = unter der Sehne liegend; von *sub-* (s. d.) und *tendineus* (s. d.).

sudorípherus (*-a, -um*) = schweißbringend; von *sudor* (lat.) = Schweiß und *ferre* (lat.) = tragen, bringen. In: Gl. sudorifera, Porus sudoripherus. Abgeleitet: Sudoriphera.

sulcus (*-i*; lat.) = Furche. In: Sulcus arteriae vertebralis, Sulcus calcarinus, Sulcus carpi, Sulcus coronarius. Abgeleitet: Sulcus-ulnaris-Syndrom.

superficiális (*-e*) = an der Oberfläche liegend; von *superficies* (lat.) = Oberfläche. In: A. temporalis superficialis, Nll. inguinales superficiales. Abgeleitet: superfiziell.

supérior (*-oris*) = oberhalb, weiter oben; Komp. von *superus* (lat.) = oben. In: Extremitas superior, Fascia superior diaphragmatis pelvis, Fornix conjunctivae superior, Ggl. cervicale superius. Abgeleitet: Supervision, Superoxie, Superiorität, Superlativ, Supermarkt.

sutúra (*-ae*) = Naht, Bindegewebshaft zwischen Schädelknochen; von *sutura* (lat.) = Naht. In: Sutura serrata, Sutura squamosa. Abgeleitet: Sutur.

sympáthicus (*-i*) = Lebensnerv, Gegenspieler des *parasympathicus* (s. d.); von *sympathesis* (gr.) = Mitempfindung. In: Pars sympathica, Truncus sympathicus. Abgeleitet: Sympatholytika, Sympathomimetika, Sympathoblastom, sympathisch, Sympathie, Sympathisant.

sýmphysis (*-is*) = Knorpelhaft zwischen zwei Knochen; von *symphyein* (gr.) = zusammenwachsen. In: Symphysis pubica. Abgeleitet: Symphysenruptur.

syn- (*sym-, sys-*; gr.) = Präfix m.d.B. mit-, zusammen-. In: Synarthrose, Synzytiotrophoblast, Synapse, Sympathikus.

synápsis (*-is*) = Verknüpfung; von *syn-* (s. d.) und *apsis* (gr.) = das sich Berührende. In: Synapse, Fissura synaptica.

synaptogénesis (*-is*) = Ausbildung von Synapsen; von *synapsis* (s. d.) und *genesis* (gr.) = Bildung.

synarthrósis (*-is*) = Haft, Fuge; von *syn-* (s. d.) und *arthron* (gr.) = Glied, Gelenk.

synchondrósis (*-is*) = Knorpelhaft zwischen zwei Knochen; von *syn-* (s. d.) und *chondros* (gr.) = Knorpel. In: Synchondrosis manubriosternalis, Synchondrosis sacrococcygea.

syncýtiotrophoblástus (*-i*) = synzytiale Schicht des Trophoblasten; von *syncytium* (s. d.) und *trophoblastus* (s. d.).

syncýtium (*-ii*) = mehrkerniger Zellkomplex; von *syn-* (s. d.) und *kytos* (gr.) = Zelle. In: Synzytiotrophoblast.

syndesmósis (*-is*) = Bandhaft; von *syn-* (s. d.) und *desmos* (gr.) = Band. In: Syndesmosis radioulnaris, Syndesmosis tibiofibularis, Syndesmosis tympanostapedialis. Abgeleitet: Syndesmologie, Syndesmektomie, Syndesmitis.

synostósis (*-is*) = knöcherne Verbindung; von *syn-* (s. d.) und *osteon* (gr.) = Knochen.

synóvia (*-ae*) = Gelenkschmiere; von *synovia* (lat.) = ursprünglich Ernährungssaft der Organe. In: Bursa synovialis, Vagina synovialis, Junctura synovialis. Abgeleitet: Synoviorthese, Synovektomie, Synovialhernie.

synoviális (*-e*) = zur Gelenkschmiere gehörend; von *synovia* (s. d.). In: Membrana synovialis, Vagina synovialis. Abgeleitet: Synovialhernie, Synoviorthese.

synóviocýtus (*-i*) = Synovialzelle; von *synovia* (s. d.) und *kytos* (gr.) = Zelle. In: Synoviocytus phagocyticus, Synoviocytus secretorius.

T

társus (*-i*) = Fußwurzel, Lidknorpel; von *tarsos* (gr.) = das flach Ausgebreitete. In: Ossa tarsi, Sinus tarsi, Tarsus superior/inferior.

téctum (*-i*; lat.) = Dach. In: Tectum mesencephali. Abgeleitet: Tektonik, Tektogenese, tektonisch, Tektur, tektieren.

tegméntum (*-i*) = Decke, Haube; von *tegere* (lat.) = bedecken. In: Tegmentum rhombencephali, Tegmentum tympani.

téla (*-ae*) = Gewebeschicht; von *texere* (lat.) = weben. In: Tela submucosa, Tela choroidea.

telencéphalon (*-i*) = Endhirn; von *telo-* (s. d.) und *encephalon* (s. d.). In: Pars basalis telencephali, Fibrae associationis telencephali, Fibrae commissurales telencephali. Abgeleitet: Telenzephalisation.

télo- (*tel-*) = nur in Zusammensetzungen gebrauchtes Präfix m.d.B. am Ende befindlich; von *telos* (gr.) = Ziel, Ende. In: Telencephalon, Telophasis, Telophragma, Telodendron. Abgeleitet: Teleangiektasie, Telemetrie, Telepathie.

telodéndron (*-i*) = markscheidenfreie Endverzweigung („Endbäumchen") einer Nervenfaser; von *telo-* (s. d.) und *dendron* (gr.) = Baum.

temporális (*-e*) = zur Schläfe gehörend; von *tempus* (lat.) = Zeit (das Ergrauen an den Schläfen zeigt das Dahineilen der Zeit an). In: Os temporale, M. temporalis, A. temporalis profunda. Abgeleitet: Temporallappen, Temporalpunkt, temporal, temporär, Temporalsatz.

tendíneus (*-a, -um*) = sehnig; von *tendo* (s. d.). In: Intersectiones tendineae, Hiatus tendineus.

tendinocýtus (*-i*) = Sehnenzelle; von *tendinosus* (lat.) = sehnig und *kytos* (gr.) = Zelle. In: Tendinocyti. Abgeleitet: tendinös, tendinogen.

tendo (*-inis*) = Sehne; von *tendere* (lat.) = spannen. In: Tendo calcaneus. Abgeleitet: Tendinitis, Tendomyopathie, Tendovaginitis.

tératología (*-ae*) = Lehre von den Fehlbildungen; von *teras* (gr.) = Wunderzeichen und *legein* (gr.) = lehren. In: teratologicus. Abgeleitet: Teratom, Teratogenese.

termínátio (*-onis*) = Abschluß, Endigung; von *terminare* (lat.) = begrenzen. In: Terminatio neuromuscularis. Abgeleitet: Determination, Terminatorcodon, Termin, terminal.

terminología (*-ae*) = Gesamtheit der Fachausdrücke; von *terminus* (lat.) = inhaltlich abgegrenzter Begriff und *legein* (gr.) = lehren. In: Terminologie, terminologisch.

textus (*-us*) = Gewebe; von *textere* (lat.) = weben, flechten. In: Textus epithelialis, Textus connectivus. Abgeleitet: Textur, Textilien.

thálamus (*-i*) = Kernmasse des Zwischenhirns; von *thalamus* (gr.) = Schlafgemach, Innenraum. In: Thalamencephalon, Hypothalamus, Metathalamus, Substantia grisea thalami. Abgeleitet: Thalamotomie, Thalamussyndrom.

théca (*-ae*) = Kapsel, Hülle; von *theke* (gr.) = Behälter. In: Theca foliculi. Abgeleitet: Theka-Luteinzellen, Theka-Granulosazelltumor, Theke, Apotheke, Bibliothek.

thénar (*-aris*) = Daumenballen; von *thenar* (gr.) = flache Hand. In: Hypothenar.

thórax (*-cis*) = Brustbereich des truncus (s. d.); von *thorax* (gr.) = Brustpanzer, Brust. In: Apertura thoracis superior. Abgeleitet: Thorax emphysematicus, Thoraxatmung, Thoraxaufnahme, Thorakoplastik.

tight (engl.) = eng. In: Tight junction.

topographía (*-ae*) = Ortskunde, Lagebeschreibung; von *topos* (gr.) = Ort, Stelle und *graphein* (gr.) = schreiben. In: Topographische Anatomie, topographisch, topisch.

trabeculáris (*-e*) = Bälkchen besitzend; von *trabecula* (lat.) = Dim. von *trabs* (lat.) = Balken. In: Substantia trabecularis. Abgeleitet: Trabekelblase, Trabekulotomie.

tráctus (*-us*; lat.) = Langgestrecktes, Zug, Nervenbahn. In: Tractus iliotibialis, Tractus corticospinalis, Tractus olfactorius, Tractus opticus. Abgeleitet: Traktion, Traktionsdivertikel, Traktotomie, Verdauungstrakt, Traktor.

transitionális (*-e*) = übergehend; von *transire* (lat.) = übergehen. In: Epithelium transitionale. Abgeleitet: Transition, transitieren, Transit, transitiv.

transversális (*-e*) = zum Querverlaufenden gehörend, querverlaufend; von *transversus* (lat.) = quer. In: Fascia transversalis. Abgeleitet: Transversalebene, Transversalbruch, Transversaldurchmesser, Transversale, Transversalwelle.

tri- (gr.) = Präfix m.d.B. dreifach, drei-. In: M. triceps brachii, Trisomie, Trigeminus, Trigonum.

trianguláris (*-e*) = dreieckig; von *triangulum* (lat.) = Dreieck. In: M. triangularis. Abgeleitet: Triangelverband, triangulär, Triangel, triangulieren.

trisomía (*-ae*) = Zellkern mit dreifach (statt doppelt) vorhandenem Chromosom; von *tri-* (s. d.) und *soma* (gr.) = Körper.

trochoídeus (*-a, -um*) = radförmig; von *trochos* (gr.) = Rad. In: Art. trochoidea. Abgeleitet: Trochoginglymus.

trophoblástus (*-i*) = ernährende Außenschicht der *blastocystis* (s. d.); von *trophe* (gr.) = das Ernähren, Nahrung und *blastein* (gr.) = bilden. In: Synzytiotrophoblast, Zytotrophoblast. Abgeleitet: Trophoblastom, trophisch, Trophologie, Trophobiose.

tróphotróp = auf die Ernährung wirkend; von *trophe* (gr.) = das Ernähren, Nahrung und *tropos* (gr.) = Hinwendung, Drehung.

trúncus (*-i*; lat.) = Stamm, Rumpf. In: Truncus sympathicus, Truncus brachiocephalicus, Truncus coeliacus, „M. erector trunci".

tubulósus (*-a, -um*) = röhrchenförmig, reich an Röhrchen; von *tubulus* (lat.) = Dim. von *tubus* (lat.) = Röhre. In: Gl. tubulosa. Abgeleitet: tubulös, tubulär.

túnica (*-ae*; lat.) = eigentlich Unterkleid, Hülle, dann langes weißes Wollgewand, in der Anatomie Gewebeschicht. In: Tunica mucosa, Tunica muscularis, Tunica albuginea, Tunica vaginalis testis. Abgeleitet: Tunikaten.

U

ulnáris (*-e*) = zur Elle gehörend, auf der Ellenseite liegend; von *ulna* (lat.) = Elle. In: Lig. collaterale ulnare, M. flexor carpi ulnaris, N. ulnaris. Abgeleitet: Ulnarislähmung, Ulnartunnel.

umbilicális (*-e*) = zum Nabel gehörend; von *umbilicus* (lat.) = Nabel. In: Regio umbilicalis, A. umbilicalis, Umbo. Abgeleitet: Hernia umbilicalis.

uni- (lat.) = Präfix m.d.B. einfach, ein-. In: M. unipennatus, unilateralis.

unipennátus (*-a, -um*) = einfach gefiedert; von *uni-* (s. d.) und *penna* (lat.) = Feder. In: M. unipennatus. Abgeleitet: Pennäler, Penne.

unipoláris (*-e*) = einpolig; von *uni-* (s. d.) und *polus* (lat.) = Achse, Pol. In: Neuronum unipolare. Abgeleitet: unipolar.

urinárius (*-a, -um*) = zum Harnapparat gehörend; von *uron* (gr.) = Harn. In: Systema urinarium, Vesica urinaria. Abgeleitet: Urinal, urinös, Urinstatus, urinieren.

V

vagína (*-ae*; lat.) = Scheide. In: Vagina (weibliche), Vagina carotica, Vagina musculi recti abdominis, Vagina synovialis tendinis. Abgeleitet: Vaginismus, Vaginalabstrich.

vágus (*-a, -um*) = umherschweifend; von *vagari* (lat.) = umherschweifen. In: N. vagus, Truncus vagalis. Abgeleitet: Vagotomie, Vagolytika, vagotrop, Vagant, Vagabund, vage.

vas (*-sis*), plur. *vasa*; lat.) = Gefäß. In: Vas afferens, Vas capillare, Vasa sanguinea. Abgeleitet: Vasektomie, Vase.

vasculáris (*-e*) = zum (kleinen) Gefäß gehörend; Dim. von *vas* (s. d.). In: Stria vascularis, Systema cardiovasculare. Abgeleitet: Vaskularisation, vaskulär, Vaskulitis.

vasculósus (*-a, -um*) = gefäßreich, eigentlich reich an kleinen Gefäßen; von *vasculum* (lat.) = Dim. von *vas* (s. d.). In: Lamina vasculosa, Plex. vasculosum, Tunica vasculosa. Abgeleitet: Vaskularisation, Vaskulitis.

vegetális (*-e*) = pflanzlich, vegetativ; von *vegere* (lat.) = beleben, *vegetari* (lat.) = wachsen, gedeihen. In: Polus vegetalis. Abgeleitet: Vegetativum, adenoide Vegetationen, Vegetation, Vegetabilien, Vegetarier, vegetieren.

vena (*-ae*) = Blutader, d. h. Gefäß, das Blut zum Herzen führt; von *vehere* (lat.) = führen. In: V. axillaris, Vv. brachiales.

ventrális (*-e*) = bauchseitig liegend; von *venter* (lat.) = Bauch. In: ventrolateralis, Pars ventralis. Abgeleitet: ventral.

ventriculáris (*-e*) = zu den Hirnventrikeln gehörend, aber auch zum Magen, zu den Herzventrikeln, zum Kehlkopfventrikel gehörend; von *ventriculus* (s. d.). In: Fundus ventricularis. Abgeleitet: Deflectio ventricularis.

ventrículus (*-i*; lat.) = bauchiger Raum. In: Ventriculi cordis, Ventriculus laryngis, Ventriculus quartus.

vénula (*-ae*) = Dim. von *vena* (s. d.). In: Venula macularis inferior, Venula medialis retinae.

vérnix (*-a, -um*; lat.) = Schmiere, Firnis. In: Vernix caseosa.

vertebráta (plur.) = Wirbeltiere; von *vertebra* (lat.) = Wirbel. In: Vertebraten/Invertebraten.

vesícula (*-ae*) = Bläschen; Dim. von *vesica* (lat.) = Blase. In: Vesicula seminalis, Vesicula optica. Abgeleitet: Vesikulographie, Vesikulartransport, Vesikuläratmen.

villus (*-i*; lat.) = Zotte, Franse. In: Villi synoviales, Villi intestinales. Abgeleitet: villös, Villikinin.

víscera (*-um*) = Eingeweide; plur. von *viscus* (lat.) = Eingeweide. In: Situs viscerum, visceralis; in Zusammensetzungen *viscero-* (z. B. Viscerocranium). Abgeleitet: Viszeralbögen, Viszeralnerven, Viszeroptose.

viscerális (*-e*) = zu den Eingeweiden gehörend; von *viscera* (s. d.). In: Peritoneum viscerale, Pleura visceralis. Abgeleitet: viszerale Muskulatur, Viszerokranium, Viszerokutaner Reflex, Viszeromegalie.

vísceromotórius (*-a, -um*) = die Eingeweidemotorik betreffend; von *viscera* (s. d.) und *motorius* (lat.) = der Bewegung dienend.

víscerosensíbilis (*-a, -um*) = die Eingeweidesensibilität betreffend; von *viscera* (s. d.) und *sensibilis* (s. d.).

vitellínus (*-a, -um*) = zum Dotter gehörend; von *vitellus* (lat.) = Eidotter, eigentlich Kälbchen. In: Placenta vitellina, Ductus vitellinus, Membrana vitellina.

voláris (*-e*) = hohlhandseitig, zur Hohlhand gehörend; von *vola* (lat.) = Hohlhand. In: Vola manus (durch *palma* ersetzt, s. d.).

Z

zónula (*-ae*) = kleiner Gürtel; Dim. von *zona* (lat.) = Gürtel. In: Zonula occludens, Zonula adhaerens, Fibrae zonulares. Abgeleitet: Zonulolyse, Zone, zonal.

zygóta (*-ae*) = befruchtete Eizelle; von *zygon* (gr.) = Zweigespann. In: Zygote, Zygotän.

Sachverzeichnis

Halbfett gesetzte Seitenzahlen verweisen auf die Hauptfundstelle(n) des betreffenden Begriffs. Die den Seitenzahlen nachgestellten Buchstaben A bzw. T verweisen auf Abbildungslegenden bzw. Tabellen, in denen der Begriff zu finden ist.

A

Abduktion, Bezeichnungspaar 183
Abgliederungsgelenk 188
Abnabelung 143
Abort 136
ACHILLES-Sehnenreflex 272
Achsenzylinder 81A, 258
Adaptine 28
Adduktion, Bezeichnungspaar 183
Adhäsionsmoleküle **43**, 176, 227
Adhäsionsplaques 38
Adipozyten 56, **62**, 63A, s. auch Fettzellen
Adrenalin 279
Adrenerges System 278
Adventitia s. Tunica adventitia
Äquivalentbild 86
Afferenter Schenkel 271
Afferenz 254A, 255
 Primäre 262
Afterbucht 119
Aggrekan 163, 167, **176**
Akrosom 109, 109A
Akrosomenmembran 109A
Akrosomreaktion 108ff
Aktinbindungsproteine 37
Aktinfilamente **36ff**, 42, 42A, 45A, 69f, 72, 199A
Aktivitätsänderungen, Synchronisation 285
Aktivitätshypertrophie 156, **212**
Alkoholsyndrom, fetales 138
Allantois 116, 118A, 131A
Allantoplazenta 125
Alloantigene, Vater 128
Allometrischer Koeffizient 312
Altersbestimmung 101
Altersflecken 33
Alterspigment 33, 76
Altersunterschiede 17, 18A, 19A
ALZHEIMER-Krankheit 296
Amnion s. Amnionhöhle
Amnionhöhle **114**, 115A, 118A, 123A, 137
Amniozentese 137, **139**
Amphiarthrosen 181
Amputatio in utero 138
Amygdala 282
Anastomose, Arteriovenöse 235, 235A
Anatomie
 alter Menschen 19
 Deskriptive 2
 Funktionelle 2, 3
 Geschichte 5
 des Kindes 18

 am Lebenden 20
 Makroskopische 4
 Mikroskopische 12, **22**, 89
 Systematische 2
 Topographische 2
Anatomischer Querschnitt, Skelettmuskel 203, 203A
Androgenon 111
Anencephalus 121
Aneuploidie 137
Angioblasten 247f
Angiogenese 247, 247A
Angiogenesefaktoren 248
Angliederungsgelenk 188
Angulation 186
Anionische Gruppen 88
Anisotropie 85
Anpassung, Funktionelle 155
Ansatzsehne **190**, 193
Anspannung, isometrische 189
Antagonisten 205
Antagonistische Kompartimente 200
Anteversion, Bezeichnungspaar 183
Anthrakose 41
Anthropologie, Morphologische 3
Antigen 93A
Antigencamouflage 128
Anti-Immunglobulin 93
Antikörper 58
 monoklonale 92
 polyklonale 92
 primäre 93A
 sekundäre 93, 93A
Apertur, optische 83
Aplasien 139
Aponeurose **193**, 201
Apophysen 150, 169
Apoptose **98**, 167, 187f, 316
Apposition 168, s. auch Wachstum, appositionelles
Arbeitsmuskelfasern 210
Architektur, trajektorielle 154
Area(-e) 265
 densae 70
 nervovasculosa **207**, 210
ARISTOTELES 48
Arteriae 231, **240ff**, s. auch Arterien
 nutriciae s. nutrientes
 nutrientes 156f, 157A
 umbilicales 131A, 134
Arterien 231, 233, 236, **240ff**, s. auch Arteriae (s. auch Bd. 4)
 elastischer Typ 240, 241A
 herznahe große 243
 Mikroskopische Anatomie 241f, 242A
 muskulärer Typ 240, 241A
 Verzweigung 234
 Wandaufbau 240, 240A, 241A
Arteriolen 231, 233, 241A, **243**
 intrazerebrale 302, 302A

Sachverzeichnis

Arteriosklerose 242f
Atherosklerose 243
Arthrographie 180
Arthrologie 170
Arthroskopie 180
Articulatio(-iones) 173f, s. auch Gelenk(e)
  bicondylares 186
  composita 174, 174A
  cylindricae 184, 185A
  cotylica 183, 183A
  dithalamica 174A, 175, 179
  ellipsoidea 183, 184A
  plana 185A, 186
  sellaris 186
  simplex 173A, 174
  spheroidea 182A, 183, 183A
  trochoidea 185, 185A
Asbestfasern 65
Aspartat 294
Assoziationsfelder 268, 268A, 312, 312A
Assoziationskortex, Limbischer 274
Astklappen 245
A-Streifen 71A, 72, 73A
Astroglia 289, **306f**
Astrozyten 78f, 264, 266f, 285, **306f**
  fibrilläre 79
  funktionelle Einheit mit Synapsen 308A
  protoplasmatische 79
Astrozytenendfüßchen 302
Astrozytome 306
Atemzentrum 282
Atropin 280
Auerbach-Plexus 280f
Auflösungsvermögen, optisches 83f
Ausführungsgänge 217, 217A
Austauschfläche, kapilläre 236
Außenrotation, Bezeichnungspaar 183
Autoimmunkrankheit 309
Autophagie 33
Autophagosom 33
Autopsie 4
Autoradiographie 92
Autositen 135
Autotrophe Phase 124
Auxochrome Gruppen 88
Axialskelett 11
Axolemma 77, 81A
Axon **75f**, 79A, 254A, 255, 258
  dendritisches 258
  efferentes 81f
  Länge 265
  neuritisches 258
  sensibles 81
  somatoefferentes 259A
  somatosensibles 82
  viszerosensibles 81
Axonema 43
Axonende, präsynaptisches 82A
Axonhügel 256
Axonkollateralen 256
Axonterminale 255
Axoplasma 76f

Azanfärbung 88
Azetylcholin 236, 277, **279f**, 285f, 294
  Kotransmitter 280
Azetylcholinesterase 209, **286**
Azetylcholinrezeptor 285
  muskarinischer 298
  nikotinischer 286, 297

B

Babinski-Reflex 273
Bänder s. Ligamenta
Bänderriß 187
Baer, Karl Ernst von 6
Bahn s. Tractus
Bandhafte s. Juncturae fibrosae
Bandhemmung 187
Barosensoren 246
Barr-Körperchen 25
Basalganglien 273f
Basalkörperchen **35**, 43
Basallamina 47
Basalmembran **47**, 49, 70f, 225f, 237T, 239
  morphologisches Erscheinungsbild 226A, 227
  Vorkommen 227
Basalplatte 130
Basophilie 24, 29, 34, 56, 76, **88**
Bauchfell s. Peritoneum
Bauchhautreflex 273
Bauchhöhlenschwangerschaft 127
Bauchstiel 121
Bauchwassersucht 222
Baufett 63
Bausteinhistochemie 89f
Bauweise, trajektorielle 151, 151A
BDNF (brain-derived neurotrophic factor) 295
Becherzellen 217, 217A
Beckenendlage 140
Befruchtung **106**, 112
  Ovozyte 106f, 136A
  Polkörperchen 136A
Beizen 88
Belegknochen 161
Beschleunigungskräfte 154
Betz-Pyramidenzellen 265
Beuger, Begriff 206
Beugung, Bezeichnungspaar 183
Bewegungsapparat 146f
  Begriff 146
  Komponenten
    aktive 147
    passive **146**, 154
Bewegungsführung 186
Bewegungsmuster, rhythmische 274
Bewegungsrichtungen, spezifische Bezeichnungspaare 182
Biegungsbeanspruchung 152
Biegungselastizität 61
Biegungskräfte 154
Biglykan 163
Bilayer 27

Bindegewebe 55f
  Embryonales 56A, **62**, 116
  Faseriges 57A, 63f
    straffes 63A, 64
  Formen 62
  Gallertiges 62
  Interstitielles 224
  Interzonales 188
  Retikuläres 62
Bindegewebsfasern 59f, 225
Bindegewebsknochen 161
  Bildung 66
Bindegewebsmakrophagen 57
Bindegewebsorgan 223
Bindegewebsrheumatismus 223
Bindegewebsschwäche 223
Bindegewebszellen 56ff, 57A
  Freie 58
  Ortsfeste 56
  Übergangsformen 57
Bindungsproteine, zytoplasmatische 43f
Binnenbänder 180
Binnensehne 202
Biomechnik 155
Biomineralisation 154
Bizepssehnenreflex 272
Bläschen, synaptische 270, 284A, **286**
Blasenknorpel 165, 165A, **167**
Blasensprung 142
  frühzeitiger 141
Blastem, skeletogenes 187
Blastozyste 105A, **112ff**, 113A, 126f
Blastula 113
β-Blocker 278
Blut 230
  arterielles 233
  desoxygeniertes 233
  Fließgeschwindigkeit 241
  oxygeniertes 233
  venöses 233
Blutadern 244
Blutdruckkurve 241
Blutdruckregulation 246
Blutdruckzügler 246
Blutgefäße 230
  Bildung 247, 247A
  Nerven 246
  Verlauf 234
  Wandbau 233, **236f**, 240A, 241A, 242A
Blutgefäßsystem, Gesamtquerschnitt 237
Blutgefäßwand, Ernährung 246
Blut-Hirn-Schranke 79A, 295, 301ff, **303**
Blutinseln 247f, 247A
Blutkapillaren 236f
  Austauschstrecke 238, 239A
  Mikroanatomie 237, 239A
  variables Erscheinungsbild 237T
Blutkontrolle 230
Blutkreislauf
  Begriff 230
  Modell 232A
Blut-Liquor-Schranke 301, 303, **305**, 305A

Blut-Nerven-Schranke 303, **306**
Blutspeicher 231
Blutstrombahn 230
Blutzellbildung 230
Botenstoffe 256, 266, **292**, 293T
  gasförmige 294
Boutons **75**, 77, 254A, 255, 270, 286f
Brain-derived neurotrophic factor (BDNF) 295
Brücke s. Pons
Brückenanastomose 236
Bürstensaum 42
Bursa 197
  intermuscularis 197
  subcutanea 197
  subfascialis 197
  submuscularis 197
  synovialis 197
  subtendineae 197, 197A

C

Ca^{2+}-Kanäle 288
Cadherine **43**, 44A, 45A, 120
  Hauptdomänen 43
Calcitonin 159
Calcitonin gene related peptide (CGRP) 280
Cambium 68
CAMs (Zelladhäsionsmoleküle) **43f**, 120
Canalis(-es)
  neurentericus 117, 118A
  nutriens 157, 157A
  perforantes 67f, 68A, 153, **157**, 157A
Capsula articularis 173f, 174A, 176, **180**, 181A, s. auch Gelenkkapsel
CARNEGIE-Stadien 102T, 104
Carrier 28
Cartilago(-ines) s. Knorpel
  articularis 173A, 174ff, 174A, 176A, s. auch Gelenkknorpel
  calcificata 167
  elastica 64, **66**
  epiphysiales 164, **166**, 168A, 169, s. auch Epiphysenfugen
  fibrosa 64, **66**
  hyalina 64f, 65A
Catenine 44, 45A
Cauda equina 261A
Caveolae 29
Caveolin 29
Cavitas
  abdominalis 220
  articularis 173A, 174, **179**
  medullaris 149
  primaria 166
  pelvica 220
  pericardialis 220
  peritonealis 220
  pleuralis 220
  thoracis 220
Cellulae textus connectivi 56
Centriolum 35
Centrum

ossificationis
   primarium 166
   secundarium 166
Cerebellum **263**, 273, s. auch Kleinhirn
Cerebrum 263
CGRP (calcitonin gene related peptide) 280
Chandelierzellen 265
Chemorezeptoren 255
Chemotaxine 58
Cholecalciferol 168
Cholinerges System 280
Chondroblasten **64**, 163
Chondroitinsulfat 59
Chondroklasten **165**, 165A, 168
Chondron 65, 65A
Chondrozyten **64**, 65A, 176
Chorda dorsalis **116f**, 118A, 119f
   Bildung 117, 118A
Chordafortsatz 117, 117A
Chordakanal 117
Chordamesoderm 118A
Chordaten-Nervensystem 309f
   Regionalisierung 311
   Zentralisierung 311
Chorea major 137
Chorion 115A, 116, 121, **128f**
   frondosum 130
   laeve 130
Choriongonadotropin 125
Chorionhöhle 115f
Chorionmesenchym 128A, 129A
Chorionzottenbiopsie 139f
Chromatin 25
Chromogene 87
Chromosomendiagnose 139
Chromphore Gruppen 87
Chylus 248
Cilia 42
Circumferentia
   frontooccipitalis 143T, 144A
   mentooccipitalis 143T, 144A
   suboccipitobregmatica 143T, 144A
Cis-Seite, GOLGI-Apparat 32, 32A
Clathrin 29
Claudin 46
COHNHEIM-Felderung 70A, 72
Colchicin 291
Commissura 266
Complexus golgiensis 32
Computertomographie 4
Connexine **46**, 283
Connexone 46
Contergan-Katastrophe 138
Corona radiata 106, 110A
Corpus 265
   amygdaloideum 282
Cortex s. Rinde
   Begriff 264f
   cerebelli 265
   cerebri 265
Cristae mitochondriales 31
Crista-Typ 31

Crusta 50A, 51
Cumulus oophorus 106
Curare 209

D

Dammriß 143
Dammschnitt 143
Darmperistaltik, Kontrolle 281
Darmrohr, embryonales 118A
Decidua
   basalis 126A, 130
   capsularis 126A, 130
   parietalis 126, 130
Deckknochen 161
Decussatio 266
Degeneration, fettige 40
Dehiszenzen 152
Dehnungselastizität 61
Dehnungssensoren 210
Dekorin 163
Dendrit **75f**, 254A, 255f
Dense core vesicles 83, **287**
Depotfett 63
Dermatansulfat 59
Dermatom 122, 123A
Dermatomyotom 122, 123A
Dermis, Bildung 122
Desmosomen 44
Desquamation 52
Determinationsperioden, teratogenetische 139
Detoxifikation 30
Dezidua 125, 127, 130
Deziduale Reaktion 124
Deziduazellen 124
Diagnostik, pränatale 139f
Dialyse, peritoneale 222
Diapedese **57**, 125
Diaphyse 149, 149A
Diarthrosen 170, **173f**
   Entwicklung 188
Diastole 241
Dickenwachstum, appositionelles 153, **163**
Diencephalon 263
Differenzierung 98, 100
Diffusion
   Einfache 28
   Erleichterte 28
   transendotheliale 238
Diffusionsbarriere 126
Diffusionsraum 225
Digitalscheide 198, 198A
Diktyosom 32
Diplosom 36
Disci
   articulares 174A, 179
   intercalares 74, 74A
Disinhibition 299A, 300
Distorsion 187
Divergenz, von Impulsen 299
Divisio autonomica 274
Dopamin 294

Dopaminrezeptoren 298
Dopingproblematik 212
Doppelbrechung s. Anisotropie
Doppelschicht, bimolekulare 27
Dornen, dendritische 270
Dorsalflexion, Bezeichnungspaar 183
Dottergang 121, 131A
Dottermaterial 124
Dottersack 115A, 118A, 123A, 131A
  Primärer 114
  Sekundärer 115A
Dottersackentoderm 123A
Dottersackmesenchym 123A
DOWN-Syndrom 137
Drainage, Seröser Höhlen 221
Drainagesystem, Lymphkapillaren 248
Drehmoment 204
Drillinge 135
Drosselvenen 244
Druck
  hydrostatischer 238
  osmotischer 238
  portaler 234
Druckkräfte 154
Druckregler 243
Drucksensoren 246, 260A
Druckspannung 151, 152A
Drucktrajektorien 151A, 152
Drüsen
  alveoläre 54
  Aufbau 55A
  azinöse 54
  Bauformen 54f, 54A
  endoepitheliale **53**, 54A, 217, 217A
  endokrine 53
  exoepitheliale **53**, 54A, 217, 217A
  exokrine 53
  Hilfseinrichtungen 55
  Läppchengliederung 55, 55A
  Lagebeziehungen 53f, 54A, 217
  Produktabgabe 52A, 53, 53A
  Produkte 52f
  schleimbildende 217, 217A
  Sekretbeschaffenheit 55
  tubuloalveoläre 54A
  tubuloazinöse 54A
  tubulöse 54, 54A
  Unterscheidungsmerkmale 52
Drüsenendstücke **54f**, 54A
Drüsenepithel 48f
Drüsenkapsel 55, 55A
Drüsenparenchym 55, 55A
Drüsensepten 55
Drüsenstroma 55, 55A, 217
Drüsenzellen
  endoepitheliale 217, 217A
  exoepitheliale 217, 217A
DUCHENNE-Krankheit 137
Ductus
  lymphaticus dexter 249
  omphaloentericus 121
  thoracicus 249

vitellinus 121, 123A, 131A
Durchblutung, Regulation 236
Durchblutungsgrad 237T
Dynein 38f, 43
Dynorphine 294
Dysplasie 188

E

Early pregnancy factor (EPF) 127
E-Cadherin 117
ECMs (extrazelluläre Matrixproteine) 44
Effektor 82, 254, 254A, **255**
Effektorneurone, postganglionäre 279
Effektorsystem 275
Efferenter Schenkel 271
Efferenz 254A, 255
Eigelenk s. Art. ellipsoidea
Eigenreflex 196, **271f**, 272A
Einbettung, histologische 86, 87A
Einfaltungen, basale 47
Eingeweide
  Begriff 214
  Transportleistungen 218
Eingeweidebindegewebe 223
Eingeweidemotorik 218
Eingeweidemuskulatur 69, 70A, 218
Einheit, Neuromuskuläre 207
Einlinge 135
Eizelle 105A, 106f
  Abschirmung 111
  Aktivierung 111
  Retention 107
  Transportmechanismen 107
Ejakulation 108
Ektoderm 114f
  Derivate 119
  Embryonales 114, 115A
  neuronale Differenzierung 119f, 120A
  Primäres 114
Elastica interna s. Membrana elastica interna
Elastin 61
Elastische Fasern 57A, 60f
  Rückstellkraft 241
Elektronenmikroskop 7
Elektrotonische Kopplung 283
Elephantiasis 249
Ellipsoidgelenk s. Art. ellipsoidea
Embryo
  Abfaltung 118A, 123A
  Tod 136
  Versorgung 124
Embryoblast 113
Embryogenese, entscheidende morphologische Schritte 116f
Embryo-maternaler Dialog 126
Embryonalentwicklung 101
  frühe 112ff
Embryonales Bindegewebe 56A, **62**, 116
Embryonalperiode **99**, 139
  Einteilung 102T
  Veränderungen, äußere Form 103A
Embryopathien 139

Emotionen, zentrale Verarbeitungsstelle 282
Enarthrosis 182A, 183
Encapsis 190, 195A
Encephalon **252**, 263, s. auch Gehirn
Endarterien 234
  Funktionelle 235
Endboutons 82
Endhirn s. Telencephalon
Endhirnbläschen 315
Endhirnhemisphäre, Gliederung 311A
Endknöpfe 287
Endomysium 7, 191, 191A
Endoneurium 258
Endoplasmatisches Retikulum (ER)
  Glattes (SER) 30, 30A
  Rauhes (RER) 29, 30A, 35A
Endorphine 294
Endoskopie **4**, 215
Endosomen 29
Endost(eum) 153, 153A
Endotendineum 194, 195A
Endothel 49
  Funktionen 238
Endothelin 238
Endotheliocyti s. Endotheliozyten
  fenestrati 237T
  nonfenestrati 237T
  perforati 237T
Endotheliozyten 237f, 239A, 249
  Diaphragma 239, 239A
  Poren 239, 239A
  Schwellfähigkeit 236
Endothelverband, Masse 238
Endothelzellen s. Endotheliozyten
Endozytose 27f
  rezeptorvermittelte 28
Endstrombahn 236f
Energiereserven 307
Enkephaline 294
En-passant-Boutons **82**, 281, 287
Entactin 48
Entkalkung 148
Entoderm 114
  Derivate 119
  Embryonales **114**, 115A, 117
  Extraembryonales 115A
  Primäres 114
Entwicklung
  abnorme 136
  embryonale 101
  Frühstadien 112
  Störungen 138
Entwicklungskontrollgene 100
Entwicklungsperioden, Abfolge 99
Entwicklungsvorgänge, Einteilung in Phasen 101
Enzephalopathie 308
Enzymaktivitätshistochemie 89, **93**
Enzymnachweis 93f
Enzymproteine 55
Ependym 78f
Ependymozyten **79**, 264, 266f, 304

EPF (early pregnancy factor) 127
Epiblast 114
Epidermis 119
Epilepsie **285**, 300
Epimer **122**, 211, 211A
Epimysium 71, **191**, 191A
Epiphyse 149, 149A
Epiphysenfugen s. Cartilagines epiphysiales
  Verschluß 169, 169T
Epiphysengleiten 169
Epiphysenlinie 164, **169**
Epiphysenscheiben s. Cartilagines epiphysiales
Episiotomie 143
Epitendineum 194, 195A
Epithel
  einschichtiges
    hochprismatisches 49, 50A
    kubisches 49, 50A
    isoprismatisches 49, 50A
  mehrreihiges
    prismatisches 49, 50A
  mehrschichtiges
    prismatisches 51
    unverhorntes 50, 50A
    verhorntes 50A, 51
  Oberflächendifferenzierungen 215
  Respiratorisches 50
Epithelgewebe 48f
Epithelium
  glandulare 48
  mucosae 216T, 217A
  pseudostratificatum 49
  stratificatum 50
  superficiale 48f
Epitheloide Zellen 236
Erfolgsorgan 253
Ergastoplasma **30**, 34, 76
Ergotropes System 278
Erkennen, bewußtes 252
Ermüdungsfrakturen 155
Ernährung, intraperitoneale 222
Ernährungsphasen 124
Eröffnungszone 166f, 167A
Erregungsleitung 77
  Saltatorische 81
Erregungsleitungssystem 75
Erregungsübertragung **82**, 265
  neuronale 307
Ersatzknochen 162
  Bildung 66
Erstgebärende 141
Erwachsenenalter 99
Erythrozyten, erste embryonale 129A
Euchromatin 25
Eukaryonten 24
Evolutionsgeschichte 309
Exkrete 53
Exkretion 49
Exozölom 115
Exozölzyste 115A, 116
Exozytose **27f**, 111
Extensoren, Begriff 206f

Externa s. Tunica externa
Extrafaszialer Raum 192A, 193
Extrazelluläre Matrix **47f**, 225
Extrazelluläre Matrixproteine (ECMs) 43
Extrinsische Faktoren 316
Extrusionsphase 52

F

Faltenfeld, Subneurales 208, 208A
Färbungen
  Eigenschaften
    azidophile 88
    basophile 88
    histologische 87
    indirekte 88
Färbungstheorien 88
F-Aktin 37
Farbstoffe
  basische 88
  geladene 88
  lipophile 40
  saure 88
Fascia(-ae) 191, 192A, s. auch Faszien
  adhaerens 74
  investiens 193
  musculorum 191, 192A
  propria musculi 191, 192A
  superficialis 192A, 193
Fasciculus tendineus 194, 194A
Faser(n)
  argyrophile 61f
  Elastische 57A, 60f
  Intrafusale
    Muskelspindel 209f, 209A
    Sehnenspindel 196
  kollagene 60f
  postganglionäre 275
  präganglionäre 275
  retikuläre 61
  somatoafferente 260A
  somatomotorische 260A
  Synthese 56
  viszeromotorische 260A
  viszerosensible 260A
Faseriges Bindegewebe
  lockeres 57A, 63
  straffes 63A, 64
Faserknorpel 64, **66**
Faserproteine 60
Fasertypen 60
Faszie(n) 191, 192A, s. auch Fascia(-ae)
Faszienduplikatur 192A
Faszienlogen 191, 192A
Faszientextur 192A, 193
Feedback inhibition 290, **299f**
Fehlbildungen 14, **136f**
  angeborene 136f
Fehlentwicklungen, Faktoren 137f
Fertilisation 99, **106**, 110A, 113A
  Endpunkt 111

Fetalperiode 139
  frühe 99, 102T
  späte 99
Fetopathien 139
Fettgewebe 62, 63A
  Braunes 62
  Plurivakuoläres 63A
  Univakuoläres 63A
  Weißes 62
Fettzellen s. Adipozyten
  Plurivakuoläre 62
  Univakuoläre 62
FGF (Fibroblasten-Wachstumsfaktor) 101
Fibra(-ae)
  perforans 153A
  tendinea 194
  textus connectivi 60
Fibrille, kollagene 60, 60A
  Bildung **60**, 60A, 61A, 224
Fibrinablagerungen 130
Fibrinoid 133
Fibrinoidablagerungen 132f
Fibroblasten 56
Fibroblasten-Wachstumsfaktoren (FGF) 101
Fibronektin 48, **227**
Fibrozyten 56, 57A
Fiederung s. Muskelfiederung
Fiederungswinkel 201f, 203A
Filamente
  kontraktile 69, s. auch Aktinfilamente, s. auch Myosinfilamente
  primäre 60
Filter, semipermeable 48
Filum terminale 261A
Fimbria ovarica 107
Fimbrien, Tube 107
Fingerprint 112
Fixantien, histologische 86
Fixierung, von Zellen und Geweben 86
Flächengleiten 175
Flagellen 42f
Fleckdesmosom s. Macula adhaerens
Flexoren, Begriff 206f
Flimmerepithel **43**, 220
Flimmertransport 107
Flügelzellen 63A, 64, **194**, 195A
Flüssigkeit, seröse 221
Flüssigkeitsfilmschmierung 175
Fluid-Mosaic-Model 27
Fluoreszenzfärbung 88
Fluoreszenzfarbstoffe 85
Fluoreszenzmikroskopie 85
Fluorochrome 85, 88
Follikelreifung, Endstufe 106
Follikelsprung 106f
  doppelter 136A
Fontanellen 143T
Foramen
  nutricium s. nutriens
  nutriens 157
Formatio 265
  reticularis 282

Formazan 94
Formgebungsvorgänge 100
Fortsätze, neuronale 262
Frakturen 154
Frakturheilung 156
Freiheitsgrade, Gelenke 182f
Fremdreflex 272f, 272A
Frontalebenen 8
Fruchtwalze 142
Fruchtwasser 142
Fruchtwasserpunktion 139
Frühentwicklung
 dritte Woche 116
 erste Woche 112
 vierte Woche 119
 zweite Woche 114
Frühwarnsystem, Mikroglia 309
Führungsbänder 181
Führungslamellipodium 38
Führungslinie, Geburt 141A
Führungsröhren, Faszien 191
Füllgelenke s. Synarthrosen
Füllgewebe 55
Füllungszustände, wechselnde, Eingeweide 218
Fugen s. Synarthrosen
Funiculus 266
 umbilicalis 130
Funktion, trophische 78
Funktionskreise 253
Fusus
 neuromuscularis 209
 neurotendineus 196
Fußsohlenreflex 272

G

GABA 266, 294
GABA$_A$-Rezeptor 297
GABA$_B$-Rezeptor 298
G-Aktin 37
GALENOS 5
Gameten **104**, 106, s. auch Geschlechtszellen
 Bildung 104, 105A
Ganglia 256ff, s. auch Ganglien
 autonomica 262
 sensoria 259
 trunci sympathici 278
Ganglien 256ff, s. auch Ganglia
 Autonomes Nervensystem 120
 Hierarchisierung 256
 Intramurale 262
 Parasympathische 262, 280
 Paravertebrale 278
 Prävertebrale 262, 276A
 unpaare 278
 Sensible 78, 257ff, 271, 275
 Vegetative 257f, 262, 274f
 Zentralisierung 256
Ganglienzellen s. Nervenzellen
Gap junctions 45A, **46**, 70, 74, 277, 283, 285, 307,
 s. auch Zonula adhaerens
Gasaustausch 231

Gastrulation 112, 114, **116**
Gebärmutter, Rückbildung nach der Geburt 143
Geburt 98, **140**
 Austreibungsperiode 141
 Beginn 141
 Eröffnungsperiode 141
 Nachgeburtsperiode 143
Geburtseintritt 140f
Geburtslinie 142
Gedächtnis 270
Gefäß-Nerven-Bündel 234
Gefäßpforten 210
Geflechte, multinodale 279
Geflechtknochen 67, **161**, 168
Gehirn s. Encephalon
 Evolution 312
Gehirnaktivitäten 252
Gehirnanlage, Spezialisierung 314
Gehirnventrikel, Entwicklung 315
Geisteskrankheiten 252
Gelenk(e) 170f, **173**, 182, s. auch Articulatio(-iones)
 Bau 173A
 Beweglichkeit 187
 Blutversorgung 181
 dreiachsige 182f
 Ebenes s. Art. plana
 Echte s. Diarthrosen
 einachsige 182, 184f
 Entwicklung 187
 Komponenten 173
 Straffe s. Amphiarthrosen
 Typen 182f
 Zusammengesetztes s. Art. composita
 zweiachsiges 182f
 Zweikammeriges s. Art. dithalamica
Gelenkachse(n) 204
 transportable 182
Gelenkagenesie 188
Gelenkbänder 173f
Gelenkdiskus 174A, 175
Gelenkerguß 179
Gelenkflächen 182
Gelenkhemmung 187
Gelenkhöhle s. Cavitas articularis
Gelenkkapsel s. Capsula articularis
 Kapsel-Band-Apparat 180
 Membrana
  fibrosa 173A, 174, 177
  synovialis 173A, 174, 177, 178A
 Sensoren 181
Gelenkknorpel s. Cartilago articularis
 Abriebzone 176
 Haftung 175
 makromolekulare Matrix 176
 Plastizität 182, **186**
 Radiärfaserzone 176
 Stoßdämpfereigenschaften 175
 Tangentialfaserzone 176
Gelenkkontakt 186
Gelenkkopf 173, **182**
Gelenklippen 180
Gelenkmechanik 186

Gelenkpfanne 173, **182**
Gelenkrezessus **179**, 197
Gelenkschmiere s. Synovia
Gelenkspalt s. Cavitas articularis
Gelenkzotten 177
Gelenkzwischenzone 188
Gemma osteogenica
  primaria 165
  secundaria 166
Generallamellen 67, 67A
Genexpression 101, 270
Genitalreflexe 282
Gentranskripte 91
Geschlechtsdimorphismus 16A, 17
Geschlechtshormone, Effekt auf die Arbeitsweise des Gehirns 296
Geschlechtsmerkmale
  Primäre 16
  Sekundäre 17
Geschlechtsunterschiede 15
Geschlechtszellen s. Gameten
  Fusion 109
  primordiale 104
Gewebe, bradytrophe 64, 237
Ginglymus 184, 185A
Glandula(-e) s. Drüse(n)
Glanzstreifen 74, 75A
Glattnaht s. Sutura plana
Gleitbewegungen, in Gelenken 182
Gleitgelenk 186
Gleitsehnen 196
Gleitspaltensystem 222
Glia s. Gliazellen
  limitans 266
  Periphere 80, **258**
  Zentrale 78, 264, **266**
Gliabasalmembran 302, 302A
Gliaendfüßchen 302A, 304A, 307
Glianarben 308
Gliazellen 75, **78ff**, 79A, 252, 301, **306ff**, s. auch Glia
  Teilungsfähigkeit 78, 306
Gliederung, metamere 211
Gliedmaßen, Teile 10T
Glioblasten 316
Glioblastome 306
Gliogenese 313, **316**
Gliome 78
Glomera aortica 279
Glomus caroticum 279
Glomusorgane 236
Glukoneogenese 30
Glutamat 294
Glutamatrezeptoren 297f
Glycin 294
Glycinrezeptor 297
Glykokalyx **27**, 225, 227, 304
Glykosaminoglykane 59
GOLGI-Apparat 32, 32A
GOLGI-I-Nervenzelle 77
GOLGI-II-Nervenzelle 77, 265
GOLGI-Organ 196

Gomphosis 171
Gonaden 104
  Bindegewebszellen 105
  Geschlechtsdifferenzierung 105
  Hilfszellen 105
  steroidproduzierende Zellen 105
Gonadenanlagen 104
Gonadendysgenesie 137
GRAAF-Follikel 106
Granula
  glycogeni 40
  mitochondrialia 31
  pigmenti
    interni 41
    externi 40
Granulozyten
  eosinophile 58
  neutrophile 58
Graue Substanz 264ff
Grenzstrang 276A, 278
Grenzstrangganglien 262, 278
Großhirn s. Cerebrum
Großhirnrinde s. Cortex cerebri
Grundsubstanz 47, **59**, 225
Gruppen
  anionische 88
  auxochrome 88
  chromphore 87
Gruppenfaszien 191, 192A
Gürteldesmosom s. Zonula adhaerens
Gutta adipis 40
Ginglymus 184, 185A
Gynogenone 111

H

Haargefäße 230f, **236**
Habitus 140
Haema s. Blut
Hämangioblasten 247
Hämangiome 306
Hämatoparenchymale Schranke 225, 226A
Hämatotrophe Phase 125
Hämatotrophie 125
Hämatoxylin-Eosin-Färbung (HE) 88
Hämoglobin 41
Hämosiderin 41
Hämozytoblasten 247
Hafte s. Synarthrosen
Haftkomplex 74
Haftstiel 115A, 116, 118A, **121**
Haftverbindungen s. Junctiones intercellulares
Haftzotten 129A, 130
Halbgelenke 173
Halteapparat **146**, 204
Haltefunktion 204
HARVEY, WILLIAM 6
Hauptebene, Körper 8, 9A
Hautmuskeln 201
HAVERS-Gefäße 157
HAVERS-Kanäle 67f, 67A, 153
HE (Hämatoxylin-Eosin-Färbung) 88

SACHVERZEICHNIS 355

HEAD-Zonen 275
HEBB-Synapsen 273
Hebelarm
  Länge 204
  Virtueller 204, 204A
Hebelpaar 204
HELLIN-Regel 134
Hemiarthrosen 173
Hemidesmosomen 44f, 45A
Hemmung
  Laterale 299A, 300
  Rekurrente 300
  Wegfall 300
Hemmungsbänder 181
HENSEN-Knoten 116, 117A
Heparansulfat 59, **227**
Heparin 58
Heroin 304
Heroinsucht 304
HERTWIG, OSKAR 6
Herz
  anatomische Einheit 233
  Linkes 231
  Rechtes 232
Herzanlage 118A, 129A
Herzbeutel s. Pericardium serosum
Herzmuskelfasern 74, 74A
Herzmuskelgewebe 70A, 74, 74A, 219, 219A
Herzmuskelzellen s. Herzmuskelfasern
Heterochromatin **25**, 58
Heterophagolysosom 28
Heterophagosom 33
HEUSER-Membran 114
Hinterhirnbläschen 315
HIPPOKRATES 5
Hirnanlage 314A
Hirnbläschen 314f
Hirngefäße 301
Hirnhälfte, dominante 269
Hirnleistungen, höhere 269
Hirn-Liquor-Schranke 303
Hirnnerven s. Nn. craniales
Hirnreifungsstörungen 139
Hirnstamm s. Truncus encephali
Hirntumoren 306
HIRSCHSPRUNG-Krankheit 281
Histamin **58**, 240
Histiozyten 57
Histoautoradiographie 92
Histochemie 89f
Histogenese 309
Histologie **48f**, 89
  Begriff **12**, 22
Histone 25
Histotrophe Phase 124
HLA-G 127
Hochdruckgefäße 231
Hochdruck-Verteilersystem 230
Höhlen, Seröse 220
Hörrinde 268
HOFBAUER-Zellen 132

Hohlorgane 218
  Wandschichten 223
Homöoboxgene 100
Homöostase **158**, 178
  im extraneuronalen Raum 285
  des Gesamtorganismus **281f**
  im Nervensystem 301f
Homunkulus 268
HORTEGA-Zelle 79
HOWSHIP-Lakunen 69, **155**, 155A
HOX 100
H-Streifen 72, 73A
Hubhöhe 200, **203f**
Hubkraft 203f
Hüllgewebe 55
Hüllzelle 80
HUNTINGTON-Krankheit 137
Hyaluronatfilament 225, 226A
Hyaluronsäure 59, 179
Hybridom-Zellen 92
Hydroxylapatit **68**, 158, 161
Hyperplasie 98
Hypertrophie 98
Hypoblast 114
Hypomer **122**, 211
Hypomochlion 196, 197A
Hypoplasie **139**, 188
Hypothalamus 275, **281f**
Hypothermie 302
Hypoxie 302

I

IGF (insulin-like growth factor) 101
IgG-Antikörper 128
Immunabwehr, mütterliche 127
Immunadsorbens 128
Immunglobuline 43
Immunhistochemie 92
Implantation 112, 114, **126**
  interstitielle 127
Implantationsort 127
  falscher 127
Implantationsrichtung 126
Imprägnation 111
Impulse
  exzitatorische 76
  inhibitorische 76
  motorische 81
  sekretorische 81
  somatomotorische 81
  viszeromotorische 81
Inaktivitätsatrophie **155**, 212
Inclusiones cytoplasmicae 40
Individuation 121
Induktoren 119
Informationssystem 271
Informationsübertragung
  im Nervensystem 283
  synaptische 283
Ingestionsphase, Drüsen 52
Initialsegment, Pseudounipolare Ganglienzelle 77, 78A

Inkabein 171
Inkrete 53
Innenohr, nervöse Strukturen 120
Innenrotation 183A
Inneres Milieu, Konstanthaltung 275
Insertio 190
    velamentosa 131
Insertionsabstand 204
Inside-Outside-Theorie 113
In-situ-Hybridisierung 91
Insulin-like growth factor (IGF) 101
Inspektion 2, 4
Insuffizienz
    Aktive 204
    Passive 204
Integrine 44, **48**, 227
Interferenzmikroskopie 84
Intermediärfilamente 24, 36, **39**
Intermediärfilamentproteine 39
Interna s. Tunica interna
Interneurone 77, 253, 254A, **256**, 264
Internodien 81
Interstitialsystem 56, **64**
Interstitielles Kompartiment, Extrazelluläre Matrix 47
Interstitielle Zellen 224
Interstitium 224
Interterritorialsubstanz 65, 65A
Interzellularspalt 49
Interzellularsubstanz **59**, 225
Interzonales Bindegewebe 188
Intima s. Tunica intima
Intrafusale Fasern
    Muskelspindel 209f, 209A
    Sehnenspindel 196
Intrinsische Faktoren 316
Ionenkanäle, ligandengesteuerte 296
Ionenmilieu, extrazelluläres 307
Ionenreservoir 158, 191
Ionenselektivität 227
Ionentransport 82
Ionotrope Rezeptoren 284A
Irritabilität 22
Ischämie 302
Isoelektrischer Punkt 88
I-Streifen 71A, 72, 73A

J

Junctio(-iones)
    intercellulares 44
    intercellularis complex 46
    myotendinea 198f
    osteotendinea 198f
Juncturae
    cartilagineae 172f
    fibrosae 170ff, 171A, 172A
    synoviales 173, 173A

K

Kallus 68, 156
Kalzifizierung 68

Kalzium
    Austausch 158
    Regulation 159
    Konzentration 158
Kambium 153
Kapazitation 108f
Kapazitives System 231
Kapillaradhäsion
    Gelenke 186
    Serosaspalt 222
Kapillardurchmesser, Anpassung 240
Kapillaren 231, **236**
    Endothelquellung 237
    Fenestrierte 239, 239A
    Geschlossene 237T, 238, 239A
    Offene 237T
    Sprossung 237
    Wandelastizität 237
Kapillargebiete, Gesamtquerschnitt 231
Kapillarisierung 237
Kapillarität 222
Kapillarmikroskopie 237
Kapillarwand **236**f, 239A
Kapselbänder s. Ligg. capsularia
Kapselhemmung 187
Kapselspannmechanismus 181
Karotinablagerungen 41
Karotissinus-Reflex 246
Karyolysis 25
Karyoplasma 25
Karyorrhexis 25
Katalase 34
Kavitation 113
Keimbahn 104
Keimbahndeterminante 104
Keimblätter 114
Keimblatt, mittleres **116**, 121
Keimdrüsen 104
Keimscheibe 117A, 119
    bilaminäre 114
    dreiblättrige 112, **116**
    zweiblättrige 113
    zweischichtige 114
Kennmuskeln 207
Keratansulfat 59
Keratin **39**, 51
Keratinisierung 51
Keratinosomen 51
Keratinozyten 51
Keratohyalingranula 51
Kerndegeneration 25
Kerngebiete 264f, 264A
Kernkettenfasern 209, 209A
Kernkörperchen 24A, 25
Kernmembran 24, 24A
Kernplasma 25
Kernporen 24, 24A
Kernsackfasern 209, 290A
Kernskelett 24
Kernspintomographie 4
Killerzellen, zytotoxische 128
Kinematische Kette 182, 205, 206A

Sachverzeichnis 357

Kinesin 38f
Kinetosom 42A, 43
Kinozilien **42**, 220
Kleinhirn s. Cerebellum
  Feinabstimmung 274
Kleinhirnrinde s. Cortex cerebelli
Kloakenmembran 118A, 119
K-Myozyten 242
Knäuelanastomose 236
Knäueldrüse 54A
Kniesehnenreflex 272
Knochen s. Os(-sa)
  Abbau 155
  Aufbau 155
  Begriff 148
  Bildung 67, **159**
  Dickenwachstum 68
  funktionelle Struktur 68, 155
  Gestaltkonstanz 158
  Interzellularsubstanz 68
  Kurze s. Ossa brevia
  Längenwachstum 68, **166**
  Lange s. Ossa longa
  Lufthaltige s. Ossa pneumatica
  Platte s. Ossa plana
  Typen 148, 149A
  Umbauvorgänge 68, 155A
  Unregelmäßige s. Ossa irregularia
  Vaskularisierung 156, 157A
Knochenarchitektur 150, 151A
Knochengewebe **66**, 67A, 69, 160A, 161
Knochengrundsubstanz 68
Knochenhaut s. Periost
Knochenhemmung 187
Knochenkerne 143T, 169A, 170
  Primäre **166**, 169
  Sekundäre 166, 169A
Knochenmanschette
  Diaphysäre 163, 164A
  Perichondrale 165A
Knochenmark 148, **151**
Knochenmatrix, interkolumnäre 167
Knochennähte 171, 171A, 172A
Knochennagelung 156
Knochentransplantation 156
Knochenwachstum
  appositionelles 170, 176
  endochondrales 166
  Wachstumshormone 168
Knochenzellen s. Osteozyten
Knorpel s. Cartilago(-ines)
  Alterserscheinungen 65
  Elastischer s. Cartilago elastica
  Faseriger s. Cartilago fibrosa
  Hyaliner s. Cartilago hyalina
Knorpelgewebe 64f, 65A
  Regeneration 65
Knorpelgrundsubstanz 64f
Knorpelhafte s. Juncturae fibrosae
Knorpelhaut s. Perichondrium
Knorpelhöhle 65, 65A
Knorpelhof 65, 65A

Knorpelkapsel 65
Knorpel-Knochen-Grenze 175, 176A
Knorpelmatrix 65, 66A
  provisorische Verkalkung 165
Knorpelmatrix-Diaphragmen 167
Knorpelzellen s. Chondrozyten
Knospe, Osteogenetische
  primäre 165
  sekundäre 166
Körnerzellen 265
Körperabschnitte 10T
Körperachsen 9A, 121
Körperbau, Grundplan 11
Körperbautypen 14, 15A
Körperbildung, Beginn der embryonalen 121
Körperebenen 8T
Körperfaszie, Allgemeine äußere 192A, 193
Körperhomöostase 282
Körperkreislauf 232, 233A
Körperproportionen 18A
  Veränderungen 99
Körpertemperatur, Regulation 282
Kollagen
  Bildung **60**, 60A, 61A, 224
  Typ II 176
  Typ III 176
  Typ IV 47, 227
  Typ VI 176
  Typ IX 176
  Typ X 167
  Typ XI 176
  Typen 61
Kollagenfasern 57A, 60
Kollateralen 77, 234
Kollateralkreislauf 234
Kommissur 266
Kompakta 67, 68A, **150**, 151A, 153, 153A
Kompaktion 113
Kompartimente 191
  antagonistische 200
Komplexbildner 88
Kondensor, optischer 84
Konditionierung, Klassische 273
Kondylengelenk s. Art. bicondylaris
Kontraktilität 36
Kontraktion 72
  asynchrone 208
  isometrische 204
  isotonische 204
Kontrollreaktionen 89
Kontrollschleife
  endokrine 281
  vegetative 282
Konvergenz, von Impulsen 299
Kopfdarm 119
Kopfganglien, parasympathische 276A, 280
Kopflage 140
Kopfmesoderm 211
Kopplung
  Arteriovenöse 244
  Elektrotonische 283

Kopplung
  mechanische 199
    Selbststeuerung 203A
Kopplungsproteine 225
Korbzellen 220A, 265
Kortikalisation 311
Kotyledonen 130
Koxarthrose 173
Kraftschluß 186
Kraftübertragung 193
Krampfadern 244
Kreislauf
  Adaptation 247
  Autoregulation 247
  Begriff 230
  des Blutes 129
  Großer 232, 233A
  Kleiner 232, 233A
Kreislaufpumpe 230f, 232A
Kreislaufschema 233A
Kreislaufzentrum 282
Kremasterreflex 273
Kristallisationskeime 161
Kristallitbildung 161
Kugelgelenk s. Art. spheroidea, s. Art. cotylica

L

Labra articularia 180
Labyrinthplazenta 126
Lacunae erosionis 155
Lähmung 258
  spastische 272
Lagebezeichnungen 8, 9
Laktation 143
Lakunen
  konfluierende, Osteogenese 165
  Synzytiotrophoblast 128, 128A, 129A
Lamellenknochen **67**, 67A, 161, 168
Lamellipodien 37f
Lamina
  basalis 47, 226A
  densa 226f, 226A
  epithelialis mucosae 215, 215A
  fibroreticularis 226f, 226A
  lucida 226f, 226A
  muscularis mucosae 215A, 216T, 217A, 218
  propria
    mucosae 215f, 215A, 217A
    serosae 216T, 221, 221A
    synovialis 177
  rara
    externa 47, 226A
    interna 47, 226A
Lamine 24, 40
Laminin 47, 227
LANGHANS-Streifen 133
Langzeitpotenzierung **270**, 295
Lanugo-Behaarung 143T
Lasermikroskopie, konfokale 85
Laterale Hemmung 299A, 300
Lateralisation 269

Laterotrusion, Bezeichnungspaar 183
Leichenanatomie 20
Leichtbauweise 151
Leistungen, geistige 274
Leitgefäße 249
Leitgewebe 55
Leitplatten, bindegewebige 224
Leitungsbahnstraßen 193, 224, **234**
Lektinhistochemie 91
Lemniscus 266
Lernen 270
  assoziatives 273
Leukodiapedese 237f
Leukoverbindung 94
Lezithotrophe Phase 124
Ligamenta 174
  capsularia 180f, 180A
  extracapsularia 181
  intracapsularia **180**, 188
  serosa 223
Ligand-Rezeptor-Komplexe 28f
Light core vesicles 83
Limbisches System 282
Lipidvakuolen 40
Lipofuszin 33, **41**, 74, 76
Lipozyten s. Adipozyten, s. Fettzellen
Liquor
  cerebrospinalis 79
  folliculi 107
Lithopädion 127
Lochzelle, Fettgewebe 63
Logen, Osteofibröse 191, 192A
LOWRY-Technik 94
Lubrikation 178f
Lungenfell s. Pleura
Lungenkreislauf 232, 233A
Luxation 187
Lymphangion 249
Lymphangitis 249
Lymphatische Organe 248
Lymphe 248f
Lymphgefäße 230, **248f**
  Mikroanatomie 249
Lymphkapillare 239A, 248f
Lymphknoten, Regionäre 249
Lymphödem 249
Lymphozyten 58
  zytotoxische 128
Lymphstämme, Zentrale 249
Lymphsystem 248f
Lysosomen 33, 33A

M

Macula adhaerens 44, 45A
Magma reticulare 115
Magnetresonanztomographie 4
Makroantomie 2
Makroglia 78, 79A, 306
Makrophagen 57
Mandelkern s. Amygdala
Mantelzellen **80**, 258, 262

Sachverzeichnis 359

Markerprotein 227
Markhöhle, Zentrale 148A, 149f
Markraum
 Primärer 166
 Sekundärer 168
Markscheide 78, **80**, 81A, 258
Marksinus, axialer 157, 157A
Masseterreflex 272
Mastzellen 57A, **58**, 240
Matrix, Extrazelluläre **47f**, 154, 225
Matrix-Diaphragma 167A
Matrixproteine, extrazelluläre (ECMs) 44
Matrixseptum 164A
Matrixvesikel 161
Maximum-Minimum-Prinzip 151
Mazeration 148
Mechanische Koppelung 199
Mechanorezeptoren 181, 255
Mechanosensoren 181
Media s. Tunica media
Medianebene 8
Mediator, Stoffaustausch 63
Mediatoren 59
Mediotrusion 183A
 Bezeichnungspaar 183
Medulla
 oblongata 263
 ossium 148
 spinalis 263
Mehrlingsbildungen 134f
MEISSNER-Plexus 280f
Melanin **41**, 76
Membran
 Depolarisation 209
 Postsynaptische 82A, 83, **288f**
 Präsynaptische 288
Membrana
 basalis 47, 226, 226A, 237T
 buccopharyngea s. Membrana oropharyngealis
 cloacalis 118A, 119
 elastica
  externa 240A, 242
  interna 240A, 241f
 fibrosa 180
  capsulae articularis 180
 limitans gliae superficialis 79A
 oropharyngealis 117, 118A
 synovialis 173A, 174, **176f**, 178A, 180
Membranpotential 27
Membrantransport 27
Menisci articulares 179
Meniskus 174A, 175
Mesaxon 80
Mesencephalon 263
Mesenchym 56, 56A, **62**, 116
Meso 221A, 223
Mesobildungen 222, 222A
Mesoderm
 Axiales 117
 Derivate 119
 Embryonales 116

Extraembryonales **114**, 115A, 121, 247
 Parietales 115, 115A
 Viszerales 115A, 116
 Gliederung 123A
 Intermediäres 121f, 123A
 Intraembryonales 247
 Laterales 121
 Paraxiales 120A, 121f, 123A
 Prächordales 118A
 Segmentbildung 122
Mesodermbildungen 121
Mesoglia 79, 79A
Mesophragma 72
Mesosalpinx 107
Mesotendineum 198, 198A
Mesothel 49, 56, 124, 216T, **221**, 221A
Mesothelzelle 221A
Metabotroper Rezeptor 284A
Metachromasie 89
Metamerie 11
Metaphyse 149A, 166
Metarteriole 243
Methoden
 immunhistochemische 93A
 mikroquantitative 89, 94
Microbodies 34
Mikroanatomie s. Mikroskopische Anatomie
 Begriff 2, 22
Mikrofibrillen 60
Mikrofilamente 36ff, s. auch Aktinfilamente
 kontraktile 225
Mikroglia 78f, 264, 266f, 306, **308f**, 317
Mikropinozytose 28
Mikropolygyrie 316
Mikroskop 83f
Mikroskopie, Allgemeine 83
Mikroskopische Anatomie 48, s. auch Mikroanatomie
 Verfahren, spezielle 84
Mikroskopobjektiv 84
Mikroskopzytophotometer 94
Mikrosomen 30
Mikrospikes 38
Mikrotom 86
Mikrotubuli **35f**, 36A, **38f**, 39A, 43
 Anordnung
  (9+0)- 35
  (9+2)- 43, 48A
Mikrotubulus-Organisationszentrum 35, **38**
Mikrovilli **42**, 42A, 221
Mikrozephalie 138
Mikrozirkulation 237
Milchdrüse, Myoepithelien 144
Mineralisation 69, 148, 154, **161**, 167
Mineralspeicher 158
Mitochondrien 30f
Mitochondriogenese, maternale 111
Mitogene 159, 160A
Mitoplasma 31
Mittelhirn s. Mesencephalon
Mittelhirnbläschen 315
M-Myozyten 243
Modulation, reversible phänotypische 225

Mongolismus 137
Mononukleäres Phagozytierendes System (MPS) **57**, 62 (s. auch Bd. 3)
Monosomen 34
Monosomie 137
Monozyten 57
Moosfaserbouton 287
Morbus PAGET 156
Morphogenese 98, 309
Morphologie 3
Morphometrie 94
Morula 112, 113A
Motivation 274
Motocortex 273
Motoneuron 207f, **253**, 254A, 256, 258, 259A, 262, 264
Motorische Bahn 254A, 255
Motorische Einheit 207f
Motorische Endplatten 208, 208A, 286, 286A
Motorische Rinde 267, 268A, 273
Motorische Sprachregion 268A
Motorprotein 37f, 39A
MPS (Mononukleäres Phagozytierendes System) **57**, 62, 79 (s. auch Bd. 3)
M-Streifen 72, 73A
Mukosa s. Tunica mucosa
Mukosaassoziiertes Lymphatisches System 217 (s. auch Bd. 3)
Multienzymsysteme 30
Multiple Sklerose 309
Mundhöhle, Primäre 119
Muskularis s. Tunica muscularis
Musculus(-i) s. Muskel(n)
  bipennatus 202, 202A
  cruciati 201
  cutanei 201
  fusiformis 200, 201A
  multipennatus 202
  orbicularis 201
  planus 201
  sphincter 201
  triangularis 201
  unipennatus 202, 202A
Muskel(n) s. Musculus(-i)
  Auxiliärer 205
  eingelenkiger 204
  gefiederter
    doppelt s. M. bipennatus
    einfach s. M. unipennatus
    vielfach s. M. multipennatus
  Hilum 210
  mehrgelenkiger 204
  Monosegmentaler 207
  Platter s. M. planus
  Plurisegmentaler 207, **211**
  postnatales Wachstum 212
  Spindelförmiger s. M. fusiformis
  Zweibäuchiger 200, 201A
  Zweiköpfiger 200, 201A
Muskelansatz 190
Muskelbauch 189, 189A
Muskelbindegewebe 189f, 191A

Muskelendplatte 286, s. auch Motorische Endplatte
Muskelfaserbündel 190, 191A, 200
Muskelfasern 71, 71A, 74A, 75A, s. auch Muskelzellen
  Durchmesser 200
  Intermediäre 73
  Länge 200
  Rote **73**, 210
  Typisierung 73
  Weiße **73**, 210
Muskelfaszien 61, **191**, 192A
Muskelfibrillen 73A
Muskelfiederung 203
Muskelfleisch 190
Muskelgewebe 69, 219A
  Glattes **69f**, 218, 219A
  Quergestreiftes
    Herz 74f
    Skelett 71ff
Muskelgruppen, funktionelle 205
Muskelhemmung 187
Muskelkater 73
Muskelkraft **154**, 200
Muskellogen 191, 192A
Muskelmechanik 202
Muskelpumpe 189, **244f**
Muskelquerschnitt
  Anatomischer 203, 203A
  Physiologischer 203, 203A
Muskelschlinge 205, 206A
Muskelsehne, intraartikuläre 180
Muskelspindel **209f**, 209A, 260A, 271
Muskelsteife 73
Muskeltypen 200f
Muskelursprung 190
Muskelzelle s. Muskelfaser
  Glatte **69ff**, 70A, 71A
  Quergestreifte
    Herz **74f**
    Skelett **71ff**
Muskularis s. Tunica muscularis
Muskulatur 189
  Epaxonische 211
  schleimhauteigene 218
  Somatische 210f
  Viszerale 210f
Mustergeneratoren, zentrale 273f
Mutation 137
Muttermund 141
Muzin 217
Myelin 258
Myelinbildner **79f**
Myelinisierung **266**, 307
Myelinscheide 78, **80**, 81A, 258
Myoblasten 71, **122**, 212
  persistierende 72
Myocyti intrafusales 209, 209A
Myoepithel 55, **217**, 220, 220A
Myoepithelocyti
  fusiformes 220A
  stellati 220A
Myofibrae conducentes cardiacae 75

Sachverzeichnis

Myofibrillen 69, **72**
Myofibrillogenese 212
Myofibroblasten **220**, 225, 239
Myofilamente 72, s. auch Aktinfilamente, s. auch Myosinfilamente
Myogenetische Zellen 211f
Myoglobin 72
Myologie 189f
Myon 190, **207**
Myoseptum 211
Myosin **37**, 42
Myosinfilamente **37**, 70
Myosinköpfe, Abwinkelung 72
Myosinmoleküle 69
Myotom **122**, 123A, 211
Myotuben 212
Myozyten s. Muskelzellen, s. Muskelfasern

N

Nabelarterien 130, 131A
Nabelschnur 121, **130**, 131, 131A, 133A, 134, 138
Nabelvene 130, 131A
Nachgeburt 131, **143**
Nachwehen 143
Narbenbindegewebe 65
N-Cadherin 43
Nebennierenmark 279
Neenzephalisation 311
Neoangiogenese 248
Neocortex
  Evolution 312A
  Größenzunahme 311
  Repräsentationsfelder 312
Nephrogener Strang 122
Nerv(en) 258f, 259A, 260A, s. auch Nervus(-i)
  (s. auch Bd. 4)
  Faserzusammensetzung 260A
  Gemischte **82**, 258, 260A
  motorischer 259, 260A
  peripherer 81
  sensibler 259, 260A
  vegetativer 260A
Nervenendigungen, freie 82
Nervenfaser **80**, 258, 259A
  afferente 258
  efferente 258
  markhaltige 80
  marklose 80
Nervengewebe **75f**, 252
Nervenimpuls 255
Nervenscheide 81
Nervensystem
  Animales 271ff
  Anlage 119
  Aspekte der Entwicklung 309
  Autonomes 275ff
  Bauplan 253, 254A
  Begriff 252
  Enterisches 274, **280f**
  Evolution 257A
  Frühentwicklung 316

  Gliederung 253
  Grundtypen 310
  Individualentwicklung 313
  Intramurales 274, 277, **280f**
  Ontogenese 313
  Parasympathisches 274f, **279f**
  Peripheres 252f, **256ff**
  Phylogenese 309
  Schranken 303f
  Somatisches 253, 254A, **271ff**
  Strukturebenen 253
  Sympathisches 274f, **277ff**
  Synchronisationsleistungen 285
  Unwillkürliches 264, **274ff**
  Vegetatives 253, 254A, **274ff**, 276A
  Willkürliches 264, **271ff**
  Zentrales 252f, 256, **262ff**
Nervenwachstumsfaktor (NGF) 292
Nervenzelle(n) **75ff**, 252, **255f**, s. auch Neuron(e)
  Bipolare 77, 78A
  Formen 78A
  Gestalt 256, 265
  Multipolare 78, 78A
  Pseudounipolare **77**, 78A, 260, 262
  Unipolare 77, 78A
Nervenzellleib 75f
Nervenzellfortsätze **75f**
Nervenzellnetzwerke **256**, 257A, 262, s. auch Netzwerke, neuronale
Nervus(-i) 258f, s. auch Nerv(en)
  cervicales 261A
  craniales 259, 261A
  coccygeus 261A
  depressor vagi 246
  lumbales 261A
  sacrales 261A
  spinales 259
  splanchnicus 276A
  vagus 276A
Netzwerke, neuronale 283, **298**, s. auch Nervenzellnetzwerke
Neuralepithel 313
Neuralkanal 315, s. auch Neuralrohr
Neuralleiste 78, 112, **120**, 120A, **313f**, 313A
Neuralplatte **119**, 310, 313, 313A, 314
Neuralrinne 119f, 120A, 313, 313A
Neuralrohr 78, 118A, **119f**, 120A, **313ff**, 316A
Neuralwülste **119**, 120A, 121, 313
Neurinome 306
Neurit s. Axon
Neuroblasten 315
  Wanderung 316f
Neuroektoderm 119, 313
Neuroepithelzellen 315
Neurofibra s. Nervenfaser
Neurofibrillen 76
Neurofibromatose 137
Neurofilamente **40**, 76, 291
Neurogenese 309, 313, **315**
Neuroglia 78, **306**
Neurohämale Zonen 306
Neurologie 253

Neuromere 314
Neuromodulation **293**, 297
Neuromodulatoren 283, 292, 293T, **294**
Neuromuskuläre Einheit 207
Neuronale Verschaltung, Prinzipien 299A
Neuron(e) **75ff**, 77, 253, **255f**, 262, s. auch
 Nervenzelle(n)
 Afferente 256
 Cholinerge 266
 Dopaminerge 266
 Efferente 256
 erregende s. exzitatorische
 exzitatorische 265, 299, 299A
 GABAerge 266
 Glutamaterge 266
 hemmende 265, 299A
 inhibitorische s. hemmende
 Intrinsische 265
 Noradrenerge 266
 Sensible 253, 256f, 259f, 271
 des Sympathikus, präganglionäre 278
 Vegetative 257
 Viszerosensible 275
Neuronenwanderung, Leitstrukturen 308
Neuronenformen 77
Neuropeptid(e) 281, 289, **294**
 Y 278, **294**
Neuroporus
 anterior 119, 120A
 caudalis s. posterior
 posterior 120, 120A
 rostralis s. anterior
 Verschluß 121
Neurosteroide 295
Neurotransmitter 76, 255, 266, 277, 283, 285, **292f**
 Freisetzung 286, 288
 Inaktivierung 287f
Neurotrophine 122, **292**
Neurotubuli **76**, 291, 317
Neurozyten 75ff, s. auch Nervenzellen, s. auch
 Neurone
Neurulation 119
Nexus s. Gap junctions
NGF (Nervenwachstumsfaktor) 292
Nidation 126
Niederdruckgefäße 231
Niederdruck-Sammelsystem 230
NISSL-Färbung 88
NISSL-Schollen s. NISSL-Substanz
NISSL-Substanz 34, 76
NITABUCH-Streifen 133
Nodi lymphatici regionales 249
Nomina Anatomica 7
 generalia 8
NOR (Nukleolus-Organisatorregion) 25
Noradrenalin **277f**, 294
Noradrenalinrezeptoren 298
Norm 14
Normentafeln 104
Nucleolemma 24, 24A
Nucleolus 24A, 25
Nucleoplasma 25

Nucleus **23**, 264
Nukleolus-Organisatorregion (NOR) 25
Nukleoporine 24
Nutennaht s. Schindylesis
Nutritive Faktoren 101
Nußgelenk s. Enarthrosis 182A, 183

O

Oberfläche
 Äußere 214, 215A
 Innere 214f, 215A
Oberflächendifferenzierungen **49**, 220
Oberflächenepithel 48f
Oberflächenfaszie 193
Oberflächenrezeptoren 101
Oberflächenvergrößerung 42
Occludin 46
Ödem 238
Östrogen 295
Östrogen-Environment 140
Östrogen/Progesteron-Verhältnis 140
Östrogensubstitution 296
Oligodendroglia **78f**, 79A, 80, 264, 266f,
 306
Ontogenese 3, **309**
 humane 98
Opioidpeptide 294
Opioidrezeptoren 298
Organbindegewebe 223, 226A
Organe, Innere 214
Organfüllungen, wechselnde 224
Organisation, topische 267
Organkapsel 224
Organlager 223f
Organogenese 112
Organpforten 224
Organstroma 224
Organsysteme **12f**, 13A, 214
Organverschiebungen 224
Orientierung, rheotaktische 216
Origo 190
Ortspezifität, Information 267
Os(-sa) s. Knochen
 breve 149, 149A
 irregulare 150
 longum 149, 149A
 planum 149A, 150
 pneumaticum 149A, 150
 sesamoideum 196
Ossifikation s. Osteogenese
Ossifikationskerne 169A, 169T, 170
Ossifikationszentrum
 Primäres 164, 164A
 Sekundäres 167A
Ossifikationszone 167
Osteoblasten 66, 68, **153ff**, 160A, 162A,
 166f
Osteoblastenfront 162A, 163, 165A
Osteofibröse Logen 191, 192A
Osteofibröse Röhren 193
Osteofibröser Kanal 198

Osteogenese 67, **159f**, 160A
  Chondrale 162f, 164A
  Desmale **161**, 162A, 164
  Endochondrale 159, **163f**, 165A, 167A, 169
  Mediatoren 159
  Perichondrale 163, 164A
Osteogenetische Knospe
  primäre 165
  sekundäre 166
Osteoid 66, 68, 155A, **159f**, 162A, 164A, 167
Osteoidsaum 161, 162A
Osteoinduktive Faktoren 159, 160A
Osteokalzin 161
Osteoklasten 69, 154f, 155A
Osteologie 148
Osteolyse 158
Osteon 68
Osteonektin 161, **167**
Osteoporose **156**, 159, 161
Osteoprogenitorzellen **153f**, 156, 162A, 163, 167
Osteosynthese 156
Osteozyten 67f, 160A, 162A
  osteoblastische 69
Ovogonien 105f
Ovozyten, primäre 106
Ovozytenmembran, Depolarisierung 111
Ovozytentransport 106
Oxytozin 143
Oxytozinrezeptoren, Bildung 141
Oxytozinsynthese 141

P

Palmarflexion, Bezeichnungspaar 183
Palpation 2, 4
Paraganglion 279
Parasit 135
Parasympathikus 275, 276A, 277, **279f**
Parasympatholytica 280
Parasympathomimetika 280
Paratendineum 194, 195A
Parathormon 159
Parenchym 224, 226A
PARKINSON-Krankheit **298**, 305
Pars
  parasympathica, Divisio autonomica 275, **279**
  sympathica, Divisio autonomica 275, **277**
Parthenogenese 111
Partikelfänger, Atemwege 217
Partus 140
PAS-Reaktion 90A, 91, 93T
Patellarsehnenreflex 272
PDGF (platelet-derived growth factor) 101
Peptide, Gastrointestinale 294
Periangiocyti 237T
Pericardium serosum 222
Perichondrium 64, 65A
Perikaryon 76, 79A, 254A, 255
Perimysium 71, 210
  externum 191
  internum 190, 191A
Perineurium 258, 306

Periodic-Acid-Schiff-Reaktion (PAS) 90
Periost(eum) 68, 68A, 148, **152f**, 153A
  Kapillarnetz 157A
Peripheres Nervensystem (PNS) 252
Peritendineum
  externum 194, 195A
  internum 194, 195A
Peritoneum 222
Perivitelliner Raum 110
Perizentrioläre Region 35
Perizyten 237, 237T, 239, 239A
Perjodsäure-Schiff-Reaktion (PAS) 90
Perlecan 48
Peroxisomen 34
Pfeilgift 209
Pfortaderkreislauf 232f
Phagolysosomen 57
Phagozytose **28**, 57, 78
Phantomschmerz 268
Phasenkontrastmikroskop 84
Photorezeptoren 255
Phylogenese **3**, 309
Physiologischer Querschnitt, Skelettmuskel 203, 203A
Pigmente
  endogene 41
  exogene 40
Pinozytose 28
Placenta s. auch Plazenta
  conjuncta 125
  discoidalis 130
  endotheliochorialis 126
  epitheliochorialis 126
  hämochorialis 126
  praevia
    marginalis 127
    totalis 127
Plakoden 119
Planimeter 94
Plantarflexion, Bezeichnungspaar 183
Plaque 45, 45A
Plasmalemma 23, **26**, s. auch Zellmembran
  Invaginationen 200
Plasmalemmaduplikatur 80
Plasmazellen 57A, 58
Plastizität, Neuronale 262, 267, **270**, 273, 285, 290, **298**, 317
Platelet-derived growth factor (PDGF) 101
Plattenepithel
  einschichtiges 49, 50A
  mehrschichtiges
    unverhorntes 50, 50A
    verhorntes 50A, 51
Plazenta s. auch Placenta
  Austauschoberfläche 128
  Blutkreislauf 130, 133A
  Entwicklung 112, **125**, 128A
  geburtsreife 130
  Gewicht 130
  junge 132T
  kindliche 130
  Makroanatomie 130
  Mikroanatomie 131

Plazenta
  mütterliche 130
  Pars
    fetalis 130
    materna 130
  reife 132T
Plazentahormone 125
Plazentarschranke 132T, 133
Plazentarzotten
  frühe 132, 132A
  reife 132, **133**, 133A
Plazentation 125
Pleura 222
Plexus
  caroticus 279
  entericus 281
  hypogastricus 276A
  myentericus (Auerbach) 280f
  submucosus (Meissner) 280f
Plicae synoviales 177, **180**
Pneumatisation 150
PNS (Peripheres Nervensystem) 257
Polarisationsfilter 85
Polarisationsmikroskopie 85
Polarisationstheorie, Moruladifferenzierung 113
Polarität 11
  anterior-posteriore 112
  kraniokaudale 313
Polkörperchen
  erstes 111
  zweites 111
Polsterarterien 236
Poly(ribo)som 34, 35A
Polymerisation 211
Polyspermieblock 110
Pons 263, 263A
Positio, Kind in der Gebärmutter 140
Potential
  exzitatorisches postsynaptisches 297
  inhibitorisches postsynaptisches 297
Potenz, Osteogenetische 154
Prächordalplatte **117**, 118A, 211
Präimplantationsphase 112
Präosteoblasten 160A
Präparation, anatomische 4
Pressosensoren 246
Primärbündel
  Sehne 194, 195A
  Sklettmuskulatur 190f, 191A
Primärzotten 128
Primitivknoten 116, 118A
Primitivrinne 116
Primitivstreifen 112, **116f**, 117A
Primordialfollikel 106
Primordialskelett 163
Proelastin 61
Progenie 104
Progesteron 125, **295**
Projektionsneurone 77, **265**
Prokaryonten 24
Prokollagen 60, 61A
Proktodeum 118A, 119

Proliferation 98
Proliferationszone 166, 167A
Promyoblasten 212
Pronation, Bezeichnungspaar 183
Propria s. Lamina propria mucosae
Prostazykline 242
Proteinsynthese 30, **35**
  ribosomale 34, 35A
Protektion, Epithelgewebe 48
Proteoglykan **59**, 59A, 227
Protonenpumpe 155
Protrusion, Bezeichnungspaar 183
Pseudarthrose 156
Pseudopodien 37
Pterygium colli 137
Pubertät 99
Punctum
  fixum **190**, 204A, 206
  mobile **190**, 204A, 206
  nervosum 207
Punktdesmosomen 44f, 45A
Punktzählmethode 94
PURKINJE-Zellen 265
Pyknose 25
Pyramidenbahn 273
Pyramidenzellen 265

Q

Quellungsdruck 176
Querschnittslähmung 273f
Querstreifung 72

R

Rachenmembran 117, 118A
Radgelenk s. Art. trochoidea
Radiärglia 308, **317**
Radialabduktion, Bezeichnungspaar 183
Radiatio, Weiße Substanz 266
Radspeichenkern 58
Rahmenkonstruktion 152
Rami
  communicantes albi 278
  interganglionares 278
RANVIER-Knoten 80
RANVIER-Schnürring **80**, 81A, 258
Raphe 202
Raster-Elektronenmikroskopie (SEM) 85
Raum
  intervillöser 129A, 130, 133A
  subfaszialer 192A, 193
Rautenhirnbläschen 315
Reagibilität 22
Recessus articularis 179
RECKLINGHAUSEN-Krankheit 137
Reflex 252, **271f**
  bedingter 273
  erlernter 273
  erworbener 273
  monosynaptischer 271

Sachverzeichnis

polysynaptischer 272
unbedingter 271, 272A
Reflexbogen 196, **271**, 281
Reflexion **252**, 274
Reflexprüfungen 272
Reflexzentrum
   Blasen- und Darmentleerung 282
   vasomotorisches 247
Regeneration 156
   Nerven 258
   physiologische 51
Regionengliederung 10
Registerpeptide 61A
Regulationssysteme 283
Reifezeichen, Neugeborenes 143T, 144
Reifungsstörungen 138
Reizantwort, Variation 272
Reizaufnahme 82
Reize **254**, 255
RENSHAW-Zellen 300
Repräsentation 267
   ipsilaterale 269
   kontralaterale 269
   lateralisierte 269
   Modifikation 270
   multiple 268
Reserveknorpel 166
Residualkörper **33**, 41
Resorption 49, **216**
   Kontrolle 281
Resorptionsweg 221A
Retardierung, mentale 138, 139
Rete
   lymphocapillare 248
   mirabile 235
Retia arteriosa 234
Reticulum endoplasmicum 29, 30A
Retikulinfasern 60, **61**
Retikulo-Endotheliales System 57
Retikulo-Histiozytäres System 57
Retikulum
   Endoplasmatisches (ER) 29, 30A
   Sarkoplasmatisches (SR) 30, **72**, 74
Retikulumzellen
   Dendritische 62
   Fibroblastische 56, 62
   Phagozytierende 62
Retinacula **193**, 196, 197A
Retrotrusion, Bezeichnungspaar 183
Retroversion, Bezeichnungspaar 183
Rezeptor(en) 26f, 28A, **29**, 254, 254A, 296
   adrenerge 278
   Begriff 254
   für Geschlechtshormone 296
   ionotrope 284A, 296
   Konformationsänderung 296
   metabotrope 284A, **296f**
   muskarinische 280
   nikotinische **279f**
Rezeptorpotential 255
Rezeptorzelle 82
Rhachischisis 121

Rheotaxis 108
Rhythmik, zirkadiane 282
Ribosomen 30, **34**, 35A
Richtungsbezeichnungen 8T, 9
Riechepithel 120
Rinde 263f, s. auch Cortex
   Motorische 267, 268A, 273
   Somatosensible 260, 267, 268A
Rindenfelder 267, 268A
Ringmuskel 201
Rippenfell s. Pleura
Röhrenknochen 149, 149A
RÖNTGEN, WILHELM CONRAD 7
ROHR-Streifen 133
Rotation, Gelenke 186
Rotationsellipsoid 183, 184A
Rückenmark 252, **263**
Rückwärtshemmung 290, 299A, **300**

S

Säulenknorpel 165A, 166f
Sagittalebenen 8
Sammellymphknoten 249
Sammelvenulen 246
Sanguis s. Blut
Sarkolemma 71, 73A
Sarkoplasma 72
Sarkoplasmatisches Retikulum 30, **72**, 74
Sarkomer 72
Satellitenzellen 72, **79f**, 212, 266
Sattelgelenk s. Art. sellaris
Scanning-Elektronenmikroskopie (SEM) 85
Schachtelsystem **190**, 193, 195A
Schädelmaße, Neugeborenes 144A
Schaltknochen 171
Schaltlamellen 67A, 68
Schaltneurone 256
Scharniergelenk s. Ginglymus
Scheitel-Steiß-Länge (SSL) **99**, 104
Scherengitterprinzip 61, 192A, **193**
Scherkräfte 154
Schiebegelenk 185A, 186
SCHIFF-Reagens 91
Schindylesis 172, 172A
Schizarthrosen 173
Schlagadern 240
Schlaganfall 273
SCHLEIDEN, MATTHIAS 6
Schleim 217
Schleimbeutel 178, 197, 197A
Schleimhaut **214f**, 215A, 216T, 217f
   Partialfunktionen 216
Schleimhautbindegewebe 215f
Schleimhautepithel 215
Schleimtransport 216
Schleimtubulus 217A
Schlußkoagulum 127
Schlußleisten-Haftkomplex 46
Schmerz, fortgeleiteter 275
Schmerzfasern 260A
Schmerzsensoren 181

SCHMIDT-LANTERMANN-Einkerbungen 81
Schnittdicken, histologische 86
Schnürmuskel 201
Schräglage, Geburt 140
Schrittmacherneurone 275
Schubkräfte 154
Schuppennaht s. Sutura squamosa
Schutzreflexe 272
Schwangerschaft
 Beginn 112
 Dauer 141
 ektopische 127
SCHWANN, THEODOR 6
SCHWANN-Zelle **80**, 258
 terminale 286
Schwerkraft 205
Second-messenger-Kaskaden 270, 287, 292
Segregationstheorie, Moruladifferenzierung 113
Sehne 61, 189A, **193f**, 194A, 195A
Sehnenansatz 199, 199A
Sehnenfächer 193, 199A
Sehnenfaser 194, 194A, 199A
Sehnen-Knochen-Verbindung 199, 199A
 Chondral-apophysärer Typ 199
Sehnenmechanik 196
Sehnen-Muskelfleisch-Verbindung 199, 199A
Sehnenreflex 272
Sehnenriß 193
Sehnenscheide 178, **197f**, 198A
Sehnenspindel 196
Sehnenursprung 199, 199A
Sehnenverbindungen 198
Sehnenzellen 194f, 195A
Sehnenzug, Dehnungsdämpfung 199
Sehrinde 268
Seitenplatte 122, 123A
Seitenplattenmesoderm 122
Sekrete 53
Sekretion 49, 216
 apokrine 53
 ekkrine 29, 53, 216
 holokrine 53
 Kontrolle 281
 merokrine 53
 parakrine 29
Sekretionsdruck 217
Sekrettransport 217
Sektion 4
Sekundärbündel
 Sehne **191**, 191A, 194, 195A
 Sklettmuskulatur 191, 191A
Sekundärzotten 128, 129A
SEM (Scanning-/Raster-Elektronenmikroskopie) 85
Senium 99
Sensibel, Begriff 255, s. auch sensorisch
Sensibilitätsstörung 258
Sensible Bahn 254A, 255
Sensoren 255
Sensorisch, Begriff 255, s. auch sensibel
Septa intermuscularia 192A, 193
Septin 40
Serosa s. Tunica serosa

parietalis 221A, 222
visceralis 221A, 222
Serosaduplikatur 223
Serosaepithel 221, 221A
Serosaspalt 221f, 221A
Serotonin 58, 294
Serumtransportproteine 28
Sesambein 196, 197A
SHARPEY-Faser(n) **153**, 171A, 181, 199, 199A
Sialomuzine 221
Siamesische Zwillinge 135
Sieblamellen 239
Siegelringzellen 62
Signalaufnahme 253
Signalmoleküle 101
Signalproteine 29, 101
Signalübermittlung, unidirektionale 82
Signalverarbeitung 253
Signalverstärkung 298
Sinne, chemische 275
Sinnesepithel 48f
Sinnesimpulse 252
Sinnesorgan 255
Sinnespezifität 267
Sinnesreize, Verarbeitung 271
Sinnesrezeptoren 255
Sinneszellen
 Primäre 255
 Sekundäre 255
Sinus
 caroticus 246
 urogenitalis 119
 venöse 244
Sinusnerv 246
Sinusoide 237
Sitzhöhe 99
Skeletogenese 159, 160A
Skeletomuskulärer Apparat 205
Skelett 147, 147A
Skelettelement 148
Skelettmuskelfaser 71, 71A, 219A
Skelettmuskelgewebe **71**, 71A, 189, 219f
 Histogenese 212
Skelettmuskulatur 70A, 71A, 73, 189
 Bewegung in Gelenken 189
 Entwicklung 210
 Gefäßversorgung 210
 Haltefunktion 189
 Innervation 207
 Kontraktion 203A
 Regeneration 212
 sekundäre Verlagerungen 212
 Steuerungseinrichtungen 189
 Variabilität 212
Skelettstück 148
Sklerotom 122, 123A
 Derivate 122
Sohlenplatte 208, 208A
Soma 255
Somatopleura 123A, 124
Somiten 120A, 122
Sonographie **4**, 139

SACHVERZEICHNIS 367

Spalt, Synaptischer **82f**, 82A, 286, 288
Spaltbildungen 121
Spannmuskulatur 243
Spannungssensoren **181**, 196
Spannungstrajektorien 151A, 152
Spasmolytika 280
Speichergewebe 55
Spermadhäsine 110
Spermatogonien 105f
Spermatozoen 108
Spermatozoentransport 108
Spermatozoonbindungsprotein 109
Spermatozoonkopf, Plasmamembran 109
Spermatozoonschwanz, Desintegration 111
Spermien 108
Sperrarterien 236
Speziallamellen 67f, 67A
Sphinkter, Präkapilläre 235, 235A, **243**
Spina
  bifida **121**, 140
  occulta 121
Spinalganglien 78, 120, **259**, 259A
Spinalganglienäquivalente 260
Spinalnerven 259, 261A
Spindelzellen 265
Spines 76, **270**
Spiralarterien 133A
Splanchnologia 214
Splanchnopleura **122**, 123A, 124
Spongiosa 67, **150**, 151A
  Primäre 161
  Sekundäre 161
Sprachregion 268A
Sprachzentren, neue 270
SSL (Scheitel-Steiß-Länge) **99**, 104
Stabzellen 220, 220A
Stachelsaumgrübchen 29
Stammzellen, Neuronale 265, 317
Standhöhe 99
Steinkind 127
Stereozilien 42
Sternzellen 265
Stickstoffmonoxid (NO) 295
Stofftransport **27**, 230
Stoffwechsel, bradytropher 65
Stoffwechselaktivität 22
Stomata 221, 221A
Stomodeum 118A, 119
Störungen, chromosomale 137
Stratum
  basale, mehrschichtiges Plattenepithel 50f, 50A
  chondrogenicum, Osteogenese 163, 164A
  circulare, Tunica muscularis 216T, 219A
  corneum 50A, 51T
  fibrosum, Periost 68, **153**, 153A, 163, 198
  germinativum 50A, 51f
  granulosum 50A, 51
  longitudinale, Tunica muscularis 216T, 219A
  lucidum 50A, 51
  osteogenicum, Periost 68, **153**, 153A, 171A, 199A
  spinosum, mehrschichtiges Plattenepithel 50f, 50A
  subendotheliale 241, 241A

superficiale, mehrschichtiges Plattenepithel 51
synoviale **176**, 198
Strecker, Begriff 206
Streckung, Bezeichnungspaar 183
Streifung, basale 47
Strömung, Blutkreislauf
  laminäre 241
  turbulente 241
Strömungsgeschwindigkeit **237**, 243
Strömungswiderstand 231, 240, **243**
  peripherer 243
Stroma 224, 226A
Strombahn **230**, 234, 237
  Terminale 236
Strukturen
  axiale, Anlage 116
  rezeptive 256
Strukturmutation 137
Strukturprotein 227
Stützapparat 146
Stützgewebe **55**, 64
Submukosa s. Tela submucosa
Substantia 265
  alba 264, 264A, **266**
  chromatophilica 76
  compacta 150, 151A, 153A
  fundamentalis **59**, 225
  grisea 264ff
  intercellularis 59
  spongiosa 150, 151A, 153A
  trabecularis 150
Substanz
  basophile 88
  Graue 264ff
  P 294
  Weiße 264, 264A, **266**
Supination, Bezeichnungspaar 183
Supportzellen, Nervensystem 78
Sutura
  plana 172, 172A
  serrata 172, 172A
  squamosa 172, 172A
Suturen
  Formen 172, 172A
  Mikroskopische Anatomie 171, 171A
Symmetrie, bilaterale **12**, 112, 311
Sympathikus 275, 276A, **277f**
Sympatholytika 278
Sympathomimetika 278
Symphysen 172
Synapsen 29, 75ff, **82**, 283, 308
  axoaxonale 82, **290**, 290A
  axodendritische 82, **289**, 289A
  axosomatische 82, **290**
  axospinöse 290, 290A
  chemische 82, 283, 284A, **285f**
  cholinerge 208
  dendrodendritische 82, 287, 290A, **291**
  elektrische 46, 82, **283f**, 284A
  exzitatorische 286
  GRAY-Typ-I **82**, 289f
  GRAY-Typ-II **82**, 289

Synapsen
  hemmende 299
  neuromuskuläre 208, 208A, **285f**, 286A
  postsynaptischer Teil **82f**, 256
  präsynaptischer Teil **82**, 255
  reziproke 291
  subsynaptischer Abschnitt 83
Synapses
  electricales 283, 284A
  nonvesiculares 283
  vesiculares 285
Synaptogenese 309, 313, **317**
Synaptosom 288
Synarthrosen 170
  Entwicklung 188
Synchondrosen 172
Syndekane 44
Syndesmose 171, 171A
Synergisten 205
Synostosen, angeborene 188
Synovia 173ff, **177ff**, 188, 197f
Synovialmembran 174, **176f**, 178A
Synoviocyti
  phagocytici 177
  secretorii 177
Synoviozyten
  Typ-A- 178, 178A
  Typ-B- 177, 178A
Synthesephase, Sekretion 52
Synzytiotrophoblast 115A, 116, **127f**, 129A, 130, 132, 133A
Synzytium 71
System
  höherer Ordnung 190
  Retikulo-Endotheliales 57
  Retikulo-Histiozytäres 57
  thorakolumbales, Vegetatives System 276A
  trophotropes 280
  T-Tubuläres **72**, 73A, 75
  Vegetatives 276A
Systema
  cardiovasculare 230
  lymphoideum 248
  nervosum 252
    centrale 262
    periphericum 257
Systole 241
Szintigraphie **147**, 158

T

Techniken, histologische 22, **83**, 87A
Tela
  submucosa 215A, 216T, 218
  subserosa 216T, 221, 221A
Telencephalon 263
Telodendron 256
Telophragma 72
Temporallappenepilepsie 285
Tendinozyten 194f, 195A
Tendo 193
Teratologie 136

Terminal web 42
Terminalboutons 82
Terminalstruktur, Neuron 75
Terminatio
  anulospiralis 209
  neuromuscularis **208**, 285
  racemosa 210
Terminologia Anatomica 7
Territorium, Knorpelgewebe 65, 65A
Tertiärfollikel 106
Tertiärzotten 128, 129A
Testosteron 295
Tetrazoliumsalz 94
Textus
  adiposus 62
  cartilagineus 64
  connectivus 55
    collagenosus 63
  epithelialis 48
  muscularis 69
    nonstriatus 69
    striatus
      cardiacus 74
      skeletalis 71
  nervosus 75
  osseus 66
Thalidomid-Katastrophe 138
Thixotropie 179
Tight junctions **46**, 302f, 305f, s. auch Zonula occludens
Toleranz, immunologische 127
Tomographie 7
Tonofilamente 51
Torsionskräfte 154
Totgeburt 136
Totipotenz, Morulazellen 112
Tractus, Weiße Substanz 266
Trainingszustand 155
Trakt 13, 214
Transformation, epitheliomesenchymale 117
Transkriptionsfaktoren 292
Translation 187
Translationsbewegungen, Gelenke **185ff**
Transmissionselektronenmikroskopie (TEM) **85**, 89
Transmitter 82A, s. auch Neurotransmitter
  klassische 293
  quantale Freisetzung 288
  unkonventionelle 294
Transmitterorganellen 83
Transport
  Aktiver 28
  anterograder 77, 291
  axonaler **291f**, 300
  axoplasmatischer 39
  retrograder 77, 291
  Vesikulärer 28
Transportgefäße, Lymphgefäße 249
Transportstrecke, Axon 77
Transportvesikel 30
Transportweg
  Grundsubstanz 225
  interendothelialer, Kapillaren 238

Trans-Seite, GOLGI-Apparat 32, 32A
Transsudation **56**, 107, 221, 221A
Transversalebenen 8, 9A
Transzytose **28**, 238
   rezeptorvermittelte 305
Triade 72, 73A
Triskelion 29
Trisomie 21 137
Trivialbezeichnungen 10
Trizepssehnenreflex 272
Trophoblast **113**, 125
Tropokollagen 60
Tropomyosinfilamente 37
Truncus
   encephali 263
   sympathicus 278
T-Tubuläres-System **72**, 73A, 75
Tubargravidität 127
Tubenflüssigkeit 107, 124
Tubenschleimhaut 107
Tubulin 38, 39A
Tubulus-Typ, Mitochondrien 31
Tunica
   adventitia 241, **243**, 246
      Darmwand 216T
      Gefäßwand 240A, 241
      muskuläre 246
      Organlager 224
   externa 241
   interna 241
   intima 240A, 241, 241A
   media 240A, 241f, 241A
   mucosa **214f**, 215A, 216T, 217f
   muscularis 215A, 216T, 218, 219A
   serosa 216T, 221f
Turbinalbewegung, Geburt 142
TURNER-Syndrom 137

U

Übergangsepithel 50A, 51
ULLRICH-Syndrom 137
Ulnarabduktion, Bezeichnungspaar 183
Ultradünnschnitte 89
Ultrahistochemie 89
Ultrastruktur 12
Untergewicht 138
Untergröße 138
Urkeimzellen 104
Uropodium 38
Urothel 51
Ursprungskegel 76f
Ursprungssehne **190**, 193
Uterus
   Austreibungsorgan 141
   Fruchthalter 141
Uterusmuskulatur, Kontraktion 144

V

Vagina(-ae)
   fibrosa digiti 198, 198A

synovialis 198, 198A
   tendinum 197
Vakuole 33
Valvulae lymphaticae 249
Variabilität 14
Varietäten 14
Varizen 244
Vas(-a)
   capillaria 230f, 236
   lymphatica 230, 249
   lymphocapillaria 248
   nutriens 165A
   sanguinea 230
   vasorum 246
Vaskularisation 237
Vaskularisationsgrad 237T
Vasoactive intestinal peptide (VIP) 280
Vegetatives Nervensystem
   kraniosakrale Komponente 279f
   thorakolumbale Komponente 277 f
   zentrale Kontrolle 281
   System 274, 276A
Veitstanz 137
Vena(-e) s. auch Vene(n)
   portae, Kontraktionswellen 245
   umbilicalis 131A, 134
Venen 231, 233, 236, **244**, 246 (s. auch Bd. 4)
   Mikroanatomie 241A, 242A, 245
Venenblut, Rückstrom 245
Venenklappen 244f, 245A
   Insuffizienz 244
   Schließfähigkeit 245
Venenpunktion 244
Venulae 231
   colligentes 246
   musculares 246
   postcapillares 246
Venulen 231, 233, 241A
   muskuläre 246
   postkapilläre 246
Verfahren
   topochemische 89
   zytochemische 89
Vergrößerung, förderliche 84
Verhalten, Generierung 252
Verlängertes Mark 263
Vermehrungsfähigkeit 22
Vernix caseosa 143T
Verschaltung, neuronale, Prinzipien 299A
Verschiebetextur 191
Verschlußmechanismen, Eingeweidemotorik 218
Verteilerarterien 240
Verwachsungen 222
VESALIUS, ANDREAS 4A, 6
Vesiculae praesynapticae 287
Vesikel, synaptische 82f
   Inhalt 83
   Recycling 288
Villi synoviales 177
Vimentin **24**, 39
VIP (vasoactive intestinal peptide) 280
Viren, teratogene 138

Viscera 214
Viszeromotorische Kerne 275
Vitalmikroskop 84
VOLKMANN-Kanäle s. Canales perforantes
Vorderhirnbläschen 315
Vorkeimstadium 139
Vorkern 111
Vorknorpelzellen 163
Vorwärtshemmung 299A, 300
Vorwehen 141

W

Wachstum 98
 appositionelles 64, 160, 168
 graphische Darstellung 100A
 interstitielles **64**, 168
Wachstumsfaktoren **100f**
Wachstumskegel 317
Wachstumskontrolle 100f
Wachstumsparameter 99
Wachstumsplatte 164, **166**, 167A, 168f
Wachstumsspurt 100
Wächterlymphknoten 249
Wärmeregulation 236
Wahrnehmung 252
 bewußte 268
Walzengelenke s. Artt. cylindricae
Wehenbeginn 141
Weichteilhemmung 187
Weiße Substanz 264, 264A, **266**
Wellenlänge 83
WHARTON-Sulze 134
Willkürhandlung 271, 273f
Windkesselfunktion **240**, 243
Wirbelsäule, Ausbildung 117
Wochenbett 143, **144**
Wollhaare 143T
Wundernetz
 arterielles 235
 venöses 235

X

XO-Syndrom 137

Y

Y-Chromosom 105

Z

Zackennaht s. Sutura serrata
Zapfengelenk s. Art. trochoidea
Zelladhäsionsmoleküle (CAMs) **43f**, 120
Zelladhäsionssysteme 43f
Zellbarriere, selektive 48
Zellbewegungen 37
Zellbiologie s. Zytologie
Zelle(n) 22f
 amniogene 114
 Fixe 224

Interstitielle 224
Kernzahl 24
Myogenetische 211f
Zelleinschlüsse 40
Zellenlehre 22f
2-Zellen-Stadium 112
Zellfortsätze 42, 42A
Zellhafte 44, 45A, 49
Zellkern **23f**, 24A
Zell-Matrix-Verbindungen 43
Zellmembran 26, 26A, 71, s. auch Plasmalemma
 Differenzierungen 41
 Funktionen 27
Zellmigration 37
Zelloberflächendifferenzierungen
 apikale 46
 basale 46
 laterale 43
Zellorganellen 23, **29f**
Zellplasma 23
Zelltod
 genetisch determinierter 316
 programmierter 98
Zellvermehrung 98
Zell-Zell-Verbindungen 43
Zentralisierung, Chordaten-Nervensystem 311
Zentralnervensystem (ZNS) 252
Zentriolen 35f, 36A
Zentriolzylinder 36A
Zentrosom 35f, 36A
Zephalisierung 311
Zervixschleim, Spinnbarkeit 108
Zervixschleimpfropf 108
Zilien 42, 42A
 Bewegungsrichtung 107
 Verformbarkeit 107
Zirkumduktion 186
Zirkumventrikuläre Organe 304
ZNS (Zentralnervensystem) 262f
 Abwehrsystem 309
 Bilateralität 268
Zölom
 Extraembryonales 115
 Intraembryonales 122
Zona
 hypertrophica 167, 167A
 ossificationis 167, 167A
 pellucida 109, 110A
 proliferativa **166**, 167A, 168
 reservata **166**, 167A, 168
 resorbens 167, 167A
Zonula
 adhaerens 44, 45A, s. auch Gap junctions
 occludens 45A, **46**, 303, s. auch Tight junctions
Zottenplazenta 126
Zottenpumpe 219
Z-Streifen 72, 73A, 74
Zuckerrezeptoren 91
Zugfestigkeit 193
Zuggurtungen 155
Zugkräfte, Wirkung auf Knochen 154
Zugsehnen 196

Zugspannung 151, 152A
Zugtrajektorien 151A, 152
Zwei-Höhlen-Stadium 114, 115A
Zwergwuchs 169
Zwillinge
   dizygotische 134
   eineiige 134, 135A
   monozygotische 134
   Siamesische 135
   zweieiige 134f, 136A
Zwischenhirn s. Diencephalon
Zwischensehne 200f, 201A
Zygote 101
   Bildung 106, **111**

diploide 111
frühe Entwicklungsprozesse 112
Zylinderepithel 49, 50A
Zytokinese **37**, 40
Zytologie 12, **22f**
Zytomuskulatur 36
Zytopempsis 238
Zytoplasma 23
Zytoskelett **36**, 76
Zytosol 23
Zytotrophoblast 115A, 116, **127f**, 128A, 129A, 130, 132, 132T
Zytotrophoblastensäulen 128

DAS ANATOMISCHE STANDARDWERK

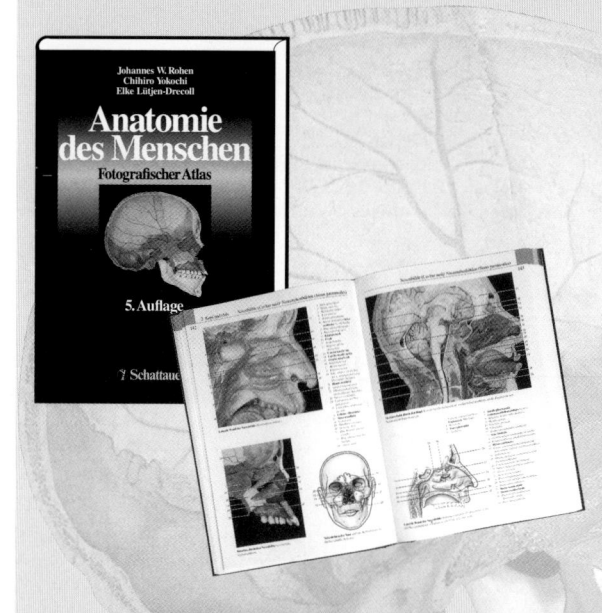

Rohen/Yokochi/Lütjen-Drecoll
Anatomie des Menschen
Fotografischer Atlas der systematischen und topografischen Anatomie

5., neu bearbeitete Auflage 2002.
512 Seiten, 1158 Abbildungen, davon 811 mehrfarbig und 123 schwarz-weiße Fotografien und 224 Zeichnungen, geb.
€ 84,95/CHF 132,–
ISBN 3-7945-2080-7

Auch in Englisch erhältlich
Rohen/Yokochi/Lütjen-Drecoll
Color Atlas of Anatomy
ISBN 3-7945-2090-4

In der 5. Auflage wurde das hervorragende Bildmaterial durch die Aufnahme von Makrofotos neu hergestellter Präparate und zusätzlicher Zeichnungen und Schemata erweitert und verbessert. Da im klinischen Alltag bildgebende Verfahren immer mehr an Bedeutung gewinnen, wurden zahlreiche neue CT- und MR-Aufnahmen eingefügt.

Die bestechende Plastizität der Makrofotos fällt bei der Betrachtung der Bilder sofort ins Auge. Durch modernste digitalisierte Repro- und technisch überragende Drucktechniken erreicht dieser Atlas eine Brillanz in der Darstellung, die allerhöchsten Ansprüchen genügt und wieder einmal die besondere Kompetenz von Schattauer im Bereich der medizinischen Atlanten dokumentiert.

Ein neu konzipiertes Farbleitsystem verdeutlicht die didaktische Struktur des Atlasses und verbessert die Benutzerführung entscheidend.

Das Werk ist durch Koeditionen weltweit und in 14 Sprachen verbreitet.

Dieser Fotoatlas nimmt weltweit einen Spitzenplatz unter den anatomischen Atlanten ein:

- Absolut meisterhaft hergestellte Präparationen
- Naturgetreue fotografische Wiedergabe von Farben, Strukturen und räumlichen Dimensionen der anatomischen Präparate
- Instruktive Schemazeichnungen zur Erläuterung der Funktion einzelner Organe und zur Darstellung von Organsystemen
- Systematische Anatomie mit den wichtigsten anatomischen Strukturen und Leitungsbahnen, die den Einstieg in die topografische Anatomie erleichtern
- Schichtweise Präsentation der topografischen Anatomie, nach Regionen geordnet, „von außen nach innen" wie im Präpariersaal oder im OP
- Konsequente Berücksichtigung des klinischen Bezugs durch modernste bildgebende Verfahren

Meinungen:

„Ich habe den ‚Rohen' mal genau angeschaut. Und bin total begeistert davon. Es sind wirklich wahnsinnig gute Bilder und Präparationen darin, wie ich sie noch nie vorher gesehen habe ... für den Präpkurs ... ist er wirklich ideal. Außerdem macht es wesentlich mehr Spaß, sich mit diesem Buch zu beschäftigen als mit den meisten anderen."
Markus Hochstetter, Medizinstudent, Bochum

„Die präparatorischen Kunstwerke in ihrer photographischen Darstellung sind nach wie vor nicht zu überbieten. Meinen Studenten kann ich den Atlas wärmstens empfehlen."
Dr. R. Klein, Pathologisches Institut der Julius-Maximilians-Universität Würzburg

„Das Buch ist der beste Fotoatlas auf dem internationalen Markt im Bereich der Anatomie."
Prof. Dr. D. Berens v. Rautenfeld, Medizinische Hochschule Hannover

http://www.schattauer.de

Irrtum und Preisänderungen vorbehalten